“十二五”普通高等教育本科国家级规划教材
普通高等教育“十一五”国家级规划教材
科学出版社“十四五”普通高等教育本科规划教材

供基础医学、临床医学、口腔医学、护理、预防医学、医学检验、
卫生检验、法医、麻醉及影像等专业使用

医学细胞生物学

Medical Cell Biology

（第9版）

胡火珍　税清林　主　编

科学出版社

北　京

内 容 简 介

本书为国家级规划教材，也是经典传承教材，在第 8 版的基础上进行了全面修订，在新版中体现了细胞生物学与医学交叉融合。

全书共有概论、细胞的结构与功能、细胞社会、细胞的生命活动、干细胞与细胞工程五篇二十二章。本书不仅继承了前几版的优点，而且对近年来的研究热点如基因编辑、细胞修饰、类器官等相关的理论与技术，细胞生物学的研究动态和发展趋势进行了充分阐述。

为了更好地服务线上线下混合式教学，本新形态教材在保证纸质部分字数基本不变的情况下，新增了数字内容如微课视频、知识扩展、课程思政案例、练习题等，以二维码的形式呈现。

本书既可供医学类各专业的本科生及研究生使用，也可作为相关领域的科技工作者的参考书，是医学院校各专业学生及临床医师、药师系统学习细胞生物学知识的有益教材。

图书在版编目（CIP）数据

医学细胞生物学 / 胡火珍，税清林主编 . -- 9 版 . -- 北京 : 科学出版社，2025. 7. --（“十二五”普通高等教育本科国家级规划教材）（普通高等教育“十一五”国家级规划教材）（科学出版社“十四五”普通高等教育本科规划教材）. -- ISBN 978-7-03-082447-9

Ⅰ. R329.2

中国国家版本馆CIP数据核字第20254AZ899号

责任编辑：刘　畅 / 责任校对：宁辉彩
责任印制：肖　兴 / 封面设计：无极书装

科学出版社 出版
北京东黄城根北街 16 号
邮政编码：100717
http://www.sciencep.com
北京中科印刷有限公司印刷
科学出版社发行　各地新华书店经销
*
2019年8月第　八　版　开本：889×1194　1/16
2025年7月第　九　版　印张：21
2025年7月第一次印刷　字数：790 000

定价：108.00元

（如有印装质量问题，我社负责调换）

《医学细胞生物学》（第9版）
编委会名单

主　编　胡火珍　税清林

副主编　杨春蕾　冯　昆　王　兰

编　委（按编写篇章顺序排序）

胡火珍　杨　军　宋桂芹　刘　康　陈保锋　陈誉华　陈　澄
朱海英　王乾兴　龙　莉　张　璐　冯　昆　夏春丽　刘　星
郑　毅　寻　慧　修江帆　杨春蕾　陈　静　田　强　税清林
王　兰　周　勇　曾永秋　左　伋　杨　玲　邓洪新　孟亚鹏
何冬梅　张勇刚　孙元田　陈俊霞　孙　艳　严亨秀

第 9 版前言

细胞生物学既是生命科学的基础学科，又是前沿学科。细胞生物学与发育生物学、神经生物学、分子生物学、医学等学科相互渗透、交叉融合。细胞研究不仅是生命科学的热点领域，更是生命科学多个学科的汇聚点。随着学科发展，研究重点由原有的结构与功能探索，转向揭示细胞的生命现象及其分子机制、再生医学等前沿方向。随着细胞的重新编程、细胞修饰改造、精准医学、干细胞与组织工程、再生医学的发展和应用，它们对医学的发展产生了深远的影响。正如著名细胞生物学家 E. B. Wilson 所述："每个生物学问题的最终解决必须从细胞中寻找"。可以说，生命科学的各分支学科如动物学、植物学、微生物学、遗传学、发育生物学、生理学、生物化学、分子生物学、神经生物学等离不开细胞生物学研究的基础；以基因工程、蛋白质工程为主的生物工程新技术的产生和发展，也离不开以细胞为对象进行的研究与实践；与医学相关的人体组织胚胎学、医学遗传学、病理学、病理生理学、药学、肿瘤学和干细胞与再生医学等领域，对恶性肿瘤、心脑血管疾病、器官的纤维化性疾病等的治疗、组织器官损伤修复、疾病发病机制的研究及疾病防治、药物开发、细胞治疗等都离不开以细胞为基础的研究。现代细胞生物学对疾病本质的认识及治疗技术的发展起到了重要的推动作用。细胞生物学是生命科学发展最快的领域，为跟进细胞生物学学科的迅猛发展，使教材适应医学教育改革的需要，我们启动了《医学细胞生物学》第 8 版的修订工作，编写本书第 9 版。

精心编写一本好教材是推动一个学科发展的重要手段。1984 年，我国著名生物学家——四川大学杨抚华教授根据医学细胞生物学学科的发展及教学的需要而编写了本书。第 2 版由杨老先生组织西南地区的同仁们共同编写，随后经过多次修订和再版，参编单位扩展到全国的十余所高等医学院校。作为一本有传承的经典教材，本书目前已出版发行了 8 版，成为国内出版较早、再版次数较多、发行量较大的版本，被教育部评为普通高等教育"十一五"国家级规划教材、"十二五"普通高等教育本科国家级规划教材，也获评四川大学教材建设特等奖、科学出版社"十四五"普通高等教育本科规划教材。

本次教材修订体现教材的经典传承及连续性，即保持上一版教材的总体框架和教材原有特色。

（1）教材仍然是五篇，即概论、细胞的结构和功能、细胞社会、细胞的生命活动、干细胞与细胞工程及研究技术。在教材最后一章总结医学细胞生物学研究发展趋势及前沿领域，与第一章中的内容前后呼应。

（2）突出细胞生物学教材的医学特色，以期使学生了解细胞生物学基础知识及与疾病发病机制、治疗的关系。大部分章节中专门安排一节介绍该章内容与医学或疾病的关系及应用。

（3）除化学结构式和照片外，教材插图均为彩色绘图。

（4）保持纸质-数字融合的新形态教材模式：为了适应新形势下教学发展需要，充分培养学生自主学习能力，使教学能够线上线下结合，本书增加了数字化内容，如微课视频、知识扩展、课程思政案例、练习题等。这些内容以二维码形式呈现，学生可扫描二维码浏览其中内容。

与第8版相比，第9版的主要变化如下所示。

（1）内容上进行较大调整：为了更加系统地讲述基因表达调控，原有的一节扩增为“细胞内遗传信息的传递和调控”一章内容；原有单纯讲“细胞外基质”的一章改为“细胞微环境”。

（2）对第8版的内容、文字和图表进行必要的更新与完善，使插图更科学、形象，精炼了文字，避免与其他教材的重复。

（3）适当反映了近年来细胞生物学领域的一些重要研究成果及理念，特别是与医学相关的部分，如引入转化医学的概念，使学生从一开始就树立理论与实践相结合的观念，另外还有多泡体的形成与分泌、膜性细胞器互作、细胞衰老与延缓衰老、细胞死亡机制研究进展、细胞应激、基因编辑、细胞修饰、细胞治疗等内容。

（4）教材数字化内容的更新及增加特色资源。另外，本书配套出版了《医学细胞生物学》（第9版）数字教材，资源更丰富，为读者带来更好的学习体验。

（5）编写与本教材配套的多媒体课件及《医学生物学与医学细胞生物学实验教程》《医学细胞生物学学习指导及习题集》，以期能更好地为教师的“教”与学生的“学”提供帮助。

参加本书编写的单位有复旦大学、中国医科大学、海军军医大学、中国医学科学院、重庆医科大学、昆明医科大学、贵州医科大学、遵义医科大学、西南医科大学、电子科技大学、川北医学院、成都医学院、成都中医药大学、海南医科大学、西南民族大学、四川大学等全国十六所高等院校及科研院所。中国医科大学陈誉华教授在本书稿件审定方面给予了大力支持；贵州医科大学修江帆教授带领他的团队在本书的定稿会议及数字化教材方面做了大量工作；昆明医科大学细胞生物学与遗传学教研室和四川驰鼎盛通生物科技研究院在编写会议等多方面提供了支持；科学出版社全程保障了出版质量。在此，向对本书编写给予了大力支持、帮助的单位和个人表示衷心的感谢。

本书虽已进行过多次修订，编者也做了极大的努力，但是可能仍会存在这样或那样的问题，为此，我们热忱欢迎使用本书的老师和同学们提出宝贵意见。

胡火珍

2025年5月于四川大学

Contents 目录

43 第二篇 细胞的结构和功能

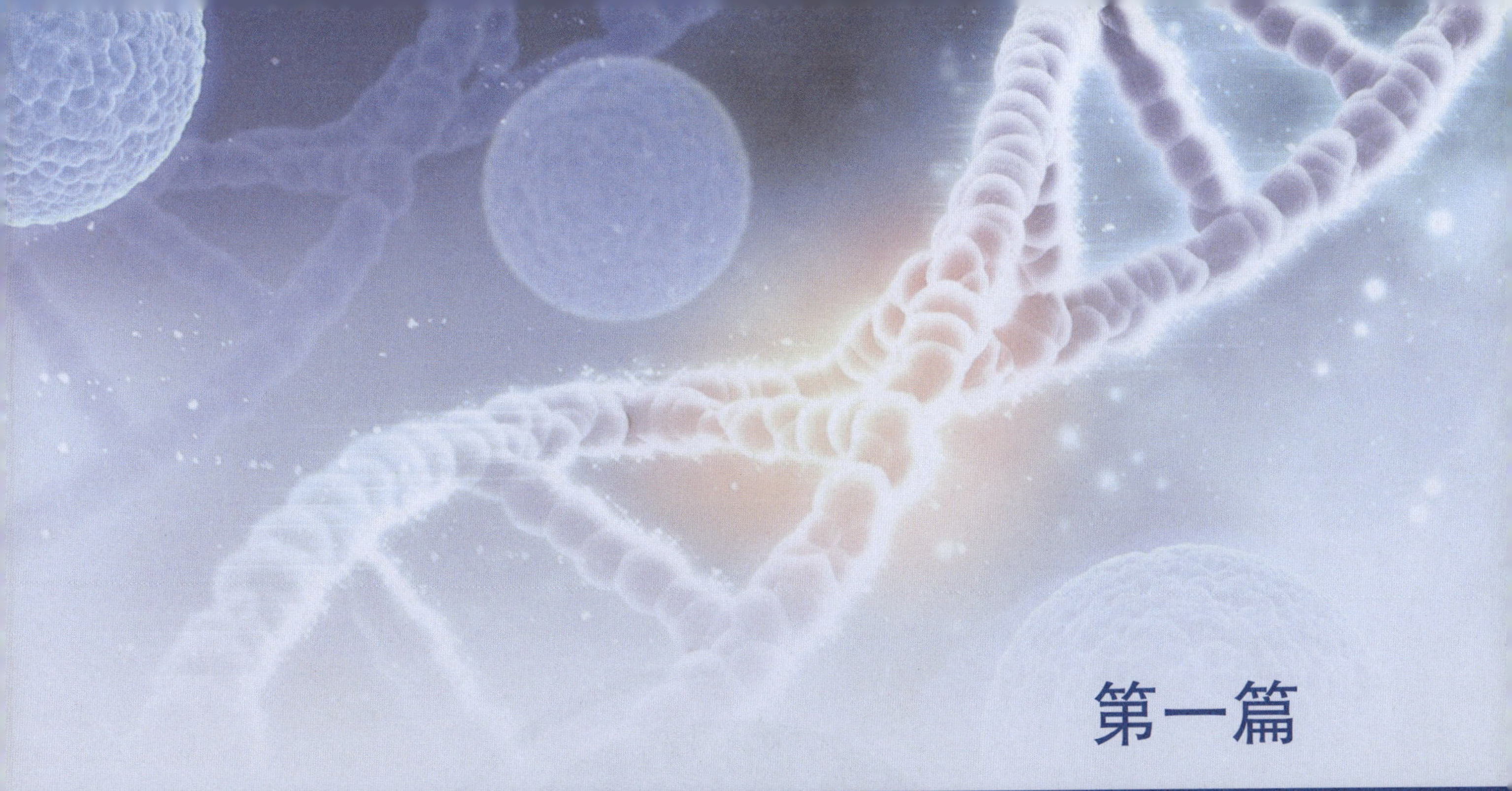

第一篇

概　论

细胞生物学是从细胞的整体、显微、亚显微、分子和量子等各级水平上研究细胞的结构、功能及生命活动规律的学科，而医学细胞生物学则是研究与医学理论及实践紧密联系的细胞生命活动。细胞生物学是生命科学中的前沿学科之一，在其发展过程中，对整个生命科学起了巨大的推动作用。

一切生物体都是以细胞作为基本组成单位，细胞是生命活动的基本单位。

细胞有其共性，所有细胞都有相似的化学组成，有由磷脂－蛋白质构成的生物膜体系，有由 DNA-RNA 构成的遗传信息表达体系，有特有的细胞分裂方式。

细胞生物学的发展在很大程度上依赖于研究技术的进步与仪器设备水平的提高。当前细胞生物学的新成就，与物理学、化学和数学的新理论、新方法及新技术在细胞生物学领域中的应用密不可分。细胞生物学的研究方法很多。

本篇将对细胞生物学、医学细胞生物学的概念、研究内容，细胞的起源与细胞概述、细胞结构功能及分子基础、研究技术及方法做详细介绍。

第一章　医学细胞生物学概述

自然界生物千姿百态，有动物、植物、微生物。无论是体积微小的细菌、支原体，还是参天大树；无论是海里的鲸鱼，还是陆地的大象，它们都是由**细胞**（**cell**）构成的。恩格斯曾经说过：“在整个有机界里，所看到的最简单的类型，是细胞，它是高级有机体的基础。”细胞既是生物体的结构单位，又是功能单位。有机体是由一个细胞（如高等生物的受精卵）通过高度有序的细胞增殖、分化形成不同类型的细胞，构成组织器官，生长和发育而形成的。生物体的新陈代谢、生长发育、繁殖、遗传、变异、应激性和对环境的适应性等各种生命现象，都是依靠细胞来表现和完成。有机体有了细胞才有完整的生命活动。

第一节　细胞生物学的概念及研究内容

一、细胞生物学是现代生命科学的重要基础学科

二维码 1-1 微课

细胞生物学及医学细胞生物学的基本概念

细胞是1665年英国科学家R. Hooke用自制的显微镜发现的。自从细胞被发现以来，随着科学技术的发展，研究手段的进步，特别是分子生物学方法、技术的建立、渗透，对细胞的研究不断发生变化，从传统的细胞学逐渐发展成为**细胞生物学**（**cell biology**）。细胞生物学是以细胞为研究对象，应用近代物理学、化学、实验生物学及分子生物学的技术和方法，从细胞整体水平、亚细胞水平和分子水平3个层次来研究细胞的结构、功能及其生命活动的本质和规律的科学。

医学是以人体为研究对象，主要研究疾病的发生、发展、转归的规律，从而对疾病进行预防、诊断、治疗，以促进人体健康的学科。而**医学细胞生物学**（**medical cell biology**）是研究人体细胞各种结构、功能、细胞生命现象及其与疾病的发生、发展的关系，应用这些知识为疾病的预防、诊断、治疗及药物的开发提供理论基础和服务的学科。近年来，国际医学界提出了**转化医学**（**translational medicine**）的概念，这是将基础科学研究与临床医学两者紧密联系，利用包括现代分子、细胞生物学在内的各种方法和技术将实验室研究成果迅速转化为可进行临床应用的医药产品或诊疗技术，同时通过临床的观察分析为基础科学研究提供思路。这种“实验台-病床边-实验台”（bench to bedside to bench）的相互联动，打破了基础研究与药物研发、临床医学之间固有的屏障，将从事基础科学的研究者和了解患者需求的医生之间建立起有效的联系，快速地把实验室研究成果应用到临床实践，从而加速新药的开发、新治疗方法的确立，对疾病的预测和干预以及相关政策的制定，人类健康增加了保障。

国际知名健康保养领域先驱雷蒙德·弗朗西斯（Raymond Francis）在他的《选择健康》一书中提出“人是由细胞构成的，人类没有千种病、万种病，人类只生一种病——细胞故障”。疾病是一大群细胞出了故障的结果。解决人类健康问题最好的“治愈”方法就是恢复我们组织器官细胞的健康，排除它们的故障。国家发展和改革委员会印发的《“十四五”生物经济发展规划》提出，生物经济发展要顺应“以治病为中心”转向“以健康为中心”的新趋势，注重健康从细胞健康开始。因此，对细胞的深入研究是揭开生命奥秘、征服疾病的关键。早在1925年，著名细胞生物学家E. B. Wilson就提出：一切生命的关键问题都要到细胞中去寻找。疾病的关键问题也要在小小的细胞中去寻找。

从生命结构层次来看，细胞生物学是介于分子生物学和个体生物学之间的学科，与它们互相衔接、相互渗透，承上启下。细胞生物学广泛地渗透到遗传学、发育生物学、生殖生物学、神经生物学和免疫生物学等学科的研究中，并与医学和生物技术发展有着极其密切的关系。

生命科学的各个分支学科，如动物学、植物学、

微生物学、遗传学、发育生物学、生理学、生物化学、分子生物学、神经生物学等，均离不开细胞生物学的基础；基因工程、细胞工程、蛋白质工程等生物工程学新技术的产生和发展，也以细胞为对象进行研究和实践。细胞生物学、发育生物学、神经生物学和分子生物学是现代生命科学的新生长点。因此，细胞生物学不仅是当今生命科学中的基础学科，而且是前沿学科之一。

二、细胞生物学的研究内容

二维码 1-2 微课

医学细胞生物学研究内容

细胞生物学的研究内容包括细胞的结构、功能和细胞的各种生命现象。

（一）细胞结构和功能

1. 细胞膜和细胞器的研究

生物膜是细胞结构的重要基础，细胞膜是生物膜的一种。自然界出现细胞膜以后才有了真正意义上的生命体，大部分细胞器是以生物膜为基础建立的。生物膜的研究内容包括膜的分子结构模型、物质的跨膜运输及信号转导机制。细胞器的研究是认识细胞结构和功能的重要组成部分。

2. 细胞核、染色质及基因表达的研究

细胞核是真核细胞遗传物质储藏的重要场所，也是遗传信息复制、转录的场所。核糖体亚基的形成及组装是在细胞核内的核仁中进行的，核孔复合体是核质之间物质交换及信息传递的重要门户。染色质与基因的表达调控是细胞核研究的核心内容。

3. 细胞骨架体系的研究

细胞骨架是由蛋白质纤维组成的网状结构，包括微管、微丝、中间纤维，其功能是维持细胞形态、运动、物质运输和信息传递。细胞骨架体系的研究重点是相关调节蛋白。

（二）细胞生命现象及其调控研究

细胞的增殖、分化、衰老和死亡，细胞的适应性和应激性等细胞的生命现象及其调控机制是细胞生物学研究的核心内容，只有将这些细胞生命现象及其本质研究清楚了，才能最终揭示生命的本质。

（三）多细胞生物细胞社会的研究

对于多细胞生物，细胞与细胞外环境之间通过密切联系形成一个细胞社会，构成组织、器官才能发挥整体功能。细胞与细胞之间、细胞与微环境之间的相互关系也是细胞生物学研究的重要内容。

（四）干细胞与再生医学及组织工程研究

干细胞与再生医学是近年来兴起的生物医学新领域，是细胞生物学转化医学研究的重要方面。**干细胞**（**stem cell**）是一类具有**自我复制能力**（**self-renewing**）及多分化潜能、未成熟、未充分分化的细胞，在一定条件下，它可以分化成多种功能细胞。

干细胞具有再生各种组织器官和人体的潜能，是个体生长发育，维持组织器官的结构和功能动态平衡，机体损伤修复及再生的基础。近年来，干细胞生物学成为生命科学研究最为迅速的领域之一，在细胞治疗、组织器官损伤修复和重建、发育生物学、新药筛选等方面具有重大的理论意义和广阔的应用前景，是再生医学的基础。

再生医学（**regenerative medicine**）是利用生物学及工程学的理论方法研究组织器官损伤后的修复和再生的学科。再生医学标志着医学将步入重建、再生、“制造”、替代组织器官的新时代，也为人类面临的大多数医学难题带来了新的希望，如心血管疾病、自身免疫性疾病、糖尿病、恶性肿瘤、阿尔茨海默病、帕金森病、先天性遗传缺陷等疾病和各种组织器官损伤等。再生医学的内涵已不断扩大，包括组织工程、细胞和细胞因子治疗、基因治疗和微生态治疗等。

组织工程（**tissue engineering**）是将细胞生物学和材料工程学相结合，进行体外或体内构建组织或器官的一门新兴学科，其为再生医学的一部分。从研究内容看，再生医学覆盖了组织工程，而组织工程是再生医学的具体实施方法之一，是再生医学的外延，拓展了再生医学的广度和深度。干细胞是再生医学的基础和研究热点。干细胞与再生医学领域国际竞争日趋激烈，已成为衡量一个国家生命科学与医学发展水平的重要指标。

三、细胞生物学的分科

细胞生物学的主要分支学科包括以下几种。

细胞形态学（**cytomorphology**）：研究细胞形态和结构及其在生命过程中变化的学科。

细胞化学（**cytochemistry**）：研究细胞结构中化学成分（主要是生物大分子成分）的定位、分布及其生理功能的学科。细胞化学用切片或分离细胞成分的方法，对单个细胞或细胞各个部分进行定性和定量的化学分析。

细胞生理学（**cytophysiology**）：研究细胞的生命活动现象及机制，包括细胞如何从环境中摄取营养，如何经代谢而获得能量；细胞进行生长、分裂或其他功能活动；细胞如何对各种环境因素产生反应，而表现感应性和运动性活动（如神经细胞传导、肌肉细胞收缩、腺细胞分泌）等的学科。

细胞遗传学（**cytogenetics**）：从染色体遗传学说发展起来的一门属于细胞学与遗传学之间的边缘学科。它主要是从细胞学的角度，特别是从染色体的结构和行为及染色体与其他细胞器的关系来研究遗传现象，这对遗传和变异机制的阐明、动物和植物育种理论的建立、人类疾病遗传有关的问题及生物进化学说的发展十分重要，特别对人类染色体病的诊断、治疗和预防具有现实的意义。

细胞生物学的其他分支学科还有细胞分子生物学、发育细胞生物学、**细胞生态学（cytoecology）**、**细胞能力学（cytoenergetics）**、**细胞动力学（cytodynamics）**等。

第二节　细胞生物学的发展历史及趋势

人类第一次发现细胞到现在已有三百多年的历史。随着科学技术和实验手段的进步，人们对细胞的认识由浅入深、由表及里，才有了当今细胞生物学的兴起与发展。在细胞生物学发展过程中的一些新成就，对整个生命科学起着巨大的推动作用，其发展大致可划分为如下阶段。

一、细胞学研究的萌芽阶段

细胞生物学的萌芽和发展离不开显微镜的发明，因为发明了显微镜才发现了细胞，所以，从**显微镜（microscope）**的发明到19世纪初叶，是细胞的发现、细胞学研究的萌芽阶段。

1590年，荷兰眼镜制造商Z. Janssen兄弟试制成功第一台显微镜。半个多世纪以后，英国科学家R. Hooke用自制的显微镜观察了软木及其他植物组织。1665年，他发表了《显微图谱》，其中关于软木的描述是最值得称道的，他将在软木中看到的许多小室称为“细胞”（cell，原意为小室），实际上他见到的仅仅是植物死细胞的细胞壁，因为首先描述这一结构，所以，细胞一词沿用至今。值得一提的是荷兰科学家A. van Leeuwenhoek（1632～1723年），于1677年用自制的显微镜观察了池塘中的纤毛虫类、人和哺乳动物的精子及细菌等，后来又观察到了鲑鱼红细胞及其细胞核。由于他在这一领域的卓越贡献而当选为英国皇家学会会员，并被授予“巴黎科学院通讯院士”的荣誉称号。由一名布店学徒成为一位著名的科学家，他刻苦勤奋的一生，为后人树立了自学成才的光辉榜样。

二、细胞学说的创立阶段

在R. Hooke发现细胞后的近200年中，由于显微技术未得到成功的改进，对细胞的研究没有任何突破性进展。1827年，K. E. V. Bear在蛙卵和几种无脊椎动物的卵中观察到了细胞核。1831年，R. Brown也在兰科和其他几种植物表皮细胞中观察到了细胞核。1835年，E. Dujerdin将根足虫和多孔虫细胞内的黏稠物质称为肉样质（sarcode）。1839年，捷克学者Purkinje首先提出了**原生质（protoplasm）**的概念。后来被H. Von Mohl应用到植物细胞。虽然当时细胞的一些主要结构都被观察到了，但是，一直没有从理论上加以概括。

德国植物学家M. J. Schleiden（1838）、动物学家T. Schwann（1839）根据前人的研究成果结合自己的工作首次提出了**细胞学说（cell theory）**。其主要内容是：①细胞是一个有机体，一切生物均由细胞发育而来，并由细胞及细胞产物构成；②细胞是生命结构与功能单位，具有相对独立性，既有自身独立的生命活动，又对有机体整体起作用；③新细胞由老细胞产生。细胞学说揭示了生物的统一性，使人们认识到生物具有共同的结构基础，标志着生物学发展进入细胞水平，在进化上的共同起源，为进化论的建立提供依据，为生命科学进一步的发展奠定了牢固的基础。恩格斯对此给予了极高的评价，认为这是19世纪自然科学的三大发现之一。

三、经典细胞学阶段

这一阶段从19世纪中叶到20世纪初叶。这一时期细胞学有了蓬勃的发展。

首先是实验技术的进步。1865年，Böhm首先使用苏木精对细胞进行染色，而Corti（1851）和Hartig（1854）则使用洋红对细胞进行了染色。Oschatz设计出第一台切片机。1878年，Ernest Abbe设计出近代的复式显微镜，这种显微镜具有消色差物镜，并具有载物台下照明的聚光器。这些仪器和技术对细胞学的发展都起到了极大的推动作用。

19世纪70年代，有三位细胞学家（Strasburger、Bütschli及O. Hertwig）几乎同时描述了细胞核分裂时的变化。其中O. Hertwig用硼酸洋红染色，观察到在赤道板上有着色的线状或棒状物体。后来这种着色的线状物体被Waldyer命名为染色体。Flemming将细胞分裂命名为有丝分裂（mitosis）。Strasburger根据染色体的行为将有丝分裂分为前期、中期、后期和末期4个时期。

1882年，Strasburger首先发现一种百合科植物有12条染色体，一种石蒜科植物总是有8条染色体，随后Rabl（1885）在蝾螈中观察到24条染色体。这些发现说明了物种染色体数目的恒定性。

以上研究说明，当时对细胞核的观察已经相当深入，但相比之下，关于细胞质却了解得不够清楚。1875年，O. Hertwig和Bütschli在细胞分裂时观察到了中心体。1898年，Golgi发现了高尔基复合体。1890年，Altman发现了线粒体。

四、实验细胞学阶段

这一阶段大致从20世纪初叶到中叶。这一时期的显著特点是：细胞学的研究从形态结构的观察深入到生理功能、生物化学、遗传学的研究。利用20世纪的新技术（如电子显微镜技术）、新方法，使细胞学与有关学科相互渗透，特别是这一阶段后期，由于体外培养技术的应用，开辟了细胞学发展的新时代。

继1907年Harrison用淋巴液成功地培养了神经细胞之后，1912年A. Carrel在此基础上发展了一整套包括严格消毒、应用鸡胚提取液和一些专用器皿在体外培养动物组织的组织培养技术。这套技术到目前虽有所改进，但基本技术仍然还在应用。J. Brachet用组织化学方法研究核酸在发育中的变化，最早提出核酸与细胞生命活动的关系。此外，Caspersson设计了十分精密的显微分光光度计，根据极小范围内的吸收光谱可以超微量地测定细胞中的核酸含量。这两个方面的成就，对细胞学产生了重大影响。

将由A.Claude发展起来的组织匀浆差速离心方法及以后出现的放射性核素技术应用到细胞的研究中，使人们对细胞的代谢及某些细胞器的功能产生了新的认识。

从20世纪40年代开始，电子显微镜的应用使细胞形态学的研究深入到亚显微层次，不仅清楚了大部分细胞器的结构（如线粒体、叶绿体、高尔基复合体、中心体等），而且结合细胞生化的成果，逐渐把结构和功能统一起来，同时对细胞质也有更为深入的了解。

五、细胞生物学阶段

这一阶段始自20世纪50年代，这一时期对细胞的研究从各个方面都有深入和扩展。形态方面，从显微层次深入到亚显微层次、分子层次，进而扩展到对活细胞的观察和实验研究；从单纯的形态描述，进入到形态与功能和生化研究的结合。

从20世纪50年代开始，逐步开展了在分子水平上研究细胞的结构和功能，这方面的研究成果及分子生物学取得的巨大成就，大大促进了细胞生物学的兴起和发展。

20世纪40年代，随着生物化学、微生物学与遗传学的相互渗透和结合，分子生物学开始萌芽，1941年，G.W. Beadle和E.L. Tatum提出了“一个基因一个酶”的理论，1944年，O.Avery在生物的转化实验中证明了DNA是遗传物质。

1948年，Boivin等根据测定的生殖细胞和各种体细胞中DNA的含量，提出了DNA含量恒定理论。1953年J.D.Watson和H.C.Crick用X射线衍射法得出了DNA双螺旋分子结构模型，这一划时代的成就奠定了分子生物学的基础。1956年Kornberg从大肠杆菌提取液中获得了DNA聚合酶，并以该菌的DNA单链片段为引物，在离体条件下第一次成功地合成了DNA片段的互补链。1958年，Meselson等利用放射性同位素与梯度离心法，分析了DNA的复制过程，证明了DNA复制是“半保留复制”。同年，Crick又提出了遗传信息传递的“中心法则”。1961年，Nirenberg和Matthaei等通过对核糖核酸的研究，确定了每一种氨基酸的“密码”。同年，Jacob和Monod又提出了操纵子学说。由于这些分子生物学的新成就、新概念、新技术渗入到细胞学各个领域，于是从分子水平、亚细胞水平和细胞整体水平来研究细胞各种生命活动，如生长、发育、遗传、变异、代谢、免疫、起源与进化，形成了生物学的一门新的分支学科——细胞生物学，即细胞学发展到细胞生物学阶段。自1965年E.D.P.Derobetis将原著《普通细胞学》更名为《细胞生物学》，到1976年，在美国波士顿召开的第一次国际细胞生物学会议，细胞生物学在分子水平上的研究工作不断取得迅速的发展，成为**细胞分子生物学（cell and molecular biology）**。可以说，细胞生物学是在分子遗传学和分子生物学取得巨大成就，以及亚显微层次的研究获得重大进展的共同推动下发展起来的。细胞生物学就是用分子生物学及物理、化学方法，进行各个领域的深入研究，以期从根本上解决本学科的一些重大问题。生命科学各分支学科——遗传学、胚胎学、生理学及生化的研究，都力求深入到细胞层次和亚细胞层次来解释各种生命现象。

六、崭新的21世纪细胞生物学

近年来，细胞生物学研究在许多方面都取得了重要成果，诺贝尔生理学或医学奖大都授予了与细胞生物学研究相关的科学家。2001年，美国的Leland Hartwell及英国的Paul Nurse、Timothy Hunt因对细胞周期调控机制的研究而获诺贝尔生理学或医学奖。2002年，英国的Sydney Brenner、John E. Sulston和美国的H. Robert Horvitz因在器官发育的遗传调控和细胞程序性死亡方面的研究而获得诺贝尔生理学或医学奖。2003年，美国科学家Peter Agre和Roderick Mackinnon分别因对细胞膜水通道、离子通道结构和机制的研究而获诺贝尔化学奖。

2010年，被誉为“试管婴儿之父”的英国科学家罗伯特·爱德华兹获得该年度的诺贝尔生理学或医学奖，奖励他在试管婴儿方面的突出贡献。2011年的诺贝尔生理学或医学奖授予了美国的Bruce A. Beutler，法国的Jules A. Hoffmann以及加拿大的Ralph M. Steinman三位免疫学家，奖励他们发现免疫系统激活的关键原理，革命性地改变了对免疫系统的理解，从而对疾病机理有了一个新的见解。他们的

二维码 1-3 扩展

Ralph M. Steinman 与树突状细胞

工作为传染病、癌症及炎症的防治开辟了新的道路。特别是树突状细胞（dendritic cell，DC）之父 Steinman，他首先发现树突状细胞，并且用研究的 DC 细胞治疗自己的胰腺癌，使生存期延长了 4 年。

2012 年英国科学家 John B.Gurdon 和日本科学家山中伸弥（Shinya Yamanaka）获奖，奖励其“发现成熟细胞可被重编程为多能性干细胞”。这一颠覆性的概念为干细胞研究及发展奠定了基础，促进了细胞生物学发展。

2016 年，细胞生物学家 Sarah Teichmann 博士和 Aviv Regev 博士共同发起了“人类细胞图谱（Human Cell Atlas，HCA）”计划，旨在绘制人体中全部细胞类型、组成和功能的细胞图谱，以此作为了解人类健康以及诊断、检测和治疗疾病的基础。

2018 年诺贝尔生理学或医学奖授予了美国免疫学家 James P.Allison 和日本免疫学家本庶佑（Tasuku Honjo），以表彰他们发现负性免疫调节在治疗癌症方面的贡献。此外，耶鲁大学华人免疫学家陈列平教授在 PD-L1（又称 B7-H1）的发现并应用于肿瘤免疫治疗的杰出贡献，得到了国际免疫学界和肿瘤学界的公认，Tak Mak 教授因独立发现 CTLA-4 的免疫抑制作用，并率先发现小鼠 T 细胞受体等一系列重大基础性成果而享誉国际免疫学界。他们作为国际一流生物医学家，对人类健康所做出的贡献，将永远载入生物医学发展史册。2023 年诺贝尔生理学（医学）奖授予 Katalin Karikó 和 Drew Weissman，以表彰他们在信使核糖核酸（mRNA）研究上的重要贡献，他们的发现助力疫苗开发达到前所未有的速度。

二维码 1-4 扩展

2018 年度诺贝尔生理学或医学奖：免疫疗法的新原理

当前细胞生物学研究的基本特点和发展趋势可归纳为：

（1）细胞结构功能的研究→细胞生命活动，通过细胞的生命活动的研究，加深对细胞结构与功能的了解；

（2）细胞中由一个基因、一条多肽链、一种蛋白质的研究发展为基因组、蛋白质组及其在细胞生命活动中的协调、主导作用，特别是复合体及多个复合体的相互作用；

（3）细胞信号转导途径→信号调控网络；

（4）干细胞与再生医研究，为人体损伤修复、组织器官再生及重建、延缓衰老奠定基础。

（5）实验室研究为主→计算生物学、生物材料的介入，大数据综合分析，揭示细胞生命活动的机制及规律；

（6）细胞生物学与生物学其他学科的渗透→细胞生物学与数学、物理学、化学、生物材料、纳米科学、工程学等多学科的渗透与交叉。

总体而言，细胞生物学的研究是由静态的分析到活细胞的动态综合，这也反映了生命科学研究的趋势。

第三节 细胞生物学与医学

当前，人类正面临着环境污染、自然资源破坏、粮食匮乏、能源枯竭及人口老龄化等重大社会问题的挑战。人类将解决这些问题的希望寄托于生命科学的发展，而细胞生物学是生命科学发展的重要支柱之一。细胞既是人体正常结构和功能的基本单位，也是病理发生的基本单位，细胞结构、功能或代谢的异常是疾病发生的基本原因。医药学，如病理学、药理学、肿瘤学、干细胞生物学与再生医学，转化医学等领域，对肿瘤、心血管疾病的防治，组织器官的损伤修复，疾病发病机制的研究，新药的开发，都需要以物理、化学和分子生物学为技术平台，在细胞水平上深入研究才能从根本上得到解决。例如，溶酶体的研究对了解细胞的变性坏死，特别是风湿性关节炎、痛风的发生有所帮助，其为治疗药物的设计提供了理论依据。细胞的衰老和死亡均与基因活动的调控有密切关系。单克隆抗体的研究使多种疾病快速明确诊断成为可能，也为“靶向药物”治疗癌症带来了希望。

癌症是当前严重危害人类健康的疾病。人类对癌细胞的生物学现象的研究，充分说明了细胞生物学与医学的密切关系。癌细胞的恶性生长和无限分裂是其主要特征。同时，其在性质上又能转变成类似于未分化的原始细胞，失去了专一的功能，这种现象称为细胞的**去分化（dedifferentiation）**。癌细胞不仅失去了原有细胞所具有的正常功能，而且还获得了原始的未分化细胞也没有的破坏能力。它脱离了细胞间接触抑制的控制，不停地分裂，四处扩散，并在这种无法控制的恶性生长中夺取机体营养、释放毒素和严重侵袭其他组织，最后使机体营养消耗殆尽，枯竭而死亡。假如人们对正常细胞的分化机制和癌细胞的去分化机制有所了解，并能在分子层次上弄清其变化，就有可能找到使癌细胞逆转、变为正常分化细胞的方法。总之，研究细胞的生长、分裂和分化，也是与癌症防治密切相关的重大的细胞学问题。

动物的大量细胞在一定发育时期出现的正常死亡，称为**细胞凋亡（apoptosis）**。据研究，细胞凋亡与一些疾病的病因相关，人类的免疫系统是最有代表性的例子。在 T 细胞、B 细胞分化成熟的过程中，由于免疫系统的选择作用，95% 的前 T 细胞和前 B 细胞均要死亡，而成熟的白细胞寿命很短，平均 7～14 d。例如，中性粒细胞在循环的血液中停留 8h 左右即进入人组织，一般3～4 d后将衰老死亡。死亡的细胞通过分裂产生的新细胞补充，两者之间有序进行，需达到平衡。若细胞凋亡发生障碍，仅有分裂产生的新细胞而无细胞死亡，就会出现白细胞堆积，发生白血病。细胞凋亡的异常还可能是自身免疫疾病发生的原因之一。在对肿瘤的研究中人们发现，肿瘤的发生不仅与肿瘤细胞的生长速率有关，而且与肿瘤细胞的死亡速率有关。细胞凋亡的规律失常是肿瘤发生与发展的一个重要因素。在人类神经系统中，神经元细胞的凋亡规律异常是中风和其他神经损伤性疾病的直接原因。哺乳动物中，癌基因和抑癌基因可能参与细胞凋亡的调控。*c-myc* 原癌基因的过表达可以导致细胞凋亡；而 *bcl-2* 原癌基因的过表达却可以阻止 *c-myc* 诱导的细胞死亡。抑癌基因 *p53* 在诱发细胞凋亡中起着重要作用。淋巴细胞经辐射或化学治疗引起DNA损伤时，P53蛋白大量增加，同时出现细胞凋亡。进一步分析还发现，DNA损伤引起的细胞凋亡需要 *p53* 基因产物的存在；而糖皮质激素、Ca^{2+} 载体和衰老引起的细胞凋亡则无须P53蛋白的存在。*p53* 基因产物诱发细胞凋亡可提供一种防御机制，使DNA损伤的突变细胞不能存活而不能演变成为癌细胞。当 *p53* 基因失活或P53蛋白被其他癌基因产物抑制（如MDMα癌蛋白能掩盖P53蛋白的活化结构域而使其失活）时，突变细胞便得到继续存活的机会，并发展成为癌细胞。

近年来，一些新的细胞生物学实验技术运用到医学研究中。例如，用病毒将动物的正常细胞和癌细胞融合，或将癌细胞的细胞核移植到去掉核的卵细胞内，让它发育一段时间，以减轻毒性，然后再将它们制成疫苗，注入患有癌症的动物体内，发现有抑制癌症的作用，这为人类癌症的治疗提供了新的途径。应用转基因技术，可以检测同样的癌基因在不同细胞环境中的活动，或同一种细胞环境中不同癌基因的活动。因此，转基因系统将提供一种独特的方法，揭示癌症发生的机制，为癌症的防治提供依据。人工细胞是为了防止有机体的排他性而设计的达到细胞功能的一种结构。人工细胞的提出和应用，对某些疾病的治疗起着很好的作用。例如，利用微囊包封的过氧化氢酶，治疗小鼠的遗传性过氧化氢酶缺乏症；用微囊封入大鼠胰岛细胞，移植到大鼠腹腔以治疗大鼠的糖尿病；用含有吸附剂和解毒剂的人工细胞作为血液解毒剂而形成的人工肝，以解除肝性昏迷，等等。此外，还可采用易被生物降解的合成聚合物聚乳酸微囊封入激素、疫苗等其他药物，以起到缓解释放的作用。

在传统的中医领域内，国内外也有不少人试图从分子层次寻求中西医理论的基本点。研究中医药对环磷酸腺苷（cAMP）作用的影响就是一个突出的例证。1973年Nelson Goldberg提出生物控制的阴阳学说（The Yin Yang hypothesis），认为cAMP与cGMP是人体内两种对立的调节系统，可能是中医阴阳理论的物质基础，提出cAMP为阴，cGMP为阳（用放射免疫法测出）。对cAMP和cGMP的研究，不仅对生命现象本质的阐明有着重要的意义，而且为探索中医阴阳理论的物质基础提供了线索。cAMP和cGMP相互拮抗、相互制约，共同调节着细胞的正常生理功能，两者必须维持一定的比例，即维持阴阳平衡；若比例发生改变（偏高或偏低），阴阳失衡，就会引起机体功能失调而导致疾病。

人口老龄化是严重影响我国发展的问题，据统计截至2023年末，60周岁及以上人口已达到2.97亿，老龄化水平达到21.1%，其中65岁及以上人口达到2.17亿人，占总人口的15.4%。人衰老的基础是细胞衰老，很多疾病的发生与衰老有关，如癌症、心脑血管病、糖尿病、神经系统退行性疾病（阿尔茨海默病、帕金森病等）等。干细胞、免疫细胞在延缓衰老，治疗癌症、血液病、心脑血管病、糖尿病、阿尔茨海默病等方面显示出越来越高的应用价值，引领未来医学革命。

二维码 1-5 思政

关注学科发展，介绍中国科学家的贡献

除此以外，细胞生物学与基础医学的组织胚胎学、生物化学、生理学、微生物学、免疫学、药理学、病理解剖学和病理生理学等学科有极为密切的关系，而且也是临床医学有关学科的重要基础。因此，要正确认识疾病，掌握疾病预防、治疗的基本原理和方法，必须具备细胞生物学的基础理论、基本知识和细胞生物学实验技术。

（四川大学　胡火珍）

复习思考题

1. 什么是细胞生物学？它与医学的关系如何？
2. 细胞生物学的发展历史对我们有何启示？
3. 简述细胞学说的创立过程，其主要内容有哪些？
4. 为什么要学习医学细胞生物学？

第二章 细胞的起源与细胞概述

除病毒以外的生物都是由细胞构成的，细胞是生命有机体的基本结构和功能单位。对细胞的认识，在光学显微镜出现以后有了一个飞跃，进入了显微结构水平的研究。随着电子显微镜等的相继出现，进入到亚显微（亚细胞）结构水平。随着分子生物学的技术和方法的发展，进入到分子水平，未来人们对细胞的结构和功能将有更深入的了解。

第一节 细胞的起源

细胞的出现是自然界生物进化发展的结果。地球上由非生命物质进化为原始的单细胞生物，经过了10余亿年的漫长历史。如果地球的年龄为45亿年，那么细胞的出现大约是在30亿年前。细胞起源最初是由简单的有机分子结合成多聚体，再构成蛋白质和核酸等生物大分子，之后进一步演变成没有核膜的原核细胞，再由原核细胞进化成具有核膜包围核物质并含各种细胞器的真核细胞，进而发展进化成为多细胞生物。

一、由无机小分子物质演变为有机小分子物质

早期的地球经过若干亿年的演变和冷却，火山喷出的气体形成原始大气，原始大气主要由甲烷、氨、氢、二氧化碳、硫化氢、水蒸气和少量其他气体等无机小分子组成，这些无机小分子在雷雨放电、太阳的紫外线和火山爆发释放出的能量的触发之下，通过无机胶状物的催化作用，形成了一系列简单的有机小分子物质，包括核苷酸、氨基酸、脂肪酸与单糖等，它们经过雨水的冲刷作用，最后汇聚在原始的海洋中，使海水成为富含有机物的溶液，即地球早期的"原汤"，从而为生命的诞生创造了条件。

二、由有机小分子物质演变为生物大分子物质

原始海洋中的这些简单的有机小分子物质经过长期积累，相互作用，在适宜的条件下自发地聚集起来，演变为生物大分子物质。例如，氨基酸和核苷酸各自通过聚合作用或缩合作用，形成多肽和多核苷酸线形多聚体等生物大分子物质。这些生物大分子物质一般以复合分子的形式存在，如核蛋白、脂蛋白、糖蛋白与糖脂等，组成细胞的基本结构体系。例如，由磷脂双分子层镶嵌蛋白质构成的生物膜体系，由核酸和蛋白质分子构成的遗传信息复制与表达体系，是任何类型细胞所必需的两大基本结构体系。

生命进化过程的开始是产生了能够自我复制的多核苷酸RNA集合体，之后又在RNA指导下合成了蛋白质。RNA对蛋白质合成的指导是通过RNA分子中的核苷酸排列顺序来决定蛋白质分子中氨基酸种类和氨基酸排列顺序而实现的。

三、由生物大分子物质演变为原始细胞

原始细胞产生的一个重要条件，除了前面提到的多核苷酸自我复制及指导蛋白质的合成外，还必须有细胞膜的存在，现在所观察到的细胞均由磷脂和蛋白质构成的细胞膜包围着。有人推测，在生命出现前的原始汤液表面，磷脂分子能自发地装配成脂质膜包围RNA和蛋白质分子。于是，这种初级形式的形态实体，经过突变和自然选择，便形成了原始细胞。

二维码 2-1 扩展

米勒实验

现在认为，地球上生存着的所有生物都起源于30多亿年前诞生的原始细胞。原始细胞依靠其快速的增殖能力胜过所有其他竞争者，在进化过程中取得优势，最终覆盖了地球表面。大约15亿年前，结构简单的原核细胞演化成结构复杂的真核细胞。

第二节　细胞结构的一般特征

构成生物有机体的细胞种类繁多，形态结构与功能各异，但它们都有共同的特征。

一、细胞的基本共性

第一，所有细胞表面都包被有由脂质双分子层与蛋白质构成的细胞膜。正是因为细胞膜的存在，使细胞与周围环境隔离开来，保持相对独立性，形成相对稳定的内环境，并通过细胞膜与周围环境进行物质交换和信号转导。

第二，所有的细胞都具有 DNA 和 RNA 两种核酸。DNA 可以储存遗传信息，并进行复制与转录，RNA 可作为翻译的模板。而非细胞形态的生命体病毒却只有一种核酸，即 DNA 或 RNA 作为遗传信息载体。

第三，所有细胞都有核糖体，它是蛋白质合成的场所，能按照信使 RNA（mRNA）的指令将氨基酸按一定的顺序合成多肽链。

第四，所有细胞都是以特定的方式进行分裂增殖的，细胞分裂是生命繁衍的基础和保证。

支原体（mycoplasma）是迄今发现的最小、最简单的细胞，直径只有约 0.1 μm，为细菌的 1/10，真核细胞的 1/1000，虽然很小而且简单，但它已具备了细胞应该有的基本结构，能独立进行生命活动。

二、细胞的大小和形态

不同种类的细胞大小差别很大，形态各异，与其所具有的功能相适应。卵生动物的卵由于储存胚胎发育所必需的营养物质，一般都较大，如鸵鸟卵细胞是最大的卵细胞，直径为 12～15 cm。而哺乳动物的胚胎在母体内发育，依靠母体取得营养，卵细胞一般都较小，如人的卵细胞直径约为 0.1 mm。神经细胞的胞体直径为 0.1 mm 左右，但从胞体发出的神经纤维却可长达数厘米，最长达 1 m 左右，这与神经细胞的传导功能一致。大多数真核细胞的直径为 10～100 μm。各类细胞及细胞器等对应尺度的大小见图 2-1。

细胞的大小与多细胞生物体的大小没有相关性，鲸是最大的动物，但鲸的细胞并不大。生物体的体积

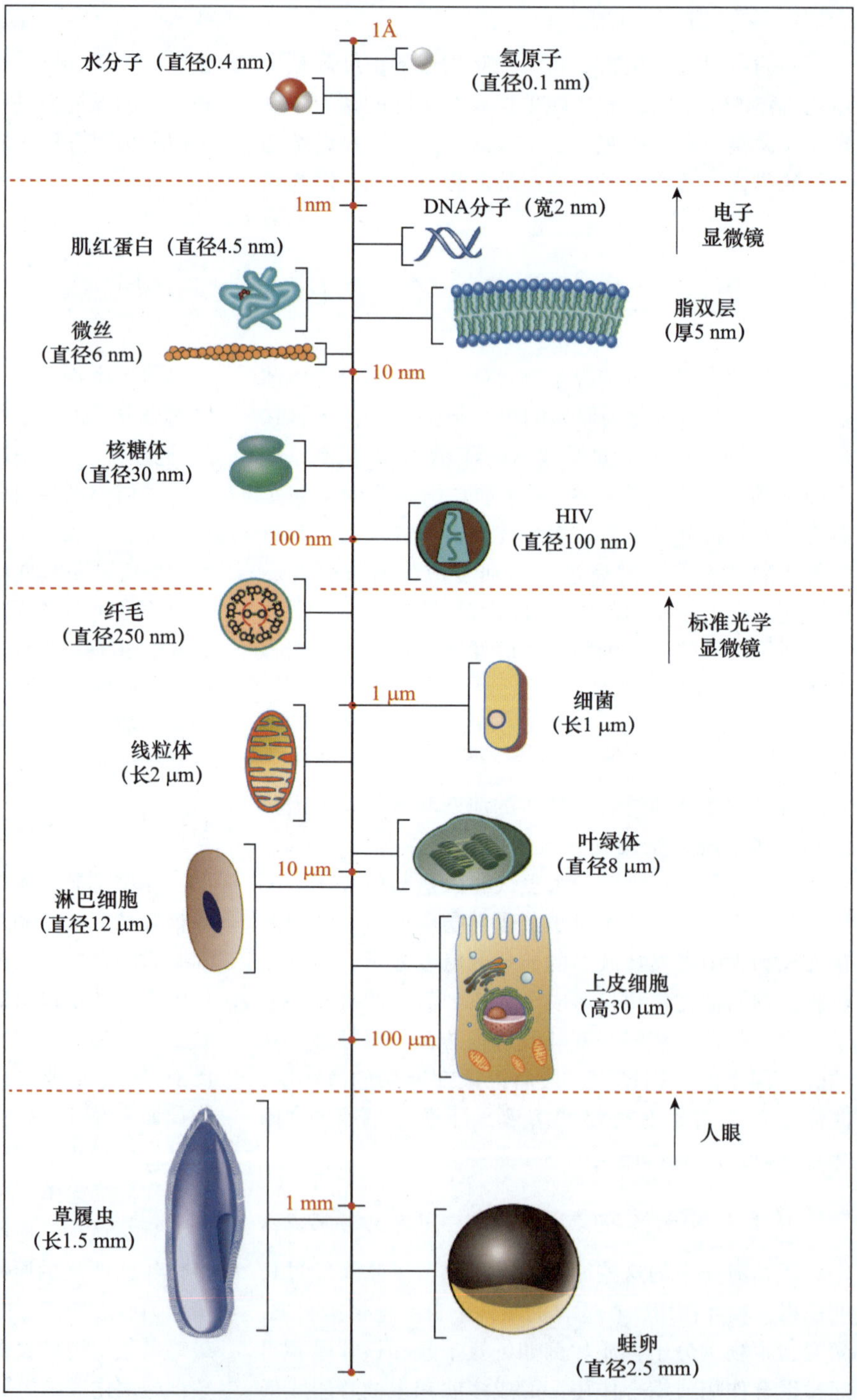

图 2-1　各类细胞及细胞器等对应尺度的大小

增大，是因为细胞数目增多。这就是细胞的体积守恒定律。

细胞的形态虽然多种多样，但每种细胞的形态却是一定的，如红细胞是双凹圆盘形、肌肉细胞是纺锤形、神经细胞是星芒形、卵细胞是球形等。也有无定形的细胞，如白细胞、变形虫等。一些细胞因悬浮于液体中，受表面张力作用呈球形。例如，白细胞在循环着的血液中呈球形，但处于血管以外的环境中，则伸出伪足使形态变得不规则。总之，细胞的形态变化主要与其功能相适应，却也由细胞的表面张力、细胞质的黏性、相邻细胞的压力和细胞膜的坚韧度所决定。此外，微管、微丝等细胞骨架成分也对细胞的形态产生影响。

三、细胞的数目

单细胞生物，如细菌、草履虫，一个细胞就是一个独立的生物体。大多数生物为多细胞生物，即组成生物个体的细胞极多，很难得知准确数字，往往只能根据细胞的体积和生物体的体积或某一器官的体积，估计构成生物体或某一器官的细胞数目。例如，一个成人大约有 3×10^{14} 个细胞，而新生婴儿则约有 2×10^{12} 个细胞。

细胞数目的增加依靠细胞分裂增殖，各种细胞的增殖能力不同，有的细胞很早就停止了分裂增殖的能力。以人为例，神经细胞一般从婴儿出生后就不再增殖，只随机体的生长而增大、延伸；而肝脏和肾脏的细胞增殖缓慢，只有当细胞大量死亡时，才会迅速增殖；红细胞、皮肤表面的细胞等是不断死亡而又不断新生的。例如，红细胞的寿命仅有 120 d 左右，人体每秒就有约 200 万个红细胞死亡，与此同时新生的红细胞又在不断地产生，以保持体内红细胞数目的恒定。因此，有机体细胞的数目不是固定不变的，而是处于动态平衡之中。

第三节　原核细胞和真核细胞

根据进化地位，一般将细胞分为两类，即**原核细胞**（**prokaryotic cell**）和**真核细胞**（**eukaryotic cell**）。

一、原核细胞

原核细胞一般结构简单（图 2-2），体积较小，直径为 1 到几个微米。原核细胞外侧有细胞膜包被，结构和化学组成与真核细胞相似。但其细胞膜外有一层坚固的**细胞壁**（**cell wall**），厚度为 10～25 nm，主要由**肽聚糖**（**peptidoglycan**）组成，具有维持细胞形态和保护作用，而植物细胞的细胞壁主要由**纤维素**（**cellulose**）组成。

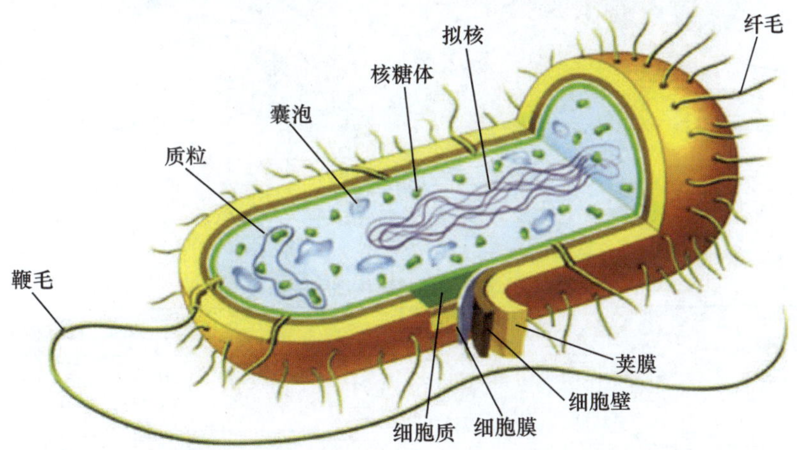

图 2-2　原核细胞（细菌）模式图（引自吴庆余，2006）

原核细胞内含有 DNA 区域，但没有核膜包围，这个区域称为**拟核**（**nucleoid**）。原核细胞的 DNA 常为一条环状且不与组蛋白结合的裸露 DNA，许多细菌除了基因组 DNA 外，还有一些小的双链环形 DNA，称为**质粒**（**plasmid**）。质粒 DNA 长度常为 1000～30 000 个**碱基对**（**base pair**），在细胞质中能进行自我复制，其编码的蛋白质具有抗生素抗性，常被作为筛选标记。正因为质粒的这些特性，常被改造成基因的载体。

原核细胞没有线粒体、内质网、高尔基复合体、溶酶体等膜相结构的细胞器，也没有微丝、微管、中心粒等非膜相结构，但细胞质中含有大量核糖体（沉降系数 70 S）来进行蛋白质的合成。一些细胞膜具有特化结构，如**间体**（**mesosome**）等。间体是细胞膜内陷折叠形成的结构，与能量代谢相关。

由原核细胞构成的生物，称为**原核生物**（**prokaryote**），主要有**细菌**（**bacterium**）和**蓝绿藻**

(bluegreen algae)。

二、真核细胞

原核细胞进化到一定程度，基因组 DNA 由膜包被起来，形成了真正的细胞核，称为真核细胞（图 2-3）。由真核细胞构成的生物称为**真核生物（eukaryote）**。双层核膜将细胞分隔为核与质两个部分。在细胞质中，形成了复杂的内膜系统，构建成各种结构相对稳定、有特定生理功能的细胞器，主要包括内质网、高尔基复合体和溶酶体等。细胞质中还有特定蛋白质构成的细胞骨架体系，包括微丝、微管和中间纤维。此外，细胞质中还有核糖体（沉降系数 80 S），负责蛋白质的合成。细胞核内主要含有遗传物质染色质，能够进行复制和转录，核仁还能合成核糖体的大、小亚基。虽然真核细胞是由原核细胞进化而来的，两者有着基本的共同特征，但是真核细胞无论在结构上还是在遗传机制上都比原核细胞更复杂、更精细，两者存在着明显的差异（表 2-1）。

二维码 2-2 微课

原核细胞和真核细胞

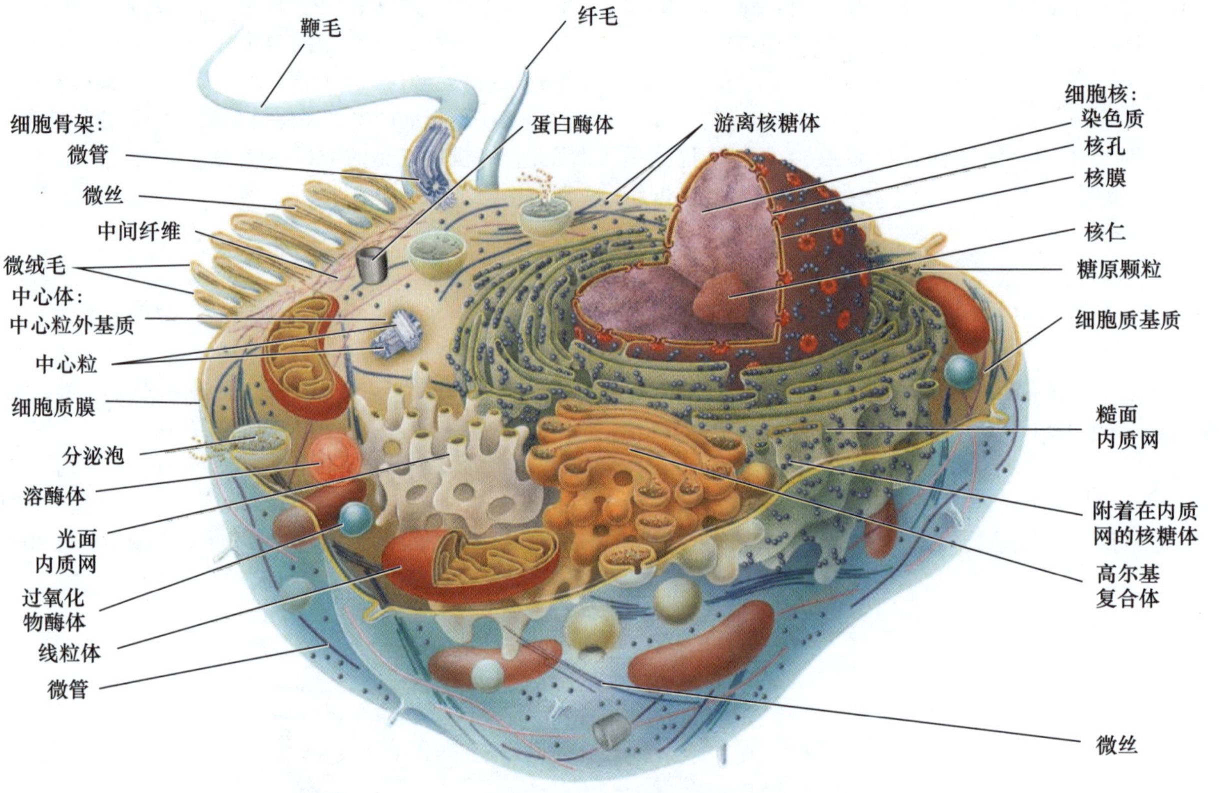

图 2-3　真核细胞模式图

表 2-1　原核细胞与真核细胞的比较

特征	原核细胞	真核细胞
细胞大小	较小，1～10 μm	较大，10～100 μm
细胞核	无核膜、核仁（拟核）	有核膜、核仁（真核）
DNA	单个，双链，裸露于细胞质中	若干个，线状，与组蛋白结合
细胞壁	由肽聚糖组成	植物细胞由纤维素组成
细胞器	无（除核糖体外）	有
核糖体	70 S（50 S+30 S）	80 S（60 S+40 S）
内膜系统	无	有
细胞骨架	无	有
转录与翻译方式	转录与翻译同时进行	转录在细胞核内进行，翻译在细胞质中进行
细胞分裂方式	二分裂	有丝分裂、减数分裂、无丝分裂

近年来，对古核细胞或**古菌**（**archaebacteria**）在细胞起源与进化理论和分子生物学的研究受到学术界的关注。古菌通常生活在地球上极端的类似于生命出现早期的自然环境中，如高温、高酸或高碱、高盐、缺氧条件下，最常见的有盐杆菌、甲烷球菌等。新的研究发现古核细胞也出现在非极端环境中，甚至在人体也可以检测到古核细胞。

一般将古菌称为**古核生物**（**archaea**）。古核生物的细胞形态结构和遗传结构与原核细胞相似，过去把它们归属为原核生物。但研究发现它们的有些分子进化特征更像真核细胞，因此目前认为它们是一类独特的原核生物，既有真细菌和真核生物的特征，又具有既不同于真细菌又不同于真核生物的特征。现在有更多的论据说明真核生物可能起于古核生物。2015 年，瑞典乌普萨拉大学的进化微生物学家 Thijs Ettema 团队在 *Nature* 发表论文，发现了一种全新的古菌——洛基古菌，它的 DNA 序列具有真核生物的标志性肌动蛋白基因。

有些生物学家建议将生物划分为原核生物、古核生物和真核生物三大域，也被称为三域系统（图 2-4）。

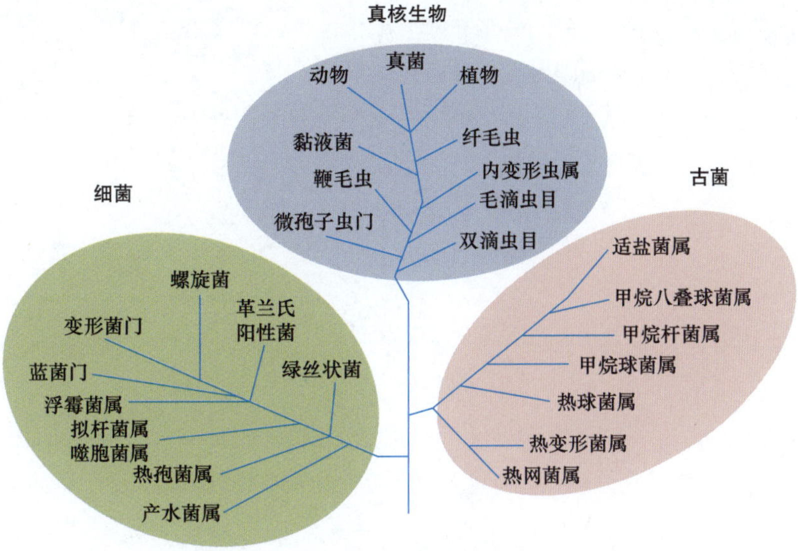

图 2-4　生物三域系统

三、病毒与细胞

病毒是在结构上比细胞简单得多的有机体，而且大小也比细胞小了很多。依据细胞学说，细胞被看作是生命结构和功能的基本单位，因此病毒就被排除在生命之外。但现在很多研究者将病毒视为非细胞形态的生命体，因为病毒表现出重要的生命特征。病毒在感染了宿主细胞后就能够增殖，这是病毒生命特征的具体体现。病毒由核酸和蛋白质组成，蛋白质组装成衣壳将核酸包裹在内部，以保护核酸。有的病毒在衣壳之外还围有囊膜，由脂质和蛋白质构成。病毒的核酸是 DNA 或 RNA，能够在宿主细胞内保存、复制、传递、表达遗传信息，这也体现出生命特征。

病毒与细胞有非常密切而复杂的关系。病毒是完全寄生的，增殖和遗传这些重要的生命活动是在宿主细胞内完成的。如何识别、进入细胞并完成增殖，不同病毒差异很大，病毒与细胞之间的相互作用表现出高度的复杂性和多样性。病毒寄生在细胞内，开展自己的生命活动，必然会影响细胞的正常生理过程，因此很多病毒感染人体细胞后，可以导致细胞功能异常，引发疾病。

流行性感冒病毒（influenza virus）简称流感病毒，是 RNA 病毒，由包膜、基质蛋白以及核心三部分构成。它分为甲（A）、乙（B）、丙（C）三型，近年来才发现的流感病毒被归为丁（D）型。流感病毒侵袭的目标是呼吸道黏膜上皮细胞，偶有侵袭肠黏膜的病例，则会引起胃肠型流感。它主要传播途径是带有流感病毒的飞沫，经呼吸道进入体内。流感病毒传染性强，传播快，易造成大流行。预防流感除增强自身体质、保持环境卫生、流行期间避免人群聚集等常规方法外，接种流感疫苗可明显降低发病率和减轻症状。此外，研究者也开发了阻止它侵袭细胞药物，如研发抑制流感病毒表面神经氨酸苷酶达到阻断的效果。

噬菌体（phage）是能够感染细菌、真菌、藻类、放线菌或螺旋体等微生物的病毒总称。由于部分能引起宿主菌的裂解，因而得名。噬菌体除了可以作为分子生物学研究的试验工具，细菌的鉴定和分型之外，还可以用于噬菌体展示技术和噬菌体抗体库。噬菌体展示技术是一种强有力的基因表达筛选技术，1985 年首次由美国科学家 George P. Smith 在 *Science* 杂志进行了阐述。在噬菌体展示技术及 PCR 克隆技术基础上，英国科学家 Sir Gregory P.Winter 等率先在 *Nature*

杂志上发表文章阐述噬菌体抗体库技术，使用噬菌体展示进行定向抗体的进化，目的是产生新的药品。第一个利用这种方法研发出的药物是阿达木单抗（adalimumab），用于治疗类风湿性关节炎、银屑病和强直性脊柱炎等疾病。利用这种方法进化的抗体可以对抗自身免疫疾病，并且在一些情况下治愈转移性癌症。基于Smith和Winter在肽和抗体的噬菌体展示中的原创性工作，他们获得了2018年诺贝尔化学奖。

（四川大学　杨　军）

复习思考题

1. 细胞是如何起源的？
2. 细胞具备哪些特征？
3. 原核细胞与真核细胞有哪些不同？

第三章 细胞的分子基础

地球上的生物种类繁多，形态多样，但都由生命物质——**原生质（protoplasm）**组成。组成原生质的元素包括大量元素和微量元素两大类：大量元素占99.99%，有C、H、O、N、S、P、Cl、Ca、Na、K、Mg等，其中C、H、O、N 4种元素含量最多，约占90%；微量元素仅占0.01%，包括Cu、Zn、I、Co、Mn、Br、F、Li、Ba、Si、Cs等，虽然这些元素在原生质中的含量甚微，但都是生命活动所必需的，如果缺乏可能会引起代谢紊乱或疾病。

组成原生质的各种元素在生物体内并非单独存在，而是相互结合成无机化合物和有机化合物的形式存在于细胞中。无机化合物主要包括水和无机盐；有机化合物包括糖类、脂类、蛋白质、核酸和维生素等，它们是组成生命物质和行使生命活动的重要分子基础。

第一节 细胞的小分子物质

细胞含有的小分子物质的分子质量一般小于50 kDa，主要包括水、无机盐和小分子有机物等，它们都是维持细胞生命活动所必需的物质。

一、水

水是细胞内最重要的无机小分子，占细胞总质量的70%左右，细胞内的大多数生化代谢反应均在水溶液中进行。地球上的生命起源于海洋，现在的生命也离不开水环境，因此水是生命的摇篮。

二、无机盐

无机盐占细胞总质量的19%左右，它们都是以离子形式存在，包括阳离子（Na^+、K^+、Ca^{2+}、Mg^{2+}、Fe^{2+}）和阴离子（Cl^-、PO_4^{3-}、SO_4^{2-}、HCO_3^-），这些无机离子对维持细胞内的渗透压及酸碱平衡起着十分重要的作用。

三、小分子有机物

细胞内的绝大多数小分子有机物是碳水化合物，其分子质量为100～1000 kDa，含30个左右的碳原子。通常细胞内有近千种小分子游离在细胞质基质中，它们既是细胞代谢的中间产物，又是构成生物大分子的基本结构单位。细胞内的小分子有机物主要有**单糖（monosaccharide）**、**脂肪酸（fatty acid）**、**氨基酸（amino acid）**及**核苷酸（nucleotide acid）**等。

（一）单糖

单糖是构成二糖和多糖的基本单位，结构通式为（CH_2O）$_n$，其中n为3～7。最重要的单糖是戊糖（$C_5H_{10}O_5$）和葡萄糖（$C_6H_{12}O_6$）。戊糖包括**核糖（ribose）**和**脱氧核糖（deoxyribose）**（图3-1），它们都是组成核酸的重要成分。脱氧核糖与核糖的区别是其在2′位碳原子上少一个氧。

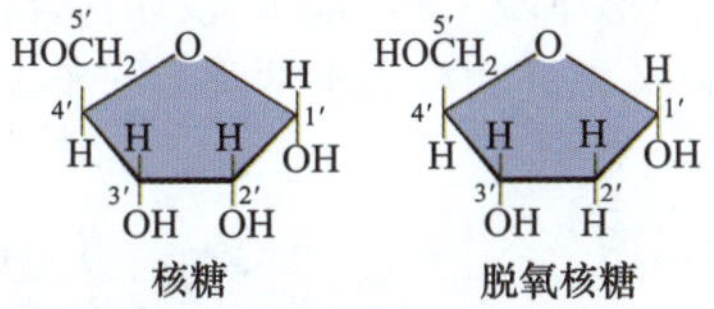

图3-1 核糖和脱氧核糖的结构

葡萄糖是细胞的主要能源物质，可被氧化分解成CO_2和H_2O，并释放能量，用于合成三磷酸腺苷（ATP），供细胞生命活动所需。由许多葡萄糖组成的糖原是动物细胞内的主要多糖。

（二）脂肪酸

脂肪酸是一端含有一个羧基的脂肪族有机酸，直链饱和脂肪酸的通式为$CH_3(CH_2)_nCOOH$。脂肪酸有两个不同的区域：长的碳氢链是疏水的，无化学活性；羧基是亲水的，可在水溶液中电离，易形成酯和酰胺。细胞内的脂肪酸分子可通过羧基与其他分子共价相连。

脂肪酸在细胞内的最重要功能是构成细胞的膜相

结构，同时脂肪酸也能分解产生 ATP，根据能量比计算，其分解产生的 ATP 能量相当于葡萄糖能量的 2 倍。

（三）氨基酸

氨基酸是组成蛋白质的基本单位，自然界中的氨基酸有 300 多种，但组成蛋白质的氨基酸只有 20 种，均属于 α-氨基酸（氨基连接在紧靠羧基的 α-碳原子上）。虽然不同的氨基酸在化学组成上各不相同，但它们具有共同的结构特点，即每个氨基酸的 α-碳原子上都连有一个氨基（—NH_2）、一个羧基（—COOH）、一个氢原子（—H）和一个 R 基团。不同氨基酸的 R 基团不同，其形状、大小、所带电荷及形成氢键能力等的差异，决定了不同氨基酸具有不同的理化性质，其不同的理化特性又决定了它们所组成蛋白质的特性，从而构成了蛋白质多种复杂功能的基础。

根据 R 基团结构及其在水溶液中的性质差异，将氨基酸分为 4 种类型。①酸性氨基酸：包括谷氨酸和天冬氨酸，酸性氨基酸的 R 基团含有羧基，羧基解离使氨基酸分子带负电荷。②碱性氨基酸：包括赖氨酸、组氨酸及精氨酸，碱性氨基酸的 R 基团含有氨基或其他碱性基团，这些基团解离使氨基酸分子带正电荷。③极性中性氨基酸：R 基团有极性，但不能解离，易溶于水，包括甲硫氨酸、半胱氨酸、丝氨酸、苏氨酸、色氨酸、酪氨酸、谷氨酰胺、天冬酰胺。④非极性疏水氨基酸：这类氨基酸在水溶液中的溶解度较小，疏水作用较强，包括缬氨酸、丙氨酸、亮氨酸、异亮氨酸、甘氨酸、苯丙氨酸及脯氨酸。

（四）核苷酸

核苷酸是组成**核酸（nucleic acid）**的基本结构单位，每个核苷酸含有一个碱基、一个戊糖和一个磷酸分子。碱基包括**嘌呤（purine）**（双环化合物）和**嘧啶（pyrimidine）**（单环化合物）两类（图 3-2）：嘌呤有**腺嘌呤（adenine，A）**和**鸟嘌呤（guanine，G）**，嘧啶有**胞嘧啶（cytosine，C）**、**胸腺嘧啶（thymine，T）**及**尿嘧啶（uracil，U）**。组成核苷酸的戊糖包括核糖和脱氧核糖。

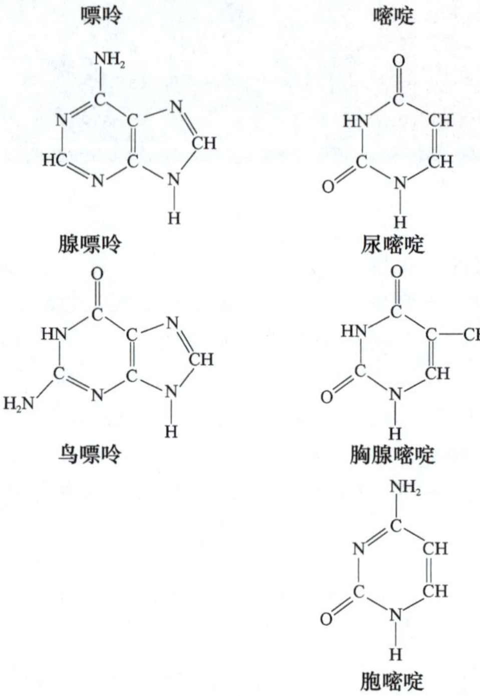

图 3-2 碱基的化学结构

碱基与戊糖依靠糖苷键脱水缩合形成**核苷（nucleoside）**，糖苷键是由一个戊糖 C_1 上的羟基与一个嘧啶 N_1 或嘌呤 N_9 上的氢脱水缩合形成的化学键。核苷与一分子磷酸结合成单核苷酸，连接两分子磷酸形成二磷酸核苷，连接三分子磷酸形成三磷酸核苷。三磷酸核苷是合成核酸的原料，其中三磷酸腺苷（ATP）可参与细胞各种反应之间的能量传递。

第二节 细胞的大分子物质

细胞的大分子物质有蛋白质、核酸及多糖等，它们的分子质量一般为 10 000～1 000 000 kDa。由于它们的分子质量巨大、结构复杂、功能多样，常被称为**生物大分子（biological macromolecule）**，它们是组成生命物质和行使生命活动的重要分子基础。以下重点介绍蛋白质和核酸这两类最重要的生物大分子。

一、蛋白质

蛋白质（protein）是构成细胞的主要成分，占细胞干重的一半以上。蛋白质不仅决定细胞的形状和结构，而且在细胞的物质运输、信号转导及细胞识别等活动中起着非常重要的作用。

（一）蛋白质的结构

二维码 3-1 微课

蛋白质的结构

蛋白质是以氨基酸残基连接而成的线形多聚体——多肽链为基础，进一步螺旋折叠而成的。组成蛋白质的氨基酸之间可通过一个氨基酸的—COOH 与另一个氨基酸的—NH_2 脱去一分子水形成**肽键（peptide bond）**（图 3-3），多个氨基酸通过肽键相连形成的链状结构称为**多肽链（poly peptide）**。由两个氨基酸脱去一分子水缩合形成**二肽（dipeptide）**，三个氨基酸脱去两分子水缩合形成**三肽（tripeptide）**，依此类推，多个氨基酸通过肽键组成多肽或多肽链。组成多肽链的氨基酸数目从几个到几千个不等，一条多肽链一端是氨基端或称 N 端，而另一端是羧基端或称 C 端。

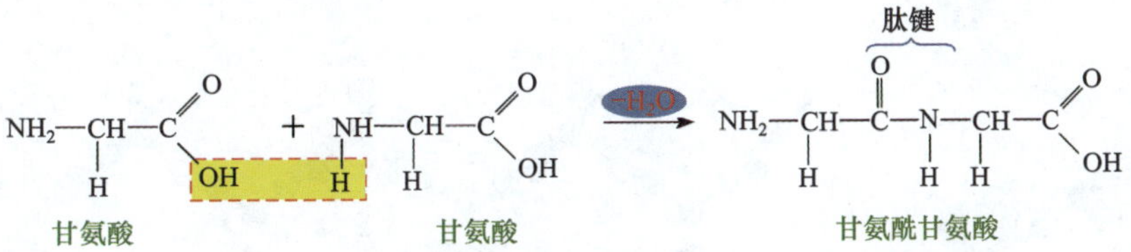

图 3-3　肽键的形成

1969 年，国际纯化学与应用化学联合委员会正式规定将蛋白质的结构分为四级，其中一级结构是蛋白质的基本结构，二级、三级、四级结构是蛋白质的空间结构。

1. 蛋白质的一级结构

蛋白质的**一级结构（primary structure）**是以肽键为主键和少量二硫键为副键的多肽链，每条特定的肽链都有其特异的氨基酸种类和排列顺序。虽然组成蛋白质的常见氨基酸只有 20 种，但由于组成不同蛋白质的氨基酸种类、数目和排列顺序不同，故可形成种类繁多的蛋白质。这种蛋白质的多样性特点正是生物界细胞分化和物种进化发展的物质基础。

1953 年，英国化学家 Sanger 首先测出了胰岛素的一级结构，它含 51 个氨基酸，由含 21 个氨基酸的 A 链和含 30 个氨基酸的 B 链组成，并包含 2 个链间二硫键和 1 个 A 链内二硫键（图 3-4）。

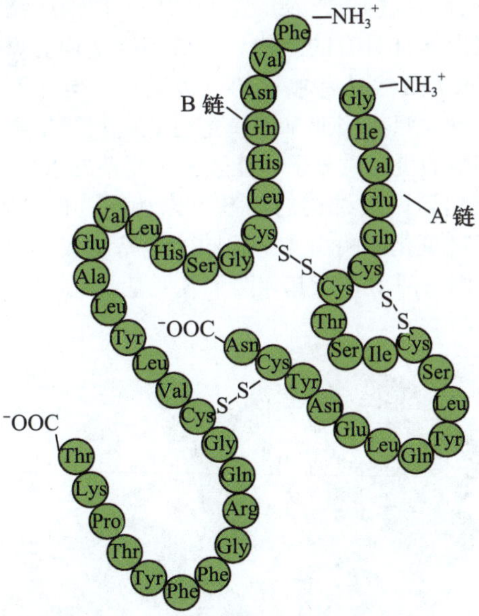

图 3-4　人胰岛素分子的一级结构

生物体内种类繁多的蛋白质，其一级结构各不相同，决定其各自特定的空间结构和功能。因此，一级结构是蛋白质的基本结构，如果一级结构发生变化，即使只有一个氨基酸改变，也可导致蛋白质的空间结构改变，形成结构异常的蛋白质，严重影响蛋白质的性质，使其不能执行正常的生理功能。例如，人类正常的**血红蛋白（hemoglobin，Hb）**由 4 条多肽链组成，其中 2 条 α 链、2 条 β 链，每条 α 链含 141 个氨基酸，每条 β 链含 146 个氨基酸。若 β 链第 6 位谷氨酸被缬氨酸取代，就会导致镰形细胞贫血症。

2. 蛋白质的二级结构

蛋白质的**二级结构（secondary structure）**是在一级结构的基础上，借氢键维持的多肽链盘绕折叠形成的有规律重复的空间结构，有 α 螺旋、β 折叠和三股螺旋 3 种基本构象。

（1）α 螺旋：**α 螺旋（α-helix）**是肽链以右手螺旋盘绕形成的空心筒状构象（图 3-5A）。螺旋的形成和维系依靠肽链中氨基酸残基的氨基和羰基通过静电引力形成的链内氢键。有的蛋白质以 α 螺旋为主，而有的蛋白质只有部分肽段为 α 螺旋。

（2）β 折叠：**β 折叠（β-pleated sheet）**是指肽链自身回折形成平行排列构象，这种折叠依靠平行链之间的氢键维系（图 3-5B）。不少蛋白质的二级结构中有部分肽段为 β 折叠，有部分肽段为 α 螺旋。但有的蛋白质，如免疫球蛋白质轻链的二级结构几乎全为 β 折叠。

（3）三股螺旋：**三股螺旋（triple helix）**是胶原蛋白特有的结构，胶原是动物体内含量丰富、分布最广、种类最多的纤维蛋白，占人体总蛋白质含量的 30% 以上，目前已发现的胶原有 20 多种。胶原蛋白分子由 3 条多肽链以右手螺旋方式相互缠绕成稳定的三股螺旋，这种螺旋主要依靠氢键维系（图 3-6）。胶原蛋白主要由间充质来源的成纤维细胞、软骨细胞、成骨细胞、牙本质细胞、神经细胞及各种上皮细胞合成。**维生素 C（vitamin C，VC）**是人体形成正常胶原必需的物质，若人体缺乏维生素 C，一方面导致胶原形成障碍；另一方面会使原先存在于血管和细胞外基质中的正常胶原逐渐消失，致使组织缺乏胶原，导致维生素 C 缺乏症状。

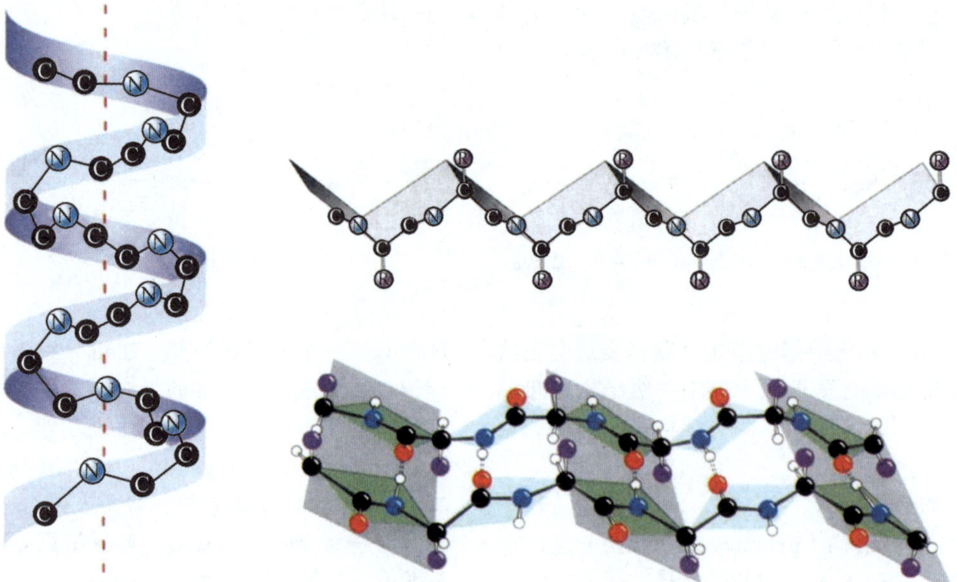

图 3-5　蛋白质的二级结构（引自 Karp，2013）
A. α 螺旋；B. β 折叠

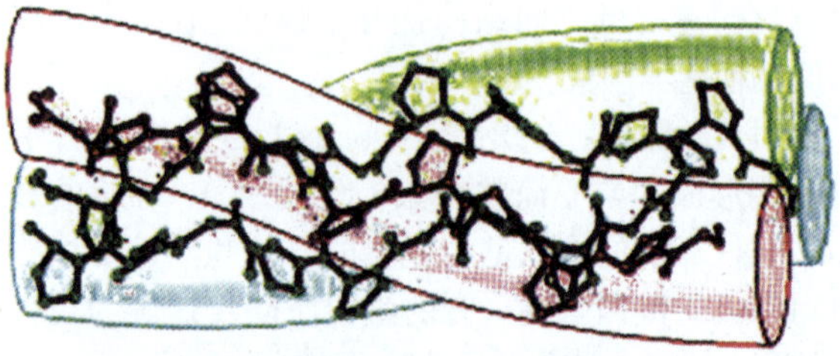

图 3-6　胶原的三股螺旋结构（引自杨恬等，2010）

3. 蛋白质的三级结构

蛋白质的**三级结构（tertiary structure）**是指多肽链在二级结构的基础上，进一步螺旋折叠形成的空间结构（图 3-7）。维系三级结构的化学键除氢键和二硫键外，还依靠各氨基酸侧链之间形成的疏水键和离子键等。

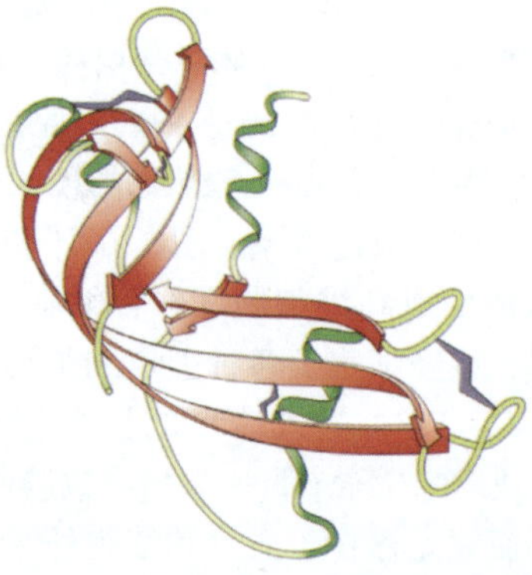

图 3-7　蛋白质的三级结构（引自 Karp，2013）

蛋白质的一级、二级、三级结构都是单条多肽链的变化（胶原除外）。只含一条多肽链的蛋白质，须在三级结构水平上才能表现出生物学活性，而由两条或多条肽链构成的蛋白质，必须形成四级结构才能表现出生物学活性。

4. 蛋白质的四级结构

蛋白质的**四级结构（quaternary structure）**是指由两条或多条具有独立三级结构的肽链（亚基）相互作用聚合而成的更复杂的空间结构，但四级结构不是所有蛋白质都具有的结构。组成四级结构的每个**亚基（subunit）**虽然具有独立的三级结构，但并不具有生物学活性，只有当亚基按一定方式、数量集合在一起形成完整的蛋白质分子才能表现出复杂的生物学活性。组成蛋白质四级结构的亚基可以相同，也可以不同。例如，过氧化氢酶由 4 个相同的亚基组成，而人的血红蛋白则由两个 α 亚基和两个 β 亚基组成（图 3-8）。

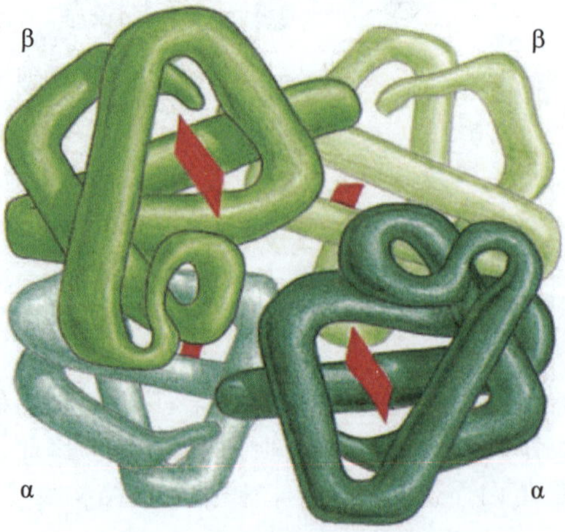

图 3-8　血红蛋白的四级结构

（二）蛋白质的功能

蛋白质是构成细胞结构的主要成分，是生命的重要物质基础，具有非常复杂的生物学功能，各种生物所表现出的生命现象都是通过蛋白质实现的。细胞中的蛋白质分子单独存在时，称为单纯蛋白，如清蛋白、组蛋白等。一般情况下，细胞中的蛋白质常与其他化学成分结合形成复合体，称为结合蛋白，如与糖类结合形成糖蛋白、与核酸结合形成核蛋白、与脂类结合形成脂蛋白等。

蛋白质在细胞内的主要功能：①作为细胞的结构成分，如细胞膜、内质网、高尔基复合体、溶酶体、线粒体、染色质、核糖体及细胞骨架等结构均含有大量的蛋白质；②物质运输作用，如细胞膜上的载体蛋白能定向转运特定的小分子物质、血红蛋白可运输 O_2 和 CO_2；③信号转导作用，如膜受体蛋白参与化学信号的传递；④收缩运动作用，如肌细胞中的肌动蛋白和肌球蛋白可通过多肽链之间连接的断开及形成交联进行伸长和缩短，使肌肉舒张和收缩；⑤免疫保护作用，如免疫球蛋白是一类特异抗体，它能识别病原物质并与之结合使其失活，抵抗病原物质的侵袭，保护细胞和机体免受损伤。此外，机体内的有些激素是蛋白质，如调节血糖浓度的胰岛素。

除上述作用外，蛋白质在细胞中还具有一个重要作用，即作为生物催化剂——酶。酶与其他催化剂不同，能在生物体内十分温和的条件下高效地催化代谢反应，从而调节细胞内的各种代谢活动，使细胞表现出各种复杂的生命现象。

二、核酸

核酸是遗传物质，是细胞内控制生物性状发育的重要生物大分子。任何物种的特征都是以遗传信息的方式储存在核酸分子中，核酸能自我复制，因此又称为**信息分子（informational molecule）**。核酸是由许多单核苷酸聚合而成的大分子聚合体，即多聚核苷酸。一个核苷酸分子戊糖 3′ 位碳原子上的羟基与另一个核苷酸分子戊糖 5′ 位碳原子上的磷酸中的氢结合脱去一分子水形成 **3′, 5′-磷酸二酯键（phosphodiester bond）**，许多单核苷酸通过这种方式聚合成核酸分子（图 3-9）。多核苷酸链具有方向性，在戊糖的 3′ 位碳原子上连有游离羟基的一端称为 3′ 端，而另一端称为 5′ 端。

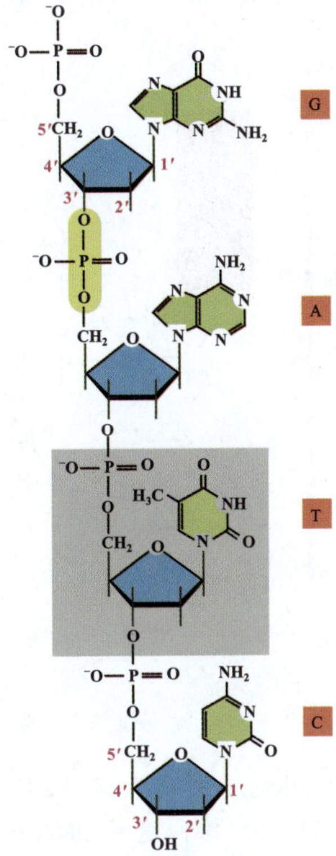

图 3-9　含 4 个核苷酸的 DNA 单链

根据核苷酸中所含戊糖的不同，将核酸分为**脱氧核糖核酸（deoxyribonucleic acid，DNA）**和**核糖核酸（ribonucleic acid，RNA）**两类（表 3-1）。

表 3-1　DNA 和 RNA 的比较

类别	核苷酸组成	核苷酸种类	结构	分布
DNA	磷酸 脱氧核糖 碱基（A、G、C、T）	磷酸脱氧腺苷（dAMP） 磷酸脱氧鸟苷（dGMP） 磷酸脱氧胞苷（dCMP） 磷酸脱氧胸苷（dTMP）	双链	主要分布于细胞核中 少量在线粒体和叶绿体
RNA	磷酸 核糖 碱基（A、G、C、U）	磷酸腺苷（AMP） 磷酸鸟苷（GMP） 磷酸胞苷（CMP） 磷酸尿苷（UMP）	单链或假双链	主要分布于细胞质中 少量在细胞核

（一）DNA

1. DNA 的结构

1953 年，Watson 和 Crick 提出了 DNA 分子双螺旋结构模型。该模型认为，DNA 分子由两条互相平行但方向相反的多核苷酸链构成，其中一条链的方向是 3′→5′，另一条链的方向是 5′→3′，两条链围绕同一个中心轴以右手螺旋方式盘绕形成**双螺旋（double helix）**。DNA 分子的两条多核苷酸链的盘绕依靠**碱基对（base pair, bp）**之间形成的氢键维系，根据双链间的空间容量和碱基的分子结构，一条链上的 A 只能与另一条链上的 T 相互配对，G 只能与 C 相互配对（图 3-10A），即 A=T，G≡C。这一原则称为**碱基互补（base complementary）**。磷酸和脱氧核糖位于双螺旋的外侧，形成 DNA 的骨架，碱基位于双螺旋的内侧。螺旋的直径为 2 nm，两个相邻碱基对之间的距离为 0.34 nm，两个碱基对之间呈 36°，每圈有 10 bp，螺距为 3.4 nm（图 3-10B）。

二维码 3-2 扩展

DNA 之母——罗莎琳德·富兰克林

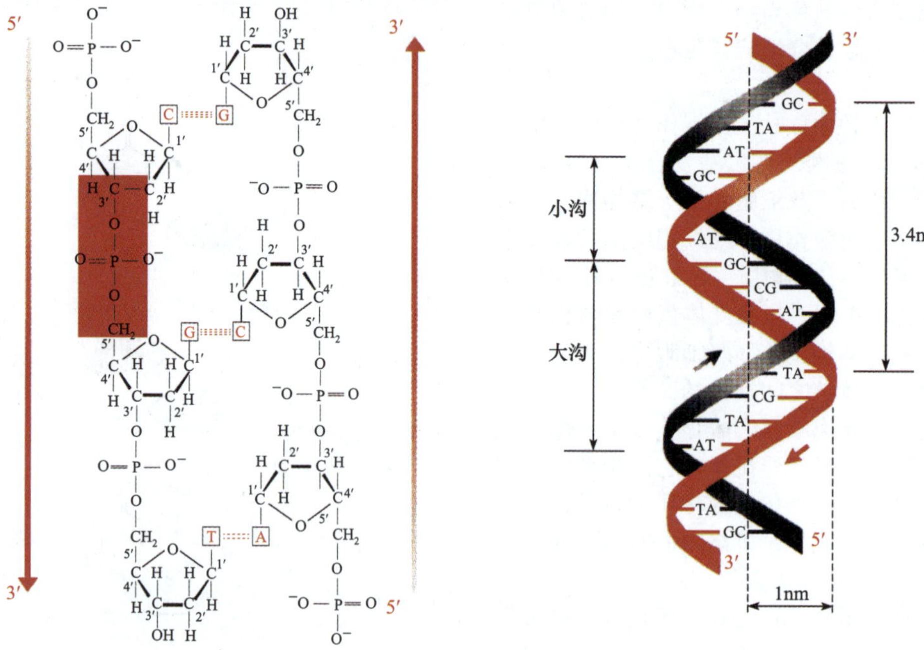

图 3-10　DNA 的双螺旋结构

A. 由氢键（虚线）连接的两条互补多核苷酸链；B. DNA 双螺旋结构模型

Watson 和 Crick 所用的材料来自相对湿度为 92% 时得到的 DNA 纤维，这种 DNA 称为 B 型 DNA（B-DNA）（图 3-11），生物体内天然状态的 DNA 绝大多数都是 B-DNA。

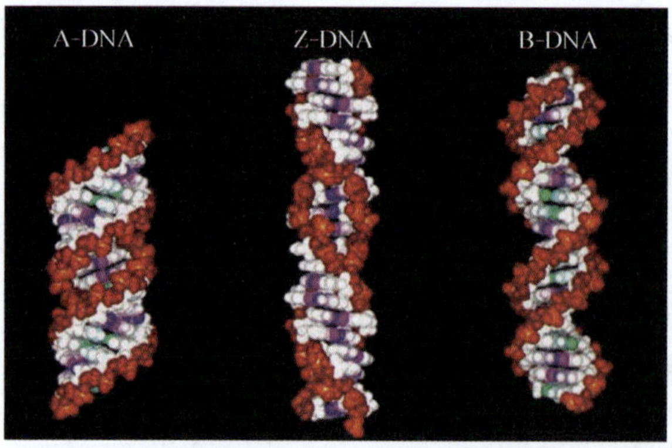

图 3-11　3 种不同 DNA 的双螺旋结构

在相对湿度为 75% 时得到的 DNA 纤维的 X 射线衍射分析资料表明，这种 DNA 纤维的结构特点与 B-DNA 不同，称为 A-DNA（图 3-11）。A-DNA 也由两条反向平行的多核苷酸链组成，也为右手螺旋，但螺体较宽短，两个相邻碱基对之间的距离为 0.256 nm，两个碱基对之间呈 32.7°，沿中心轴每旋转一周有 11 bp。目前认为，B-DNA 和 A-DNA 是 DNA 双螺旋结构的两个基本构型。

除了右手螺旋的 B-DNA 和 A-DNA 以外，自然界中还发现有一种左手螺旋的 Z-DNA（图 3-11）。与 B-DNA 相比，Z-DNA 细长，碱基对偏离轴心靠近双螺旋的外侧，容易与外界因子相互作用；其主链磷酸核糖呈“Z”形排列，故名 Z-DNA。目前，Z-DNA 的生物学意义尚不清楚，可能在细胞癌变、DNA 的某些识别活动及基因调控中起作用。

此外，澳大利亚加文医学研究所的科学家首次在人体活细胞中确认了一种被称为“嵌入基序”（i-motif）的新 DNA 结构，该成果发表于 2018 年 4 月的《自然化学》上。

2. DNA 的功能

DNA 的主要功能是储存、复制和传递遗传信息，在遗传信息传递过程中，子代 DNA 保留了亲代 DNA 的遗传信息，这些遗传信息通过转录和翻译过程表达出相应的遗传性状，决定细胞的代谢类型和生物学特性。

（二）RNA

RNA是一种单链结构的多核苷酸，一般为线形，但有的单链分子可通过自身回折形成假双链。细胞内的RNA主要有两种类型：编码RNA和非编码RNA（non-coding RNA，ncRNA）。编码RNA即编码蛋白质的信使RNA（messenger RNA，mRNA），非编码RNA指不能翻译出蛋白质的功能性RNA分子。

1. 编码RNA——mRNA

mRNA由一条多核苷酸链构成，沉降系数为6～25 S①，占细胞内RNA总量的1%～5%。mRNA含量虽少，但种类很多且大小不一。例如，哺乳动物的每个细胞内均含有数千种大小不同的mRNA，而且不同组织细胞中的mRNA种类相差很大。研究发现，在真核细胞核内合成的mRNA初级转录产物比成熟的mRNA大得多，称为核内不均一RNA（heterogeneous-nuclear RNA，hnRNA），hnRNA在细胞核内经过加工形成成熟的mRNA。真核细胞内成熟的mRNA在5′端有一个7-甲基三磷酸鸟苷（m^7G5ppp）帽子，在3′端有一段由30～300个腺苷酸组成的多聚腺苷酸（polyadenylic acid，poly A）尾巴，这是真核细胞mRNA所特有的结构。

mRNA的功能是从核DNA分子上转录出遗传信息，并携带至细胞质中作为合成蛋白质的模板，决定多肽链中氨基酸的种类、数目及排列顺序。

2. 非编码RNA

非编码RNA不具备典型的起始密码子、启动子保守区、终止密码子等结构。非编码RNA分为管家性非编码RNA和调控性非编码RNA（表3-2）。

表3-2 动物体内主要的非编码RNA种类、存在部位和功能

非编码RNA种类	存在部位	功能
管家性ncRNA		
转运RNA（tRNA）	细胞核与细胞质，线粒体	转运氨基酸，参与蛋白质合成
核糖体RNA（rRNA）	细胞核与细胞质，线粒体	组成核糖体的成分
核内小RNA（snRNA）	细胞核	参与mRNA前体的剪接、加工
核仁小RNA（snoRNA）	核仁	参与rRNA的加工与修饰
调节性ncRNA		
微小RNA（miRNA）	细胞核与细胞质	基因表达调控
小干扰RNA（siRNA）	细胞核与细胞质	介导RNA干扰，沉默基因转录
PIWI蛋白相互作用RNA（piRNA）	哺乳动物的睾丸	参与基因表达，调节精子成熟发育
长非编码RNA（lncRNA）	细胞核与细胞质，存在于特定亚细胞区室	参与染色质修饰、基因表达调控
环状RNA(circRNA)	细胞核与细胞质	基因表达调控、启动翻译、miRNA海绵效应
核酶（有酶活性的RNA）	细胞核与细胞质	催化RNA剪接

（1）tRNA

tRNA是细胞内分子质量较小的一类RNA，沉降系数为3～4 S，占细胞RNA总量的5%～10%。tRNA含70～90个核苷酸，其中含有10%～20%的稀有碱基，如甲基化嘌呤（mG、mA）、假尿嘧啶（pseudouridine，ψ）及二氢尿嘧啶（dihydrouracil，DHU）等，tRNA的二级结构呈三叶草形（clover pattern）（图3-12）。

tRNA由5部分组成。①**氨基酸结合臂（amino acid arm）**：在三叶草的柄部，由7对碱基组成，富含鸟嘌呤，其3′端有CCA 3个碱基，可携带活化的氨基酸。②二氢尿嘧啶环：又称为D环，由8～12个核苷酸组成，具有两个稀有碱基——二氢尿嘧啶，可与不同的氨酰-tRNA合成酶结合。③**反密码环（anticodon loop）**：由7个核苷酸组成，中间3个碱基构成**反密码子（anticodon）**，可以识别mRNA上的密码子。④**额外环（extra loop）**：由3～18个核苷酸组成，不同的tRNA具有不同大小的额外环，因此额外环是tRNA分类的重要指标。⑤T环或TψC环，由7个核苷酸组成，其中含有胸腺嘧啶和假尿嘧啶，该环可能与tRNA和核糖体的结合以及维持tRNA的空间结构有关。

tRNA的功能是识别活化的氨基酸，合成氨酰-tRNA复合体，并借自身的反密码子与mRNA上的密码子互补配对，将活化的氨基酸运输到核糖体上以合成蛋白质。近年来发现，tRNA还可作为反转录时的引物。当反转录病毒在宿主细胞内复制时，需要宿主细胞内的tRNA作为引物，才能反转录出与其互补的单链DNA

① 沉降系数（sedimentation coefficient，S）表示大分子物质在离心场中的沉降速率，以每单位重力的沉降时间表示，通常为（1～200）× 10^{-13} s，故10^{-13}称为沉降单位S，即1 S=10^{-13} s。S值越大沉降速率越快

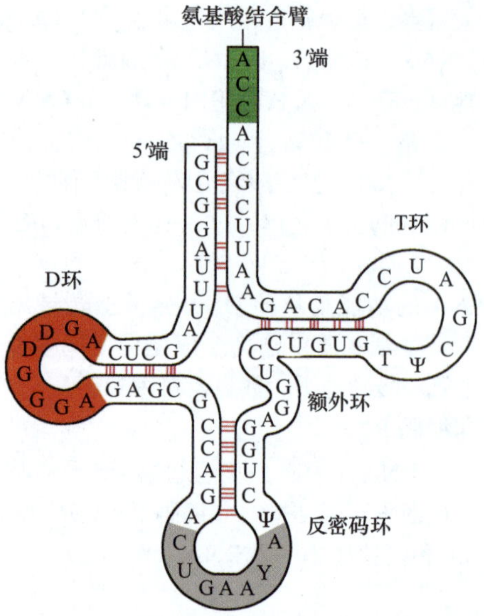

图 3-12　tRNA 分子的结构（引自 Lodish et al.，2016）
D 代表二氢尿嘧啶，Ψ 代表假尿嘧啶，Y 代表嘧啶

（cDNA）。可作为引物的 tRNA 主要有色氨酸-tRNA 和脯氨酸-tRNA。

（2）rRNA

rRNA 是细胞内分子质量最大、含量最多的 RNA，rRNA 约占细胞内 RNA 总量的 80% 以上。在真核细胞中有 4 种不同的 rRNA，沉降系数分别为 5 S、5.8 S、18 S 和 28 S。rRNA 分子代谢更新慢，寿命长。

rRNA 的功能是与蛋白质结合形成核糖体，为细胞内蛋白质合成提供场所。

（3）其他非编码 RNA 分子

近年来，在动物、植物细胞及病毒中发现了一些分子质量很小的**非编码 RNA（non-coding RNA）**，包括**微小 RNA（micro RNA，miRNA）**、**小干扰 RNA（small interfering RNA，siRNA）**、与 PIWI 蛋白相互作用的 **RNA（piwi-interacting RNA，piRNA）**。小 RNA 的表达具有组织、时间及空间的特异性，可在动物的发育、分化、细胞增殖、凋亡及脂肪代谢等过程中发挥重要的调节作用。2005 年，美国的研究人员发现人类基因组中约有 1/3 编码蛋白质的基因由小 RNA 调控，这一新发现使人们对 RNA 在细胞中所起的作用有了新的认识。

miRNA 是一种含 21～25 个核苷酸的单链小分子 RNA，广泛存在于真核生物中。miRNA 是由含 70～90 个碱基、具茎环结构的单链 RNA 前体经过 Dicer 酶加工而成的，主要通过与靶标基因不完全互补结合、抑制翻译或促进去除 mRNA 的多聚腺苷酸尾巴等方式调控靶基因表达。研究发现，近 1% 的哺乳动物基因可编码 miRNA。siRNA 是由 25～30 个核苷酸组成的双链 RNA 分子，通过完全互补配对的方式与目标 mRNA 结合，引起其降解，从而导致靶基因沉默，即 RNA 干扰。

2006 年 7 月，*Nature* 杂志和 *Science* 杂志几乎同时报道了一类新的非编码 RNA——piRNA，piRNA 是由 26～31 个核苷酸组成的单链小分子 RNA，主要存在于哺乳动物的生殖细胞和干细胞中。piRNA 通过与 PIWI 亚家族蛋白结合形成 piRNA 复合物，调控生殖细胞的基因沉默途径，从而调节精子的成熟发育。

长链非编码 RNA（long non-coding RNA，lncRNA）是一类长度超过 200 nt 的 RNA 分子，可从染色质重塑、转录调控及转录后加工等多个层面对基因表达进行调控，与人类多种疾病的发生密切相关。

环状 RNA（circular RNA，circRNA）是一种单链共价闭合的 RNA 分子，通常由 mRNA 前体通过反向剪切生成，形成一个闭环结构，不具有 5′ 端帽子和 3′ 端 polyA 尾巴。因此，具有稳定性高、不易被核酸酶降解等特点，通过多种机制参与基因表达调控，在多种疾病中发挥着重要的调控作用。

（4）核酶

二维码 3-3 扩展

核酶的发现及其应用

长期以来，人们认为只有蛋白质才具有催化功能。但后来的研究发现，某些小分子 RNA 也具有生物催化功能，这类具有特殊催化作用的小 RNA 被称为**核酶（ribozyme）**。1981 年，美国科学家 Cech 和 Altman 首先在研究原生动物四膜虫的 26 S 前体 rRNA 的剪接中发现，rRNA 基因转录产物的 I 型内含子剪切和外显子拼接过程，可在无任何蛋白质存在的情况下完成，证明了 RNA 具有催化功能。Cech 和 Altman 由于发现了核酶而获得 1989 年的诺贝尔化学奖。

核酶的发现对酶的本质是蛋白质的传统概念提出了新的挑战，同时也为生命起源问题的探索提出了新的见解。目前已发现 5 类具有催化活性的天然核酶：自体催化剪切型、异体催化剪切型、第一组内含子自我剪接、第二组内含子自我剪接及锤头状核酶，其中锤头状核酶已被人工合成，并显示出很好的功能。人们可根据锤头状核酶的结构模式来设计、破坏致病基因或癌基因，从而达到治疗疾病的目的，可望为临床肿瘤的治疗提供新途径。

第三节　细胞结构的组装

所有细胞都是由一定的化学物质按一定规律、分层次组装成执行各种功能的复杂细胞结构。组成细胞的物质包括核酸、蛋白质、糖类、脂类等生物大分子及多种有机和无机小分子。

一、细胞结构组装的基本规律

细胞结构组装形成的特定复合物是细胞的结构基础和功能单位。目前认为，细胞结构需经过多级组装：第一级是由各种化学元素组装成基础的小分子物质，如水、氨基酸、碱基、葡萄糖及脂肪酸等；第二级是由小分子物质组装成生物大分子，如氨基酸通过肽键组装成蛋白质，核苷酸通过3′，5′-磷酸二酯键组装成核酸，葡萄糖聚合成多糖等；第三级是由生物大分子组装成亚细胞结构，如细胞膜、染色质、细胞骨架等；第四级是细胞器的组装，即由亚细胞结构进一步组装成具有空间结构和生物学功能的细胞核、内质网、高尔基复合体、溶酶体、线粒体、核糖体、中心体等；第五级由多种不同的细胞器组装成完整的细胞。

二、细胞结构组装的方式

研究认为，细胞结构组装的方式有3种：①**酶效应组装（enzymatic assembly）**，由相同的单分子在不同酶系催化下合成不同产物，如葡萄糖既可合成纤维素也可合成淀粉。②**模板组装（template assembly）**，是指在模板指导下，通过一系列酶催化合成与模板相同或互补的新分子，如以亲代DNA为模板互补合成子代DNA，或以DNA为模板转录RNA。③**自我组装（self-assembly）**，是指生物大分子借助自身的力量装配成复杂的高级结构，自我组装的信息存在于组装亚基本身，但需要细胞提供组装环境，需要“分子伴侣”介导，如由**核质蛋白（nucleoplasmin）**介导的核小体组装。

三、细胞结构组装的特点

从组装的动因来看，无论是酶效应组装、模板组装还是自我组装，都是靠组装分子自身的理化特性或序列信息决定的，是组装的直接动因。例如，细胞膜磷脂双分子层骨架结构的形成，是由磷脂分子两亲性本身的化学特性决定，是细胞膜结构自行组装的直接动因。另外，有些细胞结构的组装信息存储在生物大分子的亚基中，在合适的条件下它们自发组装成最终的结构。例如，细菌核糖体包括55种不同的蛋白质分子和3种不同的rRNA，在试管中合适条件下，它们可以自发形成具有合成蛋白质功能的核糖体。

从组装的结构稳定性来看，有些结构组装后是相对稳定的，比如细胞内一些膜性细胞器的结构。而有些结构会经历组装和去组装的过程。包括两种情况：一是在细胞的同一时期通过组装与去组装维持动态平衡。例如，细胞内单管微管大多呈网状或束状分布，处于动态的组装与去组装过程中。细胞在不同功能状态下，可改变微管的形态和分布，影响细胞迁移运动和分裂，同时通过微管的组装和去组装保持微管长度的相对恒定。二是在细胞分裂过程中，绝大多数细胞结构要经历组装与去组装。①在间期细胞中，有蛋白质、DNA、RNA及核糖体等大分子物质的组装。②在分裂前期细胞中，有纺锤丝微管、纺锤体及染色体的组装，有胞质微管、核仁和核膜的去组装。③在分裂末期细胞中，胞质微管、核仁和核膜等结构重新组装，而纺锤丝微管和纺锤体去组装，染色体也去组装成染色质。一旦上述组装与去组装异常，就会影响细胞的正常分裂。因此，研究细胞周期中细胞结构的组装与去组装，有利于进一步认识细胞的生长、分化、衰老及死亡等重要的生命现象，为临床疾病的有效治疗和预防奠定基础。

四、细胞结构组装的调控

在细胞生命活动中，随着细胞周期进行和细胞代谢活动的不同，各种反应复合物包括细胞器甚至整个细胞都要不断地进行组装和去组装。研究表明，细胞组装的调控主要有以下方式：①通过组装亚基的合成和降解进行调控，如微管的组装；②通过限制成核现象进行调控，如微丝和纺锤体的组装；③通过改变环境状态进行调控，如Ca^{2+}浓度影响核糖体大小亚基的组装；④通过亚基共价修饰进行调控，如丝氨酸、苏氨酸残基的磷酸化与去磷酸化调节蛋白亚基之间的作用，调控蛋白组装进程；⑤通过辅助蛋白途径进行调控，如通过改变分子伴侣或支架蛋白的数量来影响蛋白折叠或组装反应，从而调控细胞结构组装。

对于多细胞生物而言，细胞结构的组装还会影响细胞与细胞、细胞与细胞外基质的相互作用。在此基础上，高等生物完成组织、器官和系统水平的装配，以执行各种复杂的生命活动。

（川北医学院　宋桂芹　刘　康　陈保锋）

复习思考题

1. 蛋白质的分子结构有何特点？蛋白质在生命活动中有哪些重要作用？
2. 不同类型的核酸在组成、结构、分布和功能上有何区别？
3. 细胞结构的组装与去组装如何体现细胞的生命活动？
4. 细胞结构组装有何生物学意义？

第四章　细胞生物学的研究技术和方法

细胞生物学的发展，在很大程度上依赖于研究技术的进步与仪器设备的改进。一种新技术或新方法的创立与应用，常常会给学科开辟一个新的领域，或带来革命性的变化。当今许多细胞生物学方面的新成就，都与物理学、化学和数学的新理论、新方法及新技术的应用息息相关。细胞生物学的研究方法很多，原理和操作步骤各不相同。本章从细胞的形态结构研究技术、细胞的分离和培养、细胞组分的分离纯化和测定，以及基因与蛋白质的研究技术等方面，对一些常用技术的原理、方法和应用作以简要介绍，以期能对细胞生物学研究方法有个概貌的了解。在实际工作中可根据需要，有选择地掌握某些特定的方法，以达到研究目的。

第一节　细胞形态结构研究技术

没有显微镜就没有细胞生物学。人眼能直接看到的细胞很少，绝大部分的细胞都必须借助显微镜才能观察到。光学显微镜和电子显微镜是进行细胞形态结构观察研究的主要工具，它们分别用于细胞的显微和亚显微结构层次的研究。

一、细胞的显微结构观察

（一）普通光学显微镜

光学显微镜（light microscope）主要由聚光镜、物镜和目镜 3 部分组成。影响显微镜成像清晰度最关键的因素是显微镜的分辨率（resolution）。分辨率是指能够区分相近两点的最小距离。能够区分的两点距离越小，表示显微镜的分辨率越高。显微镜的分辨率是由物镜决定的，它与物镜的镜口率（数值孔径）、照明光线的波长有直接关系。可按下式计算：

$$R = 0.61\lambda / \text{N. A.}$$

$$(\text{N. A.} = n \cdot \sin\alpha / 2)$$

式中，R 为分辨率；N. A. 为镜口率，也称为数值孔径（numerical aperture）；λ 为波长；n 为介质的折射率；α 为物镜的镜口角度。

从上式可以看出，为提高分辨率，光源波长 λ 越小越好，而物镜的镜口率越大越好。要增大镜口率必须提高物镜与标本间介质的折射率。空气的折射率为 1，香柏油的折射率为 1.515。因此要增大镜口率需用油浸物镜。

一般光学显微镜的最大分辨率约为 0.2 μm，最大放大倍数为 1000～1500 倍，细胞内结构，如线粒体、中心体、核仁、高尔基复合体、染色体等都大于 0.2 μm，只要用染料分别对细胞的不同组分进行选择染色，就能在光学显微镜下观察到。在光学显微镜下所观察到的细胞结构称为**显微结构（microscopic structure）**。

（二）相差显微镜

利用普通显微镜观察标本时往往需要用染色法将标本切片染色，依靠颜色（光的波长）和亮度（光波的振幅）的差别观察被检物的结构。活细胞近于无色透明，当光波通过时，波长和振幅变化不大，因此，在普通显微镜下细致观察活细胞的结构是困难的。

观察活细胞的微细结构和变化，一般要使用**相差显微镜（phase contrast microscope）**（图 4-1）。其原理是利用光的衍射和干涉特性，通过在物镜后焦面上添加的一个相板和聚光镜上增加的环状光阑的作用，把透过标本不同区域的光波的光程差（相位差），转变成振幅差（明暗差），从而提高细胞内各结构之间的对比度，使生活着的未经染色细胞内的各种结构变得清晰可见。

倒置相差显微镜（inverted phase contrast microscope）可用于生物学、医学等领域中的组织培养、细胞离体培养、浮游生物、环境保护、食品检验等的显微观察。由于上述样品特点的限制，被检物体均放置在培养皿

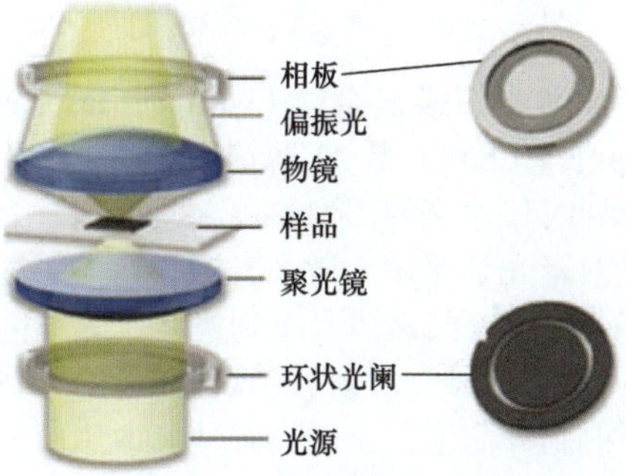

图 4-1　相差显微镜照明原理

（或培养瓶）中，这就要求倒置显微镜的物镜和聚光镜的工作距离很长，能直接对培养皿中的被检物体进行显微观察和研究。因此，物镜、聚光镜和光源的位置都颠倒过来，故称为“倒置显微镜”。

倒置相差显微镜一般用于观察培养的活细胞，其光源在载物台上方，物镜在下方，这样特别适用于观察研究体外培养的活细胞的结构和活动，如再装配上显微定格摄影或录像设备，可在镜下连续拍摄记录体外培养细胞的活动，如细胞分裂、细胞迁移运动等过程。

（三）暗视野显微镜

暗视野显微镜（dark field microscope）是指利用暗视野聚光器代替普通光学显微镜上的聚光器，或用中央遮光板遮去中央光束的照明法，不使照明光线直接进入物镜，因而视野的背景是暗的，只有经过标本散射的光线才能进入物镜被放大，在黑暗背景中呈现明亮的图像。这种显微镜虽然对物体内部结构看不清，但却可以提高分辨率。适合用来观察活细胞内某些细胞器，如线粒体、细胞核以及液体介质中的细菌和真菌等。

（四）荧光显微镜

荧光显微镜（fluorescence microscope）由光源、滤色系统（由激发和阻断滤光片组成）和光学系统等主要部件构成。光源多采用高压汞灯，它能发出很强的光，经激发滤光片过滤，形成一定波长的激发光。荧光物质被激发光照射后，电子从基态提升到更高的能级即激发态，电子离开激发态返回基态时损失少量能量，同时以光子的形式释放剩余能量，发射出不同颜色（波长）的荧光，即发射光。激发光谱描述了不同激发波长与其照射荧光物质产生的荧光强度的关系。用最大激发波长照射荧光物质，测定不同波长的发射光强度得到荧光发射光谱。最大激发光的波长小于最大发射光的波长（图 4-2 A）。每种荧光素的这两个波长各不相同（图 4-2 B），可据此选择荧光标记方案。标本发出的荧光首先通过物镜收集，再经第二滤光片使特异的荧光透过，最后经目镜的放大，即可观察到标本中的荧光图像。

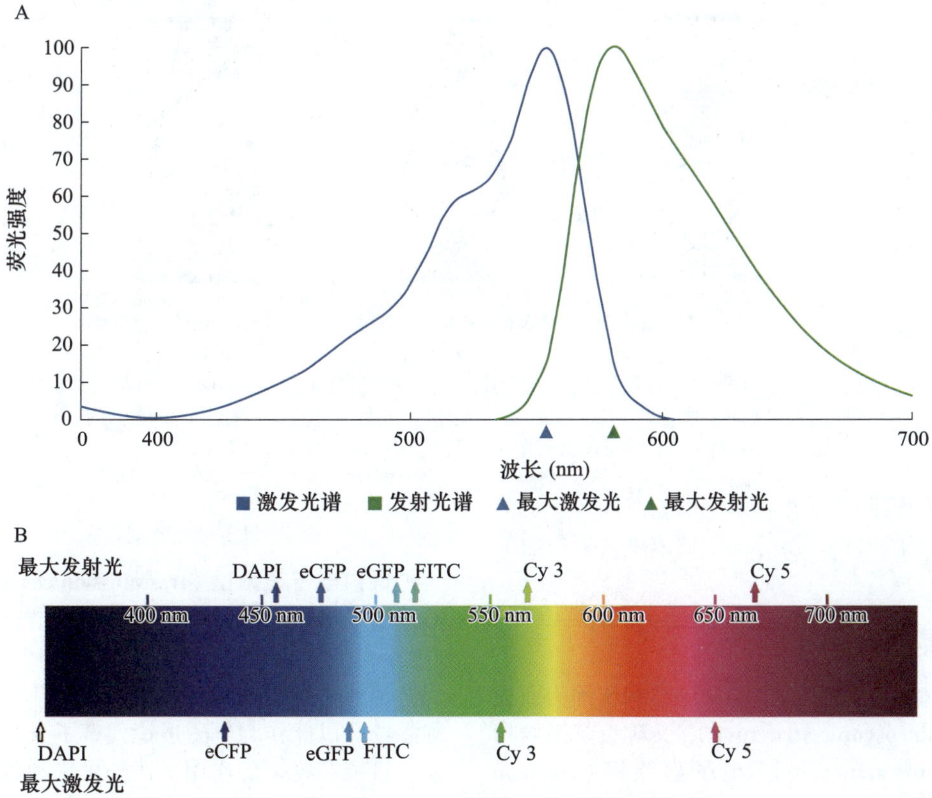

图 4-2　荧光激发原理与常见荧光物质

A. 荧光的激发光谱和发射光谱；B. 常见荧光物质的最大激发光和最大发射光示意图

荧光显微镜是细胞荧光化学，特别是免疫荧光技术中的重要工具。利用荧光成像，实验室人员可以对细胞内的分子数量和位置进行特征描述。如用几种有不同激发和发射波长荧光素标记，荧光显微镜能同时观察多个目标分子，可开展大分子共定位的研究等。目前常用的落射式荧光显微镜（epi-illumination fluorescence microscope）光路结构如图 4-3。

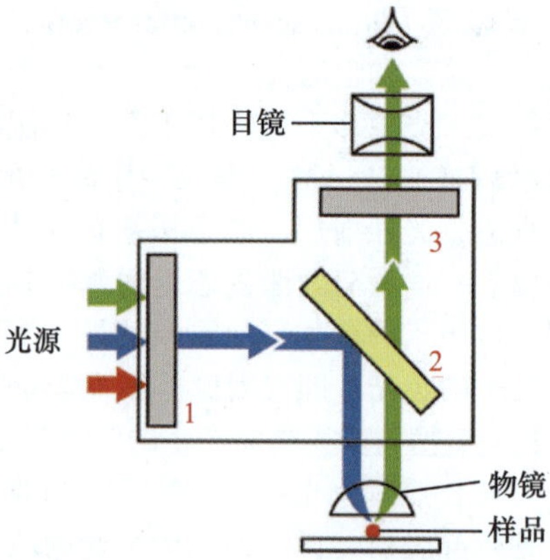

图 4-3 落射式荧光显微镜图解

1. 第一滤光片，允许波长为 450～490 nm 的蓝光通过；2. 平面反射镜，反射波长低于 510 nm 的光线，但允许波长为 510 nm 以上的光线通过；3. 第二滤光片，滤掉不需要的荧光信号，使散发出的波长在 520～560 nm 特定的绿色荧光通过

（五）共聚焦激光扫描显微镜

共聚焦激光扫描显微镜（confocal laser scanning microscope，CLSM）是 20 世纪 80 年代发展起来的一种具有划时代意义的图像仪器。共聚焦激光扫描显微镜由显微镜光学系统、激光光源、扫描装置和检测系统 4 部分组成。共聚焦是指物镜和聚光镜同时聚焦到一个点，激光光源经过物镜成像面上的针孔聚集成一点，照射到样品上，保证只有从标本焦面发出的光线聚焦成像，也即只有标本被照亮点发出的光才能通过共焦孔，偏离这一点的漫射光被挡去（不能成像），大大地增加了对比度，因而可以获得样品的清晰图像（图 4-4）。与传统光学显微镜相比，共聚焦激光扫描显微镜具有更高的分辨率。整套仪器由计算机控制，计算机对所观察的对象进行数字图像处理，各部件之间的操作切换都可在计算机操作平台界面上方便灵活地进行。

以单色激光对样品焦平面进行扫描，得到的是二维图像，不断切换焦平面将获得一系列二维图像，图像经计算机处理后，就可得到完整的三维图像。共聚焦激光扫描显微镜多检测发射荧光或用荧光标记的物质。例如，对细胞或组织切片进行连续扫描，可以得到比普通荧光显微镜更高对比度和高分辨率的细胞骨架、染色体、细胞器和细胞膜系统的三维图像；也能检测荧光标记细胞内钙、镁等离子的浓度及蛋白质的互作等。

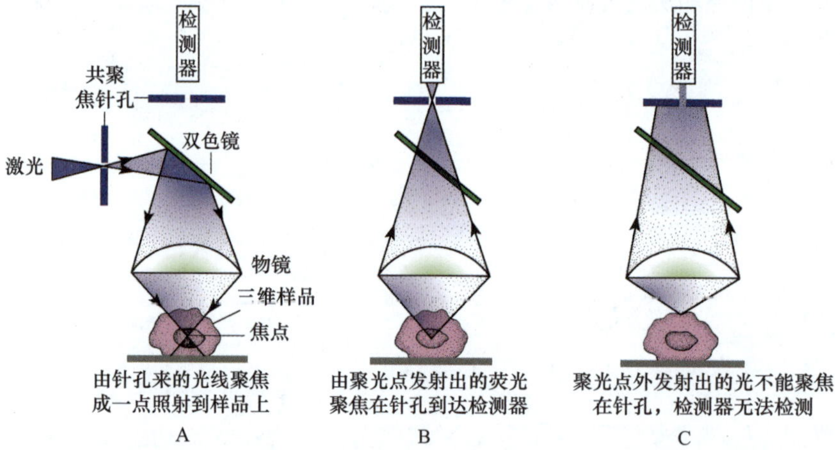

图 4-4 共聚焦扫描显微镜原理示意图（引自陈誉华，2018）

A. 激光经针孔聚焦在样品的一个点；B. 从样品点上发出的荧光聚焦在第二个共聚焦针孔处；C. 从样品其他部位发出的光不能聚焦于第二个针孔上（不能成像）

二、细胞的亚显微结构观察

超出光学显微镜分辨水平的细胞结构统称为**亚显微结构（submicroscopic structure）**，又称为**超微结构（ultramicroscopic structure）**。**电子显微镜（electron microscope）**的发明对生命科学的发展作出了很大贡献，是人类迄今为止进行亚显微结构观察的最有力工具。

（一）透射电子显微镜

透射电子显微镜（transmission electron microscope）习惯上称透射电镜，其成像原理与光学显微镜不同（图 4-5），它是用电子枪发射的高速电子束（电子流）代替了照明的光线，在镜筒上设置精密线圈产生轴对称磁场，以此作为电磁透镜代替了光学显微镜的聚光镜、目镜和物镜的作用，达到聚焦和放大的目的。当电子束透射样品时，由于样品不同部位对入射电子具有不同散射度，而形成不同电子密度（浓淡差）的高度放大图像，显示在荧光屏上或记录在照相感光胶片上。因为电子波的波长远比光波的波长短，所以透射电镜的分辨率比光学显微镜显著提高，理论上可达 0.002 nm。目前已能在电子显微镜照片上直接看到生物大分子的粗糙轮廓。

透射电子显微镜主要用于观察和研究细胞内部的细微结构。透射电镜观察的生物样品要特殊制备成厚 50～100 nm 的超薄切片，并用含铀、锇、铅等重金属的盐染色增加反差。透射电子显微镜观察生物标本的分辨率约为 1 nm，加速电压为 20～200 kV，放大倍数为 50～500 000。

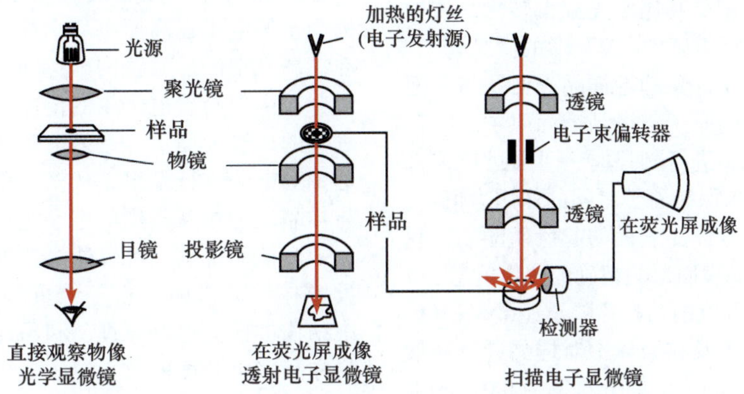

图 4-5　光学显微镜、透射电子显微镜和扫描电子显微镜的主要特征示意图（引自 Alberts et al.，2015）
重点表明相似之处，电子显微镜标本需放置于真空中

（二）扫描电子显微镜

扫描电子显微镜（scanning electron microscope）习惯上简称为扫描电镜。扫描电镜中电子枪发射出的电子束，经过磁透镜会聚集成极细（约 0.5 nm）的电子束（电子探针），它由扫描线圈控制在样品整个表面进行“栅状扫描”。电子束可以激发样品表面产生二次电子，二次电子产生的多少与电子束在标本表面的投射角有关，也与样品表面的起伏形态有关。与此同时，在观察用的荧光屏上也在进行同步扫描。二次电子被收集并变成光信号，再经放大，样品发放电子多的地方，在荧光屏上相应的点就亮，反之则暗，最后在荧光屏上就显示出样品表面形貌的立体图像（图 4-5）。

扫描电镜分辨率不及透射电镜，一般在 3～10 nm。扫描电镜样品制备简单，不必作超薄切片，一般样品经固定、脱水、临界点干燥，在其表面喷涂一层金属膜后（镀膜可增加二次电子，以产生鲜明的影像）即可观察。扫描电镜观察生物标本成像景深大，可以得到富有真实立体感的三维结构图像（透射电子显微镜做不到），被广泛应用于观察标本表面精细的三维形态结构。

此外，在电子束的轰击下，样品中的不同原子还会发出具有特定波长的 X 射线，收集 X 射线信号，就可以利用扫描电子显微镜对样品各个微区的元素成分进行分析。目前生产的扫描电子显微镜，几乎都附有 X 射线微区分析仪或能谱仪。

（三）高压电子显微镜

高压电子显微镜（high voltage electron microscope）也是一种透射电子显微镜。一般把电子束加速电压小于 120 kV 的透射电子显微镜称为常规电子显微镜，它观察的样品厚度至多不能超过 0.1 μm。把加速电压大于 120 kV 的电子显微镜称高压电子显微镜。加速电压超过了 500 kV 的电子显微镜则可称为**超高压电子显微镜（ultra-high voltage electron microscope）**。目前世界上最高的加速电压可达 3000 kV。高压电子显微镜的穿透力强，不仅可以提高分辨率，而且可以观察近 1 μm 厚的样品。由于高压电子显微镜景深很大，将样品的同一部位从两个不同角度得到的两张照片用立体镜进行观察，就如同看立体电影一样，可观察到细胞内三维空间的微细结构。

三、细胞的大分子结构观测

（一）扫描隧道显微镜

扫描隧道显微镜（scanning tunneling microscope）是 20 世纪 80 年代初发展起来的研究物质表面结构的新型显微镜和表面分析仪器。它的应用，使人们的视野延伸到了原子的尺度。扫描隧道显微镜的工作原理是利用了量子力学中的隧道效应。通过一个尖端为原子尺度的针尖，在压电陶瓷的驱动下沿样品表面扫描，测量针尖与样品间隧道电流的变化，可获得样品表面的分辨率到达原子水平的图像。它能够在多种环境（真空、大气、水、电介质溶液等）下对样品进行观察，能在生物体在保持正常形态及功能的自然环境下工作。

扫描隧道显微镜具有很高的分辨率（横向分辨率

为 0.1～0.2 nm、纵向分辨率为 0.001 nm），已用于研究 DNA 分子的双螺旋结构、tRNA 结构及细胞膜表面结构等。

（二）原子力显微镜

原子力显微镜（atomic force microscope）是在扫描隧道显微镜基础上发展起来的一种扫描探针显微镜。原子力显微镜的工作原理是利用激光束偏转法，将针尖制作在一个对微弱力极敏感的“V”形的微悬臂上，微悬臂的另一端固定，使针尖趋近样品表面并与表面轻轻接触，由于针尖尖端原子与样品表面原子之间存在微弱的排斥力，当针尖进行扫描时，可通过反馈系统控制压电陶瓷管伸缩来保持原子之间的作用力恒定，带有针尖的微悬臂将随着样品表面的起伏而颤动，利用光学检测方法得到样品表面形貌精确的图像信息。

原子力显微镜的工作范围与扫描隧道显微镜相似，可以在固态和气态条件下及在液体中对样品进行观察（横向分辨率为 0.1～0.2 nm、纵向分辨率为 0.01 nm），观测的生物医学样品可以从单个分子到整个细胞，能够在纳米尺度上研究生物的反应机制。目前其主要的应用方面包括生物细胞的表面观测、DNA 和蛋白质等生物大分子的表面立体结构及其结晶体观测、生物分子之间力谱曲线的观测等。

（三）冷冻电子显微镜技术

冷冻电子显微镜（cryo-electron microscope，cryo-EM）技术简称冷冻电镜技术，是指应用冷冻固定，低温下使用透射电子显微镜观察样品，从而得到生物大分子结构的显微技术。冷冻电镜技术和 X 射线衍射技术也是结构生物学重要的研究方法。冷冻电镜按使用冷冻技术的角度可以分为冷冻透射电子显微镜、冷冻扫描电子显微镜、冷冻蚀刻电子显微镜。

冷冻电镜的基本过程包括样品制备、透射电子显微镜成像、图像处理及结构解析等几个基本步骤。

冷冻透射电镜通常是在普通透射电镜上加装样品冷冻设备，将样品冷却到液氮温度-196℃用于观测蛋白质、生物切片等对温度敏感的样品。通过对样品的冷冻，可以降低电子束对样品的损伤，减小样品的形变，从而得到更加真实的样品形貌。

冷冻后的样品在透射电子显微镜成像中，电子枪产生的电子在高压电场中被加速至亚光速穿透样品并在高真空的显微镜内部运动，将样品的三维电势密度分布函数沿着电子束的传播方向投影至与传播方向垂直的二维平面上，透射电子显微镜中的一系列电磁透镜对电子进行汇聚，从多个角度对穿透样品过程中与样品发生相互作用的电子进行聚焦成像及放大，利用中心截面定理，可以通过三维物体不同角度的二维投影在计算机内进行三维重构来解析获得物体的三维结构。根据这一原理，利用透射电子显微镜获得生物样品多个角度的放大电子显微图像，即有可能在计算机里重构出它的三维空间结构。最后在记录介质上形成样品放大几千倍至几十万倍的图像，利用计算机对这些放大的图像进行处理分析即可获得样品的精细结构。

目前常用的冷冻电子显微学结构解析方法包括：电子晶体学、单颗粒重构技术、电子断层扫描重构技术等，它们分别针对不同的生物大分子复合体及亚细胞结构进行解析。

冷冻电镜技术研究对象非常广泛，包括病毒、膜蛋白、肌丝、蛋白质核酸复合体、亚细胞器等。2015 年，在疼痛和热知觉中起中心作用的一种膜蛋白质 TRPV1 结构的确定，标志着冷冻电镜正式跨入“原子分辨率”时代。

二维码 4-1 扩展

冷冻电镜

第二节　细胞的分离和培养

几乎所有高等生物（包括动物和人）的组织都是由多种不同类型的细胞组成的，为了解某一种细胞的生命活动过程，常需要大量的同一种细胞，这就要求从组织中分离和纯化目的细胞，并能够在体外进行培养。细胞的分离和培养是细胞生物学的基本研究技术。

一、不同类型细胞的分离

从组织中分离细胞的第一步是将组织制备成游离的细胞悬液，通常是将组织剪成小块，然后用胰蛋白酶、胶原酶消除细胞之间的连接和细胞外基质，用金属离子螯合剂乙二胺四乙酸（EDTA）除去细胞黏着所依赖的钙离子。在操作过程中必须遵守以下几个最基本的原则：①分离体系所用的溶液必须是等渗的，要具有缓冲性的离子强度；②分离体系应保持低温，以降低细胞的代谢活动；③无菌操作，以备进一步用于细胞培养和分离纯化某些成分，所用的试剂、器皿需要高压灭菌或过滤除菌。细胞分离需根据不同细胞的特征采用不同的方法。

1. 差速离心或密度梯度离心

根据细胞大小和细胞密度的不同，可通过差速离心或密度梯度离心对其进行分离。差速离心或密度梯度离心的基本要点见本章第三节。

2. 流式细胞技术

流式细胞仪（flow cytometer）也称为**荧光激活细**

胞分选仪（**fluorescence activated cell sorter，FACS**），是从多细胞悬液中分离目的细胞的精密仪器。流式细胞仪一般由液流系统、激发光器件、信号检测和控制系统4部分组成。通常用氩离子激光发出的激光束作为激发光，通过调节液压，迫使悬浮细胞排成单列，按重力方向流动，当细胞通过激光束检测区时，细胞被激光束照射而向各个方向发出散射光，若经荧光染色的细胞，就会发出一定强度的荧光。仪器的检测系统可逐个对细胞的散射光和荧光强度进行测定，并将测得的光信号转变成电信号，由电子控制台放大和显示。因此，流式细胞仪具有更广泛的用途。在细胞分离上，流式细胞仪的特点是用带有荧光的特异抗体标记待分离的细胞，然后从未标记的细胞中分选出标记细胞。当一个有荧光抗体标记的细胞液滴通过激光检测器时，将被带上负电荷，不含荧光标记的细胞被带上正电荷，这些带电荷的细胞液滴通过电场时将偏离原来流动的方向，分别收集带正、负电荷的细胞即可得到想要分离的细胞（图4-6）。流式细胞仪可以以每秒2万个的速率对细胞进行分选，其纯度可超过95%。

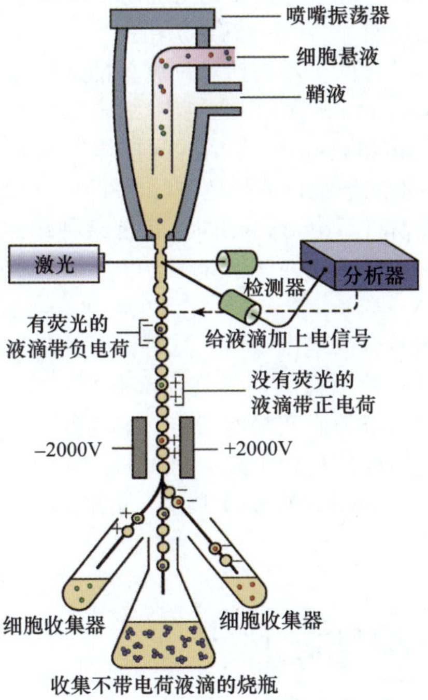

图4-6 流式细胞仪原理图解（引自陈誉华等，2008）

3. 免疫磁珠法

免疫磁珠（**immunomagnetic bead**）是一种人工合成的内含磁性氧化物核心的免疫微球颗粒，其中心是Fe_2O_3或Fe_3O_4颗粒，外包一层聚苯乙烯或聚氯乙烯等高分子材料。在外部磁场作用下，磁性微球可迅速从介质中分离出来，当外部磁场撤离后，微球又可重悬于介质中。由于微球的外表面为聚乙烯性质的高分子材料，很容易包被不同类型的单克隆抗体。因此利用带有特定单克隆抗体的免疫磁珠与靶细胞特异结合的特点，能快速地从多细胞悬液中将目的细胞分离出来。在操作过程中，首先将待分离细胞与包被有特定单克隆抗体的免疫磁珠混合孵育，并将分离柱安装于磁场中，然后将磁珠-细胞混合液缓慢过柱，此时在柱外磁场的作用下，与磁珠结合的细胞被磁场吸附，未结合的细胞从柱中流出，进一步洗去未结合的细胞后，去除磁场，回收目的细胞。免疫磁珠法操作简便，特异性强，具有很好的细胞回收率，同时磁珠颗粒对细胞无影响。连续两次过柱分选可进一步提高分选细胞的纯度。

4. 激光捕获显微切割技术

近年来发展起来的**激光捕获显微切割技术**（**laser capture microdissection，LCM**）虽然不能用于分离活细胞，但其突出优点是能够从组织切片中精确地分离一个单一的细胞。其一般过程是：制备组织切片（通常是冰冻切片），在显微镜下将组织切片覆以特制的透明薄膜，用激光束切割所需的细胞区域，覆膜在激光束经过的地方被熔化，并与下面的细胞紧密连在一起，然后再用另一激光束将其弹出到细胞收集管。分离的细胞可用于生化和基因组分析等研究。激光捕获显微切割技术将形态学观察与分子水平研究有机结合起来，适用于待分离细胞占组织（切片）中的比例较小或呈散在分布的情况。激光捕获显微切割技术可与高通量的基因芯片技术结合，在生物医学领域中得到广泛应用。

二、细胞培养

细胞培养（**cell culture**）是指细胞在体外的培养技术，即在无菌条件下，从机体中取出组织或细胞，模拟机体内正常生理状态下生存的基本条件，让组织和/或细胞在培养器皿中继续生存、生长和繁殖的方法。通过细胞培养可以获得大量的、性状相同的细胞，以便于研究细胞的形态结构、化学组成及功能和机制。

二维码4-2 微课

细胞培养

1. 细胞培养的条件

细胞培养的全过程必须在无菌的环境下进行。为避免环境中的微生物及其他有害物质的影响，需要特殊的无菌室。无菌室应包括操作间和缓冲间两部分。操作间要求有供无菌操作的超净工作台、观察培养细胞生长状态的倒置显微镜、离心细胞的小型离心机及复苏细胞和预热培养基的水浴锅等。常规动物培养细胞需要使用二氧化碳培养箱，培养箱的控制系统能控制箱中温度（37℃）、湿度和二氧化碳浓度（来自连接的二氧化碳钢瓶，一般是5%）恒定，二氧化碳帮助缓冲和维持细胞培养基的pH值，提供适宜细胞生长的酸碱度。细胞生长的营养物质由培养基供给。目前常用基础培养基有Eagle培养基、RPMI1640、DMEM及

F12 培养基等。这些基础培养基虽然组成成分不尽相同，但都含有细胞所需要的氨基酸、维生素和微量元素等物质。基础培养基只能提供细胞生长的简单营养物质，细胞体外培养时，还需要添加一些天然的生物成分，其中主要是血清。血清含有许多生长因子，能促进细胞贴壁和增殖。

2. 原代培养与传代培养

体外培养的细胞可分为原代细胞和传代细胞。直接从体内获取的组织或细胞进行首次培养称为**原代培养（primary culture）**；当原代细胞经增殖达到一定密度后，将细胞分散，从一个培养器以一定比例移到另一个或几个培养器中的扩大培养称为**传代培养（secondary culture）**。传一次习惯上就称为一代。用这种方法可以重复传代数周、数月以至数年。但若传代次数增加、在体外环境中的生长时间过长也会引起细胞特性逐渐改变，特别是大部分组织来源的细胞不能在体外“永生”，因此，需要将培养的细胞及时冷冻在-196℃的液氮中长期保存，待需要时将细胞复苏后再培养。

3. 细胞建系

多数原代培养的脊椎动物细胞，在体外经过有限次数的传代培养之后就会死亡。来源于人和动物正常组织的细胞，在体外传代次数一般不超过 50 代。例如，从胎儿中分离到的成纤维细胞可传 50 代，来源于成人肺组织的成纤维细胞只能传 20 余代。通常来源于恶性肿瘤组织的一部分细胞能够在体外无限繁殖、传代，称为**永久性细胞系或细胞株（continuous cell line or continuous cell strain）**。例如，来源于宫颈癌组织的 HeLa 细胞系，于 1951 年建立，至今仍在世界各地的实验室应用，成为“永生”细胞。正常组织培养的细胞在某些特殊条件下，如放射线照射、化学致癌物处理或癌基因转染等，也能形成“不死”的变异细胞，成为具有肿瘤细胞系性质的细胞。

在细胞建系过程中，无论是从肿瘤组织中分离的细胞，还是正常组织细胞经特殊诱导后产生的“不死”细胞，均需对其生物学特性加以鉴定。还可以用细胞克隆化的方法进一步改善细胞系的均一性，即分离出单个细胞使之增殖形成**细胞群（colony）**，由此产生的细胞群称为**细胞株（cell strain）**，它来源于一个**克隆（clone）**，是一个具有相同性质或特征的培养细胞群体。

二维码 4-3 微课

细胞株

迄今世界上建立的各种能连续传代的细胞系和细胞株达 5000 余种。许多国家的研究机构均设有细胞库，随时可以供研究者使用。

4. 细胞融合

细胞融合（cell fusion）又称为**细胞杂交（cell hybridization）**，是指细胞彼此接触时，2 个或 2 个以上的细胞合并形成一个细胞的现象。在自然情况下，体内或体外培养细胞之间发生的融合，称为自然融合。而在体外用人工方法（使用融合诱导因子）促使相同或不同细胞之间发生融合，称为人工诱导融合。

人工诱导融合中常用的诱导因子有生物因子（如灭活的仙台病毒）、化学因子（如聚乙二醇）和物理因子（如电融合）。细胞融合的结果，可形成双核或多核的细胞。含两个不同亲本细胞核的细胞称为**异核体（heterokaryon）**；含同一个亲本细胞核的细胞称为**同核体（homokaryon）**。存活的异核体细胞通过有丝分裂，来自不同细胞核的染色体可合并到一个细胞核中，称为**合核体（synkaryon）**，也就是**杂种细胞（hybrid cell）**，并且可通过选择培养等方法，筛选出所需的杂种细胞。

细胞融合的范围很广，从种内、种间、属间、科间一直到动物、植物两界之间都获得了成功。目前，这项技术已成为研究细胞遗传、细胞免疫、肿瘤和培育生物新品种的重要手段。利用细胞融合技术发展起来的**杂交瘤（hybridoma）**技术，是制造单克隆抗体的主要途径。

第三节　细胞组分的分离和纯化技术

一、细胞组分的分级分离

细胞内各种结构的密度和大小等都不相同，在同一离心场内的沉降速率也不相同。根据这一原理，常用不同介质和不同转速的离心方法，将细胞内各组分分级分离出来，即**细胞分级分离（cell fractionation）**法。这是现代研究亚细胞组分的化学组成、理化特性及其功能的一种重要方法。此方法是通过组织细胞匀浆、分级分离和分析 3 个步骤完成的。

匀浆是在低温条件下，将组织放在匀浆器中，加入匀浆溶液，进行研磨，使细胞被机械地碾碎成各种亚细胞组分和包含物，形成细胞匀浆混合物。然后把细胞匀浆悬浮于一定介质中，利用离心机的不同转速和不同离心时间，使非均一混合体中的颗粒按其大小、轻重，分批沉降到离心管底部，再分步收集，即可得到各种亚细胞组分。最后，用细胞化学和生物化学等方法，对分级分离得到的组分进行形态和功能鉴定。

常用的分级分离法有两种，即差速离心法和密度梯度离心法。

差速离心（differential centrifugation）是指利用不同物质沉降速率的差异，在不同离心速度下，分离收集不同颗粒的离心技术。低离心力短时间离心，较大的颗粒（如细胞核）先沉降到管底；再加大离心力，可分离到较小的颗粒（如线粒体、溶酶体）；用较高的离心力时，再可分离出微粒体（为破碎的内质网）和核糖体等更小的颗粒。从而使各种亚细胞组分得以分离（图 4-7）。

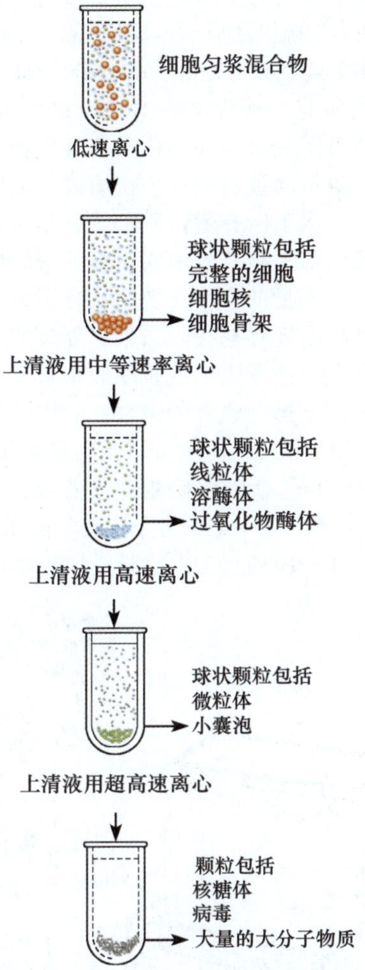

图 4-7　差速离心（引自 Goodman，2008）

将装有细胞裂解液的离心管放入离心机的转子中。低速离心较短时间（800 *g*，10 min）未裂解的细胞和细胞核聚集成片状沉淀物；将上清液移至一个新离心管，加大速度和时间再次离心（12 000 *g*，20 min），可将细胞器沉降下来；取沉淀后的上清液高速离心（50 000 *g*，2 h）可沉降微粒体；再以超高速离心（260 000 *g*，2 h）沉降下来的为游离核糖体和大分子复合物

密度梯度离心（density gradient centrifugation）是一种带状分离法，可达到更精细的分离效果。密度梯度离心常用的介质有蔗糖、聚蔗糖和氯化铯等。离心时介质形成连续或不连续增高的密度梯度（可以抑制对流）。离心一定时间在离心力作用下，待分离的细胞或细胞匀浆中的不同组分根据其沉降系数或浮力密度在介质中分层，被分离开来。可分为移动区带离心和浮力密度离心两大类（图 4-8）。

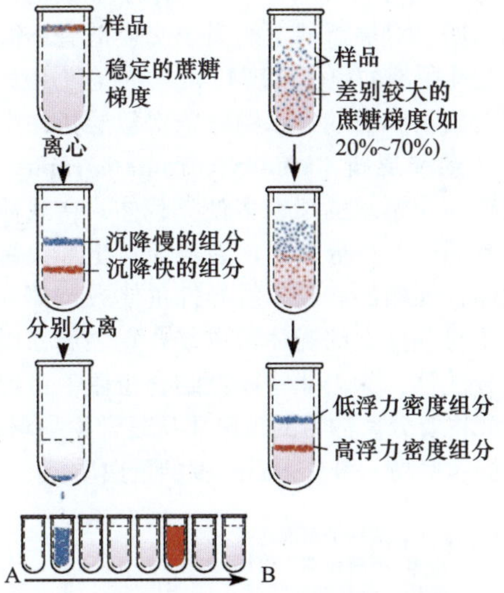

图 4-8　移动区带离心法和浮力密度离心法
（引自 Goodman，2008）

A. 移动区带离心法是将样品注入浓度梯度较小的蔗糖溶液液面上。样品中的各组分由于沉降系数的差异，在离心时向底部的迁移速率也不同。在离心管底穿孔并分别收集通过离心分开的各组分。B. 浮力密度离心法是以不同的分子密度区分各组分。将样品注入浓度梯度差异较大的蔗糖溶液中，可以注在液面上方也可以混入溶液。通过离心，各组分将停留在蔗糖密度与自身浮力密度相等的位置，不再继续移动并在试管中形成条带

二、层析法分离蛋白质

研究细胞的组成成分，如某一蛋白质的生物学特性，首先需要对它进行分离和纯化。**层析法（chromatography）**又称为色谱法，或色层分析法，其原理是利用蛋白质分子的大小、形状、所带电荷等差异，使各种蛋白质以不同程度分布在固定相和流动相两相中，由于各组分随流动相前进的速率不同，从而把它们分离。常用柱层析和高效液相层析对蛋白质进行分离。柱层析简便易行，可在一般实验室中开展；高效液相层析所需仪器精密，造价高。

柱层析（column chromatography）是指将蛋白质混合液通过固体性颗粒充填的塑料或玻璃柱，使不同的蛋白质因与颗粒相互作用的差异而被不同程度地滞留，待其从柱的底部流出时，可被分别收集（图 4-9）。常用的层析方法有：①**凝胶过滤层析（gel chromatography）**，也称为分子筛层析，根据蛋白质大小将其分离。层析柱中装入多孔的凝胶颗粒，每个颗粒的细微结构及孔径均匀一致，像筛子一样，当蛋白质混合液流过时，小的分子进入凝胶网孔，移动受到延迟；而大的分子则被排阻于颗粒之外，沿凝胶颗粒间隙流动，流动速率快，最先流出层析柱。实际分离时，可按需要选择不同孔径的凝胶颗粒。②**离子交换层析（ion exchange chromatography）**，利用不同蛋白

质所带电荷的差异对蛋白质进行分离。层析柱的充填颗粒带有正电荷或负电荷，称为离子交换剂，电荷不同的蛋白质，对层析柱上的离子交换剂有不同的亲和力，改变洗脱液的离子强度和 pH，混合物中的不同蛋白质就能按亲和力的大小顺序依次从层析柱中被洗脱下来。③**亲和层析（affinity chromatography）**，层析柱的充填物为亲水的惰性多糖类载体，在载体表面共价连接有能够与待分离蛋白质表面特定部位特异性结合的配体，如酶的底物、特异性抗体或抗原。在待分离蛋白质与载体上的配体形成复合物之后，用平衡缓冲液充分洗柱，除去非特异性结合蛋白，最后通过适当缓冲液将要分离的目的蛋白质从复合物中解离出来。亲和层析效率高，可获得高纯度的蛋白质。

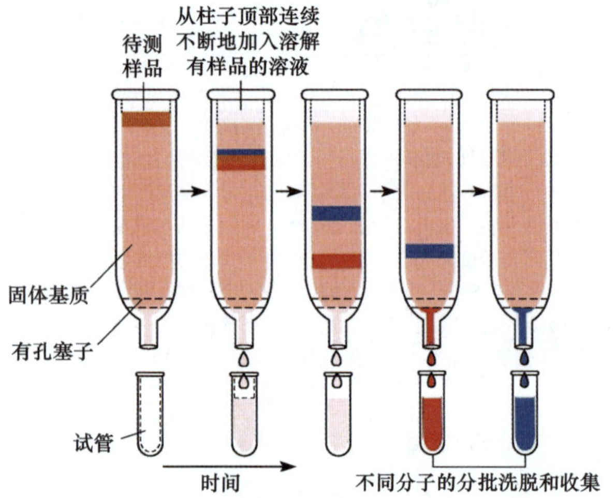

图 4-9　凝胶柱层析示意图

内含珠子的多孔圆柱用特定溶液平衡后，将含有多种蛋白质的样品从柱子的顶端注入。样品被洗脱液洗脱后流出，用不同的试管收集洗脱液。由于柱内珠子的特性，不同性质的蛋白质在柱内的洗脱速率不同

高效液相层析（high performance liquid chromatography，HPLC）需借助高精密仪器——高效液相色谱仪来完成分离工作。高效液相色谱仪一般由溶剂槽、高压泵、色谱柱、进样器、检测器及数据处理机等部件组成，其核心部件是耐高压的色谱柱。HPLC 柱通常由不锈钢制成，充填物为直径在 3～10 μm 的微小球形树脂，因颗粒小充填紧密，必须在高压下才能使液相流动。HPLC 分离时间短、效率高，可用来分离各种大小分子。HPLC 反向层析柱常被用于分离酶解后的多肽混合物及其他小分子蛋白质。

三、蛋白质电泳

蛋白质通常带有净正电荷或净负电荷，当在含有蛋白质的溶液中加入电场时，蛋白质分子就会向着与其所带电荷相反的电极方向泳动，这就是**蛋白质电泳（electrophoresis）**。蛋白质电泳是应用非常广泛的蛋白质分离技术，生物医学中常用的电泳有 **SDS-聚丙烯酰胺凝胶电泳（SDS polyacrylamide gel electrophoresis，SDS-PAGE）**、等电聚焦电泳、双向电泳。SDS-PAGE 是最基本的蛋白质分离技术。

SDS-PAGE 以交联聚合的丙烯酰胺作为蛋白质在其中移动的支持体。**十二烷基硫酸钠（sodium dodecylsulfate，SDS）**是阴离子表面活性剂，当将待分离的蛋白质样品加入 SDS 溶液时，蛋白质的疏水区与 SDS 的疏水端结合，其带负电荷的亲水端互相排斥，使折叠的蛋白质分子伸展为多肽链。除 SDS 外，蛋白质制样时还通常加入二硫键还原剂β-巯基乙醇（2-mercaptoethanol，2-ME）或二硫苏糖醇（dithiothreitol，DTT），使蛋白质中的所有二硫键（S—S 结合键）断裂。这样，每个蛋白质分子失去空间结构及与其他蛋白质分子之间的联系，由不同蛋白质亚单位组成的复杂蛋白质也被完全分开。由于所有蛋白质都带有相对一致的负电荷，其在聚丙烯酰胺凝胶中向正极迁移的快慢完全取决于蛋白质分子量的大小，蛋白质分子量越大迁移越慢，分子量越小迁移越快。结果，复杂的蛋白质混合物按分子量大小在聚丙烯酰胺凝胶上被依次分离，染色后就可观察到排列整齐的条带。对比已知分子量的蛋白质标记物，就能估算出分离蛋白质的分子量。

SDS-PAGE 包括蛋白质制样、灌胶、加样、电泳等具体操作步骤，在一般的分子生物学操作手册中都有详细介绍。图 4-10 所示为电泳装置与电泳过程示意图。

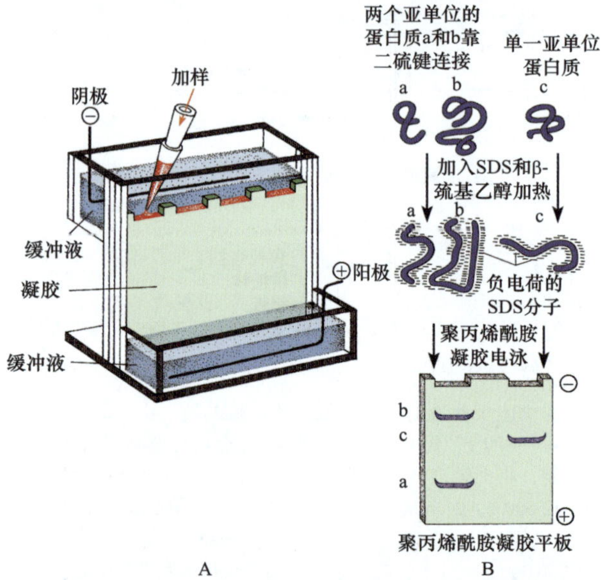

图 4-10　SDS-PAGE 示意图（引自陈誉华等，2008）

A. 电泳装置；B. 电泳过程：单个多肽与负电荷的 SDS 形成复合物，SDS- 蛋白质复合物在聚丙烯酰胺凝胶中向阳极移动

凝胶中的蛋白质分离条带能够被转移到膜性支持物（通常是 PVDF 膜）上，应用酶或荧光标记的抗体与 PVDF 膜孵育，即可对分离的目的蛋白质进行定量分析，这就是**蛋白质印迹（Western blotting）**技术，是检测组织细胞中基因表达的常用方法。

第四节　细胞和亚细胞组分的测定

在细胞和亚细胞结构形态学研究的基础上，配合细胞组分的细胞化学测定、生化和物理学方法分析，是研究细胞生物学中结构和功能关系的重要手段。

一、细胞化学法

细胞化学法（cytochemical method）是指在保持细胞结构的基础上，利用某些化学物质可与细胞内某种成分发生化学反应，而在局部范围形成有色沉淀物的原理，对细胞的化学成分进行定性、定位和定量的研究，以了解细胞代谢的变化。包括酶细胞化学技术、免疫细胞化学技术等。用细胞化学法能在细胞和组织中显示的物质种类很多，如Feulgen染色法，亦称福尔根反应（Feulgen reaction），即是显示DNA的特异性细胞化学法。

酶细胞化学技术是通过酶催化的特异细胞化学反应来显示酶在细胞内的分布以及活性强弱的技术。各种酶有不同的显示方法。通常将标本放入要显示酶的作用液内温育，作用液中主要含有能被该酶催化分解的物质（作用底物），然后，再把经酶分解的产物与另一物质结合，使在原位形成具有一定颜色的沉淀物，可以用显微镜观察检测。

电子显微镜酶细胞化学技术是在光学显微镜酶细胞化学的基础上发展起来的新技术。它将电子显微镜技术和细胞化学方法结合，使酶与相应底物作用的终末产物具有较高的电子密度，可在电子显微镜下观察到，以此来研究细胞内某些酶在超微结构水平上的分布情况，以及这些酶在细胞活动过程中的变化。目前这项技术在生物学和医学领域受到很大重视。

二、荧光细胞化学法和免疫荧光技术

荧光法较一般光学方法具有灵敏度高、特异性强和测定快速等优点，因此荧光细胞化学，特别是免疫荧光技术有了很大的发展。利用荧光技术可研究细胞结构和化学组分的定位，研究细胞和组织中物质的吸收与转运，进行病理鉴别及细胞免疫等。

（一）荧光细胞化学法

荧光细胞化学法（fluorocytochemical method）检测荧光探针在细胞内的分布。有些物质当受到激发光照射后自身能发出荧光，即自发荧光（内源荧光）。有些物质自身荧光很弱或不发荧光，但当它与荧光素结合后，也同样产生荧光，这种荧光称为间接荧光（或次生荧光）。细胞内除少数物质具有自发荧光外，大多数需外加荧光色素，以形成发荧光的络合物，进行特异性显示，即荧光探针技术。

荧光色素种类很多，常用的有吖啶橙（AO）、异硫氰酸荧光素（FITC）、溴化乙锭（EB）、罗丹明（rhodamine）等。不同荧光色素要求的激发光波长不同，会产生不同颜色的荧光。可根据被研究物质的结构和特性，选择相应的荧光探针，通过荧光显微镜进行观察。例如，细胞经荧光吖啶橙染色后，在荧光显微镜下能反映出细胞的清晰结构，并同时显示两种核酸：细胞核的DNA呈黄绿色荧光，细胞质和核仁中的RNA呈橘红色荧光。如结合使用荧光光度计，可测定它们的含量，进而进行定量和动态的研究。

（二）免疫荧光技术

免疫荧光技术（immunofluorescence technique）是指将免疫学方法与荧光标记技术相结合，研究特异蛋白抗原在细胞内分布的方法。它是根据抗原与抗体间结合的高度特异性，即某种抗体仅能与刺激它产生的抗原物质相结合的原理；反之亦同。所以当发生抗原抗体反应时，只要知道其中一个因子，就可知道另一个因子。也就是可用已知抗体（或抗原）去追踪和鉴定未知的抗原（或抗体）。

抗原抗体反应的一级抗体是直接与靶标抗原结合的抗体，二级抗体能够识别并与一级抗体结合。直接免疫荧光法将荧光素标记在一级抗体分子上，再用荧光标记一级抗体溶液浸染标本，使其与相应的抗原特异结合，在荧光显微镜下进行定位、监测细胞中特定大分子的量和分布变化。间接免疫荧光法将荧光素标记在二级抗体上，一个一级抗体可以结合多个二级抗体，提高了检测的灵敏度。免疫荧光技术为检测细胞内生物大分子的定位分布以及不同生物大分子的互作（共定位）提供了一种特异、灵敏而又直观的方法。

三、放射自显影术

放射自显影术（autoradiography）是指利用放射性核素（如^{3}H、^{14}C、^{32}P、^{125}I等）来标记生物标本中的大分子或其前体物质，通过注射、掺入、脉冲标记等方法引入细胞或机体中，使之参与机体或细胞的代谢过程。放射性核素在蜕变时会放出射线，当射线通过感光乳胶时能被乳胶中的溴化银吸收而形成潜影，再经显影、定影作用，把潜影部分的溴化银还原为黑色的金属颗粒，从而可借感光乳胶上银粒的所在部位和黑度来判断样品中的放射线物质的分布或强度，或通过银粒颗粒计数、光密度测定等方法进行相对定量分析。

用此技术，可制备整体小动物或大动物脏器切片的放射自显影标本，也可制备组织和细胞切片、超薄切片的放射自显影标本，也可用光学显微镜或电子显微镜观察。

放射自显影术能揭示细胞分子水平的动态变化，使之成为显微镜下可见的形态，可做定位和定量分析。它是目前研究机体和细胞的代谢状态及动态变化过程的重要手段，是生物学和医学科学研究中被广泛应用的一项技术。

四、细胞显微分光光度测定技术

细胞内的化学成分无论是在自然状态或经过化学反应染色后均能吸收光谱的某一特定波段。它们吸收的波长大部分在230～700 nm，即在紫外线与可见光波长范围之内。细胞内有很多重要物质，在自然状态下对紫外线有典型的吸收曲线。例如，DNA对紫外线的最高吸收波段是260 nm，而对可见光不能吸收，但经过特异的化学反应染色，就可吸收可见光的特异波段，如DNA经Feulgen染色后，可吸收波长为546 nm的可见光。

显微分光光度术（microspectrophotometry）是指显微镜技术和分光光度技术的结合，根据细胞内某些物质对光谱吸收的原理来定量测定一个细胞或细胞某一部分结构内的化学成分。所用仪器为显微分光光度计，它由光源、单色器、显微镜和光电组合器件等部分组成。此技术是细胞化学定量研究的重要手段。

细胞显微分光光度测定法可分为紫外线显微分光光度法和可见光显微分光光度法。后者对测定的标本先要进行特异的染色，确定该物质在细胞内的位置，也就是定性，然后进行定量分析。这些方法都是对静态细胞的光度测定。

五、流式细胞计量术

在本章第二节中介绍了流式细胞仪的组成原理及其在细胞分选中的应用。除细胞分选作用之外，目前流式细胞仪已被广泛应用于细胞内DNA含量测定、细胞凋亡检测、细胞因子检测和细胞免疫表型分析等方面。

六、活细胞内分子示踪技术

普通细胞化学和免疫细胞化学技术虽然能检测出细胞内生物分子存在的位置，但这些技术在应用过程中通常是观察固定后细胞内的分子分布，与活细胞内的分子分布存在一定差异。活细胞内的离子和蛋白质分子示踪技术则克服了这一缺点，被广泛用于细胞功能研究。

细胞内的离子在细胞生命活动中起着重要作用，它们有的是信号转导的信使，如钙离子；有的通过离子通道跨膜转运影响膜电位，如钠离子、钾离子；有的是酶催化反应的必需成分，如镁、铁、锌等离子。细胞内离子的实时检测将揭示一些生理过程的机制。一些染料专一地与某种离子结合后会产生荧光或改变本身的发射波长与强度，由此通过检测荧光即可显示活细胞内该离子的量。与离子结合的染料通常称离子探针，只要将它们导入细胞内，就能在时间上和空间上显示活细胞内某种离子的动态变化。

从水母中分离的**绿色荧光蛋白（green fluorescent protein，GFP）**，在蓝色光源（450～490 nm）的激发下能发射出绿色荧光，这为研究特定蛋白分子在细胞内的定位提供了有利条件。利用DNA重组技术构建水母绿色荧光蛋白基因与某一待定位蛋白基因的融合蛋白表达载体，转染特定细胞，就可以在荧光显微镜或共聚焦激光扫描显微镜下观察到待定位蛋白在活细胞内的位置。通常情况下，融合蛋白中的GFP只起标记作用，并不影响待定位蛋白在细胞内的真实分布。对GFP分子的定点突变可以产生出不同颜色的荧光的突变体，为细胞标记提供了更多的手段。

二维码4-4 微课

荧光技术帮我们认识微观世界

第五节　基因与蛋白质研究技术

现代细胞生物学强调在基因与蛋白质等分子水平上理解细胞的功能。近年来，有关分子水平的操作技术取得了长足进展，将深入影响对细胞结构与功能的认识。本节简要介绍目前在细胞生物学研究中常用的分子技术。

一、聚合酶链反应技术

聚合酶链反应（polymerase chain reaction，PCR）是指在体外快速扩增特异性DNA片段的技术，它利用DNA半保留复制原理，通过控制温度，使DNA处于"变性–复性–合成"反复循环中。**变性（denature）**是指在高温下模板DNA由双链解离成单链；复性是指温度降低过程中**引物（primer）**借助碱基互补原则与模板DNA结合，也称为**退火（anneal）**；合成则是指在适当的反应温度和DNA聚合酶催化下，利用4种脱氧核苷酸（dNTP）和某些辅助因子（Mg^{2+}），按引物的5′→3′方向合成新的DNA片段，常称为**延伸（extension）**。如此反复，每一个循环的产物又作为下一个循环的模板，每循环一次，DNA分子就增加一倍，结果可获得数百万个目的DNA片段拷贝（图4-11）。

PCR 技术得以实施的关键是反应中的 DNA 聚合酶为耐高温的 *Taq* DNA 聚合酶。*Taq*DNA 聚合酶是 1976 年从温泉的**嗜热水生菌**（***Thermus aquaticus***）中分离得到的（由此得名），其最适工作温度为 75～80℃，在短时间的变性温度（94℃）中仍然保持活性。

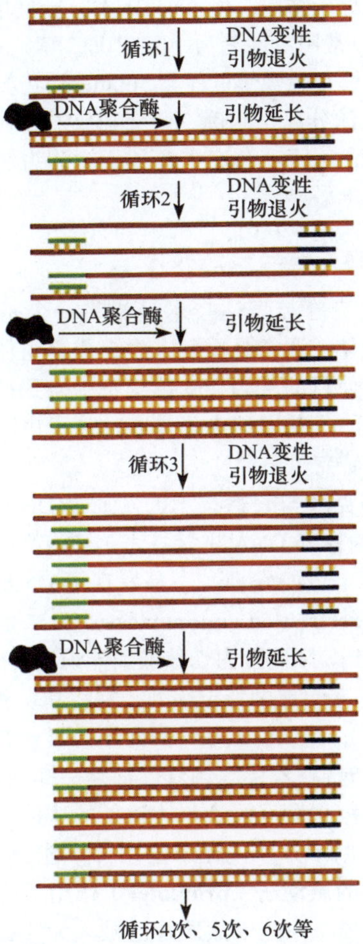

图 4-11 PCR 反应原理示意图（引自杨恬等，2010）

PCR 技术主要包括以下几个步骤。①引物的设计：设计并人工合成一对与待扩增 DNA 序列两端碱基互补的寡核苷酸，大小通常为 15～25 个核苷酸。在设计时要注意引物之间不能互配形成双链结构，引物内部也不能形成发夹结构。② DNA 模板的制备：模板可以是来自任何生物（动物、植物、细菌或病毒）的单链或双链 DNA，也可以是经化学方法合成的 DNA。RNA 则需要用反转录酶处理转换成 cDNA。③ PCR 反应：在 PCR 仪上进行，反应条件可人为编辑。④ PCR 产物的分离鉴定：常用**琼脂糖**（**agarose**）或**丙烯酰胺**（**acrylamide**）凝胶电泳分离。核酸分子中的每个核苷酸都带负电荷，在碱性电泳溶液中向阳极移动，因此可以按照其构成碱基数的多少在凝胶中被有效分离，经染色后即可观察到清晰的条带。

PCR 技术的特点是操作简便，特异性强，可以将微量的 DNA 迅速地大量扩增，是分子生物学研究的常规方法。PCR 不仅被用于样品中痕量 DNA 的检测、基因突变分析及基因的克隆，而且也是研究组织细胞中基因表达的常用方法。用于基因表达研究的 PCR 技术主要有**反转录 PCR**（**reverse transcription PCR，RT-PCR**）和**实时定量 PCR**（**real time quantitative PCR**）。

RT-PCR 的反应原理是，在进行 PCR 之前，首先在反转录酶的作用下将组织细胞来源的 mRNA 反转录成 cDNA（RT），然后再以 cDNA 为模板进行 PCR 扩增。RT-PCR 除了可用于检测细胞中基因的表达水平之外，还常被用于直接克隆扩增后的 cDNA。在 RT-PCR 操作过程中应注意避免 RNA 酶和基因组 DNA 的污染。普通 RT-PCR 不能精确定量标本中的 mRNA。

实时定量 PCR 的原理是：在普通 PCR 扩增过程中引入参照物，常用的参照物为带有不同荧光基团标记的寡核苷酸，利用荧光信号积累实时监测整个 PCR 进程，最后通过标准曲线对未知模板进行定量分析。因 PCR 反应体系中荧光基团标记的核苷酸或寡核苷酸的作用差异，衍生出了不同类型的实时定量 PCR，在这里以常用的荧光标记寡核苷酸探针（称为 *Taq*Man 探针）水解法说明实时定量 PCR 反应的原理。*Taq*Man 探针是能够与所扩增片段内 DNA 模板杂交的 20～24 bp 人工合成的寡核苷酸，在合成时于 5′ 端加上荧光基团 6-羧基荧光素（FAM），3′ 端标以荧光猝灭基团 6-羧基四甲基罗丹明（TAMRA），后者能抑制完整探针中的荧光基团发射荧光。在 PCR 退火阶段，*Taq*Man 探针以碱基互补原则与待扩增 DNA 模板杂交，至延伸阶段，*Taq* 酶随引物延伸沿 DNA 模板移动，当到达与模板杂交的 *Taq*Man 探针 5′ 端时，*Taq* 酶行使 5′→3′ 外切核酸酶活性，将 5′ 端荧光发射基团 FAM 切下，猝灭作用解除、荧光信号释放。模板每扩增一次，就有一个探针被切断，同时释放一个荧光信号，荧光强弱与 PCR 产物成正比，从而可对模板进行准确定量。目前 RT-PCR 和荧光定量 PCR 已广泛应用于组织细胞中的基因表达研究。

二、核酸分子杂交技术

核酸（DNA 和 RNA）分子由许多单核苷酸分子组成，不同核酸的特性则由单核苷酸分子中碱基的排列顺序决定。DNA 分子双链的形成、DNA 的复制和转录等，都依赖于碱基互补关系。如果有两条核酸单链（如 DNA 与 DNA 或 DNA 与 RNA），其中一条核酸单链的碱基顺序适合与另一条核酸单链的碱基依次互补配对，则在一定条件下两者可形成核酸复合体；若两者在碱基顺序上不依次互补，则不形成复合体。这种复合体形成的现象称为核酸的分子杂交。应用这一原理检查两种核酸分子碱基排列有无互补关系或互补程度的技术，称为**核酸分子杂交技术**（**nuclear acid molecular hybridization technique**），简称为核酸杂交。

这项技术通常都是微量操作，进行反应时需要用放射性核素或生物素等标记的核酸分子作为探针，最后借放射性测量或其他检测手段进行识别、判断。细胞生物学研究中常用的核酸杂交技术有原位杂交、Southern印迹杂交和Northern印迹杂交。

（一）原位杂交

原位杂交（*in situ* hybridization，ISH）技术是指将细胞或组织切片固定于载玻片上，使细胞中的DNA或RNA在保持原来位置的条件下与标记的核酸探针进行原位杂交反应，通过放射自显影检测和显微镜观察可以对所用材料中被杂交的核酸分子进行定位、定量分析或观察基因表达（mRNA）的水平。通常将检测基因表达，即组织细胞中mRNA含量的方法称为RNA原位杂交。RNA原位杂交的主要步骤是：①制备带有放射性核素或非放射性物质标记的cDNA或RNA分子探针。常用于标记的放射性核素有^{32}P、^{33}P、^{3}H和^{35}S，非放射性物质有地高辛、生物素、荧光素和酶等。②将探针与组织或细胞在一定条件下共同孵育，使探针与组织细胞中待测的互补核酸单链结合（发生分子杂交）。③利用放射自显影或免疫细胞化学技术显示探针，从而得知mRNA表达的组织细胞和表达水平的高低。

20世纪90年代开始，利用荧光素标记DNA序列作为探针的**荧光原位杂交（fluorescence *in situ* hybridization，FISH）**技术在越来越广的范围得到应用。FISH技术是一种非放射性原位杂交方法，用特殊的荧光素标记DNA探针，在染色体、细胞或组织切片标本上进行DNA杂交，探针和靶DNA经变性—退火—复性，形成杂交体，经荧光检测体系在荧光显微镜下对靶DNA序列进行定性、定量或相对定位分析。随着FISH所应用探针种类的不断增多，FISH技术不仅广泛应用于细胞遗传学方面，而且还广泛应用于肿瘤的诊断、基因定位等。

（二）Southern印迹杂交

Southern印迹（Southern blotting）杂交技术是检测基因组中特异DNA序列的方法，主要过程包括：①酶解与电泳，将被检测的DNA分子用一种或几种限制性内切核酸酶消化成若干片段、并在琼脂糖凝胶电泳上分离；②印迹，经DNA变性处理后，利用虹吸作用将凝胶中待测的单链核酸序列片段转移到硝酸纤维素膜或尼龙膜等固相支持物上；③杂交，将探针与印迹有单链核酸序列片段的硝酸纤维素膜或尼龙膜在杂交液中孵育，使探针与待测的互补核酸单链结合；④放射自显影分析（对以非放射性物质标记的探针，则选用相应的酶显色处理），将X射线底片置于杂交后的膜上，−70℃低温曝光适当时间后显影分析。Southern印迹杂交主要用于DNA重组子的鉴定、转基因动物的基因型鉴定，以及基因突变和缺失分析等。

（三）Northern印迹杂交

Northern印迹（Northern blotting）杂交技术是检测组织或细胞中特异性mRNA的方法。首先从组织或细胞中提取总RNA或mRNA，在琼脂糖凝胶电泳之前需要对RNA样品进行变性处理，以破坏RNA分子中的局部双螺旋结构，使整个RNA分子呈单链（便于分子杂交）。常用变性剂为甲醛或戊二醛。Northern印迹杂交的后续实验操作过程与Southern印迹杂交相同，依次经过电泳分离、印迹、杂交和放射自显影分析等步骤。Northern印迹杂交主要用于检测组织或细胞中的基因表达水平。

三、基因的克隆与表达技术

基因的克隆与表达技术是指将一个基因片段插入到一个载体（通常是质粒）中组成重组体，再导入宿主细胞，使目的基因在受体细胞中得到扩增或表达（形成蛋白质）。基因的克隆与表达技术广泛用于细胞分子生物学研究。

基因的克隆与表达技术的实质是DNA重组技术（也可理解为体外DNA拼接技术）。DNA重组技术的诞生源于两个重要发现：一是发现了DNA**限制性内切核酸酶（restriction endonuclease）**；二是发现了**质粒（plasmid）**。限制性内切核酸酶能识别DNA分子内由4～8个碱基组成的特定序列，并将其切断（断点称为酶切位点），酶切位点呈**"回文结构"（palindrome）**，即DNA两条链顺着读和倒着读都是一样的碱基序列；质粒是在细菌中发现的染色体以外的遗传物质，它具有自己的复制子，不仅在一定条件下能够不断复制，而且在合适的**启动子（promoter）**作用下能用于表达外源性蛋白质。一些天然质粒已被人为改造，迄今已构建出许多"专用"质粒，可区分为用于基因克隆的克隆载体、用于在原核细胞或真核细胞中表达外源性蛋白质的表达载体，这些载体都有不同的选择性标记，如编码氨苄青霉素、新霉素（G418）等。

基因克隆与表达的主要步骤是：①应用PCR技术直接扩增出特定基因片段，或通过使用限制性内切核酸酶切割DNA、分离出待克隆基因片段，同时以同样的限制性内切核酸酶酶切质粒载体，使载体和基因片段具有匹配的末端。②将具有匹配末端的基因片段和克隆质粒载体在DNA连接酶（通常是T4 DNA连接酶）的作用下，连接在一起，完成DNA拼接。③将重组质粒导入适当的受体菌，通常是无致病性的大肠杆菌，称为**转化（transformation）**。④利用克隆质粒载体上的选择性标记、限制性内切核酸酶酶切分析及DNA序列分析等筛选和鉴定重组质粒。将含有正确重组质粒的细菌扩大培养并从中提取纯化重组质粒，即完成了目的基因的克隆。⑤将以上克隆的目的基因片段经酶切后再克隆（称为亚克隆）到表达载体，并转化到适当的受体菌（如大肠杆菌 BL21 DE3）中，就可获得目的基因的蛋白质产物。这种应用 DNA 重组技术生产蛋白质的过程，称为基因工程。

将能表达目的基因的重组质粒导入哺乳动物细胞的过程称为**转染（transfection）**，是研究基因功能的常用方法。

四、小 RNA 干扰技术

为确定基因的功能，常需要对特定基因进行功能丧失或突变的操作。除通过复杂的**基因敲除（knock out）**方法产生突变个体之外，近年来建立的 **RNA 干扰（RNA interference，RNAi）**技术也可比较简便地在低等生物（如线虫）或哺乳动物细胞水平对特定基因进行功能丧失或功能降低的操作。

RNAi 的基本原理：一定数量的外源性双链 RNA（dsRNA）进入细胞后，被类似于核糖核酸酶Ⅲ的 Dicer 酶切割成短的 21～23 bp 的双链**小干扰 RNA（small interfering RNA，siRNA）**，siRNA 与解旋酶和其他因子结合，形成 **RNA 诱导沉默复合物（RNA-induced silencing complex，RISC）**。激活 RISC 需要一个依赖 ATP 的、将小分子 RNA 解双链的过程。激活的 RISC 通过碱基配对定位到同源 mRNA 转录本上，并在距离 siRNA 3′端 12 个碱基的位置切割 mRNA。尽管切割的确切机制尚不明确，但每个 RISC 都包含一个 siRNA 和一个不同于 Dicer 的 RNA 酶。因此，siRNA 能够以序列同源互补的 mRNA 为靶点，通过促使特定基因的 mRNA 降解来高效、特异地阻断体内特定基因的表达，诱发细胞呈现特定基因缺失表型。

RNAi 技术操作简便，主要步骤是：首先人工化学合成或酶促合成 RNA 双链，然后通过脂质体包裹等技术将其转染到体外培养的哺乳动物细胞中，其主要用于基因功能研究。

五、基因组编辑技术

基因组编辑（genome editing），是遗传工程的一种，是指在活体基因组中识别特定的位点并在此处进行外源 DNA 插入，基因组 DNA 删除、修改或替换的一项技术。基因组编辑首先要实现基因组中特定位点的识别，这既可以通过蛋白质引导也可以由核酸引导来实现。相关技术详见本书第二十章。可由此构建各种转基因动物，研究疾病发生演变的细胞分子生物学机制，是目前生物医学研究必需的平台。

六、Western 印迹技术

Western 印迹（Western blotting）技术是指将经 SDS-PAGE 分离后的蛋白质转移到膜性支持物（如 PVDF 膜）上，固相载体以非共价键形式吸附蛋白质，以固相载体上的蛋白质或多肽作为抗原，用识别待研究靶蛋白的第一抗体进行检测，再用酶或荧光标记的第二抗体检测第一抗体的结合情况，经过化学发光或显色等显示靶蛋白条带，由此检测样品中靶蛋白的量和修饰（如磷酸化、泛素化等）状况。该技术既可定性，又可定量，常用于验证高通量实验如组学技术获得的结果。

七、蛋白质之间以及蛋白质与 DNA 互作研究技术

蛋白质是细胞功能的主要执行者。细胞的生命活动，如信息传递、基因转录、蛋白质转运、蛋白质的修饰和降解等都依赖于蛋白质之间以及蛋白质与 DNA 的相互作用。相关研究需要下列技术。

（一）免疫沉淀技术

免疫沉淀（immunoprecipitation，IP）技术是研究蛋白质相互作用的常用方法，其基本过程是：在细胞裂解液中加入事先耦联在凝胶颗粒或磁珠上的目的蛋白的抗体，将细胞裂解液中的目的蛋白沉淀出来，在此过程中能够与目的蛋白发生相互作用的蛋白将被同时沉淀下来，然后用 SDS-PAGE 和 Western 印迹技术对沉淀出来的蛋白进行鉴定。该方法简便易行，但因是体外实验方法，不能给出细胞内蛋白相互作用的动态结果，同时细胞内本来没有相互作用的蛋白在破碎细胞时可能发生聚集，导致假阳性结果出现。因此，在应用免疫沉淀技术的过程中应多次实验，并进一步结合其他方法证实。

（二）荧光共振能量转移技术

荧光共振能量转移（fluorescence resonance energy transfer，FRET）技术是近年来建立的检测细胞内蛋白质-蛋白质分子间和蛋白质分子内部基团相互作用的新方法。FRET 是一种量子力学现象，当一个荧光供体与一个荧光受体分子彼此接近（距离小于 10 nm，一般认为存在直接相互作用）而供体的发射光谱与受体的激发光谱重叠时就会发生 FRET 现象，此时能量以非辐射的方式由供体转移到受体。FRET 的直观表现是，供体荧光和受体荧光之间靠近达到合适的距离时，如果以供体的激发光照射，供体的发射光（荧光）强度要比它单独存在时低得多，同时受体的发射光（波长比供体发射光波长更长）强度却大大增强。据此鉴定蛋白质之间的相互作用。早期研究中，多以生物分子的荧光类似物或在生物大分子上耦联一个荧光基团作为荧光供体或受体。随着绿色荧光蛋白（GFP）被引入到 FRET 的显微影像之后，借助荧光显微镜，可实时观测活细胞内蛋白与蛋白的相互作用。

（三）酵母双杂交技术

酵母双杂交（yeast two-hybridization）技术是筛选存在相互作用蛋白的常用方法。其基本原理是：将目的蛋白与酵母 GAL4 转录因子的 DNA 结合结构域构建成融合蛋白，称为诱饵蛋白（bait），将被筛选的蛋白质（通常是编码细胞中所有蛋白的 cDNA）与 GAL4 转录因子的转录激活结构域构建成融合蛋白库，称为俘获物（prey），如果诱饵蛋白和筛选的蛋白在酵母细胞中存在相互作用，则会在酵母中启动多个报告基因表达，从表达报告基因的酵母菌落中分离编码俘获物蛋白的质粒，测序、就可鉴定出与诱饵蛋白互作的蛋白质。酵母双杂交能快速检测蛋白质的相互作用，包括相应的结构域。但酵母双杂交只能说明两个蛋白质之间有相互作用的结构基础，并不一定表示这两个蛋白质在细胞内一定会相遇或这种相互作用在活细胞内确实存在，还需要用其他方法（如 IP）在细胞内进一步验证。

（四）染色质免疫沉淀技术

染色质免疫沉淀技术（chromatin immunoprecipitation，ChIP）是体内研究 DNA 与蛋白质互作的方法。基本过程是首先用甲醛进行处理培养状态的细胞，使染色质 DNA 同与其结合的蛋白质相互交联，然后经超声波处理将 DNA-蛋白质交联复合体破碎成小片段，随后用针对研究靶蛋白的特异性抗体作免疫沉淀，这样与靶蛋白结合的 DNA 片段被一起沉淀下来，最后经去交联纯化与靶蛋白结合的 DNA 片段，鉴定其属性。染色质免疫沉淀可捕捉到发生在染色质上转录因子（蛋白）与其识别序列（DNA）互作的瞬时事件，反映细胞内基因表达调控的真实情况。

染色质免疫沉淀可以用于验证某个特定的转录因子能否与某个或多个基因的启动子区结合，或者验证某个蛋白结合的 DNA 区域是否是启动子区域，这属于低通量的研究。染色质免疫沉淀也可用针对某个特定转录因子的抗体，分别对处于不同分化状态的细胞进行免疫沉淀，然后应用表达谱芯片或高通量测序技术分析获得的 DNA 片段，这样就可以在全基因组水平解析细胞分化相关基因表达调控的机制。这属于高通量的基因组水平研究。抗体可以区分不同的修饰状态（如甲基化、乙酰化、磷酸化等）的同一蛋白，染色质免疫沉淀在与组蛋白修饰相关的表观遗传学研究中有着广泛的应用。

八、组学研究技术

组学（Omics）通常是指对某一类对象全体集合的整体情况的系统性研究。英文词根“-ome”代指相应的系统集合，如基因组 Genome，而基因组学（Genomics）则研究构成生物体的全部基因和这些基因之间的关系。随着现代科技手段的发展，海量数据分析处理技术的进步，生命科学研究现已进入了组学研究的时代。

（一）基因芯片技术

基因芯片（gene chip）技术是一种特殊类型的核酸杂交技术，其特点是，用于杂交的探针被固定在固相支持物（如玻璃片、硅片、硝酸纤维素膜）上，每个支持物表面固定有大量（通常每平方厘米大于 400 个）的特定基因片段或寡核苷酸探针，这些探针有规律地排列成二维 DNA 阵列，故又称为 **DNA 微阵列芯片（DNA microarray）**。基因芯片与带有荧光标记的样品 DNA 分子按碱基配对原理进行杂交，通过检测杂交的荧光强度就可获取样品分子的数量和序列信息。

基因芯片的主要技术流程是：芯片的设计与制备、靶基因的标记、芯片杂交、杂交信号检测。芯片的制备主要是应用 DNA 点样仪将化学合成的寡核苷酸探针或 PCR 扩增的特异性基因片段点在经特殊处理的固相支持物表面。靶基因的标记通常采用荧光标记法，即在由 mRNA 反转录成 cDNA 时，应用荧光素标记其中的一种核苷酸，形成带有荧光素标记的 cDNA。例如，要检测实验组和对照组中的基因表达变化，如果实验组以红色荧光素标记，则对照组要以绿色荧光素标记。基因芯片与靶基因的杂交和一般的分子杂交过程基本相同，通常是将自等量总 RNA 或 mRNA 反转录成的经荧光素标记的实验组和对照组 cDNA 与一个芯片同时杂交。荧光观察结合计算机软件分析，如果芯片上的荧光点为黄色，则说明该基因在实验组和对照组中均有表达，并且表达量相同；若荧光点为红色则表明实验组中该基因高表达，荧光点为绿色表明对照组中该基因高表达。

基因芯片技术同时将大量探针固定于支持物上，可对样品中多达数万以上的核酸序列进行一次性的快速检测和分析，常用于基因表达谱测定、基因多态性与基因突变分析等方面。在基因功能研究中，基因芯片技术常用于筛选候选基因。以基因芯片为代表的生物芯片技术还包括蛋白芯片、微流控芯片等。生物芯片技术从 20 世纪 90 年代初逐步发展、成熟，作为一类高通量分子检测技术，是组学研究的重要工具。

（二）高通量测序技术

高通量测序技术（high-throughput sequencing）可以对数百万个 DNA 分子进行同时测序，也称为深度测序（deep sequencing）或下一代测序技术（next-generation sequencing technology）。不同于经典的 Sanger 末端终止法测序，高通量测序技术是将 DNA 随机片段化、加接头，制备测序文库，对文库中数以万计的克隆进行延伸反应，通过捕捉每次延伸反应新合成的末端的标记来确定 DNA 的序列，即边合成边测序

（sequencing by synthesis）。测序检测的荧光信号可以由被荧光标记的 dNTP 产生，也可来自 DNA 合成时所触发的酶催化底物所激发出。

高通量测序技术与其他基因组水平研究技术的联合体现出巨大的价值。例如，高通量测序技术与对细胞内 mRNA 反转录产生的 cDNA 测序，可全面分析细胞的转录组；与染色质免疫沉淀技术联合，形成染色质免疫沉淀测序，可分析基因表达调控网络。应用有效的生物信息学方法，对高通量测序获得的海量数据进行深入分析，可大大加深我们对复杂基因调控系统，网络结构和相互作用方式的认识，也需要新一代研究者有较强的数学基础。

（三）单细胞测序技术

单细胞测序技术（single cell sequencing），是近几年才发展起来的一种基于单个细胞水平上采取高质量的全基因组扩增与高通量测序相结合的技术，它能准确定量一个单细胞核中基因拷贝数目和特异性突变位点，剖析表型相同细胞的遗传异质性。单细胞测序主要涉及单细胞基因组测序和转录组测序两方面，分别针对单个细胞的 DNA 和 RNA 进行序列分析和比较，进而揭示基因组和转录组的变化。

二维码 4-5 扩展

单细胞测序技术

一个细胞里的 DNA 或 RNA 仅仅处在皮克（picogram）级的水平，这么少的量远远达不到现有测序仪的最低上样需求。因此必须先对单细胞内的微量核酸分子进行扩增（DNA 直接扩增，转录组 mRNA 通过反转录成 cDNA 进行扩增后测序），多重置换扩增（MDA）是目前公认的最好的单细胞基因组扩增技术，它能对全基因组进行高保真的均匀扩增，扩增出 10～100 kb 大小的片段，能提供大量均一完整的全基因组序列。这样才能保证尽可能少地出现技术误差，以便开展后续的测序及其他研究，这是传统的 DNA 扩增技术无法达到的。

单细胞测序的主要技术步骤：第一步通过流式细胞仪、激光捕获显微切割、免疫磁珠分离和微流控等技术分离单细胞以获得基因组和转录组；第二步针对单个细胞的基因组 DNA、单个细胞转录组 mRNA 逆转录成的 cDNA 进行扩增和测序；第三步单细胞测序结果分析。

单细胞基因组和转录组进行扩增和测序的方法很多，常用的单细胞测序又分为单细胞全基因组测序（scWGS）、单细胞外显子组测序（scexon-seq）、单细胞全基因组甲基化测序（scWGBS）、单细胞全转录组测序、单细胞转录组测序、单细胞 G&T-seq 测序等。

目前单细胞测序最常见的应用是在癌症研究上。肿瘤细胞存在着大量的特异性突变位点或表面标记物，并且细胞异质性广泛存在。由于癌细胞中基因组部分被删除或者扩增，从而引起关键基因的缺失或者表达过量，干扰正常细胞生长，因此利用这种方法就能分析基因拷贝数目，从而诊断癌症并可确定肿瘤的亚型。

临床医生和研究人员通过单细胞基因组测序结果分析，能够分离、分选并扩增细胞基因组、转录组、表观组，使人们能够更清楚地深入分析肿瘤细胞中基因的特异性表达，为临床上肿瘤转移的早期识别、个体化治疗手段的开发提供有力工具。

临床上很难获得的、珍贵的细胞样品也能够用单细胞转录组学技术进行研究。比如数量非常少的**循环肿瘤细胞（circulating tumor cell，CTC）**就是一个非常好的单细胞研究方向，在一毫升血液中往往也就只有几个 CTC 细胞，因此用常规的方法对这些细胞进行全基因组研究几乎是不可能的。现在可以用单细胞 RNA 测序技术来判断 CTC 细胞是黑色素瘤细胞还是前列腺癌细胞。对 CTC 细胞的全长转录产物进行单细胞 RNA 测序在成功检测基因表达情况的同时，可以检测突变情况。对单个 CTC 细胞进行转录组学分析还是一种无创检测手段，可以帮助临床医生们选择合适的抗癌药物和治疗方案，还可以随时监测病情的进展情况和疗效，也可以根据 CTC 细胞上的分子标志物确定将来的靶向治疗方案。可见 CTC 转录组学研究手段对于癌症诊疗工作具有重要的指导意义。

高通量的单细胞分析能够同时检测细胞的组成变化（通过细胞聚类分析手段）和相应的基因表达变化。在发育机制研究上也有广泛应用。

（四）蛋白质组研究技术

蛋白质组学（proteomics）最初的概念是应用蛋白质**双向电泳（two-dimensional gel electrophoresis，2-DE）**和**质谱（mass spectrometry）**技术研究不同组织细胞中一个基因组（genome）的**蛋白质表达谱（expression profiling）**，现已演变成包括**表达蛋白质组学（expression proteomics）**和蛋白质相互作用的蛋白质复合体（protein complex）功能研究等内容。目前蛋白质组学研究技术已成为确定基因功能的有效手段。双向凝胶电泳和质谱技术是蛋白质组学研究的基本技术，在此简要介绍。

双向凝胶电泳的原理：第一向在高压电场下对蛋白质进行等电聚焦（IEF），然后再进行第二向的 SDS-PAGE 分离。等电聚焦电泳由最初的载体两性电解质管胶电泳发展到目前的固相 pH 梯度（IPG）凝胶电泳，由于采用了 IPG 胶条，从而避免了因载体两性电解质引起的聚焦时间延长、pH 梯度不稳定、阴极漂移等现象。目前 IPG 双向凝胶电泳的分辨率达到了 1 万多个蛋白质点，但对过于偏酸或偏碱、高分子量、微量蛋白质及难溶性蛋白质的分辨仍感困难。由于双向凝胶电泳对批量蛋白质可实现一次性分离，具有高灵敏度和高分辨率、便于计算机进行图像分析处理、可以很好地与质谱分析等鉴定方法匹配的优点，成为目前分离蛋白质组分的核心技术。

对分离的蛋白质进行鉴定是蛋白质表达谱研究的又一项重要内容，传统的微量蛋白质测序、氨基酸组成分析方法不易实现高通量分析。因此一种新的蛋白质鉴定技术——质谱法受到了人们的重视和应用。其基本原理是样品分子离子化后，根据离子间质荷比（*m*/*z*）的差异来分离并确定样品的分子量。目前用于蛋白质鉴定的质谱主要有两种：**电喷雾电离质谱（electrospray ionization mass spectrometry，ESI-MS）**和**基质辅助激光解吸电离飞行时间质谱（matrix-assisted laser desorption ionization time-of-flight mass spectrometry，MALDI-TOF-MS）**。蛋白质的质谱测序借助质谱联用技术测定肽片段的序列结构。质谱联用可以将每个酶解短肽经第一级质谱或色谱分离进入碰撞室，与氮气或氨气碰撞，沿着碳骨架断成不同长度的寡肽。第二级质谱测定第一个寡肽的分子量，一系列寡肽的分子量差异对照各种氨基酸残基的分子量，如此对号入座即可解读出一段多肽。此法无须大量地纯化样品。

目前，基因组和转录组的测序成果为蛋白质组的研究奠定了良好基础。例如，金黄色葡萄球菌病原体的全套基因组测序已经完成，通过基因组的信息来研究其蛋白质组成将有助于发现新的抗癌因子、抗生素、工业催化剂等；1995 年流感嗜血杆菌的全部基因组测序完成，为支气管感染的研究提供了蛋白质组学基础。转录组测序的研究对象为特定细胞在某一功能状态下所能转录出来的所有 RNA 的总和，主要包括 mRNA 和非编码 RNA。转录组研究是基因功能及结构研究的基础和出发点，通过新一代高通量测序，能够全面快速地获得某一物种特定组织或器官在某一状态下的几乎所有转录本序列信息，现已广泛应用于基础研究、临床诊断和药物研发等领域。这些工作将会是蛋白质组学的重要组成部分。

（中国医科大学　陈誉华　陈　澄）

复习思考题

1. 哪些形态学研究技术可用于观察活细胞或活细胞内的生物大分子？
2. 简述用于细胞亚显微结构和超微结构研究的技术及其特点。
3. 电子显微镜与光学显微镜有哪些异同？
4. 简述细胞分离培养的概念及常用细胞分离方法的原理。
5. 简述研究亚细胞结构蛋白质组学的技术路线。
6. 简述细胞基因表达及功能研究的常用分子技术及其原理。

本篇小结

细胞生物学是从细胞的整体、亚细胞、分子和量子等各级水平研究细胞的结构、功能及生命活动规律的学科。而医学细胞生物学则是研究医学理论与实践紧密联系的细胞生命活动。细胞生物学是生命科学中的前沿学科之一，其发展过程对整个生命科学起着巨大的推动作用。细胞生物学的发展历史可分为细胞学发展的萌芽、细胞学说的创立、经典细胞学、实验细胞学、细胞生物学及21世纪崭新的细胞生物学六大阶段。

一切生物体都是以细胞作为基本组成单位的，细胞也是生命活动的基本单位。细胞必须具备细胞膜、DNA和RNA、核糖体及特定的繁殖方式。

细胞是物质的，组成细胞的主要物质有生物大分子及水和无机盐。生物大分子包括核酸、蛋白质及多糖。蛋白质是构成细胞的主要成分，其基本结构单位是氨基酸，氨基酸分子经过肽键连接形成蛋白质的一级结构，一级结构通过氢键、二硫键、疏水键和离子键等作用形成蛋白质的空间结构。核酸是遗传物质，是控制生物性状发育的重要生物大分子，许多单核苷酸通过3′，5′-磷酸二酯键聚合成多聚核苷酸。根据核苷酸中所含戊糖的不同，将核酸分为DNA和RNA两大类。DNA由两条互相平行但方向相反的多核苷酸链构成，两条链围绕同一中心轴以右手螺旋方式盘绕形成双螺旋。DNA的主要功能是携带和传递遗传信息。RNA是一种单链结构的多核苷酸，主要包括mRNA、tRNA和rRNA 3类。另外，还有一类非编码小RNA，包括miRNA、siRNA及piRNA，非编码小RNA的表达具有组织、时间及空间的特异性，可在动物的发育、分化、细胞增殖、凋亡及脂肪代谢等过程中发挥重要调节作用。

细胞的亚显微结构包括膜相结构和非膜相结构。电子显微镜下细胞内各种膜相结构的膜都具有相似的基本结构形式，包括内外两层致密的深色带和中间一层疏松的浅色带，一般将这种三层结构形式的膜称为单位膜。膜相结构的重要意义在于其区域化作用。

细胞一般分为两大类：原核细胞和真核细胞。原核细胞与真核细胞在结构上的主要区别在于有无完整的细胞核和膜相结构的细胞器。真核细胞是在原核细胞的基础上进化而来的。组成细胞的物质包括有机物和无机物两大类，细胞通过这些物质表现各种复杂生命现象。

细胞生物学的发展在很大程度上依赖于研究技术的进步和仪器设备水平的提高。当前细胞生物学的新成就，与物理学、化学和数学的新理论、新方法及新技术在细胞生物学领域中的应用分不开。细胞生物学的研究方法很多，原理和操作技术各不相同。一般可分为：形态结构的观察，如各种显微镜的应用及X射线衍射技术等；细胞和亚细胞组分的测定，如细胞化学法、放射自显影、分光光度术及细胞组分的分级分离等。另外，还有细胞培养、细胞融合、显微操作、细胞电泳和细胞分子技术的运用等。

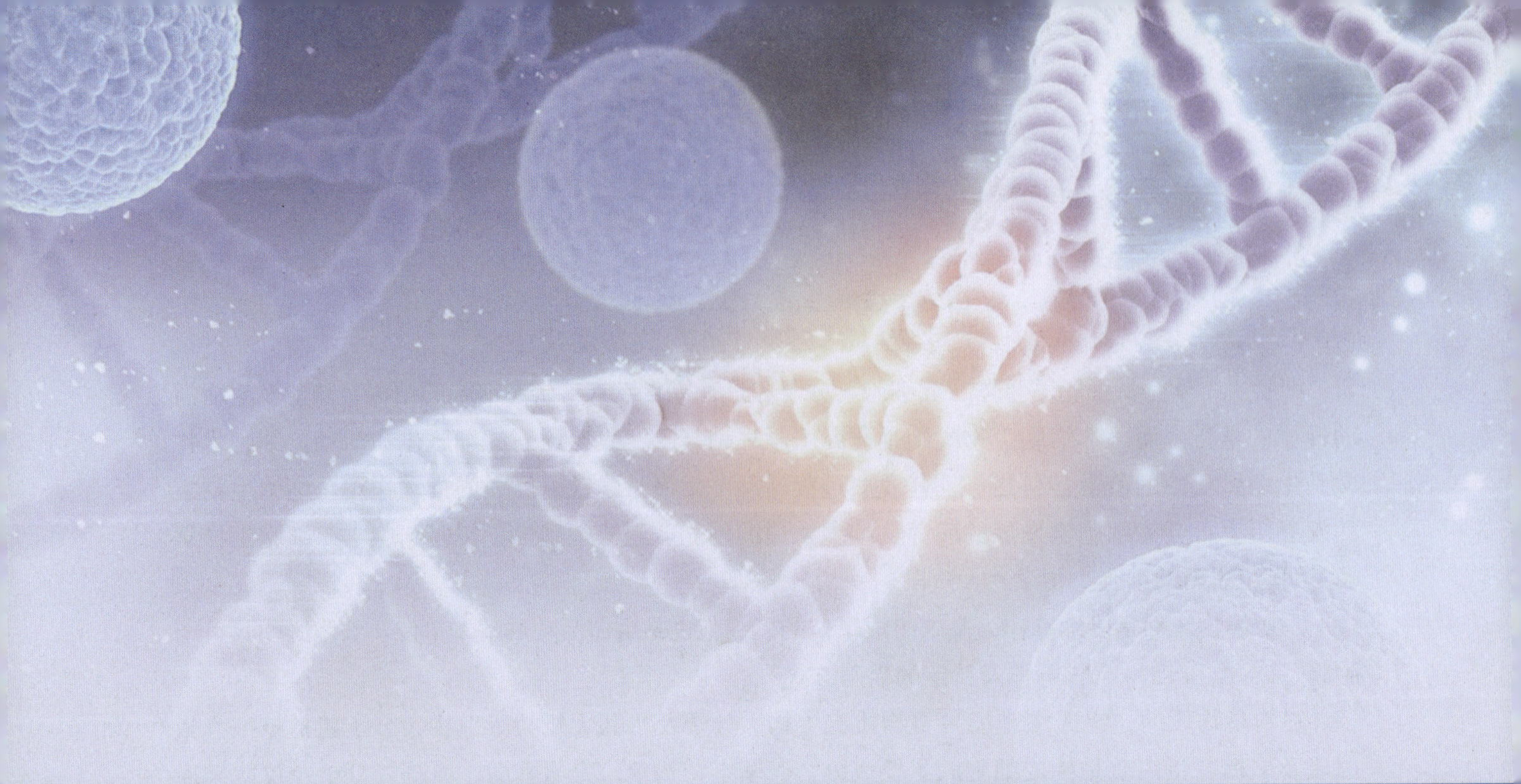

普通光学显微镜下，我们可以观察到细胞的结构一般包括细胞膜、细胞质和细胞核三部分，而电子显微镜下所呈现出的细胞结构则要复杂得多。

细胞膜是围在细胞质表面的一层薄膜，因而又称为质膜（plasma membrane）。光学显微镜下观察到的所谓细胞膜，实际上是细胞与周围介质的界面。利用电镜技术，确定了细胞膜的厚度一般为 7 ~ 10nm。除了细胞膜，细胞内还有丰富的由膜组成的细胞器，如线粒体、内质网、高尔基复合体、溶酶体和核膜等，人们把细胞膜和细胞内各种膜相结构的膜统称为生物膜（biological membrane）。生物膜在电子显微镜下都呈现“单位膜”的基本形态。

细胞质包括细胞质基质和存在于其中的细胞器。细胞器是指那些存在于细胞质基质之中，具有一定化学组成、一定形态结构、执行特定生理功能，并且为细胞所固有的有形结构小体。除了上述的膜性细胞器外，还有非膜相结构的核糖体、细胞骨架系统等。细胞质基质则是指除有形结构之外的无定形胶状物质体

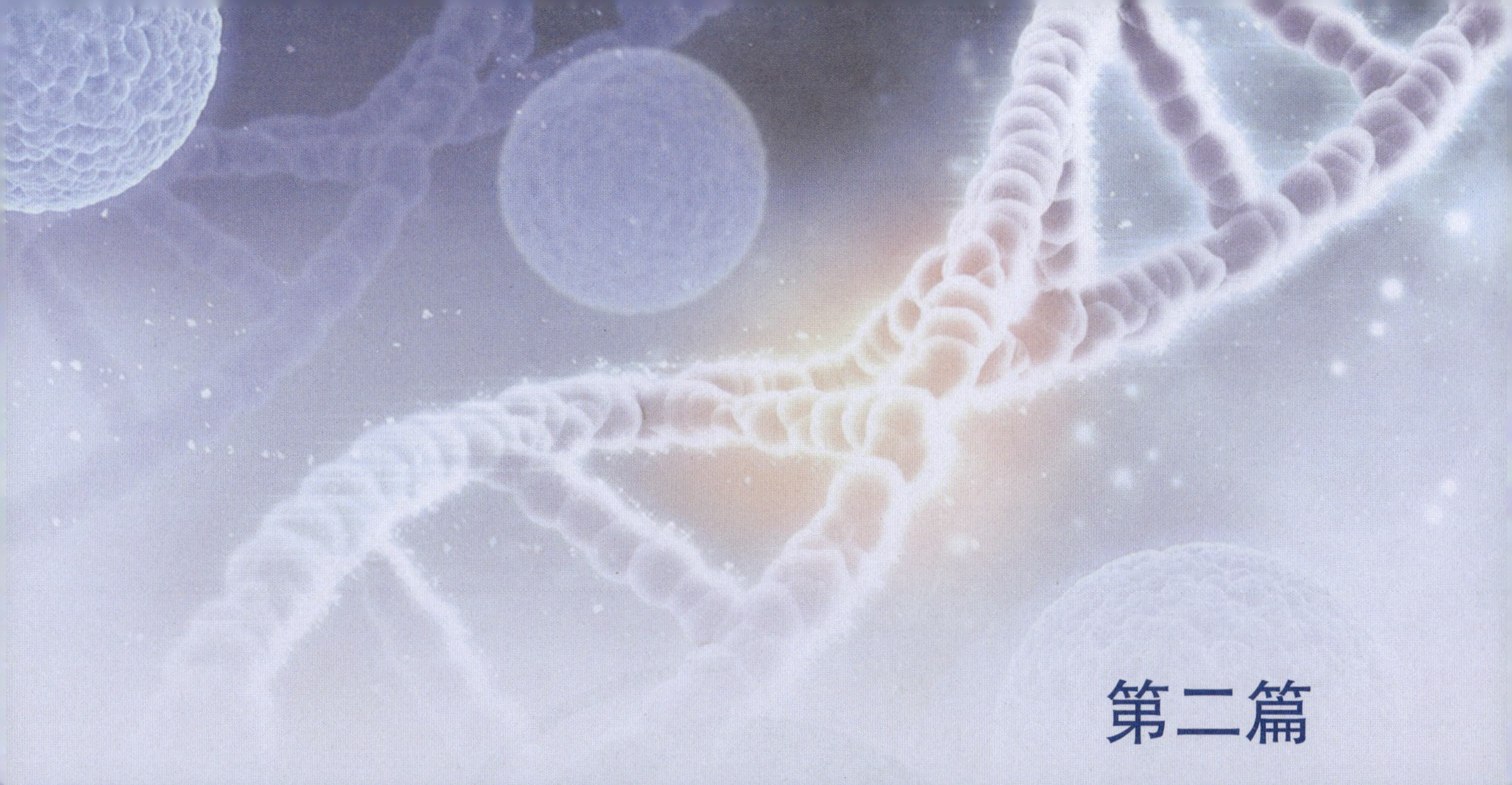

第二篇

细胞的结构和功能

系，它不仅是一个化学成分极为复杂的物质组成体系，而且也是一个高度有序的功能结构体系，同时又是一个可不断地进行更新的物质代谢和能量转化体系，对细胞生命活动的正常运行有着极其重要的作用。细胞器和细胞质基质联合完成了糖代谢、脂代谢、蛋白质代谢、核酸代谢以及能量转换等重要功能，因此细胞质是细胞的代谢中心。

细胞核是细胞生命活动的调控枢纽，也是蕴藏和控制遗传信息表达和传递的中心，也可以看作是细胞中最大的细胞器。与原核细胞相比，核膜结构和功能的特化保证了转录和翻译两个环节在时间上和空间上得以分离，从而确保了真核细胞基因表达的准确和高效。可以说，细胞核的出现是生物进化历程中的一次飞跃，是真核细胞结构完善的主要标志。

本篇对细胞的基本结构及其功能做详细的介绍。

第五章　细胞膜与物质运输

第六章　内膜系统

第七章　线粒体

第八章　核糖体

第九章　细胞骨架

第十章　细胞核

第十一章　细胞内遗传信息的传递和调控

第五章 细胞膜与物质运输

细胞膜（cell membrane）也称为**质膜**（plasma membrane）。它包围着整个细胞，构成了细胞的边界。它作为细胞外围的屏障，可以阻止细胞成分的外漏，防止其与周围介质混合，而且可以控制细胞内外物质的交换。细胞膜中有一些蛋白质分子作为外来信息的"传感器"，使细胞能够对周围环境的变化产生应答反应。另外，细胞膜还有非常特别的机械性质，如细胞生长时新膜的加入使细胞膜面积增大；细胞膜可以进行很大程度的变形；用显微注射针刺穿细胞膜，细胞膜可以迅速地重新封闭形成完整的膜，等等。正是由于以上各种特性的存在，才使细胞膜担负起稳定细胞内部环境，控制细胞内外物质、信息流动的重任。另外，细胞膜对细胞的生存、生长、发育、分裂、分化也起着十分重要的作用。在进化上，细胞膜的出现是一个重要的关键阶段，有了它的出现才有了细胞，由此也才有了生命物质向更高形式的发展。

实际上，在细胞中除了细胞外层的细胞膜外，细胞内还有丰富的膜性结构，如线粒体、内质网、高尔基复合体、溶酶体和核膜等。由于这些膜与细胞膜在化学组成、分子结构和功能运作上具有很多共性，现在人们把细胞膜和细胞内各种膜统称为**生物膜**（biological membrane）。细胞的每一种功能活动，几乎都与膜的作用相关联。

第一节 细胞膜的化学组成和分子结构

一、膜的化学组成

对细胞的各种膜进行微量化学分析，结果表明组成膜的化学成分主要有脂类、蛋白质、糖类、水、无机盐和金属离子等，其中以脂类和蛋白质为主。脂类占膜总含量的30%～80%，蛋白质占20%～70%，糖类占2%～10%。膜上的水约有20%呈结合状态，其余则为自由水。膜上的金属离子与一些膜蛋白的功能有关。

脂类与蛋白质在各种生物膜中所占的比例可从1∶4到4∶1。一般来说，功能复杂或多样的膜，其蛋白质所占比例较大。例如，线粒体内膜的蛋白质成分可高达75%、脂类约占25%。功能简单的细胞膜中所含蛋白质的种类和数量则较少。例如，神经髓鞘的功能比较简单，主要起绝缘作用，其膜中含脂量可达80%，而蛋白质只有3种，含量显著地低于脂类。人体中的多数细胞膜，其脂类与蛋白质的含量大体相等。

（一）膜脂

膜中的脂类以磷脂和胆固醇为主，有的膜中还有糖脂。

1. 磷脂

磷脂（phospholipid）是最重要的脂类，几乎所有细胞膜中都含有磷脂，主要的磷脂是甘油磷酸酯和鞘磷脂。

最简单的甘油磷酸酯是磷脂酸，它以甘油为骨架，甘油分子的1位、2位羟基与脂肪酸形成酯键。两条通常一条为不饱和脂肪酸链，另一条为饱和脂肪酸链。前者通常含有一个或几个双键，后者则不含双键。3位羟基与磷酸形成酯键。膜上的磷脂酸含量不多，但它是合成其他甘油磷酸酯的前体，其磷酸基团再与其他分子（胆碱、乙醇胺、L-丝氨酸等）结合可形成多种磷脂，如磷脂酰胆碱（卵磷脂）、磷脂酰乙醇胺（脑磷脂）和磷脂酰丝氨酸等（图5-1、图5-2）。膜中含量最多的是磷脂酰胆碱，其次是磷脂酰乙醇胺。

鞘磷脂的结构与磷脂酰胆碱相似，但以鞘氨醇代替甘油磷酸酯中的甘油，其氨基与脂肪酸链形成酰胺键，只有一条脂肪酸链（图5-1）。

2. 胆固醇

胆固醇（cholesterol）是细胞膜中另一类重要的脂类（图5-3）。它是中性脂类，在各种动物细胞膜中

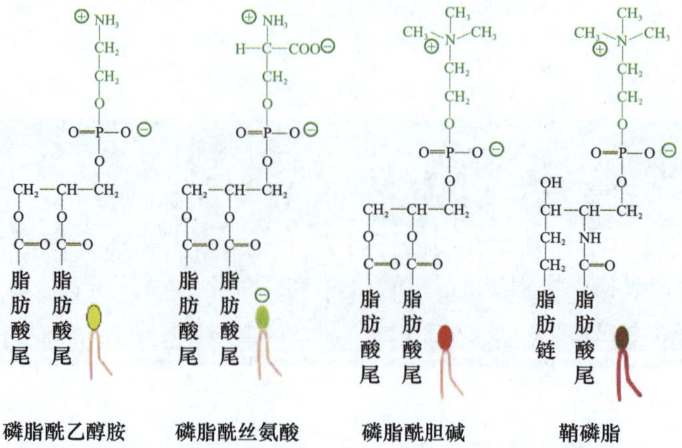

图 5-1　甘油磷酸酯的分子结构（引自 Karp，2013）

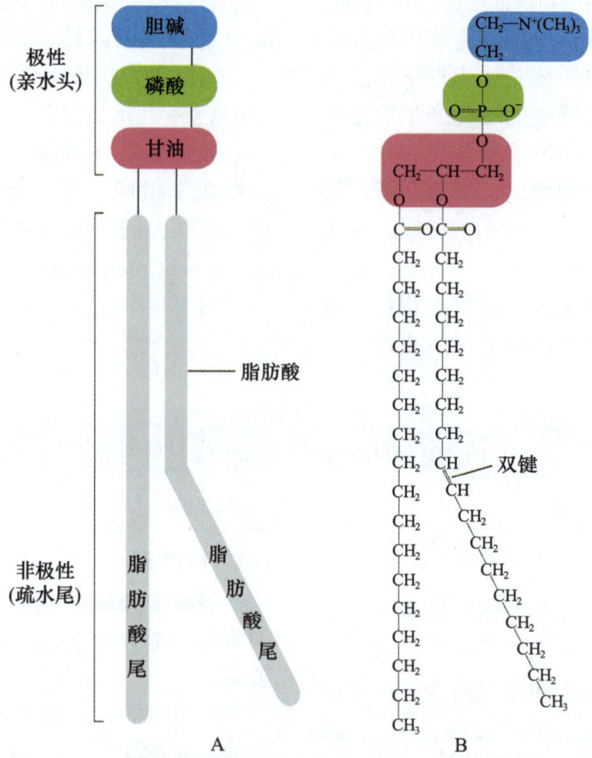

图 5-2　磷脂酰胆碱的分子结构（引自陈誉华，2013）
A. 示意图；B. 分子式

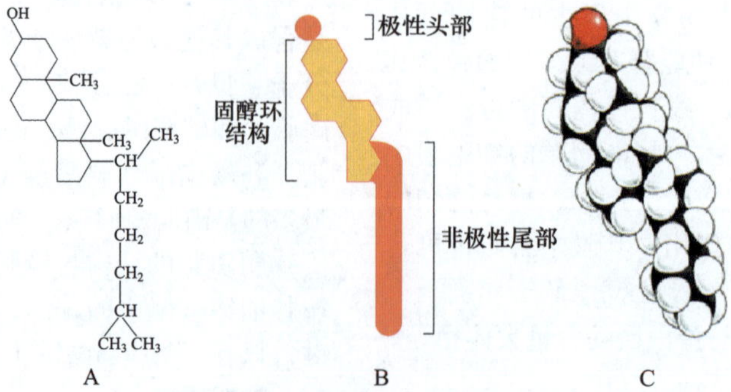

图 5-3　胆固醇的分子结构（引自 Karp，2013）
A. 分子式；B. 示意图；C. 空间结构模型

含量较高，有的多达一个磷脂分子就伴有一个胆固醇分子。生物膜中的胆固醇与磷脂的甘油基团相互作用，可阻止磷脂凝集成晶体结构，对膜脂的物理状态具有调节作用。动物细胞无细胞壁保护，胆固醇有加强细胞膜的作用。

3．糖脂

糖脂（glycolipid）为含有一个或几个糖基的脂类，在所有细胞膜表面都能找到，大约占细胞膜外层脂类分子的 5%。动物细胞膜中的糖脂主要为鞘氨醇的衍生物，结构类似于鞘磷脂，只是糖基取代了磷脂酰胆碱，如脑苷脂、神经节苷脂等。脑苷脂为最简单的糖脂，只含一个单糖残基（图 5-4）。而神经节苷脂是比较复杂的糖脂，含有 7 个单糖残基的分支链。它们在神经髓鞘和神经元细胞膜中含量较高。

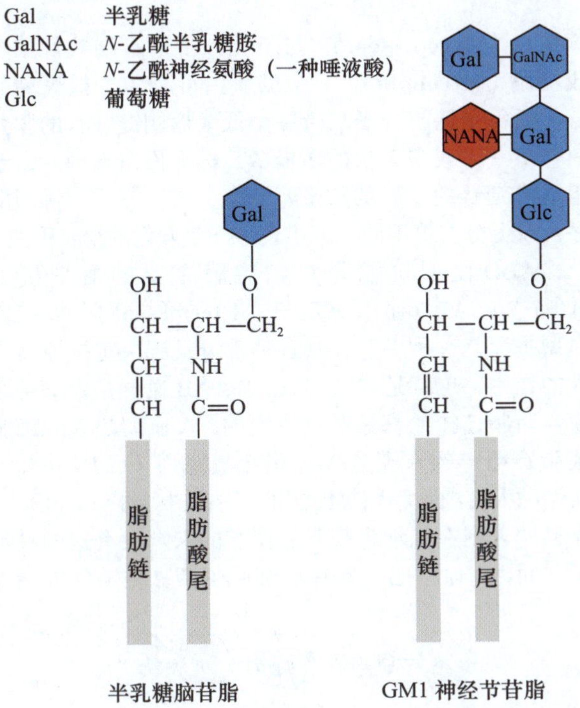

图 5-4　脑苷脂、神经节苷脂的分子结构（引自 Karp，2013）

膜脂的种类虽多，但它们的分子结构具有共同的特点，即都具有亲水和疏水两部分。如图 5-2 所示，磷脂酰胆碱分子中含磷酸和胆碱的一端是亲水的，为极性头部；两条几乎平行的脂肪酸链是疏水的，为非极性尾部。这种一头亲水一头疏水的分子，称为兼性分子或**双亲媒性分子（amphipathic molecule）**。其他的磷脂、胆固醇、糖脂也都是兼性分子。

磷脂分子的结构特点赋予了它独特的物理性质，当磷脂位于空气—水或油—水界面时，它们往往排列在界面上，极性的头部伸向水中，非极性的尾部则避开水面，伸向空气（或油）。在水环境中，磷脂的分子聚集，其极性头部与水接触，而非极性疏水的尾部避开水，向着分子团的内部，这样形成小球形的分子团；或在水量适宜时，分子排列成片层形式（或称为液晶形式）。片层由双层磷脂分子组成，分子的亲水头部伸向分子双层的外侧，这种片层又称为“脂双分子层”；或由磷脂分子形成球形的**脂质体（liposome）**（图 5-5）。大部分的磷脂和糖脂分子在水环境中能自发形成双层，而且这样的脂双层又能自我封合成为脂质体。在生物膜中脂类部分的形成是一个自我组装的过程。磷脂分子能自发形成双层，具有自我组装、自我封合的特性和流动性，这些特性同时也赋予了生物膜在生物状态下的基本物理学特性。

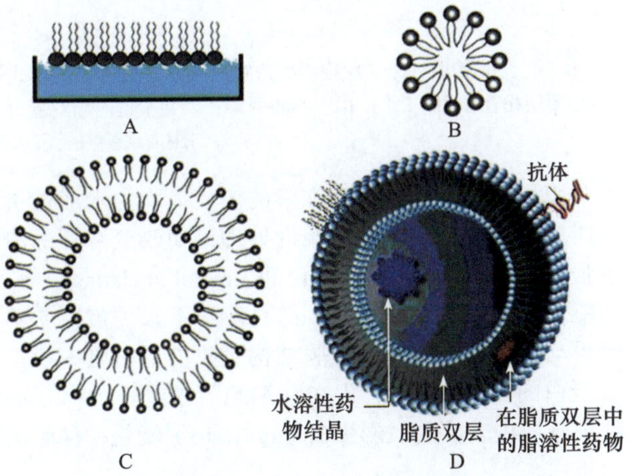

图 5-5　磷脂的物理特性（引自 Alberts et al.，2008）

A. 水溶液上单层磷脂分子；B. 水溶液中的磷脂分子团；C. 球形脂质体；D. 用于靶向药物治疗的脂质体示意图

（二）膜蛋白

细胞中有 20%～25% 的蛋白质参与了膜结构的组成。膜中的蛋白质种类非常多，膜功能的差异主要在于所含蛋白质的不同。研究证明，膜蛋白主要是球状蛋白质，有单体，也有多聚体。它们结合于膜上的方式不同反映蛋白质所担负的功能不同。一般根据膜蛋白与膜脂的结合方式以及其在膜中所在的位置不同，可分为 3 种类型：跨膜蛋白、膜周边蛋白和脂锚定蛋白。

1. 跨膜蛋白

跨膜蛋白（transmembrane protein）也称为**膜内在蛋白（integral protein）**或**镶嵌蛋白（mosaic protein）**，占膜蛋白总量的 70%～80%。它们部分嵌在膜中，通过非极性氨基酸部分。这些蛋白质都是兼性分子，虽然有的只含有一条多肽链，有的含有多个亚基，但它们的共同特征是多肽链都可横穿膜一次或多次，它们以疏水区跨越脂双层的疏水区，而亲水的极性部分位于膜的内外表面。大部分跨膜蛋白的跨膜区都是 α 螺旋，也有 β 片层结构的 β 筒（β barrel）（图 5-6A、B、C）。

跨膜蛋白与膜的结合非常紧密。只有使用去垢剂处理使膜崩解，才能使其从膜上溶解下来。

2. 膜周边蛋白

膜周边蛋白（peripheral protein）又称为**膜外在蛋白（extrinsic protein）**，它们不直接与脂双层疏水部分相连接，而是常常通过非共价键，如静电作用、离子键、氢键与膜脂的极性头部或通过与膜内在蛋白质亲水部分相互作用而间接与膜结合（图 5-6D、G、H）。

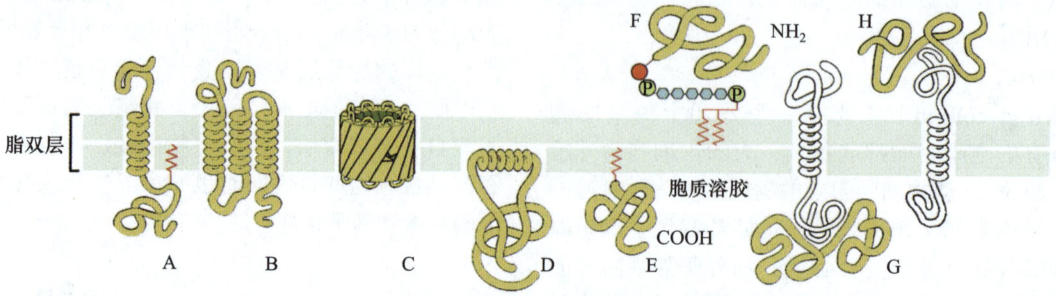

图 5-6　膜蛋白与脂双层结合的几种方式（引自 Alberts et al.，2008）

A、B、C. 跨膜蛋白，以一次或多次跨膜的 α 螺旋或 β 筒的形式；D. 位于胞质侧，通过暴露在蛋白质表面的兼性的 α 螺旋结构与胞质面脂质层相互作用；E、F. 位于膜的两侧，以共价键与脂双层分子结合；G、H. 膜外在蛋白质，通过非共价键与膜脂的极性头部或通过与膜内在蛋白质亲水部分相互作用而间接与膜结合

膜周边蛋白主要分布在膜的内表面，为水溶性蛋白质。一般用比较温和的条件处理，如改变溶液的离子强度或 pH、加入金属螯合剂（metal chelating）等，就能使其从膜上溶解下来，而且溶解下来的蛋白质不能再与脂类聚合重新形成膜结构。此类蛋白质一般占膜蛋白的 20%～30%，而在红细胞膜中约占 50%，如红细胞膜内表面的**血影蛋白（spectrin）**就是一种膜周边蛋白。

3. 脂锚定蛋白

脂锚定蛋白（lipid-anchored protein）又称为**脂连接蛋白（lipid-linked protein）**。这类膜蛋白位于膜的两侧，类似于膜周边蛋白，但与其不同的是脂锚定蛋白以共价键与脂双层分子结合，因此，分离脂锚定蛋白须用去垢剂或有机溶剂处理。

脂锚定蛋白可以以两种方式结合于脂分子上，一种方式是蛋白质与脂双层中的碳氢链形成共价键而被锚定在脂双分子层上；另一种方式是蛋白质通过寡糖链间接与脂双层结合，主要是蛋白质的羧基端与包埋在脂双层外层中的糖基磷脂酰肌醇相连，而被锚定在细胞膜的外层（图 5-6 E、F）。

膜蛋白的功能不仅有机械支持作用，而且可以作为载体蛋白、受体、抗原、酶等在物质运输、信号转导、免疫反应等很多方面起着重要作用。

（三）膜糖

细胞膜中含有一定量的糖类，在真核细胞中占细胞膜质量的 2%～10%。它们大多数是与蛋白质或脂类分子结合的低聚糖，主要分布在细胞膜的外表面。

在动物细胞中，组成低聚糖的单糖有 7 种，包括 D-葡萄糖、D-半乳糖、D-甘露糖、L-岩藻糖、*N*-乙酰半乳糖胺、*N*-乙酰葡糖胺和唾液酸。一般由 1～10 个单糖或单糖衍生物组成低聚糖链（寡糖链），有直链也有分支链。它们与蛋白质多肽链的氨基端共价结合成**糖蛋白（glycoprotein）**，与脂类分子亲水端共价结合成**糖脂（glycolipid）**。一个糖蛋白可有多个低聚糖侧链，而每个糖脂分子只带一个低聚糖侧链。有的膜蛋白含有一个或多个长的多糖链，称为蛋白聚糖。由于组成寡糖链的单糖的数量、种类、结合方式、排列顺序及有无分支等不同，就出现了千变万化的组合形式。

ABO 血型抗原是红细胞膜主要的血型抗原（图 5-7）。ABO 血型**决定子（determinant）**，即 ABO 血型抗原是一种糖脂，其寡糖部分具有决定抗原特异性的作用，也就是说人的 A、B、AB 血型是由红细胞膜与磷脂连接的寡糖链基决定的。A 血型的人红细胞膜脂寡糖链的末端是 *N*-乙酰半乳糖胺（GalNAc），B 血型的人红细胞膜脂寡糖链的末端是半乳糖（Gal），O 血型的人则在红细胞膜脂寡糖链的末端没有这两种糖基，而 AB 血型的人则在红细胞膜脂寡糖链的末端单

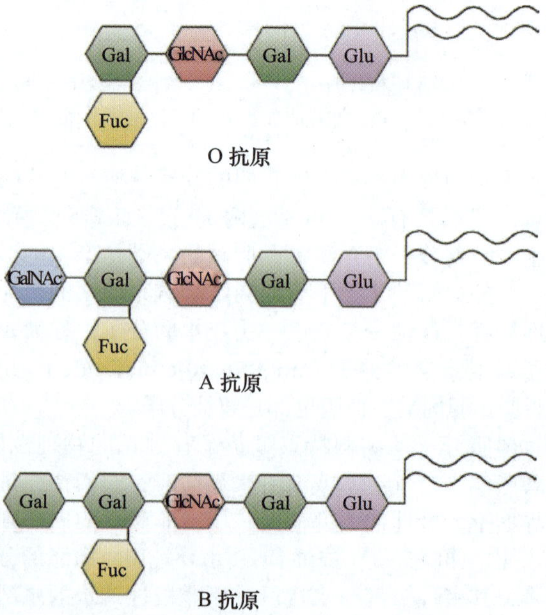

图 5-7　ABO 血型抗原（引自 Karp，2013）

糖有的是半乳糖，有的是 *N*-乙酰半乳糖胺。

二、膜的分子结构

最早对细胞膜进行研究的是 E. Overton，他以植物为材料，对 500 多种物质的穿膜特性进行了上万次实验，发现脂溶性的物质很容易透过细胞膜，而非脂溶性物质则难以通过。1902 年他首先提出细胞膜是由脂类组成的。

1925 年，F. Gorter 和 F. Grendel 确认了细胞膜是由脂双分子层组成的。他们用丙酮抽提红细胞膜的脂类，并将它在空气–水界面上铺展成单分子层，测量结果显示其所占面积相当于所用红细胞膜总面积的 2 倍。因而认为，红细胞膜是由两层脂类形成的，第一次提出了"脂质双分子层是细胞膜的基本结构"的概念。值得注意的是，这个结论虽然是正确的，但它却是基于两个错误的假定偶然地互相补偿而得出的。一方面他们用来抽提脂类的丙酮并没有将脂类全部提取；另一方面，对细胞表面积的测量是根据干的样品，实际所测的值少于真实湿的样品。然而，这一实验所得的结论却对细胞生物学产生了深刻的影响，脂双层的概念已为后来大部分膜结构模型所接受，并在这一基础上围绕膜蛋白与脂双层的结合方式，人们先后提出了几十种不同的膜分子结构的模型，如片层结构模型、单位膜模型、液态镶嵌模型等。其中受到广泛支持的是**液态镶嵌模型（fluid mosaic model）**（图 5-8）。

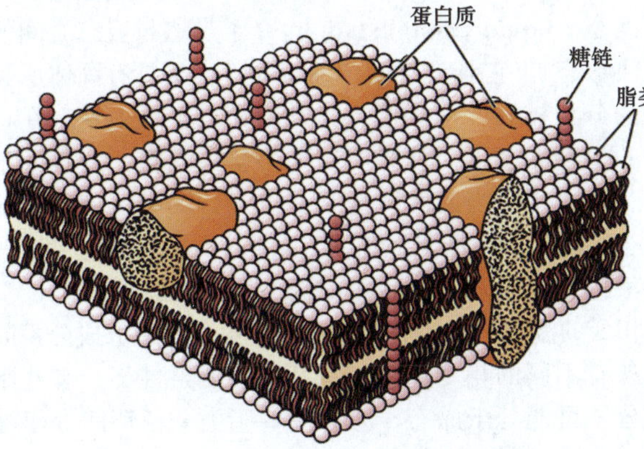

图 5-8　液态镶嵌模型（改自 Karp，2013）

液态镶嵌模型的提出有赖于 20 世纪 60 年代以后一系列新技术的应用。电子显微镜冰冻蚀刻技术证明，在膜的脂类双分子层中有蛋白质颗粒的分布。红外光谱、旋光色散等技术证明，膜蛋白主要不是 β 折叠结构，而是 α 螺旋的球形结构。荧光标记抗体的细胞融合实验等证明，生物膜具有流体的性质。这些事实都对基于电子显微镜观察的结果提出了修正。

液态镶嵌模型主要把生物膜看成是球形蛋白质和脂类的二维排列的液态体，不是静止的，而是一种具有流动性特点的结构。膜中脂类双层既具有固体分子排列的有序性，又具有液体的流动性，即流动的脂质双分子层构成膜的连续主体，各种球状蛋白质分子镶嵌在脂类双分子层中。蛋白质分子的非极性部分嵌入脂类双分子层的疏水区；极性部分则外露于膜的表面，似一群岛屿一样，不规则地分散在脂类的海洋中。这个模型主要强调了膜的动态性和脂类分子与蛋白质分子的镶嵌关系。

液态镶嵌模型虽然可以解释许多膜中所发生的现象，并为人们所普遍接受，但它不能说明具有流动性的质膜怎样保持膜的相对完整性和稳定性。1975 年 Wallach 的**晶格镶嵌模型（crystal mosaic model）**指出，生物膜中流动的脂质可以在无序（液态）和有序（晶态）之间发生可逆的相变，膜蛋白对脂类分子的运动具有控制作用。1977 年 Jain 和 White 提出的**板块镶嵌模型（block mosaic model）**指出，在流动的脂类双分子层中存在许多大小不同、刚性较大的彼此独立移动的脂质区（有序结构的"板块"），这些有序结构的板块之间被流动的脂质区（无序结构的"板块"）分割。这两者之间可能处于一种连续的动态平衡之中，因而，细胞膜实际上是同时存在有不同流动性的板块镶嵌而成的动态结构。

随着研究的深入，人们又发现在细胞膜上存在着功能比较特殊的**脂筏（lipid raft）**。脂筏是细胞膜上富含胆固醇和鞘磷脂的**微结构域（microdomain）**，大小约 70 nm，是一种动态结构，位于脂双层的外层。由于鞘磷脂具有较长的饱和脂肪酸链，分子之间的作用力较强，所以这些区域结构致密，介于无序液体与液晶之间，称为**有序液体（liquid-ordered）**（图 5-9）。脂

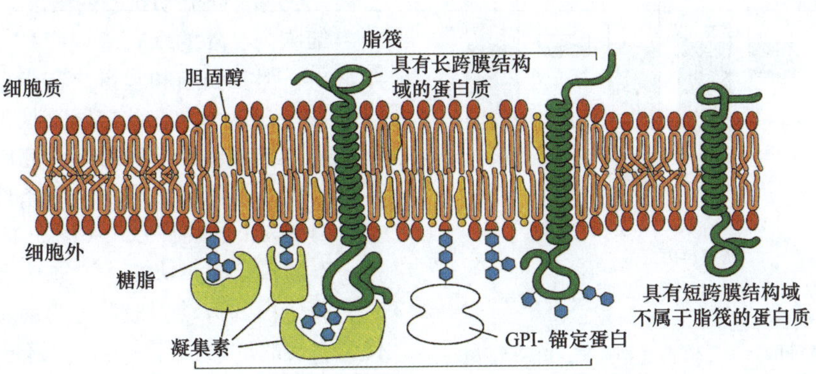

图 5-9　脂筏结构模式图（引自 Karp，2013）

筏可以选择性地接受某种蛋白质，它对特定蛋白质的亲和性由胞内或胞外的刺激物调控。载有一套特定蛋白质的脂筏可根据胞内或胞外的刺激，改变自身的大小和组成，这有利于特殊蛋白质与蛋白质间的相互作用，使信号开关激活，而脂筏间彼此合并将导致信号的放大。脂筏就像一个蛋白质停泊的平台，与膜的信号转导、蛋白质分选均有密切的关系。

三、膜的主要理化特性

（一）膜的不对称性

膜的内外两层在结构和功能上有很大的差异，这种差异即膜的**不对称性（asymmetry）**。

1. 膜蛋白的不对称分布

膜蛋白镶嵌在脂类双层中，它们在内外两层的分布并不相同。利用电镜扫描，在冰冻蚀刻技术得到的生物膜的两个剖面上，可清楚地看到膜蛋白的分布有明显的差异。例如，红细胞膜的冰冻蚀刻标本显示，靠细胞质断裂面的颗粒数为 2800 个 /μm^2，靠外表面断裂面的颗粒数只有 1400 个 /μm^2。

膜蛋白分布的不对称性是绝对的。这源于每种膜蛋白在膜内相对特定的分布和存在方式。例如，不同的跨膜蛋白，它们暴露在脂双层外的亲水部分的长度、氨基酸种类和排列顺序，甚至功能都不相同，红细胞膜上血型糖蛋白肽链的 N 端在膜的外侧，而带Ⅲ蛋白的 N 端却在膜的细胞质侧；再如，各种细胞膜上结合的酶分子的活性部位有的朝向膜的外侧，有的朝向膜的内侧。另外，膜周边蛋白主要附着在膜的细胞质面，而外表面则分布较少。

2. 膜脂的不对称性分布

分析各种生物膜脂质双分子层中的脂类分子的类型，会发现其内层和外层膜脂种类差异很大（图 5-10）。

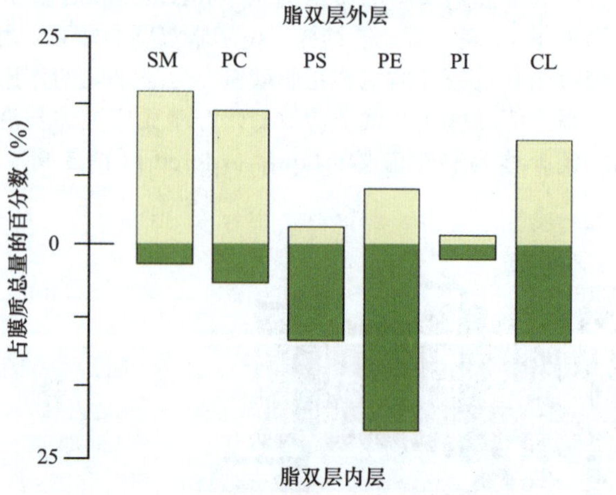

图 5-10 人红细胞膜内、外层磷脂的不对称分布（引自陈誉华，2013）

SM. 鞘磷脂；PC. 磷脂酰胆碱；PS. 磷脂酰丝氨酸；PE. 磷脂酰乙醇胺；PI. 磷脂酰肌醇；CL. 胆固醇

以红细胞膜为例，其脂双层的外层几乎全部由磷脂酰胆碱和鞘磷脂组成，而组成内层的磷脂大多一端含有氨基，即磷脂酰丝氨酸和磷脂酰乙醇胺居多。胆固醇的含量在内、外层之间的差异也很大，而糖脂只分布于脂双层的外层。另外，膜脂分布的不对称性还表现在二维平面内膜组分分布的不均一性（如脂筏）以及不同膜性细胞器中脂类组成的差异（见细胞器的结构和功能部分）。

生物膜结构上的不对称性保证了膜的内外两侧不同生理功能正常进行，对维持膜功能的方向性具有重要意义。例如，细胞信号转导过程都需要依赖的膜受体，它与外界信号分子结合的部位都朝向膜外，这样在结合信号分子之后，通过自身构象的变化或者通过引起膜上的其他蛋白质的构象变化，最终将胞外信号转化成细胞内能够识别的信号，这种从细胞外到细胞内的信号转导严格的方向性对调节细胞内部的生化反应和生理活动的变化都是至关重要的（见细胞信号转导一章）。

（二）膜的流动性

生物膜是动态结构，它的流动性包括膜脂的**流动性（fluidity）**和膜蛋白的**运动性（mobility）**。大量的研究结果表明，合适程度的流动性对膜行使正常功能是一个极为重要的条件。

1. 膜脂的流动性

现在认为脂质双层不是固体，也不是液体，而是**液晶态（liquid crystal state）**（介于晶态与液态之间的过渡状态）。它既具有液体的流动性，又具有固体所具有的分子排列的有序性，其黏度相当于橄榄油。在正常的生理温度下，膜脂质层大多呈液晶态，一直处于热运动之中，当温度降至某一点时，其可从流动的液晶态转为晶态（或凝胶态）。温度升高，晶态也可熔融为液晶态，这种变化称为相变（phase transition），引起相变的温度称为相变温度。膜脂由于其组成成分不同而各有不同的相变温度，在某一温度条件下，有些脂类分子可能处于晶态，另有一些脂类分子可能处于液态。处于不同状态的脂类分子各自分别汇集，形成相的分离，成为不同流动状态的微区，以完成不同的功能。

细胞内、外的水环境使膜脂分子不能从膜脂双层中逸出，但是膜脂和膜蛋白在脂双层的单层平面内可以前后左右运动和彼此之间交换位置，因此，膜可以看成是二维流体，这种特性对完成膜的特定功能是非常必要的。在相变温度以上的条件下，膜脂分子的运动可归纳为下列 4 种方式（图 5-11）。

2. 膜蛋白的运动性

膜蛋白的运动一般可分为两类：被动扩散和细胞代谢驱使的运动。后一类是指膜蛋白与膜下方的微管、微丝相互作用而形成复合体的运动，膜脂流动性对其

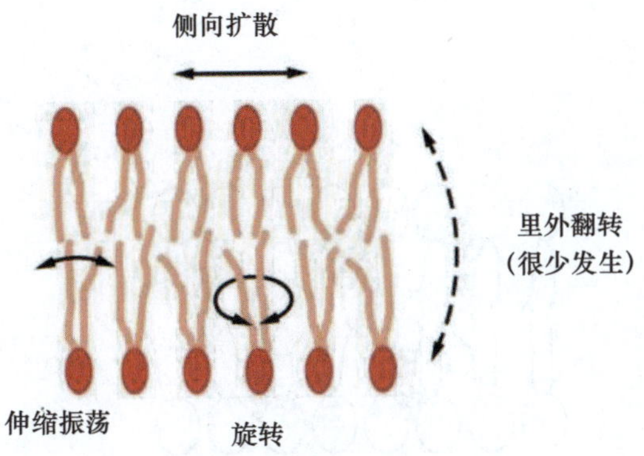

图 5-11 脂双层中磷脂运动的几种方式
（引自 Alberts et al.，2008）

仅有间接的影响（图 5-12），而被动扩散则受膜脂流动性的直接影响。在膜脂的影响下，膜蛋白可以进行侧向扩散和旋转扩散。

（1）侧向扩散。1970 年 L. D. Frye 和 M. Edidin 首先用**细胞融合（cell fusion）**和间接免疫荧光染色法证明膜抗原（膜蛋白）在脂质双层二维平面中可以自由扩散（图 5-13）。他们利用仙台病毒诱导小鼠和人的成纤维细胞系发生融合，形成异核体，然后利用间接免疫荧光染色法对小鼠和人细胞表面抗原进行标记，标记后小鼠抗原带有绿色荧光，人抗原带有红色荧光，以此观察人-小鼠融合细胞表面抗原分布的变化。结果显示，刚发生融合的异核细胞膜上的红色荧光和绿色荧光的分区比较清晰。随着融合的进行，红绿荧光会逐渐扩散。培养 40 min 后，两种荧光就基本均匀地分布在整个异核体细胞膜上。用蛋白质合成抑制剂和 ATP 合成抑制剂都不能抑制这种扩散的进行，但是培养温度的降低却能大大降低扩散的速度。这表明两种细胞的膜蛋白在膜内能进行侧向移动，而且这种移动与膜脂的流动性有很密切关系。

二维码 5-1 扩展

细胞膜流动性实验

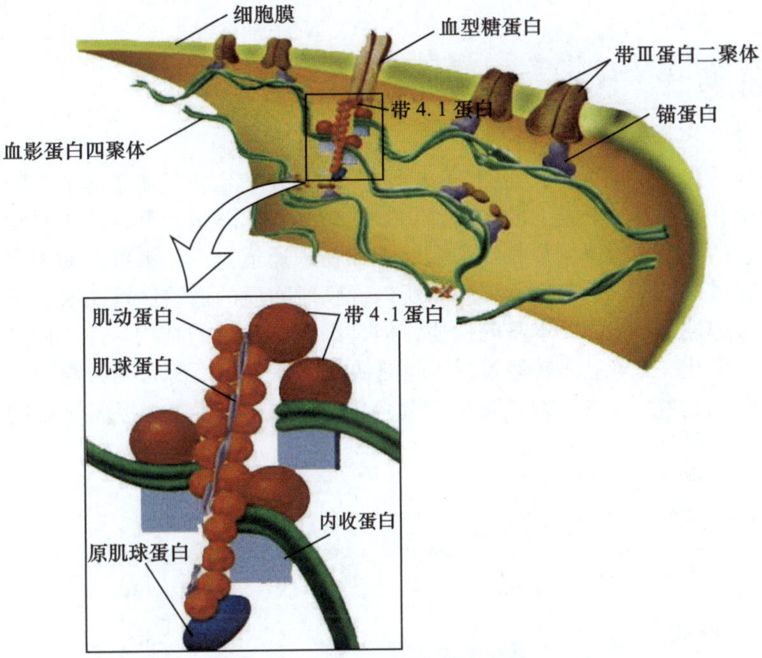

图 5-12 膜蛋白的运动性受细胞内的细胞骨架系统控制
（引自 Alberts et al.，2008）

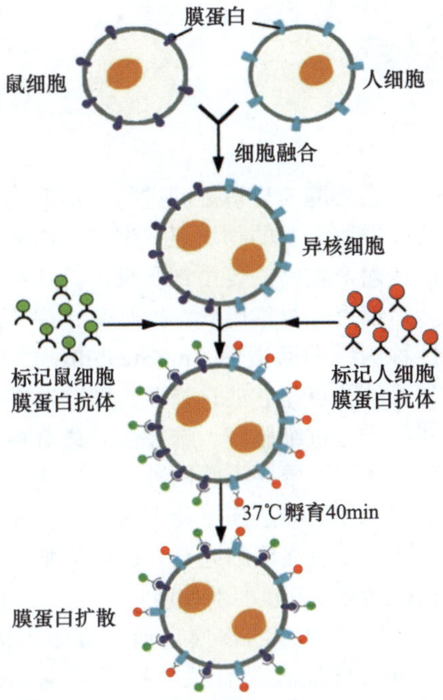

图 5-13 人－鼠细胞融合过程中膜蛋白相互扩散运动（引自陈誉华，2013）

用淋巴细胞作为材料也得到了类似的结果。例如，将抗淋巴细胞荧光标记的专一抗体与淋巴细胞的表面抗原结合，就可以根据荧光标记的分布来追踪细胞抗原的位置变化。在刚开始时，结合荧光抗体的抗原在细胞表面的分布很均匀，此后几分钟，抗原-抗体结合物的分布发生变化，由均匀状态变为成簇分布，随之又集中成斑，最后全部集中到某一区域成帽状结构，即成帽反应。这也是膜蛋白的侧向扩散运动所致。

（2）旋转扩散。膜蛋白能围绕与膜平面相垂直的轴进行旋转运动，但旋转扩散速率比侧向扩散速率更为缓慢。不同的膜蛋白，由于本身及微环境的差别，它们的旋转扩散速率也有很大的差异。

影响膜流动性的因素很多，主要包括脂肪酸链的长度和不饱和程度，胆固醇与磷脂的比值，卵磷脂与鞘磷脂的比值，膜蛋白的影响，环境的温度、pH、离子强度、金属离子等（图 5-14）。

膜的流动性具有十分重要的生理意义，如物质转运、能量转换、细胞识别、免疫反应、药物对细胞的作用等都与膜的流动性密切相关，可以说，一切膜的基本活动均在细胞膜的流动状态下进行。

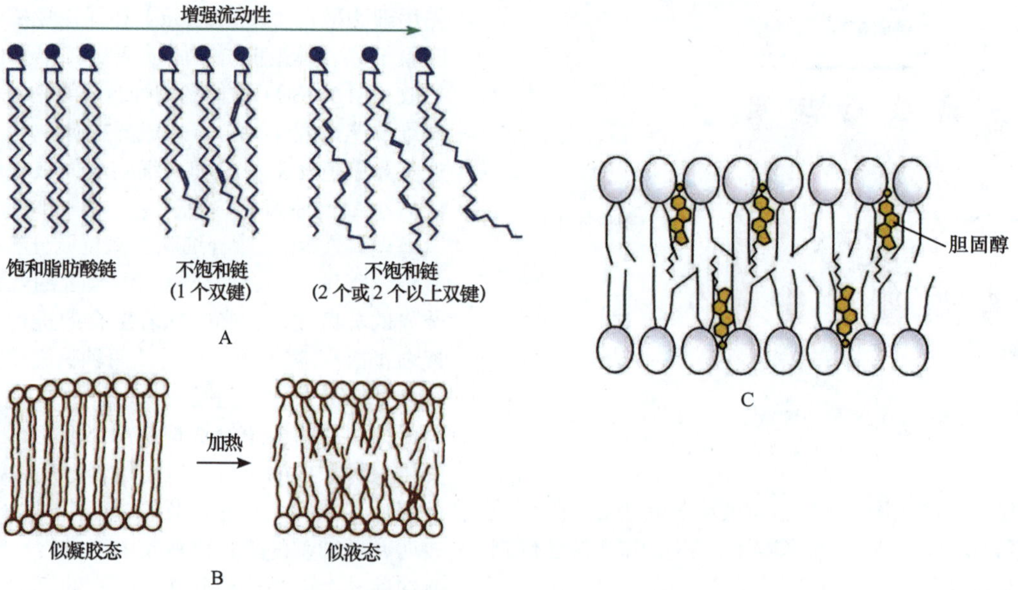

图 5-14　影响膜流动性的各种因素（引自 Alberts et al.，2008）
A. 脂肪酸链饱和度的影响；B. 温度的影响；C. 胆固醇的影响

第二节　细胞膜与物质的跨膜转运

活细胞与环境之间进行着活跃的物质交换。生命活动中所需要的物质要从细胞周围环境中取得，细胞的代谢产物则需要由细胞排出，这些川流不息的物质转运都得经过细胞膜。细胞膜允许一定物质穿过的特性称为膜的**通透性**（**permeability**）。细胞膜通透性最显著的特点是它的选择性，即有选择地允许或阻止一些物质通过细胞膜。选择性通透对物质进出细胞起着调节作用，维持了膜内外离子浓度差和膜电位，保证了膜内外的渗透压平衡。这是细胞膜最主要的生理功能之一，对保证细胞及有机体最基本生命活动的正常进行具有极其重要的作用。

细胞内外的物质交换有许多不同的机制，总的来看，与细胞膜有关的物质运输活动有两种形式：一种是小分子和离子的**穿膜运输**（**transmembrane transport**）；另一种是大分子和颗粒物质的**膜泡运输**（**transport by vesicle formation**）。

一、穿膜运输

如果采用人工脂双层膜研究细胞膜对小分子和离子的通透性，会发现不同分子通过脂双层的扩散速率不同，主要取决于分子大小和在脂中的相对溶解度。一般来说，分子质量越小，脂溶性越强，通过脂双层的速率越快。脂双层对所有带电荷的分子（离子），不管它多么小，都是高度不通透的，这些分子所带的电荷及高度的水合状态妨碍它们进入脂双层的疏水区域，如 Na^+、K^+ 对脂双层的通透性仅为水的 10^{-9} 倍（图 5-15），在生理状态下，这些细胞必需的离子必须借助于膜上的转运蛋白才能进行穿膜转运。另外，研究发现在某些细胞的膜上存在水通道蛋白，水可借助于该通道快速穿膜。所以说膜对物质的通透性首先取决于物质本身的性质，但是细胞膜本身的结构属性（如膜上的转运蛋白）也是决定某些细胞新陈代谢必需的物质，如氨基酸、葡萄糖、Na^+、K^+ 等能否穿膜转运的重要方面。

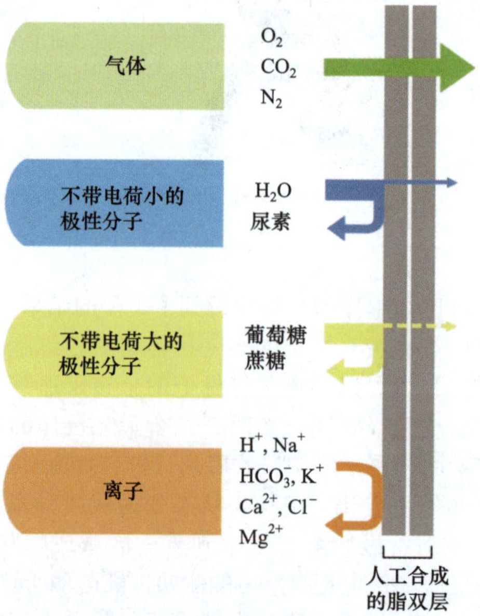

图 5-15　人工脂质双层膜对各种物质的通透性
（引自陈誉华，2013）

（一）简单扩散

简单扩散（simple diffusion）是最简单的一种运输方式，它不需要消耗细胞本身的代谢能，也不需要专一的膜蛋白分子，只要物质在膜两侧保持一定的浓度差，即可发生这种运输。脂溶性物质，如苯、醇、甾类激素以及 O_2、N_2、CO_2、乙醇、尿素和甘油等的转运就是借助于浓度梯度，从高浓度一侧直接穿过脂质双层向低浓度一侧进行扩散的。在进行扩散时，所需要的能量是来自高浓度本身所包含的**势能（potential energy）**。这种物质从高浓度向低浓度的穿膜运动，符合物理学上的单纯扩散规律。然而不同分子通过脂质双层的扩散速率不同，扩散速率除依赖于浓度梯度的大小以外，主要还与物质的油/水分配系数和分子大小有关。油/水分配系数越大，分子越小，则穿膜速率越快（表 5-1）。

表 5-1 物质油/水分配系数与其穿膜速率的关系

物质名称	分配系数（$\times 10^2$）	相对速率
甲醇	0.78	0.99
甘油乙醚	0.74	0.077
丙二醇	0.57	0.087
甘油甲醚	0.26	0.043
乙二醇	0.049	0.043
甘油	0.007	0.000 74
赤藓糖醇	0.003	0.000 046

资料来源：引自 Alberts et al.，2008

（二）离子通道扩散

Na^+、K^+、Ca^{2+} 等是极性很强的水化离子，难以直接穿过细胞膜的脂质双层，但却能快速穿过细胞膜，这一过程借助了**离子通道（ionic channel）**来完成。

离子通道是跨膜蛋白质，由多个 α 螺旋区形成跨膜的亲水通道。该通道蛋白（channel protein）对离子具有高度的亲和力，允许适当大小的离子顺浓度梯度瞬间大量通过。离子通道可迅速地开放或关闭，这是受通道门控所控制的，而闸门是由通道蛋白的带电分子或基团（如羟基或磷酸基）所构成的，有的持续开放，有的间断开放。间断开放的通道，第一类是电位依赖性**电压门控通道（voltage-gated channel）**，闸门的开闭受膜电压控制，如钠通道、钙通道、钾通道等。当膜两侧特异离子浓度发生变化时，膜电位改变导致通道开放或关闭（图 5-16A）。第二类是**配体门控通道（ligand-gated channel）**，闸门开闭受化学物质（配体）调节，如乙酰胆碱 Na^+ 通道和 Ca^{2+} 通道等（图 5-16B、C）。当某一配体（如神经递质）与通道蛋白的相应部位（受体）结合，则引起通道蛋白的构象发生变化，导致闸门反应性开放。配体有的位于细胞内（图 5-16C），有的位于细胞外（图 5-16B）。第三类是**机械门控通道（mechanically-gated channel）**也称**压力激活通道（stress-actived channel）**，是通道蛋白感受压力而改变构象，开启通道使闸门打开，离子通过亲水通道进入细胞，引起膜电位变化，产生电信号。例如，内耳听觉毛细胞就具有这种通道，当声音传至内耳时，引起毛细胞下方的基膜发生振动，从而使纤毛触及上方的覆膜，迫使纤毛发生倾斜，在这种机械压力的作用下，引起纤毛上机械门控离子通道开放，离子涌入细胞内，膜电位改变，形成的电信号经神经传至听觉中枢（图 5-16D）。

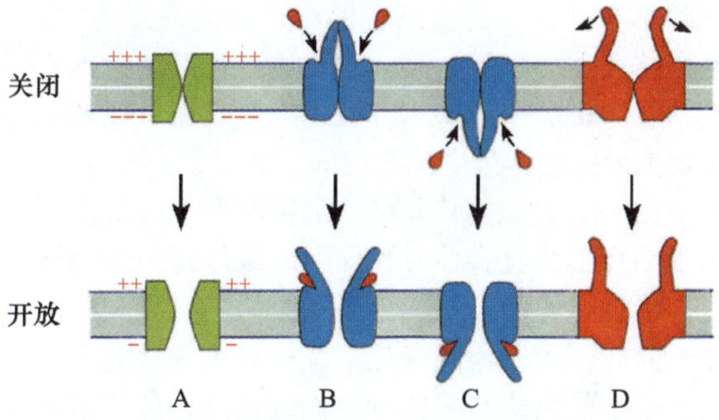

图 5-16 门控通道示意图（引自 Lodish，2013）
A. 电压门控通道；B. 配体门控通道（胞外配体）；C. 配体门控通道（胞内配体）；D. 机械门控通道

闸门开放的时间极短暂，只有几毫秒，随即自然关闭，这种特性保证了生理活动的顺序性。例如，在神经肌肉连接系统，一个冲动沿神经传送并引起肌肉的收缩，整个反应在不到 1 s 的时间内完成，但却至少关系到 4 个不同部位的离子通道门控按一定的顺序开放和关闭。如图 5-17 所示：①当冲动到达神经末梢，

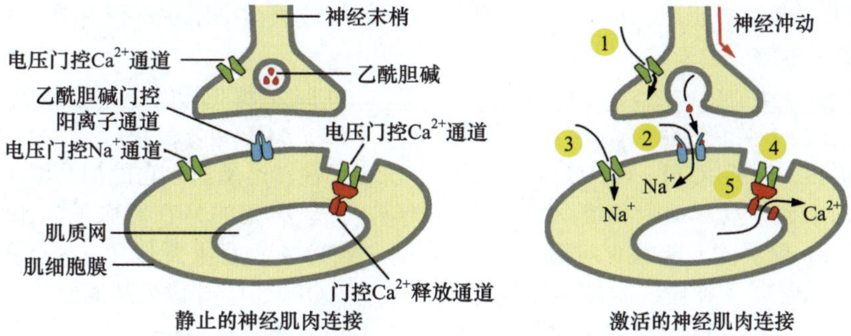

图 5-17 神经肌肉连接处的门控通道（引自陈誉华，2013）

去极化发生，膜电位降低，引起神经末梢膜上的电压门控 Ca^{2+} 通道开放，因 Ca^{2+} 浓度细胞外高于细胞内达4倍以上，所以 Ca^{2+} 急速进入神经末梢，刺激分泌神经递质——乙酰胆碱；②释放的乙酰胆碱与肌肉细胞膜上的乙酰胆碱门控阳离子通道的受体结合，闸门瞬间开放，Na^{+} 大量涌入细胞，引起局部膜去极化，膜电位改变；③肌肉细胞膜的去极化，又使其膜上的电压门控 Na^{+} 通道依次开放，Na^{+} 更多地进入，进一步促进膜的去极化扩展到整个肌膜；④肌肉细胞膜去极化又引起肌肉细胞内肌质网上的 Ca^{2+} 通道开放，Ca^{2+} 从肌质网内流入细胞质，细胞质内 Ca^{2+} 浓度急剧升高，最终引起肌原纤维收缩。

（三）易化扩散

一些非脂溶性（或亲水性）的物质，如糖、氨基酸、核苷酸、金属离子等，不能以简单扩散的方式进出细胞，它们穿过细胞膜需要借助于一定载体（carrier）的帮助。借助于载体顺浓度梯度的物质运输方式称为**易化扩散**或**帮助扩散（facilitated diffusion）**。

实验证明，载体分子就是膜上与物质运输有关的跨膜蛋白，称为**载体蛋白（carrier protein）**。它具有专一的结合部位，对所结合的溶质具有高度专一性，其上有结合点，只能与某一种物质进行暂时性地、可逆地结合。目前一般认为，易化扩散是通过载体蛋白分子发生可逆的构象变化实现的。如图5-18所示，当载体蛋白一端表面的特异结合部位与专一的溶质分子或离子结合形成复合体时，即引起载体蛋白发生构象变化，将被运送的分子或离子从膜的一侧移至膜的另一侧。同时，随构象的变化，载体对该物质的亲和力也改变，于是物质与载体分离而被释放，载体蛋白又可恢复到它原有的构象，载体可反复循环使用。这种运输过程是利用被转运物质浓度差的势能，不需要消耗代谢能。易化扩散的速率在一定限度内与物质的浓度差成正比，当扩散速率达到一定水平，就不再受溶质浓度的影响。因为在细胞膜上运输某种物质的特异性载体的数量相对恒定，当所有载体蛋白的结合部位被占据，载体处于饱和状态时，运输速率达到最大值，扩散速率就维持在这个水平上，尽管膜两侧的浓度差可以很显著，但扩散速率不再加快。而简单扩散的溶质扩散速率总是与溶质浓度差成正比。

葡萄糖是人体最基本的能量来源，但其不能直接穿过细胞膜，细胞要依靠葡萄糖转运载体以易化扩散的方式转运葡萄糖分子。人类基因组编码14种与葡萄糖转运相关的载体蛋白，即GLUT1～GLUT14，它们构成葡萄糖转运蛋白家族，具有细胞和组织特异性，广泛分布于红细胞、血-脑屏障、胰腺β细胞、小肠、肾、肝、肌肉、脂肪细胞以及肿瘤细胞的细胞膜上。人红细胞膜上约有5万个葡萄糖转运载体GLUT1，其分子质量为45 kDa，最大传送速率约为每秒180个葡萄糖分子。2014年，颜宁等首次报道了人GLUT1的晶体结构，揭示了葡萄糖转运载体转运葡萄糖的分子机制。GLUT家族成员都具有高度同源的氨基酸序列，都含有12次穿膜的α螺旋以及N端和C端两个结构域，胞内可溶区还具有4个α螺旋组成的ICH结构域，是糖转运蛋白家族特有的结构特征。研究证实，GLUT1、GLUT2、GLUT3、GLUT4这4种蛋白质与多种人类疾病的发生密切相关，如婴儿癫痫、Fanconi-Bickel综合征、糖尿病、肥胖等。

二维码 5-2 扩展

结构生物学

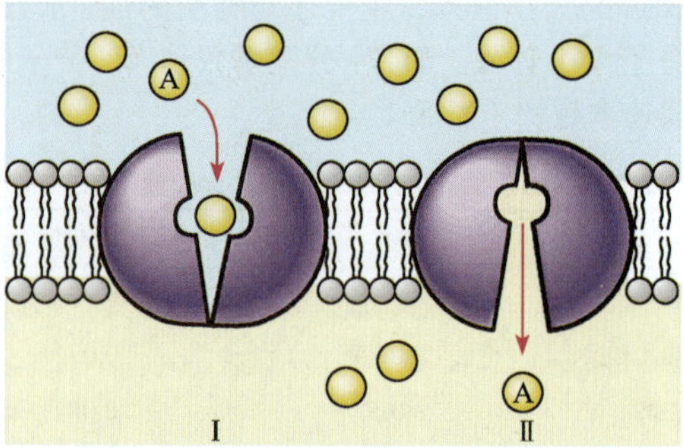

图5-18 转运物质时载体蛋白的构象变化
（引自Alberts et al.，2008）

在构象“Ⅰ”状态时，载体蛋白的溶质A结合部位向膜外暴露，结合后载体蛋白变为“Ⅱ”的构象状态，结合部位向膜内暴露，将溶质A释放，同时载体蛋白又恢复“Ⅰ”的构象，可再次结合溶质

（四）水通道扩散

水分子是一种极性小分子，不溶于脂，但穿膜速率却很快，曾经让人百思不得其解。直到1992年Peter Agre第一次证明了从红细胞膜上分离的29 kDa的疏水性跨膜蛋白是一种选择性水通道蛋白，才确定了细胞膜上存在着转运水的特异性通道蛋白，并命名为Aquaporin 1。Agre也由于首次发现并确认了水通道的存在而荣获了2003年诺贝尔化学奖。

目前的研究已证明，水通道蛋白是一个广泛存在于动物、植物甚至低等生命体内的保守家族。现已在哺乳动物中发现了13种水通道蛋白，在许多组织和器官的特殊类型细胞中广泛存在。目前用AQPs代表水通道。

目前发现的哺乳动物AQPs中，包括AQPs 1、AQPs 2、AQPs 4、AQPs 5和AQPs 8，基本功能都是水选择性转运蛋白，它能提高细胞的水通透能力达50倍。比较典型的是在肾脏的尿液浓缩机制中，AQPs 1～AQPs 4起着重要作用。除了作为水的特殊通道，某些AQPs还同时转运其他溶质，例如，**水-葡萄糖通道（aquaglyceroporin）**，是既能转运水也能转运葡萄糖的 AQPs，包括 AQPs 3、AQPs 7、AQPs 9。其中存在于人细胞膜上的 AQPs 9 也能转运其他小的极性溶质，包括氨基酸、糖，甚至亚砷酸盐。

典型水通道功能域结构包括 6 次穿膜的 α 螺旋区（1～6）和 5 个螺旋间的细胞外和细胞内的环（a～e）（图 5-19A），这些功能域合在一起形成水通道的一个亚基，包含由 b 环和 e 环的 NPA（精氨酸-脯氨酸-丙氨酸）基序共同构成位于脂质双层内部的三维结构来控制水分子的穿膜（图 5-19B、C），4 个亚基再形成 4 聚体成为有功能的水通道（图 5-19D）。该通道只允许水分子跨膜运输而不允许带电质子或其他离子通过，在功能上都可以作为一个独立水通道。

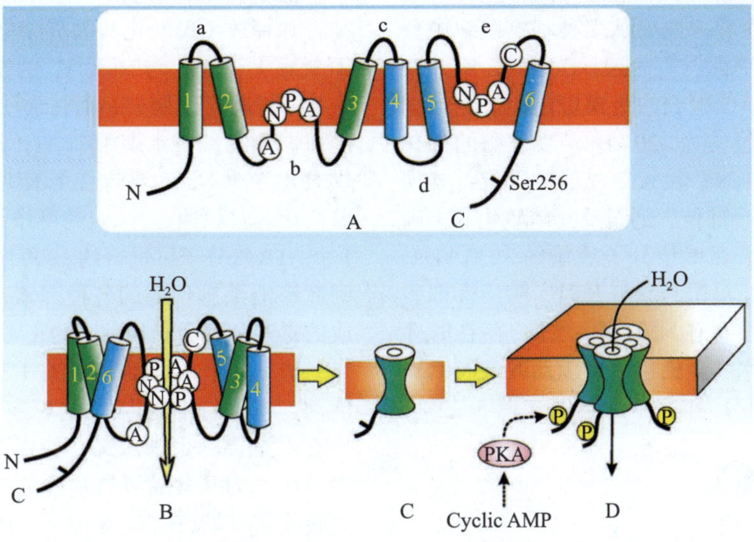

图 5-19　水通道 AQPs 1 的结构

以上提到的 4 种物质转运方式都不需要消耗代谢能，消耗的是存在于水或浓度梯度中的势能（像葡萄糖等不带电荷的溶质）或溶质的“电化学梯度”（像带电荷的溶质），这个势能或梯度决定了被动跨膜转运的方向。当细胞外的溶质浓度高于细胞内，并且细胞膜中存在合适的通道和载体蛋白，则该溶质将以**被动运输（passive transport）**的方式自发地穿过膜进入细胞内，转运蛋白没有消耗能量。然而，如果一种溶质要逆浓度梯度移动，这时不但需要转运蛋白的参与，还需要消耗能量（多数是指 ATP）以驱动这种转运。这种跨膜转运溶质的过程称为**主动运输（active transport）**，也称为代谢关联运输（metabolically linked transport），只有某些特殊类型的转运蛋白才具有利用某些能源做主动转运的能力。离子泵和伴随运输就是后一种类型（图 5-20）。

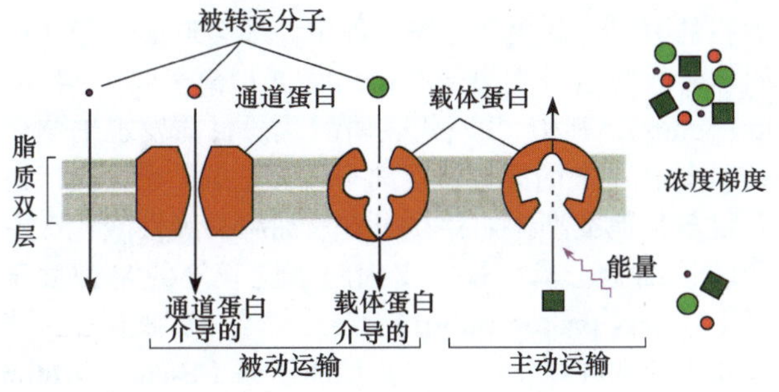

图 5-20　被动运输和主动运输（引自 Alberts et al.，2008）

（五）离子泵

人们很早就发现，生理状态下，细胞内外许多物质浓度存在很大差异。例如，在哺乳动物中，细胞内 K^+ 浓度要高出血液中的 K^+ 浓度约 30 倍，而细胞内 Na^+ 浓度却只有血液中 1/12。细胞内游离 Ca^{2+} 浓度更是比血液中低，只有 1/1000 甚至更少。研究证实，这种浓度差对维持细胞生命活动至关重要。细胞内外这种浓度差的形成就是依靠膜上的另外一种转运蛋白，通过主动运输的方式来完成的，其突出的特点就在于转运过程必须与某种释放能量的过程相偶联。动物细胞的能量来源主要是 ATP 水解。这类与离子转运相关的转运蛋白被称为**离子泵（ion pump）**。

为了解释细胞逆浓度梯度转运 Na^+ 和 K^+ 的机制，Hodkin 和 Keynes 最先提出离子泵模型。不久，Skou 在 1957 年发现有一种酶，在有 Na^+、K^+、Mg^{2+} 存在时，把 ATP 水解成 ADP 和焦磷酸，与此同时，Na^+ 和 K^+ 以逆浓度梯度方向进行穿膜运输。Skou 把离子泵与 ATP 酶联系起来，经过深入地研究，又发现这个酶广泛存在于动物和植物细胞中，只要有 Na^+、K^+ 主动运输的地方就能检测到这种酶的活性。还有一些实验证实离子泵的能量来源是 ATP。例如，当枪乌贼的巨大神经细胞中毒后，自己不能合成 ATP 时，若给它注射 ATP，它的细胞膜立即开始转运 Na^+ 和 K^+，并且一直持续到 ATP 全部用完为止。若加入抑制 ATP 酶的抑制剂，则泵的活动停止。表明 ATP 是在 ATP 酶的作用下，降解为 ADP 和磷酸，释放出能量，启动了泵的运转。因此，离子泵实际上就是膜上的一种 ATP 酶，即 Na^+-K^+ATP 酶（Na^+-K^+ ATPase）。细胞膜上作为泵的 ATP 酶有很多种，它们都具有专一性。例如，除了运输 Na^+、K^+ 称为钠钾泵（Na^+-K^+ pump）或钠泵，还有运输 Ca^{2+} 的称为**钙泵（Ca^{2+} pump）**，转运 H^+ 的质子泵等。

钠泵是嵌在细胞膜磷脂双层中的一种具有 ATP 酶活性的载体蛋白，用生化方法已从多种动物组织中分离和提纯了 Na^+-K^+ ATP 酶。现一般认为，Na^+-K^+ ATP 酶是由 α 和 β 2 个亚单位组成的跨膜蛋白（图 5-21）。大的 α 亚单位分子质量约为 120 kDa，为该酶的催化部分，其细胞质端有与 Na^+ 和 ATP 结合的部位，外端有与 K^+ 和乌本苷的结合部位，通过反复磷酸化和去磷酸化进行活动；小的 β 亚单位分子质量约为 55 kDa，为糖蛋白，如果把 α 亚单位与它分开时，酶活性即丧失。Na^+-K^+ ATP 酶必须要有 Na^+、K^+、Mg^{2+} 存在时才能被激活，催化 ATP 水解，提供能量驱动 Na^+、K^+ 对向运输。其作用过程可分为以下两个步骤（图 5-22）。

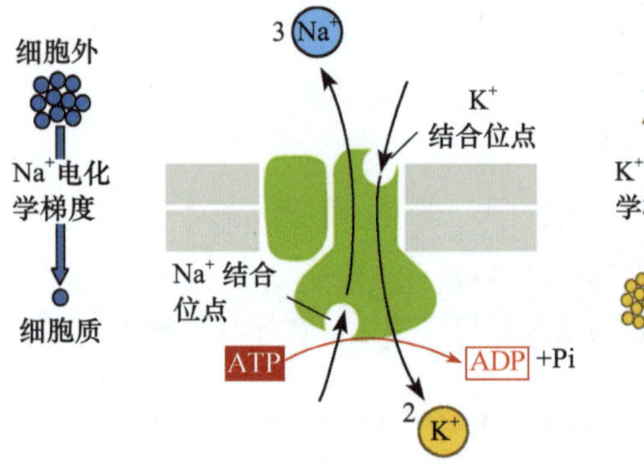

图 5-21　钠泵示意图（引自 Alberts et al.，2008）

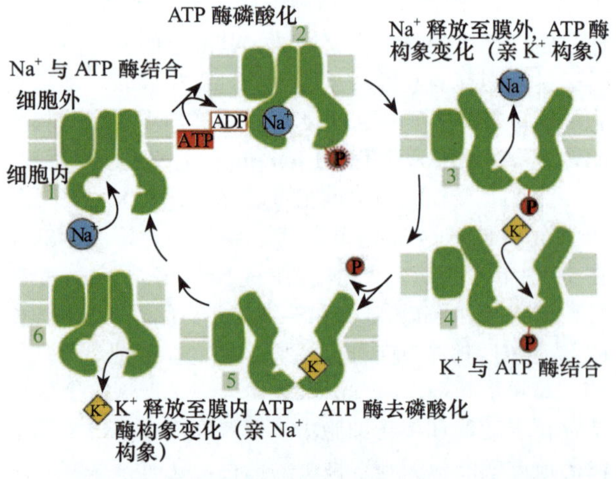

图 5-22　钠泵的作用过程（引自 Alberts et al.，2008）

第一步，在细胞膜内侧，有 Na^+、Mg^{2+} 存在时，ATP 酶被 Na^+ 激活，将 ATP 分解为 ADP 和高能磷酸根。磷酸根与 ATP 酶共价结合形成磷酸-ATP 酶中间体（酶的磷酸化），引起酶蛋白分子发生构象变化而与 Na^+ 的亲和力降低，Na^+ 被分离释放，此时 Na^+ 被转运到细胞膜外。

第二步，改变构象的 ATP 酶，在细胞膜外侧有 K^+ 存在时，与 K^+ 亲和力大，与 K^+ 结合后，ATP 酶发生去磷酸化作用，并恢复到原来构象，与 K^+ 亲和力降低，K^+ 被转运到细胞膜内。

由上可见，随着 ATP 不断被分解，磷酸根快速被结合和释放（磷酸化和去磷酸化），ATP 酶的构象随之不断发生变化，与 Na^+、K^+ 的亲和力也发生改变，由此将 Na^+ 移至细胞外，而将 K^+ 送到细胞内。利用红细胞血影测得，每水解 1 个 ATP 分子所释放的能量，可供泵出 3 个 Na^+、泵入 2 个 K^+。ATP 酶蛋白分子的构象变化非常快速，1 s 内约可作 1000 次变化，即 1 s 内 1 个 ATP 酶分子可进行约 1000 次 Na^+、K^+ 的主动运输。因此影响细胞代谢的各种因素，如低温、抑制能量合成的毒素，都会影响钠泵的正常活动。

有人估计，细胞内约有 1/3 的 ATP 是用来供钠泵活动，以维持细胞内外的离子梯度的。这种状态的维持有着重要的生理意义，如在膜电位产生、调节细胞渗透压、为某些营养物质吸收提供驱动力（如葡萄糖的转运），以及在神经和肌肉细胞的冲动传导等方面都起着重要作用。

钙泵也是对维持细胞基本功能有重要作用的泵。它是 Ca^{2+}-ATP 酶，存在于细胞膜或某些细胞器的膜上，它能将 Ca^{2+} 泵出细胞质或泵入某些细胞器，使 Ca^{2+} 浓度在细胞质中维持低水平（$\leqslant 10^{-7}$ mol/L），而在细胞外或某些细胞器中维持高水平（约 10^{-3} mol/L），这种浓度梯度是靠钙泵来维持的。红细胞钙泵位于细胞膜上，功能是将 Ca^{2+} 运输出细胞；在肌肉细胞中它存在于肌质网膜上，肌质网是肌细胞内储存 Ca^{2+} 的场所，当肌细胞膜去极化时，Ca^{2+} 由肌质网释放到细胞质中，刺激肌肉收缩，然后，钙泵负责将细胞质中的 Ca^{2+} 泵入肌质网中储存。像钠泵一样，在钙泵工作周期中也有磷酸化和去磷酸化过程。每水解 1 个 ATP 分子，可转运 2 个 Ca^{2+} 进入肌质网。现已分离纯化得到 Ca^{2+}-ATP 酶，发现它是一条大约由 1000 个氨基酸组成的跨膜多肽链。其氨基酸序列与 Na^+-K^+ATP 酶 α 催化亚单位很相似，说明这两种离子泵在进化上有一定关系。

动物细胞的 Na^+-K^+ 泵、Ca^{2+} 泵和哺乳动物胃壁细胞的 H^+-K^+ 泵在泵工作过程中，都会形成磷酸化中间体，故将这一类离子泵命名为 P-型离子泵（P-class ion pump），其中“P”代表磷酸化。目前发现细胞内利用水解 ATP 的能量转运离子或分子的“泵蛋白”还有很多其他类型，如存在于真核细胞的膜性酸性区室和破骨细胞、肾小管上皮细胞细胞膜上的 **V-型质子泵（V-class proton pump）**，存在于细菌细胞膜、线粒体内膜和叶绿体膜中的 **F-型质子泵（F-class proton pump）**，存在于哺乳类肝、小肠和肾细胞等细胞膜上用来转运磷脂、胆固醇、多肽、亲脂性药物和其他小分子的转运蛋白 **ABC 转运体（ABC-transporter）**等。

（六）伴随运输

二维码 5-3 微课

伴随运输

细胞为了维持生存，必须从周围环境中摄取营养物质（如葡萄糖、氨基酸等），这些物质的浓度在细胞外常比细胞内低得多，因而需要逆浓度梯度进行主动运输。它们逆浓度梯度进入细胞的动力不是直接来自水解 ATP，而是借助另一种物质的浓度梯度作为动力进行的。这一类运输方式称为**伴随运输（cotransport）**，也称协同运输。有人研究小肠上皮细胞对葡萄糖和各种氨基酸的吸收过程，发现在此过程进行时，周围介质中必须有很高浓度的 Na^+ 存在，否则葡萄糖或氨基酸的逆浓度梯度的运输就不能进行。后来，又发现 Na^+ 总是与葡萄糖或氨基酸伴随进入细胞，这种过程是由膜上的钠泵和共运输的特异载体蛋白共同协作完成的（图 5-23）。由于钠泵的作用，依靠分解 ATP 提供的能量，把 Na^+ 泵出细胞外，形成细胞内外的 Na^+ 电化学梯度差，即细胞膜外的浓度远高于细胞膜内；而在共运输的载体蛋白上具有 2 个结合位点，可分别与 Na^+ 和葡萄糖（或氨基酸）结合。当 Na^+ 顺电化学梯度进入细胞时，葡萄糖或氨基酸就利用 Na^+ 势能的驱动，随载体蛋白发生构象变化，而与 Na^+ 相伴逆浓度梯度进入细胞，并与载体分离，载体蛋白构象恢复到原状，可再反复工作。Na^+ 浓度梯度越大，葡萄糖等溶质分子进入细胞的速率就越快，相反，如果细胞外液中 Na^+ 浓度明显降低，转运则停止。当细胞内 Na^+ 浓度因回流而增加时，钠泵就再次工作将 Na^+ 泵出。葡萄糖或氨基酸的主动运输并不直接利用 ATP，而是依靠钠泵维持 Na^+ 的跨膜梯度的驱动进行伴随运输的，所以离子梯度驱动的主动运输可以说是一种间接的主动运输。小肠上皮细胞就是利用这种机制来吸收葡萄糖、果糖、甘露糖、半乳糖、氨基酸等养料，再经易化扩散转运至血浆的（图 5-24）。

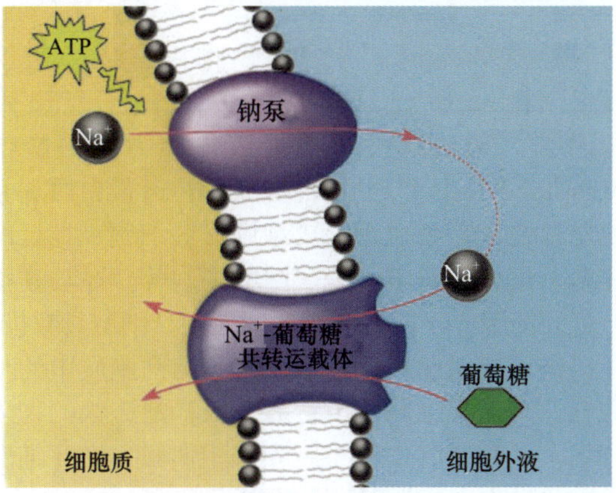

图 5-23　钠泵维持的 Na^+ 梯度驱动葡萄糖的主动运输示意图（引自 Alberts et al.，2008）

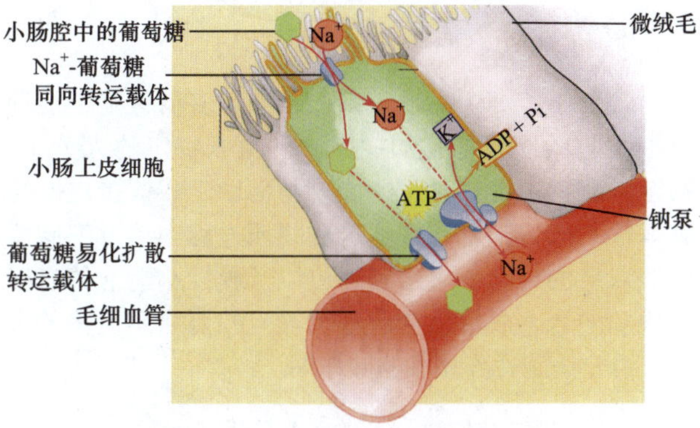

图 5-24　肠腔中的葡萄糖经小肠上皮细胞吸收转运入血液的示意图（引自 Alberts et al.，2008）

Na^+-葡萄糖的共转运是同方向协同转运溶质分子的运输方式，称为**共运输（symport）**；在动物细胞中还存在两种物质转运方向相反的情况，称为**对运输（antiport）**。例如，心肌细胞膜上存在的 Na^+-Ca^{2+} 对向转运载体，使 Ca^{2+} 可以借助于 Na^+ 的电化学梯度差将 Ca^{2+} 转运到细胞外，以保持细胞内部的低 Ca^{2+} 状态。这两种伴随运输的共同特点是在转运溶质时需要间接消耗代谢能。

在动物细胞中，驱动伴随运送的离子常常是 Na^+，而在大多数细菌中，由离子梯度驱动的主动运输系统是 H^+ 而不是 Na^+，由 H^+ 的浓度梯度驱动了细菌对大多数糖类和氨基酸的转运。

在上述 6 种穿膜运输的方式中，除了简单扩散，其他几种方式的物质转运都有跨膜蛋白的参与，这些跨膜蛋白被称为转运蛋白，包括通道蛋白和载体蛋白。如图 5-25 所示，离子通道和水通道都是通道蛋白，前者具有门控性；易化扩散和离子泵都依赖于载体蛋白的变构完成转运。从转运方向上来看，有单运输（例如葡萄糖转运载体）、钠钾泵和伴随运输，伴随运输又可分为共运输（如 Na^+-葡萄糖共转运）和对运输（如 Na^+ 和 Ca^{2+} 的对向运输）。

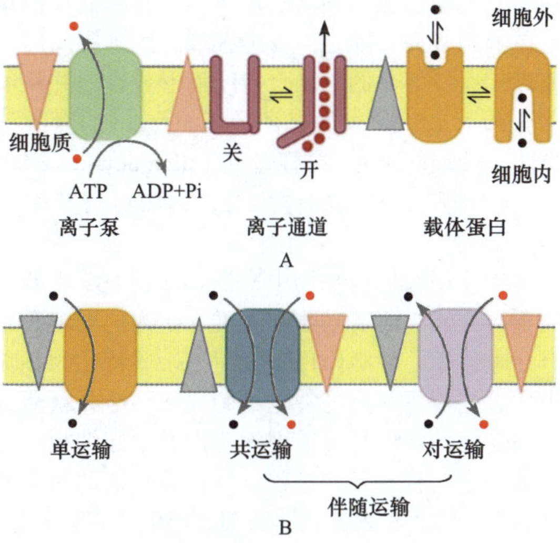

图 5-25　细胞膜上的转运蛋白（引自 Karp，2013）

二、膜泡运输

大分子，如蛋白质、多核苷酸、多糖等是不能通过细胞膜的，但细胞却能排出和摄入特定的大分子，甚至颗粒物也能通过细胞膜。与借助于载体蛋白的穿膜运输不同，细胞在转运这些物质过程中涉及细胞膜脂质双层的融合、重组和移位以及膜性小囊泡的有序形成和融合，故称之为膜泡运输。按照物质运输的方向，可分为胞吞作用和胞吐作用。

（一）胞吞作用

胞吞作用（endocytosis）是指细胞表面发生内陷，由细胞膜把环境中的大分子和颗粒物质包围成小泡，脱离细胞膜进入细胞内的转运过程。这不仅是细胞局部对外来物质的反应，也是细胞整体反应的结果。细胞针对不同底物的胞吞方式，大致采用吞噬作用、胞饮作用和受体介导的胞吞作用 3 种方式来完成（图 5-26）。

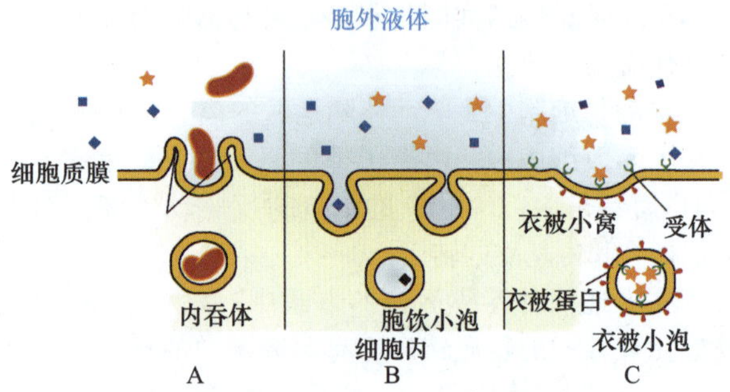

图 5-26　胞吞作用的 3 种方式（引自 Lodish，2013）
A. 吞噬作用；B. 胞饮作用；C. 受体介导的胞吞作用

1. 吞噬作用

细胞内吞入较大的固体颗粒或分子复合物（直径可达几个微米），如细菌、无机尘粒、细胞碎片等物质的过程，称为**吞噬作用（phagocytosis）**。此作用包含吸附和吞进两个相对独立的过程。被吞噬的颗粒首先吸附在细胞表面，随之，吸附区域的细胞膜向内凹陷形成囊，囊口部分的膜融合封闭而形成囊泡并从细胞膜上分离下来，形成的直径大于 500 nm 的囊泡称为**吞噬体（phagosome）**或**吞噬泡（phagocytic vesicle）**。吞噬泡在细胞内与溶酶体融合，物质可被其中的酶分解。

吞噬作用在原生动物中广泛存在，是获取营养物质的重要方式。高等动物和人类，体内的大多数细胞没有吞噬作用，吞噬作用常发生于一些特化的吞噬细胞中，需要被吞噬物与吞噬细胞表面结合并激活细胞表面的受体，将信号传递到细胞内并引起细胞应答反应，是一个信号触发的过程。这种吞噬活动的主要作用是消灭异物，在动物机体防卫系统中起着重要作用。例如，网状内皮系统的巨噬细胞、单核细胞和中性粒细胞等，它们广泛分布于组织和血液中，共同防御微生物的侵入，清除衰老和死亡的细胞。

2. 胞饮作用

细胞吞入大分子溶液物质或极微小颗粒物的活动，称为**胞饮作用（pinocytosis）**。细胞周围环境中的某些液体物质达到一定浓度时，即引起细胞产生胞饮。这些物质先吸附在细胞表面（靠静电力或与表面某些物质结合），然后通过这部分细胞膜下微丝的收缩作用，使细胞膜凹陷包围液体物质，接着与细胞膜分离，形成直径大小不等的**胞饮体（pinosome）**或**胞饮小泡（pinocytic vesicle）**，进入细胞内部。

巨胞饮（macropinocytosis）是细胞非选择性内吞胞外液体的过程，它为非选择性地内吞细胞外营养物质和液相大分子提供了一条有效途径（图 5-27）。微管和微丝参与了这一过程。这一特殊的胞吞行为在多种细胞类型中发生，例如，阿米巴细胞利用其获取环境中的营养物质、免疫细胞利用其捕获抗原、神经细胞利用其内吞膜受体调节突触信号。巨胞饮体则是在某些因素刺激下，细胞膜皱褶形成大且不规则的原始胞饮泡，直径一般为 0.5～2 μm，有时可达 5 μm。进入细胞的巨胞饮体能与溶酶体结合，其中的内容物经溶酶体的酸性水解酶水解为小分子释放到细胞质。

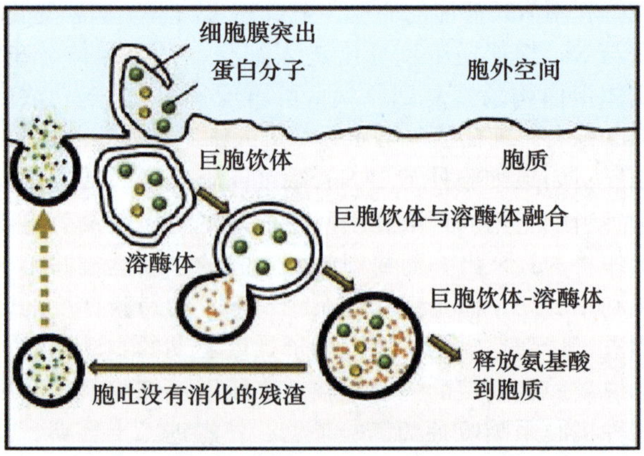

图 5-27　细胞通过巨胞饮作用摄取蛋白质并消化分解
（根据 https://biologyreader.com/pinocytosis 修改）

与巨胞饮不同，有的胞饮作用形成的胞饮泡体积则很小，直径只有 65 nm，在电子显微镜下才能分辨。形成这种小泡的过程称为**微胞饮作用（micropinocytosis）**，主要是摄取和转运蛋白质。微胞饮现象存在于毛细血管上皮细胞、肝细胞、神经纤维上的施万细胞、巨噬细胞、网状细胞等。在动物组织中，有的细胞介于两个解剖分区之间，细胞具有极性，它在一极形成微胞饮小泡，小泡不与细胞质中的溶酶体融合，即横穿细胞质抵达另一极，把胞饮的物质释放出去，这种胞吞作用与胞吐作用偶联，横穿细胞运送物质的过程，称为**穿胞吞吐作用（transcytosis）**。许多细胞都以这种方式转运物质。例如，在毛细血管上皮细胞中，内外两侧的细胞膜下方，微胞饮小泡较集中，这就是液体物质穿越毛细血管上皮细胞进行转运的形态学特征。

3. 受体介导的胞吞作用

受体介导的胞吞作用（receptor mediated endocytosis）是特异性很强的胞吞作用。大分子先与细胞膜上特异性受体（镶嵌在细胞膜上的蛋白质分子）识别并结合，然后通过膜囊泡系统完成物质的传送。这个过程中形成的囊泡是一类特殊结构的小泡，在电子显微镜图像上可见其外表面覆盖有毛刺状结构的衣被，称这类小泡为有被或**衣被小泡（coated vesicle）**（图 5-28）。因此，受体介导的胞吞作用又可称为**有被小泡运输（coated vesicle transport）**。这种作用较液相胞饮速率快，可使细胞大量摄入特定分子而不需要带进过多的胞外液体，具有选择性浓缩作用，即使某种溶质分子在细胞外液中浓度很低，也能被捕获吸收。

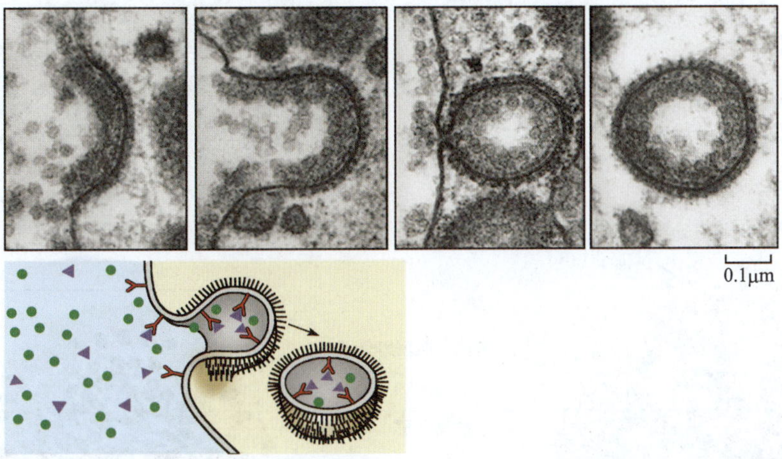

图 5-28 受体介导的胞吞作用中从有被小窝形成有被小泡的电子显微镜图像（引自 Alberts et al., 2008）

大多数真核细胞内都含有有被小泡，其直径为 50～250 nm。人们认为有被小泡的一部分在内质网和高尔基复合体中形成，负责细胞内细胞器间的物质传送，而大部分则来自细胞膜的特定区域，这个区域称为**有被小窝（coated pit）**。在电子显微镜图像上可见此区域的膜向下凹陷，在细胞膜的细胞质面覆盖了一层与有被小泡相似的有被结构（图 5-28）。有被小窝在各种培养细胞中约占细胞膜总面积的 2%。它形成后 1 min 就内陷，并与细胞膜脱离进入细胞，变成了有被小泡，负责细胞外特异物质向细胞内的转运。有人从神经组织中部分纯化得到有被小泡，用电子显微镜负染色方法直接观察到有被小泡的衣被呈五边形和六边形的篮网特征（图 5-29C）。将有被小窝和有被小泡分离纯化进行生化和结构分析，发现小泡衣被的最主要蛋白质是网格蛋白（clathrin）。这是一种高度稳定的纤维状蛋白，分子质量为 180 kDa。它与另一种较小的多肽形成衣被的结构单位——**三腿蛋白复合体（three-legged protein complex）**。每个复合体由 3 个笼蛋白分子（重链）和 3 个较小的多肽分子（轻链）组成，呈 3 分支状排列。每一个分支可分成近轴段（轻链）和远轴段（重链），两段之间有一拐点，远轴段的末端呈钩状（图 5-29A）。由于三腿蛋白复合体的这种特殊几何结构，使它能组装成五角形或六角形的篮网状结构（图 5-29B）。衣被的作用与小泡最初的形成有关，一旦小泡形成，网格蛋白即解体脱下，可再去参与形成另外的有被小泡（图 5-30）。

除了网格蛋白，陷穴蛋白（caveolae）也能在质膜下组装形成衣被小窝，该衣被通过牵拉质膜内陷形成衣被小泡。该蛋白与网格蛋白一起参与了胞吞作用中吞噬体和胞饮小泡的形成。另外，目前还发现其他两种可以形成衣被的蛋白质，分别为衣被蛋白Ⅰ（coat protein Ⅰ, COP Ⅰ）和衣被蛋白Ⅱ（coat protein Ⅱ,

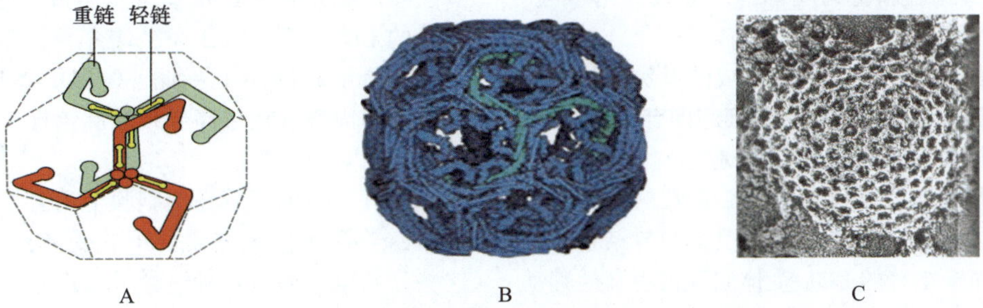

图 5-29 三腿蛋白复合体和衣被模式图（引自 Lodish et al., 2013）

A. 三腿蛋白复合体；B. 衣被模式图；C. 衣被的电镜照片

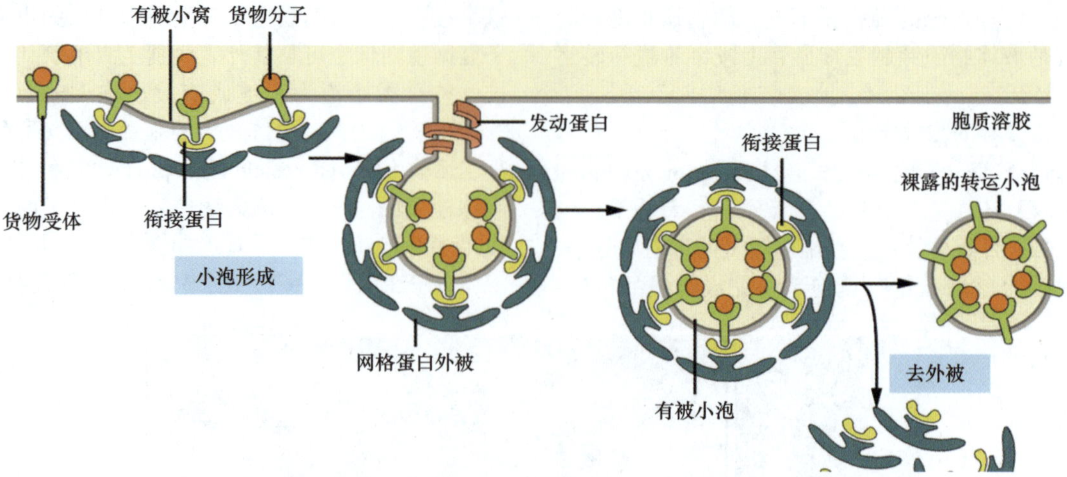

图 5-30　有被小窝和有被小泡的形成过程（引自陈誉华，2013）

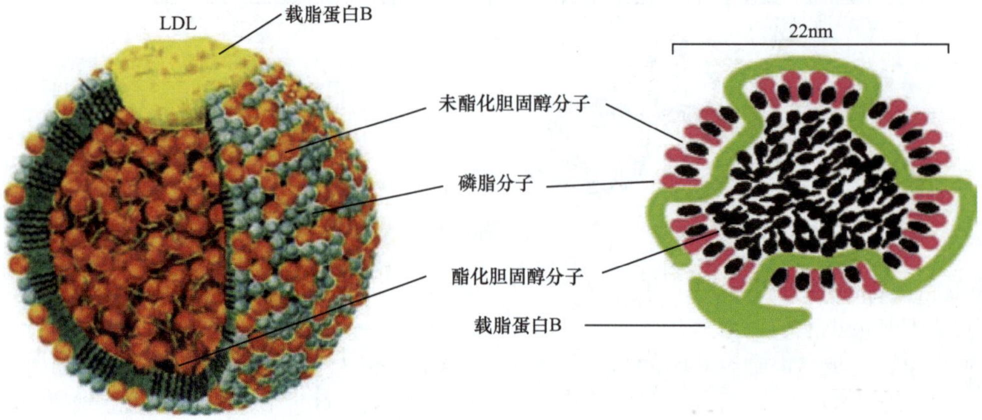

二维码 5-4 微课

LDL 的吸收

图 5-31　LDL 颗粒结构示意图（引自 Lodish，2013）

COP Ⅱ）。其功能详见第六章。

在大多数动物细胞中，网格蛋白、有被小窝和有被小泡为从细胞外液摄取特定大分子提供了有效的途径，这一过程即为受体介导的胞吞作用。此作用的典型例子是细胞对胆固醇的摄取。胆固醇在肝中合成并包装成**低密度脂蛋白（low density lipoprotein，LDL）**，然后分泌至血液中并被运输到各组织。LDL 颗粒为球形，直径约为 22 nm，中心含有大约 1500 个酯化胆固醇分子，外周包绕着 800 个磷脂分子和 500 个游离的胆固醇分子，载脂蛋白 B 嵌插在脂层中（图 5-31），将酯化胆固醇、磷脂和游离胆固醇组装成球形颗粒。载脂蛋白 B 是细胞膜 LDL 受体的配体。

LDL 受体是由 839 个氨基酸组成的单次穿膜的糖蛋白，当细胞需要利用胆固醇时，细胞即合成 LDL 受体，并将其镶嵌到质膜中。LDL 颗粒悬浮在血液中，当细胞需要用胆固醇合成膜时，LDL 颗粒的载脂蛋白可与细胞膜有被小窝上存在的 LDL 受体特异结合，这种结合可诱使尚未结合的 LDL 受体向有被小窝处移动而与 LDL 结合，并引起有被小窝继续内陷，使 LDL 颗粒同受体一起进入细胞质内，形成有被小泡。接着有被小泡迅速脱被成为无被小泡，无被小泡与早期内体（early endosome）发生融合。早期内体是经细胞膜胞吞作用形成的囊泡，囊泡膜上有可转移 H^+ 的 H^+-ATP 酶，在其作用下，H^+ 被泵入内体，当 pH 达到 5～6 的酸性条件下，受体与 LDL 颗粒解离，并分隔到 2 个小囊泡中，含受体的小泡（再循环内体）返回到细胞膜参与受体再循环；含有 LDL 的小泡与溶酶体融合，被其中的酶分解为游离的胆固醇进入细胞质，成为细胞合成膜的原料（图 5-32）。

当细胞内胆固醇积累过多时，细胞通过反馈调节，停止胆固醇及 LDL 受体的合成。正常人每天降解 45% 的 LDL，其中 2/3 经受体介导的胞吞途径摄入细胞而被降解利用，如果细胞对 LDL 的摄入过程受阻，血液中胆固醇含量过高导致动脉粥样硬化。

此外，目前了解在细胞膜上尚有激素、转铁蛋白等重要分子的受体，这些分子也是通过这种途径进入细胞的。某些种类的病毒也可以借助受体介导内吞方式进入细胞。

二维码 5-5 扩展

铁离子吸收的精细调控

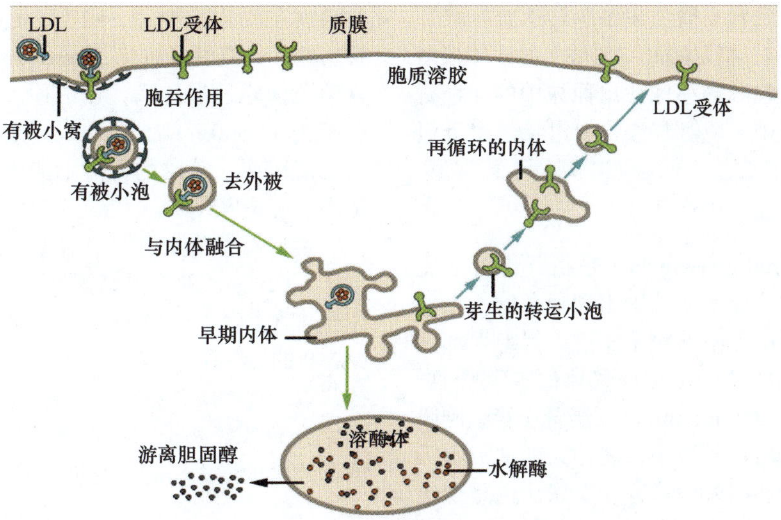

图 5-32　LDL 受体介导的 LDL 颗粒胞吞过程示意图（引自陈誉华，2013）

（二）胞吐作用

胞吐作用（exocytosis）也称为外排作用，它是一种与胞吞运送物质相反的过程。细胞内某些物质由膜包围成小泡从细胞内部逐步移到细胞膜下方，小泡膜与细胞膜融合，把物质排到细胞外。这是将细胞分泌产生的激素、酶类及未被消化的残渣等物质运出细胞的重要方式。

根据真核细胞胞吐作用方式的不同，将胞吐作用分为两种形式：**固有分泌（constitutive pathway of secretion）**和**受调分泌（regulated pathway of secretion）**（图 5-33）。前者是指分泌蛋白合成后立即被包装入高尔基复合体的分泌囊泡中，随即很快被运送到细胞膜处，分泌到细胞外，这种分泌过程普遍存在于所有的细胞内；后者是指细胞分泌蛋白合成后被储存于分泌囊中，只有当细胞接受细胞外信号（如激素）的刺激，引起细胞内 Ca^{2+} 浓度瞬时升高，才能启动胞吐过程，使分泌泡与细胞膜融合，向细胞外间隙释放分泌物，这种分泌过程只存在于特化的细胞中，如能分泌激素、神经递质、消化酶的分泌细胞。目前认为还有一种分泌方式即溶酶体分泌，其可以运送膜成分来修复质膜，或者排除未消化的残渣以及分泌色素颗粒。

胞吞作用和胞吐作用都伴随着膜的运动，主要是膜本身结构的融合、重组和移位，这都需要能量的供应。有实验证明，如果细胞氧化磷酸化被抑制，肺巨噬细胞的吞噬作用就会被阻止。在分泌细胞中，如果 ATP 合成受阻，则胞吐作用不能进行，分泌物无法排到细胞外。另外，胞吞和胞吐作用的平衡对稳定细胞膜面积具有重要的生理学意义。

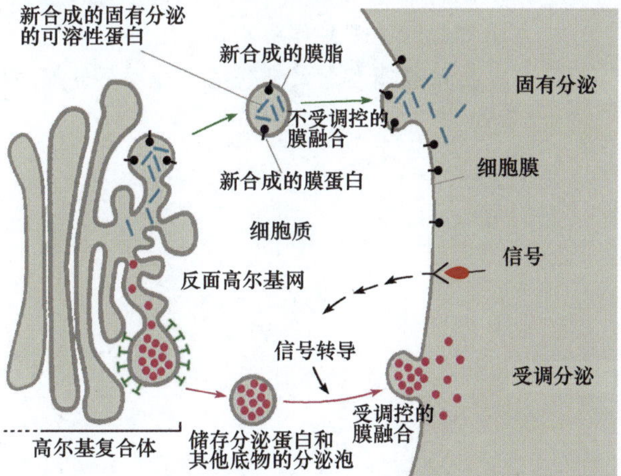

图 5-33　胞吐作用的两种方式（引自 Lodish，2013）

第三节　膜转运系统异常与疾病

细胞膜中与物质转运有关的转运蛋白（如载体蛋白、通道蛋白和离子泵等）结构的缺损和功能异常都会引起物质转运障碍，产生相应的膜转运异常的疾病。转运蛋白是由基因编码的，基因突变或表达异常导致蛋白质数量或结构发生改变是引起相应的遗传性膜转运异常疾病的原因。

一、载体蛋白异常与疾病

（一）胱氨酸尿症

胱氨酸尿症（cystinuria）是一种遗传性膜转运异常疾病，患者的尿中含有大量的胱氨酸，当尿的 pH 下降时，胱氨酸沉淀形成尿路结石，引起肾损伤。其病因是由于基因突变导致肾小管上皮细胞转运胱氨酸及二氨基氨基酸（赖氨酸、精氨酸和鸟氨酸）的载体蛋白先天性缺陷，从而引起对肾小球滤出原尿中的 4 种氨基酸重吸收障碍，尿中 4 种氨基酸排出过量，患者血液中这些氨基酸低于正常值，而尿液中则高于正常值。

（二）肾性糖尿病

肾性糖尿病（renal glycosuria）是指肾小管上皮细胞葡萄糖重吸收障碍导致尿液中出现葡萄糖。正常情况下血浆葡萄糖可由肾小球完全滤过，但绝大部分在近端肾小管经 Na^+ 驱动的葡萄糖载体而被重吸收，重吸收的极值为 250～335 mg/min。而当肾小管细胞膜转运葡萄糖的载体蛋白功能缺陷，使葡萄糖重吸收极值降低时，就发生肾性糖尿病。肾性糖尿病也是遗传性疾病。

二、离子通道异常与疾病

离子通道蛋白异常会导致一系列疾病的发生，这类疾病主要累及神经、肌肉、心脏、肾脏等系统和器官。例如，**囊性纤维化（cystic fibrosis）**是一种致死的常染色体隐性遗传病，在白种人中发病率高，群体发病率为 1/3500～1/2500。其主要临床表现为全身性分泌功能障碍，分泌的黏液不能被及时清除，引起导管堵塞、感染等症状。

囊性纤维化是由位于 7q31 的囊性纤维跨膜转导调节子（CFTR）的编码基因发生突变引起的。CFTR 是位于细胞膜上的一个受 cAMP 调节的氯离子通道，在 cAMP 的介导下，CFTR 发生磷酸化，引起离子通道开放，以 10^6 个/min 的速率向细胞外转运氯离子。CFTR 异常会导致氯离子和水不能进入分泌的黏液中，分泌的黏液黏度增大引起导管堵塞或其他异常。

（海军军医大学　朱海英）

复习思考题

1. 蛋白质是构成细胞膜的主要成分，膜蛋白在保证生物膜的结构完整性和发挥生物膜的功能方面都起到了哪些作用？

2. 请查阅参考文献列举另外两个伴随运输（共运输和对运输）的例子。

第六章 内膜系统

内膜系统（endomembrane system）是指位于细胞质内，在结构、功能及发生上有密切联系的膜性结构的总称，包括内质网、高尔基复合体、溶酶体、各种转运小泡（囊泡）及核膜等。虽然目前更多的观点认为过氧化物酶体不属于内膜系统，但为讲述方便还是将其归于本章。

内膜系统是真核细胞区别于原核细胞的一个重要标志，是在漫长的历史演化过程中，细胞内部结构不断分化、完善和生理功能逐渐提高的结果。其出现具有重要的生物学意义：① 有效增加了细胞内表面积，并形成了一个个相互独立的**膜性房室**（compartment），使细胞内不同生理生化过程彼此相对独立、互不干扰地在一定区域中进行，极大地提高了细胞的整体代谢水平和功能效率；② 通过囊泡转运，构成了内膜系统各组分进行物质转运、信息传递的专一途径，保证了细胞内生命活动有序、稳定地进行；同时当囊泡在细胞内膜和细胞膜之间进行物质转运时，膜的主要成分膜脂和膜蛋白等也在各膜性细胞器之间进行转移和重组，形成**膜流**（membrane flow），使各结构的膜成分得到不断地代谢更新；③ 各种膜性囊泡在内膜系统和细胞膜之间进行物质转运，沟通了细胞与外环境的相互联系，最终体现为细胞内在功能结构的整体性及与外环境间相互作用的高度统一性。此外，内膜系统产生的囊泡释放到细胞外称为细胞外囊泡，在细胞间的通信和协作中发挥重要作用。

第一节 内质网

内质网（endoplasmic reticulum，ER）是1945年由Porter K. R. 等在电镜下观察体外培养的小鼠成纤维细胞时发现的。因集中分布于细胞核附近的细胞质（内质），由一些小管、小泡连成网状，故命名为内质网。现已证实，内质网广泛分布于除成熟红细胞以外的所有真核细胞的细胞质中，并非局限于内质区，常延伸到靠近细胞膜的外质区，但仍习惯称之为内质网。虽体积仅占细胞总体积的10%，但其面积却约占所有膜相结构的50%，质量相当于细胞质量的15%～20%。

一、内质网的形态结构和类型

内质网是由一层厚为5～6 nm的单位膜围成的管状、泡状和囊状结构彼此连通构成的一个连续的、内腔相通的膜性管网系统。靠近细胞膜的部分可与细胞膜内褶相连；在靠近细胞核的部位，可与外核膜相连。

内质网的形态、数量及分布与细胞种类、细胞发育阶段、生理功能状态的差异有关。例如，鼠肝细胞中管状、泡状和囊状的内质网都存在（图6-1A），但在睾丸间质细胞中大多为小管或小泡状（图6-1B）。内质网发达程度可作为判断细胞分化程度和功能状态的形态学指标。通常情况下，已分化细胞的细胞需要合成大量运输到细胞外发挥生理作用的蛋白质，因此内质网较发达。胚胎期的细胞内质网相对不发达，结构较简单。但随着细胞的逐渐分化，内质网数目由少变多，结构变得越趋复杂，可发生由单管状到复管状、疏网状到密网状、膜上的核糖体由少到多等变化。

根据是否附着核糖体，可将内质网分为糙面内质网和光面内质网两种基本类型（图6-1C、D）。横纹肌细胞中光面内质网特化为**肌质网**（sarcoplasmic reticulum），在肌原纤维中连成一网状结构（图6-1E）。

（一）糙面内质网

糙面内质网（rough endoplasmic reticulum，rER）虽然需要在电镜下才能观察到，但当细胞质内存在大量糙面内质网时，在光镜下仍可观察到细胞质的强嗜碱性染色结果。例如，神经元胞质内的**尼氏体**（Nissl's body）、浆细胞胞质的嗜碱性物质以及胰腺外分泌细胞胞质的嗜碱性物质等。这些嗜碱性染色实际上是附着在糙面内质网上的核糖体在合成蛋白质时结合了大量嗜碱性的核酸。

糙面内质网多呈扁平囊状，排列整齐，因膜表面附着有核糖体颗粒而得名。作为内质网与核糖体构成的一种功能性复合体，糙面内质网主要与外输性蛋白质的合成有关。因此在胰腺细胞、浆细胞等具有分泌功能的细胞中高度发达，而在胚胎细胞、肿瘤细胞和未分化的细胞中则不发达。

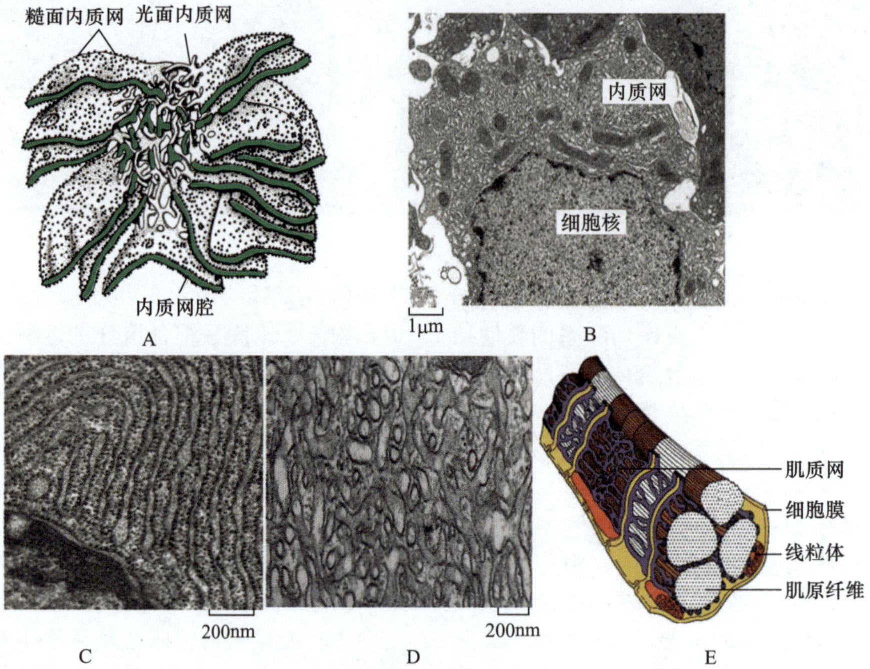

图 6-1　内质网的形态结构

A. 鼠肝细胞内质网形态结构示意图；B. 睾丸间质细胞内质网透射电镜图；C. 糙面内质网透射电镜图；D. 光面内质网透射电镜图；E. 横纹肌细胞肌质网立体结构模式图

（二）光面内质网

光面内质网（smooth endoplasmic reticulum，sER）多为分支的小管，很少扩大成小泡或扁囊。小管直径50～100 nm，膜厚4～5 nm，相互连接成网，在一定部位可与糙面内质网、核膜及高尔基复合体相连，偶见与质膜相连。光镜下，由于细胞质基质和光面内质网皆为嗜酸性，经**苏木精-伊红染色法（hematoxylin-eosin staining，HE）**不易识别出光面内质网。通常富含光面内质网的细胞嗜酸性较强，如胃壁细胞、睾丸间质细胞、黄体细胞和肾上腺皮质细胞等。

光面内质网是一种多功能细胞器，在不同细胞或不同状态的同一细胞中，其形态、分布和发达程度差异较大。例如，在肌肉细胞、肝细胞、分泌类固醇激素的细胞中，光面内质网比较丰富。

两种类型的内质网在不同细胞中分布的状况不同。有的细胞中都为糙面内质网；有的全为光面内质网；有的细胞则两者皆有，但其比例不同，且可随细胞的发育阶段、功能状态的不同而相互转化。

除上述两种基本类型的内质网外，在某些特殊组织细胞中，还存在一些由内质网局部分化、衍生而来的异型结构。如视网膜色素上皮细胞中的**髓样体（myeloid body）**，生殖细胞、快速增殖细胞、某些哺乳动物的神经元和松果体细胞及一些癌细胞中的**环孔片层（annulate lamella）**等。

此外在进行细胞组分的超速分级分离中，常可获得直径约100 nm，被称为**微粒体（microsome）**的球囊状封闭小泡，其实质是由破损的内质网自我融合形成的特殊结构。包括**糙面微粒体（rough microsome）**和**光面微粒体（smooth microsome）**两种类型。糙面微粒体外表面附着核糖体，具蛋白质合成等糙面内质网的基本功能；光面微粒体一部分来自光面内质网，另一部分可能来自细胞膜、高尔基复合体或其他细胞器的碎片。目前有关内质网膜的化学组成与生理功能的认识大多来自对微粒体的生理生化分析结果。

二、内质网的化学组成

作为一种生物膜，内质网膜主要化学成分是脂类和蛋白质。脂类含量为30%～40%，蛋白质含量为60%～70%。以大鼠肝细胞和胰腺细胞来源的微粒体为例，内质网膜脂类分子中磷脂含量最高，还包括中性脂、磷脂酰肌醇、缩醛磷脂和神经节苷脂等。其比例大致为磷脂酰胆碱55%，磷脂酰乙醇胺20%～25%，磷脂酰丝氨酸和磷脂酸肌醇各占5%～10%，鞘磷脂4%～7%。

内质网膜上所含蛋白质及酶种类多样，所含酶蛋白在30种以上。根据其功能特性，大致分为4类：与解毒功能有关的氧化反应电子传递酶系、与脂类代谢反应相关的酶系、与碳水化合物代谢反应有关的酶系、与蛋白质加工运转有关的酶类。其中以**葡萄糖-6-磷酸酶（glucose 6 phosphatase，G-6-P）**为内质网的主要标志性酶。此外，一些电子传递体系的酶，如 NADH-细胞色素 c 还原酶、NADH-细胞色素 b5 还原酶、细胞色素 b5、细胞色素 P450 等也被看作内质网的重要标志酶。其中细胞色素 P450 主要位于光面内质网的胞质面，是光面内质网特有的标记酶。

在内质网网腔中普遍存在一类被称为**网质蛋白（reticulo-plasmin）**的蛋白质。其共同特点是多肽链的羧基端（C 端）均含一个由 4 个氨基酸残基所构成的**驻留信号（retention signal）**：KDEL（Lys-Asp-Glu-Leu，即赖氨酸-天冬氨酸-谷氨酸-亮氨酸）或 HDEL（His-Asp-Glu-Leu，即组氨酸-天冬氨酸-谷氨酸-亮氨酸）。该信号通过与内质网膜上相应受体的识别结合而使蛋白质驻留于内质网腔不被转运。网质蛋白主要参与蛋白质的正确折叠和转运，主要包括以下几个方面。

1. 免疫球蛋白重链结合蛋白

免疫球蛋白重链结合蛋白（immunoglobulin heavy chain binding protein，Bip）是一类与**热休克蛋白 70（heat shock protein 70，Hsp70）**同源的单体非糖蛋白。主要功能是阻止蛋白质的聚集或不可逆变性，并协助蛋白质折叠。作用机理与热激蛋白类似，即 Bip（包括后述的相应网质蛋白）能特异性地识别、结合新生肽链或部分折叠的多肽链，帮助多肽进行折叠、装配和转运，其本身并不参与最终产物的形成，故将此类分子称为**分子伴侣（molecular chaperone）**。

2. 钙网蛋白

钙网蛋白（calreticulin）是一种普遍存在的内质网钙结合蛋白，具有钙离子结合位点，主要与调节钙平衡、蛋白质折叠和加工、血管发生、抗原呈递和细胞凋亡等功能有关。

3. 葡萄糖调节蛋白 94

葡萄糖调节蛋白 94（glucose regulated protein 94，GRP94）是一种广泛分布于真核细胞的二聚体糖蛋白，是内质网标志性的分子伴侣。主要参与新生肽链的折叠和转运。

4. 钙连蛋白

钙连蛋白（calnexin）是一种钙离子依赖的凝集素样伴侣蛋白。其功能是与未完成折叠的新生蛋白质的寡糖链结合，避免蛋白质的凝集及泛素化，并阻止未完全折叠的蛋白质离开内质网。

5. 蛋白质二硫键异构酶

多肽链中不同半胱氨酸之间二硫键（S—S）的形成是蛋白质折叠的一个重要组成部分。**蛋白质二硫键异构酶（protein disulfide isomerase，PDI）**可催化蛋白质中二硫键的形成，保证蛋白质的正常折叠。

三、内质网的功能

（一）糙面内质网的主要功能

糙面内质网主要进行蛋白质的合成、修饰加工、分选及转运。

1. 参与蛋白质的合成

核糖体是细胞内蛋白质合成的唯一场所。所有蛋白质的合成均起始于细胞质中的游离核糖体，之后的多肽链合成以两种方式进行。

（1）内源性蛋白质：其合成始终在游离核糖体上进行。这类蛋白质包括：分布于细胞质基质中的驻留蛋白、定位于细胞核的核蛋白、线粒体中由核基因组编码的蛋白质。

（2）外输性蛋白质：在游离核糖体上进行外输性蛋白质合成起始后，转移到糙面内质网上进行后续多肽链的合成。这类蛋白质包括：分泌到细胞外的分泌蛋白，如肽类激素、细胞因子、抗体、消化酶等；定位在内质网、高尔基复合体、溶酶体等细胞器中的可溶性驻留蛋白；插入内质网膜，随着膜相结构的移行转换而最终到达内膜系统各个区域（包括细胞膜）的膜整合蛋白，如膜抗原、膜受体等。

外输性蛋白质合成过程中，核糖体如何附着到内质网膜、新生多肽链如何穿越内质网膜转移到内质网腔的呢？信号假说给予了一个合理的解释。

二维码 6-1 微课

蛋白质的跨膜运输

（1）信号肽指导糙面内质网上蛋白质多肽链的合成和穿越。

1975 年，Blobel G. 等提出了蛋白质分选的**信号假说（signal hypothesis）**，认为引导蛋白质多肽链在糙面内质网上合成的决定因素是合成的多肽链氨基端（N 端）存在一段特殊氨基酸序列，即**信号肽（signal peptide）**或**信号序列（signal sequence）**。该假说为理解蛋白质合成后向细胞内其他膜性结构定向转运的机制提供了理论支持，因此获得 1999 年诺贝尔生理学或医学奖。目前认为，信号肽是普遍存在于所有分泌蛋白多肽链氨基端、由数目和种类各异的氨基酸构成的一段疏水氨基酸序列。信号肽引导蛋白质多肽链穿越内质网膜的基本过程如下（图 6-2）。

1）SRP 首先与核糖体及新生肽链上的信号肽识别、结合，形成 SRP-核糖体复合体。外输性蛋白质新生多肽链合成始于细胞质中游离核糖体。当 N 端的信号肽被翻译后，立即被细胞质基质中的**信号识别颗粒（signal recognition particle，SRP）**识别、结合。SRP 是由一个 7S 的小分子 RNA 和 6 个多肽亚单位构成的复合体（图 6-2A）。SRP 一端与信号肽结合，另一端则可识别并结合于核糖体形成 SRP-核糖体复合体。此时，SRP 占据了核糖体上的氨酰-tRNA 结合位点（A 位），阻止了下一个氨酰-tRNA 进入核糖体，从而使多肽链的合成暂时终止。

2）结合了信号肽的 SRP 识别并结合内质网膜上的 SRP 受体，将核糖体带到内质网膜上。SRP-核糖体复合体通过 SRP 的介导，与内质网膜上的**信号识别颗粒受体（SRP-receptor，SRP-R）**识别并结合，将核糖体锚泊在内质网膜上；而 SRP 从复合物上解离，返回细胞质基质中循环使用（图 6-2B）。此时，因 SRP 与核糖体结合而导致的多肽链合成的暂时阻遏作用消失，多肽链延伸得以继续。SRP-R 是位于内质网膜上的膜整合蛋白，因其功能是通过识别 SRP 而将核糖体附着到内质网上，因此又称为**停靠蛋白（docking protein）**。

3）新生肽链通过核糖体大亚基中央管和转运体共同形成的通道，穿越内质网膜进入内质网腔。信号肽序列被内质网膜腔面的**信号肽酶（signal peptidase）**切除，新生肽链继续延伸，直至完成（图 6-2C、D）。**转运体（translocon 或 translocator）**是一种位于糙面内质网膜上的多蛋白复合体，可形成外径约 8.5 nm，中央孔直径为 2 nm 的亲水性通道。信号肽的结合可以诱导该通道的开启，使得新生肽链能穿越内质网膜进入内质网腔（图 6-2E）。

4）转运结束，核糖体解离，转运体通道关闭。肽链合成完成并转运至内质网腔后，核糖体大小亚基解聚，从内质网上解离，重新回到细胞质基质中。此时转运体的通道关闭。

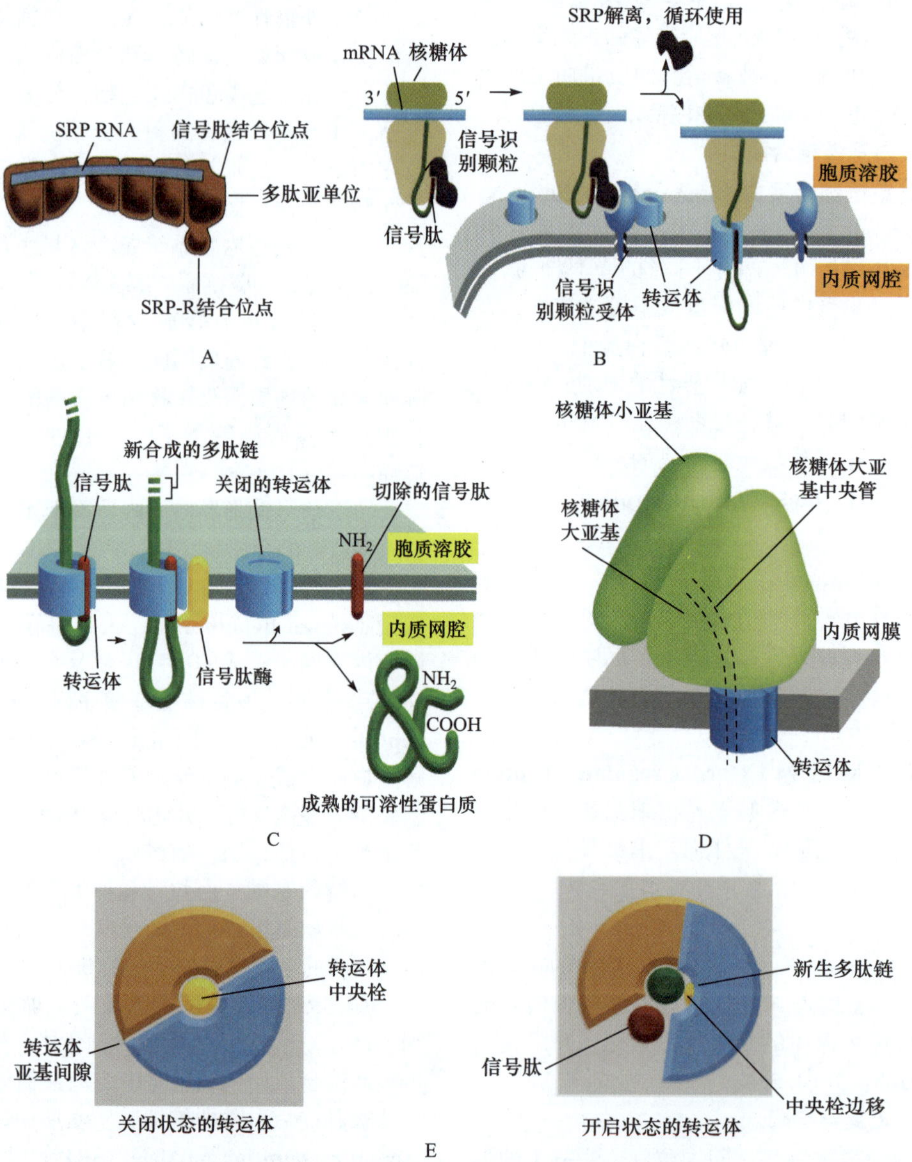

图 6-2 信号肽引导核糖体附着和新生肽链的穿膜转移

A. SRP 结构示意图；B. 信号肽和 SRP 引导核糖体到达内质网；C. 蛋白质穿越内质网膜进入内质网腔；D. 转运体与核糖体大亚基中央管形成的多肽链转移通道；E. 转运体断面示意图

（2）信号肽指导内质网穿膜驻留蛋白的插入转移。

1）两种不同机制介导单次穿膜蛋白的插入转移。

新生肽链的**共翻译插入（cotranslational insertion）**转移：在穿膜驻留蛋白新生多肽链上除存在一个位于N端的**起始转移序列（start transfer sequnence）**的信号肽外，还存在一个由疏水氨基酸组成，与内质网膜高度亲和的**终止转移序列（stop transfer sequence）**。信号肽牵引多肽链进行转移时，当终止转移序列进入转运体，转运体被钝化而终止肽链的转移。起始转移序列被信号肽酶切除，终止转移序列插入内质网膜而形成单次穿膜的内质网膜整合蛋白（图6-3A）。

内信号肽（internal signal peptide）介导的插入转移：内信号肽位于多肽链中间。当内信号肽序列到达转运体时，转运体关闭，内信号肽单次穿膜而使蛋白质插入内质网膜。当内信号肽的疏水核心N端正电荷多于C端时，蛋白质插入后的方向为C端进入内质网腔；反之则N端进入内质网腔（图6-3B、C）。

2）多次穿膜蛋白质的转移和插入。机制类似于单次穿膜。如果膜整合蛋白包含一个起始转移序列和一个终止转移序列，但起始转移序列不在多肽链N端，穿膜的结果就是起始转移序列和终止转移序列之间的肽链进入内质网腔形成环状结构，而N端和C端留在内质网外面（图6-3D），从而形成2次穿膜的内质网膜穿膜蛋白；如果穿膜蛋白质有2个以上的起始转移序列或2个以上的终止转移序列，则形成多次穿膜的内质网膜蛋白（图6-3E）。

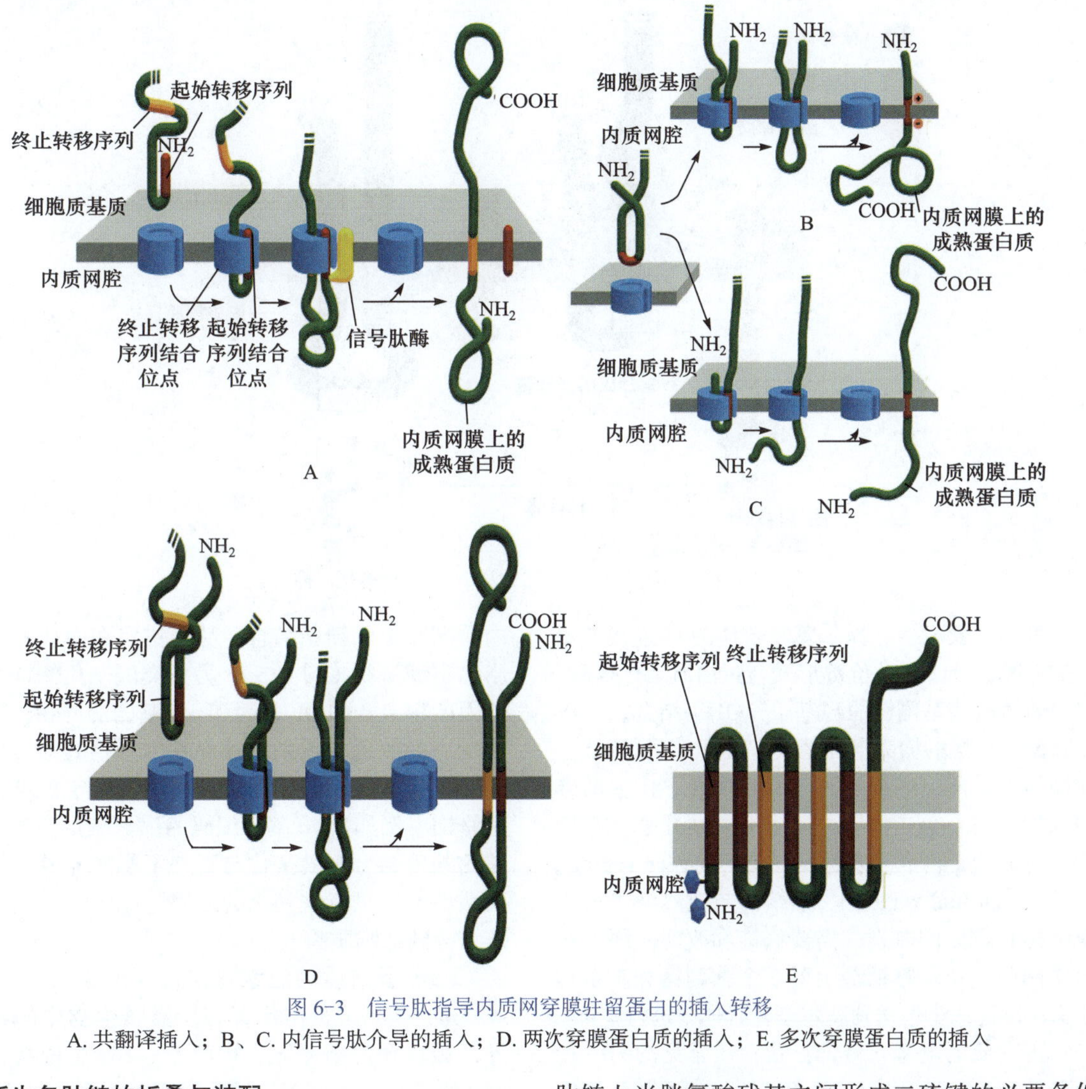

图6-3　信号肽指导内质网穿膜驻留蛋白的插入转移

A. 共翻译插入；B、C. 内信号肽介导的插入；D. 两次穿膜蛋白质的插入；E. 多次穿膜蛋白质的插入

2. 新生多肽链的折叠与装配

蛋白质功能的实现，需要多肽链按照一定的方式折叠成高级的三维空间结构。而内质网为新生多肽链进行正确的折叠和装配提供了有利条件。

内质网中丰富的氧化型谷胱甘肽（GSSG），是多肽链上半胱氨酸残基之间形成二硫键的必要条件；蛋白质二硫键异构酶附着在内质网膜的腔面，可极大地加快二硫键形成和多肽链折叠的速度；内质网中还存在GRP94、钙网蛋白等网质蛋白，它们可通过识别并结合折叠错误的多肽和还未完成装配的蛋白质，使之潴留在内质网，这种非折叠蛋白在内质网的聚集，可引起内质网的**未折叠蛋白反应（unfolded protein response，UPR）**，促使内质网腔内的分子伴侣蛋白表达升高，从而有利于蛋白质的正确折叠和组装。因此，在蛋白质合成过程中，内质网还起到一个质量控制器的作用，通过发挥纠错功能监控蛋白质质量。

3. 蛋白质的修饰

内质网的另一个功能是进行蛋白质的加工修饰。

（1）蛋白质的糖基化修饰：**糖基化（glycosylation）**是指在酶的作用下，单糖或寡糖与蛋白质或脂质共价结合的过程。由游离核糖体合成的可溶性蛋白质都未被糖基化，但附着核糖体合成的蛋白质大都需糖基化后形成糖蛋白，如内质网合成并输送到高尔基复合体、溶酶体、细胞膜及细胞外的蛋白质大多数是糖蛋白。催化糖基化的酶在糙面内质网上，糖蛋白的糖基化过程从内质网开始，并最后在高尔基复合体中完成。因此，蛋白质的糖基化方式有如下两种。

一种是发生在糙面内质网腔的 *N*-连接的糖基化，将糖链结合到蛋白质的天冬酰胺（Asn）残基侧链上的氨基（—NH_2）上。*N*-连接寡糖的糖基化过程在糙面内质网完成，连接的寡糖由 *N*-乙酰葡糖胺、甘露糖和葡萄糖组成。*N*-连接的糖基化修饰由糙面内质网膜腔面的糖基转移酶催化完成，均起始于由 *N*-乙酰葡糖胺、甘露糖和葡萄糖组成的 14 寡糖这一共同的前体。这一前体首先与嵌入内质网膜中的脂质分子磷酸**多萜醇（dolichol）**连接而活化，然后在糖基转移酶的催化下与新生肽链天冬酰胺残基的氨基基团连接形成糖蛋白（图 6-4）。

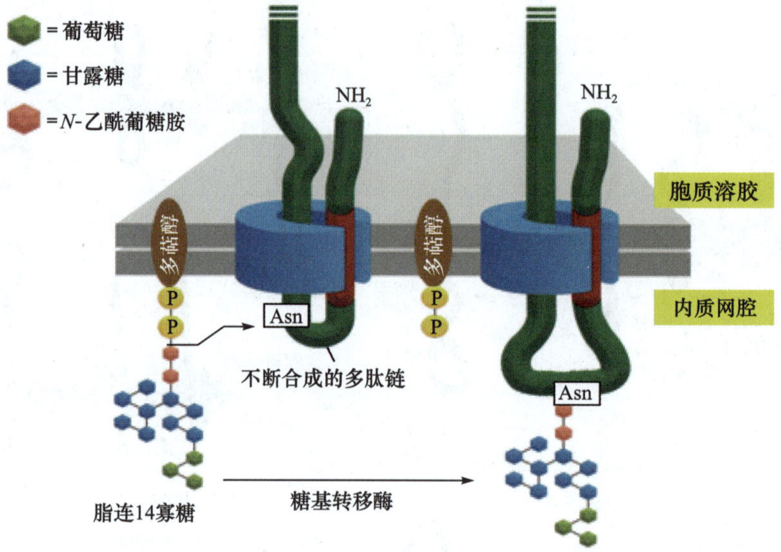

图 6-4 内质网中发生的蛋白质 *N*- 连接糖基化修饰

另一种是主要发生在高尔基复合体的 *O*-连接的糖基化，是将寡糖分子以共价键形式与蛋白质上丝氨酸、苏氨酸、酪氨酸残基侧链的羟基（—OH）结合，形成 *O*-连接寡糖，连接的糖为半乳糖或 *N*-乙酰半乳糖胺。

在糙面内质网上进行的 *N*-连接糖基化，由多萜醇提供的寡糖含有 2 分子 *N*-乙酰葡糖胺、9 分子甘露糖和 3 分子葡萄糖，构成了寡糖的**核心区（core region）**和**末端区（terminal region）**。该结构与成熟糖蛋白中的寡糖结构有较大的差别，需要修饰和改建。因此在糙面内质网中，切除寡糖链上的 3 个葡萄糖和 1 个甘露糖分子，再进一步运送到高尔基复合体中进行修饰。

（2）蛋白质的酰基化修饰：蛋白质常见的另一种修饰是**酰基化（acylation）**。最常见的一类酰基化修饰发生在内质网上合成的跨膜蛋白向高尔基复合体的转运过程中，由不同的酶催化，通过把软脂酸链共价连接在某些跨膜蛋白暴露在细胞质基质中的结构域来完成。因此，该类蛋白质通过结合酰基（即酰基化）与内质网膜上的糖脂结合，从而锚定在内质网膜上形成脂锚定糖蛋白（图 6-5）。另一类酰基化修饰发生在癌基因产物上，如 *src* 基因和 *ras* 基因的产物，催化酰基化反应的酶通过识别上述癌基因产物的信号序列，将脂肪酸链共价结合到相应蛋白质的特定位点完成酰基化修饰。例如，*src* 基因编码的酪氨酸蛋白激酶与豆蔻酸的共价结合。酰基化与否并不影响酪氨酸蛋白激酶的活性，但只有酰基化的激酶才能转移并依靠豆蔻酸链结合到细胞质膜上。

（3）蛋白质的泛素化修饰：泛素系统（ubiquitin system，UQS）是广泛存在于真核生物中的精细的特异性蛋白质降解系统，由泛素、26S 蛋白酶体、多种酶（如 E1、E2、E3、去泛素酶）构成。在泛素系统中，泛素（ubiquitin，Ub）是一个序列保守的 76 肽。蛋白质与泛素结合后，被蛋白酶体（proteasomes）以 ATP 依赖的方式降解。泛素-蛋白酶体通路是真核细胞中最主要的蛋白质降解途径。E1、E2 分别称为泛素活

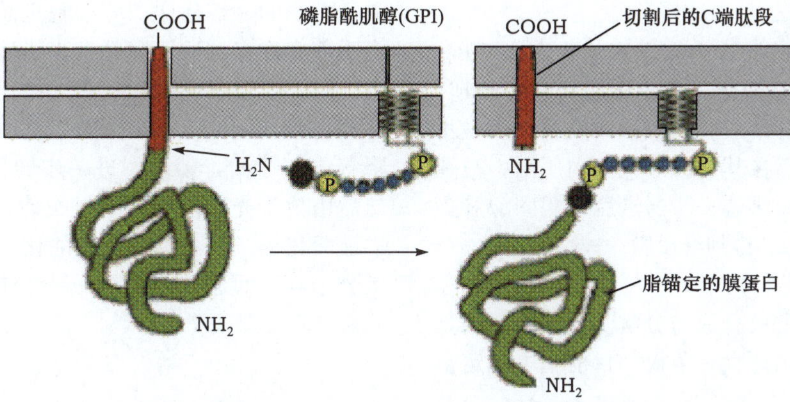

图 6-5　脂锚定糖蛋白的形成（示蛋白质通过酰基化与糖基磷脂酰肌醇相连）

化酶和泛素缀合酶，使泛素通过 Ub-腺苷酸中间产物形成 E2-Ub 巯基酯。E3 为泛素-蛋白质连接酶，负责连接泛素和特异性的底物，泛素化的底物可被 26S 蛋白酶体降解为若干肽段。

蛋白质若发生损伤或错误折叠，可通过内质网相关的降解（ER-associated degradation，ERAD）途径而降解。其过程包括损伤蛋白质的识别、蛋白质从内质网到细胞质基质的逆向转运、蛋白质在细胞质基质中的降解 3 个步骤。其中前两个步骤在内质网完成，即首先在内质网中**甘露糖苷酶（mannosidase）**的作用下，蛋白质被带上糖链形成“**聚糖密码（glycan code）**”，被锚定在内质网膜上的泛素连接酶识别而转运出内质网，在细胞质基质中经由泛素化途径被蛋白酶体降解。

泛素系统通过特异性降解蛋白质调节细胞分化、免疫反应，参与转录、离子通道、分泌的调控及神经元网络、细胞器的形成等。在细胞周期调控过程中，泛素-蛋白酶体途径的主要作用是降解周期蛋白，以调节细胞周期的进行。

4. 蛋白质的胞内运输

糙面内质网上核糖体合成的各种外输性蛋白质，在内质网腔中修饰加工后被内质网膜包裹，“出芽”形成膜性小泡。膜性小泡的胞内运输主要有两条途径：一条是进入高尔基复合体进一步加工浓缩，最终以分泌颗粒的形式通过胞吐作用排到细胞外，这是最普遍的蛋白质分泌途径，存在于所有细胞中；另一条是直接进入大浓缩泡，进而发育成酶原颗粒驻留在细胞质中，在外来信号刺激下才分泌到细胞外，该途径仅见于某些哺乳动物的胰腺外分泌细胞。

（二）光面内质网的主要功能

不同类型细胞中的光面内质网的化学组成、所含酶类及酶含量、大分子结构等均存在差异，因此光面内质网是一种多功能细胞器。

1. 脂类合成与转运

脂类合成是光面内质网最重要的功能之一。细胞所需要的全部膜脂几乎都是由光面内质网合成的，包括脂肪、磷脂、胆固醇、皮质激素和糖脂等。其中，磷脂和胆固醇是生物膜脂双层的主要构件。脂质的合成在内质网膜胞质侧进行，因此新合成的脂质最初是镶嵌在胞质侧的膜上，为使内质网脂双层能平行伸展，**翻转酶（flippase）**可将脂质分子转移到内质网腔面。随着内质网膜面积的增加，在适当时候将脂质分子输送到其他膜结构上。其转运方式主要有：①以出芽方式形成转运囊泡转运到高尔基复合体、溶酶体和细胞膜；②与水溶性的**磷脂交换蛋白（phospholipid exchange protein，PEP）**结合形成复合体，进入细胞质基质，再通过自由扩散转运到线粒体和过氧化物酶体等缺少磷脂的细胞器的膜上（图 6-6）。

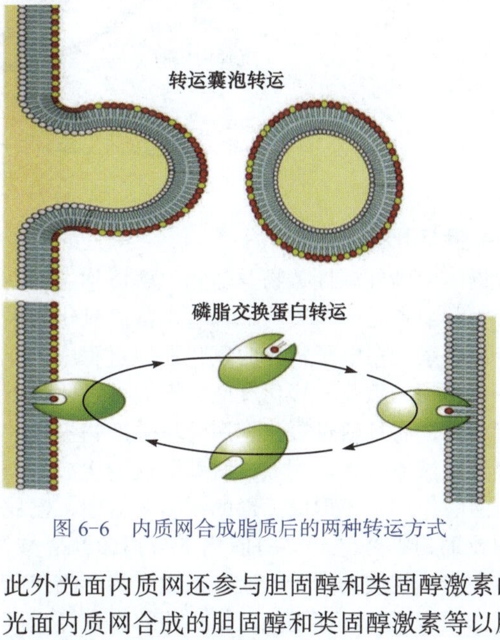

图 6-6　内质网合成脂质后的两种转运方式

此外光面内质网还参与胆固醇和类固醇激素的合成。光面内质网合成的胆固醇和类固醇激素等以脂蛋白形式输送到其他细胞器进行加工和分泌。因此合成类固醇激素的细胞（如肾上腺皮质细胞、睾丸间质细胞和黄体细胞）中含有丰富的光面内质网，含有合成胆固醇和转化胆固醇为激素的全套酶系，可将脂肪酸氧化成乙酰辅酶 A，乙酰基与胆固醇形成类固醇激素。

2. 参与脂类代谢

在脂类代谢旺盛的细胞内有丰富的光面内质网。例如，小肠上皮细胞是消化、吸收脂肪的重要场所。脂肪在小肠中被脂酶分解成脂肪酸和单酰甘油后被小肠上皮细胞摄入，然后在其顶部的光面内质网中被酯化成三酰甘油即脂肪，再进一步与磷脂、胆固醇和蛋白质结合形成乳糜微粒，排到淋巴管。

3. 参与糖原代谢

糖原代谢包括糖原的合成与分解。光面内质网是否参与糖原的合成目前还存在争议，目前基本确定参与了糖原的分解代谢。肝细胞光面内质网胞质面的膜上附着有许多糖原小颗粒，当机体需要化学能（如饥饿）时，糖酵解途径和磷酸戊糖代谢途径被抑制，糖原便在激素调控下，被细胞质基质中的糖原磷酸化酶降解成葡萄糖-1-磷酸，进一步转化为葡萄糖-6-磷酸。然后由位于光面内质网膜上的葡萄糖- 6-磷酸酶催化，去磷酸化形成葡萄糖。去磷酸化的葡萄糖更易于透过脂分子双层而进入内质网，最终转运到细胞膜并释放到血液中（图 6-7）。

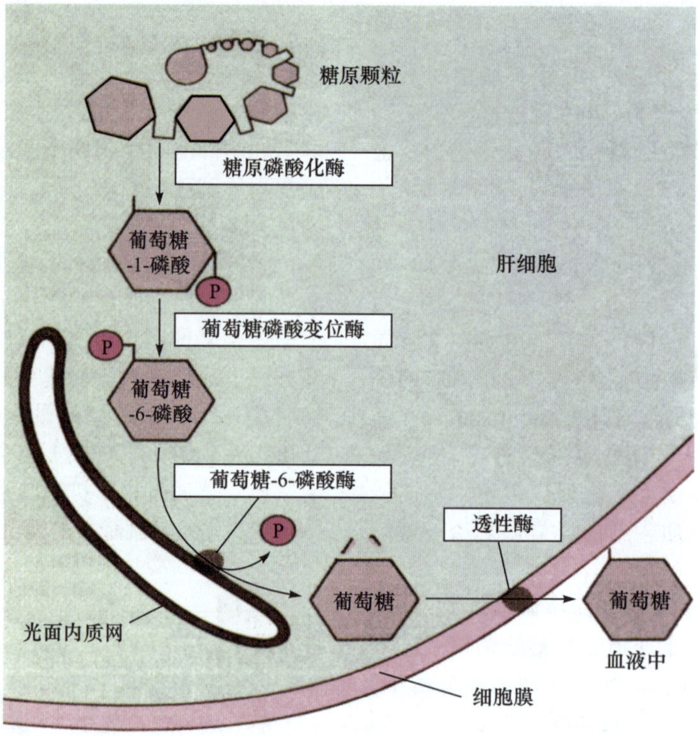

图 6-7　糖原在肝细胞内的分解过程

4. 参与肝脏的解毒作用

机体中内外源性毒物及药物的解毒均主要在肝脏进行。肝细胞光面内质网中含有丰富的氧化酶系和电子传递酶系，在电子传递的氧化还原过程中，能催化多种化合物的氧化、羟化反应，不但可以使其毒性钝化或破坏，而且通过羟化作用可增强产物极性，使之易溶于尿液而排出。例如，氨基酸代谢生成的氨，在内质网酶作用下，形成无毒的尿素被排泄；巴比妥类药物在葡萄糖醛酸转移酶催化下与葡萄糖醛酸结合，形成水溶性物质而利于排泄。但也有的毒物或药物经氧化作用后毒性反而增强，如黄曲霉毒素经过肝脏代谢后毒性急剧增强，可引起肝脏急性病变，严重时可导致肝癌甚至死亡，已被世界卫生组织划定为 I 类致癌物。

5. 参与 Ca^{2+} 储存和 Ca^{2+} 浓度调节

光面内质网具有储存 Ca^{2+} 的功能。在骨骼肌和心肌细胞中，光面内质网异常发达，特化为肌质网。通常情况下，肌质网膜上存在大量的 Ca^{2+}-ATP 酶（Ca^{2+}-泵），也称肌质网钙 ATP 酶（sarcolendoplasmic reticulum Ca^{2+}-ATPase，SERCA），可将胞质中的 Ca^{2+} 不断运回内质网腔而贮存，形成内质网的跨膜电化学梯度；当受到神经冲动或细胞外信号刺激时，肌浆网内的 Ca^{2+} 释放到细胞质基质而引起肌细胞的收缩。

四、内质网与医学

（一）内质网形态结构与功能异常

内质网是一个敏感的细胞器，许多有害因素或病理条件，如缺氧、辐射、中毒、感染以及某些化学药物均可引起内质网形态、结构的改变，导致功能异常。

内质网形态结构最常见的变化有内质网肿胀、肥大、脱粒、囊池塌陷。内质网肿胀主要是钠离子和水分渗入和内流造成的，极度肿胀可导致内质网膜破裂；某些药物可使光面内质网代偿性肥大，这是药物经由内质网解毒或降解的表现；在Ⅰ型糖原贮积症中，常见典型的内质网膜断离并伴随核糖体颗粒脱落；膜的过氧化损伤导致的合成障碍则常见内质网囊池塌陷。

（二）内质网异常与肿瘤

内质网在不同肿瘤细胞中呈现不同的改变。一般来说，低分化癌细胞中内质网稀少；高分化癌细胞内质网丰富，呈网状遍布于细胞质中。高侵袭力癌细胞中内质网发达，常从细胞质延伸至癌细胞的伪足内，并合成更多的分泌蛋白、驻留蛋白；低侵袭力癌细胞内质网少。

（三）内质网与阿尔茨海默病

阿尔茨海默病（Alzheimer's disease，AD）又称老年性痴呆，是一种中枢神经系统的慢性退行性病变。其发病可能机制是：**β-淀粉样蛋白（β-amyloid protein，Aβ）**前体基因和早老素基因突变，导致Aβ蛋白的异常合成和分泌，沉积于脑组织内质网，对周围的突触和神经元产生毒性作用，破坏突触膜，引起神经元的变性和凋亡。

第二节　高尔基复合体

高尔基复合体（Golgi complex）是内膜系统中另一种重要的细胞器，普遍存在于所有真核细胞。它不仅在蛋白质合成过程中起重要作用，也是联系各种细胞器的中心环节。

1898年，意大利学者Camillo Golgi将猫头鹰脊髓神经节进行银染后发现在细胞质中存在一种网状结构，称为**内网器（internal reticular apparatus）**。后为纪念Camillo Golgi而将其命名为**高尔基体（Golgi body）**。但在很长一段时间，高尔基体的形态甚至存在与否都存在着很大争议，直到20世纪50年代应用电镜技术证实高尔基体是由几部分膜性结构构成的复合体，才将其更名为高尔基复合体。

一、高尔基复合体的形态结构

电镜下，高尔基复合体是由3～8个扁平的膜性囊泡为主体层叠堆积形成的复合结构，又称为**高尔基堆（Golgi stack）**。每个扁平膜囊泡都由一层单位膜围成，厚6～8 nm，与细胞膜厚度相近；囊腔宽15～20 nm；相邻膜囊之间距离为20～30 nm。

高尔基复合体略呈弓形，凸面朝向细胞核或内质网，称为**顺面（*cis* face）**、**形成面（forming face）**、**未成熟面（immature face）**，囊膜较薄（约6 nm），与内质网膜相似。凹面朝向细胞膜，称**反面（*trans* face）**、**成熟面（mature face）**、**分泌面（secretion face）**，囊膜较厚（约10 nm），具典型的单位膜结构，与质膜相似。位于顺面和反面中间的称**中间膜囊（medial Golgi）**。因此有人从发生和分化的角度，认为高尔基复合体膜囊可被看作内质网膜与质膜的中间分化状态。

通过对高尔基复合体的电镜细胞化学和三维结构重建，可将高尔基复合体从顺面到反面依次划分为3个具有功能结构特征的组成部分（图6-8）。

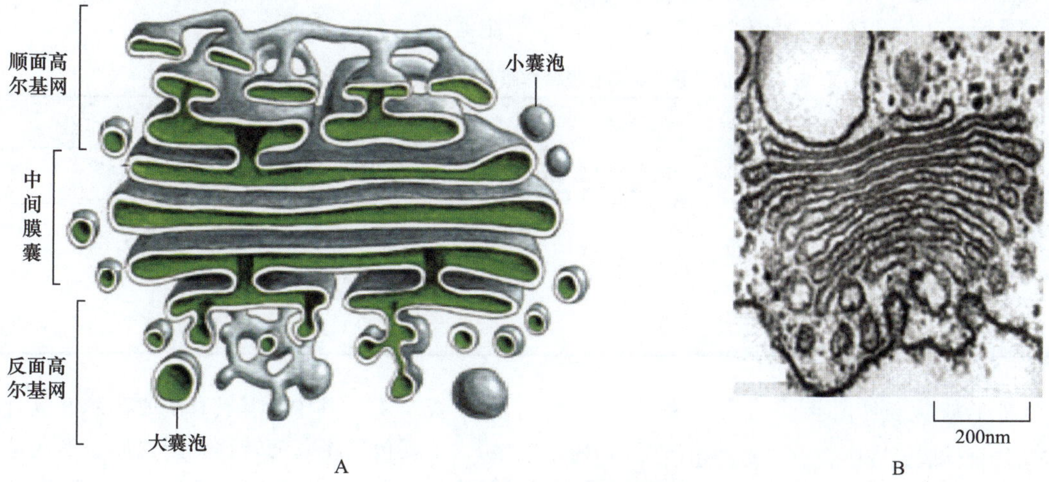

图6-8　高尔基复合体的形态结构

A. 模式图；B. 电镜照片

（一）顺面高尔基网

顺面高尔基网（*cis*-Golgi network，CGN）指高尔基复合体顺面扁平囊泡和聚集在其周围的小**囊泡（vesicle）**构成的网络结构。小囊泡直径 40～80 nm，包括表面光滑的囊泡和表面有绒毛样结构的有被小泡（coated vesicle）。一般被认为是由附近的糙面内质网芽生而来，把内质网中的蛋白质转运到高尔基复合体，因此又称为**转运囊泡（transfer vesicle）**。这些小囊泡相互融合而形成扁平囊泡。通过这种方式，不但可以完成内质网到高尔基复合体的物质转运，而且也使扁平囊泡的膜成分及其内含物不断得到更新和补充。顺面高尔基网的主要功能是：① 对内质网合成的蛋白质和脂类进行分选，并将其大部分转运到中间高尔基网，小部分重新送回内质网成为驻留蛋白；② 进行蛋白质修饰，如蛋白质 *O*-连接的糖基化、穿膜蛋白在细胞质基质侧结构域的酰基化等。

（二）高尔基中间膜囊

高尔基中间膜囊（medical Golgi stack）由扁平膜囊层叠而成，是高尔基复合体最具特征的主体结构，主要进行糖基化修饰、糖脂形成及与高尔基复合体有关的多糖的合成。

（三）反面高尔基网（*trans*-Golgi network，TGN）

由高尔基复合体反面扁平囊泡和附近大囊泡连接成的网络结构。**大囊泡（vacuole）**直径 100～500 nm，由扁平囊末端膨大、离断形成。因含有高尔基复合体的分泌产物，也称为分泌泡。电镜下不同分泌泡的电子密度不同，可能是成熟程度不同所致。反面高尔基网主要功能是进行蛋白质分选，最终使其被分泌到细胞外或转运到溶酶体。此外，某些蛋白质的修饰也可在此区域完成，如蛋白质水解、蛋白质酪氨酸残基的硫酸化、半乳糖 α-2，6 位的唾液酸化等。

在一定类型的细胞中，高尔基复合体的形态和位置比较恒定，如在神经元常位于核周围；在肝细胞多位于细胞核与毛细胆管间的区域；在具有极性的立方或柱状上皮细胞内则常位于核的上方。在哺乳动物的附睾管上皮可见由多个分散型高尔基复合体融合成一个大的高尔基复合体。

在不同种类的细胞中，高尔基复合体数量也有所不同。一般来说，具有分泌功能的细胞（如杯状细胞、胰腺外分泌细胞、唾液腺细胞、小肠上皮细胞等），高尔基复合体均较发达；而在肌细胞及淋巴细胞中，高尔基复合体较少见。即使在同一类型的细胞中，高尔基复合体也随细胞生理状态不同而改变，功能旺盛时大而多，衰老时期变得小而少，甚至消失。

高尔基复合体发达程度与细胞分化程度相关。一般来说，分化程度高的细胞（如神经细胞、胰腺细胞、肝细胞）高尔基复合体较发达。但也有例外，成熟的红细胞、粒细胞和骨骼肌细胞中，高尔基复合体显著萎缩，甚至消失。

二、高尔基复合体的化学组成

作为膜性细胞器，高尔基复合体膜的化学成分主要是脂类和蛋白质。大鼠肝细胞的资料表明，高尔基复合体膜约含 40% 的脂类和 60% 的蛋白质。

（一）高尔基复合体膜的脂类成分

高尔基复合体膜的脂类除少量糖脂外，主要是磷脂和胆固醇。大鼠肝细胞化学成分分析结果显示，高尔基复合体膜中各种脂质成分的比例介于内质网和细胞膜之间（表 6-1）。从糙面内质网、高尔基复合体到细胞膜，膜中神经鞘磷脂和胆固醇的比例依次升高，而磷脂酰胆碱的比例则依次降低。故推测高尔基复合体是内质网与细胞膜间相互联系的一种过渡性细胞器。

表 6-1　内质网膜、高尔基复合体膜和细胞膜的脂类组成比较（%）

膜类型	总脂含量	磷脂类型				
		神经鞘磷脂	磷脂酰胆碱	磷脂酰乙醇胺	磷脂酰丝氨酸	胆固醇
内质网膜	61.0	3.4	47.8	36.8	5.6	0.12
高尔基复合体膜	45.0	14.2	31.4	36.5	4.7	0.47
细胞膜	40.0	19.2	32.0	34.4	4.6	0.51

（二）高尔基复合体所含蛋白质（酶）

高尔基复合体膜及腔中含有丰富的蛋白质和酶类。高尔基复合体不同结构的膜上各种酶类的分布并不均一，反映了高尔基复合体不同结构存在功能上的差别（表 6-2）。其中糖基转移酶是高尔基复合体的标志酶，主要包括将寡糖转移到蛋白质上形成糖蛋白的糖基转移酶类和参与糖脂合成的磺基（硫基）-糖基转移酶类。

表 6-2 高尔基复合体不同区室中几种主要酶的分布

酶	顺面高尔基网	中间膜囊	反面高尔基网	酶	顺面高尔基网	中间膜囊	反面高尔基网
半乳糖基转移酶			+	酸性磷酸酶			+
乙酰葡糖胺转移酶Ⅰ		+		磷脂酶		+	
甘露糖苷酶Ⅰ	+			核苷二磷酸酶			+
甘露糖苷酶Ⅱ		+		NADP 酶系		+	
脂肪酰基转移酶	+			5′- 核苷酶	+	+	+
唾液酸转移酶			+	腺苷酸环化酶	+	+	+

三、高尔基复合体的极性

高尔基复合体各部分结构在形态、功能上都表现出明显差异，称之为高尔基复合体的极性，主要体现为两个方面。

（一）各膜囊在形态、化学组成和功能上的差异

在形态上，顺面高尔基网靠近内质网，扁囊较小、较狭窄；而反面高尔基网朝向细胞膜，扁囊偏大、较宽；在化学组成和功能上，高尔基复合体的各部分结构含有不同的酶，形成各自相对独立的生化区室，执行不同的功能。

（二）在执行功能时具有方向性、顺序性

高尔基复合体以“流水式”操作执行其加工和分选功能，即在上一结构中完成相应加工后，再到下一结构完成下一步加工和分选。例如，内质网合成的蛋白质通过内质网膜的包裹，形成小囊泡，在高尔基复合体顺面进行膜融合而参与到顺面高尔基网；顺面高尔基网的甘露糖苷酶，负责筛选和鉴定从内质网运输来的蛋白质，决定哪些蛋白质进入中间膜囊；中间膜囊主要含有烟酰胺腺嘌呤二核苷酸磷酸酶（NADP）等，负责对蛋白质、脂质等进行加工和修饰；在反面高尔基网被特异受体识别而进行分选，以分泌泡的形式离开高尔基复合体，运送到细胞特定部位或分泌到细胞外。因此，高尔基复合体在执行蛋白质加工、修饰时是具有方向性和顺序性的。

四、高尔基复合体的功能

高尔基复合体不仅是细胞内物质合成加工的重要场所，而且作为内膜系统的主要结构成分，与其他结构一起构成了细胞内物质转运的特殊通道。

（一）细胞内蛋白质运输和分泌的中转站

Palade 等用 ^{3}H-亮氨酸脉冲标记观察豚鼠胰腺细胞的胰岛素合成过程，发现 3 min 后标记的亮氨酸出现在内质网中；约 20 min 后从内质网进入高尔基复合体；120 min 后出现在分泌颗粒。该实验清楚地显示了分泌蛋白在细胞内的合成和转运过程。此外通过高尔基复合体定向运输和分泌的蛋白质还包括溶酶体的酸性水解酶、多种细胞膜蛋白、胶原纤维等细胞外基质成分等。

（二）胞内合成蛋白质加工的重要场所

高尔基复合体含丰富的酶类，可催化多种反应，对胞内合成的物质进行加工和修饰。其方式有：

1. 蛋白质的糖基化

在内质网合成并经高尔基复合体转运的蛋白质，绝大多数都要经糖基化修饰后形成糖蛋白。*N*-连接糖蛋白的糖链合成与糖基化修饰始于内质网，完成于高尔基复合体。糙面内质网合成的 *N*-连接糖蛋白，转运到高尔基复合体后，其寡糖链末端的寡糖区往往被切除，添加上新的糖基（如 UDP-半乳糖、UDP-唾液酸等）才成为成熟形式的糖蛋白；*O*-连接糖蛋白则主要是在高尔基复合体内进行，通常是将寡糖链结合到丝氨酸、苏氨酸和酪氨酸（或胶原纤维中的羟赖氨酸与羟脯氨酸）残基的羟基氧原子上。

蛋白质糖基化的意义在于：①保护蛋白质，使其免遭水解酶的降解；②作为运输信号，引导蛋白质包装成运输小泡，进行蛋白质的靶向运输；③形成细胞膜表面的糖被，起到细胞保护、细胞识别及细胞间通信联络等重要作用。

2. 蛋白质（或酶）的水解

蛋白质的水解修饰是高尔基复合体加工修饰功能的另一种体现。某些蛋白质和酶（如胰岛素、甲状腺素、神经肽等）被运输到高尔基复合体后，在蛋白水解酶作用下特异性水解成有生物活性的多肽。如内质网中合成的人胰岛素原由 86 个氨基酸残基组成，包括 A、B 两条肽链和有连接作用的 C 肽；当转运到高尔基复合体水解切除 C 肽成为有活性的胰岛素（图 6-9）。

3. 溶酶体酶的磷酸化

溶酶体酶由糙面内质网合成后在内质网腔中进

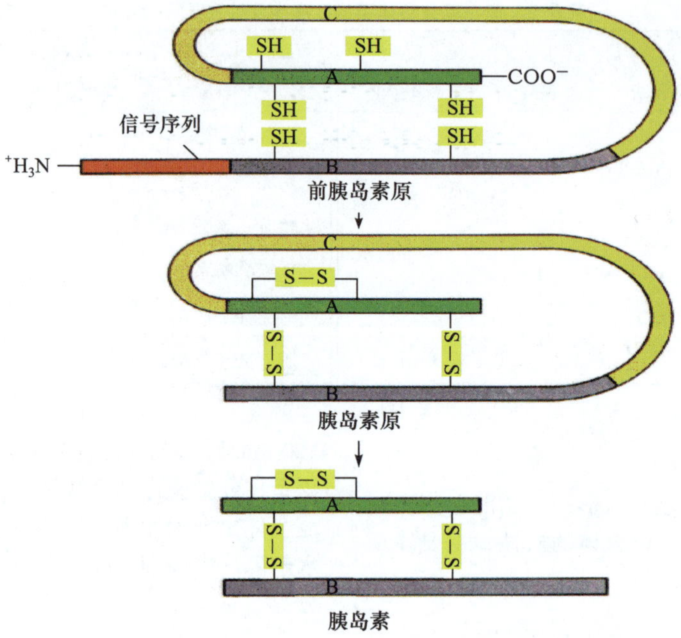

图 6-9　人胰岛素分子的加工成熟

行 *N*-连接糖基化，运输到顺面高尔基网时，其甘露糖被磷酸化为**甘露糖-6-磷酸（mannose-6-phosphate，M-6-P）**作为溶酶体酶的分选信号。甘露糖的磷酸化，不但使其免受高尔基网中甘露糖苷酶的切割，同时也阻止 *N*-乙酰葡糖胺、半乳糖、唾液酸等的掺入形成其他分泌蛋白。

此外，蛋白聚糖类的硫酸化等均发生和完成于通过高尔基复合体的转运过程中。

（三）细胞内蛋白质分选与囊泡运输的枢纽

糙面内质网合成的蛋白质，经高尔基复合体进行不同加工修饰后带上不同的分选信号，被反面高尔基网上不同膜受体识别，形成不同去向的转运囊泡而被分选、运输至靶部位。这些转运囊泡的可能途径和去向主要有 3 条：①溶酶体酶以囊泡的方式转运到溶酶体；②分泌蛋白以囊泡方式到达细胞膜，与细胞膜融合后分泌到细胞外；③分泌蛋白以囊泡方式暂时贮存在细胞质，再择机分泌到细胞外（图 6-10）。

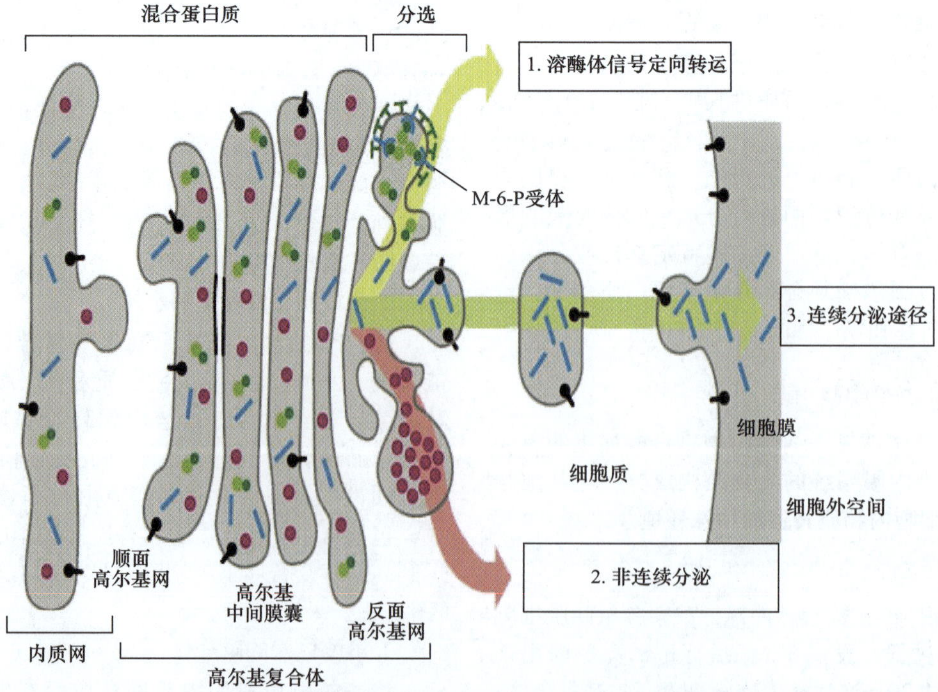

图 6-10　高尔基复合体分选形成的转运囊泡的可能途径和去向

（四）错误选送蛋白质的监督和遣送站

内质网驻留蛋白的C端带有KDEL信号序列而驻留在内质网腔。该类蛋白质如果被错误包进分泌泡而运输到高尔基复合体时，高尔基复合体膜上的KDEL信号受体就会与之结合而形成囊泡，将本该驻留在内质网中的蛋白“押送”回内质网。例如，内质网中的Bip蛋白的KDEL序列一旦被切除，Bip蛋白就会被分泌出去；如果将KDEL信号加到别的分泌蛋白上，这种蛋白质就滞留在内质网中。KDEL信号受体存在于高尔基复合体各个部分的膜上，因此可以将从内质网逃逸的含有KDEL序列的蛋白质遣返回内质网。

五、高尔基复合体与医学

高尔基复合体也是一种敏感的细胞器。在细胞分化的不同阶段及各种因素影响下，均可出现形态学的改变。

1. 高尔基复合体肥大与萎缩

细胞分泌功能亢进或代偿性功能亢进，常伴随高尔基复合体肥大。例如，大鼠实验性肾上腺皮质再生实验中，腺垂体细胞分泌促肾上腺皮质激素时，其高尔基复合体显著肥大；再生完毕，促肾上腺皮质激素分泌下降时，高尔基复合体结构又恢复正常。

中毒细胞高尔基复合体的结构变化则相反。脂肪肝的形成是毒性物质（如乙醇等）引起的肝细胞中脂蛋白合成和分泌功能丧失所致，此时肝细胞内高尔基复合体发生萎缩、破坏或消失，脂蛋白颗粒明显减少乃至消失。

2. 肿瘤细胞内高尔基复合体的变化

一般来说，分化成熟、分泌旺盛的细胞中高尔基复合体较为发达，幼稚细胞中高尔基复合体则相对较少。肿瘤细胞中高尔基复合体的数量、形态结构、发达程度与其分化程度密切相关。例如，低分化大肠癌细胞中高尔基复合体仅为一些分泌小泡聚集在一起，位于细胞核周围；高分化大肠癌细胞中高尔基复合体发达，可观察到由顺面高尔基网、高尔基中间膜囊、反面高尔基网等组成的典型、完整的高尔基复合体形态。

第三节 溶 酶 体

溶酶体（lysosome）是1955年Christian de Duve用电镜观察鼠肝细胞时发现的一种膜性细胞器，因内含多种水解酶而得名。溶酶体普遍存在于除哺乳动物成熟红细胞以外的真核细胞中，能分解各种内源性和外源性物质，因而也称为细胞内的消化器官。

一、溶酶体的形态结构和特性

溶酶体（图6-11）是由一层单位膜围成的球状小体，膜厚约6 nm。溶酶体在形态上具有多样性和**异质性（heterogeneity）**，多为圆形或卵圆形。大小不一，直径0.2～0.8 μm，最大的可超过1 μm，最小的仅有0.025 μm。溶酶体的形态和体积不仅依细胞不同而异，即使在同一细胞也不一样。在大量吞噬了外来物质的细胞（如白细胞、吞噬细胞）中，溶酶体体积变大且数量增多。一般认为，溶酶体形态的多样性与其在消化过程中所处的阶段有关。通常一个典型的动物细胞中含有几百个溶酶体。但尽管如此，溶酶体具有以下共同特性（图6-12）。

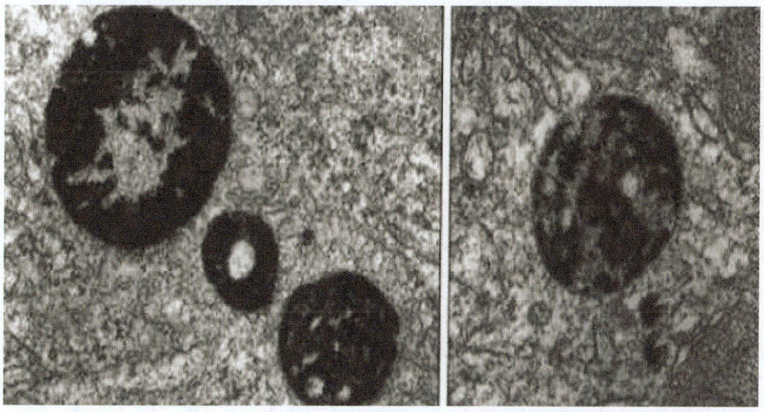

图6-11 电镜下的溶酶体

（一）均含有以酸性磷酸酶为标志性酶的多种酸性水解酶

溶酶体所含酶类达60多种，包括蛋白酶、核酸酶、脂酶、磷酸酶、糖苷酶、溶菌酶等多种酶类。这些酶的最适pH通常为3.5～5.5，故又称酸性水解酶。其中酸性磷酸酶为溶酶体的标志性酶。这些酶能够将机体中几乎所有的生物活性物质，包括蛋白质、脂类、糖类和核酸等进行消化分解。

（二）溶酶体膜上的质子泵为酸性水解酶发挥作用提供了酸性环境

溶酶体膜上镶嵌有质子泵（H^+-ATPase），能水解ATP将H^+泵入溶酶体；同时溶酶体膜上的Cl^-通道蛋白可向溶酶体中运入Cl^-。其共同作用的结果相当于向溶酶体运输了HCl，维持了溶酶体酶发挥作用所需的酸性环境（图6-12）。

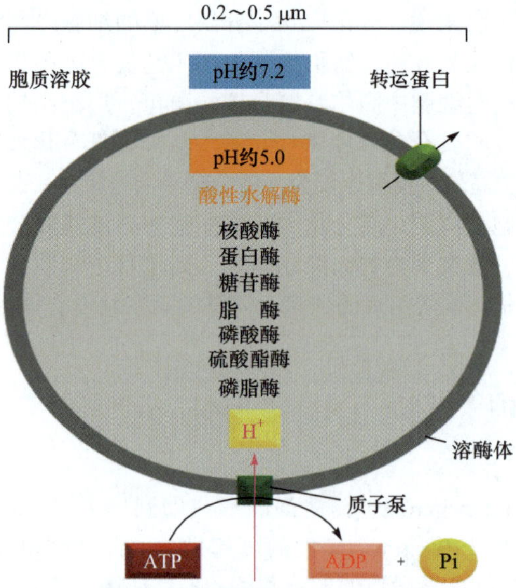

图6-12　溶酶体所含酶类及膜的特性

（三）高度稳定的溶酶体膜可以防止酸性水解酶对膜的降解

溶酶体内含有能降解几乎所有细胞组分的酸性水解酶，因此要求溶酶体在活细胞中必须保持高度稳定，这与溶酶体膜的稳定性有关。可能的机制是：①溶酶体膜富含高度糖基化的膜整合蛋白——**溶酶体膜糖蛋白（lysosomal membrane glycoprotein，LGP）**，又称**溶酶体相关膜蛋白（lysosome associated membrane protein，LAMP）**或**溶酶体整合膜蛋白（lysosomal integrated membrane protein，LIMP）**。LGPA和LGPB的寡糖链伸向溶酶体膜腔面，有利于防止溶酶体内酸性水解酶对自身膜结构的消化分解。②溶酶体膜中含有较多促进膜稳定的胆固醇。

（四）溶酶体膜上存在特殊的转运蛋白

这些转运蛋白能将溶酶体消化水解的产物及时运出溶酶体，供细胞重新利用或排出细胞外（图6-12）。

正常情况下溶酶体膜相当稳定，且其通透性较小，只允许分子质量300**道尔顿（Dalton，Da）**以下的物质（如单糖、氨基酸等）通过，而多糖及蛋白质等大分子不允许通过，从而将溶酶体内的酶与细胞的其他结构隔离，有效地保护细胞免受自身溶酶体酶的消化。在病理情况下，溶酶体膜的通透性增加，造成溶酶体酶外漏到细胞质，可引起细胞自溶。

二、溶酶体的类型

根据生理功能阶段的不同，溶酶体可分为3种类型。

1. 初级溶酶体

初级溶酶体（primary lysosome）指刚由反面高尔基网出芽形成的、只含水解酶不含作用底物的溶酶体。在形态上一般是透明圆球状。其中的酶处于非活性状态，尚未进行消化活动。

2. 次级溶酶体

次级溶酶体（secondary lysosome）是指初级溶酶体与含底物的小泡融合，水解酶被激活，将要或正在进行消化活动的溶酶体。其体积较大，外形不规则，囊腔内含正在消化分解的物质颗粒或残损的膜碎片。

依据囊腔中所含作用底物来源不同，次级溶酶体又可分为以下两种。

（1）**自噬溶酶体（autophagic lysosome）**：由自噬体与初级溶酶体融合后形成。其底物为细胞内的一些内源性物质，包括细胞内衰老或损伤破碎的细胞器（如线粒体和内质网等）和细胞内生物大分子（如脂类和糖原等）。这些内源性物质被内膜系统的膜包囊形成**自噬体（autophagosome）**，随后与溶酶体融合而形成自噬溶酶体，将内源性物质消化分解，此过程为**细胞自噬（autophagy）**（图6-13）。

（2）**异噬溶酶体（heterophagic lysosome）**：由异噬体与初级溶酶体结合后形成。其底物来自细胞外的外源性物质。若外源性物质为固体，通过细胞的吞噬作用而被摄入细胞内形成**吞噬体（phagosome）**或吞噬小体；若外源性物质为液体，通过细胞的胞饮作用而被摄入细胞内形成**吞饮体（pinosome）**或吞饮小泡。二者统称异噬体，随后被消化分解，此过程称为**异体吞噬（heterophagy）**。

3. 终末溶酶体

终末溶酶体（telolysosome）是次级溶酶体中的消化活动接近完成时，水解酶活性下降，致使一些底物不能被完全分解而残留在溶酶体内。随着酶活性降低至最终消失，次级溶酶体的消化功能也告结束，因此被称为终末溶酶体或**残余体（residual body）**。残余体可通过胞吐作用排出细胞，有的则残留在细胞内，导致细胞功能障碍和衰老。

最常见的残余体有脂褐素、髓样结构和含铁小体。**脂褐素（lipofuscin）**是由单位膜包裹、形态不规则的小体，内含脂滴和电子密度不等的深色物质。常见于衰老的神经细胞、心肌细胞及肝细胞。**髓样结**

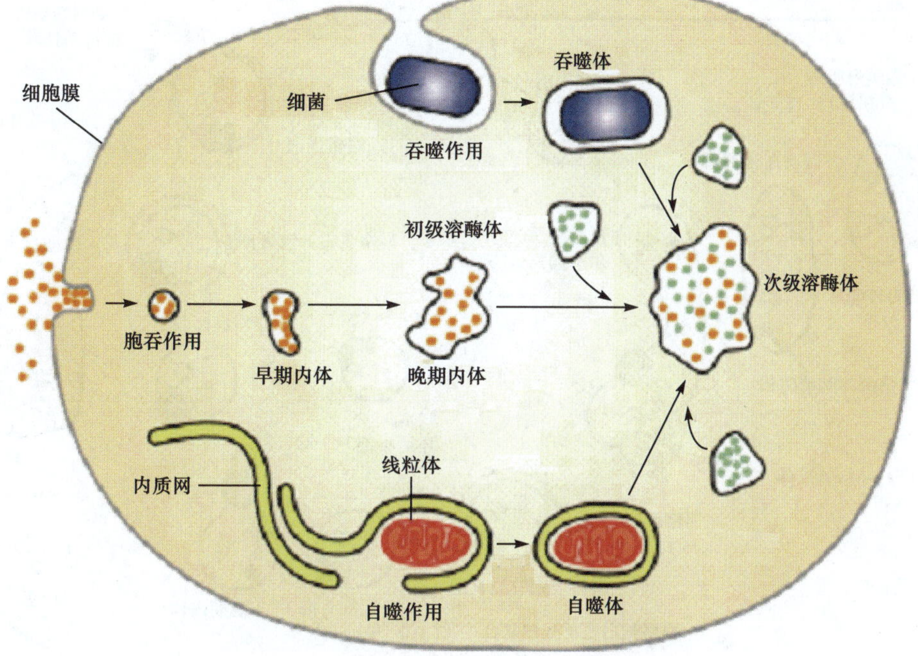

图 6-13 自噬溶酶体和异噬溶酶体的形成过程

构（**myelin figure**）是一种 0.3～3 μm 的膜性小体，最显著的特征是内含板层状、指纹状或同心圆层状排列的膜性物质，因其形态类似于神经髓鞘而得名，常见于单核-巨噬细胞系统的细胞、大肺泡细胞等正常细胞和肿瘤细胞、病毒感染的病变细胞。**含铁小体**（**siderosome**）内充满电子密度较高的含铁颗粒，颗粒直径为 50～60 nm。当机体摄入大量铁质时，在肝、肾等器官组织的巨噬细胞中常可观察到许多含铁小体。

综上所述，不同的溶酶体类型其实是按照功能状态而人为划分的，它们是溶酶体在不同功能状态的转换形式，其转换关系如图 6-14 所示。

三、溶酶体的发生

二维码 6-2 微课

溶酶体的发生

溶酶体的形成过程比较复杂，既有内质网和高尔基复合体参与，还与细胞胞吞过程密切相关，是一个集细胞内物质合成、加工、包装、运输和结构转化等为一体的复杂而有序的过程。其形成机制比较清楚的是甘露糖-6-磷酸（M-6-P）途径，主要包括以下几个阶段（图 6-15）。

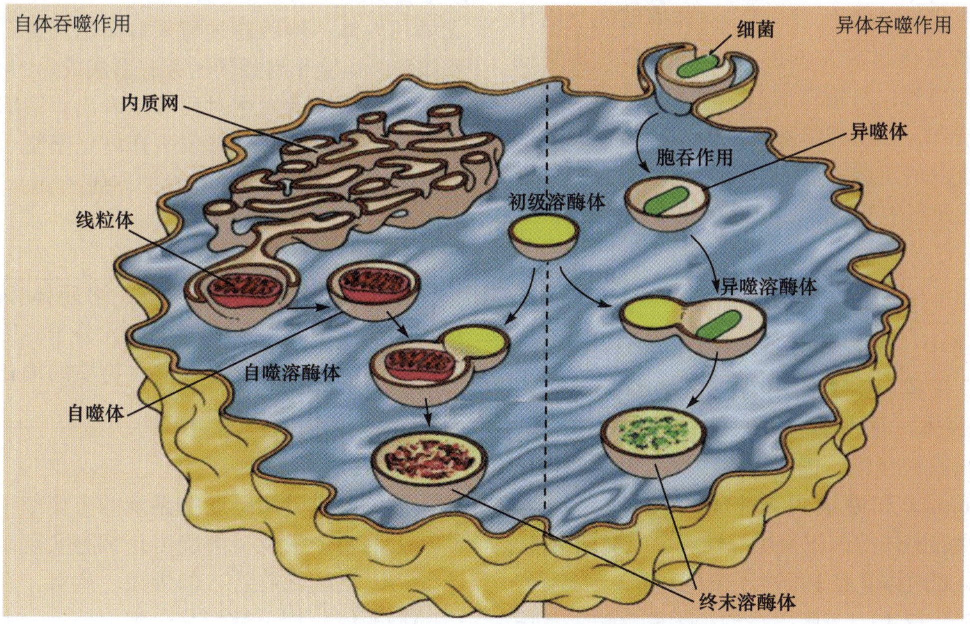

图 6-14 溶酶体功能类型的转换关系

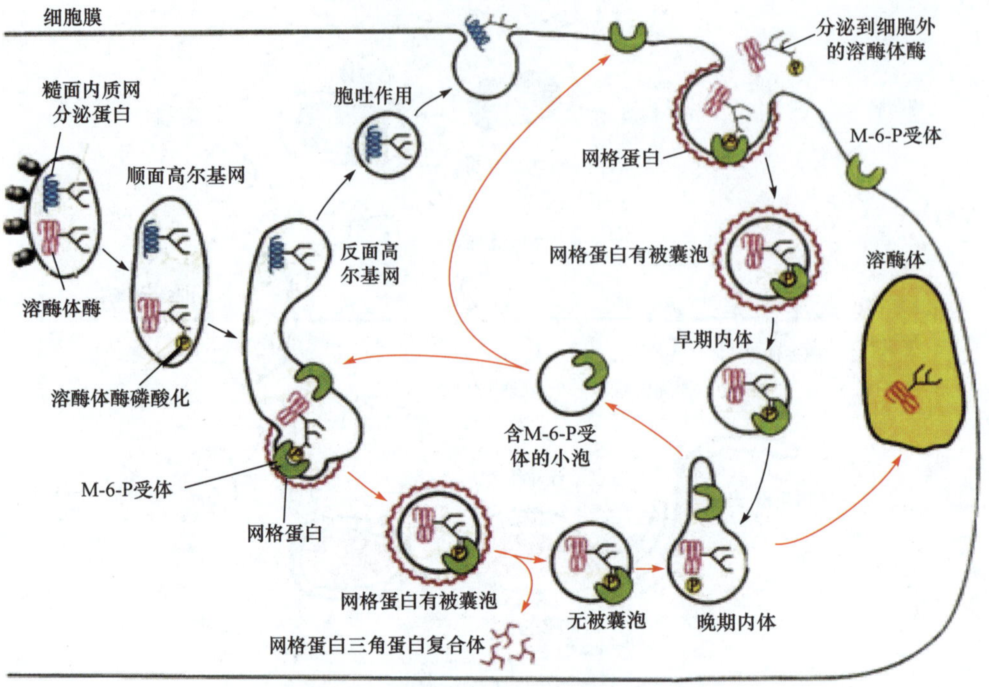

图 6-15　内体性溶酶体发生过程示意图

（一）溶酶体酶蛋白前体在糙面内质网进行合成、初加工和转运

最初合成的是溶酶体酶蛋白前体，随后进入内质网腔进行糖基化，形成具有 *N*-连接的富含甘露糖的糖蛋白。之后内质网以出芽方式将溶酶体酶蛋白前体包裹成膜性小泡，转运到顺面高尔基网并与之融合。

（二）溶酶体酶蛋白前体在高尔基复合体进行标记、分选和转运

在顺面高尔基网腔内，通过磷酸转移酶和 *N*-乙酰葡糖胺磷酸糖苷酶的催化，酶蛋白前体寡糖链上的甘露糖残基被磷酸化形成 M-6-P。M-6-P 是溶酶体酶分选的重要识别信号，可被反面高尔基网膜上的 M-6-P 受体识别并结合，触发高尔基复合体局部出芽和膜外胞质侧网格蛋白的组装，形成网格蛋白包被囊泡。该小泡在脱离反面高尔基网时，脱掉衣被成为无被囊泡，游离到细胞质中。

（三）内体性溶酶体的形成

在细胞质中，无被囊泡与细胞内的**内体**（**endosome**）融合，形成**内体性溶酶体**（**endolysosome**）。内体也称为内吞体，是由细胞通过胞吞作用形成的一类异质性的脱衣被囊泡，按照发生阶段分为**早期内体**（**early endosome**）和**晚期内体**（**late endosome**）。参与形成内体性溶酶体的内体为呈酸性环境的晚期内体。最初形成的早期内体囊腔中的离子浓度和 pH 与细胞外液相同（pH7.0～7.4），与胞内运输小泡融合后形成晚期内体，其膜上存在 H^+ 泵将 H^+ 泵入其内，从而使晚期内体 pH 呈酸性。

（四）溶酶体的成熟

内体性溶酶体内 pH 下降到 6 左右，实际已成为一种**酸性房室**（**acidic compartment**）。此时溶酶体酶蛋白前体与 M-6-P 受体分离；酶蛋白前体去磷酸化而成熟。同时，卸载的 M-6-P 受体通过溶酶体膜出芽、脱落，以运输小泡的形式返回反面高尔基网膜参与受体再循环或到达细胞膜上。至此成熟的溶酶体形成。

此外，极少数分泌到细胞外的溶酶体酶可被细胞膜上的 M-6-P 受体识别，通过内吞作用进入细胞内形成早期内体，然后通过与来自高尔基复合体、含有溶酶体酶的运输小泡相同的方式形成成熟的溶酶体。

从溶酶体的发生过程可以看出，溶酶体的酶来自糙面内质网，酶的分选发生在高尔基复合体，溶酶体的膜来自高尔基复合体和晚期内体。

四、溶酶体的功能

作为细胞内的消化器官，溶酶体中所含的酸性水解酶能降解几乎所有的生物大分子。因此溶酶体的生物学功能，都是建立在其对物质的消化和分解作用上的。

（一）参与细胞防御

细胞防御是机体防御系统的重要组成部分，溶酶体强大的物质消化分解能力是细胞实现防御功能的基本保证。巨噬细胞吞入的细菌、病毒，在巨噬细胞发达的溶酶体作用下被消化分解而清除。此外，巨噬细胞还可将消化产物加工成有免疫原性的抗原复合物，

提呈抗原给淋巴细胞，启动淋巴细胞进行免疫应答，对于机体抵御细菌等微生物入侵起着极其重要的作用。

（二）参与细胞结构成分的更新

细胞内的大分子和细胞器均有一定的寿命。许多生物大分子存活时间只有数小时到数天；线粒体生存期只有 10 d 左右；红细胞寿命平均为 120 d。溶酶体能够消化细胞内损伤或衰老的细胞器而将其清除，分解为可被细胞重新利用的小分子，从而保证了细胞内环境的稳定，同时也有利于细胞器的更新。

（三）提供细胞营养

溶酶体对吞噬的大分子营养物质的消化，也是细胞获取营养物质的一个重要途径。在细胞饥饿状态下，溶酶体可通过分解一些对于细胞生存并不是必需的大分子物质来提供营养和能量，维持细胞的基本生存。

（四）参与机体组织器官的形态建成

在胚胎发育中，溶酶体通过自溶作用除去不必要的细胞或组织。例如，发育过程中指（趾）间大部分蹼结构的消失，就是溶酶体发挥自溶作用造成的。又如蝌蚪变态期其尾部细胞的溶酶体数量增多，溶酶体膜破裂，释放出来的水解酶引起细胞破坏，尾部消失。

（五）参与受精过程

顶体反应是受精的先决条件。**顶体（acrosome）**是位于动物精子顶端，介于细胞核与细胞膜间的一个特化溶酶体。其中含多种水解酶，包括透明质酸酶、放射冠分散酶、顶体酶、酸性磷酸酶、蛋白水解酶等。当精卵识别时，精子顶体接触到卵细胞外被，释放水解酶，分散卵细胞周围的滤泡细胞，消化卵细胞的细胞外被和细胞膜，为精子细胞核进入卵细胞完成受精作用扫清道路。

（六）参与激素合成及激素水平调节

溶酶体参与了激素的合成、加工、成熟等活动，但在类固醇激素和肽类激素的分泌过程中发挥不同的作用。在分泌类固醇激素的细胞中，溶酶体主要是提供激素合成原料，如将摄入的血浆脂蛋白水解为胆固醇，将细胞内脂滴中贮存的胆固醇酯水解为游离胆固醇等。而在分泌肽类激素的细胞中，溶酶体主要是将尚未加工完毕的激素水解转化为成熟的、分泌形式的激素。例如，在甲状腺上皮细胞中合成的甲状腺球蛋白分泌到滤泡腔内碘化后，被重新吸收到滤泡上皮内形成大脂滴，与溶酶体融合后，被其中的组织蛋白酶 D 和酪氨酸酸性羟基肽酶水解为有活性的甲状腺素，然后释放到胞外发挥作用。此外，分泌肽类激素的细胞已合成的激素并不全部释放，有 15%～50% 的激素在细胞内被溶酶体以**分泌自噬（crinophagy）**的方式降解，调节激素的分泌水平。

（七）参与某些腺体组织细胞分泌过程的调节

在一些腺体组织细胞分泌过程中，溶酶体也发挥着调节作用。例如，哺乳期大鼠中止哺乳后，母鼠的催乳素细胞进入分泌抑制状态，溶酶体即与不同成熟阶段的分泌颗粒融合，并将其消化降解。这种现象反映了细胞具有调节自身分泌量的机制。

五、溶酶体与医学

溶酶体是细胞内重要的消化器官，其酶活性或膜稳定性异常都会影响细胞功能的行使，引发相应的疾病。

（一）溶酶体酶缺乏导致的贮积症

溶酶体某些酶缺乏可导致相应底物不能分解而贮积在次级溶酶体内，造成代谢障碍，引发多种先天性溶酶体病，称为**溶酶体贮积症（lysosomal storage disease）**。

1. GM2 神经节苷脂贮积症变异型 B

GM2 神经节苷脂贮积症变异型 B（GM2 gangliosidosis variant B）又称**台-萨氏综合征（Tay-Sachs disease）**，旧称黑蒙性家族痴呆症。其病因是溶酶体缺少 β-氨基己糖酯酶 A，无法将 GM_2 神经节苷脂糖链末端的 *N*-乙酰半乳糖切下而使之降解，导致脑、神经系统、心、肝等组织内具有毒性的 GM_2 神经节苷脂大量积累，影响细胞功能。患者表现为渐进性失明、痴呆和瘫痪。

2. 糖原贮积症Ⅱ型

糖原贮积症Ⅱ型（glycogen storage disease type Ⅱ）又称 Pompe 病，是由于患者的常染色体隐性基因的缺陷，不能合成 α-葡糖苷酶，致使糖原无法被分解而积累于溶酶体内，使溶酶体越来越大，以致大部分细胞质被溶酶体所占据。此病多见于婴儿，症状为肌无力、进行性心力衰竭等。病儿一般在 2 岁内死亡。

3. 黏脂贮积症Ⅱ型

黏脂贮积症Ⅱ型（mucolipidosis type Ⅱ）又称 I 细胞病（inclusion cell disease）。由于缺乏 *N*-乙酰葡糖胺-1-磷酸转移酶，使溶酶体酶到达高尔基复合体不能形成分选信号 M-6-P，不能被反面高尔基网的 M-6-P 受体识别和分选而直接分泌到细胞外。故此各种溶酶体酶存在于患者血液中，而溶酶体中几乎不含有溶酶体酶。因而细胞内黏多糖沉积，导致功能障碍，可表现出发育落后、关节强直、爪状手等症状。

（二）溶酶体膜稳定性异常导致的疾病

1. 硅沉着病

硅沉着病又称矽肺，是一种溶酶体膜稳定性下降，溶酶体酶释放而引起的职业病。其发病机制是：含有 SiO_2 的粉尘经肺吸入，被肺内巨噬细胞吞噬形成吞噬体，然后与初级溶酶体融合转化成吞噬性溶酶体。在溶酶体中形成硅酸，硅酸以非共价键方式与溶酶体膜或其上阳离子结合，降低溶酶体膜稳定性，致使溶酶体膜破裂，大量溶酶体酶释放入细胞质中，引起巨噬细胞自溶、死亡。释放出的 SiO_2 又被其他巨噬细胞吞噬，如此反复，导致大量巨噬细胞死亡。死亡的巨噬细胞释放出致纤维化因子，刺激成纤维细胞增生并分泌大量胶原，胶原纤维在肺部大量沉积形成纤维化结节，降低肺弹性，肺功能受损。硅沉着病可通过体膜稳定剂来治疗。例如，克矽平治疗矽肺的原理即与硅酸分子结合而阻止其对溶酶体膜的破坏，此外克矽平的代谢产物能与硅酸结合成可溶性复合物而利于排出。

2. 痛风

痛风是以高尿酸血症为主要临床生化指征的嘌呤代谢紊乱性疾病。当尿酸盐生成与排出失衡时，血尿酸盐升高，以结晶形式沉积于关节等组织中，并被白细胞吞噬。被吞噬的尿酸盐结晶以氢键和溶酶体膜结合，改变溶酶体膜的稳定性，使水解酶释放，引起白细胞自溶坏死，导致沉积部位组织的急性炎症反应。

此外，类风湿关节炎的病因目前尚不完全清楚，但该病引起的关节软骨细胞的侵蚀被认为是细胞内溶酶体膜脆性增加，溶酶体酶局部释放而侵蚀软骨细胞所致。**吲哚美辛（indomethacin）**和肾上腺皮质激素药物**可的松（cortisone）**具有稳定溶酶体膜的作用可用来治疗类风湿关节炎。

第四节　过氧化物酶体

1954 年，J. Rhodin 在电镜下观察小鼠肾近曲小管上皮细胞时发现的膜性细胞器，称为**微体（microbody）**。现已确认普遍存在于细胞中，并根据含有氧化酶和过氧化氢酶的特点而定名为**过氧化物酶体（peroxisome）**。

一、过氧化物酶的形态结构

电镜下，过氧化物酶体是由一层单位膜包裹的膜性细胞器，呈圆形或卵圆形，有时也呈半月形或长方形，大小 0.2～1.7 μm（图 6-16）。其中常含电子密度高、排列规则的晶格结构，称**类核体（nucleoid）**或**类晶体（crystalloid）**，为尿酸氧化酶的结晶。人和鸟类细胞中过氧化物酶体不含尿酸氧化酶而无该结晶。

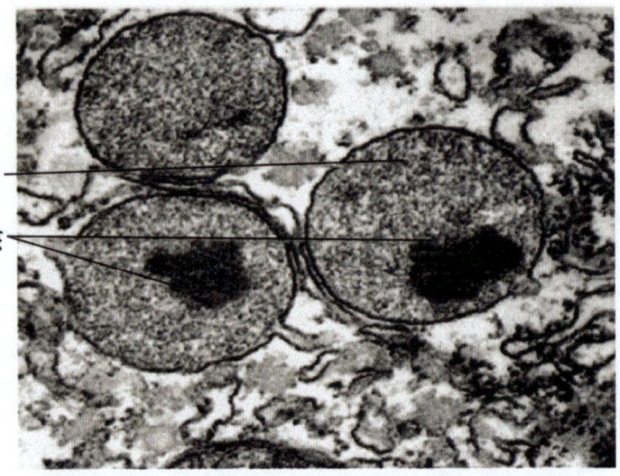

图 6-16　鼠肝细胞过氧化物酶体电镜图

二、过氧化物酶体的酶

过氧化物酶体也是异质性细胞器。不同过氧化物酶体不仅在形态、大小上具有多样性，其中所含的酶类和数量也不同。目前已鉴定出 40 多种酶，但尚未发现哪种过氧化物酶体包含了全部的酶。根据性质可将这些酶大致分为三类。

1. 氧化酶类

氧化酶类包括尿酸氧化酶、D-氨基酸氧化酶、L-α氨基酸氧化酶等黄素（FAD）依赖氧化酶类，占全部酶总量 50%～60%。尽管作用底物不同，但共同特征是在氧化底物的同时把氧还原成过氧化氢。反应通式为

$$RH_2+O_2 \xrightarrow{\text{氧化酶}} R+H_2O_2$$

2. 过氧化氢酶类

过氧化氢酶约占酶总量的 40%。存在于几乎所有过氧化物酶体中，被视为过氧化物酶体的标志性酶。其作用是将过氧化氢还原成水。反应通式为

$$2H_2O_2 \xrightarrow{\text{过氧化氢酶}} O_2+2H_2O$$

3. 过氧化物酶类

过氧化物酶可能仅存在于少数几种细胞（如血细胞）的过氧化物酶体中，作用与过氧化氢酶一样。

三、过氧化物酶体的功能

1. 清除细胞代谢过程中产生的过氧化氢等毒性物质，发挥解毒作用

过氧化物酶体的主要功能是解毒。其中的氧化酶可利用分子氧，通过氧化反应去除特异有机底物上的氢原子，生成过氧化氢；而过氧化氢酶利用过氧化氢来氧化其他底物如甲醛、酚、甲酸和醇等。

氧化酶与过氧化氢酶作用的偶联形成了一个由过氧化氢协调的简单呼吸链，这既是过氧化物酶体的重要特征，也是其主要功能。其主要作用方式包括：①在氧化酶作用下，底物 RH_2 将电子传递给分子氧，

生成过氧化氢，过氧化氢再被过氧化氢酶还原成水；②还原的电子来自其他小分子物质（$R'H_2$）；③如果没有其他供体，还原的电子可来自于过氧化氢本身（图 6-17）。通过此呼吸链，不但可有效消除细胞代谢过程中产生的氧化性极强的过氧化氢，同时也可使甲醛、甲酸、乙醇等毒性物质失活，从而对细胞起保护作用。该反应对肝、肾细胞尤为重要。例如，饮酒时进入体内的乙醇，大约 25% 是通过这种方式被氧化成乙醛而解除毒性的。

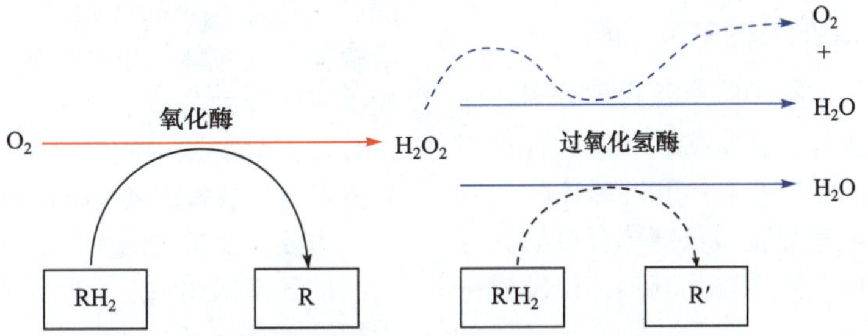

图 6-17　氧化酶与过氧化氢酶催化作用相偶联形成的呼吸链

2. 调节细胞内的氧浓度，使细胞免受高浓度氧的损害

氧化酶利用分子氧氧化底物，这对细胞内氧浓度的调节具有很重要作用。研究表明，肝细胞内 20% 的氧由过氧化物酶体消耗，产生的能量以产热的方式消耗掉；80% 供给线粒体进行氧化磷酸化，产生的能量用于合成 ATP。两者对氧的敏感性是不一样的：线粒体氧化最佳氧浓度是 2% 左右，增加氧浓度并不会提高线粒体的氧化能力；而过氧化物酶体的氧化能力随氧浓度增高而逐渐上升。因此如果细胞处于高浓度氧时，过多的氧由过氧化物酶体消耗而得以有效调节，使细胞免遭高氧浓度的损伤。

3. 进行脂肪酸的氧化，参与细胞代谢活动

除了在线粒体中进行脂肪酸的氧化外，动物组织可以利用过氧化物酶体中的氧化酶对 25%～50% 的脂肪酸进行氧化，或使脂肪酸转化为乙酰辅酶 A 以备生物再利用，或直接给细胞提供热能。

四、过氧化物酶体的发生

过氧化物酶体的发生方式有两种。一种是分裂繁殖，即与线粒体一样，通过二分裂法，从原有过氧化物酶体分裂而来。另一种为从头合成，即先由内质网通过出芽的方式，释放出未成熟的囊泡状结构，称之为过氧化物酶体前体，再在细胞质中装配为成熟的过氧化物酶体。

五、过氧化物酶体与医学

过氧化物酶体病理性改变表现为过氧化物酶体数量、体积、形态等的异常，也可表现为过氧化物酶缺乏及功能障碍。

例如，在病理性肝炎、甲状腺功能亢进、慢性乙醇中毒或慢性低氧症等疾病患者的肝细胞内，可见过氧化物酶体数量增加；在甲状腺功能低下、脂肪变性或高脂血症等情况下，则可见过氧化物酶体数量减少、老化或发育不全。肝肿瘤细胞中，过氧化物酶体的数目减少，且其数目与肿瘤细胞的生长速度呈反比。

过氧化物酶体结构和功能异常可导致过氧化物酶体病。近年来，越来越多的过氧化物酶体病被发现。例如，**脑肝肾综合征（Zellweger 综合征）**患者脑、肝、肾均发生严重异常，可能是基因突变导致过氧化物酶体中酶输入的障碍而呈现空泡状。过氧化物酶体病严重程度与缺乏酶的种类和数量有关，如**肾上腺脑白质营养不良（adrenoleukodystrophy，ALD）**，仅缺失一种过氧化物酶体的酶，因而临床症状最轻。

第五节　细胞内囊泡与蛋白质分选

真核细胞一个显著特点是具有发达的内膜系统，其各成员构成了一个结构和功能密切联系的功能结构体系。而细胞与环境、细胞内部各结构之间进行物质交换和信息传递是细胞生存的必要条件。在此过程中，不可避免地会有**囊泡（vesicle）**的形成，当其位于细胞内称为细胞内囊泡或简称囊泡，主要负责细胞内物质运输；当分泌到细胞外则特称为**细胞外囊泡（extracellular vesicles）**，主要负责细胞间通信（见第六节）。例如，细胞吞噬活动中，由细胞膜包裹被吞噬的物质形成囊泡，传递给溶酶体完成消化分解；细胞内合成的蛋白质及颗粒物质首先进入内质网，再到高尔基复合体加工和分选，最终运到其他

二维码 6-3 扩展

囊泡运输的前世今生

的膜性细胞器或排出细胞外，在这过程中，都是通过上一个细胞器以出芽方式形成膜囊泡，再到下一个细胞器发生膜的融合而完成的，这一过程称为**囊泡转运**（**vesicular transport**），是真核细胞特有的一种细胞物质内外转运的基本形式。

一、细胞内囊泡在蛋白质运输中的作用

一个哺乳动物细胞内含有 10^{10} 个蛋白质分子。细胞各部位所需要的蛋白质分子在结构和功能上各不相同。胞内蛋白质除极少部分在线粒体和叶绿体的核糖体上合成外，绝大多数都是细胞质核糖体合成的。这些蛋白质最终是如何从核糖体运输到其靶部位发挥功能的？这就是蛋白质的分选。

（一）分选信号的不同决定了蛋白质去向的差异

蛋白质分选（**protein sorting**）是指核糖体合成的蛋白质在相应分选信号的作用下，进入内质网、高尔基复合体进行加工、修饰和分选，使不同去向的蛋白质被包裹入带有不同标记的囊泡，通过囊泡转运到不同的细胞结构（如细胞膜、内质网、高尔基复合体、溶酶体、线粒体、细胞核等）的过程。被分选的蛋白质本身所含的分选信号决定了蛋白质的最终去向。缺乏分选信号的蛋白质最终定位于细胞质基质，这种定位方式称为**缺省途径**（**default pathway**）。

事实上，在细胞内存在着多种类型的分选信号，它们的氨基酸组成、数目及在蛋白质分子中的位置各不相同（表 6-3）。

表 6-3　决定蛋白质去向的几种典型的分选信号

蛋白质类型	分选信号序列
核输入蛋白	-Pro-Pro-Lys-Lys-Lys-Arg-Lys-Val-
核输出蛋白	-Leu-Ala-Leu-Lys-Leu-Ala-Gly-Leu-Asp-Ile-
线粒体输入蛋白	$^{+}H_3N$-Met-Leu-Ser-Leu-Arg-Gln-Ser-Ile-Arg-Phe-Phe-Lys-Pro-Ala-Thr-Arg-Thr-Leu-Cys-Ser-Ser-Arg-Tyr-Leu-Leu-
过氧化物酶体输入蛋白	-Ser-Lys-Leu-COO^-
内质网输入蛋白	$^{+}H_3N$-Met-Met-Ser-Phe-Val-Ser-Leu-Leu-Leu-Val-Gly-Ile-Leu-Phe-Trp-Ala-Thr-Glu-Ala-Glu-Gln-Leu-Thr-Lys-Cys- Glu-Val-Phe-Gln-
内质网驻留蛋白	-Lys-Asp-Glu-Leu-COO^-

游离核糖体合成输送到细胞核、线粒体及过氧化物酶体等的蛋白质。输送到细胞核的蛋白质带有**核定位信号**（**nuclear localization signal，NLS**），可位于蛋白质的任何部位；输送到线粒体的蛋白质带有**转运肽**（**transit peptide**），是 N 端的一个 α 螺旋信号；输送到过氧化物酶体的蛋白质 C 端有一个由三肽（Ser-Lys-Leu）组成的**过氧化物酶体引导信号**（**peroxisomal targeting signal，PTS**）。

附着核糖体合成分泌蛋白、膜蛋白及输送到溶酶体、内质网和高尔基复合体的蛋白质。输送到调节性分泌小泡中的分泌蛋白带有**浓缩信号**（**concentrating signal**）；输送到溶酶体的蛋白质带有 M-6-P 信号；驻留在内质网的蛋白质 C 端带有 KDEL（可溶性蛋白）或 HDEL（膜蛋白）信号；驻留在高尔基复合体的蛋白质带有跨膜 α 螺旋信号。

（二）胞内蛋白质的运输方式

主要有以下 3 种（图 6-18）。

1. 门孔运输

蛋白质在细胞质基质与细胞核之间的运输。在特定分选信号介导下，通过**核孔复合体**（**nuclear pore complex，NPC**）选择性识别，在细胞质与细胞核间进行物质交换。例如，定位于核内的蛋白质在 NLS 介导下通过核膜上的核孔复合体进入细胞核（参见第十章）。

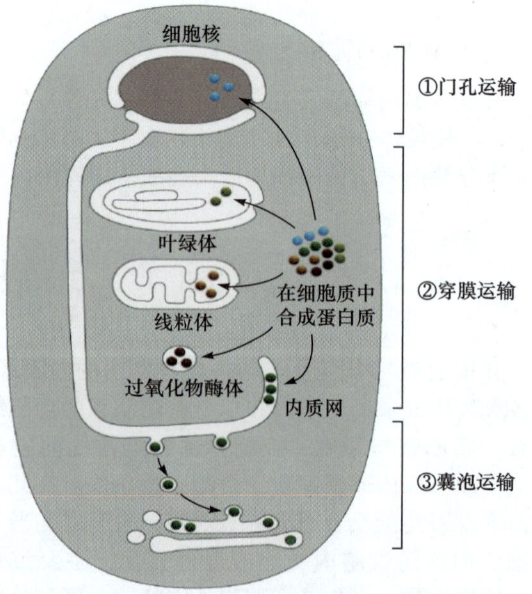

图 6-18　细胞内蛋白质的运输方式

2. 穿膜运输

蛋白质在细胞质基质与细胞质内膜性细胞器之间的运输。定位于内质网、过氧化物酶体、线粒体的蛋白质通过结合在膜上的蛋白质转运体进入细胞器。

3. 囊泡运输

蛋白质在膜性细胞器之间的运输，通过囊泡进行。

二、囊泡是细胞内物质定向运输的主要载体

与内质网等细胞内相对稳定的固有膜性结构不同，囊泡是一种动态结构，是细胞内物质定向运输的载体和功能表现形式。据推测，至少有 10 种囊泡能承担细胞内物质定向运输的功能。目前较为清楚的主要是两种类型的囊泡：**网格蛋白（clathrin）包被的网格蛋白包被囊泡（clathrin-coated vesicle）**和**包被蛋白（coatomer-protein）**包被的囊泡。其中后者又分为两个亚类，即 **COP Ⅰ包被囊泡（COP Ⅰ-coated vesicle）**和 **COP Ⅱ包被囊泡（COP Ⅱ-coated vesicle）**（表 6-4 和图 6-19）。

表 6-4　包被囊泡的部分类型

包被囊泡类型	包被蛋白	起源	目的地
网格蛋白包被	网格蛋白 + 接合素 1	高尔基复合体	溶酶体（经过内体）
网格蛋白包被	网格蛋白 + 接合素 2	细胞膜	内体
COP 包被	COP 包被蛋白	内质网	高尔基复合体
		高尔基复合体扁囊	高尔基复合体扁囊
		高尔基复合体	内质网

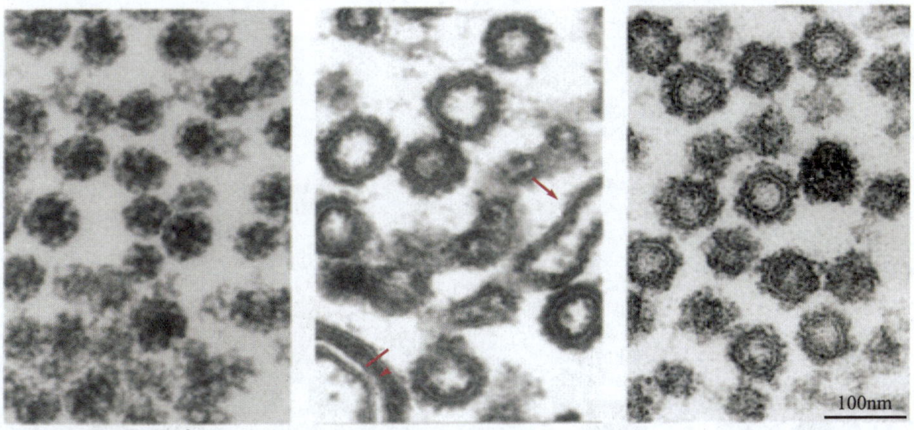

网格蛋白包被囊泡　　COP Ⅰ包被囊泡　　COP Ⅱ包被囊泡

图 6-19　3 种囊泡电镜图

（一）网格蛋白包被囊泡产生于细胞膜和高尔基复合体

网格蛋白包被囊泡可由细胞膜通过受体介导的内吞作用形成，也可产生于高尔基复合体（图 6-20）。

通过细胞内吞作用形成的网格蛋白包被囊泡（有被小泡），将外来物质转送到细胞质，或从内体输送到溶酶体；由高尔基复合体产生的网格蛋白包被囊泡，主要介导从高尔基复合体到溶酶体、内体和细胞外的物质转运。

（二）COP Ⅱ包被囊泡主要负责蛋白质的正向运输

COP Ⅱ包被囊泡由糙面内质网产生。COP Ⅱ包被蛋白由 5 种亚基组成，其中**分泌相关的 Ras 相关蛋白 1（secretion-associated Ras-related protein 1，Sar1）**调节包被的形成。Sar1 是一种小分子 GTP 结合蛋白，可调节囊泡外被的组装。Sar1 结合 GDP 时处于失活状态；内质网膜上的 Sec12 是一类催化 GTP/GDP 交换的**鸟苷酸交换因子（guanine nucleotide exchange factor，GEF）**，在与 Sar1-GDP 结合时可催化 GDP 转换为 GTP，从而激活 Sar1 使其插入内质网膜，诱导其他 4 种蛋白亚基（Sec23/Sec24、Sec13/Sec31）依次在内质网膜上聚合和组装，出芽形成 COP Ⅱ包被囊泡（图 6-21）。

COP Ⅱ包被囊泡主要介导物质从内质网到高尔基复合体的**正向运输（anterograde transport）**。COP Ⅱ囊泡在内质网产生后向高尔基复合体的转移过程中，常常几个囊泡首先彼此融合，形成一个称为**内质网-高尔基复合体中间体（ER - Golgi intermediate compartment，ERGIC）**的大囊泡，也称为**囊泡小管丛（vesicular-tubular cluster，VTC）**，然后以微管为轨道运输到顺面高尔基网。此时 Sar1 结合的 GTP 水解，包被蛋白去装配，包被囊泡脱去衣被，与顺面高尔基网的膜融合而将物质运输到高尔基复合体（图 6-21D）。

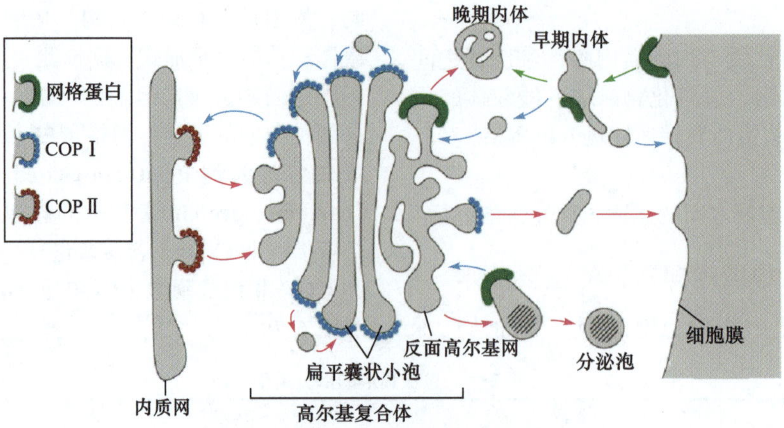

图 6-20　网格蛋白包被囊泡产生的两条途径

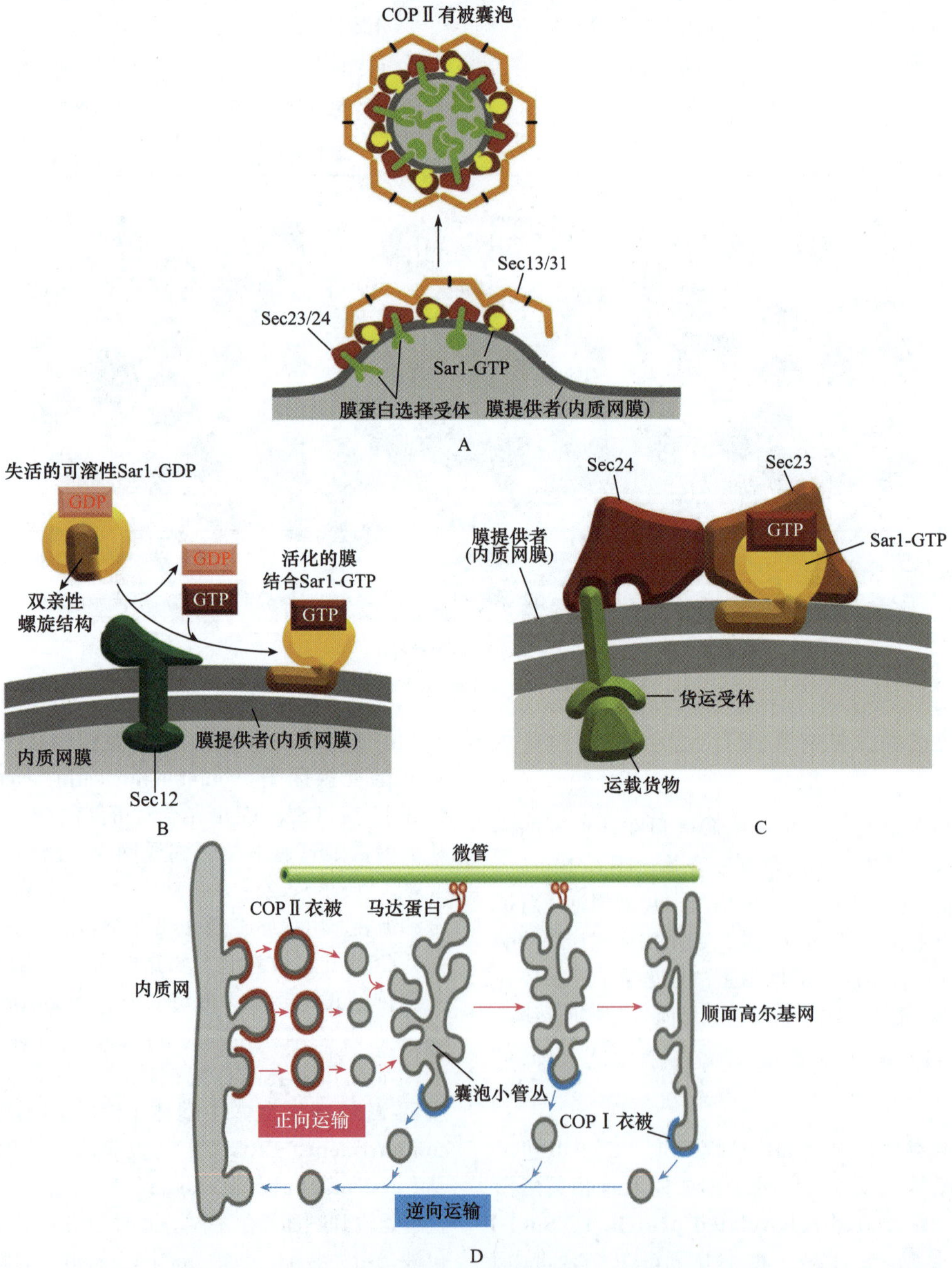

图 6-21　COP Ⅱ和 COP Ⅰ包被囊泡的结构、组装及物质运输

A. COP Ⅱ的结构组成；B. COP Ⅱ的激活；C. COP Ⅱ的组装；D. COP Ⅱ和 COP Ⅰ介导的物质运输

（三）COP Ⅰ包被囊泡主要负责内质网逃逸蛋白的回收

COP Ⅰ包被囊泡由高尔基复合体出芽生成，主要负责内质网逃逸蛋白的捕捉、回收转运及高尔基复合体膜囊间蛋白的**逆向运输（retrograde transport）**。也有证据表明COP Ⅰ包被囊泡还能行使从内质网到高尔基复合体的正向运输。

COP Ⅰ包被蛋白也是由多亚基组成的多聚体。目前已鉴定了α、β、β′、γ、δ、ε、ζ这7种蛋白质亚基成分。其中，α蛋白也称为**装配反应因子（assembly reaction factor，ARF）**，是一种与Sar1类似的GTP结合蛋白，可调节包被蛋白复合物的聚合、装配及膜囊泡的转运。

三、囊泡转运过程是一个高度有序、严格调控的定向物质运输过程

不同来源、不同类型的囊泡，承载和介导不同物质的定向运输。所有的囊泡都必须沿着一定路径，以特定的运输方式，最后锚定于既定的靶部位，通过膜的融合而释放运载的物质。

（一）囊泡转运过程受到严格的选择和精密控制

任何来源、任何途径的囊泡转运，都是一个高度有序，并受到严格选择和精密控制的物质运输过程。例如，核糖体合成的蛋白质进入内质网后，首先要决定在内质网的去留。决定外输的蛋白质，要经过一定的修饰、加工和质量检查，才能通过内质网膜出芽，形成囊泡再转运到高尔基复合体。如果内质网驻留蛋白或不合格的外输蛋白从内质网逃逸，进入高尔基复合体后会被识别，形成COP Ⅰ包被囊泡遣返回内质网。

一旦囊泡转运某一环节的调控机制出现异常，则囊泡运输不能正常进行。例如，*sec4*基因编码的Sec4蛋白也是一种GTP结合蛋白，在调节非网格蛋白包被囊泡脱去衣被，与下一个膜性细胞器膜融合的过程中具有重要作用。若*sec4*基因突变则囊泡脱衣被和后续融合过程就会受阻。而包被囊泡脱去衣被正是囊泡转运到下一目的地，发生膜融合而进行物质转运所必须经历的步骤。

（二）囊泡必须特异性识别锚定于靶膜并卸载货物

转运囊泡一旦到达靶细胞器，必须首先特异性识别锚定在靶膜上，然后与靶膜融合，卸载所转运的物质。这一过程涉及多种蛋白质的识别与锚泊结合、装配与去装配的复杂调控。其机制虽还不甚清楚，但可确定与囊泡表面的特异性分子标记和靶膜上的特异受体密切相关。

研究表明，**可溶性*N*-乙基马来酰亚胺敏感因子结合蛋白受体（soluble *N*-ethylmaleimide-sensitive factor attachment protein receptor，SNARE）**家族蛋白与囊泡的选择性锚泊融合过程密切相关。**囊泡相关膜蛋白（vesicle-associated membrane protein，VAMP）**和**突触融合蛋白（syntaxin）**是该蛋白家族的一对成员，负责介导细胞内囊泡的识别与融合。现已发现，转运囊泡表面存在一种VAMP类似蛋白，称为**囊泡SNARE（vesicle-SNARE，v-SNARE）**；靶细胞器膜上的突触融合蛋白是与v-SNARE对应的序列，称为**靶SNARE（target-SNARE，t-SNARE）**。v-SNARE与t-SNARE相互识别，特异互补，通过“锁-钥”契合式的相互作用，决定着囊泡的锚泊与融合。目前普遍认为转运囊泡及其靶细胞器膜上各自带有特有的SNARE互补序列，SNARE序列高度特异性地识别，是保证转运囊泡准确停靠到靶膜上，完成囊泡物质定向运输和准确卸载的一个基本机制。

转运囊泡与靶细胞器膜融合，最终将携带的物质转运到靶细胞器，完成囊泡转运过程。实际上囊泡停泊及融合的过程也是一个复杂的过程。除了v-SNARE和t-SNARE的参与外，目前还发现一类称为Rab蛋白家族的GTP结合蛋白参与此过程。其可能的机制是：①囊泡表面的Rab蛋白可被靶膜胞质面的**锚定蛋白（tethering protein）**识别，使囊泡锚定在靶膜上；②囊泡表面的v-SNARE与靶膜上t-SNARE识别，使囊泡到达靶膜；③v-SNARE与t-SNARE配对后，彼此缠绕，如绞车般挤压出囊泡膜和靶膜间的水分子，使两者的脂分子双层靠近，当其距离小于1.5 nm时，由于脂分子的运动而发生膜的融合（图6-22）。

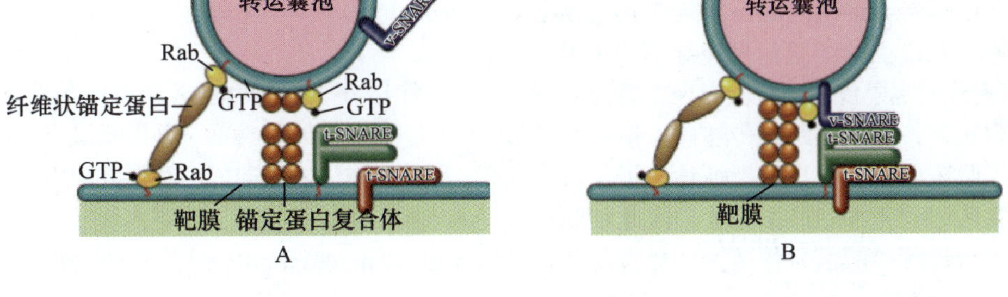

二维码 6-4 微课

小泡运输

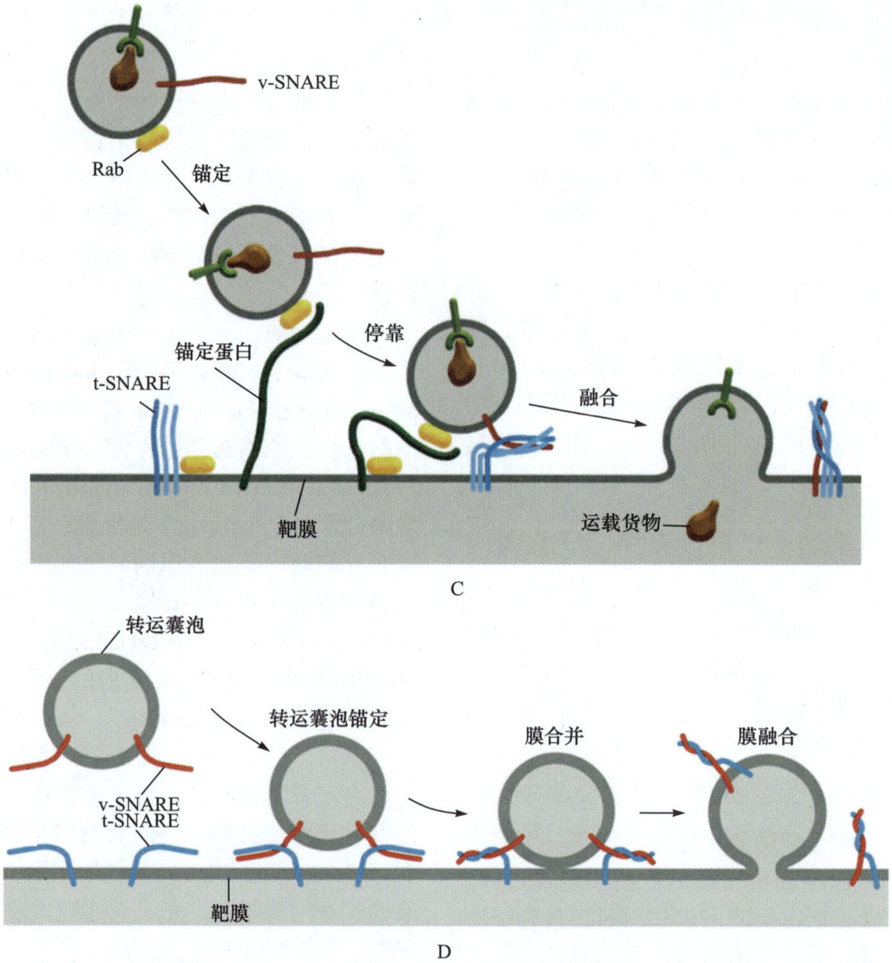

图 6-22　Rab 和 SNARE 指导囊泡与靶膜的停靠和融合

A. 转运囊泡膜上 Rab 识别靶膜上锚定蛋白而锚定在靶膜上；B. v-SNARE 和 t-SNARE 识别、配对而将囊泡停靠到靶膜；C. 转运囊泡锚定、停靠及与靶部位融合全过程；D. SNARE 序列间配对，挤压出膜间水分而诱导囊泡膜和靶膜的融合

第六节　细胞外囊泡

细胞外囊泡（extracellular vesicles）是细胞主动释放到细胞外环境中的膜性囊泡。几乎所有的细胞都可以产生细胞外囊泡，且通常反映其来源细胞的特性，因此细胞外囊泡表现出异质性，即大小不一，直径从数十纳米到数微米不等；囊泡内容物也因来源细胞不同而差异较大，可含有 DNA、RNA、蛋白质、脂质和代谢物等多种物质，因此其功能也有所区别。

细胞外囊泡作为一种具有高度特异性和多功能的物质运输载体，广泛参与细胞间的信息传递和生物分子的转移。与通常意义上的细胞信号转导不同（参见第十四章），细胞外囊泡中传递信号具有两个特点：一是信号分子由膜包被，可以远距离传递而不被稀释或降解；二是由于膜表面具有各自的特征性分子，可选择性地将内容物传递到靶细胞或细胞器。因此细胞外囊泡更适宜于进行远距离的信号传递，广泛参与各种重要的生理病理过程，如免疫调节、肿瘤细胞生长、转移和侵袭等，从而常作为疾病诊断标记物、治疗药物、药物靶标和药物载体等。

一、细胞外囊泡的类型

根据大小和生物发生过程的不同，细胞外囊泡可分为三种常见类型：外泌体、微囊泡和凋亡小体（图 6-23）。

（一）外泌体来源于内体

外泌体（exosomes）是由细胞的内体产生的直径 50～150 nm 的膜性囊泡。其形成过程是：先由细胞膜内陷形成内体，内体向内出芽形成**腔内囊泡（intraluminal vesicles）**，此时含有多个腔内囊泡的结构称为**多泡体（multivesicular bodies）**。多泡体运输到细胞膜与其融

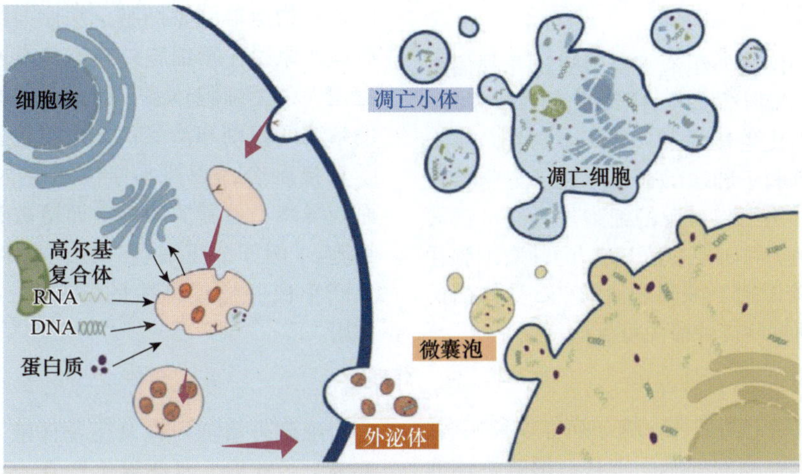

图 6-23　细胞释放的细胞外囊泡类型

合而释放出其中所含的腔内囊泡，即为外泌体。

腔内囊泡生成的分子机制还不完全清楚，目前了解较多的是 ESCRT 依赖性途径。ESCRT 即运输所需的**内体分选复合体**（**endosomal sorting complex required for transport**），包括 0、Ⅰ、Ⅱ和Ⅲ四种组分，各组分依次被募集到内体膜，完成囊泡的闭合并离断进入内体，形成腔内囊泡。含有腔内囊泡的多泡体有 3 种去向：① 转运到质膜与之融合，随后将腔内囊泡释放到细胞外形成外泌体；②与溶酶体融合而降解；③先与自噬体融合形成**自噬内涵体**（**amphisome**）后进一步转运到质膜，与质膜融合并释放外泌体，也可转运到溶酶体融合而降解。

（二）微囊泡来源于细胞膜的出芽

微囊泡（**ectosomes**）是由细胞膜向外出芽形成的直径 100～1000 nm 的膜性囊泡。微囊泡形成主要通过细胞膜成分的重排及细胞骨架成分的收缩来实现的。涉及①跨膜蛋白和脂质在不同区域聚集并成核；② $[Ca^{2+}]$ 上升和酶激活诱导的细胞骨架降解，质膜从细胞皮层处与细胞骨架分离；③磷脂酰丝氨酸外翻而促进向外出芽等过程。

二、细胞外囊泡的作用机制

由于细胞外囊泡中的生物活性物质受到脂分子双层的保护，因而具有较好的稳定性和低免疫原性，并能突破体内由膜构成的各种生物屏障，因而成为细胞间通信的关键调节者。

细胞外囊泡通常以四种方式将信号传递到靶细胞：①受体-配体相互作用。通过囊泡表面的特异性配体（如 CD 分子、凝集素和磷脂酰丝氨酸）与靶细胞表面相应的亲和受体（如整合素、硫酸乙酰肝素蛋白多糖和脂质结合蛋白）结合，停靠在靶细胞表面并进一步触发细胞内信号传导通路，囊泡本身并不进入靶细胞；②通过网格蛋白介导的胞吞作用进入靶细胞；③通过其他胞吞途径（吞噬作用、巨胞饮作用、胞膜窖或脂筏介导的胞吞作用）进入靶细胞；④囊泡与靶细胞的膜直接融合，将生物活性物质释放入靶细胞。

三、细胞外囊泡的功能

细胞来源、释放细胞外囊泡的细胞部位及细胞生理状态不同，细胞外囊泡组成也大不相同。目前已发现细胞外囊泡含有数十万种蛋白质，上万种 mRNA 和 microRNA，成千种脂类，上百种 DNA 及代谢产物。因此细胞外囊泡的功能也千差万别，但总体说来，其功能主要体现在以下几个方面。

（一）参与免疫调控作用

研究发现，人脑的微血管内皮细胞来源的微囊泡能体外诱导 $CD4^+$ 和 $CD8^+$ 的 T 细胞增殖，增强 T 细胞活化及随后的抗原呈递；人脐带间充质干细胞来源的细胞外囊泡中的 miR-181c 可降低促炎细胞因子 TNF-α、IL-1β 含量而提高抑炎因子 IL-10 水平，从而发挥抗炎作用；脂肪间充质干细胞来源的外泌体可诱导 M2 型巨噬细胞极化，缓解炎症反应。这些研究说明细胞外囊泡可在动脉粥样硬化、脓毒症、多发性硬化症等疾病的治疗中发挥作用。

（二）参与大脑发育与神经系统疾病的发生

来自多能干细胞的外泌体可体外诱导神经祖细胞增殖和神经元分化，说明外泌体可以携带与神经发育相关的物质，调控神经系统的发育。此外，细胞外囊泡具有通过血脑屏障的能力，可能参与多种引起神经退行性疾病相关的有害蛋白的传递，如与阿尔茨海默病发生有关的 β 淀粉样蛋白和 tau 蛋白、与帕金森有关的 α-突触核蛋白及肌萎缩侧索硬化有关的超氧化物歧化酶等。

（三）诱导肿瘤的发生发展

肿瘤细胞释放的细胞外囊泡主要通过诱导肿瘤血管生成、细胞迁移和药物抵抗等诱导肿瘤的发生发展。这些囊泡富含血管内皮生长因子、基质金属蛋白酶和表皮生长因子等，有利于肿瘤的血管生成、细胞生长和向远处迁移。此外癌细胞来源的细胞外囊泡可诱导抗肿瘤免疫细胞凋亡。例如，表达 FasL 的肿瘤细胞释放的细胞外囊泡可以识别 T 细胞表面的 Fas 受体而诱导 T 细胞凋亡，从而抑制抗肿瘤免疫反应。

（四）参与代谢性疾病的发生

新陈代谢紊乱可引起高血压、糖尿病等多种疾病。细胞外囊泡能介导代谢物的细胞间转移，影响机体的代谢。研究发现，人脂肪细胞产生的细胞外囊泡中含有脂肪细胞特异性蛋白和免疫调节蛋白，可能介导脂肪细胞和巨噬细胞之间的信号传导，从而加重局部和全身的胰岛素抵抗。此外，这种细胞外囊泡还能影响脂肪组织中的胰岛素信号转导或直接干扰肝脏和肌肉细胞中的胰岛素信号传导。

四、细胞外囊泡在疾病治疗中的潜在应用

（一）作为药物传递载体定向杀伤靶细胞

与现有的药物传递系统相比，细胞外囊泡更易定向把药物运输到靶细胞，常作为靶向治疗的药物传递载体。原因在于细胞外囊泡具有两个明显优势：①本身是一种无细胞体系，因而免疫原性较低，能逃避免疫系统的识别和清除；②由膜包裹，可与靶细胞的质膜直接融合，因此易于突破体内各种生物屏障（如血脑屏障、血睾屏障等）而使被封装的药物作用于靶细胞。例如，用细胞外囊泡封装紫杉醇给药，可以阻断小鼠肿瘤模型中的肺转移，表现出良好的抗癌作用。

（二）作为生物标记物用于疾病诊断和预后评估

细胞外囊泡可以从生物体液（如眼泪、血液、尿液等）中获取，且能提供器官或组织在病理条件下有价值的生物信息，尤其对于某些难以获取的器官或系统（如中枢神经系统、肾脏和胚胎组织等）来说是一种有效的非侵入性诊断方法，有助于辅助疾病诊断与预后评估。例如，胰腺癌患者血清可检测到富含细胞膜表面糖蛋白甘聚糖-1 的外泌体，因此可以通过检测患者血清中该类外泌体来进行胰腺癌诊断，这对于核磁共振等常规检测手段无法检测到的早期胰腺病变是一种有效的诊断方法。

（遵义医科大学　王乾兴）

复习思考题

1. 内膜系统的整体性是如何体现的？试举例说明。
2. 蛋白质是如何实现在细胞内精准定位的？

第七章 线 粒 体

线粒体（mitochondrion）是细胞内物质彻底氧化和能量转换的主要场所，它通过氧化和磷酸化反应将储存于有机物中的化学能转换为 ATP，为细胞生命活动提供直接能量。线粒体普遍存在于除哺乳动物成熟红细胞以外的所有真核细胞中，人和动物细胞中 95% 的 ATP 是在线粒体中产生的，线粒体素有细胞“动力工厂”之称，它的存在是生命延续的前提条件。

二维码 7-1 扩展

生物能源货币 ATP

人们对线粒体的研究可追溯到一个多世纪以前，1890 年德国生物学家 Altman 首次在动物细胞中发现了线粒体，称为“bioblast”（意为“生命小体”）；1897 年 Benda 根据形态学特征将其命名为线粒体（mitochondrion，mito：线；chondrion：颗粒），并沿用至今；1961 年 Mitchell 提出了氧化磷酸化的化学偶联学说；1963 年 Nass 等首次发现线粒体中存在 DNA，随后人们发现线粒体中存在独立的遗传体系；1981 年，剑桥大学 Anderson 等公布了完整的人线粒体 DNA 序列；1987 年，Wallace 等证实线粒体 DNA 突变和疾病之间的关系。

20 世纪 50 年代以来，随着电子显微镜、超速离心分离技术、分子生物学实验技术在细胞生物学研究中的广泛应用，人们对线粒体的亚显微结构、化学组分、功能及分子机制等进行了更加深入的研究，对线粒体有了更为全面的认识。同时，线粒体的发生和起源、线粒体的遗传体系及线粒体疾病等也成为线粒体研究的重要内容。

第一节 线粒体的形态结构与化学组成

一、线粒体的形态、大小、数量及分布

线粒体的形态、大小、数量、分布等依细胞类型、生理环境、功能状态的不同而发生变化，在药物、毒物和激素等因素的刺激下，线粒体形态将发生膨胀或收缩。

在光学显微镜下线粒体通常为线状，但其形态随细胞生理状况变化可呈环形、哑铃形、泡状等，呈现一定的可塑性。例如，当细胞处于高渗环境时，线粒体伸长为长线状；反之，在低渗环境中，线粒体膨胀如泡状。细胞内的 pH 对线粒体形态也有影响，酸性环境时线粒体膨胀，碱性环境时线粒体凝聚和收缩。

线粒体大小随细胞不同差异较大，与细胞的代谢状态也有关。一般情况下，线粒体短径长度为 0.5～1 μm，长径长度为 1.5～3 μm。但在骨骼肌细胞中，有时会出现长达 8～10 μm 的巨大线粒体。

线粒体的数量因细胞种类不同而异，总体而言，生理活动旺盛的细胞线粒体数目较多，反之较少。例如，脑细胞、肾细胞、骨骼肌细胞、心肌细胞和肝细胞等需能较多的细胞约含数千个线粒体，而单细胞生物鞭毛藻仅含 1 个线粒体。线粒体还可以随着细胞的能量需求而变化，在反复刺激收缩的骨骼肌细胞中，线粒体数量会提高 5～10 倍。

线粒体在细胞内的分布不均匀，一般聚集在细胞功能旺盛、需要能量供应的区域。如骨骼细胞或心肌细胞中，线粒体包裹在肌原纤维之间，而在精子细胞中，线粒体紧紧地包裹在鞭毛轴丝上。

二、线粒体的动态变化——融合与分裂

细胞中的线粒体是动态的——经常发生融合和分裂（图 7-1），线粒体的融合和分裂是线粒体数目、形态变化调控的基础。当线粒体融合和分裂处于平衡状态时，细胞内的线粒体体积和数目基本保持不变。

线粒体的融合和分裂是线粒体拓扑结构复杂性的体现。多个颗粒状线粒体融合可形成体积较大的线条状或片层状线粒体，同时后者也可通过分裂形成体积较小的颗粒状线粒体。

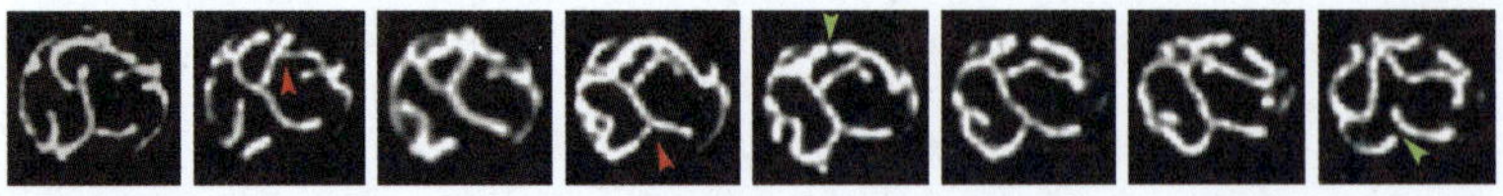

图 7-1　酵母细胞中线粒体网的动态行为［分裂（绿色箭头）和融合（红色箭头）不断地重塑网络］
（引自 Alberts et al.，2022）

线粒体分裂是由于细胞质基质中的发动蛋白相关蛋白 1（DRP1）募集到线粒体外膜表面，局部收缩后将膜分开。线粒体内外膜的融合是相互独立的机制，即两层膜中的每一层都会彼此发生融合，且不同区室也相互融合。3 种保守的 GTP 酶（GTPase）介导线粒体膜的融合：线粒体融合素 1（MFN1）和线粒体融合素 2（MFN2）介导外膜的融合，而 OPA1 介导随后的内膜融合。

线粒体分裂可将有缺陷的部分从健康的线粒体网络中剔除。在细胞分裂时线粒体分裂也较为活跃，离散的线粒体更易于均匀分布到子代细胞中，并且可以进入到细胞远端的狭窄区域。

线粒体融合和分裂的异常会影响线粒体的结构，最终导致线粒体功能障碍。例如，OPA1 基因的显性突变会引起视神经萎缩，而 DRP1 基因的突变则导致严重的神经系统综合征。

三、线粒体的亚显微结构

电子显微镜下线粒体是由两层单位膜套叠而成的囊状结构，内膜褶叠、延伸，分化形成内部结构区域（图 7-2）。

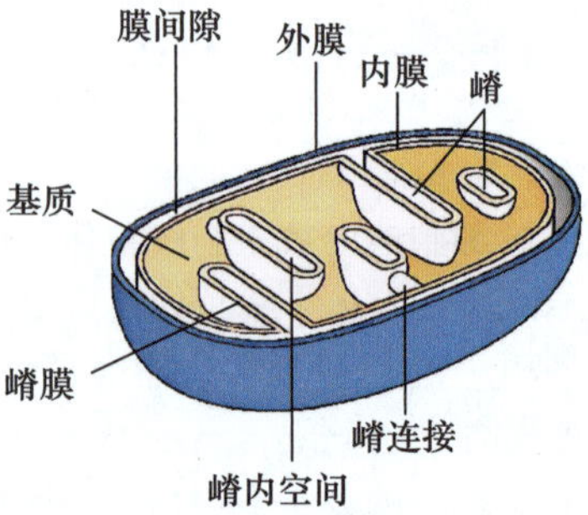

图 7-2　线粒体结构模式图
（引自 Alberts 等，2022）

（一）外膜

外膜（outer membrane）是指包围在整个线粒体外面的一层单位膜，厚约 6 nm，表面光滑富有弹性，封闭形成囊。用磷钨酸负染，电子显微镜下可观察到外膜有整齐排列的筒状小体，高 5～6 nm、外径 6 nm、内径 2～3 nm，称为**孔蛋白（porin）**。孔蛋白构成线粒体外膜的亲水通道，允许分子质量为 5 kDa 以下的分子选择性通过，1 kDa 以下的分子自由通过。孔蛋白是线粒体外膜物质转运的通道，它使线粒体外膜通透性较高。

（二）内膜

内膜（inner membrane）是位于线粒体外膜内侧的一层单位膜结构，比外膜稍薄，膜厚约 4.5 nm，具有很低的物质通透性，对分子和离子的通透有严格控制。它的这种通透屏蔽作用，使许多物质，如丙酮酸、H^+、ATP 等均不能自由透过内膜，必须借助线粒体内膜上的膜转运蛋白的协助，才能进行跨膜运输。内膜这种高度的不通透性对建立质子电化学梯度、驱动 ATP 的合成有重要作用。

线粒体内膜向内折叠，形成**嵴（cristae）**，极大地扩大了内膜的表面积（可达 5～10 倍），提高了内膜的代谢效率，为线粒体进行高效的生化反应提供保障。形成嵴的那部分内膜称为**嵴膜（crista membrane）**。嵴膜与内膜相连接的地方，膜形成狭窄的膜管或狭缝，称为**嵴连接（crista junction）**。

（三）膜间隙和嵴内空间

膜间隙（intermembrane space）是指线粒体外膜与内膜之间的腔隙，又称为外室（outer chamber），宽 6～8 nm，与嵴膜包围的空间——**嵴内空间（crista space）**相通。

在电镜下可观察到线粒体内外膜在有些地方相互接触，膜间隙变窄，形成**转位接触点（translocation contact site）**，该位点有蛋白质前体聚集，表明转位接触点参与线粒体前体蛋白进入线粒体的穿膜运输。

（四）基质

基质（matrix）也称为线粒体内室（inner chamber），是线粒体内膜封闭形成的囊腔，基质中充满与线粒体功能密切相关的电子密度低的可溶性物质，其化学组分远比膜间隙中的化学组分复杂，含线粒体 DNA（mtDNA）、核糖体、细胞氧化代谢酶系和可溶性蛋白质等。

（五）基粒

用电子显微镜负染技术观察线粒体时发现，在线粒体内膜的嵴上规律地垂直排列着许多有柄的球状小体，称为**基粒（granum）**，其化学本质是线粒体 **ATP 合酶（ATP synthase）**。

四、线粒体的化学组成及酶定位

（一）线粒体的化学组成

除了水外，线粒体的主要成分包括蛋白质和脂质，其中蛋白质占干重的60%~75%，分为可溶和不溶性两类。可溶性蛋白包括基质中的酶和膜外在蛋白，而不溶性蛋白主要嵌入内外膜中。脂质占线粒体干重的25%~30%，以磷脂为主，内外膜组成不同，外膜主要含磷脂酰胆碱、磷脂酰乙醇胺和磷脂酰肌醇，而内膜缺乏胆固醇却含有大量的心磷脂，因而内膜具有较低的通透性。

线粒体基质中含有DNA、RNA和核糖体，构成了线粒体自主的遗传和蛋白质合成系统。此外，线粒体还含有无机盐离子和多种辅酶，如辅酶Q（CoQ）、黄素单核苷酸（FMN）等，在线粒体中起着关键的作用，参与氧化还原反应。

（二）线粒体中酶的定位分布

线粒体是细胞质中含酶最多的细胞器之一，在不同来源的线粒体中，已发现140多种酶。其中，氧化还原酶类约占37%，合成酶类占10%左右，水解酶类不到9%，它们定位分布于线粒体不同的结构区域或特定的位置，有些可作为某一功能部位的标志酶，见表7-1。

表 7-1 线粒体中部分代表性酶及其分布部位

部位	主要代表性酶
线粒体外膜	单胺氧化酶*、NADH-细胞色素c还原酶、磷酸甘油酰基转移酶、酰基CoA合成酶、犬尿羟化酶
线粒体内膜	细胞色素氧化酶*、丙酮酸氧化酶系、肉碱棕榈酰基转移酶、亚铁螯合酶、对寡霉素敏感的ATP合酶
线粒体膜间隙	腺苷酸激酶*、二磷酸激酶、核苷酸激酶、亚硫酸氧化酶
线粒体基质	苹果酸脱氢酶*、核酸及蛋白质合成酶系

* 为标志性酶

第二节 线粒体的功能

线粒体的主要功能是进行三羧酸循环和氧化磷酸化合成ATP，为细胞提供能量。线粒体通过对营养物质（糖、脂肪、氨基酸等）的氧化（放能）与ADP磷酸化合成ATP（储能）的偶联反应完成能量转换，线粒体是细胞有氧呼吸的最终场所和能量转换的基地。

线粒体不仅是细胞ATP产生的动力工厂，还与细胞内活性氧（ROS）生成、Ca^{2+}稳态调节、离子跨膜转运、细胞信号转导、细胞调控编程性死亡等有关。线粒体基质中三羧酸循环产生的中间体，还为生物合成和细胞生长提供许多必要的物质。由于其特殊的结构形式、复杂的功能和相对独立的核外遗传体系，线粒体一直是细胞生物学研究的热点之一。

一、细胞呼吸及基本过程

机体摄入的营养物质中含有大量的化学能，机体通过酶的作用将这些营养物质氧化分解释放出能量，释放的能量用于合成ATP，这一过程称为**细胞氧化**（**cellular oxidation**）。细胞在氧化过程中消耗O_2，生成CO_2和H_2O，因此细胞氧化也称为**细胞呼吸**（**cellular respiration**）。细胞呼吸是细胞内提供生物能源的主要途径，细胞呼吸有以下特点：①细胞呼吸本质上是在线粒体中进行的一系列由酶系所催化的氧化还原反应；②产生的能量储存于ATP的高能磷酸键中；③整个反应过程分步进行，能量逐步释放；④反应是在恒温（37℃）和恒压条件下进行的；⑤反应过程中需要O_2的参与。

以葡萄糖氧化为例，细胞呼吸的基本过程可概括为以下几个步骤（图7-3）。

（1）糖酵解：糖在细胞质中降解产生丙酮酸。

（2）乙酰CoA生成：丙酮酸进入线粒体基质中，经过一系列分解代谢形成乙酰CoA。

（3）三羧酸循环：乙酰CoA在线粒体基质中三羧酸循环酶系的作用下，开始一系列循环的化学反应。乙酰CoA首先和线粒体基质中含有4个碳原子的草酰乙酸缩合，两者以共价键连接，形成含有6个碳原子的柠檬酸，然后通过7次连续的酶促反应及2次脱羧，在循环的末端，又重新形成反应起始阶段的草酰乙酸，由于这一系列循环反应的第一步始于含有3个羧基的柠檬酸，故称之为**三羧酸循环**（**tricarboxylic acid cycle**）或柠檬酸循环。

（4）电子传递和氧化磷酸化：三羧酸循环中NADH和$FADH_2$将高能电子由线粒体内膜上的呼吸链（电子传递链）顺序传递，最后传递给氧以形成水。释放的能量用于质子泵入线粒体内膜，最终使ADP磷酸化生成ATP，提供细胞生命活动所能利用的自由能。

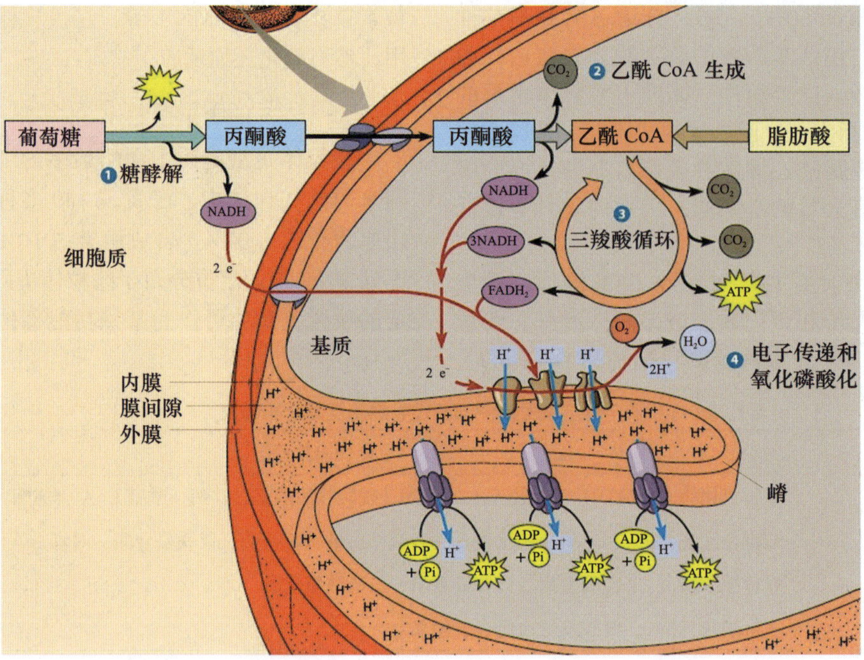

图 7-3 细胞呼吸的 4 个主要步骤（引自胡火珍等，2019）

二、呼吸链与电子传递

（一）呼吸链定义

线粒体内膜上一系列可逆地接受及释放电子，具有（或不具有）质子移位功能的脂蛋白复合体，形成相互关联和有序排列的功能结构体系，并与 ATP 合酶偶联完成氧化磷酸化反应，称之为**呼吸链**（**respiratory chain**）或**电子传递链**（**electron transport chain**）。呼吸链脂蛋白组分占线粒体内膜蛋白质的 17%～25%。

二维码 7-2 扩展

呼吸链及其生物学意义

（二）呼吸链组成

呼吸链由 4 种类型的脂蛋白复合体（Ⅰ～Ⅳ）、辅酶 Q 和细胞色素 c 组成。呼吸链一方面是独特的载体，承担电子传递和质子泵的作用；另一方面，它们作为线粒体内膜的结构成分，以镶嵌的形式位于内膜的类脂双分子层中。辅酶 Q 和细胞色素 c 是呼吸链中流动的递电子体，连接在线粒体内膜的外侧。

（1）复合体Ⅰ——NADH-CoQ 还原酶：该复合体是呼吸链中最大、最复杂的脂蛋白复合体，结合 1 分子黄素单核苷酸作为辅基，又称为 NADH 脱氢酶复合体。其作用是催化 NADH 的 2 个电子传递到辅酶 Q，同时将 4 个质子由线粒体基质转移至线粒体膜间隙，故复合体Ⅰ既是电子传递体，又是质子移位体。

（2）复合体Ⅱ——琥珀酸-CoQ 还原酶：含有 4 条多肽链，以共价键形式结合 2 个铁硫蛋白、1 分子黄素腺嘌呤二核苷酸和 1 个细胞色素 b，分子质量为 140 kDa。其作用是催化电子从琥珀酸转移至辅酶 Q，无转移质子功能，又称为琥珀酸脱氢酶。

（3）复合体Ⅲ——CoQ-细胞色素 c 还原酶：由 10 条多肽链组成的二聚体结构。单体组成包括 2 个细胞色素 b、1 个细胞色素 c_1 和 1 个铁硫蛋白，分子质量约为 250 kDa。其作用是催化电子从辅酶 Q 传给细胞色素 c，每转移 1 对电子，同时将 4 个质子由线粒体基质转移至线粒体膜间隙，故复合体Ⅲ既是电子传递体，又是质子移位体。

（4）复合体Ⅳ——细胞色素 c 氧化酶：二聚体结构，由 6～13 条多肽链组成，分子质量约为 160 kDa。单体组成含细胞色素 a、a_3 和 2 个铜原子。其作用是将从细胞色素 c 接受的电子传给氧，每转移 1 对电子，同时将 2 个质子由线粒体基质转移至线粒体膜间隙，故复合体Ⅳ既是电子传递体又是质子移位体。

以牛心肌细胞线粒体为例，线粒体内膜呼吸链 4 种脂蛋白复合体的主要特性列于表 7-2。

表 7-2 呼吸链复合体Ⅰ～Ⅳ的主要特性

复合体	主要组分	酶活性	电子传递
Ⅰ	非血红素 铁硫蛋白 结构蛋白 FMN	NADH-CoQ 还原酶	NADH → CoQ

续表

复合体	主要组分	酶活性	电子传递
Ⅱ	非血红素 铁硫蛋白 细胞色素 b FAD	琥珀酸 -CoQ 还原酶	琥珀酸→ CoQ
Ⅲ	非血红素 铁硫蛋白 细胞色素 b 细胞色素 c_1 核心蛋白	CoQ- 细胞色素 c 还原酶	CoQ →细胞色素 c
Ⅳ	细胞色素 a、a_3 和铜	细胞色素 c 氧化酶	细胞色素 c → O_2

目前普遍认为细胞内有两条典型的呼吸链，即 NADH 和 $FADH_2$ 呼吸链，复合体Ⅰ、Ⅲ、Ⅳ 组成的 NADH 呼吸链是主要呼吸链，催化 NADH 脱氢氧化。复合体Ⅱ、Ⅲ、Ⅳ组成的 $FADH_2$ 呼吸链是次要呼吸链，催化琥珀酸的脱氢氧化。

对应于每个复合体Ⅰ，大约需要 3 个复合体Ⅲ、7 个复合体Ⅳ，复合体之间是由辅酶 Q 和细胞色素 c 这样的可扩散性分子连接。

呼吸链中的电子载体按照氧化还原电位由低到高的顺序排列，使电子从具有较弱电子亲和力的电子载体上传递到具有较强电子亲和力的电子载体上，直到与 O_2 分子结合形成水，能量逐级释放。同时，呼吸链中复合体Ⅰ、Ⅲ、Ⅳ是质子泵，可将质子从线粒体基质转移到线粒体膜间隙，形成**质子动力势（proton motive force）**，驱动 ATP 的合成。

三、氧化磷酸化的偶联机制

氧化磷酸化是含能物质中的化学能在线粒体中释放和转换的主要环节。在此过程中，一方面 NADH 和 $FADH_2$ 将它们从氧化过程中捕获的电子经呼吸链逐次传递，最终转移到氧生成水；另一方面是 ATP 合酶把呼吸链传递过程中释放的能量，用于 ADP 的磷酸化作用。关于二者如何偶联，1961 年英国生物化学家 Mitchell 提出了**化学渗透假说（chemiosmotic hypothesis）**，1966 年他运用有关生物膜的研究进一步充实、完善，并因此获得 1978 年诺贝尔化学奖。

二维码 7-3 微课

化学渗透假说

（一）化学渗透假说的主要论点

该假说认为，H^+ 不能自由通过线粒体内膜，当由 NADH 和 $FADH_2$ 携带来的高能电子沿线粒体内膜呼吸链传递时，在能级逐渐下降的过程中释放能量，所释放的能量将 H^+ 从线粒体基质侧泵至膜间隙，由于线粒体内膜对 H^+ 是不通透的，从而使膜间隙内的 H^+ 浓度高于基质，形成线粒体内膜内、外两侧的**质子电化学梯度（electrochemical proton gradient）**，在此驱动下，H^+ 穿过线粒体内膜上的 ATP 合酶回流到基质，驱动 ATP 合酶催化 ADP 与 Pi 合成 ATP，完成氧化磷酸化，实现能量转换（图 7-4）。

根据化学渗透假说，线粒体内膜中的呼吸链可视为质子泵。它在电子传递过程中，不断地将基质中的 H^+ 泵向膜间隙，而分布于内膜上的 ATP 合酶则构成了膜间隙中高浓度质子顺浓度梯度回流基质的通道，并催化合成 ATP。

（二）化学渗透假说的特点

化学渗透假说的特点之一是强调线粒体膜结构完整性与功能的统一，完整的线粒体内膜对 H^+ 无通透性，这是质子电化学梯度形成的必要条件。如果线粒体内膜不完整，H^+ 能自由通过内膜，则无法在内膜两侧形成质子电化学梯度，氧化磷酸化就会解偶联。解偶联剂的作用就在于改变内膜对 H^+ 的通透性，从而使电子传递所释放的能量不能转换合成 ATP。

特点之二是强调线粒体内膜定向的化学反应，即主动的 H^+ 跨线粒体内膜向外运输和电化学梯度驱动下的 H^+ 向内回流。

化学渗透假说得到了大量实验结果的支持，在一定程度上对线粒体氧化磷酸化偶联机制作出了较为合理的解释。但它并非尽善尽美，随着研究的不断深入，又发现了一些难以用化学渗透假说解释的现象。例如，有人发现一种细菌（*Bacillus megaterium*）的变种用解偶联剂解除其细胞膜质子梯度后，ATP 合成仍能进行；相反，当它的氧化磷酸化作用受到显著抑制时，该细菌细胞膜两侧的电化学质子梯度却很少受到影响，提示化学渗透假说或许并非是氧化磷酸化唯一的偶联机制。

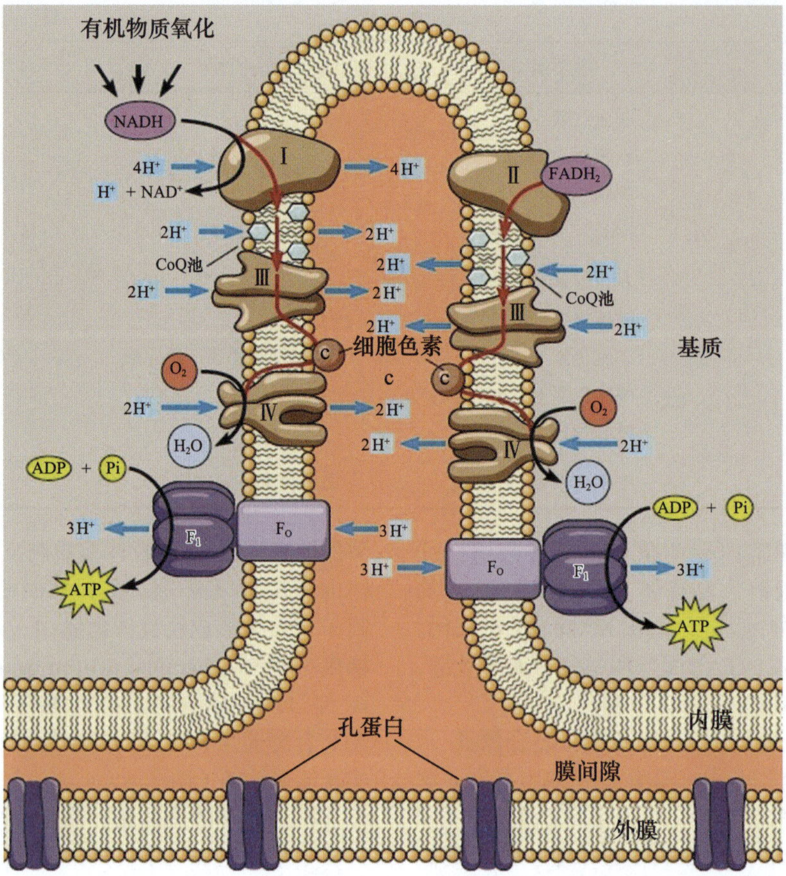

图 7-4　化学渗透假说（引自胡火珍等，2019）

四、氧化磷酸化中 ATP 合成的机制

氧化磷酸化中的 ATP 合成是由线粒体 ATP 合酶来完成的，是从线粒体嵴上分离出的复合物，是生物能量转换的核心酶，参与氧化磷酸化，在跨膜质子动力势驱动下催化合成 ATP。除线粒体之外，ATP 合酶也广泛存在于叶绿体类囊体膜、异养菌及光合细菌质膜上。

二维码 7-4 扩展

ATP 合酶与诺贝尔奖

1997 年诺贝尔化学奖授予了 3 位从事 ATP 合酶研究的科学家，说明 ATP 合酶研究工作的意义。不同来源的 ATP 合酶基本有相同的亚基组成和结构，都是由多亚基装配形成的。

1. 线粒体 ATP 合酶的形态结构

ATP 合酶是一种由 23 个或更多独立的蛋白质亚基组成的精细调节的纳米机器，总分子质量约为 60 kDa。通过低温电子显微镜和断层扫描的研究表明，线粒体 ATP 合酶并不是随机分布在嵴上，而是沿着嵴脊形成长排的二聚体。线粒体 ATP 合酶由镶嵌于线粒体内膜类脂双分子层的 F_o 蛋白、突出于膜外的水溶性 F_1 外周蛋白及柄部组成（图 7-5），属于 F 型质子泵。形态上分为头部（head）、柄部（stalk）和基片（base piece）3 部分。

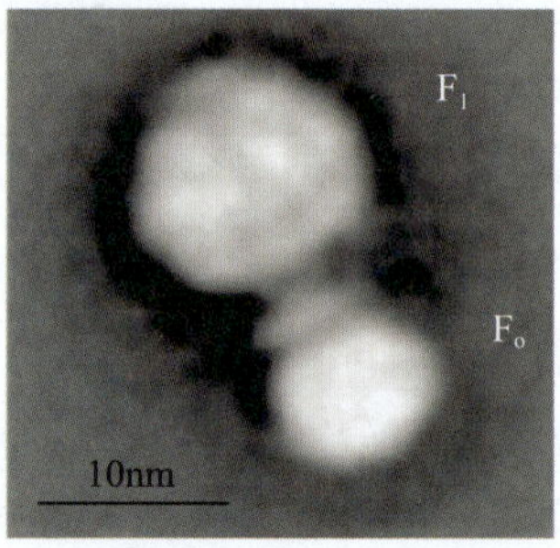

图 7-5　ATP 合酶形态结构示意图（电子显微镜负染照片）

头部外观呈球状颗粒，直径为 8～9 nm，化学本质是具有催化活性的水溶性外周蛋白，简称为 F_1 因子或 F_1-ATPase。

柄部外观为杆状，长为 4～5 nm、直径为 4 nm，是连接 F_o 和 F_1 的结构，呈轮状排列，具有质子转运活性，化学本质是一种可使 F_1 对寡霉素敏感的蛋白质或称为**寡霉素敏感授予蛋白（oligomycin sensitive conferring protein，OSCP）**。寡霉素与 OSCP 结合后，特异性阻断 H^+ 通道，抑制 ATP 合成。

基片是嵌入线粒体嵴膜的疏水性蛋白，简称为 F_o 因子或 F_o-ATPase。

2. 线粒体 ATP 合酶的分子结构

线粒体 ATP 合酶的分子结构见图 7-6。① F_1 因子：

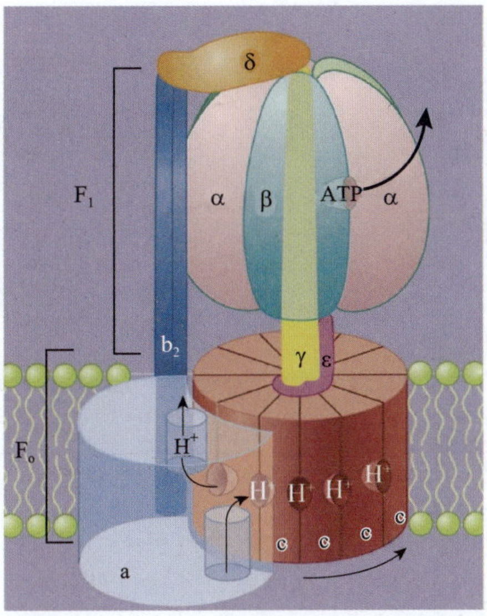

图 7-6 ATP 合酶分子结构模式图（引自 Donald et al.，2006）

F_1 因子位于内膜突出于基质的一面，为水溶性球蛋白，容易从内膜脱落，F_1 因子由 5 种亚基（α、β、γ、δ 和 ε）组成。对牛心线粒体的分析表明 F_1 因子含 9 个亚基，即 $\alpha_3\beta_3\gamma\delta\varepsilon$，具有 3 个 ATP 合成的催化位点（每个 β 亚基有 1 个）。α 和 β 是表现酶活性的主要部分，呈交替排列，形状如橘瓣；δ 与基片的膜蛋白结合，作为 F_o 因子与 F_1 因子偶联的门户；ε 和 γ 亚基有很强的亲和力，并帮助 γ 与 F_o 结合，ε 和 γ 结合在一起形成“转子”（rotor），位于 $\alpha_3\beta_3$ 的中央共同旋转以调节 3 个 β 亚基催化位点的开放和关闭；δ 与 F_o 因子的 a、b 亚基形成固定 αβ 复合体的结构（相当于发电机的定子）；ε 亚基有抑制酶水解 ATP 的活性及堵塞 H^+ 通道、减少 H^+ 泄漏的功能。各亚基分离时 F_1 无活性，结合时 F_1 有活性。氨基酸分析表明，各物种 F_1-ATPase 保守性较高，其中以 β 亚基最为保守。② F_o 因子：F_o 因子是镶嵌在线粒体嵴膜上的疏水蛋白质复合体，由多亚基组成，形成一个跨膜的质子通道。F_o 因子亚基的类型和组成在不同物种中差别很大。真核细胞线粒体中 F_o 至少包括 a、b、c、d、e、g、f、F_6、A_6 9 种亚基。F_o 因子亚基的数量关系在细菌中被确定为 $a_1b_2c_{10\sim12}$。电子显微镜观察显示，F_o 因子直径约为 7.5 nm，12 个 c 亚基形成轮状结构，a 亚基和 b 亚基位于 c 亚基（c_{12}）的外侧，b 亚基处于连接 a 亚基和 δ 亚基的位置，a 亚基、b 亚基和 δ 亚基共同组成“定子”（stator），其中 a 亚基中有质子通道，c 亚基可被 a 亚基提供的质子电流驱动而旋转。

3. 线粒体 ATP 合酶的工作机制

ADP 和 Pi 在 ATP 合酶催化下合成 ATP，但 ATP 合酶如何利用 H^+ 的电化学梯度合成 ATP，ATP 合酶各亚基如何协同作用完成这一过程等作用机制，至今仍不清楚。目前公认的是美国生物化学家 Boyer 于 1989 年提出的“结合变构机制”假说，这个假说解释了 F_1 因子在 ATP 合成中的作用过程。

结合变构机制假说的要点：①质子回流所释放的能量不直接用于 ATP 磷酸化，而是用于改变 β 位点与 ATP 产物的结合力。② F_1 中 3 个 β 亚基的 3 个催化位点构象不同，与核苷酸的亲和力不同。在 L 构象（loose），ADP、Pi 与酶疏松结合；在 T 构象（tight），ADP、Pi 与酶紧密结合，此时催化两者结合形成 ATP；在 O 构象（open），ATP 与酶的亲和力很低，ATP 被释放出去。③ ATP 通过旋转催化合成，质子流通过 F_o 时，引起 c 亚基环旋转，并带动 γ 亚基中央轴在 $\alpha_3\beta_3$ 的中央进行旋转，γ 亚基的旋转引起 β 亚基 3 个催化位点构象的周期性变化（L、T、O），L → T → O 态的转变不断将 ADP 和 Pi 加合在一起，形成 ATP。

在该过程中，旋转在 360° 内分 3 步来完成，并产生协同性构象改变。γ 亚基每旋转 120°，γ 亚基就会与 1 个不同的 β 亚基接触，这种接触使 3 个 β 亚基在同一时刻处于不同的构象状态，即紧密结合态（T 态）、松散结合态（L 态）、空置态（O 态）。因此，γ 亚基每完成一次完整的旋转，每个 β 都将经历 3 种不同的构象变化，进行 3 个 ATP 分子的合成并从 ATP 合酶释放（图 7-7）。

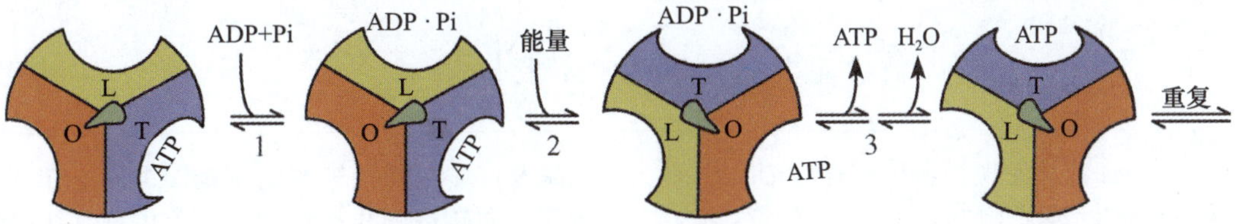

图 7-7 ATP 合成的结合变构机制（引自 Donald et al.，2006）

五、线粒体与活性氧

活性氧（reactive oxygen species，ROS）是指生物体内氧的某些代谢产物及其衍生的含氧物，如超氧阴离子（O_2^-）、羟自由基（·OH）、过氧化氢（H_2O_2）、单线态氧（$^1O_2$）等，因含有未配对的自由电子，所以具有很强的化学活性。线粒体是细胞内能量代谢和 ROS 生成的主要场所，线粒体复合体 Ⅰ 和复合体 Ⅲ 是产生 O_2^- 的主要位点。ROS 对细胞发挥双重作用，低浓度的 ROS 对细胞有益，通过激活细胞质内鸟苷酸环化酶，参与细胞内信号转导、发育分化、损伤修复等过程；高浓度的 ROS 对细胞有害，可触发细胞内的**氧化应激（oxidative stress）**，直接作用于蛋白质、脂类和DNA，造成**细胞氧化损伤（oxidative damage）**。如果细胞内氧自由基增多并积累，过多的氧自由基以线粒体为首要攻击目标，使线粒体功能受损，最终导致细胞凋亡和组织损伤。因此，线粒体是自由基生成的最主要部位，也是自由基损伤的最敏感靶部位。ROS 是正常氧代谢的副产物，在体内含量相对较低，且细胞内含有抗氧化物酶如**超氧化物歧化酶（superoxide dismutase，SOD）**、**谷胱甘肽还原酶（glutathione reductase）**，保持细胞 ROS 含量处于动态平衡状态，能维持机体稳定性，因此生理情况下 ROS 不会对机体造成伤害。SOD 是抗氧化防御体系中重要的一类金属酶，该金属蛋白酶能催化发生歧化作用，清除超氧阴离子。一般来说，铜锌超氧化物歧化酶位于细胞质和细胞膜，锰超氧化物歧化酶分布于线粒体基质，铁超氧化物歧化酶主要位于胞外。线粒体也有少量**谷胱甘肽过氧化物酶（glutathione peroxidase，GSH-Px）**，能清除体内生成的过氧化氢（图 7-8）。

二维码 7-5 扩展

ROS 与疾病

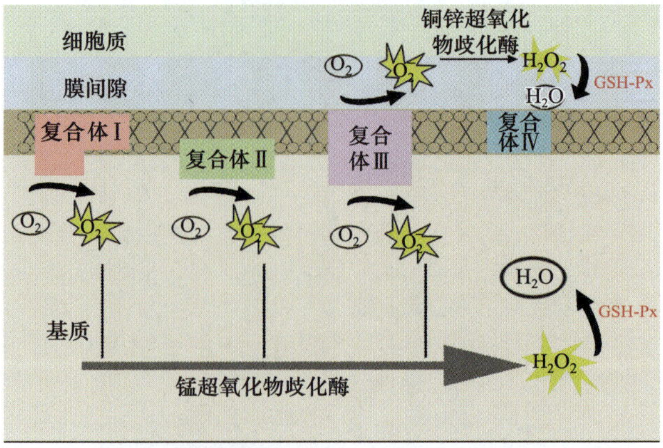

图 7-8　线粒体活性氧 ROS 生成（引自胡火珍等，2019）

六、线粒体与细胞 Ca^{2+} 稳态维持

Ca^{2+} 是重要的细胞内信号和第二信使，细胞的许多重要生理代谢活动及调节都与 Ca^{2+} 有关。细胞内外 Ca^{2+} 存在浓度差，细胞质中 Ca^{2+} 浓度低，细胞外 Ca^{2+} 浓度高。线粒体被认为是细胞内的钙库之一，生理状态下，可以有效地缓冲细胞内钙离子浓度变化。脑线粒体膜上存在多种钙转运系统，如钙泵、单向转运体和同向转运体等。当细胞质中 Ca^{2+} 浓度升高时，Ca^{2+} 可通过线粒体膜上的钙转运系统将 Ca^{2+} 转移到线粒体内储存；当细胞质中 Ca^{2+} 浓度降低时，通过 Ca^{2+}-$2H^+$ 交换或 Ca^{2+}-$2Na^+$ 交换系统将 Ca^{2+} 转移到细胞质，因此线粒体对细胞内 Ca^{2+} 浓度起“调节器”的作用。

在维持细胞质低钙浓度的过程中，线粒体具有摄取、释放 Ca^{2+} 及调节细胞质 Ca^{2+} 浓度的能力，线粒体与细胞质中的另一钙库——内质网协同作用，控制细胞质中 Ca^{2+} 浓度的动态平衡。高分辨率电子显微镜下可见线粒体与内质网有紧密接触点，称线粒体-内质网结构偶联（mitochondria-associated endoplasmic reticulum membranes，MAMs），这种结构偶联是不连续的，以簇状密度的形式呈现。偶联将这两个重要细胞器的功能联系在一起，兴奋时，Ca^{2+} 从内质网释放到胞质中形成钙信号，线粒体通过非特异性漏入和孔道摄取储存少量 Ca^{2+}。一方面，Ca^{2+} 可以调节线粒体功能，从而影响细胞生存状态。另一方面，线粒体对 Ca^{2+} 的摄取也会改变 Ca^{2+} 信号，细胞内这两种钙库相互作用调节 Ca^{2+} 浓度。但是，当线粒体摄取的 Ca^{2+} 数量超过其自身所能承受的限度时，就会出现线粒体 Ca^{2+} 超载，线粒体 Ca^{2+} 超载将导致线粒体损伤，线粒体膜电位改变，细胞色素 c 释放，诱导细胞凋亡。线粒体和内质网之间的钙稳态失衡在神经退行性疾病的发病机制中起到重要作用，通过调控 MAMs 的线粒体-内质网钙转运可以影响神经元的存活。

第三节　线粒体的半自主性

1963 年 S. Nass 首次发现线粒体中存在 DNA，人们在线粒体中相继发现了 RNA、DNA 聚合酶、RNA 聚合酶、tRNA、核糖体、氨基酸活化酶等进行 DNA 复制、转录和蛋白质翻译的全套装备，说明线粒体有独立的遗传体系，具有自主性的一面。

然而，迄今为止，已知仅约 13 种线粒体蛋白质亚基是由**线粒体 DNA（mitochondrial DNA，mtDNA）**编码，在线粒体核糖体上合成的。绝大多数线粒体蛋白质由细胞核 DNA 编码，在细胞质核糖体上合成后再转运到线粒体，如线粒体核糖体蛋白、氨酰-tRNA 合成酶及许多结构蛋白都是核基因编码，在细胞质中合成后定向转运到线粒体的。由此可见，线粒体的自我繁殖及一系列功能活动，都依赖于细胞核的遗传体系，这是它非自主性的一面。

线粒体的生物学功能受细胞核基因和线粒体基因的共同控制，故将线粒体称为**半自主性细胞器（semiautomous organelle）**。

以呼吸链酶系各亚基的组成为例，可以充分说明线粒体的半自主性（图 7-9）。

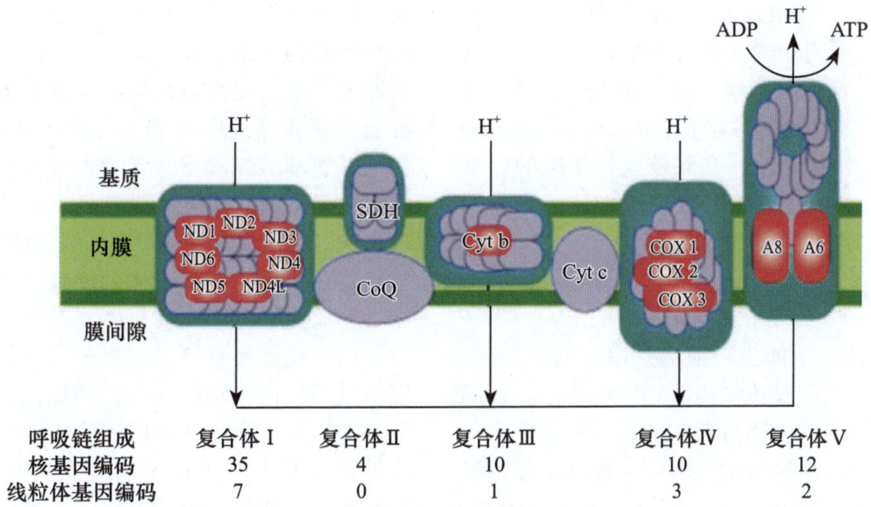

图 7-9 线粒体呼吸链酶系组成

分别显示由 nDNA 或 mtDNA 编码蛋白的情况

一、mtDNA

目前所知，除草履虫等少数生物的 mtDNA 为开放的双链式结构以外，绝大多数生物的 mtDNA 均呈闭合双链环状结构（图 7-10）。

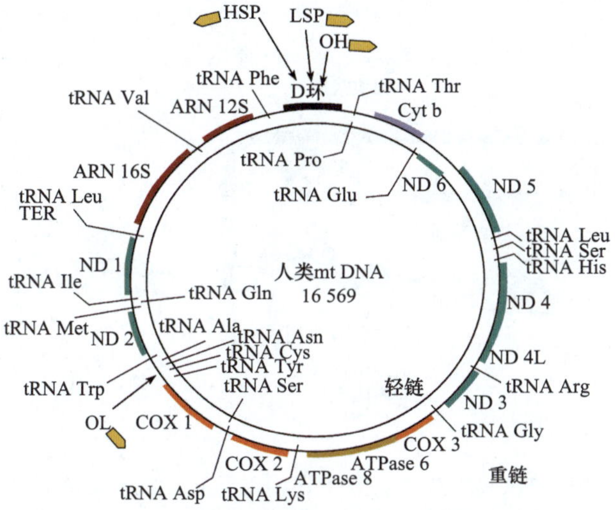

图 7-10 线粒体 DNA 结构（引自 Bellance et al.，2009）

一个线粒体有 2～10 个拷贝的 DNA 分子，每个细胞可具有数千个 mtDNA 分子，构成细胞中 mtDNA 异质性的分子基础。不同生物的 mtDNA 大小不一，酵母 mtDNA 约含 78 000 bp DNA；大多数动物细胞 mtDNA 平均约含 16 000 bp DNA。

1981 年 Anderson 等测定了完整的人 mtDNA 序列，它是一个长度为 16 569 bp、含 37 个结构基因的双链闭合环状 DNA 分子。外环为富含 G 的重链（H），编码 12 种多肽链，2 种 rRNA（12S rRNA、16S rRNA）和 14 种 tRNA；内环为富含 C 的轻链（L），编码 1 种多肽链和 8 种 tRNA。mtDNA 中唯一非编码区是 D-环（displacement-loop），为约 1 kb 的转录启动区，含有轻链、重链的转录启动子。值得一提的是，人 mtDNA 所编码的 13 种蛋白质均为呼吸链复合体的亚单位。

mtDNA 无核苷酸结合蛋白，基因与基因之间少有间隔，且线粒体内无 DNA 损伤修复系统。由于 mtDNA 裸露于线粒体基质中，既没有组蛋白的结合保护，又缺少 DNA 损伤的修复系统，所以极易发生突变，而且突变又容易保存下来，因此 mtDNA 的突变率为核 DNA 的 10 倍以上。

二、mtDNA 的功能

与核 DNA 一样，mtDNA 的复制是半保留复制，发生在细胞增殖周期的 S 期到 G_2 期。它复制时所需的 DNA 聚合酶是由核 DNA 编码，在细胞质核糖体上合成的。

线粒体内蛋白质的合成是独立进行的，其翻译系统的遗传密码与通用遗传密码存在着部分差别。例如，通用密码中 AGG 代表精氨酸，在哺乳类动物线粒体中则为终止密码；而作为通用密码中终止密码子的 UGA，在哺乳类动物和酵母细胞线粒体中则成为编码色氨酸的密码。线粒体的 tRNA 简并性较强，仅用 22 个 tRNA 就可识别多达 48 个密码子。哺乳动物线粒体遗传密码与通用密码的差异见表 7-3。尽管如此，组成线粒体翻译系统核糖体大、小亚基的蛋白质，几乎都是由核 DNA 编码合成后转运到线粒体内组装的。

表 7-3 哺乳动物线粒体遗传密码与通用密码的差异

遗传密码	线粒体编码	通用密码编码
UGA	色氨酸（Trp）	终止信号
AGA、AGG	终止信号	精氨酸（Arg）
AUA	甲硫氨酸（Met）	异亮氨酸（Ile）

二维码 7-6 扩展

线粒体基因组能否利用胞质核糖体翻译出新的蛋白?

mtDNA 复制、转录、翻译等一系列功能活动过程都显示线粒体具有一定的自主性和独立性，同时线粒体功能的完成必须依赖核 DNA 的协同作用，受到核遗传系统的影响与控制，充分说明线粒体是半自主性细胞器。

三、蛋白质跨线粒体膜的运送

线粒体中 90% 以上的蛋白质都是由核基因编码，在细胞质核糖体上合成后转移运输到线粒体内。在细胞质核糖体上合成的蛋白质为前体形式，转运到线粒体基质中的蛋白质需要 N 端的一段可以被剪切的信号序列，称为基质导入序列（matrix-targeting sequence，MTS）。

蛋白质跨线粒体膜转运的特点：

（1）线粒体蛋白质是通过后转移形式实现单向跨线粒体膜转运的。即先合成前体，然后再转运到线粒体内，这不同于在糙面内质网合成的分泌蛋白转入内质网腔时，边翻译边转移的共转移方式。

（2）蛋白质跨线粒体膜的转运，需要基质导入序列牵引。基质导入序列一般由 20～80 个氨基酸残基组成，其长短与被引导的蛋白质定位在线粒体的不同部位有一定的关系，其主要特征是：①含量最丰富的是碱性氨基酸，尤其是精氨酸，带正电荷的氨基酸残基有助于基质导入序列进入带负电荷的线粒体基质中；②羟基氨基酸如丝氨酸含量也较高；③不含带负电荷的酸性氨基酸；④可形成兼具亲水性和疏水性的 α 螺旋结构，这种结构有利于穿越线粒体的双层膜。

蛋白质需要在线粒体两层膜彼此接触的转位接触点处完成穿膜运输，线粒体外膜和内膜上存在着复杂的蛋白质转运复合体，在蛋白质穿膜转运中发挥着识别信号和协助转运的功能。例如，在蛋白质到线粒体基质的运输过程中，蛋白质前体上的信号序列很快被线粒体外膜上的 Tom 复合体受体识别并结合。通过 Tom 转运通道到达膜间隙后，又与位于内膜的 Tim 复合体结合，经过 Tom 和 Tim23 偶联的通道被易位进入线粒体基质腔，信号序列被线粒体基质中的蛋白酶水解切除。

插入线粒体内、外膜或者进入膜间隙的蛋白还存在第二信号序列，有的被切除，有的不被切除。例如，单次穿膜蛋白经基质定位于内膜时，第二信号序列引导蛋白与 OXA 复合体结合后完成线粒体内膜定位（图 7-11）。

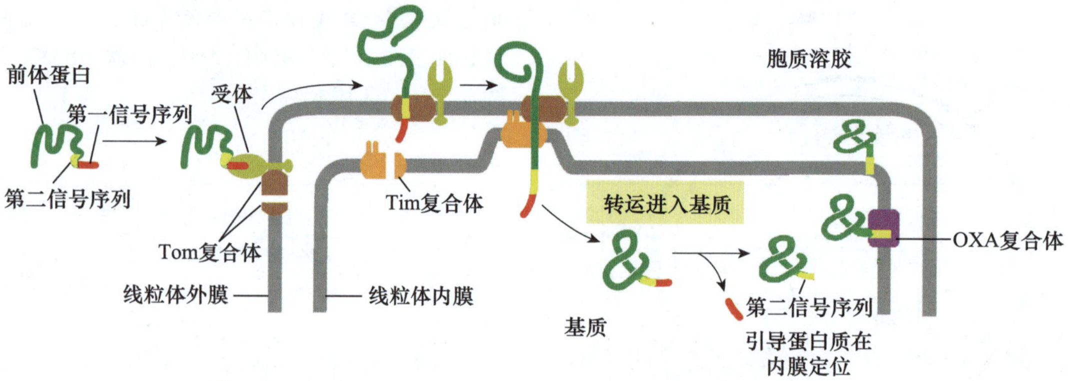

图 7-11　前体蛋白经基质定位于线粒体内膜

（3）线粒体蛋白质前体在跨膜运送前后，需经历一个解折叠（unfolding）与重折叠（refolding）的成熟过程，这个过程需要分子伴侣的分子参与。分子伴侣具有解折叠酶的功能，能识别蛋白质解折叠后暴露出的疏水面并与之结合，防止相互作用产生凝聚后错误折叠，同时还参与蛋白质跨膜运送到线粒体后分子的重折叠及装配过程。分子伴侣对防止蛋白质凝聚、错误折叠及折叠后装配都具有重要的作用，该类蛋白在进化上十分保守，普遍地存在于各种生物体内。

对线粒体蛋白跨膜转运机制的研究，特别是对信号序列的研究，或许会为“生物导弹”提供新型而理想的载体或运送“火箭”。

第四节　线粒体的起源

关于线粒体的起源，内共生起源学说很好地贴合了线粒体的半自主性，因而得到了广泛的认可和支持。

1918 年 Porteir 和 1922 年 Wallin 分别提出内共生起源学说，认为线粒体起源于细胞内共生的细菌，即线粒体是内共生体。

内共生起源学说认为线粒体起源于与古老真核细胞共生的需氧细菌。该学说认为，真核细胞的祖先是一种体积巨大、具有吞噬能力的厌氧细胞，通过糖酵解获取能量。线粒体起源于一种需氧细菌，它是一种含有三羧酸循环酶体系和电子传递链的需氧型革兰氏阴性菌，当它被原始的厌氧真核细胞吞噬后，即与宿主形成密切的互利共生关系。

线粒体内共生起源学说的主要论据如下所述。

（1）线粒体基因组在大小、形态和结构方面与细菌相似，都为闭合双链环状 DNA 分子。

（2）线粒体有自己完整的蛋白质合成系统，能独立合成蛋白质，其蛋白质合成体系与细菌类似。

（3）线粒体内、外膜有不同的进化来源。外膜与内膜的结构及成分差异很大，外膜与真核细胞的内膜系统相似，内膜与细菌的细胞膜相似。

（4）线粒体以分裂的方式进行增殖，与细菌的繁殖方式相同。

（5）线粒体能在异源细胞内长期生存。

（6）线粒体与紫色非硫光合细菌的磷脂成分、呼吸类型和细胞色素 c 的一级结构相近，线粒体的祖先很可能来自紫色非硫光合细菌。

通过对线粒体基因组结构、蛋白质合成体系和增殖方式等方面与古菌进行比较研究，内共生起源假说得到了有力支持，但某些细节仍待完善。

第五节 线粒体与疾病

线粒体在细胞生命活动中有着极为重要的作用，线粒体异常必然会导致整个细胞功能活动的异常，并引发一系列与之相关的临床疾病，线粒体相关疾病的研究一直是生命科学中的研究热点。

一、mtDNA 突变与线粒体病

由于 mtDNA 或 nDNA 突变导致线粒体酶或蛋白质有缺陷，线粒体功能障碍引起的疾病称为线粒体病。线粒体基因突变的母系遗传特性决定了线粒体疾病的母系遗传。1962 年，Lufe 发现一位年轻的基础代谢率异常增高的瑞典妇女，同时伴有线粒体结构异常和氧化磷酸化功能异常。这是人类首次认识到线粒体与人类疾病的发生有关。

1988 年 Wallace 等通过研究 mtDNA 突变和 Leber 遗传性视神经病（Leber's hereditary optic neuropathy，LHON）的关系，第一次明确提出了 mtDNA 突变可引起人类疾病，从分子水平明确了线粒体疾病。随着线粒体基因组研究的进展，人们对 mtDNA 在人类疾病发生中的作用有了更深入和明确的认识。

mtDNA 突变可分为 4 种类型。①错义突变或称为氨基酸替换突变：该类突变主要与脑、脊髓性及神经性疾病有关，如 Leber 遗传性视神经病和神经肌病。②插入、缺失突变：绝大多数眼肌疾病是由该类突变所致。③蛋白质生物合成基因突变：均为 tRNA 突变，常引发癫伴碎红纤维病（MERRF 综合征）、线粒体脑肌病乳酸中毒及脑卒中（MELAS 综合征）、母系遗传的线粒体肌病。④拷贝数目突变：表现为 mtDNA 拷贝数远远低于正常，发现于乳酸中毒，肝、肾衰竭，以及一些致死性婴儿呼吸障碍的病例，是一种较少见的突变。

大量的研究结果表明，线粒体 DNA 突变与多种疾病密切相关，如 Leber 遗传性视神经病、母系遗传的糖尿病耳聋综合征等。

线粒体病的遗传方式分为母系遗传和孟德尔遗传两种，与线粒体病相关的 nDNA 突变遗传方式属于孟德尔遗传，与线粒体病相关的 mtDNA 突变表现为母系遗传（matrilinear inheritance），这是由于受精卵的 mtDNA 来源于卵细胞，虽然受精时精子可能有少量线粒体进入卵子，但对受精卵 mtDNA 的遗传影响很小，故 mtDNA 的遗传方式为母系遗传。

二、线粒体与其他疾病

线粒体是一种非常敏感的细胞器，细胞内、外环境因素的变化可直接导致线粒体结构和功能异常。因此，线粒体常作为疾病诊断和环境测定的生理指标之一，线粒体与多种疾病的发生、发展有关。

（一）线粒体与肿瘤

线粒体与肿瘤发生有密切的关系，由于 mtDNA 无蛋白质保护，致癌物易与 mtDNA 结合，这种异常的 mtDNA 可能与核基因整合并激活细胞癌基因，导致细胞癌变。已在许多不同类型的肿瘤中检测到 mtDNA 突变，如结肠癌、膀胱癌、肝癌、乳腺癌、卵巢癌、甲状腺癌、造血系统肿瘤等。

肿瘤细胞增殖效率高于正常组织，代谢紊乱是肿瘤细胞的典型特征之一，最具有代表性的是肿瘤细胞对葡萄糖的代谢紊乱。在有氧情况下，正常细胞进行氧化磷酸化产生 ATP，但多数肿瘤细胞即使在氧气充足、氧化磷酸化功能完好时，仍然进行有氧糖酵解，以糖酵解作为产能的主要方式，这种能量代谢方式称为 Warburg 效应，即糖酵解过度活跃，而线粒体有氧代谢削弱，100 年前由德国著名学者 Otto Warburg 发现。虽然糖酵解的产能效率远低于氧化磷酸化，但快速增殖的肿瘤细胞可以通过增加对葡萄糖的摄取来弥补这一缺点，从而获得更高的糖酵解速率，这是肿瘤细胞重要的标志特征。目前认为肿瘤细胞局部微环境低氧诱导癌基因活化、抑癌基因失活、糖酵解途径上游调控因子的异常激活等因素的协同作用下，驱动肿瘤细胞由氧化磷酸化向糖酵解转变。

此外，肿瘤细胞线粒体产生的活性氧自由基可引起膜脂质过氧化损伤、膜受损、膜通透性增加、膜受体失活、膜的流动性下降等。

（二）线粒体与衰老

机体衰老是一个复杂的生物学过程，表现在机体形态结构、生理功能进行性退化。对于衰老的机制有多种不同的学说，如自由基学说、端粒学说、生物钟学说、代谢学说、中毒学说等。近年来，对衰老机制的大量研究指向线粒体的氧化损伤。随着机体年龄增加，线粒体呼吸功能逐渐下降，代谢障碍产生了过多的活性氧自由基，同时对自由基的清除能力降低，抗氧化能力下降，机体自由基平衡被破坏，氧自由基增多并积累，过多的氧自由基以线粒体为首要攻击目标，其结果是线粒体酶、线粒体膜及线粒体 DNA 生物功能大分子受损，引起维持细胞生理、生化活动所需能量供应不足，导致组织、器官功能的衰竭，触发机体衰老。

（三）线粒体与帕金森病

帕金森病（Parkinson's disease，PD）是一种中老年人神经系统变性疾病，其病因和发病机制尚未完全阐明。线粒体功能障碍和氧化应激被认为是 PD 发病的核心环节之一，线粒体膜电位下降，呼吸链产生过多的氧自由基，线粒体功能受损，进一步增加氧自由基生成导致细胞氧化应激反应，ATP 生成减少，黑质多巴胺能神经元变性缺失，诱发帕金森病。研究线粒体如何参与 PD 的发病，对开发以线粒体为靶点的抗 PD 药物有巨大的潜在价值。

（四）毒物对线粒体的作用

一氧化碳、氰化物、叠氮化物等毒物能阻断电子由细胞色素 a、a_3 传至氧；鱼藤酮、安密妥、杀粉蝶菌素能阻断电子由 NADH 向辅酶 Q 的传递，阻断氧化磷酸化，导致细胞呼吸障碍，引起能量代谢障碍，对机体产生相应病理损伤。有些毒物，如氟中毒时引起线粒体变性、肿胀，形成巨大的畸形巨线粒体。

（五）线粒体与阿尔茨海默病

阿尔茨海默病是老年中枢神经系统退行性疾病，表现为认知及记忆功能损害等临床症状，也称为神经变性痴呆症。线粒体形态结构和功能的异常是导致阿尔茨海默病的重要因素，阿尔茨海默病患者的大脑中被发现线粒体异常、锥体细胞线粒体重新分布、脑神经元线粒体轻度肿胀、结构模糊不清，部分线粒体出现空泡样病变、嵴断裂。在阿尔茨海默病患者中还可观察到线粒体的氧化损伤，使线粒体功能异常，引起一系列相互作用的损伤过程，导致能量代谢障碍、钙稳态破坏。线粒体可通过多种机制参与阿尔茨海默病的发生。

（六）线粒体与抑郁症

抑郁症以显著而持久的心境低落为主要临床特征，是心境障碍的主要类型之一。抑郁症与多种因素有关，如遗传因素、心理因素、化学因素、物理因素、社会因素等。线粒体是细胞的产能基地，在维持细胞正常功能中发挥重要作用。线粒体代谢紊乱可引起异常精神症状，线粒体功能下降则与精神症状加重直接相关。抑郁症患者存在线粒体数目的变化及氧化磷酸化功能障碍，肌肉或神经元这类对能量需求较高的细胞类型最易受到线粒体功能障碍影响，过量 ROS 可以促进抑郁症的发生发展。

三、线粒体某些组分的治疗作用

线粒体中某些独特的组分对一些疾病有临床治疗作用。例如，细胞色素 c 作为组织缺氧的急救和辅助用药，已用于一氧化碳中毒、新生儿窒息、肺功能不全、高山缺氧、心肌炎及心绞痛的治疗；CoQ10 可预防及控制心肌梗死、心肌衰竭、心绞痛、心跳异常等。

（昆明医科大学　张　璐　龙　莉）

复习思考题

1. 为什么说线粒体是一个半自主性的细胞器？
2. 心肌细胞中线粒体的嵴密度比皮肤细胞中高得多，如何解释这一现象？
3. 在线粒体中，电子传递链与氧化磷酸化之间有什么关系？
4. 试述线粒体与疾病之间的关系。
5. 通过与多个国产 AI 大语言模型交流互动，探讨化学渗透假说在现代生物医学研究中有哪些应用？

第八章 核 糖 体

核糖体（ribosome）是一种非膜相结构的颗粒状细胞器，主要由**核糖体 RNA（rRNA）**和蛋白质组成，故又称为**核糖核蛋白颗粒（ribonucleoprotein particle）**。核糖体普遍存在于原核细胞和真核细胞内（除哺乳类动物成熟的红细胞外），是细胞合成蛋白质的分子机器，在快速增殖、分泌功能旺盛的细胞中数量更多。

核糖体旧称“核糖核蛋白体”或“核蛋白体”，是 A. Claude 于 20 世纪 30 年代后期在暗视野显微镜下观察细胞匀浆物时发现并命名的；1953 年，E. Robinsin 和 R. Brown 在电子显微镜下观察植物细胞时又发现了这种颗粒；1955 年，G. E. Palade 在动物细胞中也观察到这种颗粒并称其为 Palade 颗粒；1958 年 H. Dintzis 将其命名为 ribosome（核糖体）。

第一节 核糖体的基本形态结构与存在形式

一、核糖体的形态结构、大小和数量

核糖体由大、小两个亚基组成。大亚基的体积约为小亚基的 2 倍，略呈圆锥形，上部为扁平状，两侧稍突起，中间偏右的位置有一条很窄的沟；下部略尖圆，在中央部位有一条管道，是新合成多肽链的释放通道。小亚基呈略微弯曲的葫芦形，一面略外凸，一面略凹陷，中段有一分界线，将其分成两个不等的部分。在完整的核糖体中，小亚基以凹面与大亚基的扁平上部相贴，而小亚基的中间分界线与大亚基上部的沟相吻合，因而在大、小亚基的结合面上形成一条隧道，它是 mRNA 穿过的通道（图 8-1）。原核生物的核糖体直径大约为 20 nm，真核生物的核糖体直径为 25～30 nm。

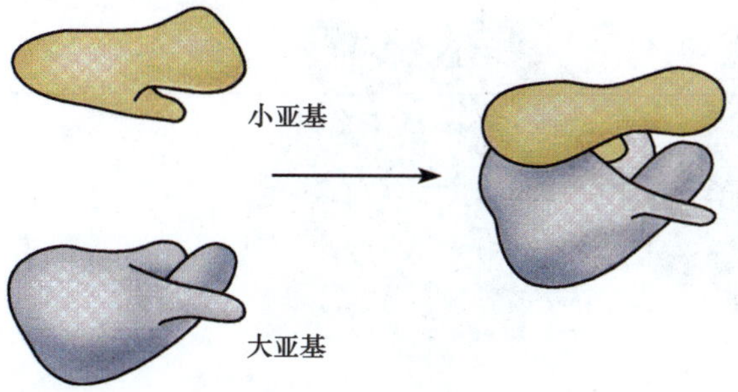

图 8-1 核糖体的结构（改自 Alberts et al.，2022）

核糖体是原核细胞中唯一的一种细胞器，每个原核细胞中一般含有约 1.5×10^4 ～ 1.8×10^4 个核糖体；每个真核细胞中一般有 10^6 至 10^7 个核糖体。蛋白质合成旺盛的细胞（如未成熟的蟾蜍卵细胞）中核糖体往往比正常细胞多，其含量可达每个细胞约 10^{12} 个。哺乳动物的成熟红细胞不含有核糖体。

二、存在形式

核糖体在细胞中的存在形式因功能状态不同而不同。未进行蛋白质合成时，核糖体以大、小亚基的形式分别存在于细胞质中；当蛋白质合成启动时，大、小亚基聚合在一起，形成核糖体单体；在蛋白质合成过程中，多个核糖体单体被 mRNA 串联在一起，形成**多核糖体（polyribosomes）**；当一个核糖体单体完成一条多肽的合成后，又迅速解离成为大、小亚基。因此，蛋白质合成活跃的细胞中，核糖体总是在亚基、单体和多核糖体 3 种形式之间动态变化。核糖体的动态结构变化也被认为是调节蛋白质合成速率和质量的关键因素。体外实验表明，Mg^{2+} 浓度对大、小亚基的聚合与解离有很大影响，当 Mg^{2+} 浓度小于 1 mmol/L 时，核糖体易解离成大、小亚基；随着 Mg^{2+} 浓度的升高，大、小亚基趋向于聚合成核糖体单体，当 Mg^{2+} 浓度大于 10 mmol/L 时，两个核糖体单体可以聚合成二聚体。2019 年，A. Rozov 等报道 K^+ 对核糖体的结构和功能也起到重要作用。

细胞内以游离形式存在于细胞质中的核糖体称为**游离核糖体（free ribosome）**，附着在内质网膜或核膜表面的核糖体称为**膜结合核糖体（membrane-bound ribosome）**。

第二节　核糖体的基本类型与化学成分

原核生物核糖体和真核生物核糖体有所不同。原核生物核糖体都分布在细胞质中，真核生物中存在于细胞质中的核糖体称为细胞质核糖体，还有一些存在于细胞器中，称为细胞器核糖体，如线粒体核糖体和叶绿体核糖体。

构成核糖体的化学成分是**核糖体 RNA（rRNA）**和**核糖体蛋白质（ribosome protein，RP）**。原核生物核糖体由 65% 的 rRNA 和 35% 的核糖体蛋白组成。真核生物核糖体 rRNA 与蛋白的比例接近 1∶1。由于核糖体的核心成分是 RNA（而非 DNA），核糖体被部分生物学家认为是“RNA 世界”遗留至今的痕迹。原核生物核糖体与真核生物核糖体的大小、化学组成及结构均有明显差别（图 8-2，表 8-1），这些差别有助于一些抗生素通过抑制病原菌核糖体的活性而抗菌，而人的核糖体不受其影响（图 8-3）。虽然一些真核生物的线粒体中也含有类似细菌核糖体的 70S 核糖体，但线粒体膜具有一定选择透过性，使这些抗生素不能随意透过，因此这些细胞器也可以避免该类抗生素对其中核糖体的影响。

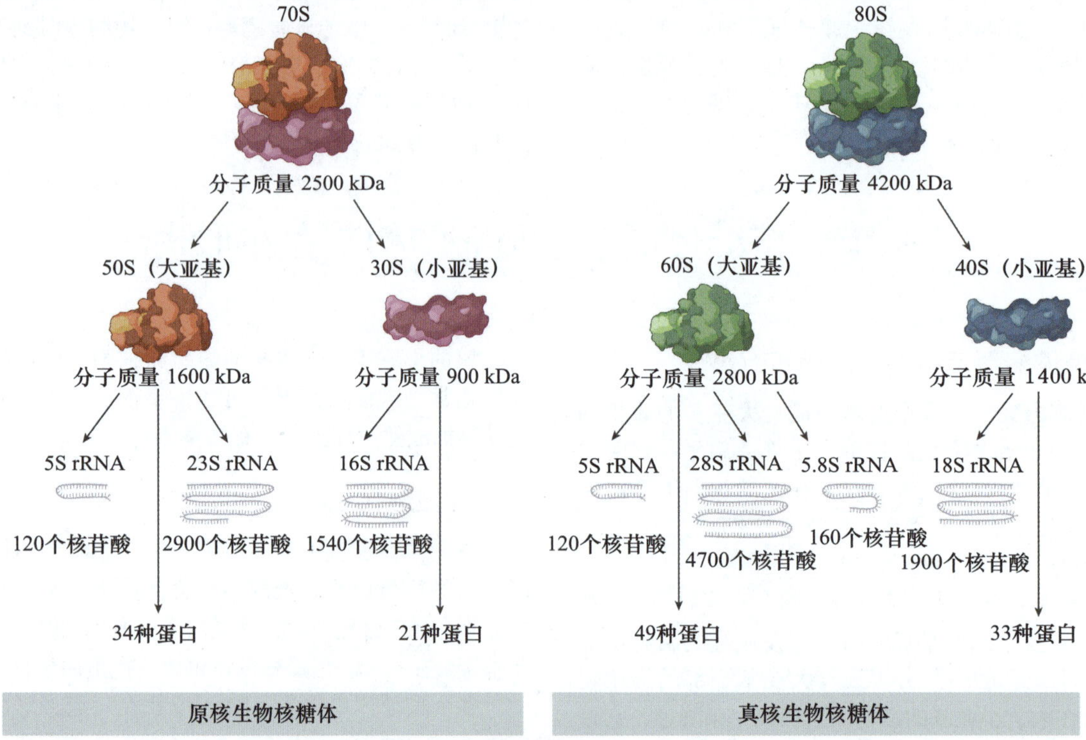

图 8-2　核糖体的大小亚基及化学组成（改自 Alberts et al.，2022）

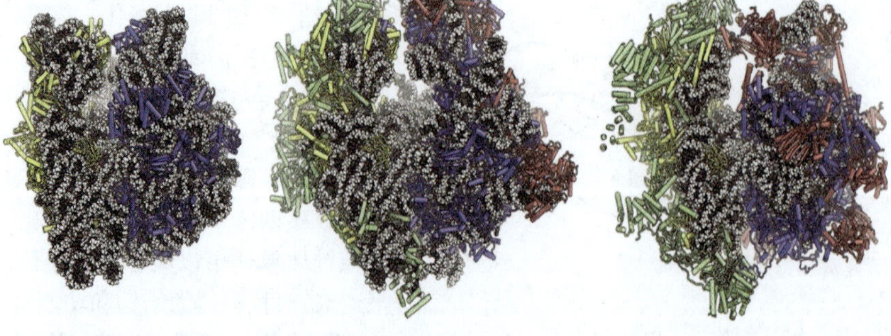

图 8-3　细菌核糖体、酵母菌和哺乳动物线粒体核糖体结构（引自 Bieri et al.，2018）

A. 细菌 70S 核糖体；B. 酵母菌 74S 线粒体核糖体；C. 哺乳动物 55S 线粒体核糖体

表 8-1 不同类型核糖体的大小和化学成分比较

类型		来源	单体	大亚基	小亚基	rRNA 及蛋白质	
						大亚基	小亚基
原核生物核糖体		细菌等	70S*	50S	30S	23S，5S rRNA +34 RP	16S rRNA +21 RP
真核生物核糖体	细胞质核糖体	植物	80S	60S	40S	28S，5.8S，5S rRNA+49 RP	18S rRNA +33 RP
		动物	80S	60S	40S	28S，5.8S，5S rRNA +49 RP（大鼠）或 47 RP（人）	18S rRNA +33 RP
	线粒体核糖体	哺乳动物	55S	39S	28S	16S rRNA+55 RP	12S rRNA+33 RP
		酵母	74S	60S	45S	26S，5S rRNA	18S rRNA

* S 表示沉降系数（sedimentation coefficient），是微粒的沉降速度与致其沉降的加速度的比率，S 这个单位是不能直接简单相加的，每个亚基的沉降系数既受到其形状的影响，又受到其质量的影响。

从表 8-1 中可以看出，原核生物核糖体较小，沉降系数为 70S，由 50S 的大亚基和 30S 的小亚基构成。组成原核生物核糖体的 rRNA 有 3 种，分别为 5S rRNA、16S rRNA 和 23S rRNA，其中 5S rRNA 和 23S rRNA 与约 34 种核糖体蛋白质结合组成大亚基，16S rRNA 与约 21 种核糖体蛋白质结合组成小亚基。在真核生物进化过程中，核糖体的大小显著增加，真核生物细胞质核糖体较大，沉降系数为 80S，由 60S 的大亚基和 40S 的小亚基构成。组成真核生物细胞质核糖体的 rRNA 有 4 种，分别为 5S rRNA、5.8S rRNA、18S rRNA 和 28S rRNA，其中 5S rRNA、5.8S rRNA 和 28S rRNA 与 49 种（大鼠）或 47 种（人）核糖体蛋白质结合组成大亚基，18S rRNA 与约 33 种核糖体蛋白质结合组成小亚基。

细胞器核糖体中线粒体核糖体的大小及化学组成介于原核生物核糖体与真核生物细胞质核糖体之间，因动物类型不同而有差异；叶绿体核糖体则与原核生物核糖体基本一致。

二维码 8-1 扩展

人 80S 核糖体结构

第三节 核糖体的功能

一、核糖体的主要功能

核糖体的研究一直处于细胞生物学的前沿。最新的研究表明，核糖体的功能主要有以下 3 种。

1. 蛋白质合成

核糖体在细胞中扮演着重要的角色，其基本功能是参与蛋白质的生物合成。核糖体是翻译过程的核心场所，负责将**信使 RNA（mRNA）**上的遗传信息翻译成特定的蛋白质。需要强调的是，催化蛋白质肽键形成的活性区域仅由 rRNA 组成，因此 rRNA 也被归类为核酶。这一过程突显了核糖体在蛋白质合成中的关键作用。游离核糖体主要合成结构蛋白质，膜结合核糖体主要合成输出蛋白质。

以往很多科学家认为，合成蛋白质的核糖体都是相同的，它们中的每一个都可以合成机体所需要的任意一种蛋白质。然而在 2017 年，D. Simsek 等报道了一些核糖体存在异质性，它们合成的蛋白质很固定。这些特定的核糖体能够协助细胞控制蛋白质的表达，这也可以帮助解释一些罕见的疾病可能与特定的核糖体缺陷有关。例如，2022 年，H. Li 等发现小鼠精子发生中的新型核糖体 ST（ribosome ST）能够产生精子特异蛋白质组，核糖体 ST 的缺失会导致形成的精子缺陷，生育能力显著降低。

二维码 8-2 扩展

雄性生殖细胞特异性核糖体控制雄性生育能力

2. 翻译调控

核糖体参与翻译过程中的调控，如启动子及终止子的识别与连接，确保蛋白质合成的准确性和规范性。

3. 蛋白质修饰

某些核糖体还可以参与蛋白质合成后修饰，如蛋白质的折叠、修饰和成熟过程。在某些情况下，核糖体合成的多肽链会与分子伴侣蛋白协作，帮助新生的多肽正确折叠并形成功能性蛋白质。此外，某些核糖体还参与蛋白质的共翻译修饰过程，如信号肽的剪切。

二、核糖体的活性位点

蛋白质的合成过程很复杂，涉及核糖体功能部位的协同作用及多种因子的参与。核糖体上有多个与蛋白质合成相关的活性部位，分别或联合存在于核糖体的大、小亚基上，包括与 mRNA 和 tRNA 结合相关的位点，以及与蛋白质合成反应相关的催化位点，主要有以下 4 个活性位点（图 8-4）。

1. mRNA 结合位点

mRNA 结合位点位于小亚基上。在原核生物核糖体中，位于核糖体小亚基 16S rRNA 的 3′ 端，此处有一段特殊的碱基序列正好能与 mRNA 上的 **Shine-Dalgarno 序列（SD 序列）**互补，这是小亚基与 mRNA 结合的结构基础。SD 序列是 1974 年由 Shine 和 Dalgarno 发现而得名的，它存在于 mRNA 5′ 端的起始密码子上游 5～10 个碱基处，富含嘌呤（A、G）。真核生物没有 SD 序列，mRNA 同核糖体小亚基的结合主要依赖于 mRNA 5′ 端甲基化帽子结构的识别。

2. 氨酰基结合位点

氨酰基结合位点又称为 **A 位点（aminoacyl site，A site）**，接受氨酰基 tRNA 部位，该位点大部分位于大亚基上而小部分位于小亚基上。

3. 肽酰基结合位点

肽酰基结合位点又称为 **P 位点（peptidyl site，P site）**或**供位（donor site）**，是与延伸中的肽酰-tRNA 结合的部位，位于大亚基上。

4. 释放位点

释放位点又称为 **E 位点（exit site，E site）**或出口位点，是肽酰-tRNA 移交肽链后 tRNA 的暂时停靠点，位于大亚基上。

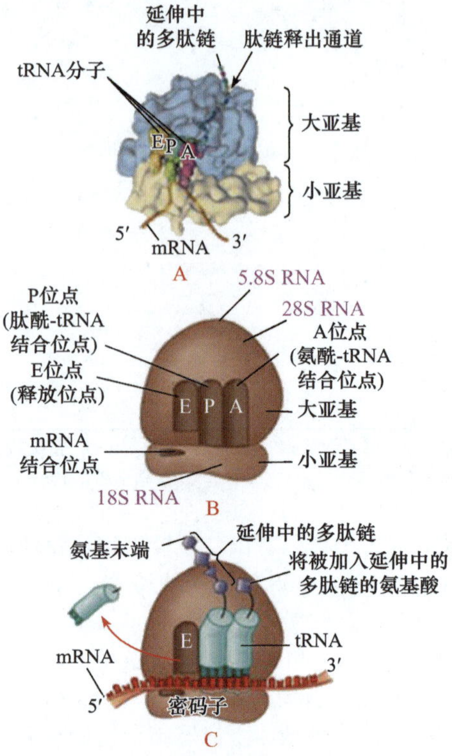

图 8-4　核糖体的活性部位

A. 核糖体功能状态的模式图；B. 活性位点示意图；C. 结合了 mRNA 和 tRNA 的活性位点示意图

此外，在核糖体上还存在与合成蛋白质有关的其他起始因子、延伸因子、终止因子等的结合位点。

第四节　核糖体的生物发生

核糖体的生物发生（ribosome biogenesis）是指在细胞中合成和组装核糖体的过程。这一过程包括核糖体 RNA（rRNA）的转录、rRNA 的加工、核糖体蛋白的合成以及这些组分的组装。

一、核糖体的生物发生

核糖体的生物发生过程主要包括以下 5 个阶段。

1. rRNA 的转录

rRNA 的合成在细胞核内的**核仁（nucleolus）**中进行。在真核细胞中，rRNA 基因位于 DNA 的特定区域。这些基因由 **RNA 聚合酶 I（RNA pol I）**转录，生成 45S 前体 rRNA。这个前体 rRNA 随后被加工成 18S、5.8S 和 28S rRNA。5S rRNA 由 **RNA 聚合酶Ⅲ（RNA pol Ⅲ）**在核仁外转录生成。

2. rRNA 的加工

前体 rRNA 加工：45S 前体 rRNA 通过一系列酶切，剪切成 18S rRNA、5.8S rRNA 和 28S rRNA。这些步骤需要核糖体生物合成因子和**小核仁 RNA（snoRNA）**的参与。

化学修饰：rRNA 的加工过程中还包括甲基化和假尿苷化等修饰，以提高其稳定性和功能性。

3. 核糖体蛋白质的合成

蛋白质生物合成：核糖体蛋白质在细胞质中的游离核糖体上由 mRNA 翻译而成。这些蛋白质随后转运到核仁。

4. 核糖体亚基的装配

小亚基的组装：在核仁中，18S rRNA 与相关的核糖体蛋白结合，形成 40S 小亚基。

大亚基的组装：5.8S rRNA、28S rRNA 与 5S rRNA 和相应的核糖体蛋白结合，形成 60S 大亚基。

核糖体亚基的输出：组装好的 40S 和 60S 亚基通过核孔复合体运输到细胞质。

5. 核糖体的成熟和功能化

亚基结合：在细胞质中，40S 和 60S 亚基结合形成功能性 80S 核糖体（真核生物）。

功能测试：核糖体在实际参与蛋白质合成之前，需要经过功能测试，确保其能够正确进行 mRNA 的翻译和 tRNA 的解码。

二、核糖体的起源

核糖体起源是一个复杂而具有挑战性的科学问题，涉及生物化学、分子生物学、遗传学和进化生物学等多个学科。以下是关于核糖体起源的一些理论和实验：

1. RNA 世界假说

RNA 世界假说：这是最广泛接受的核糖体起源理论之一。该假说认为，早期地球上存在一个以 RNA 为主要生物分子的世界。在这个世界中，RNA 既承担了遗传信息的储存与传递，又具有催化功能（即核酶）。

自催化 RNA：在 RNA 世界中，一些 RNA 分子具备自我复制和催化其他化学反应的能力。这些自催化 RNA 分子可能是原始核糖体的前身。

2. 核糖体的进化过程

原始核糖体：最早的核糖体可能由简单的 RNA 分子组成，具有催化肽键形成的基本功能。这些原始核糖体随着时间的推移，通过自然选择和进化逐渐复杂化。

rRNA 的进化：rRNA 分子的复杂结构在进化过程中逐渐形成，提供了稳定的结构框架和催化中心。现存的 rRNA 分子中保留了一些古老的功能性结构域。

核糖体蛋白质的加入：随着进化，蛋白质开始加入核糖体结构，增强其功能和稳定性。这些蛋白质可能最初只是辅助分子，后来成为核糖体的组成部分。

3. 核糖体的共进化

核糖体与翻译系统共进化：核糖体的进化与整个翻译系统（包括 tRNA、mRNA 和各种翻译因子）的进化密切相关。这些组件可能共同进化，以提高蛋白质合成的效率和准确性。

核糖体与细胞的共进化：核糖体的进化也与细胞结构和功能的进化相互影响。细胞内核糖体的位置、数量和功能随细胞的复杂化而变化。

4. 核糖体的分子考古学

通过比较基因组学比较不同生物的核糖体 RNA 和蛋白质序列，科学家可以重建核糖体的进化历史。保守的序列和结构域揭示了核糖体的古老起源。

高分辨率的 X 射线晶体学和冷冻电镜（Cryo-EM）技术揭示了核糖体的详细结构，显示出一些可能源自原始 RNA 世界的古老特征。

5. 核糖体起源的实验研究

体外演化实验：科学家通过体外演化实验模拟早期 RNA 世界的环境，研究自催化 RNA 的形成和功能。这些实验支持了 RNA 世界假说，并提供了关于核糖体起源的实验依据。

原始核糖体重建：通过重建和研究假想的原始核糖体，科学家可以推测其功能和结构，进一步了解核糖体的起源和进化。

核糖体起源的未解之谜：尽管 RNA 世界假说和核糖体的进化理论得到了广泛支持，但仍有许多问题有待解答。例如，原始 RNA 分子如何形成和稳定存在？核糖体的早期演化阶段具体是怎样的？这些问题的答案需要进一步地研究和探索。

第五节 核糖体与医学

核糖体在医学中的作用广泛而深远。它不仅是基础生物学研究的重要对象，也是理解和治疗多种疾病的关键。通过对核糖体结构和功能的深入研究，我们可以开发出更有效的诊断方法和治疗策略，为医学进步做出重要贡献。

一、核糖体与遗传疾病

核糖体病（ribosomopathies）：是由于核糖体功能或生物发生异常引起的一类遗传性疾病。核糖体病的病理机制通常涉及核糖体蛋白或 rRNA 基因的突变，导致核糖体功能障碍，进而引发多种临床症状。例如，Diamond-Blackfan贫血（Diamond-Blackfan anemia，DBA）是一种由于核糖体蛋白基因突变导致的红细胞生成障碍，最常见的是 *rps19* 基因突变。此外，还有 *rpl5*、*rpl11*、*rps7* 等其他核糖体蛋白基因突变。Shwachman-Diamond综合征（Shwachman-Diamond syndrome，SDS）主要由 *sbds* 基因突变引起，SBDS 蛋白在核糖体大亚基的成熟和功能中起关键作用，*sbds* 基因突变导致核糖体功能障碍，影响蛋白质合成，尤其是快速分裂的细胞。临床表现骨髓衰竭，导致贫血、白细胞减少和血小板减少，骨骼异常，如骨发育不良和骨质疏松。X连锁纯红细胞再生障碍性贫血（X-linked sideroblastic anemia，XLSA）由编码核糖体蛋白S6基因（*rps6*）的突变引起，影响核糖体功能，导致铁代谢异常，红细胞生成障碍。

二、核糖体的生物发生与肿瘤

核糖体的生物发生决定了细胞中蛋白质合成的速度。然而，在强大的生长压力下，核糖体的生物发生在肿瘤中受到异常调节。越来越多的证据表明，核糖体生物发生异常可能促进肿瘤的发生和恶性转化。它逐渐被认为是许多类型肿瘤的可行治疗靶点。核糖体功能异常与癌症的发生和发展密切相关。许多肿瘤细胞表现出核糖体生物发生的异常，这与肿瘤细胞快速生长和增殖的特性相一致。

哺乳动物雷帕霉素（rapamycin）靶蛋白（mTOR）信号通路是细胞生长、增殖和代谢的关键调节因子，直接影响核糖体的生物发生和功能。在许多癌症中，mTOR信号通路异常激活，导致核糖体生物发生增加和蛋白质合成加速，从而支持肿瘤细胞的快速生长。mTOR抑制剂如雷帕霉素及其衍生物（如everolimus）通过抑制mTOR通路，减少核糖体蛋白合成，显示出抗肿瘤活性。

某些核糖体蛋白的突变已被发现与特定类型的癌症相关，如RPL10的突变在急性髓系白血病（AML）中出现。一些抗癌药物通过干扰核糖体的生物发生过程，抑制癌细胞的生长。例如，放线菌素D（Actinomycin D）通过抑制RNA聚合酶Ⅰ的活性，减少rRNA的合成，从而抑制核糖体生成。

二维码8-3 扩展

人类核糖体是抗生素治疗癌症的靶点

很多癌细胞中出现蛋白质翻译异常，因此与核糖体相关的活动过程已经成为开发新型抗癌药物的靶标。最近有关人核糖体结构与功能的研究表明，人类核糖体正成为抗生素治疗癌症的靶点。

三、核糖体损伤与疾病

2023年，G. Snieckute等将一种名为ZAK α的应激激酶蛋白与核糖体功能的变化联系起来，并证明了ROS诱导的**核糖体损伤（RSR）**是ZAK α的生理激活信号，同时也是导致肥胖和衰老相关代谢疾病的“罪魁祸首”。随着细胞衰老，出现核糖体的年龄依赖性损伤，核糖体翻译暂停将不断增加，核糖体碰撞加剧，导致**核糖体相关质量控制（RQC）**超载和新生多肽聚集，从而加剧了衰老过程中蛋白质稳态失衡和系统性衰退。蛋白质错误折叠可引起蛋白质聚集，蛋白质聚集是阿尔茨海默病和帕金森病发病原因之一。

二维码8-4 扩展

核糖体损伤

四、抗生素作用

许多抗生素通过靶向细菌核糖体来发挥其抗菌作用。由于细菌核糖体与真核生物核糖体结构上的差异，抗生素可以选择性地抑制细菌的蛋白质合成，而对人类细胞的影响较小。位于原核生物70S核糖体A位点的16S rRNA部分的是氨基糖苷类抗生素的作用靶点，该类抗生素通过与16S rRNA的A位点结合而阻碍原核细胞蛋白质生物合成。但由质粒介导的16S rRNA甲基化酶能将16S rRNA甲基化，从而导致细菌产生对该类抗生素较高的抗药性。P位点的23S rRNA部分是大环内酯类抗生素的作用靶点，该类抗生素通过与23S rRNA结合阻碍肽链延伸。但一些细菌可利用*erm*基因介导23S rRNA甲基化酶使23S rRNA甲基化，从而降低核糖体对抗生素的亲和性；也有细菌能通过核糖体变构来影响抗生素作用。

五、诊断技术

基于核糖体的诊断在现代医学中发挥着重要作用，尤其是在遗传性疾病和癌症的早期检测、预后评估和个性化治疗中。

遗传病诊断：许多遗传性核糖体病如DBA和SDS由核糖体蛋白基因突变引起。通过检测这些基因的突变，确诊疾病。如DBA患者的*rps19*基因突变检测，有助于确诊和指导治疗。

癌症分子诊断：检测特定核糖体蛋白或其调控基因的突变，可以帮助确定癌症类型。异常的rRNA加工和修饰在某些癌症中表现突出。通过RNA测序技术分析rRNA的加工状态，可以提供诊断信息。

六、个性化医学

基于核糖体功能异常的个性化治疗策略在逐渐发展。

基因疗法：针对特定核糖体蛋白基因突变，利用基因编辑技术进行矫正或替代。

精准医学：根据患者的核糖体蛋白或rRNA基因突变情况，制定个性化的治疗方案。例如，对于具有特定核糖体蛋白基因突变的癌症患者，可以选择性使用靶向药物。

七、生物技术与药物开发

核糖体研究促进了生物技术和新药开发。

核糖体工程：通过改造核糖体，优化蛋白质合成过程，提高生物制药的效率和产量。

新药筛选：基于核糖体结构和功能的高通量筛选技术，有助于开发新型抗生素和抗癌药物。

（遵义医科大学珠海校区　冯　昆）

复习思考题

1. 核糖体由哪两类化学成分组成？原核生物和真核生物核糖体在结构和组成上有哪些异同？
2. 核糖体的功能有哪些？核糖体在医学中的重要作用有哪些？

第九章　细胞骨架

细胞骨架（cytoskeleton）是广泛存在于真核细胞中的蛋白质纤维网架体系。近年来研究发现，原核生物中也存在类似的蛋白，这些蛋白在结构和功能上与真核细胞骨架的组成部分相似。细胞骨架对于细胞的形状维持、细胞内的物质定向运输、细胞分裂时染色体的分离和胞质分裂等起着重要作用。以往电镜样品制备一般采用锇酸或高锰酸钾低温（0～4℃）固定细胞，导致骨架系统的大部分结构遭到了破坏，直到1963年采用戊二醛常温固定方法后，人们才观察到在细胞中还存在一个三维网络结构系统。由于细胞骨架是由一系列特异结构蛋白装配而成的纤维网架系统，对细胞形态与内部结构的合理分布起支架作用，故将它们命名为细胞骨架。

细胞骨架体系是一个高度动态结构，随生理条件的改变不断进行组装和去组装，同时受各种结合蛋白的调节以及细胞内外各种因素的调控。早期对于细胞骨架的研究主要集中在形态观察及细胞内的定位，随着研究手段的不断进步，近年来对于细胞骨架的研究迅速发展到分子水平，骨架蛋白及骨架结合蛋白的结构和功能分析、基因表达调节等成为细胞骨架研究的重要内容。

细胞骨架的定义有广义和狭义两类，广义的细胞骨架包括细胞质骨架、细胞核骨架、细胞膜骨架和细胞外基质骨架。狭义的细胞骨架仅指细胞质骨架，主要包括**微管（microtubule，MT）**、**微丝（microfilament，MF）**和**中间纤维（intermediate filament，IF）**（图9-1）；本章将重点介绍细胞质骨架的结构与功能。

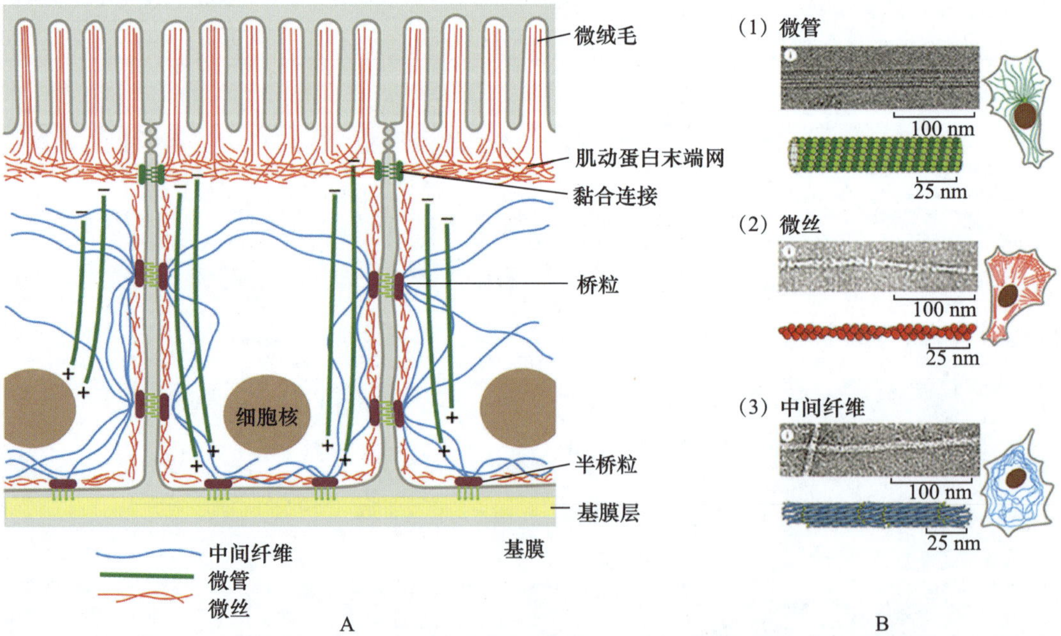

图9-1　细胞骨架的3种不同类型（引自Alberts et al.，2022）

A. 细胞骨架在极性上皮细胞内的分布；B. 电镜下的细胞骨架结构及根据电镜观察结果绘制的细胞骨架结构模式图

第一节 微　　管

一、微管的形态结构、化学组成、存在形式及微管结合蛋白

（一）微管的一般形态结构

除极少数细胞（如哺乳动物的成熟红细胞）外，微管广泛存在于真核细胞中。免疫荧光染色标记的成纤维细胞，可观察到由细胞核区域向外呈辐射状分布的微管结构（图 9-2A）；在电子显微镜下，微管是由 13 根原纤维组成的中空管状结构（图 9-2B），管的外径约 25nm，内径约 15nm。不同细胞微管长度差异较大，一般约几微米，在某些特化细胞，如中枢神经系统运动神经元的轴突中，微管可以长达几厘米。

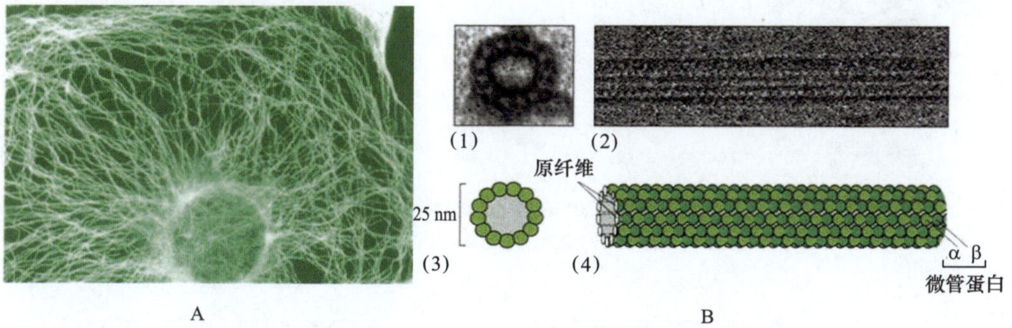

图 9-2　微管的一般形态结构（引自 Alberts et al.，2015）

A. 培养的成纤维细胞中微管免疫荧光图像；B. 电子显微镜下微管的形态结构及其模式图

（二）微管的化学组成

生化分析表明，组成微管的基本成分是**微管蛋白（tubulin）**。微管蛋白呈球形（图 9-3A），是一类酸性蛋白。微管蛋白分为两种，包括 **α-微管蛋白（α-tubulin）**和 **β-微管蛋白（β-tubulin）**两种，占微管总蛋白含量的 80%～95%，它们的分子质量约为 50kDa。α-微管蛋白含 450 个氨基酸残基，β-微管蛋白含 455 个氨基酸残基，两者均含有酸性 C 末端序列，但是它们的氨基酸种类和排列顺序有差别，有 35%～40% 的序列同源。

细胞中 α-微管蛋白和 β-微管蛋白常以较稳定的异二聚体（heterodimer）形式存在。一般认为，异二聚体是构成微管的基本亚单位。在 α、β-微管蛋白异二聚体上含有鸟嘌呤核苷酸（GDP 和 / 或 GTP）、二价阳离子（Mg^{2+} 与 Ca^{2+}）、**秋水仙素（cochicine）**和**长春花碱（vinblastine）**的结合位点，它们对于微管的组装与解体具有调控作用。

近年来，人们又发现了微管蛋白家族的第三个成员——**γ-微管蛋白（γ-tubulin）**。γ-微管蛋白占微管蛋白总量不足 1%，但是在微管功能活动中却必不可少。γ-微管蛋白分子质量约为 50kDa，由 455 个左右的氨基酸残基组成。

在细胞内，10～13 个 γ-微管蛋白形成一个环形结构，与 α-微管蛋白、β-微管蛋白和其他 4 种蛋白质（P75、P109、P133 和 P195）一起组成 **γ-微管蛋白环形复合体（γ-tubulin ring complex，γ-TuRC）**（图 9-3B）。在复合体中，非微管蛋白决定螺旋形支架，13 个 γ-微管蛋白和 1～2 个 α β-微管蛋白异二聚体结合到支架上。研究表明，γ-微管蛋白环形复合体的作用是刺激微管核心形成，并包裹微管负端，阻止微管蛋白的掺入，是中心体和中心体微管形成的重要调节因子。

（三）微管的存在形式

微管在细胞中有 3 种存在形式：单管（singlet）、二联管（doublet）和三联管（triplet）（图 9-4）。细胞中大部分微管是单管，由 13 根原纤维组成，在细胞质中常分散或成束分布，其走向与细胞形态密切相关，如神经元轴突和树突中的微管与长轴平行。单管不稳定，随细胞周期发生变化，在低温、Ca^{2+} 和秋水仙素作用下容易解聚，属于不稳定微管，如纺锤体微管。二联管由 A、B 两根单管融合而成，共由 23 根原纤维组成，其中 A 管为完全微管，有 13 根原纤维，B 管有 10 根原纤维，与 A 管共用 3 根原纤维，主要分布于纤毛和鞭毛内。三联管由 A、B、C 3 根单管组成，A 管为完全微管，B 和 C 管各有 10 根原纤维，分别与 A 管和 B 管共用 3 根原纤维，主要分布于中心体及纤毛和鞭毛的基体中。二联管和三联管作为细胞内某些永久性结构的主体组分，通常不易受低温、Ca^{2+} 和秋水仙素的影响而解聚，属于比较稳定的微管结构。

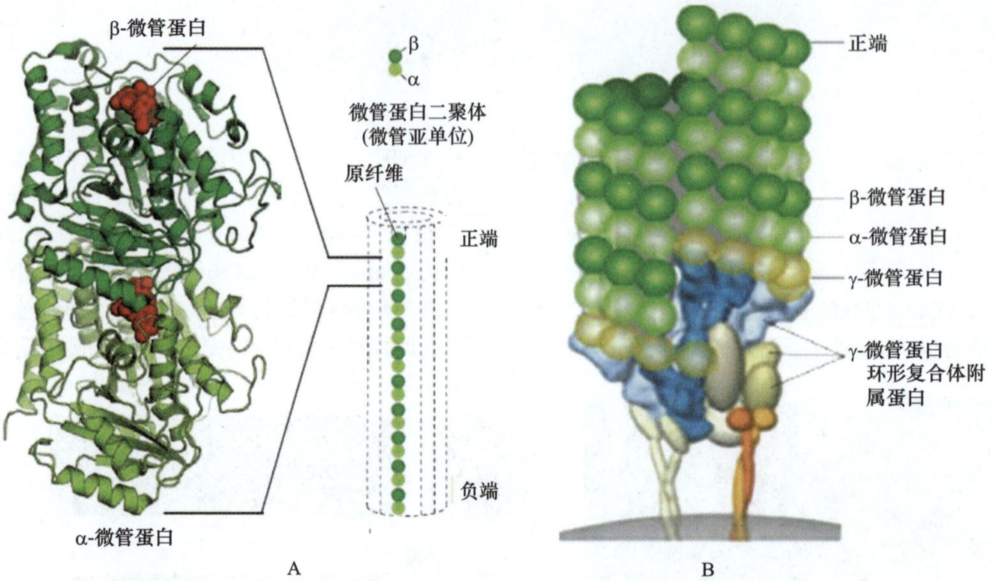

图 9-3　α β- 微管蛋白异二聚体和 γ- 微管蛋白环形复合体结构模式图（引自 Karp 2013；Alberts et al.，2015）

A. α β- 微管蛋白异二聚体结构模式图；B. γ- 微管蛋白环形复合体结构模式图

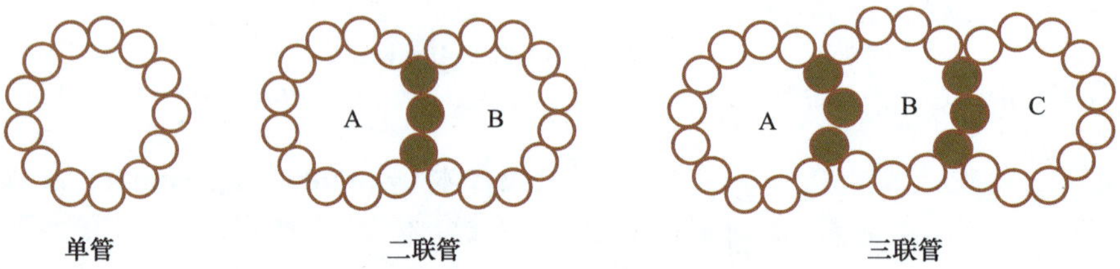

图 9-4　微管的 3 种不同存在形式横断面示意图

（四）微管结合蛋白

1. 微管结合蛋白的结构特点

微管中除了含有微管蛋白以外，还有一些结合在微管表面的辅助蛋白，称为**微管结合蛋白（microtubule-associated protein，MAP）**（图 9-5）。研究表明，不同微管之间的差异主要与结合于其上的微管结合蛋白有关，它们结合在微管表面，参与微管的装配、维持微管的稳定及与其他细胞器间的连接。一般认为，

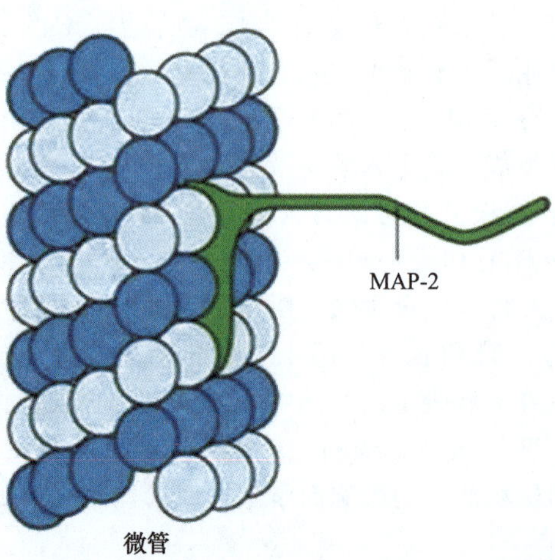

图 9-5　微管与微管结合蛋白 MAP-2 模式图（引自 Karp，2013）

微管结合蛋白由两个功能结构域组成：一个是碱性的微管结合域，可与微管结合，具有加速微管成核的作用；另一个是酸性的突出连接域，以横桥的方式与其他骨架纤维相连接，突出连接域的长度决定微管在成束时的间距大小。

2. 微管结合蛋白的种类

微管结合蛋白主要有：MAP-1、MAP-2、tau 和 MAP-4 等几种。根据氨基酸序列分析，MAP 可被分为两种类型：Ⅰ型 MAP 包括 MAP-1A 和 MAP-1B 两种，其肽链富含 Lys-Lys-Glu-X（赖氨酸-赖氨酸-谷氨酸-任意氨基酸）序列，是一类分子质量为 270kDa 的热敏感蛋白。Ⅰ型 MAP 主要存在于神经元的轴突中，在微管之间形成横桥（但不能使微管形成束），或作为一种动力蛋白（dynein）与轴突的逆向运输有关。Ⅱ型 MAP 包括 MAP-2、MAP-4 和 tau。MAP-2 存在于神经元的树突和胞体中，呈“L”型，从微管上伸出的臂与其他微管、中间纤维形成交联桥，使微管成束排列。MAP-2 包括 3 种亚型 MAP-2A、MAP-2B 和 MAP-2C，MAP-2A 和 MAP-2B 在神经元发育过程中表达持续性增加；MAP-2C 保持恒定，其常见于未成熟神经元树突中。MAP-4 广泛存在于各类细胞，是具有高度热稳定性的蛋白质，分子质量为 200kDa，在细胞分裂期具

有调节微管稳定性的作用。tau蛋白多见于神经元的轴突和树突中，可使轴突中的微管纤维排列紧密，提高微管的稳定性，增强神经突起的抗外界应力作用。

3. 微管结合蛋白的功能

（1）调节微管装配：MAP肽链中微管结合域可以同时结合多个微管蛋白，加速微管蛋白核心形成，抑制微管解聚。而MAP突出连接域可被磷酸化，失去对微管的结合能力，促使微管去组装。

（2）增加微管的稳定性和强度：MAP可以与其他细胞骨架纤维建立持久性连接，增加微管的稳定性和强度。

（3）参与细胞内囊泡和颗粒物质在微管上的转运过程：MAP作为微管动力蛋白，可以水解ATP释放能量，驱动细胞内囊泡和颗粒物质的定向运输。

（4）参与和介导细胞的信号转导：有实验证明，MAP-4是细胞周期蛋白依赖型激酶Cdc2的作用靶点，提示微管结合蛋白参与和介导了细胞信号的转导过程。

二、微管的组装

细胞内大多数微管都不稳定，根据细胞生理需要，微管蛋白往往表现出组装或去组装的动态过程。大量研究表明，微管的组装过程会受到多种因素的影响。

（一）微管的体外组装过程

微管的体外组装是一个复杂而有序的过程，分为3个时期。

1. 成核期

成核期（nucleation phase）是指微管开始组装时，首先由αβ异二聚体聚合成一个短的寡聚体（oligomer）核心，接着αβ异二聚体在核心的两端和侧面结合，延伸、扩展成片状结构，当片状结构扩展至13根原纤维时，即横向卷曲、合拢成一段管状微管。该期αβ异二聚体的聚合速率缓慢，是微管聚合的限速阶段，因此也称为**延迟期（lag phase）**。

2. 聚合期

聚合期（polymerization phase）也称为**延长期（elongation phase）**。这一时期，细胞内高浓度的游离微管蛋白使聚合速率大于解聚速率，即αβ异二聚体在微管正端的添加速率远远快于负端的解离速率，微管不断延长。

3. 稳定期

稳定期（steady state phase）又称为**平衡期（equilibrium phase）**，是指随着细胞内游离微管蛋白浓度的下降，微管的聚合与解聚速率达到平衡，微管长度相对恒定。

（二）微管的体外组装与踏车模型

微管的组装是一个耗能的过程，需要GTP提供能量，因此，微管在体外装配的过程中会受到微管蛋白浓度、GTP、pH和温度等的影响。在体外，当微管蛋白异二聚体达到临界浓度（约为1mg/mL），有Mg^{2+}（无Ca^{2+}）和GTP存在时，在pH6.9，37℃的缓冲液中，微管蛋白异二聚体同GTP结合后被激活，引起其构象呈直线型，促使异二聚体聚合成微管。当微管蛋白聚合迅速进行时，微管蛋白分子添加到微管上的速度大于所携带的GTP水解速度，因此新生成的微管末端形成一个称为GTP帽的结构，它可以防止微管解聚。当微管生长较慢时，GTP帽中的亚基会水解它的GTP成GDP，同GDP结合的微管蛋白异二聚体的构象改变使原纤维变弯曲而不能形成微管，与GDP结合的亚基对微管的结合不紧密而很快从游离端释放出来，微管不断缩短（图9-6）。

在一定条件下，微管两端的装配速度不同，表现出明显的极性。装配快的一端称为正端或（+）极，发生GTP微管蛋白的添加；另一端称为负端或（-）极，发生GDP微管蛋白的解聚。当微管的组装进入平衡期，正端组装的速度和负端去组装的速度相同时，这种现象称为微管的**“踏车”现象（tread milling）**。

（三）微管的体内组装

微管的体内组装远比体外组装复杂，除了需要体外组装的条件外，更多受到严格的时间和空间的调控。例如，纺锤体微管的聚合与解聚发生在细胞分裂期，称为时间控制。此外，细胞内微管组装有特殊的始发区域，称为**微管组织中心（microtubule organizing center，MTOC）**（图9-7）。MTOC包括中心体、纤毛和鞭毛的基体等，它们在空间上提供微管组装的始发区域。

细胞内微管组装时，位于微管组织中心的γ-TuRC就像一粒种子，成为微管蛋白异二聚体结合上去的核心，微管从此生长、延长。γ-TuRC像帽子一样戴在微管的负端而使其稳定，正端朝外游离在细胞质中。在微管组织中心有许多γ-TuRC结构，调控着细胞内微管的数量、位置及方向。γ-TuRC组织微管形成的能力可能受到细胞周期的调节。例如，在细胞分裂间期，组织微管形成的能力被关闭，而在G_2到M期的转换时期，γ-微管蛋白或γ-TuRC中的某些蛋白质磷酸化，γ-TuRC组织微管形成的能力开放。

二维码 9-1 微课

微管组织中心与微管成核

（四）影响微管组装与去组装的因素

目前已经发现很多因素可以影响微管的组装与去组装，如GTP和微管蛋白的浓度、合适pH、离子浓度、温度和某些药物等。当温度超过20℃有利于微管组装，低于4℃引起微管解聚；Ca^{2+}浓度低时促进微管组装，Ca^{2+}浓度高时促进微管解聚等。此外，有些药

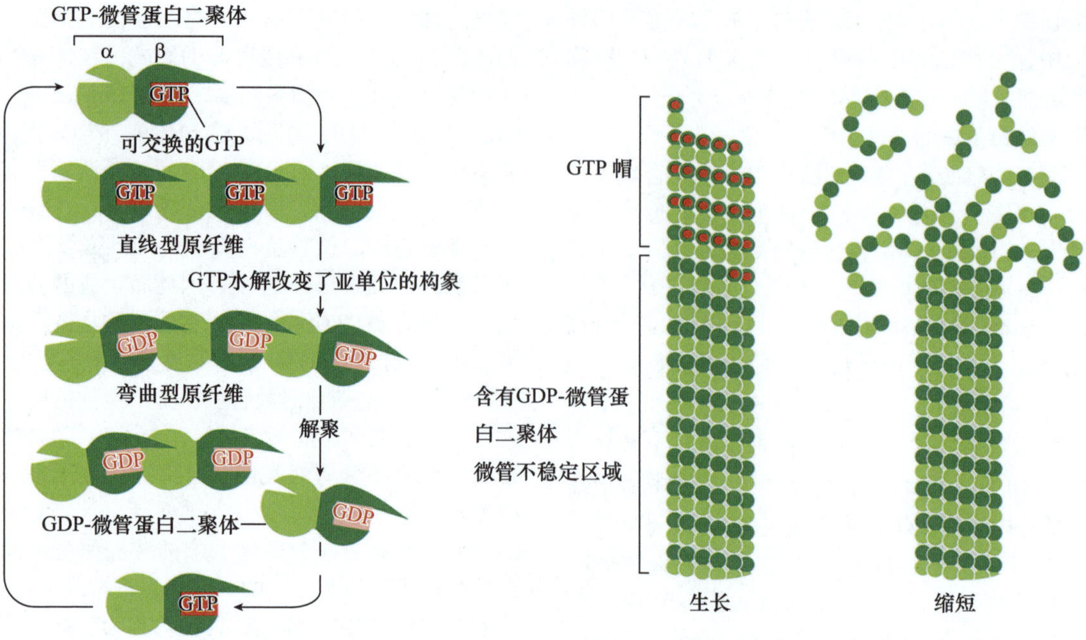

图 9-6 由于微管的生长和缩短末端结构差异而导致的动态不稳定性（引自 Alberts et al.，2022）

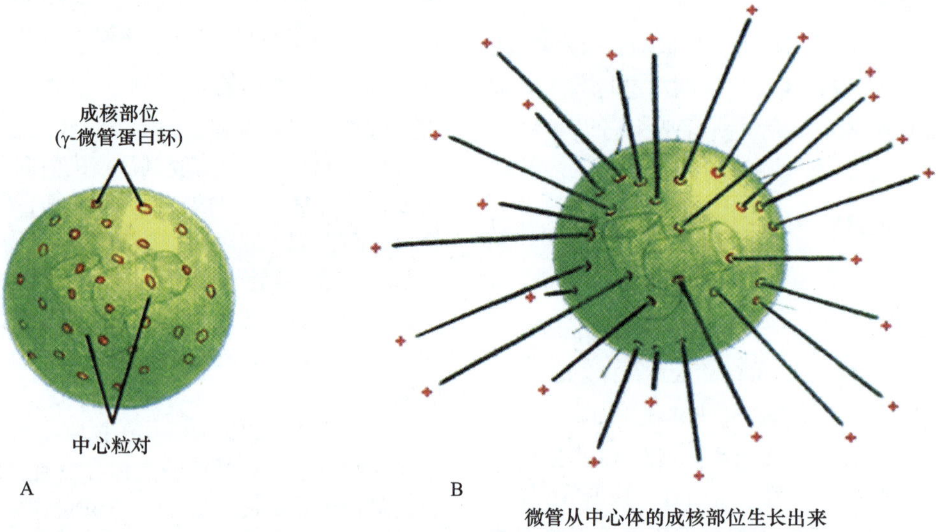

图 9-7 微管蛋白在中心体上的聚合（引自 Alberts et al.，2015）

A. 由一对中心粒、无定型蛋白基质及 γ- 微管蛋白共同组成的中心体；B. 中心体与附着其上的微管

物对于微管的组装与去组装也有重要作用，属于微管特异性药物。迄今已发现微管蛋白二聚体上共有 6 个药物结合位点，其中 5 个位点位于 β-微管蛋白上（紫杉醇 paclitaxel、长春花碱 vinblastine、秋水仙素 colchicine、莱利霉素 laulimalide 和美登素 maytansine），另外 1 个位点在 α-微管蛋白上（吡咯烷酮 pironetin）。

秋水仙素和长春花碱与微管蛋白异二聚体结合后，能改变其亚单位的结构，从而抑制微管的聚合。但是它们的抑制方式不同，秋水仙素能结合和稳定游离的微管蛋白，使其无法聚合成微管，引起微管的解聚；长春花碱能结合微管蛋白异二聚体，抑制它们的聚合。紫杉醇可以促进微管组装，并与已形成的微管紧密结合防止其解聚。研究表明，紫杉醇只能与聚合的微管结合，不与未聚合的微管蛋白异二聚体结合，从而使微管在细胞内大量积累，干扰细胞的正常功能。

三、微管的功能

（一）维持细胞形态和固定细胞器的位置

维持细胞形态是微管的基本功能。例如，对体外培养的动物细胞观察发现，微管围绕细胞核向外呈辐射状分布，为细胞提供机械支持，维持细胞的形态，也固定了细胞核在细胞中的位置。

（二）参与中心粒、纤毛和鞭毛的形成

在光学显微镜下，中心体（centrosome）位于细胞核附近，由中心粒（centriole）和中心粒周围物质共

同组成。在电子显微镜下，中心粒是由 9 组三联管围成的一个圆筒状结构。中心体是动物细胞的微管组织中心。

纤毛（cilia）和鞭毛（flagella）具有运动功能，是细胞表面的特化结构。电镜下，纤毛和鞭毛的横断面可见中央有两条微管，称为中央微管。外周则以 9 组二联管围绕。纤毛和鞭毛的基体（basal body）由三联管组成，与中心粒相似，基体的中央无微管。

（三）参与细胞内物质运输

细胞内的微管以中心体为中心向四周辐射延伸，抵达细胞膜下方，为细胞内物质运输提供轨道。细胞内合成的一些运输小泡、分泌颗粒和色素颗粒等物质就是沿着微管提供的轨道进行定向运输。

近年来研究证实，微管参与细胞内物质运输的任务主要是由微管**马达蛋白（motor protein）**来完成，马达蛋白是介导细胞内物质沿细胞骨架运输的蛋白质。目前已鉴定的马达蛋白有几十种，可分为 3 个不同的家族：**驱动蛋白（kinesin）**（图 9-8A）家族、**动力蛋白（dynein）**（图 9-8B）家族和**肌球蛋白（myosin）**家族。动力蛋白和驱动蛋白以微管作为运行轨道，而肌球蛋白则以肌动蛋白纤维作为运行轨道。动力蛋白和驱动蛋白各有两个球状 ATP 结合头部（具有 ATP 酶活性）和一个尾部（结合等待运输的“货物”），头部通过水解 ATP 导致颈部发生构象改变，使两个头部交替与微管结合、解离，从而使蛋白质沿微管移动。微管马达蛋白的运输是单方向的（图 9-8C），驱动蛋白常沿微管从负端向正端移动，如神经元轴突中的微管都是（+）极朝向轴突的末端，（-）极朝向细胞体，因此，驱动蛋白负责将细胞内合成的物质沿着微管快速转运到轴突的末端（正端）；动力蛋白负责将轴突末端摄入的物质运回细胞体。此外，间期细胞中，胞质动力蛋白还参与细胞器的定位和转运。

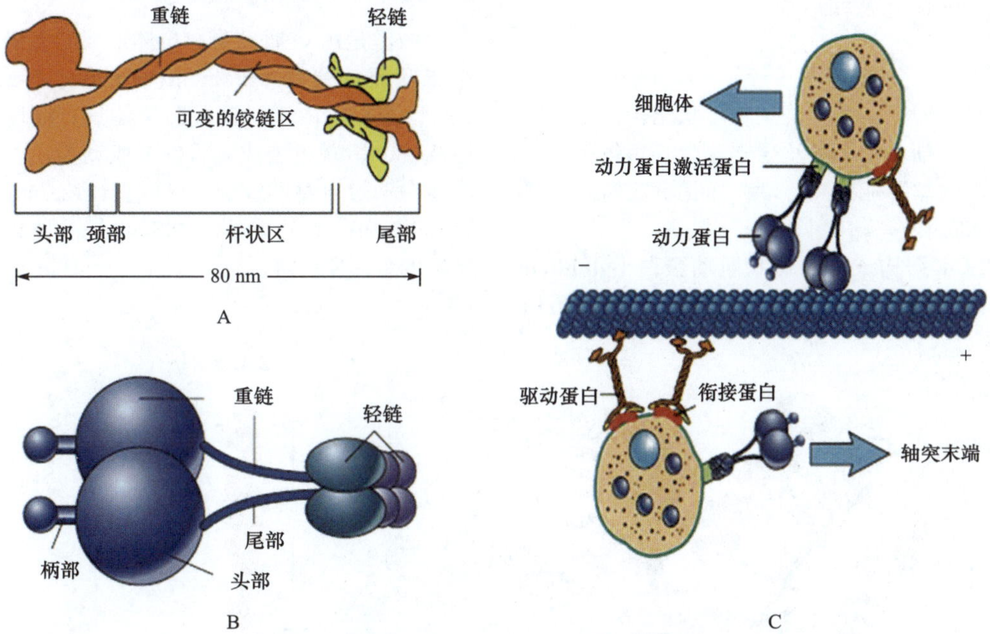

图 9-8 沿微管运输的马达蛋白（引自 Karp，2013）

A. 驱动蛋白分子结构模式图；B. 动力蛋白分子结构模式图；C. 沿同一微管的运输方向相反的两种囊泡的模式图，驱动蛋白提供能量介导沿微管向正端运输，动力蛋白提供能量介导沿微管向负端运输

微管及其马达蛋白对真核细胞膜性细胞器的定位非常重要。驱动蛋白与内质网结合，沿微管向细胞的周边牵拉展开分布；而动力蛋白与高尔基复合体膜结合向近核区牵拉，使其位于细胞中央。此外，线粒体的分布与微管相伴随，游离核糖体附着于微管和微丝的交叉点上。如果用秋水仙素处理细胞，那么这些细胞器的有序空间排列就会发生改变，如由于内质网与核被膜相联系，于是便积聚到核附近；高尔基复合体分解成小的囊泡，分散到整个细胞质中。去除秋水仙素后，细胞器的分布恢复正常。

（四）参与细胞分裂中染色体的运动

微管是构成有丝分裂器纺锤体的主要成分，介导染色体的运动。有丝分裂前期，染色体的动粒（kinetochore）出现并成熟，当核膜开始崩解时，微管侵入核区，染色体一端的动粒可捕获从纺锤体一极伸出的微管，形成侧位连接，同时另一侧姐妹染色单体上的动粒也与来自另一极的微管结合。有丝分裂后期只有在所有染色体都到达赤道板、处于平衡状态后才开始，任何一个染色体未与微管连接或未到达平衡位置，分裂后期都将被延迟。由于微管在细胞分裂中的重要作用，其常作为抗肿瘤药物研究的靶点。

（五）参与细胞内信号转导

近年来有研究表明，微管参与 ERK、JNK、Wnt 等多条信号转导通路。信号分子可直接与微管作用或通过马达蛋白和一些支架蛋白与微管间接作用，进而发挥重要的生物学功能。

第二节 微 丝

微丝（**microfilament，MF**）又称**肌动蛋白丝**（**actin filament**），是由**肌动蛋白**（**actin**）组成的细丝，直径约为 7nm，可成束、成网或散在分布于细胞质中。它普遍存在于真核细胞，在肌肉细胞中，肌动蛋白占细胞总蛋白的 10%，在非肌肉细胞中占 1%～5%。与微管一样，微丝也是一种不稳定的结构，但是也有例外，如肌肉细胞的收缩单位就属于稳定结构。微丝与细胞内许多种微丝结合蛋白相结合，使其能够在细胞内行使多种功能。

一、微丝的基本组成和形态结构

（一）微丝的基本组成

在电子显微镜下，微丝是一种丝状结构，与微管相比，微丝更纤细。单个微丝通常比微管短很多，在细胞内，单个微丝不能独立行动，而是形成横向连接的聚合物或形成束。

微丝的基本结构成分是**球状肌动蛋白**（**globular actin，G-actin**），简称 G 肌动蛋白。每一个肌动蛋白分子是由 375 个氨基酸残基组成的一条多肽链，分子质量为 43kDa。根据电子显微镜观察和计算机图像分析表明，G 肌动蛋白外观呈哑铃状（图 9-9A），具有阳离子（Mg^{2+}、K^{+} 或 Na^{+}）、ATP（或 ADP）和肌球蛋白结合位点。肌动蛋白单体具有极性。

目前已分离的肌动蛋白分为 3 类：一类为横纹肌、心肌、血管及肠壁平滑肌细胞所特有，称为 α 肌动蛋白；另外两类，即 β 肌动蛋白和 γ 肌动蛋白，可见于所有肌细胞和非肌细胞中。

（二）微丝的形态结构

微丝是由 G 肌动蛋白单体形成的多聚体，也称为**纤维状肌动蛋白**（**filamentous actin，F-actin**），简称 F 肌动蛋白。由于肌动蛋白单体具有极性，装配时首尾相接，串联组装成链状的 F 肌动蛋白，每一条 F 肌动蛋白通过自身的螺旋，形成直径约 7nm 的微丝结构（如图 9-9B、C）。因此，微丝也是一种具有极性结构特征的蛋白质纤维。

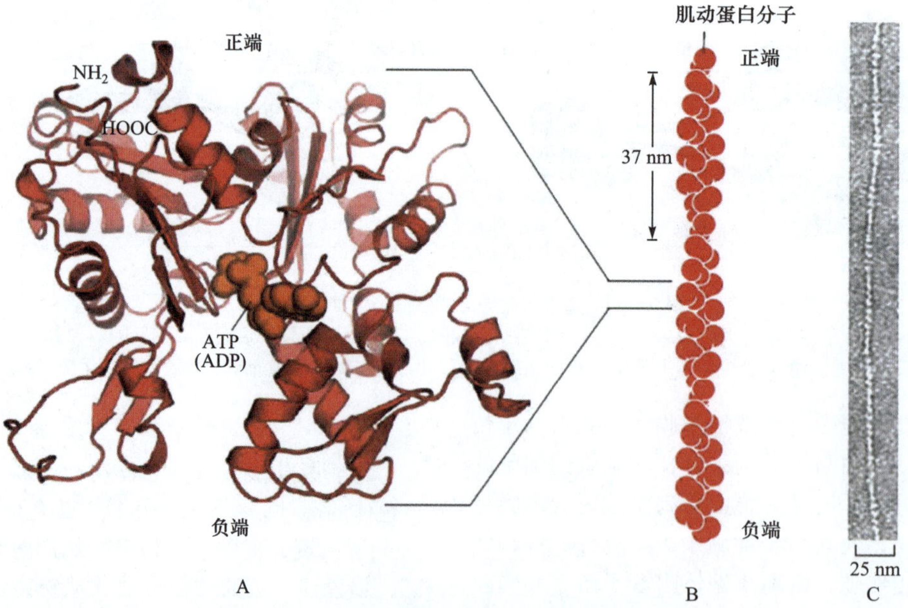

图 9-9 微丝的形态结构（引自 Alberts et al.，2015）

A. 肌动蛋白单体结构模型；B. F 肌动蛋白结构模式图；C. 电子显微镜下微丝的形态结构

二、微丝的组装

在大多数非肌细胞中，微丝是一种动态结构，在一定条件下，不断进行组装和解聚。

（一）微丝的体外组装过程

体外实验表明，微丝的组装分为 3 个阶段：即成核期、生长期和平衡期。

（1）**成核期（nucleation phase）**：该期是微丝组装的起始和限速阶段，组装过程在这一阶段会停留相对较长的时间，也称为延迟期。G 肌动蛋白先聚合成相对稳定的三聚体或四聚体核心（二聚体不稳定，易水解）。

（2）**生长期（growth phase）**：随着成核期完成，G 肌动蛋白在核心两端不断集结、聚合，使 F 肌动蛋白生长、延伸，这一阶段也称延长期。G 肌动蛋白在 F 肌动蛋白两端聚集、结合的速率不同。一般把生长快的一端称为正（+）端，另一端称为负（-）端。

（3）**平衡期（equilibrium phase）**：随着 F 肌动蛋白的不断组装、延长，G 肌动蛋白的浓度逐渐下降，G 肌动蛋白聚集、掺入微丝的速率与从微丝上解离速率慢慢接近，最终达到一种动态平衡，并以此维持微丝长度的相对恒定。此时标志着微丝的组装进入平衡期。

（二）影响微丝体外组装的因素

体外微丝组装实验中，微丝的组装必须要有一定的 G 肌动蛋白浓度（达到临界浓度以上）、一定的盐浓度（主要是 Mg^{2+} 和高浓度的 K^+、Na^+）和 ATP 存在才能进行。在含 ATP 和 Ca^{2+} 以及低浓度 K^+、Na^+ 的溶液中，微丝趋于解聚；而在含 ATP 和 Mg^{2+} 以及高浓度 K^+、Na^+ 的溶液中，微丝趋于聚合。离体实验证明，微丝的组装表现出与微管组装相同的“踏车”现象，即在平衡期，G 肌动蛋白单体在一端不断添加聚合而使微丝延长；而另一端，G 肌动蛋白单体脱落解聚导致微丝缩短，微丝整体长度保持稳定。

同微管一样，肌动蛋白组装也受某些药物分子的影响。例如，**细胞松弛素 B（cytochalasin B）**是真菌的一种代谢产物，能特异性地破坏微丝。其作用机制是通过切断微丝使其变短，并结合于微丝的正端，阻止新的肌动蛋白单体添加，抑制其组装过程。当将细胞松弛素 B 加到活细胞后，肌动蛋白纤维骨架消失，使动物细胞的各种活动瘫痪，包括细胞的移动、吞噬作用、胞质分裂等。但是，它对微管没有作用，也不抑制肌肉收缩，因为肌纤维中肌动蛋白丝是稳定结构，不发生聚合与解聚的动态平衡。

鬼笔环肽（phalloidin）是一种从毒蘑菇（*Amanita phalloides*）中分离的剧毒生物碱，与细胞松弛素 B 的作用刚好相反，它只与聚合的微丝有强烈的亲和作用，不与肌动蛋白单体分子结合，可紧密地结合在微丝上，抑制微丝解聚从而稳定微丝。

三、微丝结合蛋白及其功能

体外实验聚合形成的肌动蛋白纤维，在电镜下呈现杂乱无章的堆积状态，也不能行使特定的功能。而细胞内的肌动蛋白纤维可以组织成各种有序结构，执行多种功能。关键在于细胞内存在一大类能与微丝结合并对微丝的结构和功能起调节作用的蛋白质，称作**微丝结合蛋白（microfilament associated protein）**（图 9-10）。

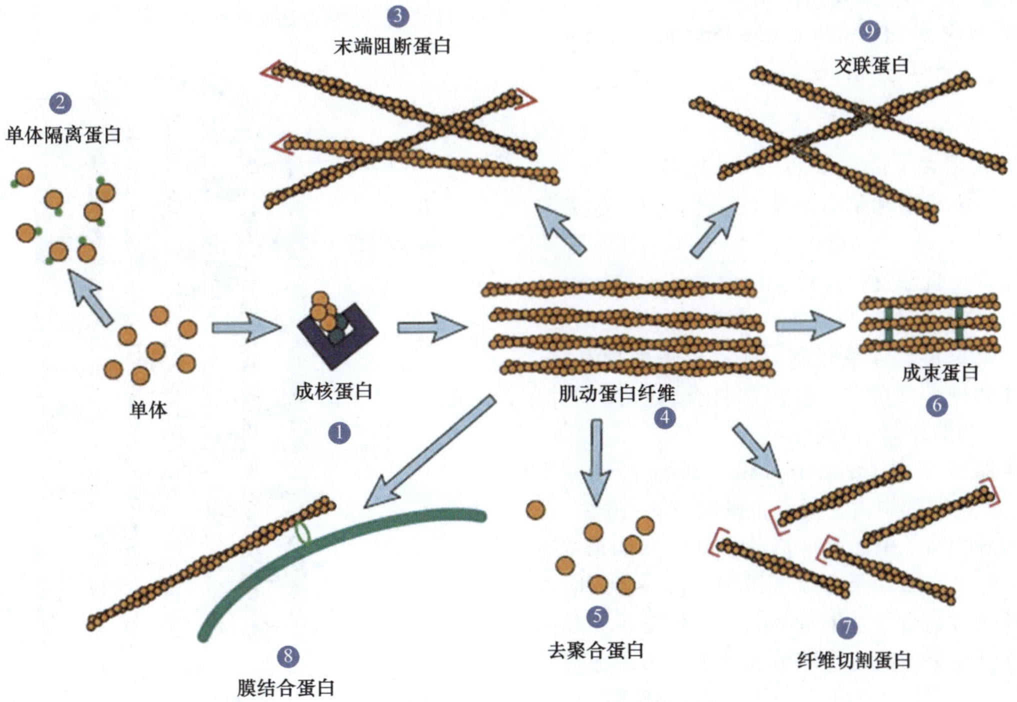

图 9-10　肌动蛋白结合蛋白功能示意图（引自 Karp，2013）

肌动蛋白纤维在微丝结合蛋白的协助下，形成多种不同的亚细胞结构，如应力纤维、肌肉及原纤维、小肠微绒毛的轴心以及精子顶端的刺突等。目前在肌细胞和非肌细胞中至少已分离出100多种微丝结合蛋白，按其功能可分为三大类。

（一）与微丝聚合有关的微丝结合蛋白

胸腺素（thymosin）和**抑制蛋白（profilin）**与肌动蛋白单体结合，抑制它们聚合，被称为**单体隔离蛋白（monomer sequestering protein）**，这类蛋白在非肌细胞中负责维持高浓度的单体肌动蛋白。但是抑制蛋白可使ATP和ADP发生置换，从而提高ATP肌动蛋白浓度，最终促进其聚合。

（二）与微丝结构有关的微丝结合蛋白

（1）**交联蛋白（cross linking protein）**：改变细胞内肌动蛋白纤维的三维结构。每一种交联蛋白都有两个或两个以上与肌动蛋白结合的位点，能够使两个或多个肌动蛋白纤维产生交联，使细胞内的肌动蛋白纤维形成网络结构。

（2）**纤维切割蛋白（filament severing protein）**：与已经存在的肌动蛋白纤维结合并将其一分为二，可以控制肌动蛋白丝的长度，大大降低了细胞的黏度。此外，切割蛋白可作为加帽蛋白封住肌动蛋白纤维的末端。

（3）**末端阻断蛋白（end blocking protein）**：与肌动蛋白纤维的一端或两端结合调节肌动蛋白纤维的长度。

（4）**肌动蛋白纤维解聚蛋白（actin filament depolymerizing protein）**：与肌动蛋白丝结合，引起肌动蛋白丝快速解聚形成肌动蛋白单体。

（5）**膜结合蛋白（membrane binding protein）**：非肌细胞质膜下产生收缩的机器。

（三）与微丝收缩有关的微丝结合蛋白

（1）**肌球蛋白（myosin）**：有十几种不同类型，常见的有Ⅰ型、Ⅱ型和Ⅴ型。Ⅱ型肌球蛋白主要参与肌丝的滑动。

肌细胞中，肌球蛋白占总蛋白含量的50%。每一个肌球蛋白分子质量为450kDa，由6条多肽链组成，其中包含2条重链和4条轻链分子，外形似豆芽状，可分为头部和杆部两部分。其头部具有ATP酶活性，构成粗肌丝，与肌动蛋白结合。

（2）**原肌球蛋白（tropomyosin，TM）**：可见于各类细胞，在肌细胞中占总蛋白含量的5%～10%，分子质量约为64kDa，由2条平行的多肽链共同形成α螺旋结构，位于F肌动蛋白螺旋沟内。每一个原肌球蛋白分子可同时结合7个串联的肌动蛋白分子。其主要功能是使肌动蛋白稳定，调节肌动蛋白与肌球蛋白头部的结合，在肌肉的收缩活动中发挥重要作用。

（3）**肌钙蛋白（troponin，Tn）**：仅发现于肌细胞中，可被一定浓度的钙离子激活，在横纹肌收缩中起着开关作用。其分子质量为80kDa，是由3个不同亚基组成的复合体结构。肌钙蛋白的3个亚基分别为：Tn-C，特异地与Ca^{2+}结合；Tn-T，与原肌球蛋白高度亲和；Tn-I，可抑制肌球蛋白ATP酶的活性。

四、微丝的功能

（一）构成细胞支架维持细胞形态

在大多数细胞中，细胞膜下的胞质溶胶中存在着一层由微丝及其结合蛋白相互作用形成的网状结构，被称为**细胞皮层（cell cortex）**。该结构具有很高的动态性，极大地增加了细胞膜的强度和韧性，是维持细胞形态的主要结构。

此外，细胞中还有一种由肌动蛋白和肌球蛋白Ⅱ形成的一种稳定的微丝束结构，称为**应力纤维（stress fiber）**，其一端连接膜**整联蛋白（integrin）**，常常与细胞的长轴平行并贯穿细胞的全长，增加了细胞膜的强度和韧性，赋予细胞对其表面张力的抵抗能力，保证了细胞形态的维持。

微绒毛（microvilli）是小肠上皮细胞游离面伸出的指状突起（图9-11），核心是20～30个与微绒毛长轴平行排列的微丝形成的束状结构，其中由绒毛蛋白和**丝束蛋白（fimbrin）**将微丝连接成束，赋予微绒毛刚性结构。另外，肌球蛋白Ⅰ（myosin）和**钙调蛋白（calmodulin，CaM）**在微丝束的侧面与微绒毛之间形成横桥连接，以保持微丝束处于微绒毛的中心位置。微绒毛的存在使细胞的吸收面积增大约20倍，对于小肠的消化和吸收功能具有重要的意义。

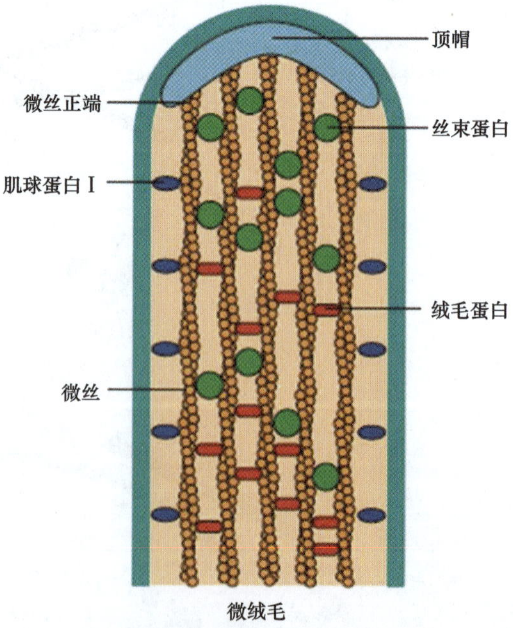

图9-11　微绒毛中的微丝束及相关蛋白（引自Karp，2013）

（二）参与细胞运动

二维码 9-2 扩展

微丝与细胞运动

许多动物细胞含有丰富的微丝，在进行位置移动时依赖肌动蛋白和微丝结合蛋白的相互作用进行变形运动，如变形虫、巨噬细胞、白细胞以及器官发生时的胚胎细胞等。

（三）参与细胞质分裂

动物细胞有丝分裂末期，核分裂完成后，还需要进行细胞质分裂才能形成两个子细胞，这一过程称为**胞质分裂**（**cytokinesis**）。胞质分裂通过**收缩环**（**contractile ring**）的收缩来完成。收缩环位于细胞赤道面细胞膜下，由大量平行排列的微丝组成。收缩环收紧的动力是由肌球蛋白与肌动蛋白之间的相对滑行实现。在收缩环不断收紧的过程中，微丝的解聚也在缓慢进行，牵拉着细胞膜向细胞内凹陷形成分裂沟，最后细胞一分为二。这一过程可被细胞松弛素 B 所抑制，但不影响细胞核分裂，导致形成双核或多核细胞。收缩环是一种临时性结构，只在有丝分裂最后阶段迅速产生，在胞质分裂结束后又迅速消失。

（四）参与肌肉收缩

骨骼肌收缩的基本单位——**肌小节**（**sarcomere**）的主要成分是肌原纤维。电子显微镜下观察发现肌原纤维是由**粗肌丝**（**thick myofilament**）和**细肌丝**（**thin myofilament**）组成。粗肌丝直径 10～15 nm，长约 1.5 mm，由肌球蛋白组成。细肌丝直径约 5 nm，由肌动蛋白、原肌球蛋白和肌钙蛋白组成，又称肌动蛋白丝。1954 年，Andrew Huxley 提出肌肉收缩的**滑动丝模型**（**sliding filament model**）（图 9-12），认为肌肉收缩是粗肌丝和细肌丝之间相互滑动的结果。肌肉收缩的分子基础是：肌球蛋白的头部与邻近的细肌丝结合并发生一系列的构象变化，触发肌球蛋白头部沿着细肌丝正端“行走”，从而导致肌肉的收缩。

（五）参与细胞内物质运输

微丝在微丝结合蛋白介导下可与微管一起进行细胞内物质运输，如小泡的运输，通过肌球蛋白 I 与微丝结合，将小泡沿微丝的（−）端向（+）端移动。

（六）参与细胞内信号转导

细胞表面的受体在受到外界信号作用时，可触发细胞膜下肌动蛋白的结构变化，从而启动细胞内的信号转导过程。

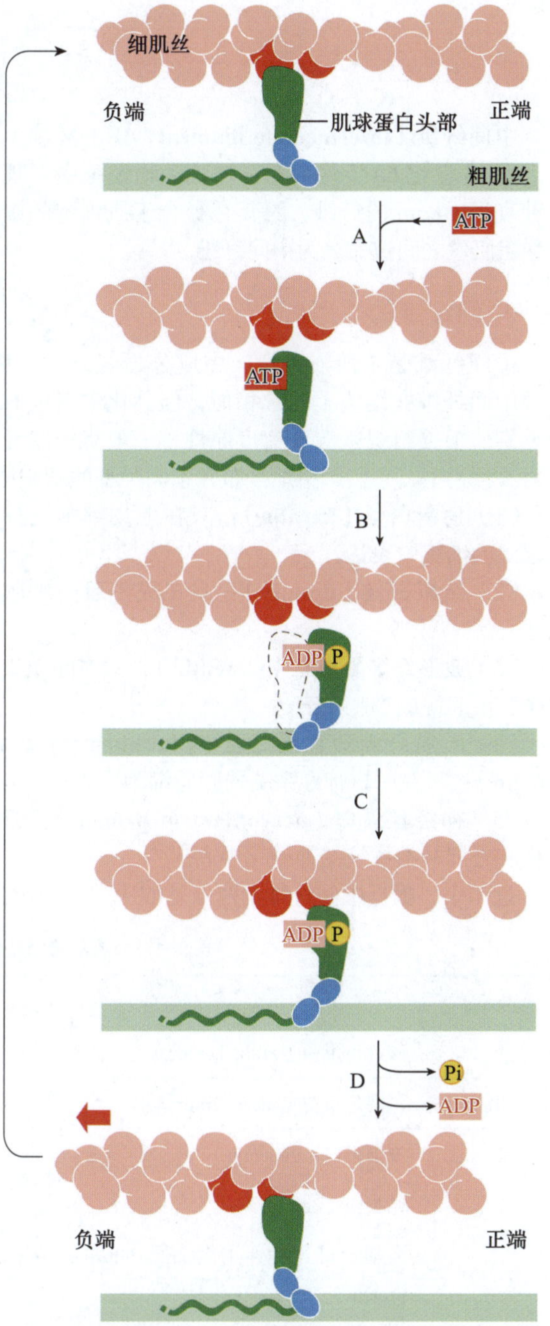

图 9-12 肌肉收缩的“滑动丝模型”（引自 Alberts et al.，2022）

A. ATP 与肌球蛋白结合，其与细肌丝的结合力下降，肌球蛋白与肌动蛋白分开；B. ATP 水解，肌球蛋白头部旋转，向细肌丝的正极端抬升；C. 肌球蛋白头部与靠近细肌丝正极端的一个肌动蛋白亚基结合；D. Pi 和 ADP 释放，肌球蛋白颈部结构域发生构象变化，细肌丝与粗肌丝做相对滑动

第三节 中间纤维

中间纤维（intermediate filament，IF）又称中间丝，是20世纪60年代中期在哺乳动物细胞中发现的一种直径10 nm的纤维，因其直径介于肌细胞的细肌丝和粗肌丝之间被命名为中间纤维。

一、中间纤维的类型

中间纤维是3种细胞骨架中成分最复杂的一种，各种中间纤维在结构上非常相似，但其化学组成有显著差别。根据组织来源和免疫原性，一般将中间纤维分为5种类型，它们严格地分布在不同类型的细胞中。

（1）**角蛋白丝（keratin）**：只在上皮细胞或外胚层起源的细胞中表达。

（2）**结蛋白丝（desmin）**：只在成熟肌肉细胞中表达。

（3）**波形纤维蛋白丝（vimentin）**：只在间质细胞和中胚层起源的细胞中表达。

（4）**胶质纤维酸性蛋白丝（glial fibrillary acidic protein）**：只在中枢神经系统的胶质细胞中表达。

（5）**神经丝蛋白（neurofilament protein）**：只在中枢和外周神经系统的神经元中表达。

近年来，根据中间纤维蛋白氨基酸序列的同源性，又提出了新的分类（表9-1）。

二、中间纤维的分子结构和组装

中间纤维的蛋白质组分均来自于同一基因家族，相互之间有较高的同源性和相似的分子结构特征，组装形式也具有相同之处。

（一）中间纤维蛋白的分子结构

与肌动蛋白和微管蛋白单体的球状分子不同，中间纤维蛋白单体大多数是长丝状，称为**丝状蛋白（fibrous protein）**，具有共同的结构特点：分为氨基末端头部、羧基末端尾部和α螺旋杆状中间段3个区域（图9-13A）。

α螺旋杆状区约含310个氨基酸残基，内含4段高度保守的α螺旋段，是中间纤维单体分子聚合成中间纤维的结构基础。非螺旋的头部和尾部，呈球形，氨基酸组成高度可变，因此，中间纤维蛋白之间的区别主要取决于头部和尾部的长度及氨基酸顺序。

（二）中间纤维的组装

中间纤维的组装与微管和微丝相比更为复杂，组装过程大致分为4步（图9-13）。

表9-1　脊椎动物细胞内中间纤维蛋白的主要类型及分布

类型	IF蛋白名称	分子质量/kDa	主要组织分布
Ⅰ	酸性角蛋白（acidic keratin）	40～64	上皮细胞
Ⅱ	碱性角蛋白（basic keratin）	53～67	上皮细胞
Ⅲ	波形蛋白（vimentin）	54	间充质来源细胞
	结蛋白（desmin）	53	肌肉细胞
	胶质原纤维酸性蛋白（glial fibrillary acidic protein）	51	神经胶质细胞
	外周蛋白（peripherin）	57	中枢神经元、外周感觉神经元
Ⅳ	神经丝蛋白（neurofilament protein）		神经元
	NF-L	62	
	NF-M	102	
	NF-H	110	
Ⅴ	核纤层蛋白（lamin）		所有细胞类型
	核纤层蛋白A	70	
	核纤层蛋白B	67	
	核纤层蛋白C	60	

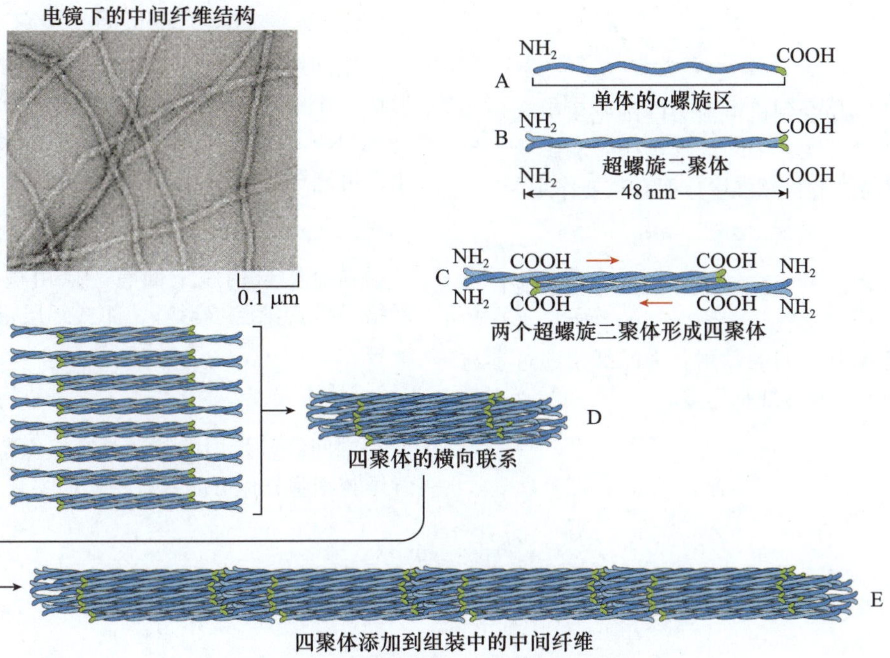

图 9-13　中间纤维的装配模型（引自 Alberts et al.，2022）

A. 中间纤维蛋白单体；B. 超螺旋二聚体；C. 两个超螺旋二聚体交错形成四聚体；D. 8 个四聚体横向联系在一起；E. 组装成中间纤维

1. 超螺旋二聚体的形成

两个中间纤维蛋白分子以对应的杆状区相互缠绕形成螺旋状的二聚体。

2. 四聚体的形成

由两个二聚体反向平行、交错排列以非共价键结合形成四聚体。

3. 原纤维的形成

由四聚体以端对端顺序连接成一条原纤维。

4. 中间纤维的最终组装

8 条原纤维盘绕成一根完整的绳索状中间纤维。四聚体中两个相邻超螺旋二聚体的 α 螺旋是反向平行，因此形成的中间纤维两端是对称的，不具有极性。

（三）中间纤维组装的条件和影响因素

各类中间纤维均可在体外进行组装，不需要核苷酸和结合蛋白的参与，也不依赖于蛋白质的浓度。但是，在低离子浓度和微碱性条件下，多数中间纤维可发生明显解聚，一旦离子浓度和 pH 恢复接近生理水平，中间纤维蛋白即迅速自我组装。

在体内，绝大部分中间纤维蛋白都被组装成中间纤维，游离的单体很少，几乎不存在可溶性的蛋白质库，也没有“踏车”行为。中间纤维的组装和去组装是通过磷酸化和去磷酸化进行调控的，中间纤维蛋白丝氨酸和苏氨酸的磷酸化作用是中间纤维动态调节最常见的方式。中间纤维组装的动态调节机制目前仍不清楚。

三、中间纤维相关蛋白

中间纤维相关蛋白（intermediate filament associated protein，IFAP）是一类在结构和功能上与中间纤维有密切联系，但其本身并不是中间纤维结构组分，而且中间纤维的组装也无须结合蛋白的辅助。但是，中间纤维相关蛋白或紧或松地结合于中间纤维的不同部位，作为中间纤维超分子结构的调节者，介导中间纤维之间或中间纤维与其他结构之间相互作用形成中间纤维网络。

迄今已报道了 10 多种 IFAP，其特征有：① IFAP 具有中等纤维类型特异性；② IFAP 的表达有细胞专一性；③不同的 IFAP 可存在于同一个细胞内；④某些 IFAP 的表达与细胞的功能和发育状态有关。例如，丝聚合蛋白（filaggrin）可使角蛋白纤维聚集，该蛋白质的表达是角质化细胞分化的特异性标志；网蛋白（plectin）能使波形蛋白成束，而且能使中间纤维与微管连接，帮助肌球蛋白Ⅱ与微丝结合，以及介导中间纤维与质膜的连接；此外，中间纤维结合蛋白 300（IFAP300）能将中间纤维锚定于桥粒上。但绝大多数 IFAP 的功能尚不很清楚。

四、中间纤维的功能

（一）构成细胞内完整的支撑网架系统

中间纤维向外通过膜整联蛋白与细胞膜和细胞外基质相连；向内与核膜、核基质联系；在细胞质中与微管、微丝及其他细胞器联系，构成细胞完整的支撑网架系统。

（二）为细胞提供机械强度支持

中间纤维在容易受到机械应力的细胞质中含量特别丰富。体外实验证实，中间纤维比微管和微丝更耐受剪切力，在维持细胞机械强度方面有重要作用。

（三）参与细胞连接

一些器官和皮肤的上皮细胞通过桥粒和半桥粒连接在一起。桥粒介导细胞与细胞之间的黏附，半桥粒介导细胞与细胞外基质间的黏附。中间纤维通过参与桥粒和半桥粒的形成介导细胞连接。

（四）参与细胞内信息传递及物质运输

中间纤维外连细胞膜和细胞外基质，内达核骨架，形成一个跨膜的信息通道。近年来研究发现中间纤维与 mRNA 的运输有关，细胞质 mRNA 锚定于中间纤维，可能与其在细胞内的定位及是否翻译有关。

（五）维持细胞核膜的稳定

在细胞核内膜下面有一层由核纤层蛋白组成的网络，维持细胞核形态，而核纤层蛋白是中间纤维的一种。

（六）参与细胞分化

中间纤维蛋白的表达具有组织特异性，提示中间纤维与细胞分化可能具有密切的关系。

第四节　细胞骨架组分的衍生结构

在真核细胞中，存在着一系列在起源、结构和功能上与细胞骨架系统密切相关的衍生细胞器。

一、中心体和中心粒

1876 年 van Beneden 在观察细胞有丝分裂过程中，首次发现了中心体，它经常出现于动物和低等植物细胞中。光学显微镜下观察到的中心体是一种复合结构，由位于中央的中心粒和包围在中心粒外周的中心体基质两部分组成（图 9-14A），一般只有在细胞进行有丝分裂时才可明显地观察到中心体。

（一）中心粒的亚显微结构

电子显微镜下，中心体的核心结构为一对相互垂直的短筒状小体——中心粒（图 9-14B、C）。

中心粒的直径为 0.16～0.26 μm，其长度为 0.16～0.5 μm。中心粒横断面亚显微结构为：9 束等间距三联微管相互斜向环列似风车的旋翼，形成了筒状小体壁的主体结构；三联微管束与束之间及筒状小体壁的周围往往充满了无定形的电子致密物质——中心体基质（centrosome matrix），中心体基质环绕于中心粒周围，也被称为中心粒旁物质（pericentriolar material，PCM）。观察中心粒外围的致密物质时发现微管并不是直接起源于中心粒，而是在其亚远端附属结构和外周物质区域。

（二）中心体和中心粒的功能

中心体是低等植物和动物细胞中的微管组织中心，在细胞分裂间期，位于细胞核附近；在有丝分裂期，经过复制后移向细胞的两极，并由此生长出许多微管形成纺锤体，由于中心粒存在 ATP 酶，因而可能与细胞能量代谢相关，为细胞运动和染色体移动提供能量。

（三）中心粒的起源

中心体在细胞周期的 DNA 合成前期（G_1）末开始复制，在 DNA 合成期（S）复制完成，大致过程为：成对的中心粒先分离，由每个中心粒的一端垂直地芽生出一个小的中心粒，称为**原中心粒（procentriole）**。原中心粒在产生时最初先形成只有 9 个单套的微管环，即先形成每一个三联微管中最内侧的一个，依次由内向外形成第二个和第三个，最后在此基础上进一步延长。

中心粒位于核膜附近的细胞质中，细胞进入分裂前期时，复制分离的两个子中心体作为微管组织中心，开始放射状微管装配，中心体和周围放射状微管形成星体。两对中心粒的分离，决定了细胞分裂的极性，它们之间微管的延长则形成了纺锤体。

二、纤毛和鞭毛

纤毛（cilia）和鞭毛（flagella）是突出于细胞表面具有运动功能的、高度特化的细胞结构。两者结构相似，但形态有所差异。通常将少而长的称为鞭毛，多而短的称为纤毛。以纤毛为例概要介绍它们的主要结构特征和运动机制。

（一）纤毛的形态结构

纤毛较短，其长度为 5～10 μm，纤毛外是由细胞质膜特化而成的纤毛膜，内部是由微管及其附属蛋白组成的轴丝（axoneme）。用高分辨电子显微镜观察横断面，可见这些轴丝是由 9 组二联微管组成，它们相互间隔一定的距离而规则环绕排列。

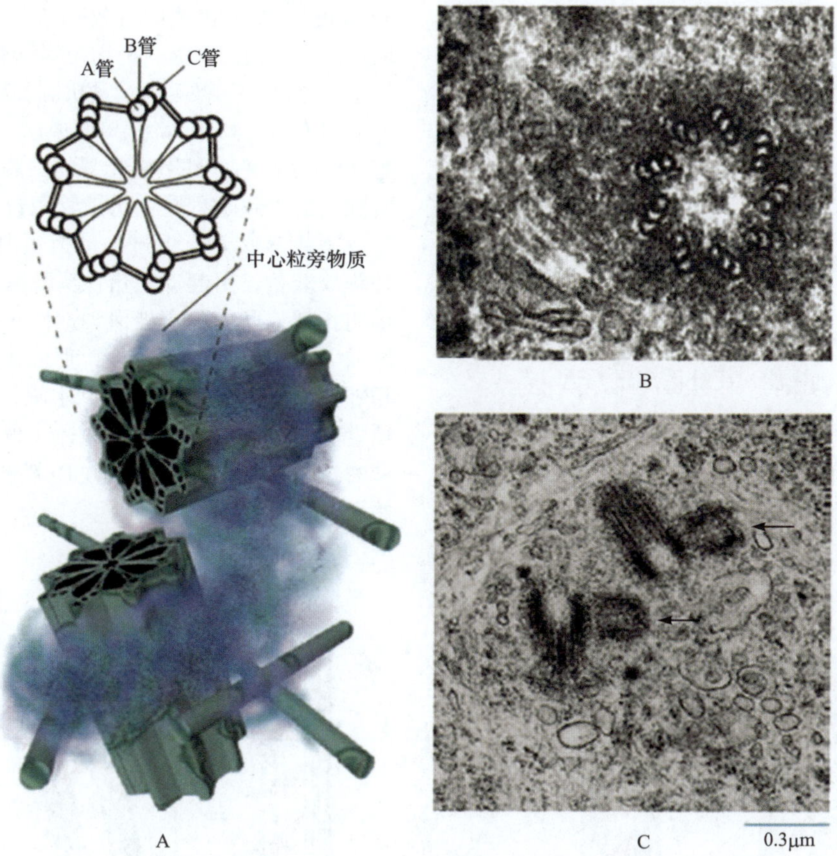

图 9-14　中心体（引自 Karp，2013）

A. 中心体的结构模式图，包括一对中心粒和中心粒旁物质；B. 一个中心粒的横断面电镜照片；
C. 显示两对中心粒（箭头所示）的电镜照片

构成纤毛轴丝的主要结构组分是 9 组外周二联微管和一对以单管形式存在的中心微管。每组外周二联微管中的一条电子致密度较高，称为**亚微管 A（submicrotubule A）**；另一条电子致密度较低，称为亚微管 B。亚微管 A 具有 2 个由动力蛋白构成的短臂结构，长约 15nm、粗约 5nm，伸向与之邻近的一组二联管的亚微管 B。一对中央管外围有**中央鞘（central sheath）**，其与每一组周围的二联微管之间均有称为**放射辐（radial spoke）**的细丝连接（图 9-15）。

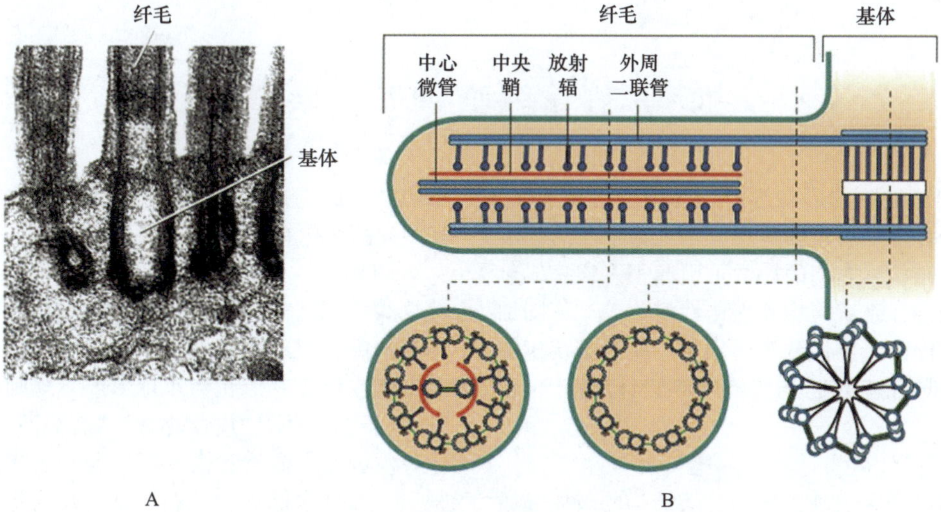

图 9-15　纤毛与基体结构示意图（引自 Karp，2013）

A. 纤毛基体部纵断面电镜照片；B. 纤毛轴丝和基体部微管之间的结构关系模式图

基体的结构由 9 组三联微管组成，它缺少两根中央微管，与中心粒同形、同源，两者在某些时候可以相互转变。

（二）纤毛与鞭毛的主要化学成分

纤毛含有多种蛋白质，主要包括微管蛋白和动力蛋白。微管蛋白是构成周围微管的蛋白质。动力蛋白是一种具有 ATP 酶活性的蛋白质复合体，由 2 条重链、4 条轻链、3 条或 4 条中间链组成。超速离心后被分为 14S 和 30S 两部分，构成周围微管上的短臂蛋白质，作用是变化学能为机械能，使纤毛或鞭毛运动。

（三）纤毛与鞭毛的运动

纤毛与鞭毛的组成及结构形式相似，但两者在运动形式上并非完全相同，纤毛为**双向波动（biphasic beating）**，即由快速的有效拍击和慢速的回复拍击组成；而鞭毛则表现为一种均匀的波动形式。

关于纤毛与鞭毛的运动机制，Peter Satir 曾提出一个滑动模型（图 9-16）。该假说认为，纤毛的运动是在有 ATP 存在的条件下由相邻的二联体微管间相互滑动所致。其大致过程是：①微管短臂动力蛋白头部与相邻亚微管 B 接触，促进与动力蛋白结合的 ATP 水解，并释放能量，引起动力蛋白头部构象的改变，促使头部向相邻二联管的正极滑动，使相邻二联管之间产生弯曲力；②新的 ATP 结合，促使短臂动力蛋白头部与相邻亚微管 B 脱离；③ ATP 水解，其所释放的能量使短臂动力蛋白头部角度复原；④带有水解产物的短臂动力蛋白头部再次与亚微管 B 上的另一位点结合，开始新一轮的循环。

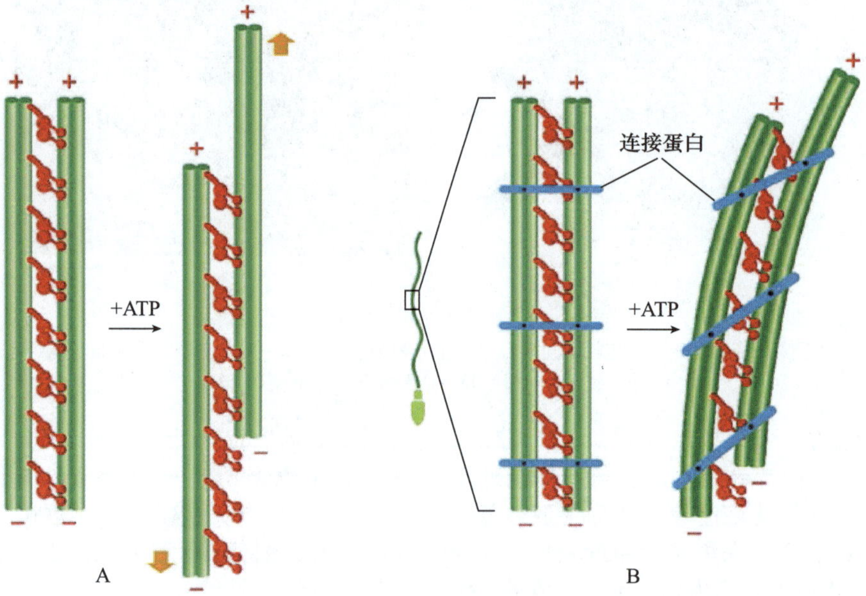

图 9-16　纤毛与鞭毛动力微管的滑动模型（引自 Alberts et al.，2022）

第五节　细胞骨架与医学

细胞骨架对细胞的形态维持、细胞内物质运输、细胞分裂与分化等具有重要作用，是细胞生命活动不可缺少的细胞结构，它们的异常可引起很多疾病，包括肿瘤、一些神经系统疾病和遗传性疾病等。不同细胞骨架在细胞内的特异性分布可用于一些疑难疾病的诊断，也可根据细胞骨架与疾病的关系设计药物。

一、细胞骨架与肿瘤

恶性肿瘤细胞常表现为细胞骨架结构的破坏和微管解聚，在肿瘤细胞的浸润转移过程中，某些细胞骨架成分的改变常常可增加癌细胞的运动能力。恶性肿瘤的主要特点是细胞形态发生改变，增殖快，有侵袭组织及向周围及远处转移的能力，这些特征都与微管和微丝的变化有关。

例如，在体外培养的人恶性肿瘤细胞中，微管数量减少，网架结构紊乱甚至消失；微丝应力纤维破坏和消失，肌动蛋白发生重组，形成小体，聚集分布在细胞皮层，其形状为小球形或不规则形，被命名为“肌动蛋白小体”“皮层小体”“面包圈”“玫瑰花”小体等。因此，微管和微丝可作为肿瘤化疗药物的作用靶点，如秋水仙素、长春花碱以及细胞松弛素及其衍生物等可作为有效的化疗药物抑制细胞增殖，诱导细胞凋亡。研究发现从巴戟天中分离鉴定的一种异戊烯基萘酸甲酯类成分 Mornaphthoate E（MPE），其对映异

二维码 9-3 扩展

巴戟天中分离出微管蛋白聚合稳定剂

构体可作为微管蛋白聚合稳定剂，干扰微管组装的动态平衡、导致微管网络受损、引起细胞发生周期阻滞和凋亡，从而发挥抗肿瘤作用。由于中间纤维在不同类型细胞中的分布不同，绝大多数肿瘤细胞通常继续表达其来源细胞特征性的中间纤维类型，即使在转移后，仍旧表达其原发肿瘤的中间纤维类型，因而常用于正确区分肿瘤细胞的类型及其来源，对肿瘤诊断有重要作用。

二、细胞骨架蛋白与神经系统疾病

细胞骨架蛋白的异常表达与许多神经系统的疾病有关。例如，阿尔茨海默病患者神经元内，可见不溶性神经纤维缠结（neurofibrillary tangles，NFT）。NFT 主要由高度磷酸化的 tau 蛋白组成，过度磷酸化的 tau 蛋白对微管的亲和力降低，导致微管的稳定性降低。帕金森病是第二常见的神经退行性疾病，微管动力学受损和微管蛋白乙酰化水平失调都与 PD 的发生密切相关。

二维码 9-4 扩展

微管在帕金森病致病机制中的作用相关文献

三、细胞骨架与遗传性疾病

一些遗传性疾病患者常有细胞骨架的异常或细胞骨架蛋白基因的突变。例如，纤毛不动综合征（immotile cilia syndrome）是一种由纤毛结构缺陷引起的常染色体隐性遗传病，该病的主要临床表现为男性不育和呼吸道感染，如慢性支气管炎、支气管扩张、慢性鼻窦炎等。发病原因大多数是由于纤（鞭）毛中具有 ATP 酶活性的动力蛋白臂缺陷或缺失，造成气管上皮组织细胞纤毛运动麻痹和精子尾部鞭毛不能运动所致。

（遵义医科大学珠海校区　夏春丽　刘　星）

复习思考题

1. 什么是微管组织中心？ 3 种不同的微管组织中心的结构是什么？
2. 比较微管、微丝和中间纤维在结构上的异同。

第十章 细 胞 核

细胞核不仅是遗传信息的存储库，而且也是细胞生命活动的指挥中心。其结构和功能的完整性对于细胞的生存和执行其功能至关重要。细胞核的出现是生物进化过程中的一个重大飞跃，并成为真核细胞结构完善化的一个主要特征。细胞核的形成导致了遗传物质与细胞质之间的分隔，使得遗传信息的转录和翻译两个环节在时间上和空间上得以分离，确保了真核细胞中基因表达的准确性和高效率。

细胞核的形态、大小、位置和数目因细胞类型而异，且与细胞的形态相适应。在形态上，细胞核表现出多样性。在球形或柱形细胞中，细胞核通常呈现为圆形或椭圆形；在细长的肌细胞中，其细胞核可能呈杆状；哺乳动物的中性粒细胞具有特征性的分叶状细胞核；在一些形态不规则的细胞中，细胞核可能表现为杆状、折叠状或锯齿状。细胞核的大小在不同生物及不同生理状态下表现出变化。相对于成熟细胞，幼稚细胞（如干细胞）的细胞核通常较大。在高等动物中，细胞核的直径一般介于5～10μm之间。细胞核通常位于细胞的中央位置，但在某些细胞类型中，如腺细胞，细胞核可能偏于细胞的一端。在脂肪细胞中，由于脂滴的挤压，细胞核可能被推向细胞的边缘。大多数真核细胞含有单个细胞核，但存在例外。例如，肝细胞、肾小管细胞和软骨细胞可能含有两个细胞核。在极端情况下，如破骨细胞，细胞核的数量可达6～50个。此外，骨骼肌细胞可能含有数百个细胞核。

细胞核与细胞质的体积之间存在一定的关系，可用**核质指数（nucleoplasmic index，NP）**表示：

$$NP=\frac{V_n}{V_c-V_n}$$

式中，V_c为细胞体积；V_n为细胞核体积。

通常，细胞核占据细胞体积的大约10%，但其确切比例受多种因素影响，包括细胞类型、发育时期、生理状况。例如，淋巴细胞、胚胎细胞和肿瘤细胞通常具有较高的核质指数，而表皮角质细胞、衰老细胞的核质指数则相对较低。细胞核的完整结构通常只能在细胞分裂间期观察到。典型的间期细胞核结构包括核膜、核孔复合体、核周间隙、核纤层、染色质和核仁（图10-1）。

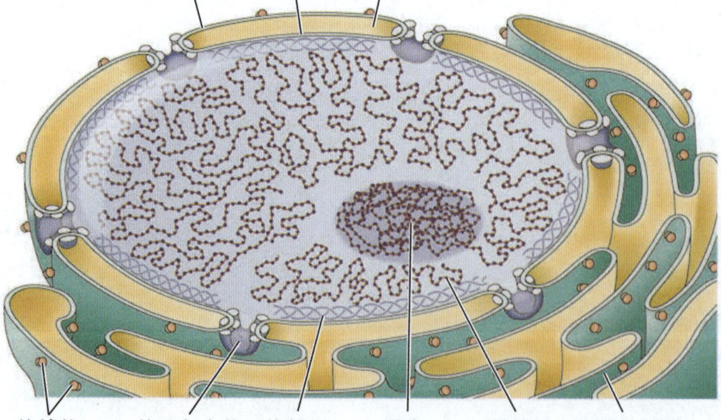

图10-1　细胞核的形态结构（引自Cooper，2019）

二维码10-1 微课

细胞核

细胞核在维持细胞稳态、指导细胞发育、响应环境变化以及疾病的发生中扮演着至关重要的角色。作为细胞遗传信息的中心存储库，细胞核通过精确调控基因表达，对多种细胞器的生物发生和功能施加显著影响。这些细胞器包括但不限于细胞膜、线粒体、内质网、高尔基复合体、溶酶体、细胞骨架以及核糖体。

此外，细胞核的功能也受到这些细胞器活动的反馈调节，从而影响细胞的整体状态和功能。细胞核对细胞生长、分裂、代谢和凋亡等关键生命过程进行精细的调控，保障细胞内环境的稳定性和生命活动的有序性。此外，细胞核的结构和功能异常与多种疾病的发生密切相关，包括癌症、遗传性疾病以及感染性疾病等。

第一节 核 膜

核膜，亦称为核被膜（nuclear envelope），是真核细胞中内膜系统的重要组成部分。核膜的形成是细胞区域化的一个关键步骤，它将核内物质包裹在一个相对稳定的微环境中，从而形成一个功能上的独立系统。

一、核膜的化学组成

核膜的化学组成以蛋白质为主，约占总成分的65%～75%，其次是脂类，以及微量的核酸（DNA 和 RNA）。

核膜与内质网在酶类组成上具有显著的相似性。特别是，内质网特有的标志性酶葡萄糖-6-磷酸脱氢酶（G6PDH），也在核膜的内层和外层膜中有所检测。此外，多种与电子传递链相关的酶类，包括 NADH 细胞色素 c 还原酶、NAD 细胞色素 b5 还原酶、NADPH 细胞色素 c 还原酶以及细胞色素 P450，均在内质网及核膜上表达。这些发现表明，尽管核膜与内质网在这些酶的相对浓度上可能存在差异，但它们在酶类组成上具有一定程度的相似性。

在脂类组成方面，核膜含有与内质网相似的脂质，包括不饱和脂肪酸、卵磷脂、磷脂酰乙醇胺，以及胆固醇和甘油三酯。然而，核膜中不饱和脂肪酸的相对含量较低，而胆固醇和甘油三酯的相对含量则较高。这种脂质成分的分布差异，进一步揭示了核膜与内质网在结构和功能上的密切联系。

二、核膜的亚显微结构

在电子显微镜下，核膜的结构可被细分为以下主要部分：内核膜、外核膜、核周间隙以及核孔复合体。

（一）内、外层核膜

核膜是由两层平行排列的单位膜组成的双层膜结构。外层核膜在形态上与细胞质中的粗面内质网膜相似，且在生化性质上具有密切联系。事实上，外层核膜与粗面内质网膜相连，并在其外表面常见有核糖体颗粒附着，因此可以视为内质网膜的一个特化区域。

核膜的表面积能够迅速响应细胞的功能性需求，实现扩大或缩小的动态调整。例如，当静止的细胞进入活跃的 RNA 或 DNA 合成阶段时，核膜的面积会迅速增加。此外，在有丝分裂的过程中，核膜会在前期迅速解体成小泡状结构，并在后期重新组装，形成新的核膜。

（二）核周间隙

细胞核由内、外两层核膜构成，两层核膜之间存在一个宽度约为 20～40nm 的腔隙，称为核周间隙（perinuclear space）。核周间隙与内质网腔连接，并通过临时形成的通道进行物质交换。在核周间隙中，可以观察到散布的纤维、晶状沉淀物、脂滴，以及电子密度较高的多种物质和酶类。核周间隙是细胞质与细胞核之间物质交换的重要通道。核膜的双层结构允许其与核质及细胞质中的各种组分进行相互作用，而核周间隙则充当了这些相互作用的中介缓冲区域。

（三）核孔复合体

在所有真核细胞的核膜上，分布着大量的核孔（nuclear pores），这些核孔由核膜的内层和外层融合形成。核孔的数量、密度以及分布模式在不同细胞类型中表现出显著差异。通常，具有旺盛合成功能的细胞拥有较多的核孔。例如，在代谢活跃的细胞，如肝脏和肾脏细胞中，核孔的密度可达到 12～20 个 /μm^2；而在唾液腺细胞中，核孔的密度可高达 40 个 /μm^2。

在电子显微镜下观察，核孔呈现为一个复杂且精致的八重螺旋对称性盘状结构（图 10-2），这种结构被称为核孔复合体（nuclear pore complex，NPC）。在人类细胞中，核孔复合体的分子量约为 125 MDa，由超过 30 种不同的核孔蛋白（nucleoporin）亚单位组成，这些亚单位以不同的拷贝数存在。这些核孔蛋白通过相互作用，形成一个外径约为 100nm 的圆形结构，其中心包含一个允许物质通过的中央通道，其内径约为 40nm。

核孔蛋白根据其在核孔复合体中的位置和功能，可以主要分为以下三类：①跨膜环蛋白：这些蛋白质横跨核膜，将核孔复合体牢固地锚定于核膜之上。②支架核孔蛋白：它们构成了层状环形结构，其中一些支架核孔蛋白作为膜弯曲蛋白，有助于适应核膜穿孔处的高曲率变化。③通道核孔蛋白：这些蛋白质围绕中心孔排列，除了锚定自身外，它们包含的大量无序结构能形成类似凝胶的屏障，有效防止大分子的非特异性被动扩散。核孔复合体的纤维在胞质和细胞核侧独立向外延伸，并且以对称的方式分布，共有 8 条纤维。与胞质溶胶侧的纤维不同，在细胞核一侧，这些纤维在远端汇聚，形成一个篮状结构。

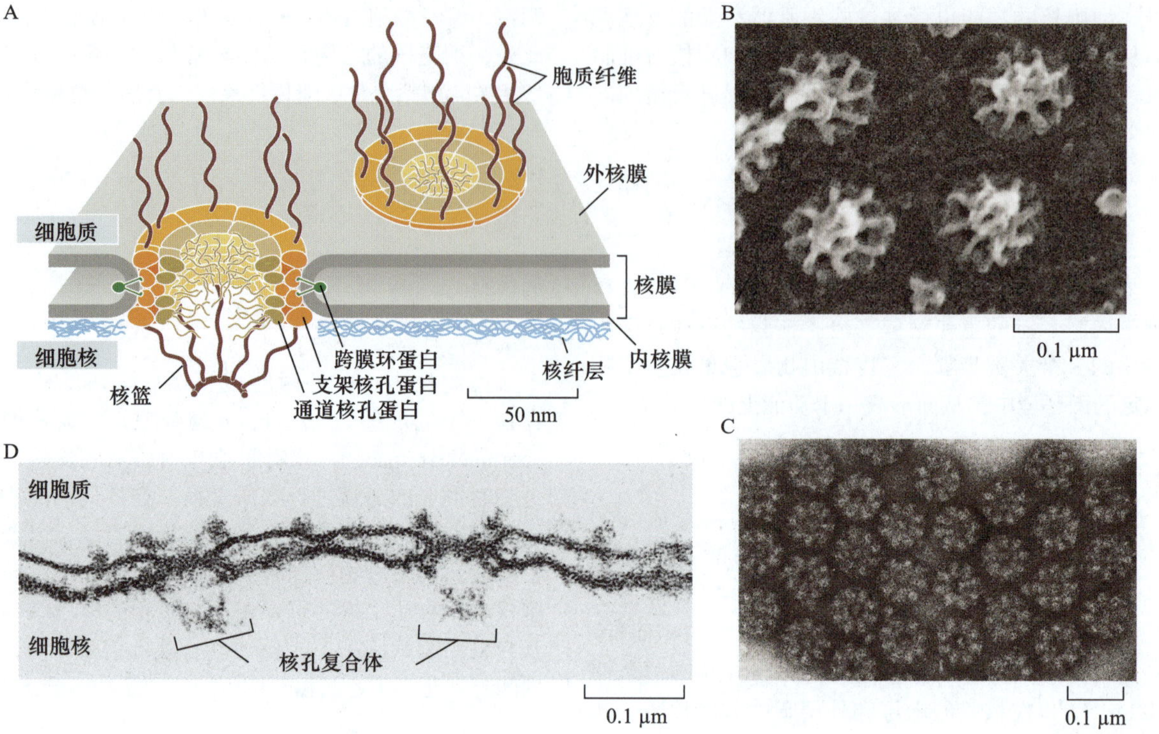

图 10-2　核孔复合体结构（引自 Alberts et al.，2022）

A. 核孔复合体结构模型；B. 扫描电镜技术显示卵母细胞中核孔复合体的核篮结构；C. 透射电镜技术显示核孔复合体的正面视图；D. 透射电镜技术显示核孔复合体的侧视图

三、核膜的功能

（一）区域化作用

核膜作为真核细胞核与细胞质的分隔结构，为细胞核提供了一个相对稳定的内环境，有利于核内代谢活动的进行。核膜的存在使得 DNA 复制、RNA 转录与蛋白质合成能够在不同的时间和空间独立进行，这一分离对于真核细胞的复杂性和进一步演化具有深远的影响。

与真核细胞不同，原核细胞缺乏核膜，因此 RNA 的转录过程与蛋白质合成在同一时间和同一空间内同时进行。这意味着，当 RNA 分子的 3' 端仍在进行转录时，其 5' 端可能已经被核糖体识别并开始合成蛋白质。在这种情况下，RNA 转录本在被翻译成蛋白质之前无法进行必要的加工和修饰。相反，在真核细胞中，核膜的分隔作用使得细胞核内合成的前体 RNA 必须经过一系列的加工修饰步骤，包括剪接和帽子结构的添加，之后才能被运输至细胞质中，进而指导蛋白质的合成。核膜的这种区域化作用是细胞进化过程中的一项关键创新，它不仅提高了基因表达的调控能力，也为真核生物的复杂性和多样性提供了分子基础。

（二）控制细胞核与细胞质间的物质交换

核孔复合体是细胞核与细胞质之间进行物质交换的关键通道。核孔复合体并非完全开放的结构，而是表现出选择通透性，只有特定的分子才能通过。小分子，如离子和分子质量小于 40kDa 的蛋白质，可以通过核孔复合体进行自由扩散，而较大的分子，如 mRNA 和蛋白质，则需要依赖特定的信号序列和运输机制来实现其转运。这种选择通透性对于维持细胞核与细胞质之间的物质平衡极为重要。

1. 通过核孔复合体的被动扩散

每个核孔复合体包含一个或多个开放的亲水性通道，其有效直径大约为 9 nm。这些通道允许小的水溶性分子和某些离子通过核孔进行被动自由扩散。原则上，分子质量小于 40kDa 的有机小分子，包括单糖、氨基酸、核苷和核苷酸，可以通过核膜自由扩散。然而，核膜对特定离子，如钠离子（Na^+），表现出一定的屏障作用，这表明核孔复合体在离子传输上也具有选择性。

2. 核孔复合体的主动运输

核孔的大小限制了细胞质中许多大分子物质、颗粒和纤维的进入。对于分子质量较大的物质，需要通过核孔复合体进行主动运输。例如，DNA 和 RNA 聚合酶在细胞质中合成后，通过核孔复合体被转运到细胞核内；相对地，细胞核内新合成的核糖体亚单位和 mRNA 也是通过核孔复合体被输出到细胞质中。

（1）亲核蛋白的入核转运机制。亲核蛋白是一类在细胞质中合成，需要或能够进入细胞核内以发挥其功能的蛋白质。实验表明，即使是体积较大的亲核蛋白分子，也可以在被重新引入到细胞质后，被招募回细胞核。例如，核质蛋白（nucleoplasmin）是一种核内蛋白质，当其被蛋白酶切割成头部和尾部两部分，并分别用放射性核素标记后，通过显微注射法注入非洲爪蟾卵母细胞的细胞质中，可以在电子显微镜下观察到核质蛋白的尾部被转运到细胞核内，而其头部则留在细胞质中（图 10-3）。此外，当直径为 20nm 的胶体金颗粒被核质蛋白的尾部包裹后，尽管其直径超过了核孔的常规尺寸限制，仍可通过核孔进入细胞核（图 10-3）。这一现象表明核孔复合体是一个具有选择性的通道，且亲核蛋白的特定部位含有信号序列，能与核孔边缘的受体相互作用，触发核孔瞬时性扩张，从而允许较大分子的转运。

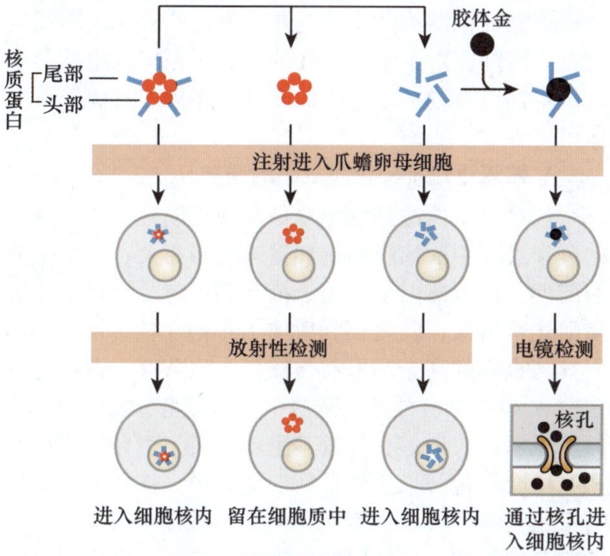

图 10-3 核质蛋白有选择地通过核孔复合体的实验

核定位信号（nuclear localization signal，NLS）是一段短肽序列，负责引导蛋白质选择性地输入到细胞核内。核定位信号最初是在猴肾病毒（simian virus 40，SV40）的 T 抗原中被发现的。T 抗原是一个分子量为 92kDa 的大分子蛋白质，是病毒 DNA 在宿主细胞核内复制所必需的。在正常情况下，T 抗原在细胞质中合成后能够主动进入细胞核。这是因为 T 抗原的多肽链中包含一个由七个氨基酸组成的核定位信号（Pro-Lys-Lys-Lys-Arg-Lys-Val），该信号能够与核孔复合体上的特定受体结合，从而促进 T 抗原的核内转运。若核定位信号中的任何一个氨基酸残基发生突变，都可能阻碍 T 抗原通过核孔复合体进入细胞核。

目前的研究认为，核定位信号通常由 4 至 8 个氨基酸组成的短肽段，可以位于蛋白质的任何区域。在完成核输入后，核定位信号通常不会被切除。不同核蛋白的核定位信号存在差异，但它们往往富含带正电荷的氨基酸，如赖氨酸和精氨酸，并且经常包含脯氨酸。某些核蛋白可能含有多个核定位信号。

大量研究表明，仅有核定位信号的蛋白质不能独立通过核孔复合体。它们必须与特定的受体结合方能通过核孔复合体，这一受体被称为核输入受体（nuclear import receptor），也称为输入蛋白（importin）。核输入受体能够与核定位信号及核孔蛋白结合，从而介导细胞质中与核输入受体结合的蛋白质通过核孔复合体转运至核内。亲核蛋白的入核转运过程可以概括为以下几个步骤（图 10-4）：①在细胞质中，核转运受体 importin-α/β 异二聚体识别并结合含有核定位信号的亲核蛋白，形成转运复合物；②在 importin-β 的引导下，该转运复合物与核孔复合体的胞质侧纤维发生相互作用；③转运复合物通过改变核孔复合体的构象而移动，从胞质侧转运到核质侧；④在核质侧，转运复合物与 Ran-GTP 结合，这一步骤导致转运复合物解体，从而释放出亲核蛋白；⑤ importin-α 和与 Ran-GTP 结合的 importin-β 随后返回细胞质。在细胞质中，Ran-GTP 经历水解作用转变为 Ran-GDP，随后与 importin-β 解离。Ran-GDP 再返回到核内，并在核内转换回 Ran-GTP 状态，完成循环。

（2）RNA 及核糖体亚基的出核转运。核孔复合体的另一项关键功能是将细胞核内新合成的 mRNA、tRNA 以及包含 rRNA 的核糖体亚基输出至细胞质。值得注意的是，尽管大多数 RNA 分子并不含有核输出信号（nuclear export signal，NES），但它们仍能有效地通过核孔复合体的通道，该通道的有效直径约为 9nm，而某些 RNA 颗粒的直径可达到 15 nm。

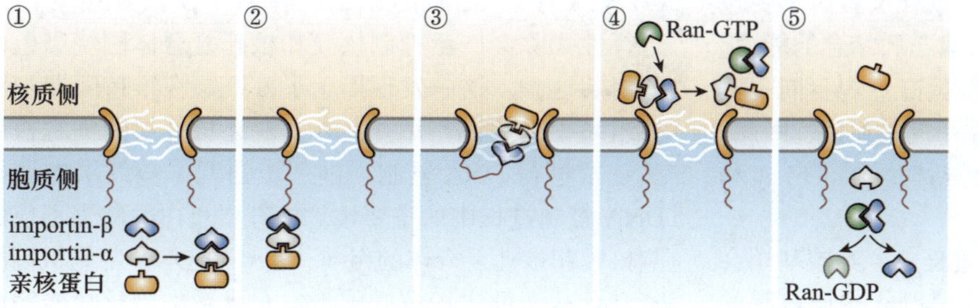

图 10-4 亲核蛋白通过核孔复合体转运入核的过程

二维码 10-2 微课
亲核蛋白入核转运

二维码 10-3 扩展
HIV-1 衣壳穿透核孔复合体机制

与核质蛋白输入细胞核内实验相似，小 RNA 分子（如 tRNA 或 5S rRNA）被用来包被直径为 20nm 的胶体金颗粒。当这些颗粒被注射到蛙卵母细胞的细胞核中时，它们能够迅速通过核孔复合体并进入细胞质；相反，如果这些颗粒被注射到细胞质中，则它们会停留在细胞质中，无法进入细胞核。这一现象表明，核孔复合体不仅具有识别核定位信号的受体，而且还具有能识别特定 RNA 分子或与 RNA 结合的蛋白质的受体。这些负责 RNA 输出的受体被称为输出蛋白（exportin）。

当核孔复合体被输出蛋白占据时，它能够介导物质向细胞质的定向运输。此外，实验中还观察到，将用 RNA 包裹的胶体金颗粒注射到蛙卵细胞核内，而将用核定位信号肽包裹的胶体金颗粒注射到同一细胞的细胞质中，可以在单个核孔复合体中观察到这两种物质的双向运输过程。这一发现证实了核孔复合体对生物大分子的运输具有双向性。

四、核纤层

核纤层（nuclear lamina）是一层附着于内核膜下的高电子密度纤维蛋白网络（图 10-5）。在细胞核内部，核纤层与核骨架相连；而在细胞核外部，它与中间纤维相连，共同构成了一个贯穿细胞核和细胞质的复杂骨架体系。核纤层的厚度在不同细胞类型中有所变化，但在大多数细胞中，其厚度在 10～20nm。

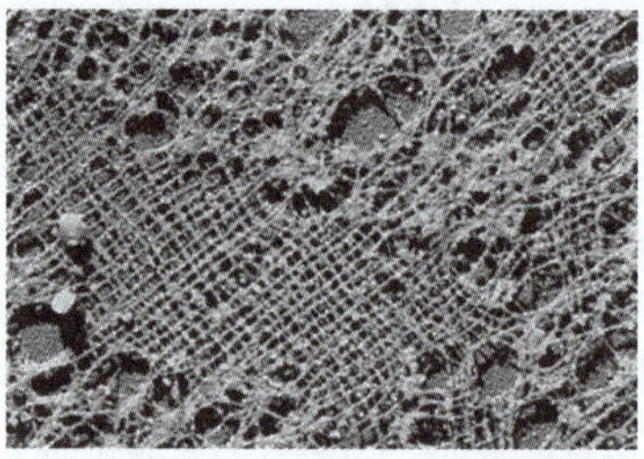

图 10-5　电镜技术显示非洲爪蟾卵母细胞的核纤层结构（引自 Lodish et al.，2016）

（一）核纤层的组成成分

核纤层蛋白（lamins）是构成核纤层的主要成分，其分子量介于 60～70kDa 之间，属于中间纤维蛋白的超家族成员。在哺乳动物细胞中，核纤层蛋白主要包括 A、B 和 C 三种类型，它们均具有与膜结合的能力。研究表明，核纤层蛋白 A 和核纤层蛋白 C 源自同一基因，通过 mRNA 的选择性剪接产生不同的亚型。因此，核纤层蛋白可以被分类为 A 型（包括核纤层蛋白 A 和 C）和 B 型（核纤层蛋白 B）。

核纤层蛋白 B 在转录后修饰过程中，其羧基端会添加脂肪酸，这一脂化修饰有助于其插入内层核膜的脂质双层中，从而增强其与膜的结合能力。

对核纤层蛋白的氨基酸序列进行分析发现，它们与中间纤维蛋白具有显著的序列同源性。核纤层蛋白的分子结构包括 N 端的头部结构域、中心的卷曲螺旋杆状结构域以及 C 端的球状尾部结构域。杆状结构域包含高度保守的 α 螺旋区域，该区域负责介导核纤层蛋白形成二聚体；而头部和尾部结构域的相互作用则促进了核纤层蛋白的多聚化，进而形成更高级的网状结构。

核纤层蛋白主要分布于核膜的边缘，但它们也能形成稳定的复合体，并在细胞核内部以点状结构聚集或以分散的形式存在。

（二）核纤层的主要功能

1. 维持核膜形态与染色质的核周锚定

核纤层通过与核骨架及穿过核膜的中间纤维相连，为核被膜提供结构性支撑，并为染色质提供核周锚定位点。核纤层对于维持核孔的位置、保持细胞核形态的稳定性以及维持染色体的高度有序排列发挥着重要作用。

2. 核膜重建及染色质凝集的调控

核纤层蛋白的磷酸化水平呈现周期性变化，与细胞分裂过程中的核膜崩解和重建密切相关。在细胞分裂前期，促成熟因子作用于核纤层蛋白，导致其高度磷酸化并解聚，随之核膜解体为小泡。核纤层蛋白 B 因其与核膜的高亲和力而与核膜小泡共存，而核纤层蛋白 A 和 C 则释放至细胞质中。在细胞分裂末期，核纤层蛋白的去磷酸化促进其重新组装，引导核膜小泡相互融合并包绕染色体重新形成核膜。核纤层的解聚与重组与染色质的螺旋化和解螺旋过程密切相关。在细胞分裂间期，核纤层的内表面具有与染色质结合的特殊位点，防止染色质过度螺旋化，避免过早染色体形成。在细胞分裂前期，核纤层的解聚允许染色质进行螺旋化，形成染色体。研究还发现，将针对核纤层蛋白的微量抗体引入分裂中的细胞，不仅能抑制核纤层在末期的重新装配，还能阻止染色体在末期的解旋，使其维持在凝聚状态。

3. 参与细胞核的构建及 DNA 复制

研究表明，在源自中国仓鼠卵巢（Chinese hamster ovary，CHO）细胞的非细胞体系中，核纤层蛋白的选择性去除会广泛抑制核膜和核孔复合体围绕染色体的组装过程。这一发现揭示了核纤层在维持间期细胞核组装中的关键作用。此外，缺乏核纤层的细胞核无法正常进行 DNA 复制，进一步强调了核纤层在调控 DNA 复制过程中的重要性。核纤层蛋白的缺失不仅影响核膜和核孔复合体的组装，也导致 DNA 复制机制的紊乱，从而证实了核纤层蛋白在维系细胞核功能完整性中的关键作用。

第二节 染色质与染色体

染色质（chromatin）与染色体（chromosome）具有相同的化学本质，主要由DNA和组蛋白（histones）组成，并含有非组蛋白（non-histone proteins）及少量RNA。在细胞周期的不同阶段，染色质和染色体展现出不同的压缩程度和构象变化。在细胞周期的间期中，遗传物质以染色质的形式存在，呈现为延伸且相对松散的细丝状网络结构。随着细胞进入有丝分裂期，染色质经历高度螺旋化、折叠和盘曲，最终形成短棒状的染色体结构。因此，染色质与染色体实际上是细胞周期内相同遗传物质在不同阶段的不同形态表现。

一、染色质和染色体的化学组成

染色质和染色体的化学组成主要包含DNA和组蛋白，同时伴有非组蛋白和少量RNA。DNA与组蛋白的比例大约为1∶1，共同构成了染色质总质量的98%以上。相比之下，非组蛋白和RNA的含量则可能因细胞的生理状态不同而出现较大变化。

（一）染色质DNA

DNA是染色质的核心成分，承载着丰富的遗传信息，展现出高度的化学稳定性及遗传复杂性。在真核细胞中，DNA分子的数量与染色体的数量相对应。尽管同一物种的体细胞在DNA分子的结构和含量上基本保持一致，但不同物种的DNA分子在长度和碱基对数量上存在显著差异。通常，生物体的遗传复杂性越高，其基因组的规模越大、结构越复杂。然而，基因组的大小并不总是直接反映生物体遗传复杂性的高低，如肺鱼的DNA含量比人类的高出15倍。

一个生物体的单倍体染色体组中所包含的全部遗传信息被称为基因组（genome）。以人类为例，人类基因组包含大约3×10^9个核苷酸对，由24条不同的DNA分子组成，构成22条常染色体和2条性染色体。基因组中包含两类遗传信息：①结构基因（structural genes）：这些基因负责编码蛋白质的氨基酸序列，约占基因组的10%～15%。②调控基因（regulatory genes）：它们调控结构基因在不同细胞周期、个体发育的不同阶段以及不同组织细胞中的表达，确保基因按照特定的时空顺序进行选择性表达，并控制其表达强度。

遗传信息存储于DNA分子的核苷酸序列之中。在真核细胞的基因组中，核苷酸序列根据其出现频率的不同，可以被分类为单一序列（single-copy sequences）和重复序列（repetitive sequences）。

1. 单一序列

单一序列亦称为单拷贝序列，通常在基因组中仅出现一次或少数几次，占基因组总量的60%～70%。绝大多数编码蛋白质的结构基因均属于单一序列。

2. 重复序列

中度重复序列（middle repetitive sequences）在人类基因组中占20%～30%，其重复拷贝数在10^2～10^5之间，序列长度从数百至数千个碱基对不等。中度重复序列中的大多数为非编码序列。例如，散在元件中短散在元件（short interspersed repeats，SINEs）和长散在元件（long interspersed repeats，LINEs），它们在维持基因组结构稳定性和调节基因功能中发挥着重要的作用。此外，少数中度重复序列具备编码功能，常在染色体上以基因簇的形式串联排列，如组蛋白、核糖体RNA（rRNA）、转运RNA（tRNA）、小核RNA（snRNA）等基因，其拷贝数在基因组中大约有20～300个。

高度重复序列（highly repetitive sequences）约占人类基因组的10%，其重复拷贝数超过10^5，通常由长度为数个至数十个碱基对的简单序列组成的基本单元。例如，卫星DNA（satellite DNA），它们不具有遗传活性，可构成异染色质，并主要定位于染色体的着丝粒区和端粒区，参与染色体结构的维持。小卫星DNA（minisatellites）和微卫星DNA（microsatellites）因其在不同个体中具有短串联重复序列和拷贝数的高度多态性，常被用作遗传标记，以进行生物个体的鉴定。

（二）组蛋白

组蛋白是真核细胞特有的蛋白质家族，它们是染色质结构的主要构成成分。组蛋白富含带正电荷的碱性氨基酸，如精氨酸和赖氨酸，这些氨基酸可通过离子键与DNA分子中带负电荷的酸性磷酸基团紧密结合。组蛋白在维持染色质结构的稳定性以及解码遗传信息方面发挥着关键作用。

组蛋白家族包含五种主要类型：H1、H2A、H2B、H3和H4（表10-1）。根据它们在染色质结构中的功能，组蛋白可以分为两大类：①核小体组蛋白（nucleosomal histones）：包括H2A、H2B、H3和H4。这些组蛋白在不同物种和组织中具有较高的保守性，并且不具有种属和组织特异性，能够通过非共价键相互作用，形成核小体的核心颗粒结构。②H1组蛋白（H1 histone）：H1组蛋白在核小体结构中起到连接作用，有助于染色质的高级结构形成，并为染色质提供一定的极性。相较于核小体组蛋白，H1组蛋白在不同物种和组织中的表达展现出一定程度的特异性。

表 10-1　组蛋白的主要特性

种类	分子质量 / kDa	氨基酸残基数	赖氨酸 / %	精氨酸 / %	变异性	每 200bp 中的数量
H1	21.13	223	29.5	11.3	广泛	1
H2A	13.96	129	10.9	19.3	保守	2
H2B	13.77	125	16.0	16.4	保守	2
H3	15.27	135	19.6	13.3	高度保守	2
H4	11.24	102	10.8	13.7	高度保守	2

在细胞周期的 DNA 合成期（S 期），组蛋白与 DNA 同时进行合成。合成完成后，组蛋白迅速从细胞质转移到细胞核，并与 DNA 紧密结合，这一过程对于抑制 DNA 的进一步复制和转录活动至关重要。组蛋白的甲基化是一种常见的组蛋白修饰方式，它能够增强组蛋白与 DNA 之间的结合力，进而降低 DNA 的转录活性。此外，组蛋白 N 端尾部的氨基酸残基可通过共价修饰（如乙酰化、磷酸化等）发生化学变化。这些修饰可以改变组蛋白的电荷性质，导致组蛋白与 DNA 的结合力减弱，为 DNA 复制和转录过程的顺利进行提供便利。

（三）非组蛋白

非组蛋白是染色质中除组蛋白外的蛋白质总称，在染色质的结构和功能中发挥着至关重要的作用。这些蛋白质富含带负电荷的酸性氨基酸，如天冬氨酸和谷氨酸，它们主要通过序列特异性的方式与 DNA 进行识别和结合。尽管非组蛋白在细胞内的总量相对较少，但其种类繁多，已知超过 500 种不同的非组蛋白存在。

非组蛋白通过促进核小体串珠结构基础上的 DNA 分子进一步折叠，形成不同的结构域，从而在 DNA 复制和基因转录中起到关键作用。此外，非组蛋白还能特异性地解除组蛋白对 DNA 的抑制作用，调控基因的表达。与组蛋白不同，非组蛋白并不直接参与 DNA 的包装过程。然而，它们通过与组蛋白或其他非组蛋白的相互作用，影响染色质的紧密程度和基因的可及性。根据非组蛋白的功能特点，它们可以分为以下几类。①染色质重塑复合体：这类非组蛋白通过改变核小体的位置和组成，从而影响染色质的结构和紧密程度；②组蛋白修饰酶：包括组蛋白甲基转移酶、乙酰转移酶等，它们通过修饰组蛋白的氨基酸残基，改变染色质的状态；③ DNA 结合蛋白：这类非组蛋白直接与 DNA 结合，参与基因表达的调控；④结构性非组蛋白：它们参与维持染色质和染色体的整体结构。

二、染色质和染色体的亚显微结构

人类体细胞核中的 DNA 若连接起来，其长度可达 1.74 m。然而，如此长的 DNA 分子必须在直径仅为 5～8μm 的细胞核内进行储存，并行使其生物学功能。这需要 DNA 分子通过与组蛋白、非组蛋白等蛋白质的相互作用，经过有序的折叠、螺旋和包装过程，从而构建出染色体的高级结构。这一复杂的结构化过程确保了在细胞分裂过程中遗传物质能够平均分配给子细胞。

大量研究结果证实，染色质的基本结构由众多核小体（nucleosomes）串联组成，而这些核小体进一步压缩和折叠形成更高级别的染色质结构。

（一）染色质和染色体的基本结构单位——核小体

核小体是染色质结构的基本单元，由一个组蛋白八聚体核心、约 200 bp 的 DNA，以及一个分子的 H1 组蛋白组成（图 10-6）。在核小体中，大约 146bp 的 DNA 紧密缠绕在由八个组蛋白分子构成的组蛋白八聚体核心周围，形成一个直径约为 10 nm 的扁平圆盘状颗粒。该八聚体由两个 H2A-H2B 异二聚体和一个 $(H3)_2$-$(H4)_2$ 四聚体组成。DNA 在核小体表面上缠绕大约 1.75 圈，形成一个核心结构，而组蛋白的 N 端尾部则从核小体中伸出，参与调控 DNA 的紧密程度和可及性。相邻核小体之间通过一个长约 60bp 的 DNA 片段相连，这段 DNA 对内切核酸酶敏感，被称为连接 DNA（linker DNA）。H1 组蛋白与连接 DNA 相互作用，封闭了核小体的 DNA 入口和出口，稳定核小体结构，并与染色质的凝聚过程密切相关。在染色质中，平均每 200bp 的 DNA 就形成一个核小体，一个 DNA 分子可以连接多个核小体颗粒，形成串珠状的 10nm 直径纤维结构。

由 DNA 和组蛋白构成的核小体，在 H1 组蛋白的介导下相互连接，形成直径约为 10nm 的串珠状结构，这构成了染色体的一级结构。

（二）染色质和染色体的二级结构——螺线管

经过温和处理的细胞核在电子显微镜下通常难以观察到串珠状结构的染色质，而是呈现出更为紧密的形态，即直径约为 30 nm 的染色质纤维（图 10-7）。这种 30nm 的染色质纤维是由核小体进一步压缩和折叠形成的中空螺线管结构（solenoid）。螺线管结构的形成是基于核小体串珠状结构的螺旋盘绕排列，其中每圈螺旋包含六个核小体（图 10-7）。

此外，H1 组蛋白在螺线管的形成中发挥着关键作用，通过其相互作用促进核小体的有序组装。H1 组蛋白通常定位于螺线管的内部，每个 H1 分子由一个球形中心及两个伸展的氨基酸臂组成。在与连接 DNA 结合的过程中，球形中心与核小体的特定位点结合，而氨基酸臂则与相邻核小体的组蛋白核心相连接，引起核小体空间位置的调整，从而促进核小体的有序组装。H1 组蛋白的聚集与解聚调节了螺线管结构的稳定性，进而可能影响相关基因的活性。

在螺线管形成过程中，DNA 经历了进一步的压缩，将原本已经紧凑的核小体结构压缩至约 6 倍的压缩比，形成了染色质的二级结构。

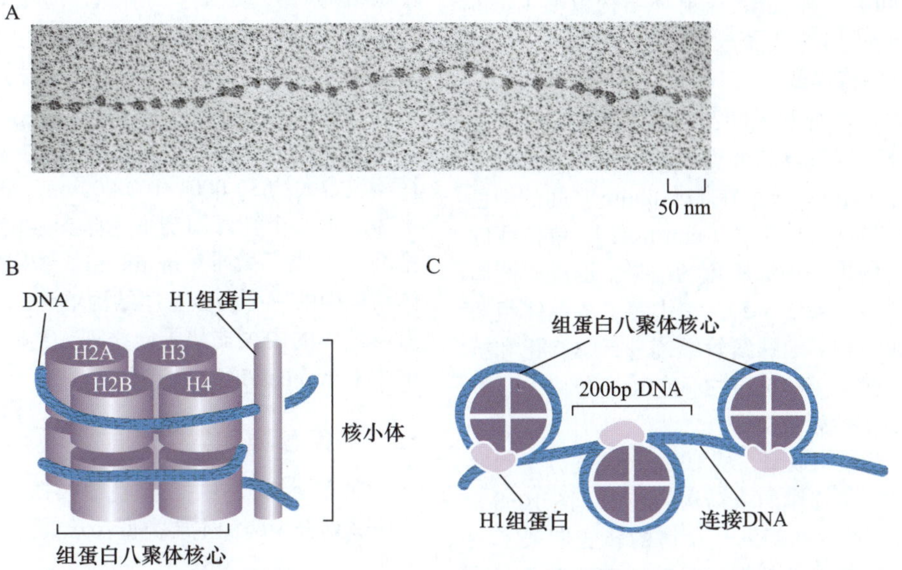

图 10-6 核小体结构

A. 透射电镜显示串珠状 10nm 的核小体结构（引自 Alberts et al.，2022）；B. 核小体结构示意图；C. 串珠状核小体结构示意图

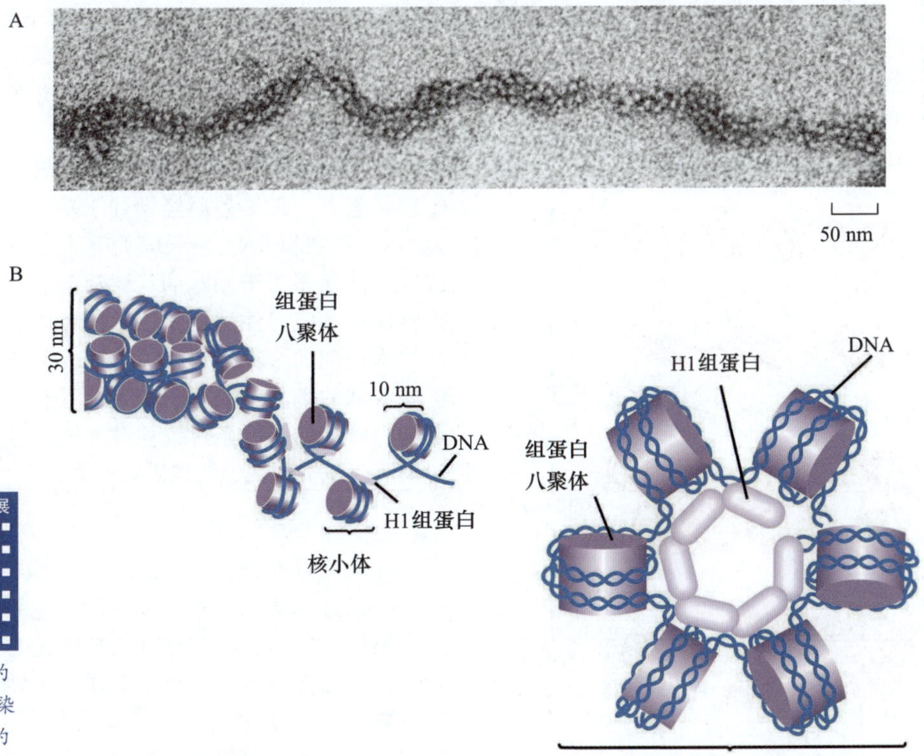

二维码 10-4 扩展

细胞功能调控的新视角：30nm 染色质纤维结构的复杂性与动态性

图 10-7 染色体的螺线管结构

A. 透射电镜显示 30nm 的螺线管结构（引自 Alberts et al.，2022）；B. 螺线管结构示意图

（三）染色体的组装

关于染色质从一级结构到二级结构的组装过程，学术界已达成一定共识。然而，对于30nm螺线管如何进一步组装成为染色单体的具体机制，目前仍存在不同的观点和解释。至今，已提出多种关于染色体高级结构组装的模型，其中多级螺旋结构模型（multi-level helical model）和染色体支架-放射环结构模型（scaffold-radial loop model）获得了较为广泛的认可。

1. 多级螺旋结构模型

Bak等人在1977年从人胚胎的离体培养分裂细胞中分离出染色体，经过温和处理后，在电子显微镜下观察到直径约为0.4μm、长度在11～60μm之间的染色线，这些染色线被称为单位线（unit fiber）。单位线的形成是螺线管结构进一步螺旋化的结果，形成了圆筒状的超螺线管（supersolenoid），它代表了染色体组装过程中的第三级结构。超螺线管继续进行螺旋化和折叠，最终形成长度在2～10μm之间的染色单体，这标志着染色体组装的四级结构。

根据多级螺旋结构模型，从DNA的线性分子到染色体的组装，经历了连续四级结构的转变（图10-8）。具体而言，从DNA双螺旋到核小体的转变带来了大约7倍的压缩；从核小体到螺线管的转变带来了大约6倍的压缩；从螺线管到超螺线管的转变带来了大约40倍的压缩；而从超螺线管到染色单体的形成，则再次带来了大约5倍的压缩。因此，从DNA双螺旋分子到染色单体的整个组装过程中，染色质DNA的长度大约被压缩了8 000～10 000倍。

二维码10-5 微课
染色质与染色体

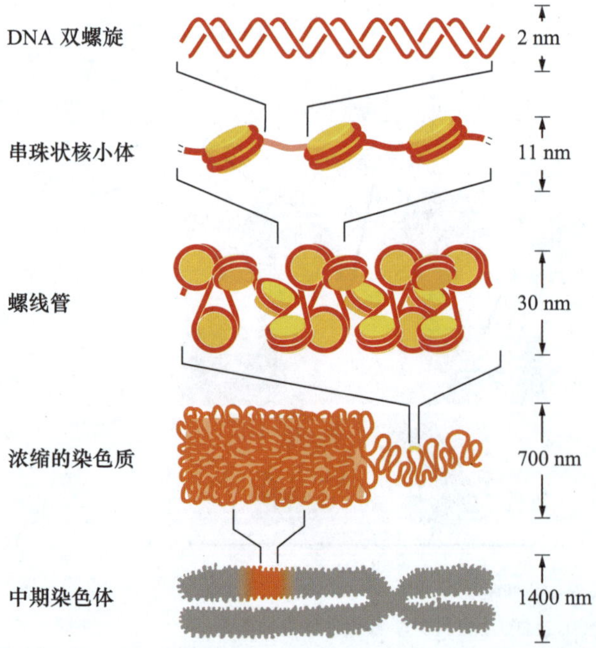

图10-8　染色体组装模型示意图（引自 Alberts et al.，2022）

2. 染色体支架-放射环结构模型

Laemmli等人在1979年的实验中发现，当去除HeLa细胞中期染色体中的组蛋白及大部分非组蛋白后，在电子显微镜下观察到染色体的核心由非组蛋白构成的支架。DNA侧环从该支架的某一点出发，并最终返回至邻近的点，形成沿染色体纵轴排列的放射状环状结构。

根据染色体支架-放射环结构模型，染色体的结构由30nm的螺线管折叠而成的袢环构成。这些袢环的基部汇聚于染色单体的中心区，而染色质纤维则沿染色体的纵轴从中心支架向外围放射状延伸。每个DNA袢环包含大约30 000～100 000 bp，平均约有315个核小体。十八个袢环围绕染色体支架核心呈放射状平面排列，形成了微带（miniband）结构。微带作为染色体结构中的一个高级有序结构单元，大约1000个微带沿染色体的中央支架纵向排列，共同构成了一个染色单体（chromatid）。

三、常染色质和异染色质

在间期细胞核中，染色质根据其形态特征和染色特性被划分为两种主要类型：常染色质和异染色质。

（一）常染色质

常染色质（euchromatin）指的是在间期细胞核内呈现较为开放和伸展状态的染色质细纤维。与异染色质相比，其折叠和压缩程度较低，因此在用碱性染料进行染色时，常染色质的着色相对较浅。在细胞核中，常染色质通常位于核的中央区域，并可能以袢环的形式延伸至核仁区域。

常染色质的一个关键特性是其转录活性。在正常生理状态下，常染色质经常处于功能活性状态，参与到DNA复制和RNA转录等关键的分子生物学过程中。这种活性状态对于细胞的代谢活动具有重要的调节和控制作用。值得注意的是，常染色质的复制主要发生在细胞周期的S期的早期。然而，并非所有位于常染色质区域的基因都表现出转录活性。常染色质的存在是基因转录的必要条件，但并非充分条件，即基因的转录活性还受到其他调控因素的影响。

（二）异染色质

异染色质（heterochromatin）是指在间期细胞核中高度凝集且折叠压缩程度较高的染色质纤维。与常染色质相比，异染色质在碱性染料染色时呈现较深的染色。异染色质一般是转录不活跃或无转录活性、与组蛋白结合紧密的DNA分子。异染色质主要分布在细胞核的边缘区域，紧邻核膜的内表面，同时也有部分异染色质与核仁相结合，形成核仁相随染色质的一部分。异染色质可进一步细分为组成性异染色质和兼性异染色质两种类型。

组成性异染色质（constitutive heterochromatin）指的是在所有细胞类型及其整个发育阶段均保持高度凝集状态的染色质。在中期染色体结构中，它主要位于染色体的着丝粒区域、端粒以及次缢痕，有时也出现在染色体臂的特定区域。组成性异染色质由相对简单且高度重复的DNA序列构成，表现出显著的遗传惰性，不参与转录过程也不编码蛋白质。尽管如此，它可能与细胞分裂、分化以及结构蛋白表达的调控有关。组成性异染色质的复制通常发生在S期的晚期，并较常染色质更早地进入凝集状态。

兼性异染色质（facultative heterochromatin）指的是在特定细胞类型或发育阶段，由具有转录活性的常染色质转变而来的异染色质。这种转变涉及染色质的凝集和转录活性的丧失。在一定条件下，兼性异染色质可以逆转为常染色质，恢复其转录活性，这一转换过程与基因的表达调控有关。例如，雌性哺乳动物体细胞核中的巴氏小体（Barr body）就是一个典型的兼性异染色质。在胚胎发育的早期阶段，雌性哺乳动物的两条X染色体均具有活性。然而，到了胚胎发育的16～18天，其中一条X染色体将随机发生异染色质化并失活，形成一个高度浓缩和凝集的深染小体，即X小体或巴氏小体。通过检查羊水中的胚胎细胞巴氏小体，可以对胎儿的性别进行预测。与组成性异染色质不同，兼性异染色质并非由简单的DNA重复序列构成，其总量随细胞类型的不同而变化，在分化程度较低的胚胎细胞中含量较少，而在高度特化的细胞中含量较多。

四、染色体

染色体的数目、形态和结构在相同种类的生物中相对恒定，而在不同种类的生物中表现出差异性。这种差异性对于维持物种的稳定性和促进生物进化具有重要意义。

（一）中期染色体的形态结构

在细胞有丝分裂的中期阶段，染色质发生高度凝集，此时染色体的形态结构特征明显、典型，易于进行染色体的观察和分析。一条中期染色体由两条相同的姐妹染色单体（sister chromatid）组成，它们通过着丝粒（centromere）相连。染色体在着丝粒区域呈现内凹状，这一区域被称为主缢痕或初级缢痕（primary constriction）。着丝粒区域的染色质螺旋化程度较低，DNA含量相对较少，因此在染色过程中通常着色较浅或不显色。它将每条染色单体进一步划分为两条短臂（p）和两条长臂（q）。

在主缢痕附近，存在与着丝粒并列的动粒（kinetochore），它在染色体分离过程中起到关键作用。此外，沿染色体的纵轴还可以观察到次缢痕（secondary constriction）、随体（satellite）和端粒（telomere）等不同的结构域。

一个典型的中期染色体包括以下主要部分（图10-9）：

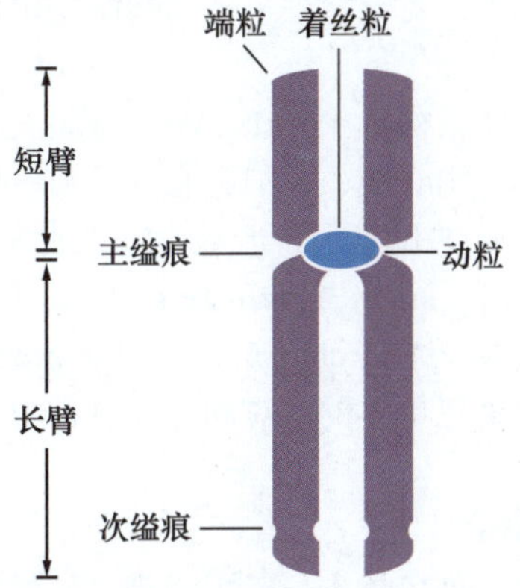

图10-9 中期染色体的形态特征

1. 着丝粒和动粒

着丝粒位于染色体的主缢痕中央，由高度重复的异染色质构成。它是中期染色体中，姐妹染色单体相互联系的特殊区域，对于染色体的稳定性和遗传信息的正确分配至关重要。

动粒，又称为着丝点，是位于主缢痕处、两条姐妹染色单体外侧表层部位的特殊结构。动粒与着丝粒共同构成一个高度有序且不可分割的统一体，即着丝粒-动粒复合体（图10-10）。该复合体在细胞有丝分裂过程中，对染色体与纺锤体微管的整合及染色体的有序分离起着至关重要的作用。

着丝粒-动粒复合体由外向内分为三个主要部分：

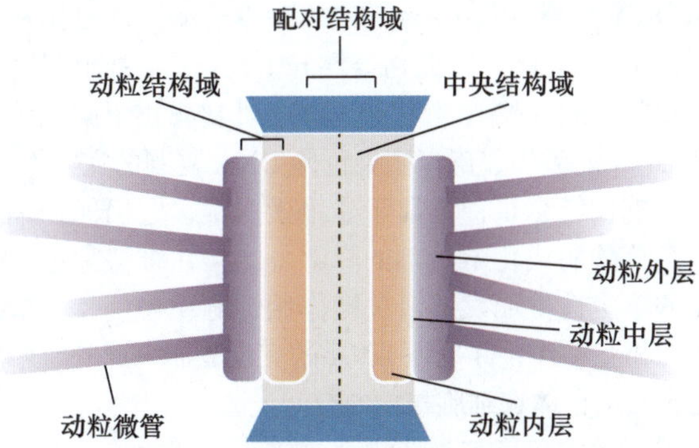

图10-10 着丝粒-动粒复合体的结构

（1）动粒结构域（kinetochore domain）：位于着丝粒外表面，是微管蛋白聚合的中心之一。该结构域由外、中和内三层式板状结构构成，其中外层具有较高的电子密度，是大多数纺锤体微管连接的位点。在外板层缺失纺锤体微管时，可见由微管蛋白构成的纤维冠（fibrous corona），其上结合有马达蛋白，对调控染色体的运动和分离具有重要作用。中层为低电子密度区域，缺乏明确结构。内层则表现为颗粒状结构，与着丝粒中心结构域的异染色质相连。

（2）中央结构域（central domain）：位于动粒结构域的内表面，由高度浓缩的、富含重复序列DNA的异染色质组成。该结构域具有抵抗低渗膨胀和核酸酶消化的能力，对维持染色体结构的稳定性起到关键作用。

（3）配对结构域（pairing domain）：位于着丝粒-动粒复合体的内表面，是细胞有丝分裂中期姐妹染色单体相互连接的位点。该区域含有两种关键蛋白质：内着丝粒蛋白（inner centromere protein，INCENP）和染色单体连接蛋白（chromatid linking protein，CLP），它们在姐妹染色单体的配对和分离过程中发挥着重要作用。

2. 次缢痕

次缢痕是染色体上位于主缢痕之外的缢缩狭窄区域，它们是某些特定染色体所特有的形态结构。次缢痕在染色体上的数目、位置和大小通常较为恒定，因此它们是用于染色体鉴别的重要和显著的形态学特征。

3. 随体

随体是指某些染色体末端的棒状或球形结构，它们通过次缢痕与染色体的短臂相连。随体含有高度重复的DNA序列，是染色体识别和分类的重要特征之一。在人类中，13号、14号、15号、21号和22号近端着丝粒染色体均具有随体结构。

4. 端粒

端粒是位于染色体末端的特化结构，由端粒DNA和端粒结合蛋白组成。端粒DNA通常由富含GC的短串联重复序列构成，这些序列在进化过程中高度保守。在DNA复制过程中，由于DNA聚合酶无法复制线性DNA的3'末端，因此需要端粒DNA来填补由引物切除后留下的5'端序列空隙。这一机制防止了染色体末端DNA的丢失，确保了染色体DNA复制的完整性。

端粒结合蛋白，属于非组蛋白类，它们保护端粒不受核酸酶或化学试剂的降解。端粒在维持染色体结构的稳定性方面发挥着关键作用，避免染色体末端之间的相互粘连，并确保DNA的完全复制。此外，端粒还参与染色体在细胞核内的空间定位。

端粒的长度与细胞周期的进程密切相关。在正常细胞中，每次染色体复制后，端粒的DNA序列可能会丢失50～100bp。当端粒缩短到一定程度时，细胞会退出细胞周期，进而分化、衰老或走向凋亡。相比之下，肿瘤细胞中通常存在一种名为端粒酶（telomerase）的酶，它由具有反转录酶活性的蛋白质和一段与端粒DNA互补的RNA组成。端粒酶能够利用自身的RNA作为模板，合成端粒DNA，补充丢失的端粒片段，从而维持端粒的长度。这一机制赋予了细胞以“不死性”，有助于肿瘤细胞的持续增殖。

（二）染色体的分类

染色体的分类可根据着丝粒的位置进行。着丝粒的位置在染色体上是相对恒定的。若将染色体纵向等分为八个部分，则根据着丝粒所在的位置，可将染色体划分为以下四类（图10-11）。①中央着丝粒染色体（metacentric chromosome）：着丝粒位于染色体的中间区域（大约在1/2～5/8的位置），将染色体大致均匀地分成两臂。②亚中着丝粒染色体（submetacentric chromosome）：着丝粒偏向一端（大约在5/8～7/8的位置），导致染色体的两个臂在长度上有显著差异。③近端着丝粒染色体（subtelocentric chromosome）：着丝粒靠近染色体的一端（大约在7/8至末端的位置）。④端着丝粒染色体（telocentric chromosome）：着丝粒位于染色体的末端，形成只有一个臂的染色体结构。在人类染色体组中，仅观察到前三种类型的染色体。人类染色体中不存在端着丝粒染色体。相比之下，小鼠的染色体则全部为端着丝粒染色体。

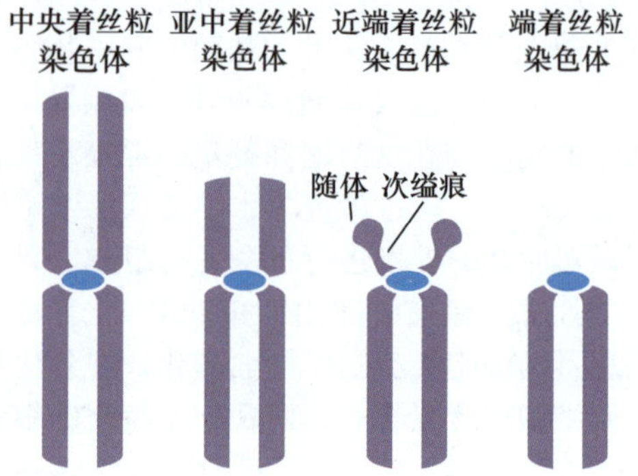

图10-11　根据着丝粒位置进行的染色体分类图示

（三）染色体的功能元件

为了确保染色体在细胞世代中保持稳定，必须首先对功能性的染色质DNA分子进行复制，以产生两个遗传信息完全相同的DNA分子。随后，这些DNA分子需被精确平均地分配至两个子细胞中，从而保证遗传信息的稳定传递。为此，染色体DNA必须具备以下三种关键功能元件（图10-12）：

（1）自主复制DNA序列（autonomously replicating DNA sequence，ARS）：这些序列标志着细胞DNA复制的起始点。在一条DNA分子上，可以在多个自主复制序列处同时启动复制叉的形成，使得DNA分子能够在不同部位并行复制。这一机制确保了DNA分子能够快速且准确地自我复制，维持了染色体在世代传递中的连续性。

（2）着丝粒DNA序列（centromeric DNA sequence，CEN）：这些序列是复制完成后的两条姐妹染色单体相互连接的部位。在细胞分裂的中期，着丝粒DNA序列与纺锤体微管相连接，确保了复制后的染色单体能够准确无误地分离，并被平均分配至两个子细胞中。

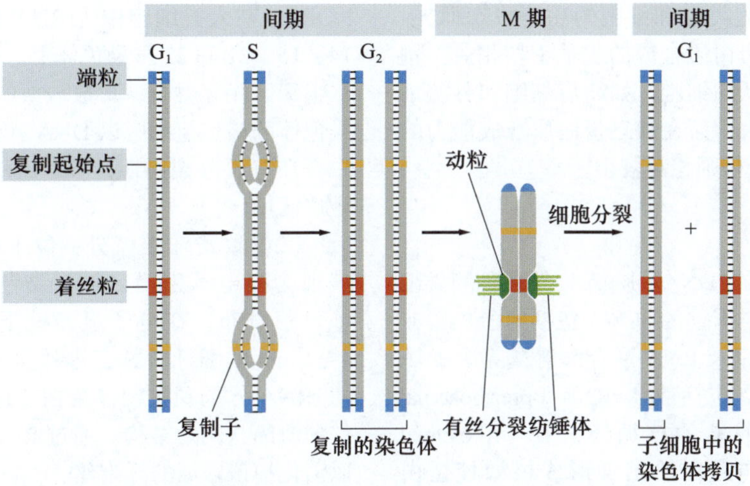

图 10-12 真核细胞染色体的三种功能元件示意图（引自 Alberts et al.，2022）

（3）端粒 DNA 序列（telomere DNA sequence，TEL）：这些序列广泛存在于真核生物染色体的末端，对于保持 DNA 分子两端复制的完整性及维护染色体的独立性和稳定性具有至关重要的作用。

（四）染色体数目与核型

染色体数目在不同物种间存在显著差异，而在同一物种内则相对恒定。单倍体（haploid，以 *n* 表示）是指仅含有一组染色体的细胞或个体。例如，人类的生殖细胞和蜜蜂的雄蜂均为单倍体，其中人类生殖细胞含有 23 条染色体，即 n=23。二倍体（diploid，以 2n 表示）含有两组染色体，几乎所有高等动物和超过一半的高等植物均属于二倍体。例如，人类受精后的体细胞即为二倍体，含有 46 条染色体，即 2n=46。此外，某些物种的细胞含有三组或以上的染色体，这些个体被称为多倍体（polyploid），在高等植物中较为常见，如黑小麦和无籽西瓜。

核型（karyotype）指的是一个体细胞中全部中期染色体的总和，它包括染色体的数目、大小和形态特征。核型分析（karyotype analysis）是按照染色体的形态特征和大小，对中期染色体进行分组、配对和排列的过程。核型分析在人类遗传病的诊断、物种亲缘关系研究、进化研究以及遗传育种等领域提供了重要的科学依据。

在人类正常体细胞中，共含有 46 条染色体，分为 23 对。其中，1～22 号染色体为常染色体（autosomes），男女共有；而性染色体（sex chromosomes）则在男女之间有所不同。正常男性体细胞的核型表示为 46，XY；正常女性体细胞的核型表示为 46，XX。根据国际系统命名规则，这 23 对染色体按照大小顺序被分为七个组，分别为 A、B、C、D、E、F、G 组（表 10-2）。

表 10-2 人类染色体分组及主要形态特征

组序	染色体号	大小	着丝粒位置	随体	次缢痕
A	1～3	最大	1、3：中央；2：亚中	无	1 常见
B	4～5	次大	亚中	无	
C	6～12，X	中等	亚中	无	9 常见
D	13～15	中等	近端	有	13 偶见
E	16～18	小	16：中央；17、18：亚中	无	16 常见
F	19～20	次小	中央	无	
G	21～22，Y	最小	近端	有，Y 无	

第三节 核 仁

核仁（nucleolus）是真核细胞间期细胞核内大分子物质聚集成的最明显的结构，光学显微镜下为均匀、无包膜的海绵状结构。核仁的数量在单个细胞中可能为一个、两个或多个，其数目、大小、形态及分布位置会因生物种类、细胞类型和细胞的功能状态而异。核仁的功能与细胞内蛋白质合成的水平密切相关。例如，在蛋白质合成活跃的细胞，如卵母细胞和分泌细胞中，核仁的体积较大；而在缺乏蛋白质合成能力的细胞，如肌细胞中，核仁则相对较小。

一、核仁的化学组成

核仁主要由蛋白质、DNA、RNA 以及多种酶类组成。其中蛋白质占核仁干重的 80%，包括组蛋白、非组蛋白、核糖体蛋白以及 RNA 聚合酶等酶系。RNA 约占核仁干重的 11%，包括前体 rRNA（preribosomal RNA，pre-rRNA）和成熟的核糖体 RNA（ribosomal RNA，rRNA），它们与蛋白质结合形成核糖核蛋白（ribonucleoprotein，RNP）复合体。DNA 占核仁干重的 8%，主要由编码 rRNA 的基因（rDNA）组成，这些基因位于与核仁相关的染色质区域中。此外，核仁中还包含少量的脂质。

二、核仁的超微结构

在电子显微镜下，核仁呈现出一个无界膜包裹的网状海绵球体结构，由多种纤维丝构成。核仁的超微结构可以划分为三个主要但不完全分隔的区域，从内到外依次为纤维中心（fibrillar center，FC）、致密纤维组分（dense fibrillar component，DFC）和颗粒组分（granular component，GC）（图 10-13）。

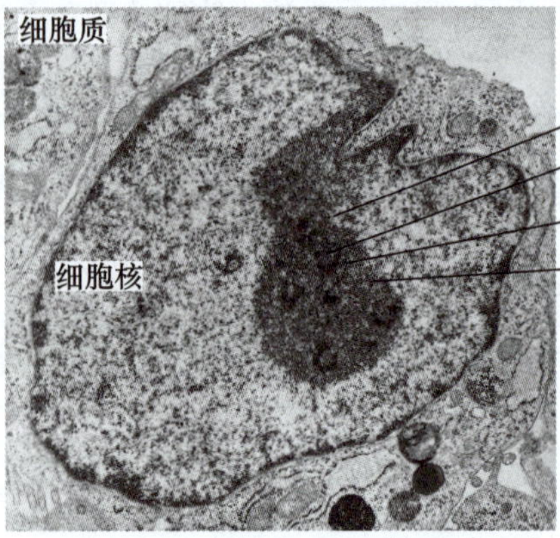

图 10-13　透射电镜技术显示人类成纤维细胞核仁结构
（引自 Alberts et al.，2022）

（1）纤维中心：位于核仁中央，是一个被致密纤维组分所环绕的圆形结构区域，在电子显微镜下表现为低电子密度区域。纤维中心由直径约 10nm 的染色质纤维构成，并以袢环的形式延伸进入核仁内部。该区域包含编码 rRNA 的基因。rRNA 基因在袢环上成簇串联重复排列，并通过转录过程产生 rRNA，对核仁的形成和功能至关重要。因此，含有 rRNA 基因的染色质区域也被称作核仁组织区（nucleolar organizer region，NOR）。在人类细胞中，rRNA 基因主要分布在第 13、14、15、21 和 22 号染色体上。在细胞的间期，这些核仁组织区相互融合，形成较大的核仁结构，其中 10 条染色体的核仁组织区以 DNA 袢环的形式延伸进入核仁中。在有丝分裂中期，核仁组织区则位于染色体的次缢痕区域。

（2）致密纤维组分：位于核仁的纤维中心周围，表现为高电子密度区域，染色较深，通常呈环形或半月形分布。在电子显微镜下，该区域由直径介于 4～10nm 的细纤丝紧密排列而成，主要包含正在转录的 rRNA 分子和核糖体蛋白。这些分子共同构成了核仁的海绵状网架结构。通过 RNA 酶和蛋白酶处理，可以消化掉该区域的纤维丝。

（3）颗粒组分：该区域富含直径为 15～20nm 的高电子密度颗粒，主要成分包括 RNA 和蛋白质。这些颗粒是正在进行加工的转录产物以及处于不同成熟阶段的核糖体亚单位的所在部位。致密纤维组分中转录形成的 rRNA 经过加工和剪切，与来自细胞质的蛋白质组装成核糖体亚基前体颗粒。这些颗粒从致密纤维组分的外侧开始密布，直至核仁的边缘，形成了核仁的颗粒区。

除了上述三种基本结构外，核仁中还可以观察到其他结构，如核仁相随染色质和核仁基质。核仁相随染色质（nucleolar associated chromatin）是紧靠核仁的染色质区域，由直径约 10nm 的纤维组成。它围绕在核仁周边的核仁周围染色质和伸入到核仁内部的核仁内染色质。核仁基质是核仁内由蛋白质组成的无定形的液体物质，为核仁的组成部分提供结构支持。

三、核仁的功能

在真核细胞中，存在四种主要的 rRNA，分别为 5S rRNA、5.8S rRNA、18S rRNA 和 28S rRNA。5S rRNA 主要在核仁外合成，而 5.8S rRNA、18S rRNA 和 28S rRNA 则在核仁内合成。这些 rRNA 分子随后与超过 80 种核糖体蛋白在核仁内组装成核糖体亚单位，最终被转运至细胞质中以执行其生物学功能。

（一）核仁作为 rRNA 基因转录和加工的活动中心

人类细胞的单倍体基因组中大约包含 200 个 rRNA 基因拷贝。编码 5.8S rRNA、18S rRNA 和 28S rRNA 的基因共同组成一个转录单位，以串联重复序列的形式分布在第 13、14、15、21 和 22 号染色体的特定区域。这些基因的 DNA 袢环为 rRNA 的合成提供了模板。

通过染色质铺展技术，可以在电子显微镜下观察到核仁中 rRNA 基因转录的形态学过程（图 10-14）。核仁的核心由一条长的 DNA 轴纤丝构成，沿轴纤丝排列着一系列重复的箭头状结构单元。每个结构单元中的DNA纤维包含一个编码rRNA的基因，它们在染色体上以串联的方式重复排列。与DNA纤维结合的RNA聚合酶能够高效地催化rRNA的转录过程。新合成的RNA链沿着rDNA长轴的两侧垂直伸展，靠近转录起始端的RNA链较短，随着转录的进行逐渐增长，形成了电子显微镜下特有的箭头状或“圣诞树”样结构。这些转录单位之间由未被转录的间隔DNA片段所分隔。

在核仁中，串联重复排列的rRNA基因在RNA聚合酶Ⅰ的催化下进行转录，每个基因均产生大约13kb的45S rRNA初级转录产物，即rRNA前体分子（图10-15）。核仁内的核糖核酸酶（RNase）对这些rRNA前体分子进行进一步的加工。经过加工，45S rRNA裂解为32S rRNA和20S rRNA。20S rRNA进一步裂解为18S rRNA，而32S rRNA则被剪切为28S rRNA和5.8S rRNA。

（二）核仁作为核糖体大、小亚基组装的场所

转录形成的45S rRNA迅速与进入核仁的蛋白质结合，形成80S的核糖核蛋白颗粒。在成熟过程中，这些80S核糖核蛋白颗粒逐渐丢失一部分RNA和蛋白质，最终形成核糖体的两个亚基的前体。具体而言，18S rRNA与33种蛋白质组装成40S小亚基，而28S rRNA、5.8S rRNA与5S rRNA以及49种蛋白质共同组装成60S大亚基（图10-15）。

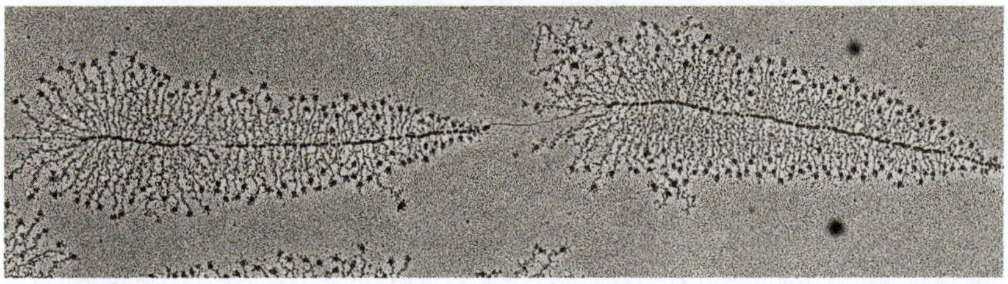

图10-14 透射电镜技术显示rRNA基因转录

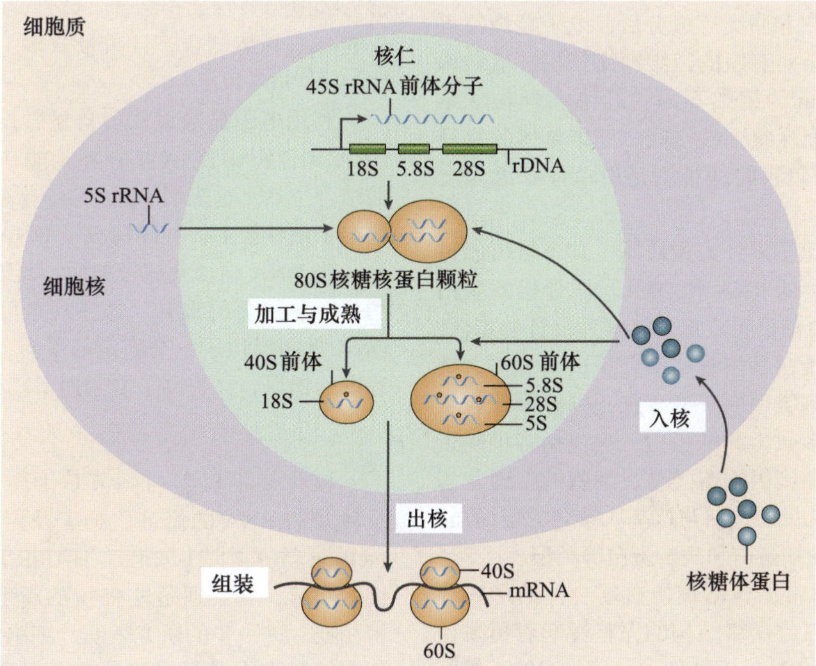

图10-15 核仁在核糖体亚单位前体组装中的作用

（三）核仁在核糖体亚单位运输和核糖体成熟中的作用

利用放射性同位素脉冲标记和示踪技术进行的实验表明，核糖体小亚基（40S亚基）在组装完成后通常在大约30min内即可出现在细胞质中。相比之下，核糖体大亚基（60S亚基）的组装完成并进入细胞质所需的时间约为1 h。因此，在核仁中观察到的核糖体大亚基的数量通常远多于小亚基。

核糖体的大亚基和小亚基均在核仁中进行初步装配，随后在细胞质中完成成熟过程。这种机制避免了

功能性核糖体在细胞核内与mRNA过早结合，确保了蛋白质合成过程仅在细胞质中发生。通过这种方式，真核细胞实现了转录过程（发生在细胞核内）和翻译过程（发生在细胞质中）在时间和空间上的分离。这种分离对于确保真核细胞基因表达的准确性和效率至关重要。

四、核仁的动态周期变化

核仁是一个高度动态的结构，在细胞周期的不同阶段，其形态和功能会经历周期性的变化。在间期细胞中，核仁的特征非常明显。然而，当细胞进入有丝分裂前期时，随着染色质的凝集，核仁组织区的rDNA袢环开始缠绕并凝缩，最终定位到相应染色体的次缢痕区域。此时，rRNA的合成活动终止，构成核仁的多种组分分散至核骨架中，导致核仁逐渐缩小直至消失。在有丝分裂中期，细胞中通常观察不到核仁。随着细胞进入分裂后期和末期，已经到达细胞两极的染色体逐渐伸展和松弛，从高度凝集的状态解旋为染色质。此时，核仁组织区的DNA袢环重新恢复其较为松散的状态，rRNA的合成再次启动。核仁的纤维成分和颗粒成分开始重新组装，标志着新核仁的形成。

第四节 核 基 质

核基质（nuclear matrix），亦称为核骨架（nuclear scaffold），是充满间期细胞核内的纤维网架结构，主要由非组蛋白构成。核骨架在结构上与核纤层、核孔复合体、核仁、染色质以及细胞质中的中间纤维共同构成一个复杂的网络系统。

一、核基质的形态结构和组成成分

通过一系列生化抽提步骤纯化细胞核，去除DNA、RNA、组蛋白和脂类等成分后，电子显微镜可观察到核骨架的复杂而有序的三维网络结构。该结构由直径介于3～30nm的粗细不一的纤维和颗粒状结构相互连接构成，充斥整个核空间。纤维单体的直径通常为3～4nm，而较粗的纤维则是由单体纤维聚合而成。

核骨架的主要化学成分为蛋白质，其含量可超过90%，同时包含微量的RNA和DNA。核骨架的蛋白质组成极为复杂，目前已鉴定出400多种核骨架蛋白，它们可分为核骨架蛋白和核骨架结合蛋白两大类。核骨架蛋白在不同细胞类型中普遍存在，以纤维颗粒状分布于核骨架中，多数为纤维蛋白，也包括多种硫蛋白。核骨架结合蛋白则因细胞类型、细胞的生理状态和分化程度而异，常见的包括与核基质结合的蛋白质、细胞调控蛋白、核糖核蛋白和病毒蛋白等类型。

核骨架RNA通常以核糖核蛋白复合体的形式存在，对维持核骨架三维网络结构的完整性起着重要作用。经核糖核酸酶（RNase）处理后，核骨架的三维结构会发生显著变化，网状颗粒结构变得稀疏，这表明尽管核骨架中RNA的含量不多，但其在连接核骨架纤维网络的过程中发挥了一定的作用。

二、核基质的功能

核骨架为细胞核内组分提供了一个非常重要的纤维网络结构，不仅在维持细胞核的形态方面，而且在DNA复制、基因转录调控、染色体组装等一系列活动中发挥重要作用。

（一）核骨架是DNA复制的空间支架

研究表明，通过对大鼠3T3细胞进行^{3}H-胸苷（^{3}H-TdR）放射性脉冲标记实验，可以在分离的核骨架上检测到大量被标记的DNA分子。这一发现证实了核骨架不仅是DNA复制的空间支架，而且复制起始点能够持续地与核骨架相结合。此外，新合成的DNA分子也能与核骨架结合，且数量众多，占据了核骨架结合DNA的90%以上。

利用电子显微镜放射自显影技术，进一步观察到DNA聚合酶和DNA拓扑异构酶在核骨架上具有特定的结合位点。这表明DNA与参与复制过程的酶和因子锚定于核骨架上，共同构成了DNA复制复合体。

当DNA结合到核骨架后，其复制的准确率和效率均得到了显著的提升。这一现象可能归因于核骨架为DNA复制提供了一个稳定的平台，从而减少了复制过程中的错误，并提高了复制速率。

（二）核骨架是基因转录与加工的场所

核骨架不仅参与调节基因转录活性，而且还涉及转录后RNA的修饰、加工及定向运输过程。D. A. Jackson等采用^{3}H-尿苷（^{3}H-UdR）脉冲标记的HeLa细胞实验，观察到超过95%的新生转录本与核骨架紧密相连。进一步的研究表明，细胞内三种RNA的合成均在核骨架上进行。核骨架不仅富含具有转录活性的基因，还分布有RNA聚合酶的结合位点。此外，核骨架上还定位有与RNA化学合成相关的多种酶类，如ADP核糖转移酶和核苷三磷酸化酶。基因只有与核骨架结合后才能进行有效的转录。

核骨架与不均一核RNA（heterogeneous nuclear RNA，hnRNA）的加工过程也有密切联系。核骨架可能是细胞核内hnRNA加工的主要场所。例如，^{3}H-UdR

脉冲标记实验揭示了与核骨架结合的高分子质量RNA出现了较高的比活性，这表明hnRNA上的poly（A）区域可能是其在核骨架中的附着点。

在某些疾病的研究中，观察到特定核骨架蛋白或核骨架相关蛋白的异常表达，这可能导致基因表达的失控。这些观察结果进一步强调了核骨架在基因表达调控中的重要性。

（三）核骨架参与染色体构建

研究发现在细胞分裂过程中，通过使用特异性抗体封闭某些核骨架蛋白的功能，核膜的崩解和染色质的凝集过程受到抑制。这些观察结果证实了核骨架在染色质组装中起到支架的作用。根据染色质组装的放射环结构模型，真核细胞中的DNA被认为形成了30nm的染色质纤丝，并通过袢环的形式锚定于核骨架之上。

研究还提示，染色体骨架可能与核骨架共享某些蛋白质成分，例如，DNA拓扑异构酶Ⅱ。这表明在细胞分裂期，核骨架的某些结构组分可能转变并参与构成染色体骨架，从而在维持核内DNA的规律性空间构型中发挥关键的维系和支架作用。然而，核骨架如何具体参与染色体的构建过程，仍是细胞生物学中一个需要进一步深入研究的课题。

（四）核骨架与病毒复制的关联

病毒的生命活动完全依赖于宿主细胞的机制，包括其DNA的复制、基因的转录及其后的加工过程。这些活动与宿主细胞的核骨架有着密切的联系。例如，单纯疱疹病毒的核壳体组装过程发生在核骨架上。同样，腺病毒这类核内DNA病毒的复制和装配过程也与核骨架的结构和功能紧密相关。

第五节 细胞核的功能

细胞核是真核细胞中遗传物质的存储、复制、传递以及核糖体大小亚基组装的关键场所，它在细胞的生命活动和遗传信息的传递中起着控制枢纽的作用。

一、遗传信息的储存与复制

（一）细胞核是DNA贮存的主要场所

细胞核的核心功能之一是作为DNA的贮存库，这需要一套复杂的机制以确保DNA的安全保护和有效管理。在真核细胞中，DNA主要以染色质或染色体的形式存在于细胞核内，其组织结构和调控机制对DNA的稳定储存至关重要。鉴于DNA的长度远远超出细胞核的尺寸，为了实现有效的储存和保护，DNA必须经过高效的压缩。核小体间的连接和折叠作用形成了更高级别的染色质结构，而在细胞分裂期间，染色质可进一步压缩成高度凝集的线状染色体结构。

（二）细胞核是DNA复制的主要场所

真核细胞的DNA复制是一个高度复杂且精确调控的生物学过程，它确保了遗传信息在细胞分裂时能够准确无误地传递至子代细胞。在真核生物中，DNA复制主要在细胞核内进行，标志着细胞周期中一个至关重要的阶段。该过程不仅涉及DNA分子的复制，还包括对复制事件的精确调控机制，以保证每个细胞周期内DNA复制的事件只发生一次。

1. 复制的起始

DNA复制的起始点被定义为复制起始点（replication origin）。与原核生物通常只有一个复制起始点不同，真核细胞中存在大量的复制起始点。这些起始点在DNA分子上是特定的核苷酸序列，它们在DNA复制过程中起到了界定起始位置的作用。每个复制起始点都含有一组特定的序列元件，这些元件能够被细胞内的复制起始蛋白识别和结合，从而触发DNA双螺旋的解旋和复制机制的启动。

2. DNA复制的过程（图10-16）

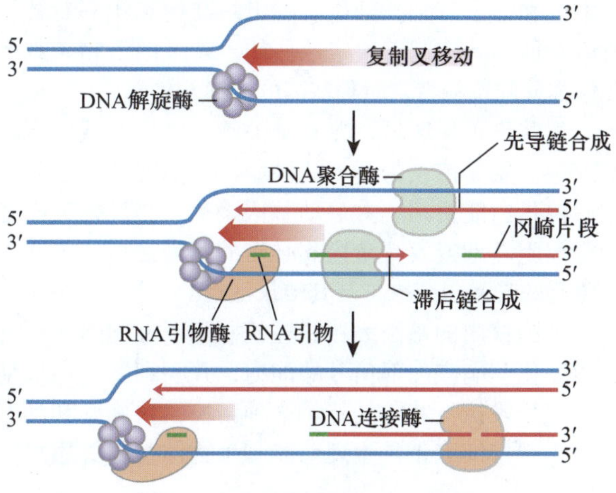

图10-16 DNA复制过程示意图

（1）DNA解旋与预备阶段：解旋酶（helicase）作用于复制起始点附近的DNA双螺旋结构，形成被称作“Y”形的复制叉。这一步骤标志着DNA双链被拆分为两条单链模板，为后续的DNA合成提供必要的单链DNA。

（2）链的延伸阶段：由于DNA的反平行特性，新链的合成遵循两种不同的模式：先导链（leading strand）的连续合成和滞后链（lagging strand）的不连续合成。DNA 聚合酶无法在单链 DNA 上自行启动新链的合成，因此需要 RNA 引物酶（primase）合成一段短的 RNA 引物，作为 DNA 合成的起始点。DNA 聚合酶随后在 RNA 引物的 3′末端添加相应的脱氧核苷酸（dNTPs），通过与模板链上的序列进行互补配对，逐步合成新的 DNA 链。

（3）连接与替换阶段：滞后链的合成产生一系列短的 DNA 片段，称为冈崎片段（Okazaki fragment）。这些片段最终由 DNA 连接酶（ligase）连接，形成连续的 DNA 链。同时，RNA 引物被 DNA 聚合酶所替换，填充以相应的 DNA 片段。

3. 复制的完成

随着复制叉沿着 DNA 分子移动，两个复制叉最终相遇并合并，完成整个 DNA 分子的复制。新合成的 DNA 分子随后经历一系列修复和校正过程，以确保遗传信息的准确无误传递。

4. 复制的调控

真核细胞中的 DNA 复制受到严格的调控。复制起始点的识别、复制的启动、延伸和终止均受到多种蛋白质因子和信号通路的精细调控。这些调控机制确保 DNA 复制在细胞周期中的正确时刻、正确位置以适当的速度进行，从而维护基因组的稳定性，防止不稳定性和突变的发生。

二、基因表达的调控

细胞核的结构与功能为基因表达提供了必要的物理空间和分子基础。染色质的组织结构和状态对转录的可及性和效率起着决定性作用。转录因子和表观遗传修饰共同调控特定时刻基因的激活与抑制。

某些染色质区域，尤其是关键的调控区域如启动子近旁，需保持较为开放的构象，以便转录因子和其他调控蛋白能够结合并启动基因表达。相反，某些在特定细胞类型或发育阶段非必需的基因区域，则通过染色质的紧密包装来抑制其转录活性。

细胞核内的基因表达调控机制赋予细胞适应外部环境变化、响应内部信号的能力，并在细胞生命周期的不同阶段执行特化功能。这种调控的精确性和动态性对于维持细胞正常生理功能和生物体整体健康极为重要。

三、细胞周期的控制

细胞核在细胞周期的运转中发挥着关键的调控作用。细胞周期是细胞生命活动中的一个重要过程，分为间期（G_1 期、S 期和 G_2 期）和有丝分裂期（M 期）。在细胞分裂前，细胞核内的 DNA 必须经过精确复制，并通过有丝分裂准确分配至两个子细胞中。细胞核内的多重检查点（checkpoint）机制监控细胞周期的各个阶段，确保遗传物质的准确传递，防止其丢失或损伤。细胞核中的 DNA 复制和基因表达模式的调控直接影响着细胞周期的进程。反之，细胞周期的各个阶段也对细胞核的结构和功能产生影响，包括染色质的动态重塑、核膜的周期性解体与重建等。这种相互作用确保了细胞以有序的方式进行生长、DNA 复制和细胞分裂，这对于维持遗传稳定性和生物体的正常发育至关重要。

四、能量代谢的调控

能量代谢是细胞生存和执行功能的根本，包含一系列复杂的生化反应过程，这些过程需要经过精确的调控以适应细胞的能源需求。能量代谢主要包括糖酵解、三羧酸循环（TCA 循环，也称为柠檬酸循环）和氧化磷酸化等关键代谢途径。能量代谢的调控涉及多个层面，包括酶活性的调节、基因表达的动态变化以及细胞信号传导的参与。细胞能够监测外部环境和内部状态的能量变化，如 ATP 水平、氧气浓度和营养物质的可用性。这些信息通过信号传导途径传递到细胞核，调节相关基因的表达，直接影响能量代谢的效率和方向。能量代谢的产物，如 ATP 和 NADH，不仅为细胞活动提供必需的能量，还可以作为信号分子，影响细胞核内的基因表达。例如，较高的 ATP 水平可能会抑制某些代谢途径相关基因的表达，而较低的 ATP 水平则可能促进这些基因的表达，以适应能量需求的变化。在能量供应不足或代谢失衡的情况下，细胞会启动应激反应，如 AMPK（AMP 激活蛋白激酶）的激活和自噬过程的启动，这些反应涉及细胞核内多种调控机制，旨在恢复细胞的能量平衡。

五、细胞内物质运输

细胞核的功能与细胞内物质运输之间的相互关系体现在多个层面，包括核内外物质的交换、信号传导，以及细胞内环境的稳定维持等。核孔复合体是细胞核与细胞质之间进行物质交换的关键通道。它通过选择性转运机制，允许 RNA 分子、蛋白质等大分子在核质之间进行定向运输，并对小分子及离子的交换进行调控。细胞核通过调控特定基因的表达，影响核孔复合体的组成和功能，从而间接调控核内外物质的交换。例如，某些蛋白质的合成后需要从细胞核运输至细胞质，这一过程依赖于核孔复合体的运输功能。细胞核内的信号传导途径能够响应来自细胞膜受体或细胞内代谢状态变化的信号，调节与物质运输相关的蛋白表达和活性。这可帮助维持细胞内外离子浓度的平衡。例如，离子泵和通道蛋白的表达受到精确调控，以保持细胞内外离子浓度的稳态，这对于细胞的生理功能和细胞内环境的稳定性至关重要。

六、细胞分化与发育

细胞核在细胞分化和生物体的发育过程中起着决定性作用。细胞核内的DNA携带了构建和维持复杂生物体所需的全部遗传信息。通过精确的基因表达调控机制，细胞核指导细胞沿着特定的分化路径发展，形成不同的细胞类型，并参与组织和器官的形成。细胞核内的基因表达模式决定了细胞的命运。特定的转录因子和其他调控蛋白能够激活或抑制一系列基因的表达，从而引导细胞走向特定的分化路径。此外，细胞核内的信号传导途径能够响应外部信号，如生长因子和激素，进而影响细胞的分化和发育。总之，细胞核通过整合内部和外部的信号，精确调控基因表达，从而在生物体的发育过程中确定细胞的最终形态和功能。

第六节 细胞核与疾病

细胞核疾病是一类由于细胞核内DNA或相关蛋白质发生异常，导致细胞核结构和功能受损的疾病。这类疾病主要包括DNA损伤或突变、染色体异常、核仁应激、核膜异常和核孔功能异常等相关疾病。

一、DNA损伤或突变相关疾病

DNA损伤或突变可能由遗传因素、环境暴露或两者的交互作用引起，结果可能是碱基替换、缺失或插入，以及染色体畸变等，从而影响基因的正常表达和细胞的生理功能。细胞拥有一套复杂的DNA修复系统，包括碱基切除修复、核苷酸切除修复、错配修复、同源重组修复和非同源末端连接等机制，用以维护基因组的完整性。当这些修复机制出现缺陷时，可能导致DNA损伤的累积，增加疾病发生的风险。DNA损伤或突变可能导致细胞核内基因表达的异常，如肿瘤抑制基因的失活或癌基因的激活，这些改变会促进癌症的发展。此外，某些癌症治疗策略，如放疗和化疗，也是基于诱导DNA损伤来杀伤癌细胞的原理。随着年龄的增长，DNA损伤的累积可能导致细胞核功能的改变，包括细胞周期阻滞、细胞衰老和干细胞衰竭等。这些变化可能进一步导致组织器官功能的减退和衰老相关疾病的发生。

二、染色体异常疾病

染色体异常疾病是一类由染色体数目或结构变异引起的遗传性疾病。数目异常包括染色体的非整倍性变异，即染色体数量的增加或减少。例如，唐氏综合征（Down syndrome）是由于额外的第21号染色体的存在，导致患者出现典型的面部特征异常、智力发展迟缓，以及先天性心脏缺陷和免疫系统功能障碍等临床表现。结构异常涵盖了染色体的部分缺失、重复、易位或倒位。举例而言，威廉姆斯综合征（Williams syndrome）是由第7号染色体长臂部分缺失引起，患者常表现出特殊的面部特征、心脏疾病、智力障碍以及社交行为异常等特征。由此可见，染色体疾病的影响是多方面的，可以波及机体的多个系统和器官，导致各种身体和智力发育问题。染色体疾病的诊断通常需要通过特殊的遗传学检测方法，如核型分析、荧光原位杂交和染色体微阵列分析等。

三、核仁应激

核仁应激（nucleolar stress）是指由内在或外在因素引起的核仁结构和功能紊乱的状态。核仁形状和功能的整体改变与多种遗传性疾病、神经退行性疾病，以及癌症的不良预后相关。例如，短指骨畸形、多指畸形和胫骨再生/发育不全综合征（brachyphalangy, polydactyly and tibial aplasia/hypoplasia syndrome，BPTA综合征）是一种与*HMGB1*基因的移码突变相关的遗传疾病。该突变导致HMGB1蛋白的无序区酸性尾被富含精氨酸的碱性尾所取代，影响了HMGB1蛋白的相分离行为，并增强了其错误定位至细胞核仁的能力，进而引起核仁功能障碍，最终导致机体发育紊乱。此外，核仁在调控细胞增殖和凋亡中发挥重要作用，其功能障碍可能与癌症的发生有关。核仁的异常活动，如核仁的增大或形态改变，可能预示着细胞的恶性转化。并且，核仁蛋白质的异常表达或功能失调也可能导致癌症的发展。

四、核膜异常

核膜异常是指核膜发生的一系列变化或损伤，包括核膜的破裂、核膜的增厚或变薄等。核膜异常可能是由遗传缺陷、环境因素、病毒感染或细胞老化等多重因素引起的，并能对细胞核的功能产生深远的影响，与多种疾病的发生和发展密切相关。例如，儿童早衰症（Hutchinson-Gilford progeria syndrome，HGPS）是一种极为罕见的遗传性疾病，其特征是患者经历加速的衰老过程，平均寿命仅为14.6岁。HGPS患者中，Lamin A基因发生突变，导致Lamin A蛋白的错误加工。HGPS中最常见的突变类型是影响锌金属蛋白酶Zmpste24的切割位点，这种突变阻碍了Lamin A的正常切割过程，导致异常的早老蛋白（Progerin）的产生。Progerin是一种异常的、结构上更短的Lamin A蛋白变体。由于其在细胞核中的异常聚集，Progerin损害了核膜的稳定性和完整性。这种损伤可能导致细胞核结构与功能的紊乱、细胞周期调控的失调以及DNA修复过程的障碍，从而加速细胞衰老的进程。这些细胞层面的异常最终影响到皮肤、血管、骨骼和其他组织，引发早衰症的典型临床表现。

五、核孔功能异常

核孔转运功能异常是指细胞核与细胞质之间通过核孔进行的物质交换过程出现障碍。当核孔的转运功能受到干扰时，可能会影响RNA的出核和蛋白质的入核，进而影响蛋白质的合成和细胞内信号传导。此外，核孔转运功能异常还可能影响细胞周期的调控，导致细胞增殖和分化的异常。当核孔的转运功能出现异常时，可能会导致多种疾病的发生，如癌症、神经退行性疾病、代谢性疾病和感染性疾病等。

雄激素受体（androgen receptor，AR）是一种核受体，对于维持男性生殖系统、第二性征的发育以及其他多种生理过程具有重要作用。正常情况下，AR在细胞质中与importin α结合，通过核孔复合体进入细胞核，进而结合到雄激素应答元件上，启动基因的表达。然而，AR的突变（如Lys632，Lys633）可能会破坏这一调控的转运过程，导致AR在细胞核内的分布和活性发生改变。这种改变可能会影响细胞的正常功能，并与疾病的发生发展有关。

（电子科技大学　郑　毅）

复习思考题

1. 核被膜的形成对细胞的生命活动有何意义？
2. 蛋白质入核运输的机制与膜性细胞器之间的运输有何不同？
3. 染色质按功能分为几类？它们的特点是什么？
4. 试述从DNA到染色体的组装过程。DNA为什么要包装成染色质？
5. 分析中期染色体的三种功能元件及其作用。
6. 简述核仁的结构及其主要功能。
7. 简述细胞核的基本结构及其主要功能。
8. 举例说明细胞核与疾病的重要关系。

第十一章 细胞内遗传信息的传递和调控

基因是具有特定遗传效应的DNA片段，构成DNA的四种核苷酸以线性排列的方式编码细胞内的遗传信息。1958年，Messelson和Stahl利用同位素标记试验证实了DNA以半保留方式进行复制。同年，Crick提出分子生物学的“**中心法则**（**central dogma**）”，阐明了从DNA到蛋白质的遗传信息流动方向和过程。以DNA作为模板合成RNA分子，RNA分子指导特定蛋白质合成，这一过程称为**基因表达**（**gene expression**）。1966年，Nirenberg等破解了全部遗传密码，1970年，Temin和Baltimore分别从RNA病毒中分离到了逆转录酶，阐明了生物界中的另外一种遗传信息流动方向即从RNA到DNA。遗传信息传递过程受到严密精确的调控，任何异常均可导致疾病的发生。

第一节 基因及其结构

一、基因的概念和分类

构成遗传信息的物质基础是DNA序列中的单核苷酸排列顺序，不同细胞中DNA所载有的遗传信息不一，能够编码的生物活性物质也不同。在原核细胞中，一个基因就是DNA分子的一个片段；但在真核细胞，一个基因可以是DNA分子的一个片段或是若干片段的组合。根据基因序列的特点，可将基因分为单一基因、基因家族、假基因和串联重复基因四大类。

（一）单一基因

单一基因（**solitary gene**）是指基因组中只有一份或极少几份的基因，也称为非重复序列或单一序列（unique sequence）。

（二）基因家族

基因家族（**gene family**）是指同一物种中结构与功能相似，进化起源上密切相关的一组基因。有的基因家族的基因位于同一条染色体上，可同时发挥同一作用，如位于6号染色体短臂（6p21.3）的人类白细胞抗原（human leukocyte antigen，HLA）基因家族。有的基因家族的成员分布在不同染色体上，编码一组功能上相关的蛋白质，如珠蛋白基因家族，包括位于16号染色体（16p13.33-pter）的类α珠蛋白基因簇和位于11号染色体（11p15.5-pter）的类β珠蛋白基因簇。

（三）假基因

假基因（**pseudogene**）是指在基因家族中，不产生有功能产物的基因。进化过程中，可能由于缺失、倒位或点突变等使基因丧失活性，成为无功能的假基因。假基因通常缺少内含子，两侧有顺向重复序列。如β珠蛋白基因家族中的$\psi\beta1$和$\psi\beta2$。

（四）串联重复基因

串联重复基因（**tandem repeated genes**）是指呈串联重复排列的基因，主要有45S rRNA、5S rRNA、tRNA以及组蛋白基因等。45S rRNA基因位于人类13、14、15、21和22号染色体的核仁组织区，每个核仁组织区平均含有50个串联重复排列的45S rRNA基因，每个45S rRNA基因之间为不转录的间隔区。5S rRNA基因位于1号染色体（1q42-43）上，单倍体基因组约有1000个5S rRNA基因。在人体单倍基因组中约有1000～2000个tRNA基因，为50～60种tRNA编码，每种tRNA基因平均重复20～30次。组蛋白基因家族较复杂，但每种组蛋白基因的拷贝数完全相同。

二、真核基因的结构

原核生物基因的蛋白质编码序列是连续的，而大多数真核生物基因的编码序列是不连续的，被若干个非编码序列隔开，因此被称为**断裂基因**（**split gene**）。真核生物基因的序列包括转录单位和侧翼序列两部分（图11-1）。

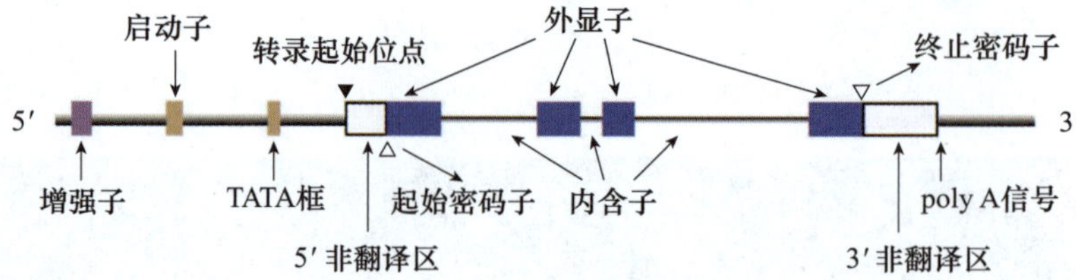

图 11-1　人类基因结构

（一）转录单位

转录单位（transcription unit）指从 RNA 聚合酶识别的转录起始位点至转录终止区这一段的核苷酸序列。真核生物的转录单位一般只有一个基因，转录后形成单顺反子 mRNA，只编码一条多肽链。真核细胞基因中含有的编码序列称为**外显子（exon）**。两个外显子之间无编码功能的序列称为**内含子（intron）**。不同的基因所含外显子和内含子的数目和大小不同。例如，假肥大型肌营养不良症（Duchenne′s muscular dystrophy）的致病基因有 79 个外显子和 78 个内含子，全长 2300kb，外显子约占全长的 0.5%，编码 3685 个氨基酸。在人类基因组中也有少数的基因无内含子序列，如 *SRY* 基因。

基因转录后，内含子被切除，外显子拼接起来，经过修饰后转运到细胞质中翻译出特定的基因产物。每个外显子和内含子的接头区是高度保守的一致序列，称为外显子-内含子接头。绝大部分内含子 5′ 端开始的碱基为 GT，3′ 端结束的碱基是 AG，这种接头形式称为 GT-AG 法则，是普遍存在于真核细胞基因中 RNA 剪接的识别信号。在 RNA 剪接加工后形成的成熟 mRNA 的 5′ 端和 3′ 端，各有一段由 30 到数百个核苷酸组成的**非翻译区（untranslated region，UTR）**。

（二）侧翼序列

侧翼序列（flanking sequence），指真核基因中转录单位两侧的核苷酸序列，对基因的表达及表达水平具有调控作用。侧翼序列包括启动子、终止子、增强子和沉默子等。

1. 启动子

启动子（promoter）是决定 RNA 聚合酶转录起始位点的 DNA 序列，通常位于基因转录起始点的上游，是控制转录的关键部位。启动子中含有特征性的核心序列，真核生物典型的启动子是 TATA 盒、CAAT 盒和 GC 盒。

在转录起始位点上游-25～-35bp 区段是由 7～10 个碱基组成而以 TATA 为核心的序列，称为 TATA 盒（TATA box）。这一部位是 RNA 聚合酶及其他蛋白质因子的结合位点，与转录起始的准确定位有关。若 TATA 盒缺失，转录合成的 RNA 可有不同的 5′ 端。位于 TATA 盒的上游，距转录起始点-70～-80bp 区含有 CCAAT 序列，在-80～-110bp 区含有 GGGCGG 序列，这两段保守序列分别称 CAAT 盒（CAAT box）和 GC 盒（GC box），目前统称为**上游启动子序列（upstream promoter sequence，UPS）**或**上游启动子元件（upstream promoter element，UPE）**，它们是许多蛋白质转录因子的结合位点。CAAT 盒和 GC 盒是基因有效转录所必需的 DNA 序列，主要控制转录的起始频率，基本不参与起始位点的确定。

2. 终止子

终止子（terminator）是位于真核基因 3′ 端编码区下游的一段提供转录终止信号的 DNA 序列。由特定序列 5′-AATAAA-3′ 和一段回文序列组成。5′-AATAAA-3′ 是多聚腺苷酸（poly A）的附加信号。回文序列在转录后形成发夹结构，阻碍 RNA 聚合酶向前移动，终止转录。因此，与启动子的作用不同，终止子的终止作用不是 DNA 序列本身，而是发生在转录生成的 RNA 上。

3. 增强子

增强子（enhancer）是增强真核基因转录效率的 DNA 序列。增强子的位置不固定，可以位于转录起始点上游或下游，也可位于基因内部；距离被调控的基因可远可近，远的可达 3kb 或更远。增强子发挥作用不受序列方向性的限制，可以是 5′→3′，也可以是 3′→5′。增强子一般具有组织或细胞特异性。

4. 沉默子

沉默子（silencer）是对基因转录起阻遏作用的负调控元件，帮助降低或关闭邻近基因表达活性的一段 DNA 序列。沉默子与调节基因的位置关系不固定，可位于调节基因的上游或下游。

三、真核基因的特点

（一）基因家族是真核细胞中一组来源相同、功能相关的基因

真核细胞基因结构最显著的特征之一是存在许多基因家族。真核细胞基因组中来源相同、结构相似、功能相关的一组基因是由一个祖先基因经重复和突变形成的。按照在基因组中的分布不同，基因家族可分为两类，一类是基因家族的成员成簇存在，串联排列于特殊的染色体区段上，形成**基因簇（gene cluster）**，它们常可同时转录，合成功能相关或相同的产物，如组蛋白、rRNA 基因家族；另一类是基因家族成员分散存在，广泛地分布于整个染色体，甚至可存在于不同

的染色体上，如干扰素、珠蛋白等基因家族。

（二）真核基因组中含有大量的DNA重复序列

在真核细胞基因组中，编码蛋白质的基因一般只有一个或几个拷贝，这称为单一序列。除此之外，基因组中还含有大量的功能未知、多个拷贝的DNA重复序列（repetitive sequence）。在动物细胞中，多达一半的DNA由重复序列组成。根据DNA重复程度的不同，主要可分为两类：

1. 中度重复序列

中度重复序列（moderately repetitive sequence）由相对较短的序列组成，重复次数在10～1000。一般认为，中度重复序列属非编码序列，散在分布于基因组中，与基因调控有关。如人类*Alu*家族是人类基因组中含量最丰富的中度重复序列，占人类基因组的3%～6%，长约300bp，*Alu*家族成员约有30万个，因每个*Alu*序列中隐含有一个限制性内切酶Alu Ⅰ的识别序列AGCT而得名。*Alu*序列的功能可能与转录调节和hnRNA加工有关。

2. 高度重复序列

高度重复序列（highly repetitive sequence）由非常短的序列（一般小于100bp）组成，其在基因组中的重复次数在几千次以上，一般组成长的串联重复序列，常成簇分布于染色体着丝粒区及染色体的端部，如卫星DNA。高度重复序列在哺乳动物基因组中的比例一般小于10%，可能与基因表达调控及染色体结构的维持有关，具体功能尚不清楚。

第二节　真核细胞基因转录与转录后加工

在细胞核中以DNA为模板合成RNA的过程称为**转录（transcription）**，其实质是将遗传信息从DNA传递给RNA分子。在双链DNA中，作为转录模板的链称为**模板链（template strand）**，与其互补的另一条链称为**编码链（coding strand）**，该链与转录产物的序列相同，只是在转录中将DNA中的T变为RNA中的U。由转录而产生的RNA分子有不同类型，包括mRNA、rRNA、tRNA和其他具有调控作用的RNA分子。对结构基因而言，还需要通过翻译过程使遗传信息转化成为具有功能的多肽或蛋白质；但对某些特殊基因来说，如rRNA基因和tRNA基因，转录所形成的产物执行特定的功能。

一、转录酶系统

原核细胞和真核细胞的转录过程是由不同的酶和转录因子催化完成的。真核细胞中有三类RNA聚合酶（RNA聚合酶Ⅰ、RNA聚合酶Ⅱ和RNA聚合酶Ⅲ），它们在细胞内的定位及功能各不相同。RNA聚合酶Ⅰ位于细胞核核仁，转录18S、5.8S、28S三种rRNA基因；RNA聚合酶Ⅱ和Ⅲ位于细胞核基质中，前者催化合成mRNA的前体分子不均一核RNA（hnRNA），后者催化合成tRNA、5S rRNA、*Alu*序列及一些很稳定的小分子RNA（表11-1）。

表11-1　真核生物的RNA聚合酶

种类	细胞内定位	转录产物
RNA聚合酶Ⅰ	核仁	45S rRNA
RNA聚合酶Ⅱ	核基质	hnRNA
RNA聚合酶Ⅲ	核基质	5S rRNA、tRNA、snRNA

RNA聚合酶都有相当复杂的分子结构，由10个或10个以上不同的多肽链亚基组成。

转录是RNA聚合酶催化的RNA合成过程，在这个过程中，RNA必须以DNA的两条多核苷酸链中的一条为模板，新生成RNA的方向由5′→3′。另一方面，RNA聚合酶的作用受到许多称为转录因子的蛋白质因子的调节，使细胞决定哪些基因得以转录，哪些基因处于关闭状态。

转录过程包括RNA聚合酶与启动子结合、转录的起始、延长、终止等步骤。RNA聚合酶遇到DNA特定顺序，即含RNA合成启动部位和RNA合成开始信号的启动子时，才能牢固地结合，结合后的RNA聚合酶识别转录起始点，打开DNA双链间氢键（约4 bp），以DNA中的信息链为模板，信息链的启动子顺序和RNA聚合酶走向互补。当RNA链合成开始后，RNA聚合酶就沿着RNA链继续向前滑动，不断地形成新的磷酸二酯键，使RNA链延长，一直到DNA模板上出现**终止信号（termination signal）**则终止转录，新合成的RNA和RNA聚合酶从DNA链上释放。在真核细胞中，启动子负责结合RNA聚合酶，但并不能单独起作用，至少在某些情况下，启动子的活性在增强子的存在下会极大地增加。增强子的作用没有方向性，与起始位点的距离可以达到数千个碱基对。增强子通过与特异性蛋白质结合可以在更远的距离上对转录起调控作用。

二、转录产物及其加工

DNA转录后产生不同类型的RNA，这些转录的初始产物多数并无生物学活性，必须在细胞核中经过进一步的加工处理后，才能成为成熟的RNA分子输入细胞质中参与蛋白质的合成。真核细胞的转录产物的后加工尤为重要。

（一）前体 mRNA 的加工

mRNA 是三种 RNA 中唯一具有编码蛋白质功能的分子，其前体是结构基因在 RNA 聚合酶Ⅱ催化下转录形成的。由于前体分子的大小各不相同，称为**核不均一 RNA（heterogenous nuclear RNA，hnRNA）**，hnRNA 经过一定的加工修饰后才能形成成熟的 mRNA 分子，成熟 mRNA 进入细胞质，在核糖体上进行翻译。

1. hnRNA 两端的化学修饰

hnRNA 的第一个修饰是在它的 5′ 端开始的第 1 个核苷酸上接上 1 个三磷酸鸟嘌呤，然后在甲基酶的作用下，在鸟嘌呤第 7 位的 N 上进行甲基化，形成一个 7-甲基鸟嘌呤三磷酸（m^7G）的帽子结构，同时在原来第 1 个核苷酸的 2′ 的 O 上也进行甲基化，因此一个帽带有 2 个甲基（图 11-2）。当新生的 RNA 合成到 30 个核苷酸时就立即加帽（capping）。

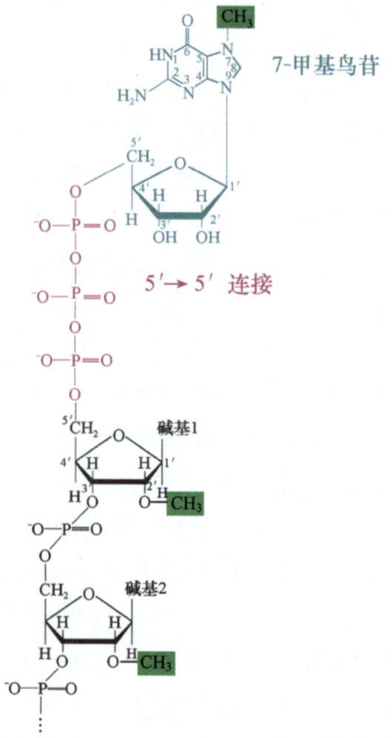

图 11-2　mRNA 5′ 端的帽结构

5′ 帽结构一是能封闭 mRNA 5′ 端，使其不再加入核苷酸，同时也防止生长的 RNA 分子被磷酸酶和核酸酶降解；二是帽子结构能被核糖体小亚基识别，有利于 mRNA 最初翻译的准确性。

hnRNA 的第二个修饰发生在 3′ 端，即多聚腺苷酸聚合酶催化，在 mRNA 3′ 端加上 100～250 个腺苷酸残基，形成多聚腺苷酸的尾巴（poly A tail）。Poly A 尾对成熟 mRNA 从核中输出有一定作用，还可以稳定 mRNA 使其免遭降解。

经过加帽接尾的初级转录产物合成完成，但 RNA 聚合酶Ⅱ还继续转录上百或上千个核苷酸，这条后续合成的链因无 5′ 帽而被降解（图 11-3）。

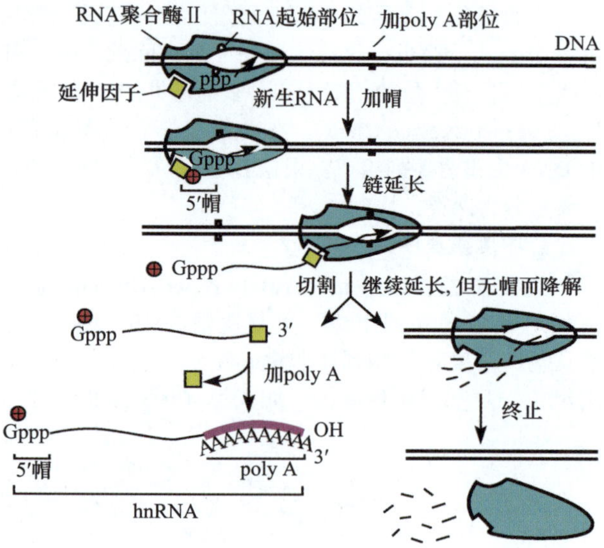

图 11-3　一个 hnRNA 分子的合成

2. mRNA 前体的剪接

hnRNA 中的绝大多数核苷酸序列在成熟过程中会被切除。被切除的序列为内含子，保留下来的序列为外显子。内含子的切除和外显子的连接是由精确的剪接过程来完成的，对真核生物外显子与内含子相邻序列研究发现，内含子常以 GT 开始，以 AG 结束，被认为是真核基因特有的剪切信号。几乎所有真核细胞基因的内含子均遵循这一 GT-AG 规则。如果与外显子接头处相应的 DNA 分子发生了突变，所形成的 RNA 的接头也随之改变，剪接则不能正常进行。mRNA 的剪接是通过**剪接体（spliceosome）**来完成的，剪接体由几种**小分子核糖核蛋白颗粒（small nuclear ribonucleoprotein particle，snRNP）**组成，而 snRNP 又是由核内小分子 RNA（small nuclear RNA，snRNA）和蛋白质结合而成的，常见的 snRNA 以 U_1～U_6 表示。除 U_6snRNA 由 RNA 聚合酶Ⅱ转录外，其余的均由 RNA 聚合酶Ⅲ催化合成。一般认为，首先是 U_1snRNP 结合到具有 5′ 帽结构的 hnRNA 内含子 5′ 剪切点，随后 U_2snRNP 结合到内含子分支点，这一过程需要 ATP 供能；接着，U_4、U_5、U_6snRNP 以复合体形式结合于内含子上形成剪接体；此后发生两步反应，第一步，分支点上的核苷酸 A 接近 5′ 剪切点，内含子与 5′ 端外显子从此处断开，切断的内含子 5′ 端与核苷酸 A 共价连接形成套索状（lariat）结构；第二步，5′ 外显子上的 3′-OH 端与 3′ 端外显子的起始部位结合，并切割 3′ 端剪切点，3′ 端和 5′ 端外显子彼此连接，剪接体各组分与套索状结构脱离，剪切完成（图 11-4）。被剪切的核苷酸最终在细胞核中被降解。

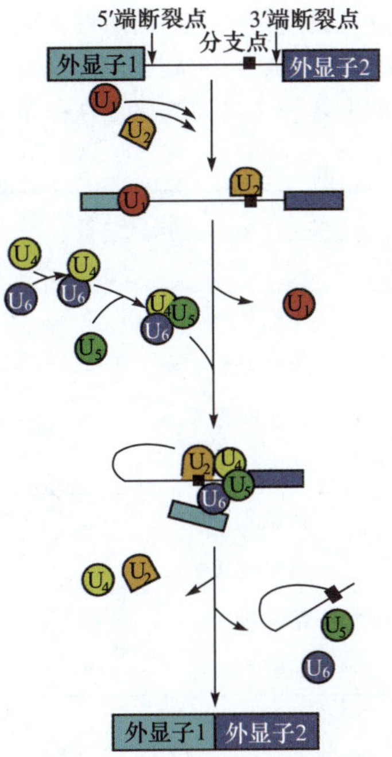

图 11-4　snRNP 参与 hnRNA 剪接过程示意图

由于剪接与加工，就有可能从同一转录产物中产生几种不同的 mRNA 指令，从而指导几种不同的蛋白质合成。例如，M.G. Rosenfeld 等在对降钙素基因的组织特异性拼接的研究中发现由于不同的拼接，该基因可编码两种多肽，即在甲状腺 C 细胞中编码降钙素（Cal），在神经组织中编码降钙素基因相关肽（GRP）（图 11-5）。β 珠蛋白生成障碍性贫血是人类的一种遗传性疾病，DNA 序列分析发现该病有 50 种以上的突变体，其中大部分是由于剪接改变所致。

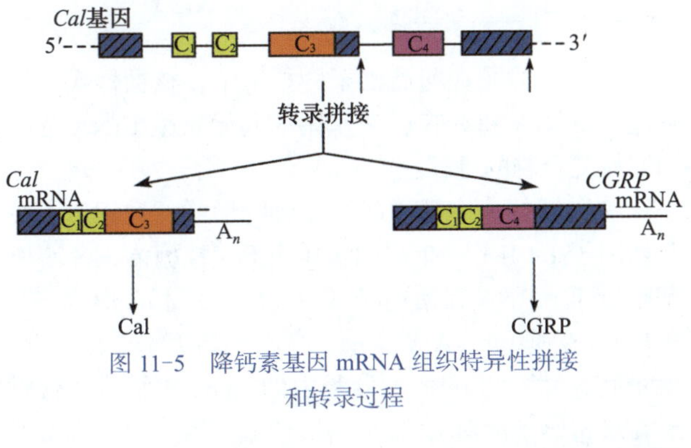

图 11-5　降钙素基因 mRNA 组织特异性拼接和转录过程

（二）前体 rRNA 的加工

真核细胞中的 rRNA 基因串联排列于核仁染色质的特定区域内。rRNA 基因间均由不转录的 DNA 分隔。每个 rRNA 基因由 3 个外显子和 2 个内含子组成，3 个外显子依次为编码 18S rRNA、5.8S rRNA、28S rRNA 的前体序列，共同组成一个 rRNA 转录单位。真核生物中 rRNA 前体由 RNA 聚合酶 Ⅰ 催化合成。rRNA 前体分子的加工在核仁中进行。一些核糖体蛋白与 rRNA 前体分子结合，这种结合过程在 rRNA 前体的转录还未完成时即发生。哺乳动物最初形成的 rRNA 前体是 45S，在加工过程中，第一步要把由转录间隔区转录来的 RNA 切去，第二步将内含子切去，最后形成 18S、5.8S、28S 的成熟 rRNA。rRNA 的加工也包括化学修饰作用，主要是甲基化。另外，5S rRNA 是由核仁外的基因编码，在 RNA 聚合酶 Ⅲ 催化下，由 5S rDNA 转录得来。初级 5S rRNA 在有些动物细胞中不须再经加工即成为成熟的 5S rRNA 分子转运至核仁中，直接参与核糖体大亚基的装配（图 11-6）。

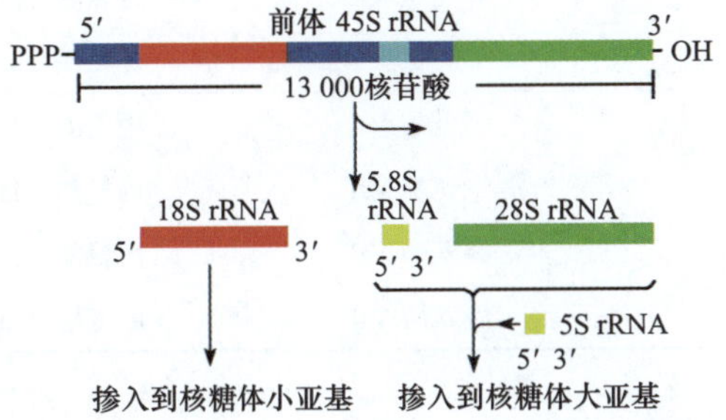

图 11-6　45S rRNA 的加工过程（引自 Alberts et al.，2022）

（三）前体 tRNA 的加工

真核细胞中含有多个编码 tRNA 的基因，在 RNA 聚合酶 Ⅲ 的作用下被转录为 tRNA 前体。在加工过程中，前体 tRNA 在 RNA 酶的作用下，5′ 端和相当于反密码环的区域要被切除一定长度的核苷酸，另外也需要在 3′ 端、5′ 端上进行修饰。例如，tRNA3′ 端在 tRNA 核苷酸转移酶作用下加上-CCAOH 末端，作为氨基酸的结合部位；部分碱基可被化学修饰，如在甲基化酶作用下发生腺嘌呤的 1-甲基化。真核细胞的某些前体 tRNA 内部还有无意义的插入顺序，转录后也需要切除。

第三节　蛋白质的生物合成

遗传信息的翻译（translation）过程是以 mRNA 为模板合成多肽链的过程，又称为蛋白质的生物合成。

一、遗传密码（genetic code）

mRNA 的核苷酸序列 3 个相邻碱基编码一种氨基酸，即可形成 $4^3=64$ 种遗传密码，其中 61 种可编码氨基酸，3 种（UAA、UAG、UGA）为终止密码，是多肽链合成的终止信号。密码子 AUG 既可作为多肽合成的起始信号，又是编码甲硫氨酸的密码子。从表 11-2 中可看出，很多氨基酸有一种以上的密码子，如 UUU

和 UUC 都是苯丙氨酸的密码子，像这样为同一种氨基酸编码的不同密码子称为**同义密码子（synonymous codon）**。除了极少数例外，所有生命体的遗传密码都是相同的，这就是遗传密码的通用性。此外，从 30 亿年前细胞出现演化至今，遗传密码也始终保持不变，由此表明地球上各种生物在进化上存在亲缘关系。

表 11-2　遗传密码表

第一个碱基 (5'端)	第二个碱基				第三个碱基（3'端）
	U	C	A	G	
U	苯丙氨酸 Phe	丝氨酸 Ser	酪氨酸 Tyr	半胱氨酸 Cys	U
	苯丙氨酸 Phe	丝氨酸 Ser	酪氨酸 Tyr	半胱氨酸 Cys	C
	亮氨酸 Leu	丝氨酸 Ser	终止密码 Stop	终止密码 Stop	A
	亮氨酸 Leu	丝氨酸 Ser	终止密码 Stop	色氨酸 Tp	G
C	亮氨酸 Leu	脯氨酸 Pro	氨酸 His	精氨酸 Arg	U
	亮氨酸 Leu	脯氨酸 Pro	组氨酸 His	精氨酸 Arg	C
	亮氨酸 Leu	脯氨酸 Pro	谷氨酰胺 Gln	精氨酸 Arg	A
	亮氨酸 Leu	脯氨酸 Pro	谷氨酰胺 Gln	精氨酸 Arg	G
A	异亮氨酸 Ile	苏氨酸 Thr	天冬酰胺 Asn	丝氨酸 Ser	U
	异亮氨酸 Ile	苏氨酸 Thr	天冬酰胺 Asn	丝氨酸 Ser	C
	异亮氨酸 Ile	苏氨酸 Thr	赖氨酸 Lys	精氨酸 Arg	A
	甲硫氨酸 Met (起始)	苏氨酸 Thr	赖氨酸 Lys	精氨酸 Arg	G
G	缬氨酸 Val	丙氨酸 Ala	天冬氨酸 Asp	甘氨酸 Gly	U
	缬氨酸 Val	丙氨酸 Ala	天冬氨酸 Asp	甘氨酸 Gly	C
	缬氨酸 Val	丙氨酸 Ala	谷氨酸 Glu	甘氨酸 Gly	A
	缬氨酸 Val	丙氨酸 Ala	谷氨酸 Glu	甘氨酸 Gly	G

二、多肽链的合成

蛋白质生物合成，即多肽链的合成由 mRNA、tRNA 和核糖体三者密切配合完成的。mRNA 是合成多肽链的模板，tRNA 能转运活化的氨基酸，核糖体提供多肽链合成的场所。可分为五个阶段，即氨基酸的活化、多肽链合成的起始（initiation）、肽链的延伸（elongation）、肽链的终止（termination）和释放、蛋白质合成后的加工修饰。原核生物与真核生物的蛋白质合成过程中有很多区别，真核生物此过程比较复杂，原核生物多肽链的合成过程最为清楚，下面着重介绍原核生物蛋白质合成的过程。

（一）氨基酸激活

合成蛋白质所需要的氨基酸不是细胞质中游离的氨基酸，而是一种被激活的氨基酸与特异的 tRNA 形成一种氨酰基-tRNA 复合体。这种结合是在特定的氨酰基-tRNA 活化酶的催化下进行的，每种氨基酸都有它专一的活化酶。这种酶有两个主要作用：①把氨基酸附着到 ATP 上使氨基酸活化；②把激活了的氨基酸转移到对应的 tRNA 上与其 3′ 端的腺苷酸残基形成共价键，生成特定的氨酰基-tRNA 复合体。氨酰基-tRNA 复合体可以转运到核糖体上参与蛋白质的合成。

（二）肽链的起始

起始阶段是在起始因子的帮助下，核糖体大、小亚基、mRNA 和具有启动作用的起始氨酰-tRNA 装配为起始复合物的过程。

在大肠杆菌中翻译起始复合物形成的过程：①在起始因子 1（IF1）和（IF3）作用下，核糖体 30S 小亚基附着于 mRNA 起始信号部位（SD 序列），形成 IF1-IF3-30S 亚基-mRNA 复合物；②在起始因子 2 作用下，fMet-$tRNA^{fMet}$ 与 mRNA 分子中的 AUG 相结合（密码子与反密码子配对），形成 30S 前起始复合物，即 IF1-IF2-IF3-30S 亚基-mRNA-fMet-$tRNA^{fMet}$ 复合物，此步骤需要 GTP 和 Mg^{2+}参与；③ 50S 亚基与上述的 30S 前起始复合物结合，同时 IF1、IF2 和 IF3 脱落，形成 70S 起始复合物，即 30S 亚基-mRNA-50S 亚基-mRNA-fMet-$tRNA^{fMet}$ 复合物。此时 fMet 占据着 50S 亚基的肽酰位（P 位），而 A 位留空有待于对应 mRNA 中第二个密码的相应氨酰-tRNA 进入，从而进入延长阶段（图 11-7）。

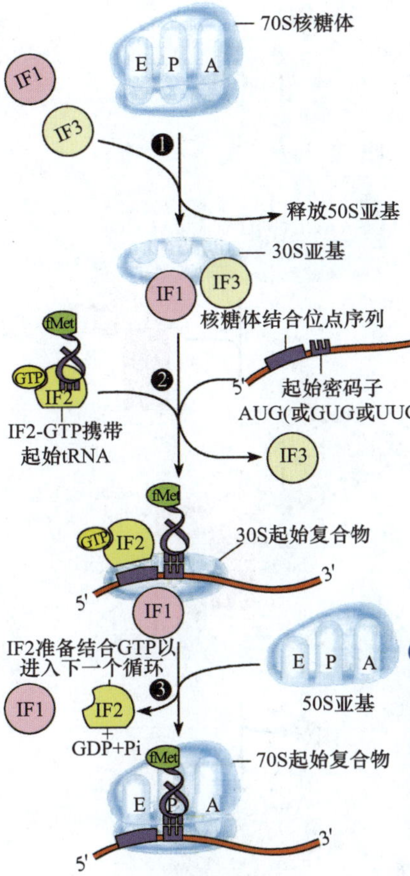

二维码 11-1 微课

原核细胞多肽起始复合物的装配

图 11-7　肽链的起始（引自陈誉华，2008）

真核细胞蛋白质合成起始过程比原核细胞复杂。参与该过程的起始因子被称为 eIF（e 代表真核细胞）。某些 eIF 参与了 40S 小亚基与 mRNA 5′ 端帽子结构的结合。在起始复合物形成后，40S 小亚基在 mRNA 上扫描直到发现正确的 AUG 起始密码子，然后 eIF 被释放，60S 大亚基结合到起始复合物上来，启动蛋白质的合成。此外，mRNA 3′ 端尾部的 poly A 可以促进起始复合物的形成，提高翻译效率。

（三）肽链的延伸

起始复合物形成后，各种氨酰-tRNA 依次结合到核糖体上使肽链从 N 端向 C 端逐渐延长，这个过程又称为**核糖体循环**（**ribosome circulation**），包括**进位**（**registration**）、成肽（peptide bond formation）、**转位**（**translocation**）三个步骤（图 11-8）。

核糖体上最重要的三个活性部位（confluent area）分别是 P 位、A 位和 E 位（图 11-7）。多肽合成起始时，甲酰甲硫氨酰-tRNA 结合到 P 位，但 A 位空着，故核糖体可接纳另一个氨酰-tRNA。接纳哪一种氨酰 tRNA 则由 A 位上 mRNA 的密码子决定。核糖体上只能同时并列两个氨酰-tRNA，当 A 位被占据后，在转肽酶和一些增长因子的作用下，两个 tRNA 所携带的氨基酸之间建立肽键，形成二肽。这时，在移位酶和 GTP 参与下，核糖体沿 mRNA 5′→3′ 方向移动一个密码子，P 位上空载的 tRNA 移至 E 位并离开核糖体，A 位上的氨酰-tRNA 移位到 P 位，A 位空出，又可接受一个新的氨酰-tRNA，新的氨基酸在转肽酶和增长因子的作用下以肽键连接到先前的肽链上。不断重复此过程，肽链不断增长。每一个新 tRNA 结合到核糖体上和每一次移位都需要水解 GTP 的一个高能磷酸键提供能量（图 11-8）。

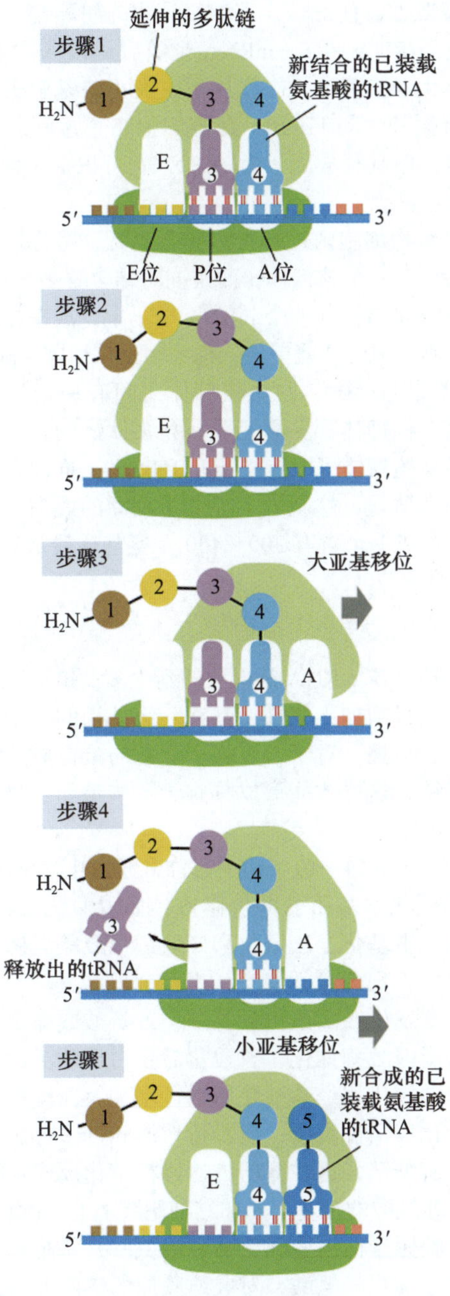

图 11-8　肽链的延伸

此后，肽链上每增加一个氨基酸残基，即重复上述进位、成肽、转位的步骤，直至肽链合成终止。真核细胞的肽链延长过程与原核细胞大致相同，仅在参与的因子方面有所区别。

（四）肽链的终止

在核糖体向mRNA 3′端移动中，肽链也逐渐延长，当mRNA的终止信号UAA、UAG、UGA中任一种进入A位时，没有任何tRNA能与之识别，只有释放因子（RF）识别这种信号。原核细胞的RF有3种，RF1识别UAA和UAG，RF2识别UAA和UGA，RF3结合GTP并促进RF1、RF2与核糖体合。肽链和mRNA等释出RF的结合使核糖体上转肽酶构象改变，具有水解酶活性，使P位上tRNA与肽链间酯键水解，肽链脱落。tRNA、RF、mRNA也随后从核糖体上释出。核糖体大小亚基在IF3作用下，大小亚基解聚，重新进入新循环（图11-9）。真核细胞终止过程与原核细胞相似，但其释放因子为eRF1，它可识别3种终止密码子。

在生物细胞内进行蛋白质合成时，每分子mRNA上不只结合一个核糖体，而是同时结合着多个核糖体。多个核糖体结合到一个mRNA分子上，成串排列，形成蛋白质合成的功能单位，称为多聚核糖体（polyribosome）（图11-10）。两个核糖体之间有一定的长度间隔，每个核糖体都独立完成一条多肽链的合成，所以这种多聚核糖体可以在一条mRNA链上同时合成多条相同的多肽链，这就大大提高了翻译的效率。例如大肠杆菌合成一个含有300～400个氨基酸残基的蛋白质仅需要10～20s。

（五）肽链合成后的加工修饰

从核糖体mRNA链释放的新生多肽链尚不具有生物活性，必须加工修饰使其在一级结构的基础上进一步盘曲、折叠。对于含有多个亚基的蛋白质还需要亚基的集结，这样才能形成具有天然构象和生物学活性的功能蛋白。

新生多肽链一级结构的修饰常通过化学反应进行，不同类型化学基团的共价修饰，如磷酸化、糖基化、羟基化、甲基化、乙酰化和二硫键形成等，修饰后可使蛋白质表现为激活状态，也可表现为失活状态。磷酸化常常发生在多肽链丝氨酸、苏氨酸或酪氨酸残基上，由蛋白激酶催化，磷酸化后蛋白质的活性发生改变，如磷酸化酶经磷酸化后活性增加，而糖原合成酶经磷酸化后活性丧失；质膜蛋白质和许多分泌型蛋白质都具有糖链，这些寡糖链通过糖基化反应结合在丝氨酸或苏氨酸的羟基上，如红细胞膜上的ABO血型决定簇；胶原蛋白前体脯氨酸和赖氨酸残基羟基化形成羟脯氨酸和羟赖氨酸，对成熟胶原的链间共价交联是必需的；mRNA上没有胱氨酸的密码子，多肽链中的二硫键，是在肽链合成后，通过两个半胱氨酸的巯基氧化形成的，二硫键的形成对维持蛋白质的活性和结构是必需的。

原核生物中几乎所有蛋白质合成都是从*N*-甲酰甲

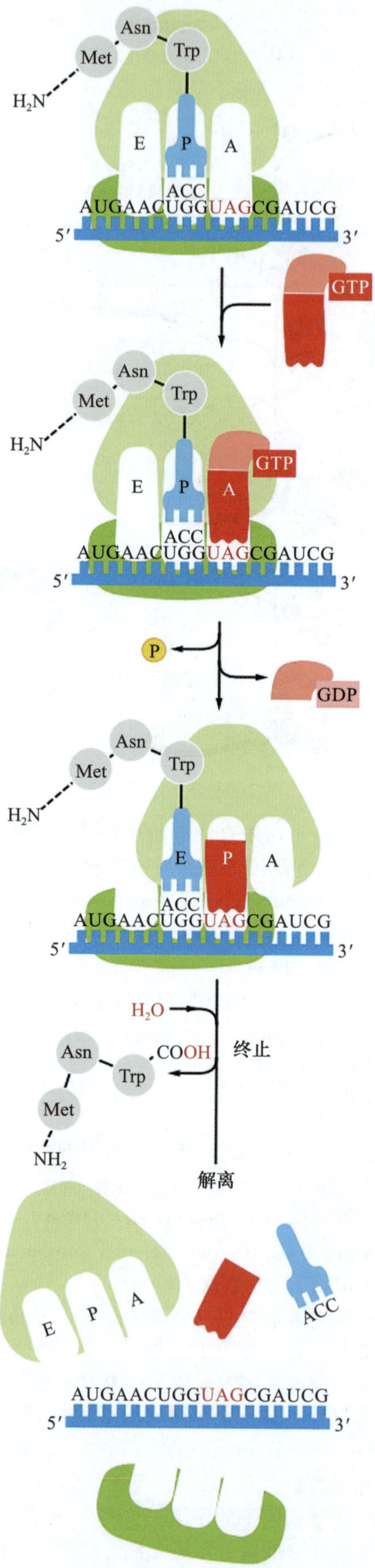

图11-9　肽链的终止

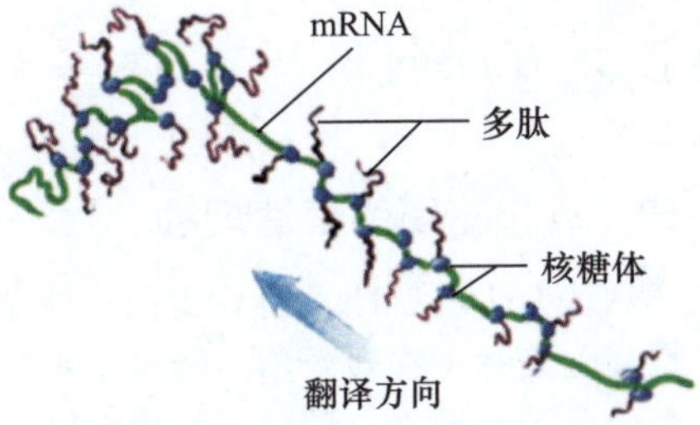

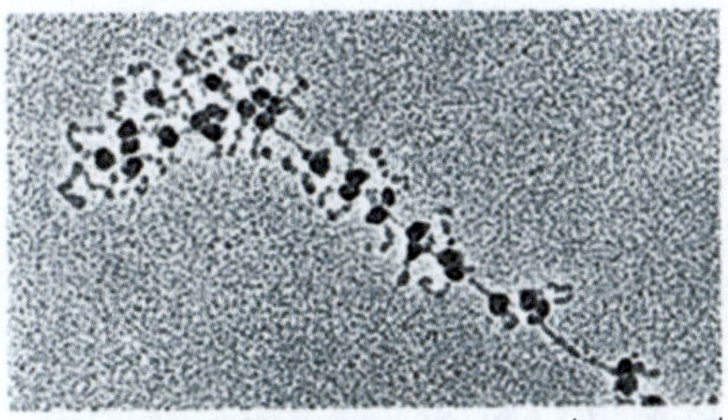

图 11-10　多核糖体

硫氨酸开始，真核生物从甲硫氨酸开始，但天然蛋白质大多数不是以甲硫氨酸或甲酰甲硫氨酸为氨基端起始的。因此，在多肽链合成终止，甚至在肽链合成进行的同时，甲酰基经脱甲酰基酶水解而除去，甲硫氨酸或者氨基端的一些氨基酸残基由氨肽酶水解掉，包括除去信号肽序列。有些活性蛋白往往是由其无活性的前体蛋白水解而来的，如大多数的鸦片样促黑皮质激素原（proopio-melano-cortin，POMC）初翻译产物为 265 个氨基酸，在垂体前叶细胞中，POMC 初切割成为 N 端片段和 C 端片段的 β-促脂解激素（β-LT，lipotropin），然后 N 端片段又被切割成较小的 N 端片段和 39 肽的促肾上腺皮质激素（ACTH），而在脑下垂体中叶细胞中，β-促脂解激素再次被切割产生 β-内啡肽（β-endorphin）；ACTH 也被切割产生 13 肽的促黑激素（α-melanotropin）。

新生肽链还需要逐步折叠成天然空间构象才能成为有活性的功能蛋白。一般认为，蛋白质一级结构是其空间结构形成的基础，同时也需要其他的酶、蛋白质辅助才能完成折叠过程。分子伴侣（molecular chaperone）是一类能识别肽链的非天然结构、并能促进各功能域和整体蛋白质的正确折叠的酶或蛋白分子，它能介导其他蛋白质正确装配成有功能活性的空间结构，而本身并不参与最终装配产物的组成。目前认为分子伴侣蛋白有两类：①蛋白因子，如热休克蛋白（heat shock protein，HSP）、伴侣素（chaperonin），它们可以和部分折叠或没有折叠的蛋白质分子结合，稳定它们的构象，使其免遭其他酶的水解或促进蛋白质折叠成正确的空间结构；②酶，如蛋白质二硫键异构酶（protein disulfide isomerase，PDI），可以识别和水解非正确配对的二硫键。

三、蛋白质的降解

细胞内蛋白质处于不断合成与降解中，这在细胞的生理活动中发挥着不可替代的作用，包括处理损伤或错误折叠的蛋白、翻译后修饰的蛋白及功能发挥后蛋白质的清除等。细胞内蛋白质在一系列蛋白酶的作用下水解成多肽，再在肽酶作用下降解成游离氨基酸，又再被重利用合成新的蛋白质。如果蛋白质的降解速率和位点出现异常，就会影响细胞的分裂、信号传递等，导致疾病发生。蛋白质主要通过**泛素-蛋白酶体途径（ubiquitin proteasome system）**和溶酶体途径降解。

（一）泛素-蛋白酶体途径

细胞中新合成的蛋白质中有超过 30％需要通过泛素介导而被降解以保证蛋白质的质量。**泛素（ubiquitin）**是 1975 年从小牛胰脏中分离得到的含有 76 个氨基酸的一种多肽，泛素可与待降解的蛋白质共价结合，而且一种蛋白质可以和多个泛素分子结合，后来将这种现象称为**多泛素化（poly-ubiquitination）**。多泛素化是蛋白质降解启动的信号。在细胞内存在 3 种与泛素有关的重要的酶：泛素激活酶（E1）、泛素结合酶（E2）、泛素蛋白连接酶（E3）。E1 激活泛素分子，此过程需要 ATP 供能；泛素分子被激活后被运送到 E2 上，E2 负责将泛素绑在被降解的蛋白质上；E3 能识别被降解的蛋白质；最后，E3 释放出被泛素标记的蛋白质。如此循环反复，在结合了一定数量（一般认为至少 5 个）的泛素分子后，被降解蛋白质就被运送到细胞内的一种被称为“垃圾处理厂”的蛋白酶体（proteasome）结构中进行降解。

（二）溶酶体途径

与蛋白质在蛋白酶体通过 ATP 依赖途径被降解的途径不同，溶酶体是真核细胞的消化器官，内含多种酸性水解酶，可以直接分解蛋白质分子。蛋白质通过此途径降解，是不需要 ATP 提供能量的。蛋白物质经自噬形成自噬体，或内吞作用进入细胞后，通过溶酶体消化，分解为小分子氨基酸，为合成新的蛋白质提供原料。这是一条非特异性的蛋白质降解系统。

第四节 基因表达的调控

在细胞生长和分化过程中，遗传信息严格按照一定的时间和空间顺序进行表达，受到严密和精确的调控。基因表达的调控表现为**正性调控（positive regulation）**和**负性调控（negative regulation）**，前者使基因表达量增加，后者使基因表达量减少。

一、基因表达的特点

（一）时间性和空间性

由基因的启动子等调控序列与调节蛋白相互作用决定了基因表达具有严格的时间和空间特异性。按照功能需要，某一特定基因表达严格按照一定的时间顺序发生，称为基因表达的**时间特异性（temporal specificity）**。一种基因的产物在个体不同空间的不同组织或器官中表达，是基因表达的**空间特异性（spatial specificity）**，也称**组织特异性（tissue specificity）**。

（二）组成性表达和适应性表达

（1）组成性表达（constitutive expression）：不太受环境变动而变化的一类基因表达，如管家基因的表达。

（2）适应性表达（adaptive expression）：环境的变化容易使其表达水平变动的一类基因表达。在单细胞生物中尤其突出。随环境条件变化表达水平增高的基因称为可诱导的基因（inducible gene）；随环境条件变化表达水平降低的基因称为可阻遏的基因（repressible gene）。

二、原核基因的表达调控

转录调控是原核生物基因表达调控的关键步骤。原核生物大多数基因表达调控是通过操纵子机制实现的。**操纵子（operon）**由结构基因和表达调控元件组成，是原核细胞中最常见的表达调控单位。例如，大肠杆菌乳糖代谢相关基因组成乳糖操纵子。没有乳糖的环境中，阻遏蛋白与操纵序列结合，阻碍RNA聚合酶与启动子的结合，阻止基因的转录。有乳糖存在时，在β-半乳糖苷酶的催化下乳糖转变为半乳糖，后者与阻遏蛋白结合，使阻遏蛋白与操纵序列解离，基因转录开放。当环境中无葡萄糖可供利用时，cAMP的含量增高，CAP与cAMP结合而活化，与乳糖操纵子的启动子上游的CAP结合位点相结合，从而增强RNA聚合酶的转录活性。当有葡萄糖可供分解利用时，cAMP浓度降低，CAP不能被活化，乳糖操纵子的结构基因表达下降。

三、真核基因的表达调控

从DNA到RNA再到蛋白质这条途径中，真核细胞基因表达可在转录前、转录水平、转录后、翻译和翻译后等水平进行调控。发生在转录水平，尤其是转录起始水平的调节是基因表达最重要的控制点，包括顺式作用元件和反式作用因子、组蛋白乙酰化、DNA的甲基化等。一个基因的mRNA前体经过可变剪接可产生多种不同的蛋白质，这是转录后调控。基因表达的翻译水平调控与起始因子磷酸化密切相关。

（一）转录水平调控是真核细胞基因表达的主要控制点

真核细胞中存在有多种可以与靶基因相邻的DNA序列结合，促进或抑制该基因转录的基因调节蛋白，称为反式作用因子（*trans*-acting factor），反式作用因子所识别的DNA序列叫做顺式作用元件（*cis*-acting element）。顺式作用元件是对基因表达有调节作用的DNA序列，一般不编码蛋白质，多位于基因旁侧或内含子中，其活性仅影响与其同处在一个DNA分子上的基因。基因转录活性的调节是通过反式作用因子与顺式作用元件的相互作用而实现的。

1. 顺式作用元件

根据顺式作用元件在基因中的位置、转录激活作用的性质和发挥作用的方式不同，可将真核基因的顺式作用元件分为启动子、增强子和沉默子等。

2. 反式作用因子

参与基因转录调控的反式作用因子亦被称为转录因子（transcription factor），如TFⅡD、TFⅡB、TFⅡE、TFⅡS等。转录的基本调节功能是由转录因子实现的。例如，TFⅡD首先与DNA分子上的TATA框结合，形成稳定的TFⅡD-DNA复合体，在转录起始中作为第一步，指导RNA聚合酶Ⅱ进入作用位点。在转录延长阶段起主要作用的是TFⅡE和TFⅡS，二者形成复合体，使RNA延长并阻止RNA聚合酶Ⅱ过早从DNA模板脱落。

大部分转录因子是激活因子，但也有一部分是抑制因子阻遏蛋白（repressor）。阻遏蛋白通过结合反应元件防止其他转录因子结合。

转录因子可分为基本转录因子和特异转录因子。基本转录因子是RNA聚合酶结合启动子所必需的一组蛋白因子，决定三种RNA（tRNA、mRNA及rRNA）转录的类别。特异转录因子通过结合调节序列激活或阻遏特异基因的转录。

3. 顺式作用元件与反式作用因子的相互作用

与DNA结合的反式作用因子大多以二聚体形式起作用，其功能结构域通过α螺旋-转角-α螺旋结构域、锌指结构域、亮氨酸拉链结构域、螺旋-环-螺旋结构域等形式与DNA结合。一般情况下一种反式作用因子与一个特定的DNA序列结合，但是也存在一种反式作用因子能与一种以上的顺式作用元件相结合，以及一个顺式作用元件可作为多种反式作用因子的作用靶点的情况。此外，不同的RNA水平剪切和翻译后修饰可调控某些反式作用因子的活性。顺式作用元件与反式作用因子作用的方式和其变化形式，均体现出真核生物中基因转录调节的精确性和灵活性，并具有重要的生物学意义。

4. 染色质结构影响基因转录

基因表达激活需要将致密的染色质展开，降低相邻核小体间的聚集，增加转录因子的进入，促进基因转录。这种染色质结构的动态变化过程通常称为**染色质重塑（chromatin remodeling）**。

染色质重塑是基因表达调控的主要方式，包括依赖ATP的物理修饰和组蛋白的化学修饰。依赖ATP的物理修饰以ATP水解释放的能量，使组蛋白和DNA的构象发生局部改变，该过程主要通过依赖ATP的染色质重塑复合体或染色质重建子（remodeler）来完成。组蛋白的化学修饰，如组蛋白的乙酰化、甲基化、磷酸化、泛素化和糖基化等调控基因表达。转录活化区CpG岛的甲基化水平也参与调控。

5. RNA加工水平调控的主要途径是剪接

多数真核细胞的mRNA前体分子经剪接去除内含子后形成一种成熟的mRNA，并翻译成一条相应的多肽链，这称为**常规剪接（constitutive splicing）**。在特定条件下，剪接发生在两个内含子之间，即某个内含子的5′端与另一个内含子的3′端进行剪接，删除这两个内含子及其中间的全部外显子或内含子，这称为**可变剪接（alternative splicing）**。

（二）真核细胞基因表达的翻译水平调控与起始因子磷酸化密切相关

真核细胞翻译水平调节点主要在翻译起始阶段和延伸阶段，尤其是起始阶段。通过磷酸化调节起始因子活性控制起始阶段基因的表达。

第五节　基因的信息传递与医学

一、转录因子突变与疾病

基因表达调控是高度有序的多级调控过程，在基因表达的过程中任何环节出现错误都可能影响基因的正常表达，从而引发疾病。转录因子在真核细胞基因表达调控中起重要作用，其本身结构与功能的改变，将引起细胞或个体功能缺陷。研究表明，至少有30多种疾病与转录因子有关。例如：*TBX5*转录因子的突变引起其表达量下降，会导致单基因常染色体显性遗传病心-手畸形综合征（Holt-Oram syndrome，HOS）的发生。患者以先天性心血管和上肢骨骼畸形为主要临床表现，常见桡侧拇指发育不良、房间隔缺损、室间隔缺损和心脏传导缺陷。*PAX3*转录因子编码核转录因子，定位于人类染色体2q35，编码一种含有一个DNA结合域和一个转录激活域的蛋白质，在胚胎发育和肿瘤发生中起作用。该转录因子的突变会引起内眼外移易位、宽鼻梁、并眉、色素沉着异常（眼睫毛和额前变白、虹膜异色）并有耳蜗性失聪（感觉神经性耳聋）等瓦伦贝格综合征1型（Waardenburg syndrome 1，WS1）的临床表现。

二、蛋白质降解异常与疾病

在正常代谢条件下，蛋白质的合成和降解有精确的调节而处于动态平衡。蛋白质降解的紊乱与多种疾病的发生发展密切相关。泛素介导的蛋白质降解途径出现异常时，有可能导致肿瘤的发生。例如，细胞周期的正常进行需要细胞周期蛋白和其他蛋白质的降解，细胞周期蛋白Cyclin A稳定存在于S期和G_2期，细胞通过M期需要Cyclin A的降解，若Cyclin A不被降解则会引起细胞周期停止在M期的中期，从而导致染色体的不正常分离，诱发肿瘤形成。P53蛋白降解异常，则会发生肿瘤，10%的肿瘤中负责降解P53的泛素连接酶Mdm2的表达异常升高。有研究指出，抑制26S蛋白酶体的活性，可以选择性抑制肿瘤细胞的增殖。大多数神经退行性疾病与细胞内或细胞外错误折叠蛋白不能被有效降解和清除有关。例如，阿尔茨海默病（Alzheimer’s disease，AD）的主要病理改变是神经元细胞内神经原纤维缠结（NFT）的形成及细胞外β-淀粉样蛋白老年斑（SP）的沉积。泛素-蛋白酶体系统能及时降解错误折叠和修饰的蛋白，一旦功能障碍则导致细胞内异常蛋白的聚集和毒性代谢产物无法及时清除，出现NFT和SP。随着缠结和斑块的不断聚集又会抑制蛋白酶体的降解活性，由此恶性循环，不断促进AD的疾病进程。帕金森病（Parkinson’s disease，PD）中的α-突触核蛋白（α-synuclein）同样也是由于蛋白质降解通路的异常导致其在神经系统中积聚。心肌肥厚、心力衰竭等病状往往伴随着特定的蛋白质积聚，如β肌球蛋白等，这些异常的蛋白质降解也与泛素-蛋白酶体途径的功能异常有关。

三、基于原核生物和真核生物蛋白质合成体系差异的抗生素研制

原核生物和真核生物翻译过程相似但也有差别，这种差别在医学上有重要的价值，利用原核生物和真核生物蛋白质合成的体系差异，设计出对病原微生物有特效，而对人体没有损害的药物。例如，链霉素和卡那霉素通过与原核生物核糖体小亚基结合，使其构象改变，引起读码错误，使细菌蛋白质没有活性，从而起到抑菌作用；氯霉素能与原核生物核糖体大亚基结合从而阻断翻译延长过程，包括与核糖体上的A位紧密结合，而阻碍氨酰tRNA进入A位，以及抑制转肽酶活性，使肽链延伸受到影响等；四环素和土霉素则通过阻止氨酰-tRNA在A位置上的联结，从而阻止肽链延伸和细菌蛋白质合成。

（贵州医科大学　寻　慧　修江帆）

复习思考题

1. 简述真核细胞基因的结构特点。
2. 简述真核细胞mRNA的加工过程和意义。
3. 如何理解真核细胞基因表达过程中转录和翻译的不同步性？

本篇小结

细胞由细胞膜、细胞质和细胞核构成。

细胞膜也称质膜，是各种细胞的细胞质外侧均具有的一层膜。细胞膜和细胞内所有的膜相结构的膜统称为生物膜。膜的横断面在电镜下呈“两暗一明”的三层结构，即单位膜的基本形态。膜的化学成分主要由脂类、蛋白质，还有少量以糖脂和糖蛋白形式存在的糖组成。膜中的脂类以磷脂和胆固醇为主。它们都是双亲性分子。膜蛋白主要是球状蛋白质，根据其与膜脂的结合方式可分为膜周边蛋白质、膜内在蛋白质和脂锚定蛋白。不同类型和功能的生物膜中，脂类和蛋白质的含量、种类有很大差异。

对膜结构的研究一直是学者们最为重视的课题之一，相继提出了各种结构模型，其中液态镶嵌模型被普遍接受。这一模型认为，流动的脂质双分子层构成膜的连续主体，球状蛋白质分子以各种形式镶嵌在脂质双分子层中。它强调膜的动态性和蛋白质与脂质双层的镶嵌关系。此外还有强调膜脂分布具有不对称性的脂筏模型。生物膜具有两个显著的特性，即膜的不对称性和膜的流动性。膜的流动性是表现生物膜正常功能的必要条件。

细胞膜调节着细胞内、外的物质交换。物质转运活动有许多不同的机制，概括起来主要的形式有：小分子物质和离子的穿膜运输；大分子与颗粒物质的膜泡运输。穿膜运输的基本类型可分为被动运输和主动运输两大类。被动运输是物质顺浓度梯度、不需要消耗代谢能的运输方式。疏水性和不带电荷的极性小分子可以直接通过细胞膜，从高浓度向低浓度处移动，称为简单扩散，其运输速率与细胞膜两侧物质的浓度差成正比。而离子和极性分子（如氨基酸、葡萄糖等）等则需要借助膜中的转运蛋白（通道蛋白、载体蛋白）的帮助穿越细胞膜。膜上的通道蛋白形成亲水性离子通道，通道开放时，允许特定的离子顺浓度梯度瞬间大量通过，即离子通道扩散。膜上载体蛋白与特定的溶质分子结合，通过改变构象使溶质穿越细胞膜，称为易化扩散。易化扩散的物质转运速率只在一定限度内与物质的浓度差成正比。主动运输是逆浓度梯度、需消耗代谢能的运输方式。膜泡运输是在对大分子和颗粒物质的转运中，以膜包围形成囊泡为其特点，分为胞吞作用和胞吐作用。作用过程中有膜的融合、重组和移位，都需要消耗代谢能。根据吞入物质的状态、大小及特异程度等不同，又分为吞噬作用、胞饮作用和受体介导的胞吞作用。后者是特异性很强的胞吞作用，大分子先被专一的膜受体识别和结合，再形成有被小窝、有被小泡来进行转运，如细胞对 LDL 颗粒的胞吞过程。

细胞质是细胞内除细胞核外的部分，其中含有各种细胞器，如内膜系统、线粒体等膜相细胞器，以及细胞骨架、核糖体等非膜相细胞器。细胞质具有多方面的功能，是细胞代谢的中心。

内膜系统是细胞质内在结构、功能乃至发生上有一定联系的膜相结构的总称，是真核细胞所特有的结构。构成内膜系统的结构包括内质网、高尔基复合体、溶酶体等细胞器，也包括细胞质内的膜性转运小泡，它们是细胞合成蛋白质、脂类和糖类的场所，并有对合成产物进行加工、包装和运输的功能。

线粒体是细胞的动力工厂，它通过氧化磷酸化反应高效地将有机物储存的化学能转换为细胞能直接利用的能源 ATP，细胞中 95% 的 ATP 是由线粒体产生的。线粒体还是动物细胞质内具有遗传物质的细胞器。

核糖体是一种非膜相结构的颗粒状细胞器，普遍存在于原核细胞和真核细胞中，是细胞合成蛋白质的分子场所。

细胞骨架是广泛存在于细胞内非膜相的蛋白质纤维网络系统。细胞质骨架包括微管、微丝和中间纤维。真核细胞的生长、发育、分化及各种功能活动，特定功能状态相适应的内部结构调整、物质定向运转、细胞自身位置移动和外部形态的改变与维持等均有赖于细胞的骨架系统。

细胞核在结构上包括核膜、核仁、染色质、核基质 4 部分（间期细胞核）。

核膜将细胞划分为细胞核、细胞质两个区域，使转录和翻译两环节在不同时空得以分离。核膜包括内、外两层单位膜，内、外膜之间的腔隙为核周隙，与内质网相通。核膜上分布着许多由内、外层核膜融合形成的核孔，核孔及核孔周缘的环孔结构称为核孔复合体，包括胞质环、核质环和辐等结构。核孔复合体是核-质之间物质交流的通道，对大分子物质的运输具有选择性。内层核膜内表面的纤维蛋白网络称为核纤层，为核膜提供支架，并与染色质及核的组装关系密切。

染色质和染色体是遗传物质随细胞周期相互转化的两种形态表现。由 DNA、组蛋白、非组蛋白和少量 RNA 组成，染色质可分常染色质和异染色质两种，前者分子结构疏松，功能活跃：后者分子紧密折叠，功能不活跃。染色质的基本结构单位是核小体。每个核小体包括：① H2A、H2B、H3、H4 各 2 分子组蛋白组装八聚体核心，约 146 个 DNA 分子在核心外缠绕 1.75 圈：②通过一段长约 60 bp 的 DNA 与下一个核小体相连，组蛋白 H1 位于连接 DNA 上。每 6 个核小体绕一圈，形成外径为 30 nm 的螺线管。2 条染色单体的支架在着丝粒区域相连接，直径 30 nm 的螺线管折叠成无数的袢环，每个袢环都从非组蛋白支架的一点发出，散开成晕状围绕在支架的周围，又返回到非组蛋白支架上与发出点相邻近的位点。每 18 个袢环以染色体支架为轴心呈放射状平面排列，形成微带，大约 10^6 个微带沿轴心支架纵向排列，构建成染色单体。

核仁由纤维中心、致密纤维组分和颗粒组分组成，是 rRNA 转录的中心和核糖体大、小亚基前体组装的场所。在细胞周期中，核仁随 DNA 的状态和核仁组织区的活动而发生周期性的消失和重建。

核基质是间期核内由非组蛋白组成的纤维网状结构，核基质与 DNA 复制、基因表达和染色体的组装有着密切的关系。

细胞核贮存并传递遗传信息，是细胞的总控制中心，对细胞的生命活动有极其重要的作用。含有特定遗传信息的核苷酸序列位于基因上。真核生物的基因一般是由若干内含子和外显子构成的断裂基因。除内含子和外显子之外，完整的基因还包括位于编码区上游的启动子和基因末端的终止子。真核细胞基因组最显著的特征之一是存在许多功能未知、有多个拷贝的 DNA 重复序列。

遗传信息的流向一般是 DNA → RNA →蛋白质，这称为中心法则。转录是遗传信息从 DNA 流向 RNA 的过程，形成的 RNA 前体分子通常需要经过复杂的加工修饰过程才能成熟。翻译是 mRNA 指导蛋白质合成的过程，可分为五个阶段：氨基酸的活化、多肽链合成的起始、肽链的延长、肽链的终止和释放、蛋白质合成后的加工修饰。基因的表达受到严密和精确的调控，任何环节出现异常均会导致疾病的产生。

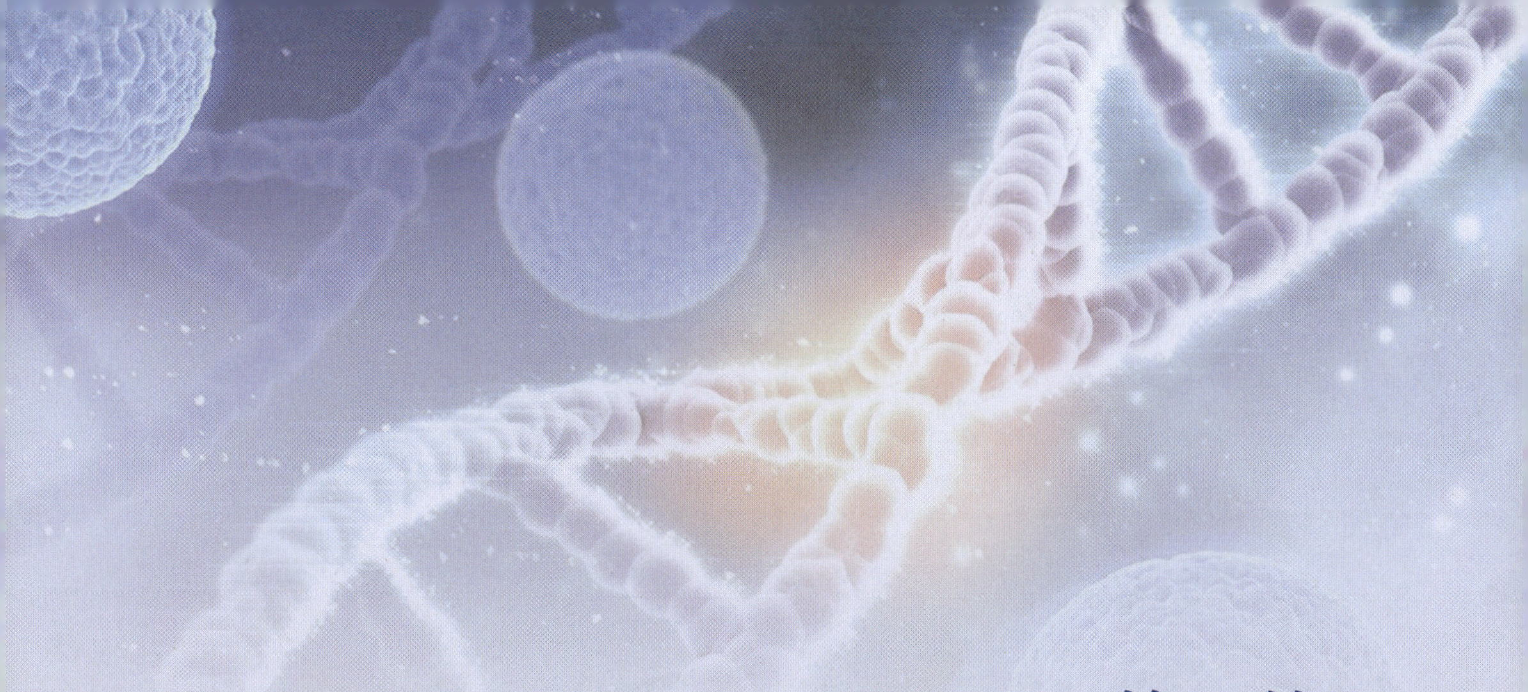

第三篇

细胞社会

多细胞生物体内，细胞与细胞之间通过细胞通信、黏着、连接，以及细胞与胞外基质的相互作用形成相互作用、相互协调的依存关系，进而构成复杂的细胞社会（cell sociality）。细胞结构、功能的维持，细胞的增殖和分化，细胞的运动和应激、遗传和变异，以及细胞的衰老和死亡等众多生命现象都在这样一个细胞社会中得以发生和呈现，多细胞生物体的生命活动也在这样的细胞社会的基础上得以正常进行，所以细胞社会与细胞和机体稳态的维持有着密切的关系。

第十二章　细胞表面、细胞连接与细胞黏着

第十三章　细胞微环境

第十四章　细胞的信号转导

第十二章 细胞表面、细胞连接与细胞黏着

细胞膜并不是细胞的最外边界，各类细胞在细胞膜外还附有一些物质和结构，这是在长期进化中形成的。**细胞表面（cell surface）**就是指包围在细胞质外层的一个复合结构体系和多功能体系，是细胞与外环境物质相互作用并产生各种复杂功能的部位，其结构以细胞膜为主体，包括细胞膜外的**细胞外被（cell coat）**和细胞膜内侧的**细胞质溶胶（cytosol）**（图 12-1）。广义的细胞表面还包括细胞连接和其他一些特化结构。细胞表面的功能很复杂，除对细胞的支持和保护外，还与整个细胞的行为、生理活动、相互识别、黏着、物质运输、信息转导、细胞运动、生长、分化、衰老及病理过程都有密切关系。

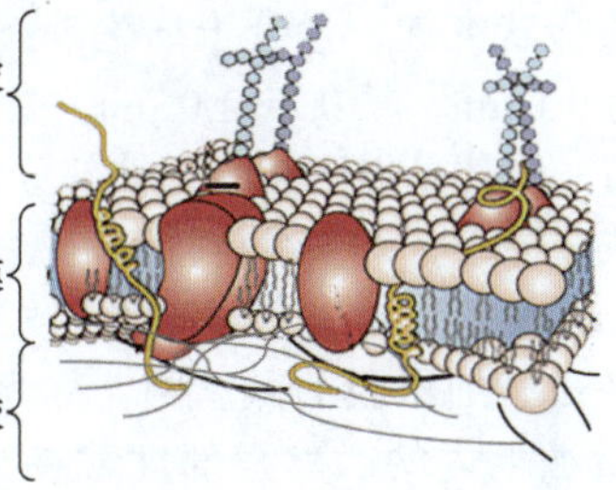

图 12-1 细胞表面结构示意图（引自 Alberts，2010）

第一节 细胞表面

一、细胞外被

广义来说，所有细胞膜外面的覆盖物都可以看成是细胞的外被，如植物细胞和大多数细菌的细胞壁及细菌的荚膜、一些动物的卵膜和透明带、小肠上皮细胞游离面的黏着物等。因它们都含有糖类物质，故过去也统称为糖萼（glycocalyx）。现在糖萼一般用来指与细胞膜相连接的糖类物质，即细胞外被，而把不与细胞膜连接的细胞外覆盖物称为细胞外物质或胞外结构。

细胞外被伸展于细胞膜的外表面，它不是细胞膜外面的独立结构，而是细胞膜中的糖蛋白和糖脂向外表面延伸出的寡糖链部分（图 12-1）。因此，细胞外被实际上是细胞膜结构的一部分。用重金属染料将细胞切片染色后，染料同外被的糖形成复合物，故在电子显微镜下可观察到这一层结构。细胞外被也具有一定的独立性，如果去掉外被，不会直接损伤细胞膜。Luft 于 1976 年把细胞膜与细胞外被比作“皮”与“毛”。“皮”指细胞膜本身，“毛”指细胞外被。糖蛋白和糖脂的糖链是由 9 种单糖组成的寡糖，糖链的末端富含带负电荷的唾液酸。负电荷的密度很高，它们互相排斥，使糖链得以充分展开而占有很大的空间。糖链彼此交织形成网状结构，细胞被网络在其中。糖链中丰富的负电荷，使大量水分子被吸引在电荷周围，还能捕集 Na^+、Ca^{2+} 等阳离子，从而促进细胞与周围建立水盐平衡的微环境。由于膜蛋白和膜脂可在细胞膜平面上进行多方向的侧向运动，因而细胞外被的糖链也随之运动。它们或呈分散状态，或聚集成簇，这取决于它们本身的弥散性质、彼此之间的相互作用及与外周微环境中分子之间的作用等。

近年来的研究资料表明，细胞外被在细胞的生命活动中具有重要作用。它具有保护功能，参与细胞的物质运输，决定着细胞的识别、形态形成和分化时的选择性。细胞外被也是各种细胞表面的抗原部位，因此，在免疫反应中起着重要作用。

二、细胞质溶胶

在细胞膜下面有一层厚 0.01～0.02 μm 的较黏滞、无结构的液体物质，称为溶胶层。其中含有高浓度的蛋白质，因此，这部分呈现出一定的黏性，分布着较多的微丝和微管，但缺少其他细胞器（图 12-1）。微管、微丝与膜蛋白直接或间接相连，在结构和功能上可视为一个整体。这部分具有相当强的抗张强度，与维持细胞的极性、形态及调节膜蛋白的分布和运动都有密切关系。

第二节　细胞表面的特化结构

细胞表面并不是平整光滑的，细胞膜通常会形成与细胞的功能和生理状态相适应的各种各样特化的附属结构。最明显的特化结构有微绒毛、细胞内褶、纤毛及鞭毛等。而且，有时还可观察到一些暂时性的结构，如变形足或皱褶等。这些结构在细胞执行特定功能方面起着重要作用。

一、微绒毛

微绒毛（microvillus）广泛存在于动物细胞的游离表面。在电子显微镜下，可观察到它是细胞表面伸出的细长指状突起，垂直于细胞表面（图 12-2）。其直径约为 0.1 μm，长 0.2～1.0 μm。微绒毛表面是细胞膜和糖被，内部是细胞质的延伸部分。纵切面可观察到在微绒毛中心有许多纵行排列的微丝，直达微绒毛的顶端，其直径为 4～6 nm。在上皮细胞的细胞膜下方，有平行于细胞膜的微丝网，称为**终网（terminal web）**，微绒毛内的微丝根部埋藏在终网中。这些结构增强了细胞顶部的牢固性，使上皮的表面成为一个整体。微绒毛的存在主要是扩大了细胞作用的表面积，有利于细胞的吸收。在一些与吸收功能有关的上皮细胞，如小肠上皮的纹状缘和肾近曲小管上皮的刷状缘中，微绒毛极为丰富。据估计，每个小肠上皮细胞有 1000～3000 根微绒毛，使上皮细胞表面积扩大了 20～30 倍，非常有利于吸收大量的营养物质。微绒毛的长度和数量都与细胞代谢活动强度有着相应的关系。例如，小肠绒毛根部上皮细胞上的微绒毛显得短、少、粗，而越往小肠绒毛顶部的上皮细胞，其微绒毛就显得长、多、细，表明绒毛顶部的吸收作用强。具有微绒毛的细胞表面并不都与吸收功能有关，如部分腺体组织也有微绒毛，但它与吸收无关。生化分析证明，在这些微绒毛表面的细胞膜内镶嵌着各种能分解糖及其他分子的酶类。游走细胞（如巨噬细胞、淋巴细胞、单核细胞及分叶核中性粒细胞等）的微绒毛极似细胞运动工具，能搜索抗原、毒素及协助摄取异物（如病毒、细菌等）。

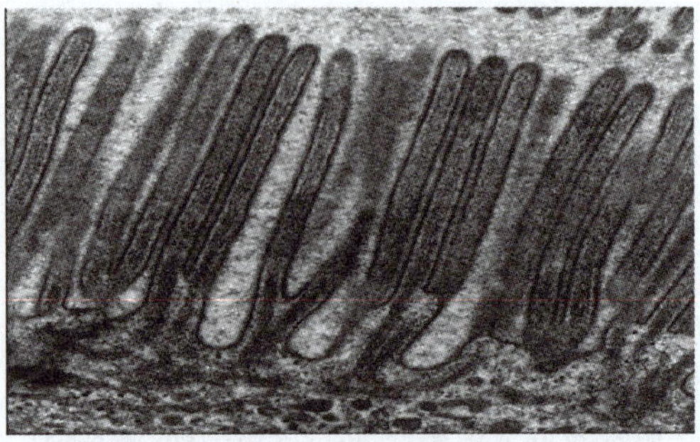

图 12-2　微绒毛（引自 Alberts，2010）

二、细胞内褶

细胞内褶（cell infolding）通常见于一些液体及离子交换频繁的细胞中，如肾小管上皮细胞的基底面、唾液腺导管末端的细胞基底面和眼的睫状体上皮细胞基底面都有这种结构。细胞内褶是细胞膜由细胞表面向内深陷形成的。内褶的多少、深浅在各处都不相同，但以肾小管上皮细胞基部的细胞内褶最为典型（图 12-3）。肾小管上皮细胞基部的细胞膜有许多深浅不同的内褶，明显扩大了作用面积。在细胞内褶间还分布着许多线粒体，表明这部分膜的耗能物质运输功能很活跃。

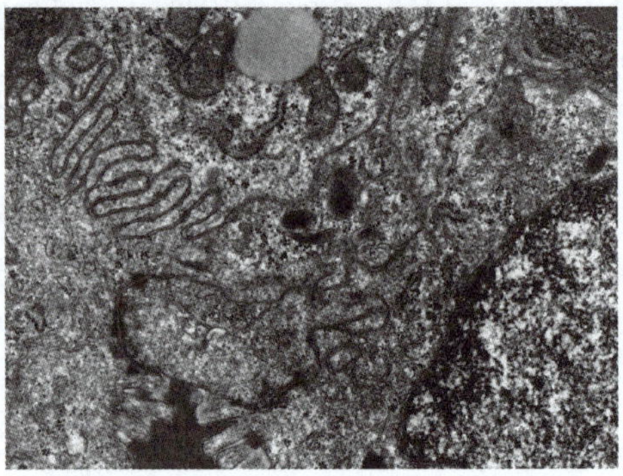

图 12-3　细胞内褶（引自 cella. cn，2012）

三、纤毛和鞭毛

纤毛（cilia）和**鞭毛（flagellum）**是细胞表面向外伸出的细长突起，表面围以细胞膜，内部由微管构成复杂的结构（详见第九章）。纤毛长 5～10 μm，直径 0.3～0.5 μm，数目多；鞭毛比纤毛更细长，约 150 μm，数目很少，一般只有 1 根至数根。它们是细胞表面特化的运动结构，细胞靠纤毛和鞭毛的运动而在液体中穿行，如原生动物和高等动物的精子等。在哺乳动物中，纤毛只出现在一些特定的部位，如呼吸道和雌雄性生殖管道等的上皮、脑室的室管膜细胞等处。上呼吸道的一个上皮细胞所具有的纤毛数多达 250～270 根（图 12-4），靠纤毛有节律地摇动，形

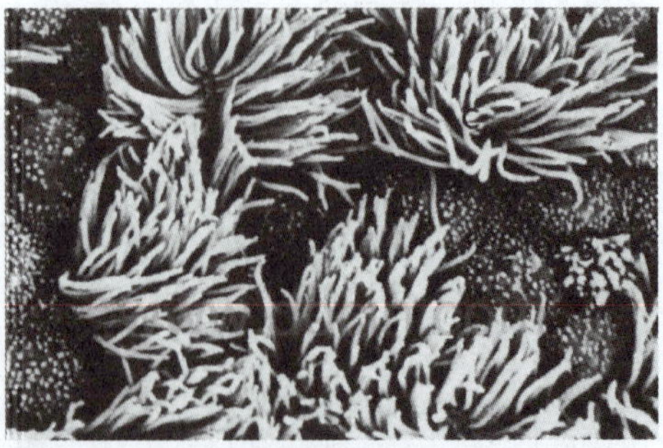

图 12-4　气管黏膜扫描电子显微镜图（示纤毛）

成一定方向的波浪式运动，推动细胞表面的液体或颗粒物质前进，以便清除呼吸过程中聚积的分泌物与异物。输卵管的上皮借助纤毛运动可将卵子运送至子宫。

第三节　细胞连接

多细胞生物体的细胞已丧失某些独立性，而作为一个紧密联系的整体进行生命活动，为达到各细胞间生理活动的协调和促进细胞间所必需的相互联系，相邻细胞密切接触的区域特化形成一定的连接结构，称为**细胞连接（cell junction）**。它们的作用是加强细胞间的机械联系，对维持组织结构的完整性、维持和协调细胞功能有重要意义。细胞连接结构只有在电子显微镜下才能观察到。根据它们结构和功能的特点，细胞连接可分为三大类 9 种类型（表 12-1）。

表 12-1　细胞连接的类型

功能分类	结构分类	主要分布
封闭连接	紧密连接	上皮组织
锚定连接	Ⅰ细胞骨架成分为肌动蛋白丝	
	黏合带：连接细胞与细胞	上皮组织
	黏着斑：连接细胞与细胞外基质	上皮细胞基部
	隔状连接	只存在于无脊椎动物中
	Ⅱ细胞骨架成分为中间丝	
	桥粒：连接细胞与细胞	心肌、上皮
	半桥粒：连接细胞与细胞外基质（基膜）	上皮细胞基部
通讯连接	间隙连接	大多数动物组织中
	化学突触	神经细胞间和神经 - 肌肉间
	胞间连丝	仅见于植物细胞间

一、封闭连接

封闭连接（occluding junction）也称为**紧密连接（tight junction）**，广泛分布于体内管腔及腺体上皮细胞靠腔面的一端，相邻细胞膜紧密相贴，无间隙。另外，在脑毛细血管内皮细胞之间也存在紧密连接结构。从紧密连接结构模型的切面（图 12-5）可观察到它为一系列点状对合结构。这些点的立体观为一些脊状突起，脊与脊相互吻合，即由相邻细胞膜外片和其中嵌入蛋白互相融合而成。构成连接的膜整合蛋白包括**闭合蛋白（occludin）**、紧密**连接蛋白（claudin）**，也包括一些参与连接的黏附分子。从膜的内外层之间来看，

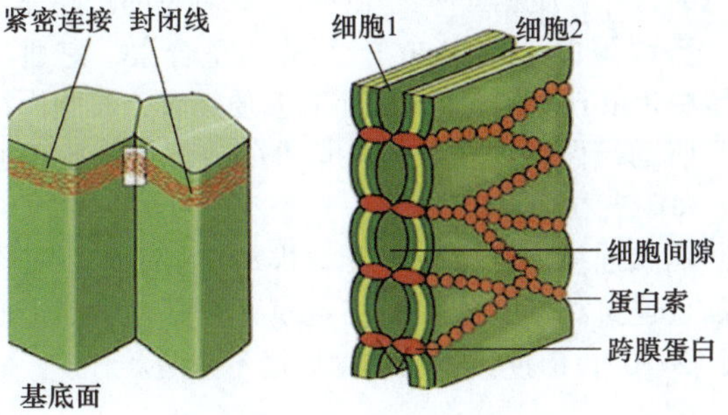

图 12-5　紧密连接结构模型（引自 Alberts et al.，2008）

对合点实际上是对合线，或称为封闭线，似拉链。例如，在细胞膜的外表面观察，可见到脊状条索结构，走行为网状，平行于细胞游离面，使连接具有很强的抗机械张力和柔韧性。

紧密连接不仅能使上皮细胞连接在一起，起着机械连接作用，而且能起封闭细胞间隙的作用，阻止物质从细胞之间通过。例如，脑血管内皮细胞的紧密连接形成密集的屏障，以阻止血液与脑细胞外液相混；肾小球中参与构成血尿屏障，等等。紧密连接保证转运活动的方向性，对维持上皮细胞层选择性屏障作用也至关重要。例如，小肠上皮细胞游离面细胞膜上含有大量吸收葡萄糖分子的协同运输载体，完成 Na^+ 驱动的葡萄糖的同向运输，而基底面含有被动运输的葡萄糖转运载体，将葡萄糖转运到细胞外液，从而完成葡萄糖的吸收和转运功能。使小肠腔内的营养物质只能从上皮细胞顶部转运入细胞，不能穿过紧密连接进入细胞间隙，也不允许吸收转运到细胞外液的营养分子经细胞间隙又返回肠腔（图 12-6）。

最近的研究结果证明，紧密连接虽然调控一些分子通过“天然屏障”，但在某些情况下，如分子质量较大的药物需要通过这些组织屏障到达作用的部

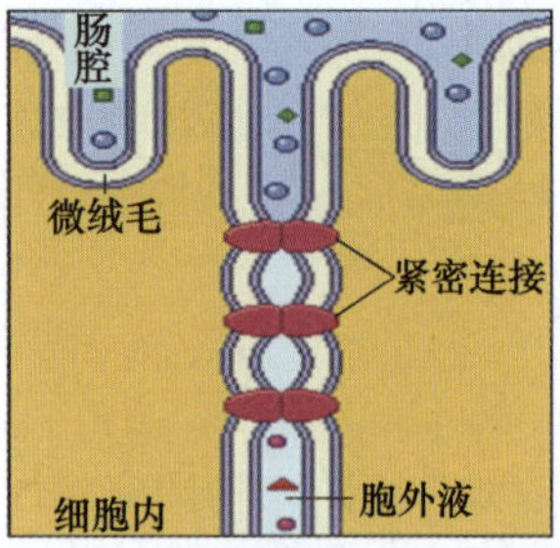

图 12-6　肠腔中的分子不能通过紧密连接进入细胞间隙（引自 Alberts et al.，2008）

位时，作为体内正常生理活动的一部分，紧密连接可以对各种来自于细胞内外的信号作出反应，选择性地打开或关闭，这样就允许大分子，甚至整个细胞通过紧密连接的屏障。鼻组织、胃肠道组织、血管、血脑屏障中均存在这样的调节机制。最新的研究对紧密连接的结构和功能有了更深入的认识，认为紧密连接是多组分的、多功能的复合体，参与调控不同的生理过程，如基因表达、肿瘤抑制、细胞增殖及细胞极性形成等。

二、锚定连接

锚定连接（anchoring junction）是由一个细胞骨架系统成分与相邻细胞的骨架成分或细胞外基质相连接而成的（图 12-7）。锚定连接在机体中分布广泛，尤其在需要承受机械压力的组织中含量丰富，如上皮、肌肉和心脏等组织中。

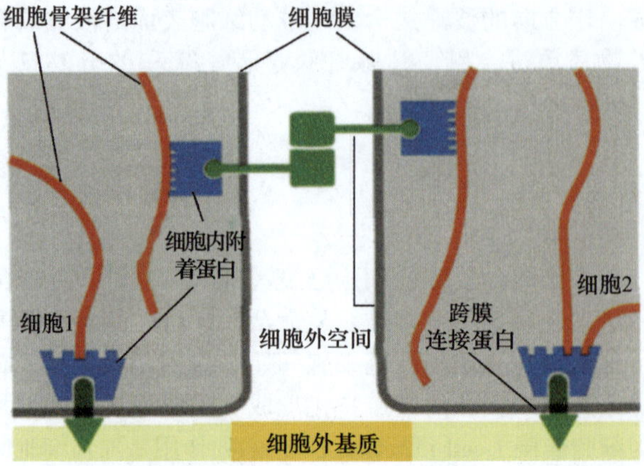

图 12-7　锚定连接结构的示意图（引自 Alberts et al.，2008）

构成锚定连接的蛋白质可分为两类：①**细胞内附着蛋白（intracellular attachment protein）**，具有将特定细胞骨架（中间纤维或微丝等）附着于连接点的作用；②跨膜连接糖蛋白，其细胞内部分与附着蛋白相连，细胞外结构与相邻细胞的跨膜连接蛋白结合，或与细胞外基质结合。

根据参与连接的细胞骨架成分的不同，锚定连接可分为两类：一类是与**肌动蛋白丝（actin filament）**相连的锚定连接，包括**黏合带（adhesion belt）**、**黏着斑（focal adhesion）**及**隔状连接（septate junction）**，黏合带和黏合斑又称为**黏合连接（adhesion junction）**；另一类是与中间纤维相连的锚定连接，包括**桥粒（desmosome）**和**半桥粒（hemidesmosome）**（表 12-2）。

表 12-2　几种锚定连接的化学组成

连接名称	跨膜连接蛋白	细胞外配体	结合细胞骨架类型	细胞内附着蛋白
黏合带（细胞间黏合连接）	钙黏蛋白	相邻细胞钙黏蛋白	肌动蛋白丝	连锁蛋白、黏着斑蛋白
黏着斑（细胞 - 基质黏合连接）	整联蛋白	细胞外基质蛋白	肌动蛋白丝	踝蛋白、黏着斑蛋白、α- 辅肌动蛋白
桥粒	钙黏蛋白（桥粒黏合蛋白、桥粒胶蛋白）	相邻细胞钙黏蛋白	中间纤维	桥粒片蛋白、片珠蛋白
半桥粒	整联蛋白	细胞外基质（基膜）蛋白质	中间纤维	桥粒片蛋白样蛋白

（一）黏合带、黏着斑和隔状连接

黏合带常位于上皮细胞顶部紧密连接的下方（图 12-8），是由黏合连接形成的连续的带状结构，其特点是相邻细胞膜并不融合，而隔以 15～20 nm 的间隙，介于紧密连接与桥粒之间，所以黏合带又被称为**中间连接（intermediate junction）**。位于此处的跨膜连接糖蛋白为**钙黏蛋白（cadherin）**，属于 Ca^{2+} 依赖的钙黏素家族。这样，相邻细胞中的肌动蛋白丝束通过钙黏蛋白和附着蛋白连成广泛的**跨细胞网（transcellular network）**，使组织连接为一个坚固的整体。

黏着斑是细胞以点状接触的形式，借助于肌动蛋白与细胞外基质相连（图 12-9）。黏着斑的跨膜连接蛋白为**整联蛋白（integrin）**，又称为整合素，它通过**纤连蛋白（fibronectin）**与细胞外基质结合，其胞内结构则与肌动蛋白丝结合。体外培养的成纤维细胞即通过黏着斑附着在瓶壁上。

隔状连接广泛存在于无脊椎动物组织中，其作用与黏合连接相同，连接处细胞膜下方亦有肌动蛋白丝（图 12-10），但连接蛋白的性质尚不清楚。

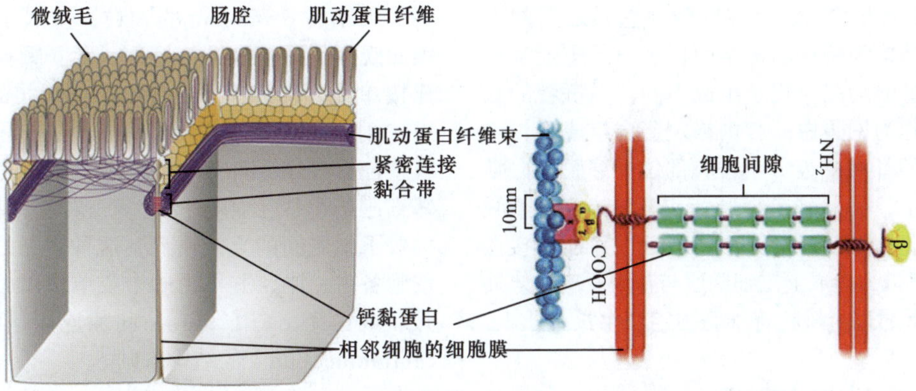

图 12-8　黏合带（引自翟中和等，2011）

A. 组织分布示意图；B. 结构示意图

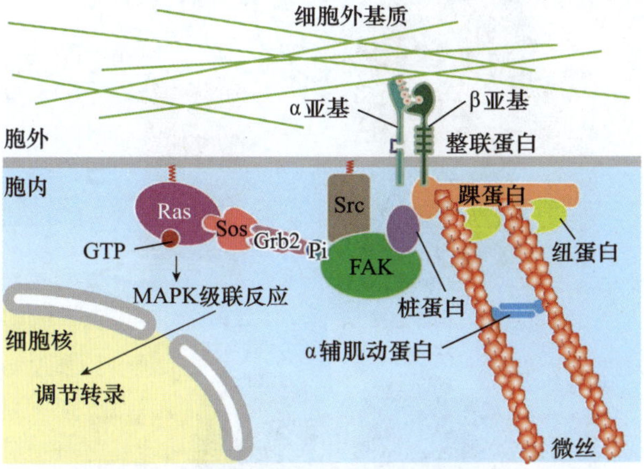

图 12-9　　黏着斑结构示意图（引自翟中和等，2011）

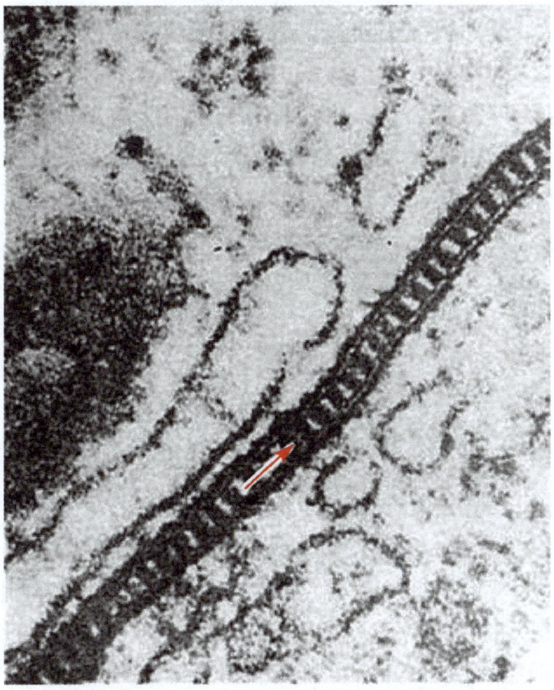

图 12-10　电子显微镜下的隔状连接（引自 Alberts et al.，2008）

（二）桥粒与半桥粒

桥粒是细胞内中间纤维（也称为中间丝）的锚定位点，它在细胞间形成纽扣式结构将相邻细胞铆接在一起（图 12-11）。桥粒连接处相邻细胞膜之间的间隙约为 30 nm，细胞膜的细胞质侧有一个致密斑，直径约 0.5 μm，称为**桥粒斑（plaque）**，其成分为细胞内附着蛋白。桥粒斑上有中间纤维，中间纤维因表皮细胞类型而有所不同，如上皮细胞中主要为角蛋白丝、心肌细胞中为结蛋白丝、大脑表皮细胞中为波形蛋白丝。桥粒的跨膜连接糖蛋白也为钙依赖性。通过桥粒，相邻细胞内的中间丝连成一个广泛的细胞骨架网络。

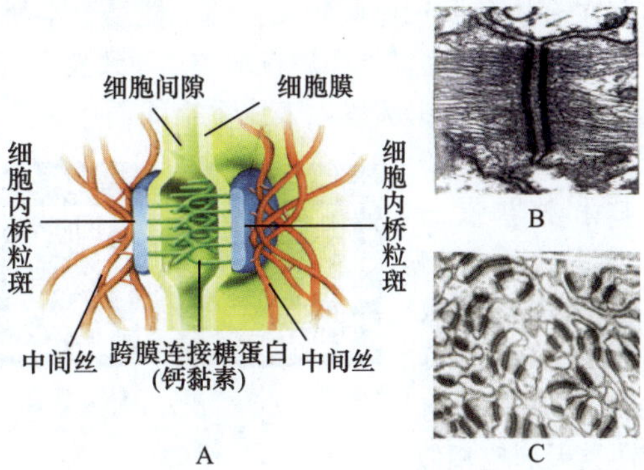

图 12-11　桥粒的结构（引自 Alberts et al.，2008）

A. 结构模式图；B. 电镜下的一个桥粒；C. 组织中桥粒分布的电镜照片

桥粒为坚韧的细胞连接点，它和中间丝形成表皮细胞的大梁支架结构，把细胞结合成为一个整体，可以限制细胞的膨胀，将作用于个别细胞的切力分散到整个表皮和下面的组织中。当承受外力（压力和拉力）时，使组织具有相当强的抗张与抗拉的能力。通常在易受牵拉的组织结构中桥粒最为丰富。例如，口腔、食道、皮肤和子宫等的复层鳞状上皮细胞易受撕拉和摩擦，其细胞之间的桥粒最多。

半桥粒（图 12-12）是上皮细胞与基膜之间的连接装置，因其结构为桥粒的一半而得名。形态上半桥粒与桥粒类似，但功能与化学组成不同。半桥粒的胞质斑是由一种称为网蛋白的胞内锚定蛋白组成的，可与细胞内的中间纤维相连。半桥粒部位的穿膜蛋白是整联蛋白（$\alpha_6\beta_4$），另一种是穿膜蛋白 BP180，与整联蛋白相连的胞外基质是层粘连蛋白，将上皮细胞铆接在基膜上，防止机械力造成上皮细胞层与基膜脱离。体外培养的细胞也常通过半桥粒将细胞固定在生长基质上。

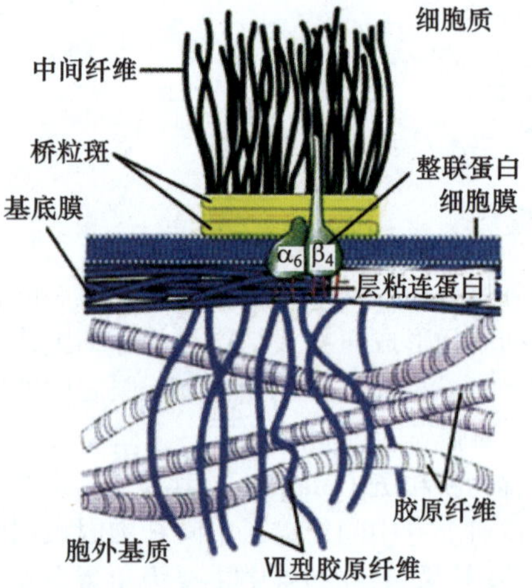

图 12-12　半桥粒结构的示意图（引自陈誉华，2013）

临床上有一种自身免疫性疾病——**大疱性类天疱疮（bullous pemphigoid）**，在各型天疱疮患者血循环中均存在有抗角朊细胞间物质抗体，能结合半桥粒跨膜黏附性蛋白，从而破坏半桥粒结构，导致表皮基底层细胞脱离基膜，组织液渗入表皮下空间而产生严重的皮肤水疱病。层粘连蛋白和整联蛋白（$\alpha_6\beta_4$）基因突变均可引起**大疱性表皮松解症（epidermolysis bullosa）**，其症状与大疱性类天疱疮相似。

二维码 12-1 扩展　大疱性表皮松懈症

二维码 12-2 微课　黏着斑与半桥粒

三、通讯连接

通讯连接（communication junction）包括**间隙连接（gap junction）**和**化学突触（chemical synapse）**。间隙连接是通讯连接的主要形式，为动物细胞之间最普遍存在的一种细胞连接。除成熟的骨骼肌细胞及循环系统中的血细胞之间没有这种连接外，在其他细胞，包括培养细胞中都存在。间隙连接为一种接触面积较大的平板状连接，多见于上皮细胞深部侧表面，此处相邻的细胞膜之间隔以 2 nm 的间隙。通过超薄切片和冷冻蚀刻标本的观察以及 X 射线衍射的研究，证实了间隙连接的存在，并发现在连接处相邻细胞膜中含有许多大小为 6～ 8 nm 的颗粒，呈六角形。从细胞膜表面观察，颗粒规则，排列成片。颗粒是间隙连接的连接单元，即**连接子（connexon）**。Caspar 于 1977 年用 X 射线衍射技术发现，每一个连接子由 6 个穿膜的膜整合蛋白分子围成，中央有直径为 2 nm 的隧道。相邻细胞细胞膜上的连接子一一对应相接，隧道相通，构成了细胞间的直接通道，这种微细的管形通道相邻细胞各占一半，并可由 6 个亚单位以相互滑动的方式开启或关闭（图 12-13）。间隙连接是**细胞通信（cell communication）**的结构基础。

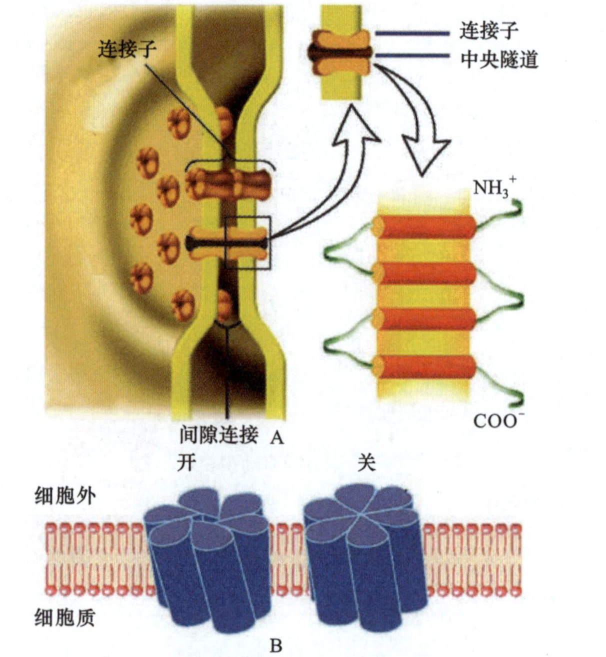

图 12-13　间隙连接结构图解（引自 Alberts，2010）

A. 连接子在细胞膜上规则排列成片，每层细胞膜相对应的连接子各由 6 个亚单位围成隧道，互相对接，可进行细胞之间的交流和物质交换；B. 每个连接子由 6 个亚单位以相互滑动的方式开启或关闭隧道

间隙连接的功能除介导细胞之间的连接外，主要是偶联细胞之间的通信，包括**电偶联（electric coupling）**和**化学偶联（chemical coupling）**，即通过细胞之间的离子和分子的传递进行细胞通信。离子带有电荷，因而离子流动伴有电位变化。电偶联又称为**离子偶联（ionic coupling）**。有人通过电生理实验证实，带电的无机离子能通过间隙连接直接到达相邻细胞。例如，电偶联能使心肌中的亿万细胞同步收缩和舒张，若间隙连接破坏，电偶联消失，则心脏停止跳动。化学偶联又称为**代谢偶联（metabolic coupling）**。有人将分子质量大小不等的荧光染料注入一个细胞中，发现分子质量小于 1.5 kDa 的染料分子能很快进入邻近细胞，完全不漏到细胞外间隙，其速率比透过细胞膜快。经测定，分子质量为 1.5 kDa 或小于 1 kDa 的水溶性分子，如糖、氨基酸、核苷酸、维生素等容易通过

间隙连接的亲水管道，使代谢物能迅速平均分配到相邻细胞中，产生代谢互助和偶联。

突触是可兴奋细胞进行冲动传导的结构，包括电突触和化学突触。电突触是指细胞之间形成间隙连接，电冲动可直接通过间隙连接从突触前向突触后传导，速率快而准确。化学突触主要通过释放神经递质来传导冲动并因此得名，在其信息转导过程中存在一个将电信号转化为化学信号，再将化学信号转化为电信号的过程。化学突触传递信号时，神经冲动传递到轴突末端，引起神经递质小泡释放神经递质，而神经递质作用于突触后膜，引起新的冲动，因此化学突触表现出传递中的延迟现象。化学突触和电突触共同完成了可兴奋细胞之间的通信。现有研究证实肿瘤细胞之间间隙的连接明显减少或消失。

二维码 12-3 扩展

肿瘤细胞表面及肿瘤细胞间细胞连接的变化

第四节 细胞黏附分子与细胞黏着

在动物个体发育过程中，细胞通过识别作用和黏着形成不同类型的组织，通常将这种在细胞识别的基础上，同类细胞发生聚集形成细胞团或组织的过程称为**细胞黏附（cell adhesion）**。可通过细胞黏附分子介导细胞之间或细胞与细胞外基质之间的相互接触和结合。

细胞黏附分子（cell adhesion molecule，CAM）是指参与细胞与细胞之间及细胞与细胞外基质之间相互作用的分子，是一类独立的分子结构。细胞黏附是指细胞间的黏着，是细胞之间信息交流的一种形式，通过识别与其黏附的特异性受体之间发生的相互黏附现象。

多数细胞黏附分子的作用依赖于二价阳离子，如 Ca^{2+}、Mg^{2+}。细胞黏附分子的作用机制有 3 种模式。①同亲型黏附：两个相邻细胞表面的同种 CAM 分子之间的相互识别与结合。②异亲型黏附：两个相邻细胞表面的不同种 CAM 分子之间的相互识别与结合。③连接分子依赖型结合：两个相邻细胞表面的相同 CAM 分子借细胞外的连接分子相互识别与结合。

细胞黏附分子都是跨膜糖蛋白，分子结构由 3 部分组成。①胞外区：肽链的 N 端部分，带有糖链，负责与配体的识别。②跨膜区：多为一次跨膜。③胞质区：肽链的 C 端部分，一般较小，或与细胞膜下的骨架成分直接相连，或与细胞内的化学信号分子相连，以活化信号转导途径。

细胞黏附分子分为 4 类：钙黏蛋白、选择素、免疫球蛋白超家族、整联蛋白。

一、钙黏蛋白

钙黏蛋白属于同亲性细胞黏附分子，其作用依赖于 Ca^{2+}。至今已在人类中发现了约 200 种钙黏蛋白，分布于不同的组织。不同细胞或同种细胞的不同发育阶段其细胞表面的钙黏蛋白的种类和数量均有所不同。总的来说大致分为 E-钙黏蛋白、N-钙黏蛋白、P-钙黏蛋白和 VE-钙黏蛋白等，E-钙黏蛋白主要存在上皮组织中，N-钙黏蛋白存在神经组织中，P-钙黏蛋白主要分布在胎盘、乳腺和表皮中，VE-钙黏蛋白主要分布在血管内皮。

大多数钙黏蛋白是单次跨膜蛋白，有 700～750 个氨基酸残基。钙黏蛋白往往形成二聚体或多聚体，在细胞外的肽链部分折叠形成 5 个或 6 个重复结构域（cadherin repeat），均含 Ca^{2+} 结合部位，Ca^{2+} 就结合在重复结构域之间，从而赋予钙黏蛋白分子刚性和强度。Ca^{2+} 结合越多，钙黏蛋白刚性就越强。因此，当除去 Ca^{2+}，钙黏蛋白细胞外部分的刚性就会丧失。正因为如此，阳离子螯合剂 EDTA 能破坏 Ca^{2+} 或 Mg^{2+} 依赖性的细胞黏着。

决定钙黏蛋白结合特异性的部位在靠近 N 端的一个结构域中，只要变更其中的 2 个氨基酸残基即可使结合特异性由 E-钙黏蛋白转变为 P-钙黏蛋白。钙黏蛋白分子的细胞质部分是最高度保守的区域，参与信号转导。

钙黏蛋白通过不同的连接蛋白质与不同的细胞骨架成分相连，如 E-钙黏蛋白通过 **α-连锁蛋白（catenin）**、β-连锁蛋白、γ-连锁蛋白以及黏着斑蛋白（vinculin）、锚蛋白、α 辅肌动蛋白等与肌动蛋白纤维相连；桥粒中的**桥粒芯蛋白 desmoglein** 及 **desmocollin** 则通过桥粒致密斑与中间纤维相连。

钙黏蛋白的作用主要有以下几个方面。

（1）介导细胞连接。在成年脊椎动物中，E-钙黏蛋白是保持上皮细胞相互黏合的主要细胞黏附分子，是黏合带的主要构成成分。桥粒中的钙黏蛋白就是 desmoglein 及 desmocollin。

（2）参与细胞分化。钙黏蛋白对胚胎细胞的早期分化及成体组织（尤其是上皮组织及神经组织）的构筑有重要作用。在发育过程中通过调控钙黏蛋白表达的种类和数量可决定胚胎细胞之间的相互作用（黏合、分离、迁移、再黏合），从而通过细胞的微环境，影响细胞的分化，参与器官形成过程。

（3）抑制细胞迁移。很多种癌组织中细胞表面的 E-钙黏蛋白减少或消失，以致癌细胞易从肿块脱落，成为侵袭与转移的前提。因而有人将 E-钙黏蛋白视为转移抑制分子。

二、选择素

选择素（selectin）属于异亲型结合、Ca^{2+}依赖的细胞黏着分子，能与特异糖基识别并结合，是细胞黏附分子中的一个家族，为Ⅰ型单链跨膜糖蛋白，主要参与白细胞与脉管内皮细胞之间的识别与黏合。

选择素主要有3种（图12-14）platelet选择素（P选择素）、endothelial选择素（E选择素）、leukocyte选择素（L选择素），分别以分离获得这3个选择素的**血小板、内皮细胞（endothelial cell）和白细胞（leukocyte）**而命名。

选择素的细胞外区由3个结构域构成：①N端钙离子依赖的C型外源凝集素结构域，可结合碳水化合物基团，即为选择素的配体结合部位；②表皮生长因子（EGF）样结构域，为维持选择素构型所必需；③近膜端的多个补体调节蛋白重复序列。各成员膜外区有较高的同源性和结构类似性，但穿膜区和胞质区没有同源性。

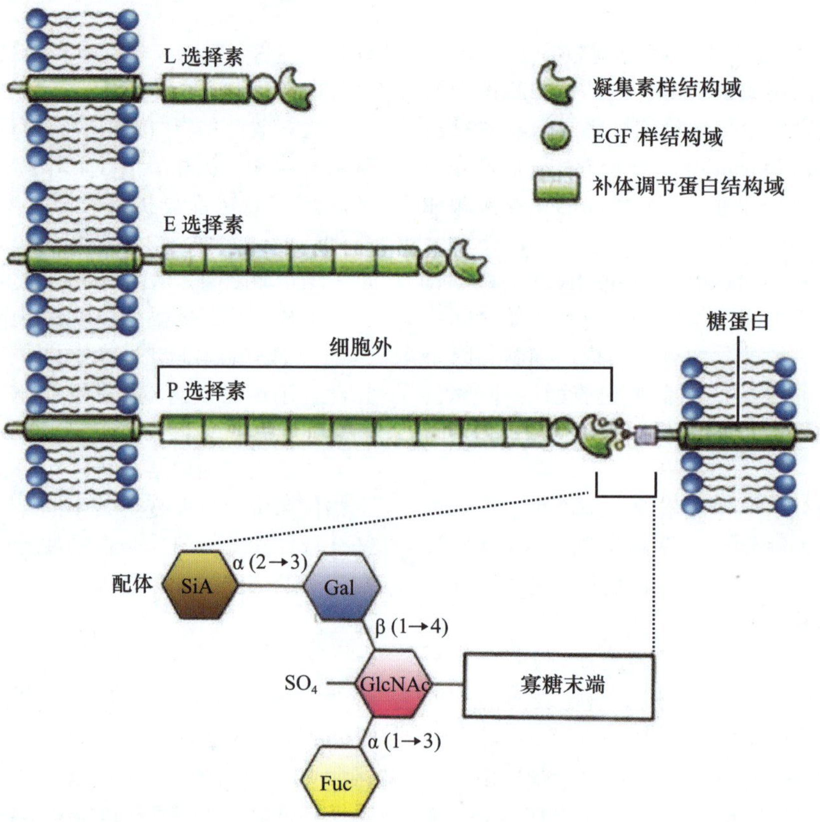

图12-14　3种选择素对糖蛋白糖链的识别与结合（引自陈誉华，2013）

选择素识别的配体都是一些寡糖基团，迄今为止发现的配体都是一些具有唾液酸化及岩藻糖化的*N*-乙酰氨基乳糖结构（sLeX及sLeA）或类似结构的分子（图12-14）。一种寡糖基团可以存在于多种糖蛋白和糖脂分子上，并分布于多种细胞表面，因此选择素分子配体在体内分布较为广泛。分布于白细胞、内皮细胞、血小板的选择素，通过介导白细胞与内皮细胞的识别和结合，参与白细胞越过血管进入炎症区域组织及淋巴细胞归巢和再循环的过程，在肾小球肾炎、多发性硬化症、凝血、肿瘤转移、胰岛素依赖型糖尿病等多种生理或病理活动中起着重要作用。

E选择素及P选择素所识别和结合的糖配体sLeA结构存在于髓系白细胞表面（其中包括L选择素）分子中。多种肿瘤细胞表面也存在sLeX及sLeA结构。E选择素存在于活化的血管内皮细胞表面。炎症组织释放的白细胞介素-1（IL-1）及肿瘤坏死因子（TNF）等细胞因子可活化脉管内皮细胞，刺激E选择素的合成。

P选择素储存于血小板的α颗粒及内皮细胞的Weibel-Palade小体中。炎症时活化的内皮细胞表面首先出现P选择素，随后出现E选择素。它们对召集白细胞到达炎症部位具有重要作用。

L选择素广泛存在于各种白细胞的表面，参与炎症部位白细胞的出脉管过程。白细胞表面L选择素分子上的sLeA与活化的内皮细胞表面的P选择素及E选择素之间的识别和结合，可召集血液中快速流动的白细胞在炎症部位的脉管内皮上减速滚动（通过黏附、分离、再黏附，如此循环往复），最后穿过血管进入炎症部位。

炎症一开始即启动白细胞的功能变化，各种选择素均使血管中白细胞的运动减慢而形成滚动状态（图 12-17），其中 P 选择素和 L 选择素在缺血-再灌注过程中的作用更大。

三、免疫球蛋白超家族

应用 DNA 序列分析和 X 晶体衍射分析等研究表明，许多细胞膜表面和机体的某些蛋白质分子，其多肽链折叠方式与免疫球蛋白（Ig）折叠相似，在 DNA 水平和氨基酸序列上与 Ig V 区或 C 区有较高的同源性，它们可能从同一个**原始祖先基因（primodial ancestral gene）**经复制和突变衍生而来。编码这些多肽链的基因称为免疫球蛋白**基因超家族（immunoglobulin gene superfamily）**，这一基因超家族所编码的产物称为**免疫球蛋白超家族（immunogloblin superfamily，Ig-SF）**。免疫球蛋白超家族包括分子结构中含有免疫球蛋白（Ig）样结构域的所有分子，一般不依赖于 Ca^{2+}。Ig 的每个结构域都是由 70～110 个氨基酸组成的紧密折叠的结构，即借二硫键维系的两组反向平行 β 折叠结构。与纤连蛋白以及其他一些参与细胞黏着的蛋白质一样，Ig-SF 细胞黏着分子含有几个相同的结构域。

Ig-SF 的大多数成员是整合膜蛋白，存在于淋巴细胞的表面，参与各种免疫活动。它们中的某些整合蛋白参与非钙依赖性细胞之间的黏着（图 12-15）。事实上，在缺少免疫系统的无脊椎动物细胞黏着分子中发现了类 Ig 结构域，说明类 Ig 蛋白在原始进化过程中是作为细胞黏着中介物的，只是后来才在脊椎动物的免疫系统中增加了一项免疫功能。

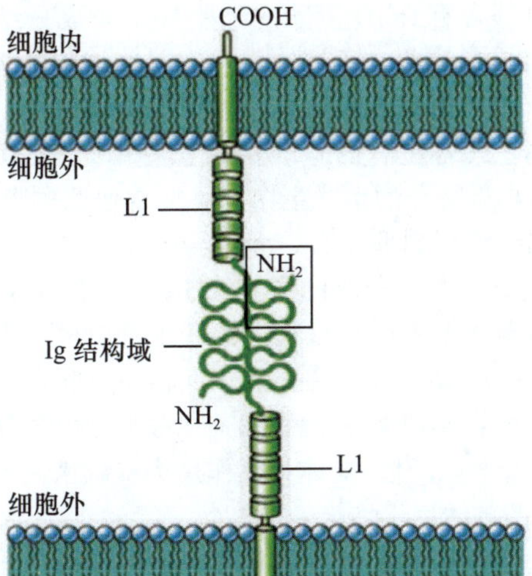

图 12-15 具有与免疫球蛋白类似结构域的细胞黏着

除免疫球蛋白外，免疫球蛋白超家族还包括 T 细胞受体，B 细胞受体，MHC 及细胞黏附分子（Ig-CAM）等。有的属于同亲性细胞黏附分子，如各种神经细胞黏附分子（N-CAM）及血小板-内皮细胞黏附分子（Pe-CAM）；有的属于亲异性细胞黏附分子，如细胞间黏附分子（I-CAM）及脉管细胞黏附分子（V-CAM）等。I-CAM 及 V-CAM 的配体都是整合素。

大多数 Ig-SF 细胞黏附分子介导淋巴细胞与需要进行免疫反应的细胞（如巨噬细胞及别的淋巴细胞）间的黏着反应，然而，某些 Ig-SF 成员，如 V-CAM（vascular cell-adhesion molecule）、N-CAM（neural cell-adhesion molecule）和 L1，在神经发育及神经细胞间相互作用上和对于神经突起、突触形成等都有重要作用。

Ig-SF 黏着蛋白分子既能介导同亲性的细胞黏着，又能介导异亲性的细胞黏着，但大多数是介导同亲性的细胞黏着。介导同亲性的细胞黏着是非 Ca^{2+} 依赖性的，而介导异亲性的细胞黏着则是 Ca^{2+} 依赖性的。一个细胞上的 Ig-SF 蛋白能够与另一细胞上相同或不同的 Ig-SF 蛋白结合介导细胞发生黏着。Ig-SF 超家族也可通过与整联蛋白结合介导细胞黏着，如位于某些血管内皮细胞上的 V-CAM 能够与靶细胞表面的整联蛋白 $\alpha_4\beta_1$ 结合从而介导细胞黏着，使在内皮上滚动的白细胞固着于炎症部位的脉管内皮，并发生铺展，进而分泌水解酶而穿出脉管壁。

四、整联蛋白

整联蛋白（integrin）大多数为异亲性细胞黏附分子，其作用依赖于 Ca^{2+}，介导细胞与细胞之间的相互作用及细胞与细胞外基质之间的相互作用。几乎所有动植物细胞均表达整合素。

（一）整联蛋白的组成及结构

整联蛋白是由 α（120～185 kDa）和 β（90～110 kDa）两个亚单位形成的异二聚体。迄今已发现 16 种 α 亚单位和 9 种 β 亚单位。它们按不同的组合构成 20 余种整联蛋白，可与细胞外基质配体结合或与其他细胞表面配体结合（表 12-3）。

表 12-3 整联蛋白的主要类型

整联蛋白	主要配体	分布
$\alpha_5\beta_1$	纤连蛋白	广泛
$\alpha_6\beta_1$	层粘连蛋白	广泛
$\alpha_7\beta_1$	层粘连蛋白	肌细胞
$\alpha_1\beta_2$	Ig-SF	白细胞
$\alpha_2\beta_3$	纤维蛋白原	血小板
$\alpha_6\beta_4$	层粘连蛋白	上皮细胞间的半桥粒

资料来源：引自翟中和等（2011）

整联蛋白的细胞外球形结构域是一个露出脂双分子层约 20 nm 的头部，头部可与细胞外基质蛋白结合，细胞内的尾部则与肌动蛋白相连。整联蛋白的两个亚基，α 链和 β 链都是糖基化的，并通过非共价键结合在一起。整联蛋白与基质蛋白的结合需要二价阳离子，如 Ca^{2+}、Mg^{2+} 等的参与，而细胞内区域较短，只含有 30～50 个氨基酸，可通过细胞内的一些连接蛋白（踝蛋白、α-辅肌动蛋白、细丝蛋白、组蛋白等）与细胞骨架成分相互作用（图 12-16）。

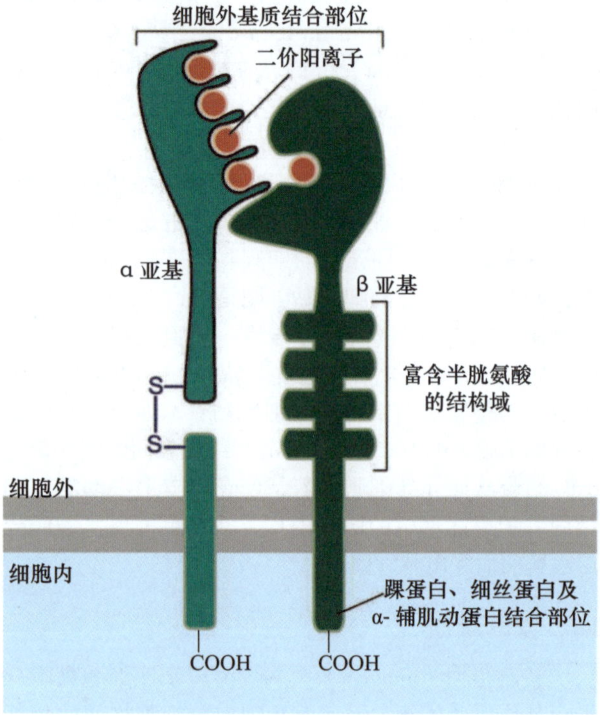

图 12-16　整联蛋白分子结构（引自翟中和等，2011）

（二）整联蛋白的功能

1. 整联蛋白参与的细胞连接

细胞外基质蛋白[纤连蛋白、层粘连蛋白、胶原等（含有 Arg-Gly-Asp）]可被多种整联蛋白的细胞外区识别并结合，从而介导细胞与细胞外基质的黏附，如黏着斑和半桥粒。β_4 可与肌动蛋白及其相关蛋白质结合，$\alpha_6\beta_4$ 整合素以层粘连蛋白为配体，参与形成半桥粒。

2. 整联蛋白介导细胞之间相互作用

某些细胞表面有与整联蛋白结合的特异性配体，可以介导细胞之间的相互作用。含 β_2 亚单位的整合素主要存在于各种白细胞表面，可参与**细胞毒性 T 淋巴细胞（cytotoxic T lymphocyte，CTL）**、**自然杀伤细胞（natural killer cell，NK 细胞）**和**淋巴细胞激活的杀伤细胞（lymphokine activated kill cell，LAK 细胞）**的杀伤效应；辅助性 T 淋巴细胞对外来抗原和丝裂原的增生反应；粒细胞及单核细胞介导的**抗体依赖性细胞介导的细胞毒作用（antibody dependent cell mediated cytotoxicity，ADCC）**；白细胞的定位、渗出和迁移；淋巴细胞向外周淋巴结的**归巢（homing）**，等等（图 12-17）。β_2 亚单位可参与细胞与内皮和细胞与表面结合的纤维蛋白原的相互作用，如缺乏可造成白细胞与内皮细胞黏附障碍，患者往往发生反复感染，严重者可因发生致命性的难以控制的败血症而死亡。

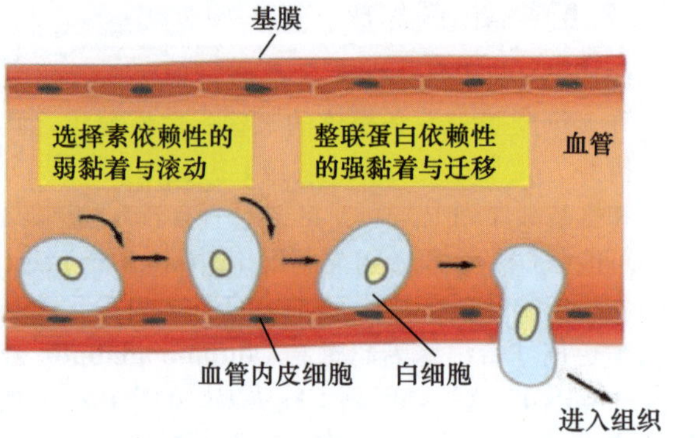

图 12-17　选择素及整联蛋白介导的细胞黏着，帮助白细胞从血液进入组织

3. 整联蛋白介导细胞与细胞外基质之间的相互作用

β_1 亚家族称为 VLA（very late activation antigen）家族，含有 VLA-1～VLA-6 6 种整联蛋白。VLA-1、VLA-2 作为 T 细胞的后期活性化抗原而先被认定，VLA-4、VLA-5 在静止期的淋巴细胞中含量最高。含 β_1 亚单位的整合素主要介导细胞与细胞外基质成分之间的黏附。

β_3 亚单位的整合素主要存在于血小板表面，介导血小板的聚集，并参与凝血过程。β_3 整联蛋白通过与细胞内骨架蛋白的相互作用介导细胞与细胞外基质的黏着，这一黏着是通过自身结构域与纤连蛋白、层粘连蛋白等含有 RGD 三肽的细胞外基质成分结合而成的。RGD 序列存在于纤连蛋白和某些细胞外基质蛋白肽链中的精氨酸（R）-甘氨酸（G）-天冬氨酸（D）三肽序列。50% 左右的整联蛋白含有结合 RGD 的结构域。血小板特异的整联蛋白 $\alpha_{IIb}\beta_3$ 与血浆中含有 RGD 序列的纤维蛋白原结合，介导了血小板的凝聚。动物实验证明，人工合成的含有 RGD 序列的多肽可以竞争性地阻止血小板与血浆中的纤维蛋白原结合，防止血凝块的形成。该结论提示，可利用整联蛋白胞外区具有通过自身结构域识别含有 RGD 三肽序列配体的特性，开辟以配体-受体相互作用为基础来制备特异抗 $\alpha_{IIb}\beta_3$ 的抗体用于临床。

β_3 亚家族称为**细胞黏附素（cytoadhesion）**，含人玻璃黏蛋白受体（VNR）和血小板的 gp Ⅱ b/ Ⅲ a。细胞黏附素功能：①存在于淋巴细胞上，通过与 Ig 家族中的细胞黏附分子结合而介导异型性细胞之间的黏附。

②作为各种细胞外基质的配体，介导细胞与细胞外基质的黏附，从而控制细胞与基膜的结合，以及细胞的游走。例如，在整合素β_1和β_3亚家族就有层粘连蛋白、纤连蛋白、胶原纤维等细胞外基质受体的机能。

4. 整联蛋白介导的信号传递

整联蛋白家族介导的是双向信号转导。

（1）胞外信号内传：折叠状态的整联蛋白胞外区与配体的亲和力低，穿膜区与胞内区的α链、β链相互接触；当整联蛋白的细胞外结构域作为受体与细胞外配体（如纤连蛋白或层粘连蛋白）结合时会诱导整联蛋白细胞胞外区从折叠的无活性状态变成伸展的活化状态，同时穿膜区和胞内区的α链、β链相互分离，而内结构域的末端发生构型变化，从而暴露出与踝蛋白、张力蛋白及黏着斑激酶（FAK）的结合部位，进而引起黏着斑和微丝骨架的装配，引起信号放大的级联反应。这种反应会启动一些基因的表达，调节细胞的行为，如细胞的迁移、增殖、分化、存活和凋亡等。

（2）胞内信号外传：在细胞内信号分子的启动下，踝蛋白可以与折叠状态的整联蛋白的β链胞质区结合，使α链和β链的穿膜区与胞质尾部彼此分离，并引起整联蛋白胞外区的构象发生改变，由折叠状态转变为伸展状态而活化，从而与细胞外基质成分或相邻细胞表面的其他黏附分子的亲和力增强。细胞内信号外传可通过细胞外的一些信号启动。研究发现，血小板及白细胞的整合素通常以无活性状态存在于细胞表面，当细胞内信号传递启动后，如细胞外的生长因子、细胞因子通过细胞膜中的受体酪氨酸激酶或G蛋白偶联受体活化，产生磷脂酰肌醇二磷酸（PIP_2），PIP_2激活踝蛋白，引起踝蛋白与整合素β链的结合能力增强，导致整合素胞外构象的改变而增强与其他胞外配体的结合能力，最后介导细胞黏着。这种由细胞内信号传递启动来调节细胞表面整合素活性的方式被称为“由内向外”的信号转导（见图12-9）。在血液凝固过程中，血小板结合与受损血管或被其他可溶性信号分子作用后引起细胞内信号的传递，诱导血小板膜上的$\alpha_{IIb}\beta_3$整合素构象发生改变而激活。活化的整合素与纤维蛋白原结合后导致血小板彼此黏连在一起形成血凝块。

第五节　细胞极性

细胞极性（cell polarity）是单细胞和多细胞生物中广泛存在的一个特征，是指细胞中某些细胞质成分按一定空间顺序不均等分布，从而形成的各种细胞内容物的浓度梯度。许多真核细胞都具有极性表型，具体表现为细胞的形状、细胞内的细胞器、蛋白质以及产生极性必需的细胞骨架等的不对称分布。细胞极性对多数细胞的分化和功能是必需的，卵细胞的极性对于胚胎发育至关重要，柱状上皮细胞顶端和基底端的形态和结构的差别保障了它们的外分泌、吸收和屏障等功能，细胞运动迁移依赖于细胞的极性化。有些类型的真核细胞，如神经元、上皮细胞或受精卵细胞终身具有极性，而另一些具有特殊功能（如原肠形成和神经胚形成时期的细胞）具有暂时的极性表型，如迁移、不对称细胞分裂和抗原提呈等。

细胞极性的产生，归根到底是因为细胞上或细胞内某些分子在特定区域或位置的选择性滞留。细胞极性形成的过程通常是细胞骨架体系介导，在非极性的诱原刺激下，细胞骨架体系重新组织并导致各分子成分不对称分布，细胞先变形为极性的形状，然后发挥功能。

形态上的极性，如在腺上皮细胞中，核的位置靠近基部，中心体的位置靠近表面；在两栖类的成熟卵中，核靠近动物极，表层色素层分布在动物半球，卵黄粒多在植物半球等。

生理上和细胞化学上的极性，如卵细胞质内的氧化还原能、氧的消耗、SH基、核糖核酸浓度的梯度等。

细胞极性还包括表面极性和细胞质极性。细胞极性与滋养层和内细胞团两种细胞系的建立密切相关。细胞的极化使细胞形成顶-基轴，细胞分裂后，顶半球产生的极性子细胞分化为滋养层，基半球产生的非极性子细胞建立了内细胞团。内细胞团偏向胚泡一侧，使胚胎形成了胚-对胚轴（EA轴）。

在多细胞生物中，细胞极性很重要，涉及细胞的生长发育及组织器官形成、细胞迁移等。例如，涡虫的切断体进行再生时，从朝向原来前端的断面上再生出头部，从朝向原来后端的断面上再生出尾部。水螅水母类的分离块往往显示出前后的极性，从前端再生出水螅体，从后端再生出螅茎。卵的极性与由其所形成的胚的形态轴有密切的关系。有时还出现细胞的极性受细胞内外环境影响的现象。例如，墨角藻属的卵细胞，其极性可被pH梯度、温度梯度、光照射等所左右。无脊椎动物卵细胞极性形成是发育生物学中的一个重要过程，决定了胚胎发育的轴向（如前后轴、背腹轴）以及分化的方向。这一过程涉及母源因子的定位、细胞骨架的动态重组以及信号通路的调控。哺乳动物早期胚胎细胞具有极性，在桑葚胚以前细胞极性由不稳定变为稳定。

细胞的极性在上皮细胞行使功能方面起着关键性作用，上皮细胞的极性表现为存在游离面和基底面，这保证了物质运输的单方向性。例如，肠上皮细胞游离面朝向肠腔，而且细胞膜上存在特殊的转运蛋白，保证了营养物质只能从肠腔进入体内，然后进行进一步的转运，这是由极性保证的；又如，气管上皮细胞可以利用纤毛的运动将黏液外排，这种纤毛只存在于游离面；基底面的作用则是保证上皮细胞与基膜的附着。研究表明，如果基底面结构发生异常，会导致细胞脱离组织，进而会发生细胞的凋亡，这对维持体内的平衡和代谢起着重要作用。

人类大多数的癌变起源于具有顶-底极性的上皮组织细胞，癌变通常会伴随细胞极性丧失和组织结构紊乱等表现。因此细胞极性丧失是癌症诊断的一个重要指标。上皮细胞间质转化（epithelial-mesenchymal transition，EMT）过程中，细胞顶-底极性丧失，同时伴随上皮细胞表型的丢失，间质表型（前-后极性）的形成。经过EMT的发生，细胞极性的改变使上皮细胞丧失了细胞间的黏附结构并发生细胞骨架的重排，最终使上皮细胞形成孤立的、运动能力增强的、耐受凋亡的上皮细胞间质表型，从而增强了上皮细胞的运动能力并获得迁移及浸润的能力。

（四川大学　杨春蕾）

复习思考题

1. 谈谈你对细胞表面的认识。
2. 何谓细胞间连接？有哪些类型？结构上有何特点？细胞间连接对组织的形成有何意义？
3. 什么是黏着斑？在细胞中有何作用？
4. 说明间隙连接的结构有何特点？有什么作用？

第十三章 细胞微环境

细胞并不是孤立存在的，细胞与其所处环境之间存在着复杂的交互关系。细胞的形态结构、生命活动及其在机体中的位置均受到机体、局部组织、周围细胞以及细胞外分子的调节与控制。**细胞微环境（cellular microenvironment）**是指细胞周围的一小片空间，它包含了细胞直接接触和交互的所有物质和因素，包括细胞外基质、邻近细胞、局部的化学信号分子（如生长因子、激素、细胞因子等）、营养物质、氧气供应、废物排泄，以及物理因素（如机械应力、电场、磁场等）。细胞微环境对细胞的增殖、分化、迁移、衰老、死亡等生物学行为发挥着至关重要的调控作用。在生理或病理状态下，细胞微环境的动态变化能够影响细胞的命运决定，而在组织修复、再生医学以及肿瘤发生发展过程中，针对细胞微环境的研究具有非常重要的理论与实践意义。细胞之间通过细胞识别、细胞通信、细胞黏着、细胞连接以及细胞与胞外基质的相互作用，构成了复杂的细胞社会，表现为细胞与细胞间、细胞与胞外基质的相互作用、相互制约和相互依存的关系。

第一节 细胞外基质

多细胞生物中的组织除细胞外，在细胞之间还有非细胞性的细胞间物质，它们是由一些蛋白质和多糖大分子构成的精密有序的结构网络。这些存在于细胞之间的大分子结构称为**细胞外基质（extracellular matrix，ECM）**（图 13-1）。细胞外基质在多细胞生物中普遍存在，它通过与细胞膜中的细胞外基质受体（如整合素）结合而与细胞建立了相互关系。

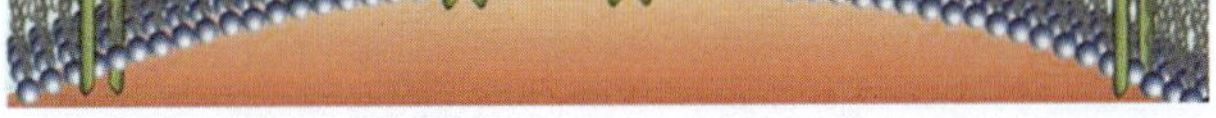

图 13-1 细胞外基质

细胞外基质是细胞的分泌物在细胞附近构成的精密结构，它的组成成分大致可分为糖胺聚糖和蛋白聚糖、胶原和弹性蛋白及非胶原糖蛋白 3 类，不同组织的细胞外基质的成分和含量也存在一定的差异。例如，皮肤和骨骼中它占主要部分，而在肝脏、脑及骨髓中相对较少。细胞外基质的物理性质也各不相同：有的坚硬（如骨、牙的钙化基质）；有的柔软透明（如角膜的透明基膜）；有的似绳索（如肌腱）；还有的呈节片状（如上皮和结缔组织之间的基膜）。

细胞外基质除了具有连接和支持细胞、组织，决定细胞形态的作用外，还控制细胞的生长、分化，调节细胞的运动等，此外，它还与许多病理现象密切相关。

一、糖胺聚糖和蛋白聚糖

（一）糖胺聚糖

糖胺聚糖（glycosaminoglycan，GAG）是指由重复的二糖单位聚合成的无分支直链多糖，因其二糖中的一个常为氨基糖而得名，过去称为黏多糖。在多数种类中，糖胺聚糖的糖基常被硫酸化，且含糖醛酸。依组成的糖基、连接方式、硫酸化数量及分布的不同，可将其分为透明质酸、硫酸软骨素、硫酸皮肤素、硫酸角质素和肝素等。

糖胺聚糖具有高度亲水性，带有大量负电荷，因此能够吸引大量阳离子（如 Na^+），这些阳离子再结合大量水分子，使糖胺聚糖像海绵一样吸水产生膨压，赋予细胞外基质抗压的能力。在结缔组织中，尽管糖胺聚糖含量较少，但由于它们能形成多孔的水合胶体，体积增大数倍，糖胺聚糖填充了细胞外基质的大部分空间，为组织提供机械支撑作用。

透明质酸（hyaluronic acid，HA）的一个分子中可包含几千个二糖单位，分子质量很大，但结构简单，能与水结合，使基质膨胀，起润滑剂的作用，使细胞易于迁移。在胚胎发育早期和组织创伤修复时，细胞外基质中的透明质酸特别丰富，它可促进细胞增殖，阻止细胞分化，对细胞迁移、创伤的愈合有重要作用。细胞迁移结束后，多余的透明质酸被透明质酸酶降解。透明质酸还是关节液的一部分，起着润滑关节的作用。透明质酸的许多作用还依赖与其他蛋白及蛋白聚糖的相互作用，某些糖胺聚糖可与血浆蛋白结合。例如，肝素可与几种凝血因子和抗凝血酶Ⅲ结合，在血浆中抑制和灭活凝血酶，故具有抗凝血作用。

（二）蛋白聚糖

蛋白聚糖（proteoglycan，PG）位于结缔组织、细胞外基质及许多细胞表面，是一种含糖量极高的（可大于 95%）糖蛋白，由糖胺聚糖与蛋白质共价结合。除透明质酸外，其他各种糖胺聚糖都可与蛋白质共价结合形成蛋白聚糖。它的蛋白质称为**核心蛋白（core protein）**，通常为单链多肽。一条核心蛋白的多肽链可以共价结合一至数百条糖胺聚糖链构成蛋白聚糖单体（图 13-2）。在很多组织中，蛋白聚糖以单体形式存在。但在软骨中，若干个单体又以非共价键与透明质酸相结合，形成一个巨大的蛋白聚糖多聚体（图 13-3），每个复合体的分子质量高达数百万，长达几个微米。

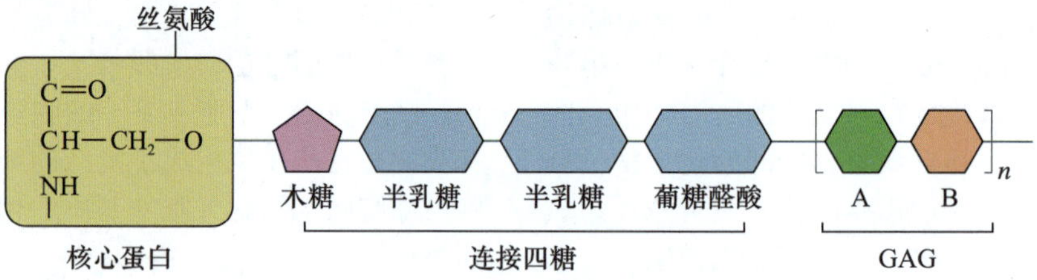

图 13-2　蛋白聚糖分子结构的示意图

蛋白聚糖是由糖胺聚糖（除透明质酸外）与核心蛋白的丝氨酸残基共价连接形成的大分子

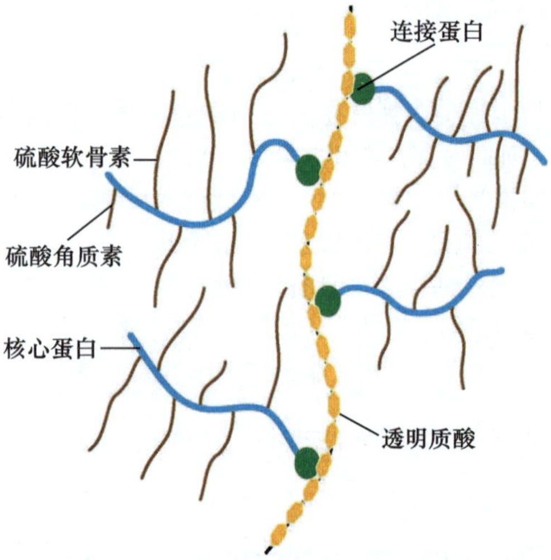

图 13-3　蛋白聚糖复合体结构的示意图
（引自翟中和等，2011）

二、胶原和弹性蛋白

（一）胶原

二维码 13-1 微课

胶原

胶原（collagen）是细胞外最重要的水不溶性纤维蛋白，是构成细胞外基质的骨架。胶原在细胞外基质中形成半晶体的纤维结构，给细胞提供抗张力和弹性，并在细胞的迁移和发育中起作用。胶原在各种动物中都有存在，在哺乳动物结缔组织中特别丰富，脊椎动物的腱、软骨和骨中胶原非常丰富，几乎占了蛋白质总质量的一半。

胶原蛋白的基本结构单位是**原胶原（tropocollagen）**，原胶原肽链的一级结构具有（**Gly-X-Y**）$_n$重复序列，其中 X 常为脯氨酸（Pro），Y 常为羟脯氨酸（Hypro）或羟赖氨酸（Hylys），羟赖氨酸残基可发生糖基化修饰。原胶原是由 3 条 α 肽链盘绕成的三股螺旋结构的纤维状蛋白质（图 13-4），长约 300 nm，直径约为 1.5 nm。

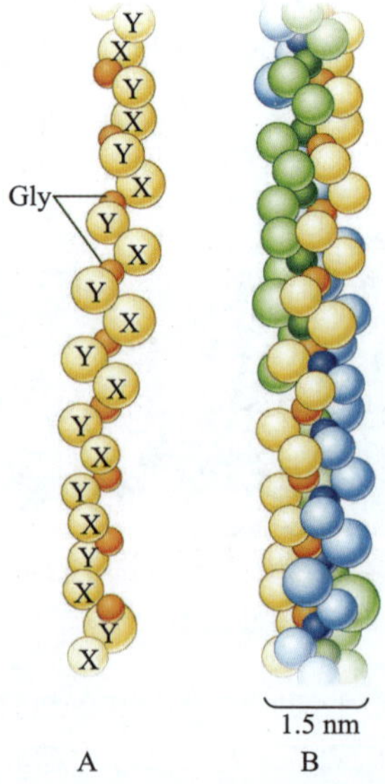

图 13-4　典型胶原分子结构（引自翟中和等，2011）

A. 一条胶原 α 链，具有 Gly-X-Y 三肽重复序列；B. 胶原分子模式图，由 3 条 α 链螺旋盘绕形成

目前已发现胶原的类型有 10 多种，最主要的是Ⅰ、Ⅱ、Ⅲ、Ⅳ型胶原。Ⅰ、Ⅱ、Ⅲ型胶原呈纤维状，广泛分布在各种组织的细胞外基质中。其中Ⅰ型胶原最为普遍，多分布在皮肤、韧带、肌腱及骨中，有较强的抗张强度；Ⅳ型胶原不能形成三股螺旋，而以分子头对头相接形成三聚体，再相互交联成网络层结构，构成各种上皮基底层的基膜（表 13-1）。

表 13-1　胶原的类型及其特性

类型	多聚体形式	组织分布	突变表型
Ⅰ	纤维	皮肤、肌腱、骨、韧带、角膜	严重的骨缺陷和断裂
Ⅱ	纤维	软骨、脊索、人眼玻璃体	软骨缺陷、矮小症状
Ⅲ	纤维	皮肤、血管、体内器官	皮肤易损、关节松软、血管易破
Ⅴ	纤维（结合Ⅰ型胶原）	与Ⅰ型胶原共分布	皮肤易损、关节松软、血管易破
Ⅺ	纤维（结合Ⅱ型胶原）	与Ⅱ型胶原共分布	近视、失明
Ⅸ	与Ⅱ型胶原侧面结合	软骨	骨关节炎
Ⅳ	片层状（形成网络）	基膜	血管球形肾炎、耳聋
Ⅶ	锚定纤维	复层鳞状上皮下	皮肤起疱
ⅩⅦ	非纤维状	半桥粒	皮肤起疱
ⅩⅧ	非纤维状	基膜	近视、视网膜脱离、脑积水

资料来源：引自翟中和等（2011）

胶原的合成与组装始于内质网，并在其中进行修饰，最后在细胞外组装。①在内质网合成前 α 肽链，前 α 肽链含有信号肽，前体 α 链 N 端和 C 端无 Gly-X-Y 重复序列。进入内质网后切掉信号肽，肽链中脯氨酸和赖氨酸被羟基化成羟脯氨酸和羟赖氨酸，羟脯氨酸残基被部分糖基化修饰。随后 3 条前 α 肽链在内质网腔装配成三股螺旋的**前胶原（procollagen）**。②在高尔基复合体中进一步加工后，分泌到细胞外。前胶原在细胞外被前胶原肽酶切除 N 端及 C 端前肽，形成胶原分子。③切除前肽的胶原分子聚合装配成**胶原原纤维（collagen fibril）**，胶原原纤维进一步聚合成直径为 500～3000 nm 的**胶原纤维（collagen fiber）**。

二维码 13-2 扩展

胶原蛋白与维生素 C 缺乏症

胶原与多种疾病的病理过程有关。①缺少维生素 C 时，脯氨酸的羟基化受到影响，不能形成稳定的三股螺旋结构。这些不稳定的前 α 肽链在细胞内被降解，导致细胞外基质中胶原的缺乏，而存在于基质及血管中的正常胶原逐渐丧失，导致组织中胶原缺乏，而引起血管、肌腱、皮肤等脆性增加，皮下、牙龈易出血及牙齿松动等症状，称为坏血病。② Ehlers-Danlos 综合征患者缺乏切除前肽的酶，导致胶原不能正常组装，出现骨骼和肌腱缺乏刚性、皮肤血管脆弱、皮肤弹性过强等症状。③成骨不全症患者中编码Ⅰ型胶原 α1（Ⅰ）或 α2（Ⅱ）的基因发生突变，使Ⅰ型胶原合成障碍，导致骨骼发育不良、畸形、四肢短小、骨质疏松易骨折，严重者早年夭折；Ⅱ胶原的基因发生突变，可导致软骨异常、关节畸形，身材矮小。④胶原可引起免疫性疾病。天然或变性的胶原导致机体丧失对自身胶原结构的免疫耐受，从而引发自身免疫性胶原组织损伤，导致类风湿性关节炎及慢性肾病等。免疫复合物在胶原组织中沉积，可引起炎症反应。

（二）弹性蛋白

弹性蛋白（elastin）是弹性纤维的主要成分，为高度疏水性非糖基化纤维蛋白质，不形成规则的螺旋结构，而呈无规则卷曲状。分子之间通过赖氨酸残基之间的交联形成富有弹性的网状结构，弹性蛋白中疏水性氨基酸含量高达 95%。与胶原一样，弹性蛋白也富含甘氨酸和脯氨酸，但其与胶原蛋白很大的区别在于弹性蛋白含很少的羟脯氨酸，弹性蛋白的羟基化程度不高，没有羟赖氨酸的存在，没有胶原特有的 Gly-X-Y 序列，故不形成规则的三股螺旋结构。

弹性蛋白形成的交联网络可通过构型的变化产生弹性及没有弹性的细长胶原纤维与弹性纤维相互交织，以限制其伸展程度，防止组织撕裂。弹性蛋白在皮肤结缔组织中特别丰富，使皮肤具有高度弹性。随着年龄的增长，弹性蛋白合成逐渐减少，肌肤中弹性蛋白的成分减少，降低对维持紧致肌肤所需要的网络支持，结果肌肤变得松弛、有细纹等老化现象，轮廓变得模糊。

三、非胶原蛋白

近年来陆续发现了很多存在于细胞外基质的非胶原糖蛋白，其共同特点是既可与细胞结合，又可与细胞外基质中的其他大分子结合，从而将细胞黏着于细胞外基质，故又统称为黏着因子或黏着糖蛋白。已知的这类蛋白质约有数十种，研究较多的是**纤连蛋白（fibronectin，FN）**。

（一）纤连蛋白

纤连蛋白在体内分布十分广泛。它以可溶形式存在于血液和各种体液中；或以不溶形式存在于细胞外基质（包括基膜）、细胞之间及细胞表面。纤连蛋白主要由间质细胞（如成纤维细胞、成软骨细胞、血管内皮细胞、巨噬细胞等）产生。纤连蛋白是一种大的纤维状糖蛋白，含糖量为45%～95%，其亚单位的分子质量为220～250 kDa，约由2500个氨基酸残基构成。不同组织来源的纤连蛋白亚单位结构不相同，但很相似。其肽链的共同特点是由一些重复的氨基酸序列构成若干球形结构域，每个球形结构域可分别与不同的大分子或细胞表面特异受体结合，从而使纤连蛋白成为多功能分子。

纤连蛋白具有多方面的生物学作用。①纤连蛋白的主要功能是介导细胞黏着，是细胞外基质的组织者。纯化的纤连蛋白可增强细胞间黏连及细胞与基质的黏连。②通过黏着，纤连蛋白可以通过细胞信号转导途径调节细胞的形状和细胞骨架的组织，促进细胞铺展。③在胚胎发生过程中，纤连蛋白对许多类型细胞的迁移和分化是必需的，影响细胞迁移的方向和速率。纤连蛋白促进细胞迁移的作用在肿瘤细胞中比在正常细胞中更强，这可能与肿瘤的侵袭、转移有关。④在创伤修复中的作用，纤连蛋白是促进伤口愈合的关键物质。软组织损伤时，血浆纤连蛋白与纤维蛋白共同形成血凝块，成为组织修复的初始基质，纤连蛋白一方面可吸引成纤维细胞、平滑肌细胞及内皮细胞到达创伤部位形成肉芽组织，然后纤维化形成瘢痕；另一方面刺激上皮细胞向血块迁移而闭合创面。⑤在血凝块形成过程中，纤连蛋白促进血小板附着于血管受损部位。

同时，纤连蛋白是细胞培养基的重要成分之一。纤连蛋白作为细胞培养的基质，能提高细胞贴壁率，保证细胞形态结构良好，增强细胞代谢水平，提高细胞的集落形成率。另外，还可以明显提高原代培养的成活率，缩短细胞生长时间，这对建立人体疾病的体外模型是非常有益的。研究还证明，杂交瘤技术中纤连蛋白的使用能提高细胞融合率，缩短融合周期，因而在科研和生产中得到了广泛应用。

（二）层粘连蛋白

层粘连蛋白（laminin，LN）主要存在于基膜结构中，是基膜所特有的非胶原糖蛋白，分子质量为820 kDa，含20%～35%的糖，有3个亚单位，即重链（α链，400 kDa）和两条轻链β（215 kDa）、γ（205 kDa）。层粘连蛋白作为基膜的主要结构成分对基膜的组装起着关键作用，其主要功能就是在细胞表面形成网络结构并将细胞固定在基膜上。

与此同时，层粘连蛋白还有许多其他的作用，如在细胞发育过程中刺激细胞黏着、运动。层粘连蛋白还能够刺激胚胎中神经轴的生长，并促进成年动物的神经损伤后重生长和再生。如同纤连蛋白，细胞外的层粘连蛋白能够影响细胞的生长、迁移和分化。层粘连蛋白在原生殖细胞的迁移中起着关键作用。层粘连蛋白是肾小球基底膜和系膜基质的主要成分，糖尿病性肾炎的肾小球基膜中层粘连蛋白明显减少，血清和尿中出现层粘连蛋白和Ⅳ型胶原的降解产物。

第二节　细胞外基质中的特化结构——基膜

基膜（basal lamina，basement membrane）是指一种复合的细胞外膜状结构，位于上皮细胞基底面与结缔组织之间，具有支持连接作用，也是物质运输的半透膜，是细胞外基质的特化区。典型的基膜厚约50 nm，有些基膜的厚度达200 nm。此外，在肌细胞和脂肪细胞的表面、血管内皮细胞的下方、施万细胞的表面、二胚层胚盘两个胚层之间也有基膜。

基膜是由不同的蛋白纤维组成的网状结构，主要成分有层粘连蛋白、Ⅳ型胶原、**巢蛋白（entactin）**、**肌腱蛋白（tenascin）**、**钙结合糖蛋白（thrombospondin）**、硫酸肝素糖蛋白等。层粘连蛋白在基膜的形成中起着重要作用，因为层粘连蛋白具有许多不同的结构域，可与其他蛋白质复合物结合。此外，层粘连蛋白既能够与细胞表面受体结合，也能够与其他的层粘连蛋白分子及其他的糖蛋白，包括基膜中其他的一些成分结合。更重要的是，层粘连蛋白与Ⅳ型胶原结合，形成分隔的交联网状结构，形成的基膜通过层粘连蛋白与细胞表面受体紧密结合，将基膜与覆盖的细胞紧密结合起来（图13-5）。因此，层粘连蛋白不仅是基膜的主要成分，也是基膜的组织者，而Ⅳ型胶原则是基膜的网状钢架。

基膜是上皮细胞基底面与深部结缔组织之间共同形成的薄膜。在电子显微镜下，基膜分为两部分，靠近上皮的部分为基板，由上皮细胞分泌产生；与结缔组织相接的部分为网板，由结缔组织的成纤维粘连细胞分泌产生。

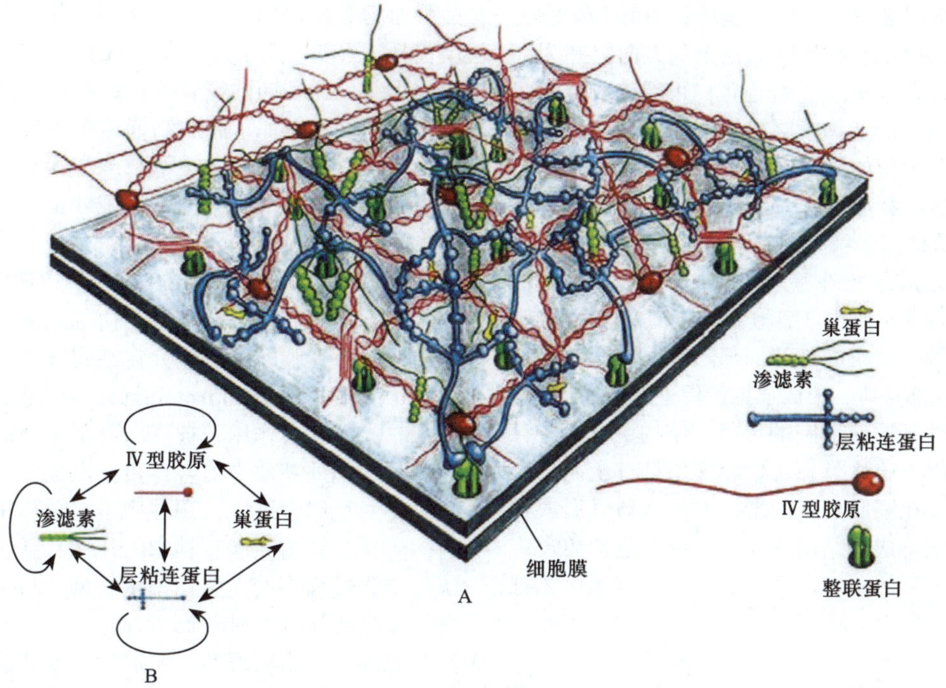

图 13-5　基膜的分子结构示意图（引自陈誉华，2013）

基膜不仅对组织结构起支持作用，还充当渗透屏障，调节分子和细胞的运动。在肾细胞中，基膜可以作为一种过滤器，它允许小分子进入尿液，却阻止大分子的蛋白质和细胞进入尿液，起着选择性筛滤作用。表皮细胞下的基膜能阻止结缔组织的成纤维细胞进入表皮，但允许参与免疫作用的白细胞穿过基膜进入表皮层。另外，基膜还决定细胞的形态与极性，影响细胞的代谢，促进细胞的存活、增殖、分化、迁移等生命活动。

第三节　细胞外基质与细胞之间的相互作用

一、细胞外基质对细胞生物学行为的影响

1. 影响细胞的存活与死亡

正常真核细胞，除成熟血细胞外，大多数必须黏附于特定的细胞外基质上才能抑制失巢凋亡而存活，称为**定着依赖性（anchorage dependence）**。例如，上皮细胞及内皮细胞一旦脱离了细胞外基质则会发生程序性死亡。

2. 决定细胞的形状

体外实验证明，各种细胞脱离了细胞外基质呈单个游离状态时多呈球形。同一种细胞在不同的细胞外基质上黏附时可表现出完全不同的形状。上皮细胞黏附于基膜上才能显现出其极性。细胞外基质决定细胞的形状这一作用是通过其受体影响细胞骨架的组装而实现的。不同细胞具有不同的细胞外基质，介导的细胞骨架组装的状况不同，从而表现出不同的形状。

只有在细胞外基质存在的条件下，细胞才能维持正常形态和行使各种生物学功能。

3. 调节细胞的增殖

大多数细胞只有黏附并铺展在细胞外基质上才能增殖，一旦脱离了细胞外基质成为游离球形时细胞则不能增殖。不同的细胞外基质对细胞增殖的影响不同。例如，成纤维细胞在纤连蛋白基质上增殖加快，在层粘连蛋白基质上增殖减慢；而上皮细胞对纤连蛋白及层粘连蛋白的增殖反应则相反。肿瘤细胞的增殖丧失了定着依赖性，可在半悬浮状态增殖。

4. 控制细胞的分化

细胞通过与特定的细胞外基质成分作用而发生分化。例如，成肌细胞在纤连蛋白上增殖并保持未分化的表型；而在层粘连蛋白上则停止增殖，进行分化，融合为肌管。内皮细胞在胶原基质上培养时进行增殖，但在层粘连蛋白基质上停止增殖而发生分化，形成毛细血管样结构。乳腺上皮细胞在 Matrigel 上培养时，不仅具有腺管样形态，还分泌酪蛋白等乳汁成分。

5. 参与细胞的迁移

在细胞迁移过程中，细胞发生黏附与去黏附、细

胞骨架组装与去组装等，细胞外基质都对其有影响。细胞外基质可以控制细胞迁移的速率和方向，并为细胞迁移提供“支架”。例如，纤连蛋白可促进成纤维细胞及角膜上皮细胞的迁移；层粘连蛋白可促进多种肿瘤细胞的迁移。细胞的趋化性与趋触性迁移都依赖于细胞外基质。这在胚胎发育及创伤愈合中具有重要意义。细胞的迁移依赖于细胞的黏附与细胞骨架的组装，细胞黏附于一定的细胞外基质时诱导黏着斑的形成，黏着斑是联系细胞外基质与细胞骨架的“接点”。细胞通过基膜时，需要基质成分的局部降解，胶原酶等在其中通过分解局部基质，形成通道，促进细胞的迁移。

由于细胞外基质对细胞的形状、结构、功能、存活、增殖、分化、迁移等一切生命现象具有全面的影响，因而无论是在胚胎发育的形态发生、器官形成过程中，还是在维持成体结构与功能完善（包括免疫应答及创伤修复等）的一切生理活动中均具有不可忽视的重要作用。

二、细胞对细胞外基质具有控制作用

1. 细胞外基质由其所在组织细胞分泌

各种组织细胞外基质的成分、含量和存在形式不同，但都是由该组织的细胞合成和分泌的。细胞外基质的组分及组装形式由所产生的细胞决定，并与组织的特殊功能需要相适应。例如，Ⅰ、Ⅱ、Ⅲ、Ⅴ及Ⅺ型胶原为有横纹的纤维形胶原，但肝脏中含量较高者仅包括Ⅰ、Ⅲ、Ⅳ、Ⅴ、Ⅵ、Ⅹ和Ⅷ型。同一个体的不同组织，在不同的发育阶段，所产生的细胞外基质也有所不同。例如，胚胎结缔组织的成纤维细胞外基质主要产生Ⅲ型胶原、透明质酸和弹性蛋白；成年结缔组织中成纤维细胞产生的细胞外基质以Ⅰ型胶原和纤连蛋白为主。

2. 细胞外基质成分的降解在细胞的控制下进行

细胞外基质成分的降解是由细胞分泌的蛋白水解酶催化的。细胞外基质成分在细胞分泌的**基质金属蛋白酶（matrix metalloproteinase，MMP）**和丝氨酸蛋白酶家族的联合作用下被降解。基质金属蛋白酶几乎能降解细胞外基质中的各种蛋白质成分，破坏肿瘤细胞侵袭的组织学屏障，在肿瘤侵袭转移中起关键性作用，使其在肿瘤浸润转移中的作用日益受到重视，被认为是该过程中的主要蛋白水解酶。目前基质金属蛋白酶家族已分离鉴别出 26 个成员，根据作用底物及片段同源性，分为胶原酶、明胶酶、基质降解素、基质溶解素、furin 活化的基质金属蛋白酶和其他分泌型基质金属蛋白酶。

细胞还通过分泌基质金属蛋白酶和丝氨酸蛋白酶的抑制剂控制蛋白酶的作用程度及范围。细胞对细胞外基质成分降解的控制和调节在创伤修复、组织重构及细胞迁移中有重要作用。

第四节　细胞间相互作用

细胞间相互作用（intercellular interaction，cell-cell interaction）指的是细胞之间通过各种方式进行交流、互动和影响的过程。这种相互作用可以是细胞间的直接接触，相邻细胞之间的接触形成了组织与屏障。细胞间相互作用也可以是间接的，在微观尺度上，细胞产生和 / 或传递的细胞因子、生长因子等生化信号可以被细胞表面受体识别。在许多情况下，细胞间的直接接触是启动和 / 或维持细胞通信以驱动关键生理过程的重要条件。

细胞间相互作用是维持组织结构和功能的基础，确保了生命体系的正常运行。它不仅影响着细胞的生长、分化和凋亡等关键生命过程，也对整个生物体的健康和稳态具有重要影响。

一、细胞识别

细胞具有区分自己与异己的识别能力，可以分辨同种与异种、同源与异源的细胞。细胞之间相互的辨认和鉴别，以及对自己和异己物质分子认识的现象称为**细胞识别（cell recognition）**。细胞在识别的基础上相互黏合或建立稳定的、有一定形态结构的连接，从而相互影响、相互作用。许多重要生命活动都与细胞的识别能力有关，细胞识别也是细胞发育和分化过程中一个非常重要的环节，细胞通过识别和黏着形成不同类型的组织和功能单元。

细胞膜在细胞识别中起着重要作用，细胞膜上的一些特异性的糖蛋白或糖脂与细胞识别的实现有密切关系，而这些结构主要包括膜抗原、抗体或膜蛋白。

（一）细胞识别的现象

早在 20 世纪初即已发现，细胞有“物以类聚”的现象。Wilson 于 1907 年将两种不同颜色的海绵分别处理，分散成游离的单个细胞，然后再把它们混合在一起，放置一段时间，结果发现，两种海绵细胞又各自重新聚集成两个单色海绵个体，并不出现杂色的海绵（图 13-6）。这说明细胞能相互识别，并有选择地与同种细胞结合在一起。

细胞识别现象在高等动物中也存在。Townes 和 Holtfreter 于 1955 年将两栖动物的原肠胚细胞分散后，再将 3 个胚层的细胞混合培养，结果 3 个胚层的细胞

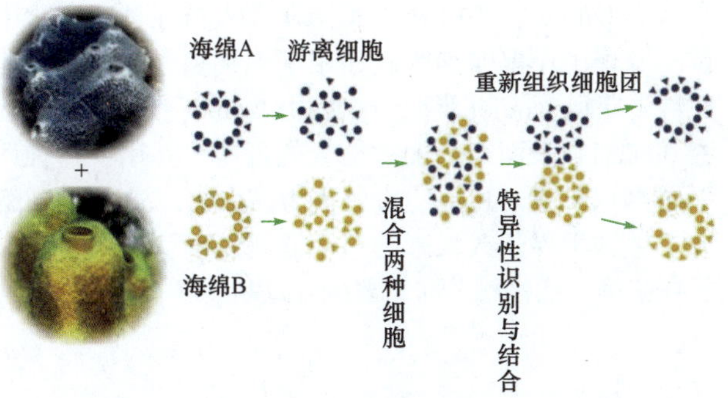

图 13-6　海绵细胞对“自己”和“异己”的识别

均自行分类集聚，参加形成了原来的胚层。更有意思的是，这样形成的 3 个胚层在空间位置的排列上，仍然是外胚层在外，内胚层在内，中胚层位于内、外层之间（图 13-7）。鸟类和哺乳动物中也存在类似情况。Moscona 于 1979 年把鸡胚组织用胰蛋白酶分散成单个游离细胞，经过培养后发现细胞对来源组织仍具有记忆能力，按来源组织相聚。如果把鸡胚细胞和小鼠胚细胞分散后混合培养，各种细胞仍按来源组织分别聚集。

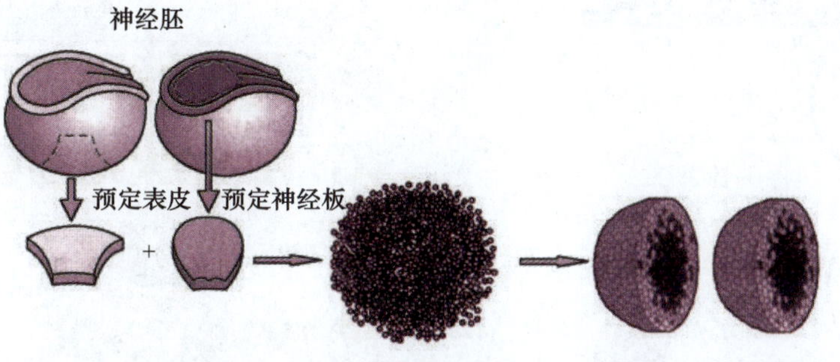

图 13-7　两栖类原肠胚细胞分散后混合培养，3 个胚层细胞按各自来源分别相聚和重排（引自韩贻仁等，2012）

高等动物体内的免疫系统能识别入侵异物并加以消灭，这种防卫功能主要由淋巴细胞来完成，中性粒细胞、巨噬细胞等具有吞噬异物的能力。机体免疫实际上也是细胞的一种识别现象，血液中白细胞能识别侵入的细菌并将其吞噬，却从来不吞噬血液中自己正常的细胞，这是异种之间的细胞识别。临床上做异体组织移植时，机体会对移植的异体组织发生排斥反应，这是异体细胞之间的细胞识别产生的。

此外，血液凝固、炎症反应、血栓形成、致病微生物感染乃至肿瘤细胞转移等许多生理和病理过程，均与同种或异种之间复杂的相互识别与黏合及其所诱发的效应有关。

受精过程具有种的特异性，同种类的精子与卵能够互相接触而结合，这是精、卵细胞之间识别的结果，属于同种异类细胞之间的识别。

归纳起来，各种细胞识别现象可分为细胞与细胞之间的识别和细胞对分子的识别两大类。细胞与细胞之间的识别主要有 4 种类型：①同种同类细胞之间的识别，如胚胎发育与分化过程中的细胞相互聚集过程；②同种异类细胞之间的识别，如受精过程中精子和卵细胞之间的相互识别；③异种异类细胞之间的识别，如人体对入侵体内细菌的识别；④异种（体）同类细胞之间的识别，如异体器官移植中导致的排异反应。

（二）细胞识别的分子基础

目前所发现的参与细胞识别的大分子主要是结合于细胞膜中或细胞膜外的糖蛋白。由于各种细胞表面寡糖链中的单糖种类、数目、排列顺序和结合方式不同，使糖链具有多样性和复杂性，它像“指纹”或“接受天线”一样，能识别细胞外各种信号分子，其中的唾液酸对细胞识别具有重要作用。糖蛋白的糖链可被**凝集素（lectin）**或具有凝集素样结构域的蛋白质识别，也可被细胞表面的糖代谢酶类（如糖基转移酶、糖苷酶）识别。除糖链与肽链之间的识别外，肽链与肽链之间、糖链与糖链之间的识别也可能参与细胞之间的识别。因此，细胞识别实质上是分子识别。

在低等生物，如前面提到的两种海绵细胞中的同一种类能重新聚集的现象与海绵细胞表面的**凝集因子（aggregation factor）**和这种凝集因子的受体两种糖蛋白有关。从不同海绵中分离出的凝集因子发现，它们的氨基酸组成相似，但糖的组成不同。凝集因子具有种属特异性，可与同种海绵细胞表面的受体（也称为基板）识别并结合，再在 Ca^{2+} 的作用下，凝集因子通过自身的聚合将海绵细胞黏合在一起（图 13-8）。高等生物包括哺乳动物的许多组织也具有凝集因子，与海绵细胞识别机制类似，该因子与表面受体结合，从而把细胞黏结起来。

小鼠成纤维细胞可黏着到含有半乳糖的小珠上，而不能黏附到含葡萄糖或 *N*-乙酰葡糖胺的小珠上，说明成纤维细胞表面有半乳糖的受体存在，可与其他细胞伸出的含半乳糖的寡糖链相互作用而让细胞相互结合。如果细胞表面的糖类物质被破坏，细胞就不能彼此聚集。巨噬细胞只能吞噬衰老的红细胞，而不吞噬正常红细胞，这是因为衰老红细胞表面的糖链丧失了唾液酸，暴露出了半乳糖残基，这是巨噬细胞识别的标记。正常活细胞表面由于有唾液酸遮盖，而不能被识别，可见唾液酸对细胞识别具有重要意义（图13-9）。

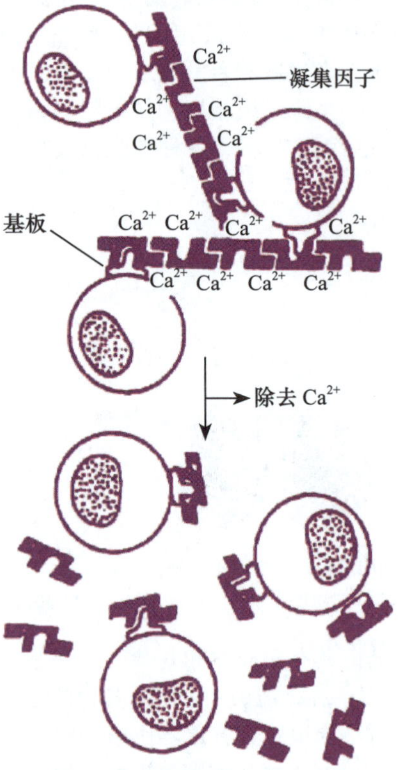

图 13- 8　海绵细胞聚集的机制

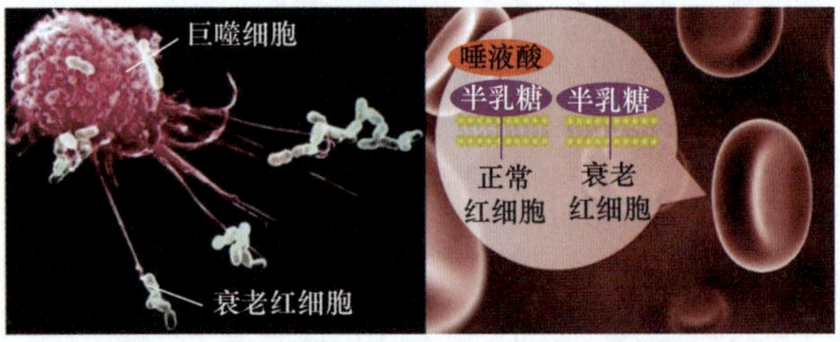

图 13-9　巨噬细胞识别吞噬衰老红细胞及其作用机制

免疫细胞之间或细胞与介质之间相互识别的物质基础是细胞膜上的一些特异性组分，包括细胞表面的多种抗原、受体或其他分子。细胞膜特异性组分通常也称为**细胞表面标记（cell surface marker）**，即免疫细胞膜分子。免疫细胞膜分子的种类相当繁多，主要有 T 细胞受体、B 细胞识别抗原的膜免疫球蛋白、多种细胞膜上的组织相容性抗原、**白细胞分化抗原（leukocyte differentiation antigen，LDA）**、CD 抗原、黏附分子、结合促分裂素的分子、细胞因子受体以及其他受体和分子。

精子和卵子要结合成受精卵，首先需要“识别”对方，这一任务主要由位于精子和卵子表面的蛋白质来完成。2005 年日本研究人员发现了精子表面用于识别卵子的蛋白，并根据结婚胜地“Izumo”的名字将其命名为 Izumol。2014 年，英国研究人员在动物实验中首次发现了小鼠卵细胞表面用于识别精子的蛋白，他们首先获得 Izumol 蛋白，然后用 Izumol 蛋白通过实验鉴别卵细胞表面与之配对结合的蛋白，并用罗马神话中婚姻保护神“Juno”的名字为其命名。这一发现解决了生物学界长久以来的一个谜题，确认了精子与卵子在“第一次接触”时重要的互动机制（图 13-10）。

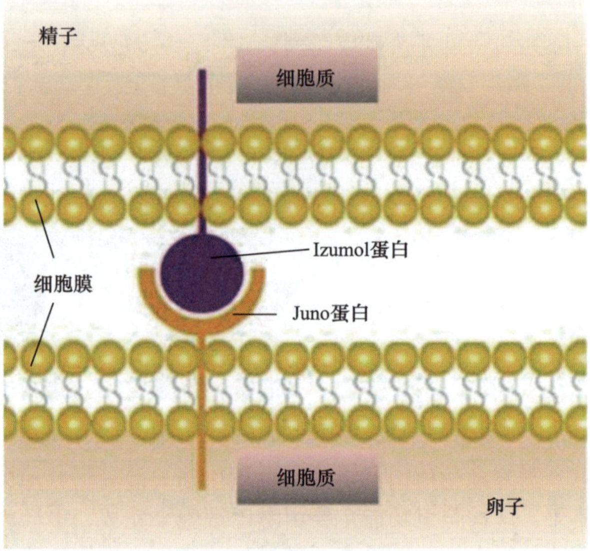

图 13-10　精子和卵子的识别机制

综上所述，细胞识别是细胞表面特异膜分子之间或受体与大分子之间互补形式的相互作用。作用方式可能有以下几种。①相同受体之间的相互作用。两种不同细胞具有相同的受体，其中一个细胞受体转动 180° 与另一个细胞受体结合。在 2 个细胞之间形成一个相互对称的双受体分子复合物。相同受体之间相互识别要求相互作用的细胞表面表达一种相同的基因产物。②受体与细胞表面大分子之间的相互作用。一个细胞表面的受体蛋白与另一个细胞表面的大分子发生作用。受体与大分子之间的作用方式如同锁与钥匙之间的关系，这种类型的细胞识别至少要求两种不同的基因产物。两种产物可同时在相互作用的所有细胞内表达，也可每种细胞只表达其中一种。③相同受体与游离大分子之间的相互作用。所有细胞表面具有相同的受体分子，它们共同识别一个异种大分子（如凝集素分子），这个大分子如同 2 个细胞受体之间的连接装置。这种识别同样至少要求表达两种基因产物，一种为受体，另一种为异种大分子（图 13-11）。

（三）细胞识别所引起的反应

细胞通过表面受体的作用，认识自我和非我。细胞识别的结果将引起不同的细胞反应。由细胞识别所引起的细胞反应大致分为以下 3 种类型。

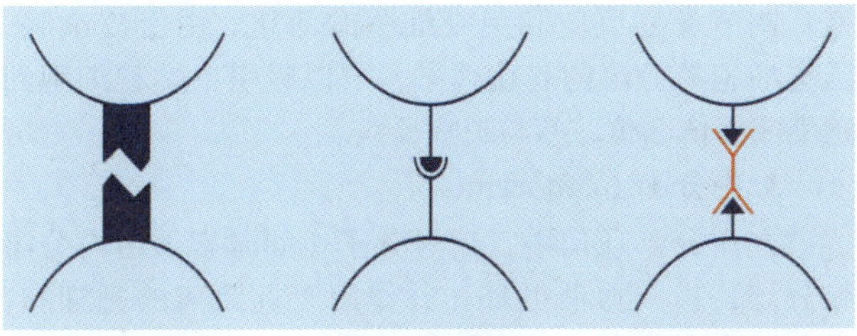

图 13-11　细胞识别的作用方式

1. 由识别导致配体进入细胞内介导信号转导

在哺乳动物肝细胞对血清糖蛋白的识别和胞吞作用的过程中，就有配体进入细胞的情况存在。肝细胞表面具有专一识别半乳糖基的受体，当血清糖蛋白（如血清铜蓝蛋白）非还原性末端除去唾液酸，暴露次末端半乳糖基后，它们中的90%以上随即进入肝细胞。其过程是它与肝细胞表面的半乳糖基受体结合，而被胞饮入细胞，再被溶酶体分解。近20种血清糖蛋白均有此现象，被认为是血清糖蛋白更新的基础，有一定的普遍性，在各种动物系统中有多种以识别末端糖基为基础的识别-吞入系统。

另外，如血清脂蛋白LDL颗粒等，也是与专一识别配体的受体结合，由受体介导的胞吞作用而将其带入细胞的一种识别效应。

大多数情况下，在这一过程中，专一识别配体的各种受体将配体运载到细胞内后，受体与配体解离，受体可回到细胞表面重复使用。

2. 由识别导致细胞的黏着

由识别导致细胞的黏着可分为细胞与细胞间黏着和细胞与细胞外基质间黏着。细胞与细胞间黏着是生殖细胞结合、胚胎发育分化、病原体入侵等生物过程的起始步骤，也涉及肿瘤细胞转移等过程。现已从活体神经组织、肝细胞及培养细胞中陆续找到近20种参与细胞间黏着的表面糖蛋白分子，一般分子质量为10～250 kDa。它们都是存在于细胞膜上的受体，在细胞黏着中起作用，有的依赖Ca^{2+}，有的不依赖Ca^{2+}。

细胞与细胞外基质间黏着是一个以表面受体为媒介，并由胞外基质中的配体分子和细胞内骨架系统参与的跨膜过程，这一过程也是由多种受体分子参与的顺序分步过程。细胞外基质中除胶原蛋白和蛋白聚糖外，还存在一些分子质量较大的糖蛋白，这些糖蛋白能够让细胞表面与基质大分子之间或基质大分子之间黏着。

3. 机械力传递

细胞间机械力传递是指细胞之间通过细胞外基质或者直接接触，传递机械力的过程。这种力传递可以影响细胞的形态、运动、增殖等生理行为。在组织中，细胞间机械力传递通过细胞间连接物质如紧密连接、连接蛋白、细胞外基质等结构，使得细胞能够感知到周围环境的物理力学信号，进而调节其生物学功能。这对于维持组织的稳定性、细胞的定向迁移和组织形态的调控至关重要。在生理学上，细胞间机械力传递也在肌肉收缩、细胞的形态调控、细胞的迁移和生长等过程中发挥重要作用。

4. 吞噬作用

吞噬是细胞摄取外部颗粒、细胞碎片或细胞的过程，这些颗粒或碎片可以是细菌、死细胞、细胞碎片、病毒等。如巨噬细胞吞噬细菌、中性粒细胞吞噬炎症部位的细胞碎片都依赖于细胞识别。该过程在免疫系统中起着重要作用，帮助机体清除外来病原体、维护组织健康。与此同时，许多其他生理过程也有吞噬作用的参与。

5. 特异性免疫反应激活

免疫系统是人体中最精妙复杂的系统之一，免疫反应的过程涉及大量细胞的协同配合及其复杂的信号转导。直接或间接参与免疫应答的细胞种类繁多，功能各异，相互作用，相互依存。T细胞和B细胞在特异性免疫应答中起核心作用，他们发挥功能的关键步骤是识别外来抗原。单核细胞吞噬病毒感染的细胞并将病毒成分呈递给其他免疫细胞，触发针对病毒的适应性免疫反应。

B细胞通过表面的**B细胞受体（B cell receptor，BCR）**直接识别游离的抗原分子。当抗原结合到BCR上时，B细胞会被激活并分化为浆细胞，产生抗体来清除抗原。T细胞通过表面的**T细胞受体（T cell receptor，TCR）**识别抗原，但它们不直接识别游离的抗原分子，而是与经抗原呈递细胞加工并与MHC分子连接的抗原分子结合，TCR与抗原结合则需要依赖其邻近的CD3分子向细胞内传递活化信息才能激活。

6. 由识别导致其他细胞生理、生化性质和行为的改变

在信号转导过程中，信号分子被细胞膜受体识别结合后，激活细胞膜内某些成分，将其所带信息转变成细胞内信号，再引起多种生理变化和一系列生物化学反应。很多激素（多肽类激素、固醇类激素）和神经递质就是以这种信息传递机制而发挥作用的。

二、细胞通信

细胞通信（cell communication）是指细胞通过各种机制进行相互交流和协调，以维持多细胞生物体内的稳态、调节生理过程以及响应外界刺激的能力。这种交流可通过化学信号、电信号或物理直接接触实现。细胞通信通过协调不同细胞和组织的功能，维持体内环境的稳定。细胞通信是多细胞生物体复杂生命活动的基础，通过多种机制和信号分子，细胞能够高效地交流和协调，从而维持生物体的正常功能和健康。细胞通信的方式根据细胞接触与否分为以下几种类型：细胞接触依赖性信号、非接触的游离化学信号，以及细胞外囊泡介导的通信。其中游离化学信号通信又包括：旁分泌、内分泌和突触等特化结构介导的通信（图 13-12）。

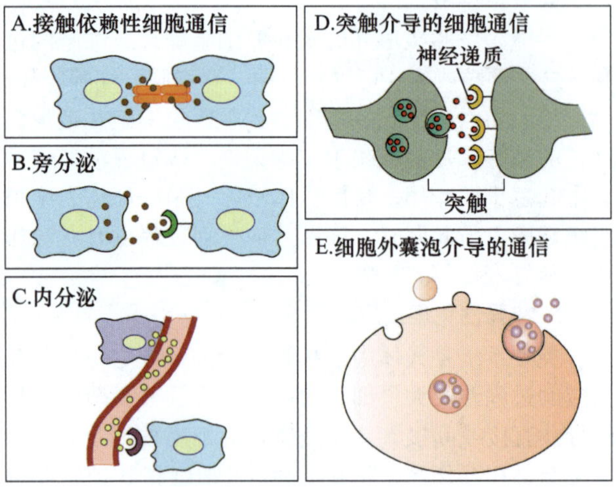

图 13-12　细胞间通信的主要类型

1. 接触依赖性细胞通信（contact-dependent communication）

在这种通信方式中，细胞表面的信号分子与邻近细胞表面的受体直接接触，传递信号。例如，免疫系统中的 T 细胞通过其表面的 T 细胞受体与抗原呈递细胞表面的抗原-主要组织相容性复合体（MHC）分子直接接触进行识别和响应。Delta-Notch、Eph-Ephirin 信号通信也依赖于相邻细胞通过膜蛋白的直接结合，产生双向传递的信号。邻近细胞间还可形成特定通道，如间隙连接（gap-junction）来进行物质和信息交换，实现代谢偶连、电信号快速传递等。

2. 旁分泌（paracrine）

在旁分泌中，细胞分泌的信号分子（如生长因子、细胞因子）作用于邻近细胞。旁分泌信号的特点是信号分子在局部区域内扩散，在局部环境中发挥作用。其影响范围通常限于分泌细胞周围的相邻细胞，调节局部的细胞行为和组织功能。由于信号分子不需要长距离运输，旁分泌信号能够迅速起效，适合调控局部的急性反应和短期过程。旁分泌信号分子在分泌细胞附近浓度最高，随着距离增加逐渐降低，形成浓度梯度。这种浓度梯度能够引导细胞运动和定向迁移。

成纤维细胞生长因子（FGF）通常由成纤维细胞和其他细胞分泌，作用于邻近细胞，促进细胞增殖和分化。在肝脏、肺和其他组织中，旁分泌信号异常可能导致纤维化，导致组织功能受损和病理变化。白介素（IL）等细胞因子，如 IL-1 和 IL-6 在免疫反应中由巨噬细胞和其他免疫细胞分泌，作用于附近的免疫细胞，调节炎症反应和免疫细胞的活化。由上皮细胞、巨噬细胞等分泌的趋化因子，可以吸引中性粒细胞到感染或损伤部位，参与炎症反应。

3. 内分泌（endocrine）

在内分泌通信中，信号分子（如激素）由内分泌腺分泌，进入血液循环，并作用于远距离的靶细胞。这种通信方式在全身调节中非常重要。内分泌细胞产生并分泌激素，激素通过血液循环到达远处的靶细胞，穿过血管壁进入组织。靶细胞表面或内部的特定受体识别并结合激素，激活受体并启动细胞内信号传导通路。通常，内分泌信号具有远距离作用、广泛影响、长效应时间的特点，但也有局部短距离作用方式。内分泌系统与肿瘤微环境以及侵袭转移密切相关。

4. 神经突触介导的细胞通信

神经元与神经元、神经元与肌肉细胞间通过形成特化的突触结构，实现细胞间快速的信号通信。它使我们能够感知外界环境、做出反应并执行各种神经控制的行为。相关信号的传导依赖于膜电位的产生和神经递质的传递。

神经元在静息状态下，细胞膜内外存在电位差（静息膜电位），当神经元受到足够的刺激时，膜电位迅速升高，形成动作电位。动作电位到达神经元末端的突触前终端，引发电压门控钙通道打开。内含神经递质的突触小泡向突触膜移动并与之融合，神经递质通过胞吐作用释放到突触间隙。神经递质与突触后膜上的特定受体结合，激活受体。受体的激活引发一系列细胞反应，通常涉及离子通道的开放或闭合。常见的神经递质有乙酰胆碱、谷氨酸、γ-氨基丁酸、多巴胺等。神经递质的分泌释放还能影响免疫细胞功能，调控局部微环境免疫状态。

5. 细胞外囊泡介导的通信（extracellular vesicles-mediated communication）

外泌体（exosomes）和**微囊泡（microvesicles）**是**细胞外囊泡（extracellular vesicles, EVs）**的两种重要类型，细胞可以通过分泌外泌体和微泡，将包括蛋白质、RNA 和其他分子在内的内容物通过囊泡的形式传递给受体细胞。在阿尔茨海默病和帕金森病等神经退行性疾病中，外泌体通过传递有毒的蛋白质和 RNA，促进疾病的进展。

三、细胞间的相互作用类型

（一）协同作用

细胞协同作用指的是不同类型的细胞相互合作，以完成特定的生物学功能或维持组织和器官的正常功能。这种协同作用可以在生理和病理状态下发挥作用，涉及多种信号传导途径和细胞间相互作用。激活的 T 细胞可以刺激 B 细胞产生抗体，促进病原体的中和和清除（图 13-13）。巨噬细胞可以吞噬并消化病原体，同时它们可以呈递抗原片段给 T 细胞，激活 T 细胞的免疫应答。神经元和神经胶质细胞之间的相互作用调节着神经元的代谢、营养供应以及神经递质的清除。突触前细胞释放神经递质，而突触后细胞接收这些神经递质，实现神经信号的传递。

干细胞在周围环境的调节下可以分化为特定类型的细胞，如骨髓中的造血干细胞，在骨髓微环境的调节下分化为红细胞、白细胞等。而该过程的发生受到微环境中多种细胞的协同调控。

（二）诱导作用

细胞诱导作用指的是一种细胞（称为诱导细胞）通过释放信号分子或直接接触，引导另一种细胞（称为受体细胞）发生特定的生物学响应或表型转变的过程。这种作用通常发生在胚胎发育、组织修复和细胞分化等过程中。

在早期胚胎发育过程中，胚胎的内外胚层之间的相互作用可以诱导原始肠管的形成。外胚层细胞释放信号分子，如 Noggin 和 Chordin，来抑制内胚层细胞中的靶蛋白活性，从而诱导原始肠管的形成。在受损组织修复过程中，比如骨折或骨损伤后，周围的成骨细胞和干细胞可以释放骨形成信号分子，如骨形态发生蛋白（BMP），来诱导干细胞向成骨细胞方向分化，促进骨组织的再生和修复。在胰腺发育和再生过程中，特定的信号分子如胰岛素样生长因子（IGF）和胰岛素释放的促进因子（PDX-1）可以诱导胰腺干细胞向胰岛素分泌细胞的方向分化，促进胰岛素的产生和分泌。

细胞诱导作用与人类疾病的发生发展也息息相关。肿瘤细胞可以通过释放生长因子、细胞外囊泡等方式，诱导周围的肿瘤细胞进行增殖和转移。这种诱导作用有助于肿瘤的生长和扩散。

（三）抑制作用

细胞间抑制是一类细胞类型通过不同机制抑制另一个细胞类型的活性或功能。与细胞诱导相反，细胞抑制通常导致细胞的功能受限或细胞数量减少。

在免疫系统中，**调节性 T 细胞（Treg）**是一种主要的抑制性细胞类型。Treg 细胞通过分泌抑制性细胞因子（如 IL-10 和 TGF-β）来抑制其他免疫细胞的活性。这种抑制作用有助于控制免疫应答的强度和方向，防止过度炎症反应和自身免疫疾病的发生。某些免疫细胞对病原体也有抑制作用。例如，巨噬细胞和 NK 细胞可以通过吞噬和杀伤病原体来抑制其扩散和感染。此外，树突状细胞也可以通过促使 T 细胞进入耐受状态或诱导抗原特异性 T 细胞的免疫耐受性来抑制免疫应答。某些肿瘤细胞可以通过抑制免疫细胞来逃避免疫系统的攻击。例如，肿瘤细胞可能通过分泌 PD-L1，与免疫细胞表面的 PD-1 受体结合，从而减少免疫细胞对肿瘤细胞的攻击，实现免疫逃逸。

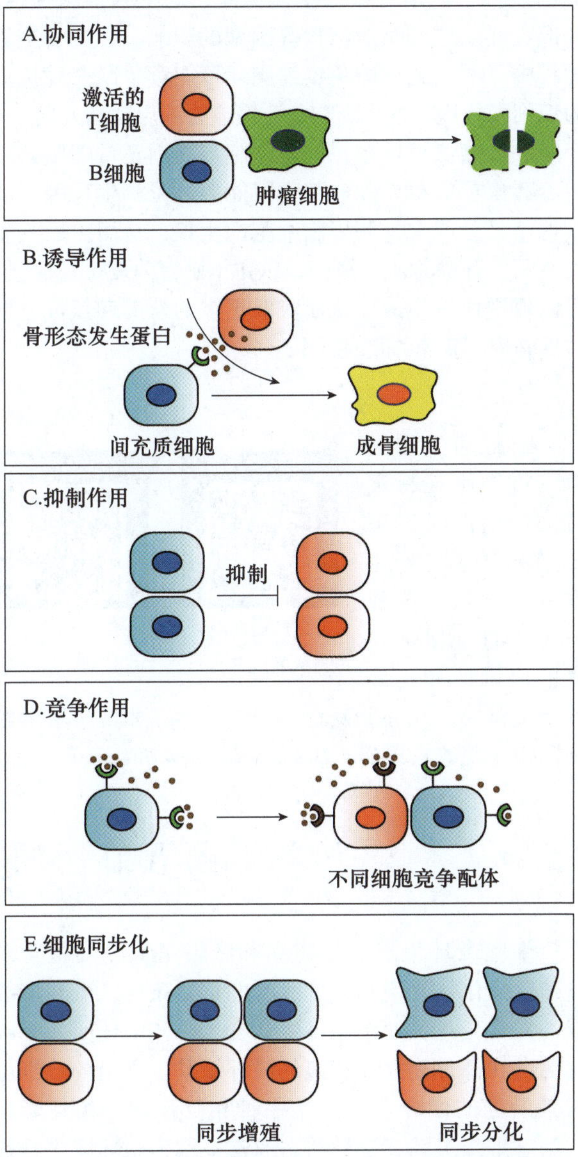

图 13-13　细胞间相互作用的主要类型

（四）竞争作用

二维码 13-3 扩展
细胞竞争

细胞间竞争指的是不同细胞或同一类型的细胞在有限资源的环境中争夺生存条件的过程。这种竞争可以是直接的，如细胞间直接相互作用；也可以是间接的，比如通过释放化学信号进行间接竞争。在竞争中，一些细胞会占据优势地位，导致其他细胞受到抑制或被排斥。

某些免疫细胞可能通过释放细胞因子来抑制其他类型的免疫细胞，从而在免疫反应中获得优势地位。如 T 细胞、B 细胞和树突状细胞等可能会竞争 IL-2 等生长因子的利用，以促进其增殖和生存。此外，调节性 T 细胞和激活的**效应性 T 细胞（Teff）**之间也存在对 IL-2 受体的竞争，影响 IL-2 信号传导和细胞功能。除了资源和受体的竞争外，免疫细胞还可能在组织或淋巴器官中竞争有限的生存空间，这受到细胞密度、局部炎症反应和组织结构等因素的影响。在免疫应答过程中，不同类型的免疫细胞还可能竞争同一种抗原的识别和处理，这也影响着免疫应答的启动和方向。

在肿瘤微环境中，肿瘤细胞与周围正常细胞竞争营养和生存资源。肿瘤细胞可能通过分泌生长因子或其他信号分子来抑制周围细胞的生长，从而扩展其生存空间。肿瘤细胞分泌的 VEGF（血管内皮生长因子）可以促进血管生成，从而获取更多的营养和氧气，同时抑制周围正常细胞的生长。

（五）细胞同步化

细胞同步化是指一群细胞在特定时间段内同时经历相同的分裂、分化或发育阶段。这种同步化对于保证发育的协调性和正确性至关重要。在胚胎发育过程中，存在非常经典的细胞同步化现象。**果蝇**（***Drosophila melanogaster***）是发育生物学的经典模式生物。在果蝇胚胎发育的早期阶段经历了快速且同步的核分裂。最初的 13 轮分裂是同步进行的，核在胚胎中央的卵黄中分裂，然后迁移到胚胎外围形成单层细胞。第 13 次核分裂后，细胞膜从表面向内延伸，将每个核包裹起来，形成单层细胞。这一过程也是高度同步的，确保了胚胎表面的细胞在同一时间段内形成。在**斑马鱼**（***Danio reroi***）卵子受精后，胚胎经历快速而同步的卵裂，将一个大细胞（受精卵）分裂成许多较小的细胞（卵裂球）。这些细胞分裂是高度同步的，确保了胚胎在初期发育阶段维持对称性和结构完整性。

二维码 13-4 扩展

果蝇胚胎卵裂期细胞同步化

二维码 13-5 扩展

斑马鱼胚胎卵裂期细胞同步化

在人类神经系统发育过程中，细胞同步化也起着关键作用。神经管的形成和闭合是一个高度同步的过程。这一过程确保了中枢神经系统的正确形成。在特定的发育阶段，大量神经前体细胞同步分化为神经元。这种同步化有助于神经网络的正确形成和功能实现。此外，精子的发育过程也保持高度同步化。精原细胞在有丝分裂过程中，通过**胞质桥**（**cytoplasmic bridges**）保持相互连接。这些胞质桥允许细胞间的物质交换和信号传递，使得精原细胞群体能够同步分裂和分化。

二维码 13-6 扩展

精子发生中依赖胞质桥进行的物质共享

第五节　细胞微环境与医学

细胞微环境稳态的建立和维持是保障细胞正常增殖、分化、代谢和功能活动的重要条件，微环境成分的异常变化可使细胞发生病变。机体中任何一个细胞的存在都是建立在相应的微环境基础之上的。细胞与其所处的微环境之间是一种相互作用、相互影响的动态平衡关系，这种状态通常被称为**微环境内稳态**（**microenvironmental homeostasis**）。正常生理状态下，细胞微环境的内稳态是由其微环境中的各种组成成分的相对平衡决定的。当受到其他细胞或其他系统来源的因素（如激素、生长因子、免疫因子、免疫细胞等）的影响时，其内稳态就有可能被打破。在内稳态被打破之后，其微环境中的各种因素可形成新的平衡，借此周而复始维持其内稳态。当细胞与其微环境之间的这种稳态被破坏或者不能维持，则会对细胞的生存、正常生理功能的发挥造成严重影响，甚至导致疾病的发生。

一、肿瘤微环境

肿瘤的发生发展与细胞微环境失调关联极其紧密。**肿瘤微环境**（**tumor microenvironment**）指的是肿瘤细胞周围的非肿瘤细胞和物质环境，包括血管、免疫细胞、成纤维细胞、基质细胞以及细胞外基质等。在肿瘤微环境中，细胞间的相互作用发生了显著的改变，不仅影响肿瘤细胞的生长、转移和抵抗治疗，还影响着机体的免疫系统。

（一）肿瘤微环境的构成因素

肿瘤微环境是一个复杂的生态系统，不同肿瘤类别，分期，患者的年龄、性别、身体状态都可能影响肿瘤微环境的形成。肿瘤微环境中的细胞有 T 细胞、B 细胞等适应性免疫细胞，**肿瘤相关巨噬细胞**（**tumor associated macrophage，TAM**）、中性粒细胞、单核细胞、树突状细胞、肥大细胞、嗜酸性粒细胞、髓系来源骨髓抑制细胞、血小板等髓系免疫细胞，自然杀伤细胞、先天淋巴样细胞等先天免疫和适应性免疫交界免疫细胞，**癌症相关成纤维细胞**（**cancer associated fibroblast，CAF**）、脂肪细胞、**细胞外基质**（**ECM**）、神经元和神经纤维等肿瘤间质细胞和基质成分，血管内皮细胞、淋巴管内皮细胞、壁细胞等血管相关细胞，大部分免疫细胞兼具有抗肿瘤和促肿瘤的双重作用（图 13-14）。

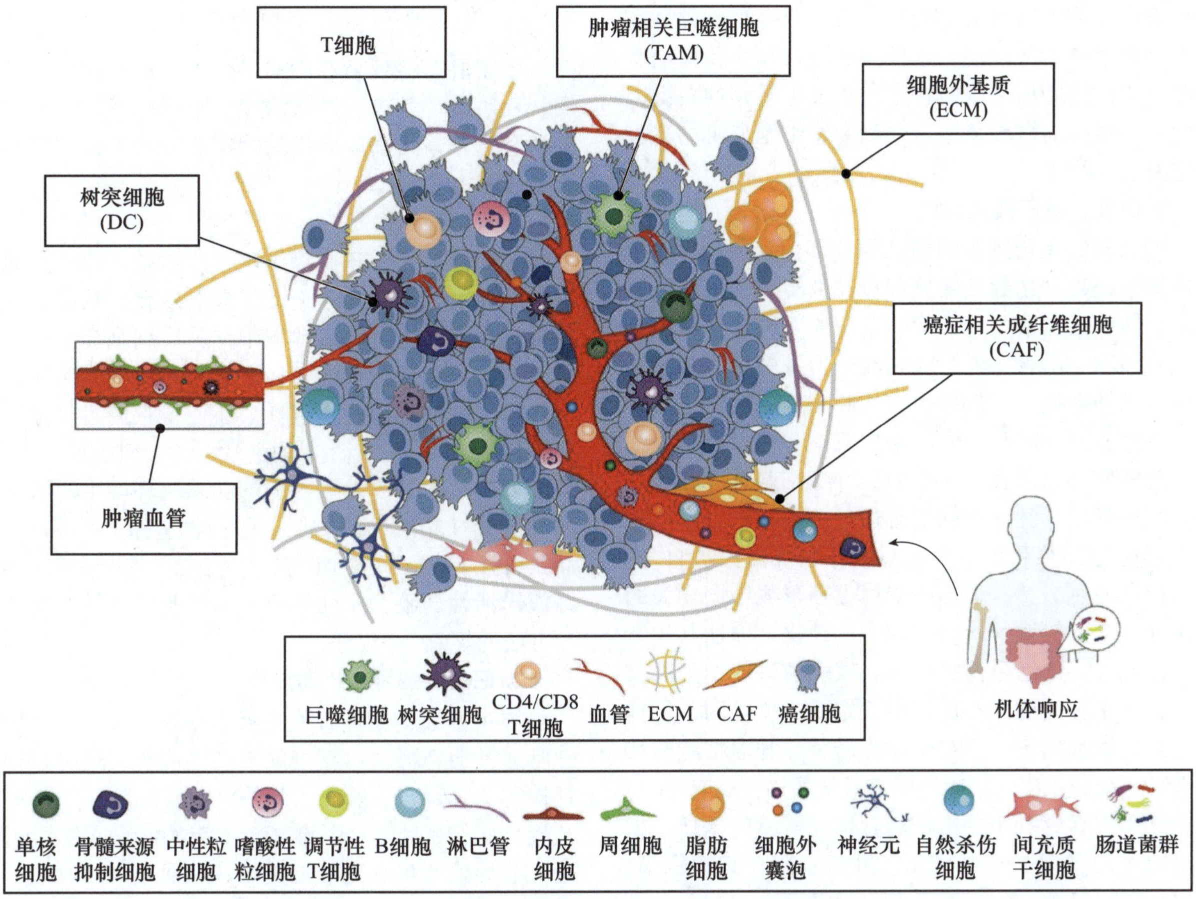

图 13-14　肿瘤微环境的组成

除了细胞组成，肿瘤微环境的复杂性还体现在细胞间相互作用、表面固有特征等方面。肿瘤微环境中的细胞互作主要通过直接接触和旁分泌的形式进行。接触依赖的细胞互作由黏附分子介导，旁分泌通过肿瘤内多种细胞因子、趋化因子、生长因子和蛋白水解酶等介导。

（二）肿瘤微环境与转移

肿瘤转移是恶性肿瘤生长和扩散的关键过程之一，它通常是一个复杂的、多阶段的过程，涉及多种类型的细胞、信号通路和微环境因素的相互作用。在这个过程中，肿瘤细胞通过血管或淋巴管系统等从原发肿瘤部位迁移至远处的器官或组织，形成转移瘤，从而导致病情恶化和预后不良。

肿瘤转移的过程是多因素决定的。其中包括肿瘤细胞的遗传变异、表观遗传学改变、细胞表面受体的表达及功能改变等因素。这些因素使得肿瘤细胞具有侵袭性、迁移性和抗凋亡能力，从而使其能够突破肿瘤原发部位的屏障，并在体内其他器官或组织中重新定殖和增殖。肿瘤微环境在肿瘤转移中发挥着重要作用。肿瘤微环境是指肿瘤细胞周围的细胞、基质、细胞因子等组成的复杂网络。这些因素可以影响肿瘤细胞的生长、侵袭、迁移和定殖能力。例如，肿瘤微环境中的成纤维细胞、巨噬细胞、血管内皮细胞以及细胞外基质可以通过分泌细胞因子、蛋白酶等调节肿瘤细胞的生物学行为，促进其转移和定殖。

1. 转移靶标位置的微环境

不同类型的肿瘤细胞具有特定的器官倾向性，是由于不同器官的微环境不同，提供了不同的生长和生存条件。例如，肺组织是许多肿瘤转移的常见靶器官之一。这与肺组织的解剖结构和生物学特性密切相关。肺组织含有丰富的血管网络，为肿瘤细胞的生长提供了充足的氧气和良好的营养条件。此外，肺泡巨噬细胞的存在也可以促进肿瘤细胞的侵袭和转移。同样，肝也是许多肿瘤转移的常见靶器官之一。肝组织血流丰富，为肿瘤细胞提供了通过血液循环到达肝脏的途径，肝血窦细胞的存在也为肿瘤细胞提供了生长和定殖的有利条件。

2. 肿瘤原发组织微环境

正常组织由大量行使特定生理功能的细胞所构成，这些细胞有其存在的特定位置和数量的限制。然而，肿瘤细胞通过癌基因和抑癌基因突变获得了突破这种生理限制的能力。随着肿瘤的发生和发展，肿瘤细胞基于自身不断增殖的需要，迫使营养供应、间质细胞的类型与数量、组织空间结构等微环境因素不断朝向有利于自身的方向发展，最终形成一个有利于肿瘤细胞生存和增殖的微环境。这种微环境被称为转移前微环境，是促使肿瘤细胞向特定组织发生转移的关键因素之一。转移前微环境通常受到肿瘤细胞分泌的多种细胞因子的调节。

3. 血液、淋巴液微环境

肿瘤转移是指肿瘤细胞从原发部位，经血液、淋巴道等途径，到达远处继发部位继续生长的过程。肿瘤细胞转移到血液中时，面临着与原发肿瘤组织完全不同的环境。尽管每天可能有成千上万的肿瘤细胞进入血液循环系统，但仅极少数的肿瘤细胞能在这个环境中生存并继续转移。血液中的流体剪切力和免疫细胞的攻击使得有潜在转移能力的肿瘤细胞难以在这个微环境中存活。肿瘤细胞通常通过分泌特殊因子增强其生存能力，并利用宿主血小板作为屏障保护自身。它们也会通过表达凝血因子受体促使形成肿瘤相关的微血栓，从而躲避自然杀伤细胞的攻击，增加其生存机会。此外，纤维蛋白凝块可以减弱流体剪切力的破坏，有助于肿瘤细胞在流体中稳定并产生黏附，使得肿瘤细胞能够向下一个定殖位点转移。肿瘤细胞转移到淋巴系统的过程与转移到血液系统的过程略有不同。淋巴结中存在有利于肿瘤细胞存活和转移的基质，因此淋巴结更像是一个中转站，肿瘤细胞在其中聚集，不仅有利于存活，而且增强了其转移能力。

4. 间质－上皮转换、上皮－间质转换

肿瘤细胞转移的过程中，常发生上皮-间质转换（epithelial-mesenchymal transition，EMT）和间质-上皮转换（mesenchymal-epithelial transition，MET）。EMT原本广泛发生于组织器官发育过程中，是指上皮型细胞在特定生理情况下向间质细胞表型转变的过程。细胞发生EMT时的主要形态学特征包括失去典型的胞间连接结构，钙连蛋白（E-cadherin）、密封蛋白（claudin）、闭合蛋白（occludin）等连接分子表达缺失；细胞极性被破坏，重组细胞骨架，由多边形变为梭形的纤维细胞样形态；细胞发生EMT后变得孤立，运动能力增强，抗凋亡。通常认为，EMT发生在肿瘤转移的起始阶段，除了赋予肿瘤细胞迁移和侵袭能力外，还可使其获得干细胞特征，与肿瘤干细胞（cancer stem cell，CSC）的产生密切相关。而反过来，肿瘤细胞发生间质-上皮转换则有助于其侵入继发组织或器官基质，促进肿瘤细胞生长增殖形成转移瘤灶。研究表明，肿瘤微环境中的多种细胞因子及其介导的信号通路，如TGF-β、Wnt/β-catenin、Notch、Hedgehog、IL-6/STAT3以及NF-κB等，以及缺氧等因素均可诱导间质-上皮转换，并通过此过程调控肿瘤的转移。

（三）微环境与肿瘤靶向治疗

鉴于肿瘤微环境在肿瘤发生发展进程中的关键作用，针对微环境进行肿瘤治疗已经引起了人们的极大关注和重视，为临床肿瘤治疗实践带来了新的思路和策略（图13-15）。

1. 靶向缺氧治疗

肿瘤缺氧是由于肿瘤细胞过度增殖，导致其需求氧气的速度远远超过了血液供应的速度，从而形成的一种情况。在这种缺氧环境中，肿瘤细胞会采用一种称为糖酵解的特殊代谢途径来生存，这种代谢途径不仅增加了肿瘤细胞的侵袭性，还使得它们对放疗和化疗等传统治疗方法产生了耐药性。为了对抗这一现象，科学家们致力于研发一些能够在缺氧环境中激活并释放细胞毒性物质的药物。这些药物包括PR-104、TH-302、TH-4000和CH-01等，它们能够在肿瘤组织内部释放出活性药物，从而杀死肿瘤细胞，并提高传统治疗方法的疗效。

2. 靶向肿瘤异常代谢治疗

与正常细胞通过有氧呼吸来获取能量不同，肿瘤细胞通常会选择通过糖酵解来产生能量，这种代谢途径被称为Warburg效应。此外，肿瘤细胞还对某些氨基酸，如谷氨酰胺、甲硫氨酸和色氨酸等的需求增加，这可能导致免疫细胞功能受损，从而减弱对肿瘤的攻击能力。为了克服这些挑战，研究人员开发了一系列靶向肿瘤异常代谢的治疗策略。其中包括抑制特定代谢通路或分子，比如吲哚胺2,3-双加氧酶（IDO），这是一种色氨酸代谢限速酶。通过靶向抑制IDO，可以减少色氨酸代谢产物的积累，从而恢复免疫细胞的功能。目前，一些IDO抑制剂已经在临床试验中显示出良好的疗效。

3. 以免疫检查点为靶点的肿瘤免疫治疗

免疫检查点是一种负性免疫调节分子，包括PD-1、PD-L1和CTLA-4等。在正常情况下，这些免疫检查点可以帮助免疫系统维持自身免疫耐受性，防止自身免疫反应过度激活。然而，在肿瘤微环境中，肿瘤细胞会通过过表达PD-L1等方式，利用这些免疫检查点来抑制免疫细胞的活性，从而逃避免疫监测和清除。为了对抗这一现象，科学家们开发了一类被称为免疫检查点抑制剂的药物，它们能够阻断肿瘤细胞与免疫细胞之间的相互作用，从而恢复免疫细胞对肿瘤的攻击能力。抗PD-1、PD-L1和CTLA-4的抑制剂已经在多种肿瘤中显示出显著的治疗效果，包括非小细胞肺癌、黑色素瘤等。这些治疗方法为肿瘤免疫治疗开辟了新的道路，为患者带来了希望。

二维码 13-7 思政

课程思政－肿瘤免疫疗法

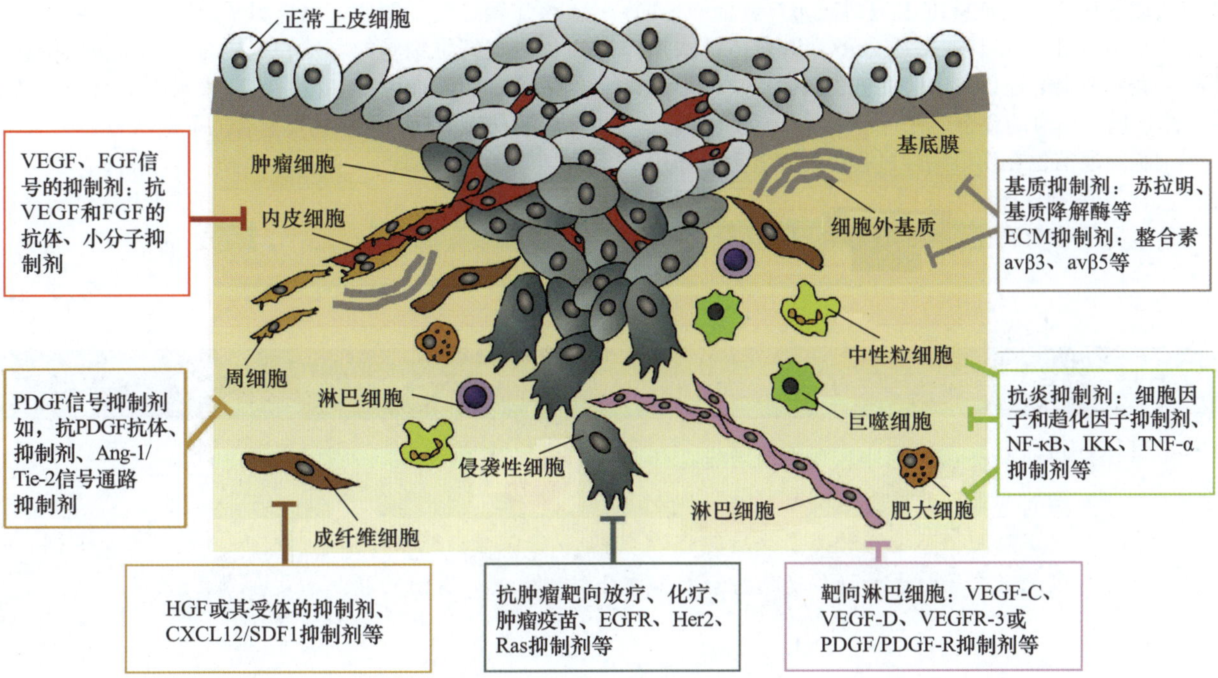

图 13-15　靶向肿瘤微环境的治疗策略

二、微环境与细胞衰老

细胞衰老是生物体内一个不可逆的生理过程，其过程受到多种因素的调控，其中包括细胞内部的遗传因素和外部环境的影响。细胞微环境在细胞衰老中扮演着至关重要的角色。微环境的变化可以直接影响细胞的功能和代谢，从而影响细胞衰老的进程。细胞衰老的理解与微环境的调节密切相关，这一关系对于开发衰老相关疾病的治疗策略具有重要的指导意义。

细胞微环境对于细胞衰老的影响主要体现在其对细胞信号通路和代谢调节的影响上。细胞微环境中的生长因子、细胞外基质以及邻近细胞释放的信号分子等因素，可以直接或间接地调节细胞内部的信号传导通路，进而影响细胞的生长、增殖和代谢。例如，炎症因子在细胞微环境中的增加会促进细胞氧化应激和炎症反应的发生，加速细胞衰老的进程。此外，细胞外基质的改变也可以影响细胞的形态和功能，进而影响其衰老的速度和程度。

细胞-细胞相互作用在细胞衰老中也起着重要作用。细胞与其周围的邻近细胞之间通过细胞间连接和细胞因子的相互作用等方式进行交流和调节。这些相互作用不仅可以影响细胞的功能和代谢，还可以调节细胞衰老的进程。例如，干细胞与其周围的支持细胞之间的相互作用可以影响干细胞的增殖和分化能力，从而影响组织修复和再生的能力，进而影响整个生物体的衰老过程。

细胞-信号分子相互作用也在细胞衰老中发挥着重要作用。细胞通过接受来自细胞外部的信号分子的刺激，调节其生理功能和代谢状态。这些信号分子可以是生长因子、炎症因子、抗氧化物质等，它们在细胞微环境中的浓度和活性变化可以直接影响细胞的衰老进程。例如，抗氧化物质的减少会导致氧化应激的增加，加速细胞的衰老；而生长因子的增加则可以促进细胞的增殖和修复，延缓细胞衰老的进程。

因此，细胞微环境在细胞衰老过程中发挥着重要作用，其变化可以直接影响细胞的功能和代谢，从而影响细胞衰老的进程。

三、微环境与损伤修复

微环境在伤口愈合过程中发挥着关键作用，对细胞迁移、增殖、分化和基质重建等环节都有着重要的影响。伤口愈合是一个复杂的生理过程，涉及多种细胞类型和信号分子的相互作用，而微环境的改变会直接影响伤口愈合的速度和质量。

细胞外基质是伤口愈合过程中微环境的重要组成部分。在伤口形成初期，受伤区域的细胞外基质受到破坏，导致机械支撑力的丧失和细胞-基质相互作用的改变。随着伤口愈合过程的进行，细胞外基质开始重新组装和重建，为新生组织提供支撑和结构支架，促进伤口的闭合和修复。因此，细胞外基质的合成和重建对于伤口愈合的顺利进行至关重要。

细胞-细胞相互作用在伤口愈合中也起着重要作用。受伤后，各种类型细胞，如炎症细胞、成纤维细胞、上皮细胞等，通过细胞-细胞相互作用的方式参与伤口愈合过程。炎症细胞的聚集和活化促进了伤口清理和炎症的控制，而成纤维细胞则在伤口愈合的早期阶段合成胶原蛋白和其他基质分子，填充伤口缺损。此外，表皮细胞的迁移和增殖促进了新生表皮的形成，进一步加速了伤口的愈合。

细胞间通信也在伤口愈合过程中发挥着重要作用。伤口愈合过程中，各种生长因子、炎症因子、细胞因子等信号分子参与调控细胞的迁移、增殖、分化和基质重建等过程。例如，生长因子、转化生长因子等可以促进成纤维细胞的增殖和基质合成，加速伤口愈合的进程；而炎症因子如白细胞介素等则参与调节炎症反应和伤口清理，维持伤口愈合的平衡状态。

（四川大学　陈　静）

复习思考题

1. 蛋白聚糖在细胞外基质中的功能是什么？
2. 细胞间互作的类型有哪些？
3. 简述细胞微环境与肿瘤发生后转移的关系。
4. 胶原的分子组成和结构有何特点，如何合成和装配，有何功能？

第十四章 细胞的信号转导

多细胞生物的细胞每时每刻都在接受和处理来自细胞内外的各种信号，以协调细胞内部及不同部位细胞之间的生命活动。

在高等动物中，除了在神经细胞内部主要通过电信号传递信息外，在大多数情况下，细胞与细胞间信号联系主要依赖化学分子即胞间信号分子来实现。细胞外信号分子通过与细胞膜上或胞内的受体特异性结合，将信号转换后传给相应的胞内系统，使细胞对外界信号做出适当的反应，这一过程称为**信号转导**（**signal transduction**）。细胞信号转导通路通常由信号分子、特异性的受体和胞内的效应蛋白等构成，通过信号转导，生物体对外界刺激做出反应，保证生命活动的正常进行。

细胞信号转导是目前生命科学研究的一个重要内容。细胞信号转导是多通路、多环节、多层次的复杂过程，通过对信号转导各要素的研究，从分子水平阐明信号转导机制，不仅能加深对细胞生命活动本质的认识，也有助于为新的诊断和治疗技术提供靶位。

二维码 14-1 扩展

细胞的信号转导与诺尔贝奖

第一节 细胞的化学信号分子及其受体

一、信号分子

细胞接受的信号既可以是物理信号，也可以是化学信号。在细胞信号转导过程中，最广泛、最重要的信号是由细胞分泌的化学信号。从化学结构来看，细胞信号分子主要有短肽、蛋白质、气体分子（NO、CO）、氨基酸、核苷酸、脂类、胆固醇衍生物等。这些信号分子在作用上有以下特点：①特异性，即一种信号只能作用于一种或几种细胞；②复杂性，即同一信号可对不同的细胞产生不同的效应；③时间效应，即有的反应快效应短暂，有的反应慢效应长久。

根据细胞外信号的特点和作用方式，可将细胞外的化学信号分为内分泌激素、神经递质、局部化学介质、膜结合信号分子等类型。激素由内分泌细胞合成，经血液或淋巴液循环到达靶细胞部位，具有作用距离远、范围大、持续时间较长的特点。神经递质由神经元的突触前膜终端释放，作用于突触后膜上的特殊受体，具有作用时间短和作用距离短等特点。局部化学介质是由某些细胞产生并分泌的一类生物活性物质，通过细胞外液的介导，作用于附近的靶细胞。膜结合信号分子是表达在细胞质膜上的信号分子，通过与靶细胞质膜上的受体分子相互作用，引起细胞应答。表14-1 列出了一些研究得比较清楚的激素、神经递质、局部化学介质和膜结合信号分子。

表 14-1 一些胞外信号分子

信号分子类型	合成或分泌位点	受体	生理功能
激素			
肾上腺素	肾上腺	细胞表面受体	增加血压、心律和代谢
甲状腺素	甲状腺	细胞内受体	刺激多种类型细胞的代谢
神经递质			
乙酰胆碱	神经末梢	细胞表面受体	许多神经 - 肌肉突触和中枢神经系统中存在的兴奋性神经递质
γ- 氨基丁酸（GABA）	神经末梢	细胞表面受体	中枢神经系统中存在的抑制性神经递质

续表

信号分子类型	合成或分泌位点	受体	生理功能
局部化学介质			
表皮生长因子（EGF）	多种细胞	细胞表面受体	刺激上皮细胞和多种细胞的增殖
血小板衍生生长因子（PDEF）	多种细胞（包括血小板）	细胞表面受体	刺激多种类型细胞的增殖
神经生长因子（NGF）	各种神经支配的组织	细胞表面受体	促进某类神经元的存活；促进神经元轴突的生长
一氧化氮（NO）	神经细胞、血管内皮细胞	细胞内受体	引起平滑肌细胞松弛；调节神经元
膜结合信号分子			
Delta	原代神经细胞、其他胚胎细胞	跨膜蛋白	抑制相邻细胞，避免与信号细胞相同的方式分化

根据溶解度，可将信号分子分为亲脂性和亲水性两种类型。亲脂性信号分子（如甾醇类激素、甲状腺素等）不溶于水，但容易穿过靶细胞膜进入细胞内，与细胞内受体结合形成配体-受体复合物，进而调节基因表达。亲水性信号分子（如神经递质、生长因子、局部化学递质和大多数肽类激素等）不能穿过靶细胞膜的脂双层，只能通过与靶细胞表面受体结合，经信号转换机制在细胞内产生第二信使或激活蛋白激酶或蛋白磷酸酶的活性，引起细胞的应答反应。

胞外信号分子（配体）与细胞表面受体结合，将信息传递至细胞质或核内，调节靶细胞功能的过程，称为细胞表面受体介导的**穿膜信号转导**（**transmembrane signal transduction**）。现在一般将细胞外信号分子称为**第一信使**（**primary messenger**），而当配体与膜上特异受体结合后，通过膜发生信号转导，在胞内产生的非蛋白类小分子物质称**第二信使**（**second messenger**）。第二信使的浓度变化受到胞外信号与细胞表面受体结合的影响，通过调节细胞内酶或非酶蛋白质的活性，并在细胞信号转导过程中行使携带和放大信号的功能。

二、受体

受体这个名词在19世纪末20世纪初已开始应用，当时认为药物作用时必须与靶细胞膜上与之互补的分子——受体结合后才能产生效应，后来受体概念的应用逐渐扩展到药物以外的其他信号分子作用于细胞的过程。

受体（**receptor**）是一类能够识别和选择性结合某种配体（信号分子）的大分子。受体通过特异性识别和结合细胞外信号分子，产生继发信号激活细胞内的一系列生物化学反应，使细胞对外界刺激产生相应的效应。绝大多数已经鉴定的受体都是蛋白质且多为糖蛋白，少数是糖脂，有的是糖蛋白和糖脂组成的复合物。根据靶细胞上受体存在的部位，可将受体分为**细胞表面受体**（**cell surface receptor**）和**细胞内受体**（**intracellular receptor**）。细胞表面受体主要识别和结合亲水性信号分子，如神经递质、多肽类激素、生长因子等；细胞内受体位于细胞质基质或核基质中，主要识别和结合亲脂性信号分子，如甲状腺素、甾类激素等（图14-1）。

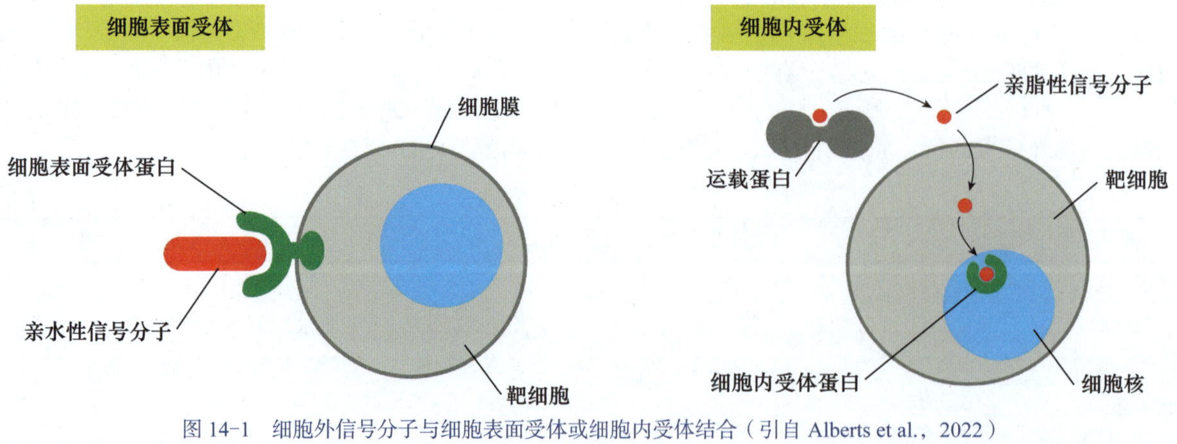

图14-1　细胞外信号分子与细胞表面受体或细胞内受体结合（引自 Alberts et al.，2022）

（一）细胞表面受体

1. 细胞表面受体的化学成分和结构

细胞表面受体含量极低，还不到细胞总蛋白质量的 1/10 000，因此提纯细胞表面受体以研究它们的性质极其困难。随着重组 DNA 技术、克隆和表达受体蛋白基因技术的出现，给细胞表面受体的研究带来了革命性的转变，大大加速了研究的进程。

研究表明，细胞表面受体主要为镶嵌在细胞膜上的糖蛋白，也有糖脂或糖脂蛋白。细胞表面受体糖蛋白为跨膜蛋白质，其多肽链可 1 次或多次穿过膜。跨膜段一般由 20 多个氨基酸构成，以疏水氨基酸为主。细胞表面受体的配体结合部位暴露在细胞膜外表面，主要与神经递质、蛋白质激素、蛋白质生长因子等信号分子结合。因此，细胞表面受体由与配体相互作用的细胞外域（亲水部分）、将受体固定在细胞膜上的跨膜域（疏水部分）和起传递信号作用的胞内域（亲水部分）3 部分构成。

由一条多肽链组成的受体，称为单体型受体。由两条以上多肽链组成的受体，称为复合型受体。属于前者的，如大多数生长因子受体、细胞因子受体、低密度脂蛋白受体等，它们的肽链 N 端伸向细胞外，C 端伸向细胞内。属于后者的有胰岛素受体、*N*-乙酰胆碱受体等。例如，*N*-乙酰胆碱受体是由 4 种 5 个亚单位（α×2、β、γ、δ）组成的五聚体蛋白，每个亚单位的肽链都有 4 个由 20～30 个氨基酸组成的 α 螺旋结构的跨膜域（M1～M4），5 个亚单位在细胞膜上形成一个通道（图 14-2）。

2. 细胞表面受体的类型

细胞表面受体约有 20 个家族，根据信号转导机制和受体蛋白类型的不同，细胞表面受体主要分为 3 种类型（图 14-3）：**离子通道偶联受体（ion-channel coupled receptor）**、**G 蛋白偶联受体（G-protein coupled receptor）**和**酶联受体（enzyme-linked receptor）**。

（1）离子通道偶联受体。离子通道偶联受体是多次穿膜的蛋白质，这种受体与电兴奋细胞间突触快速传递有关，信号传递是由少量神经递质介导的。受体与配体结合后，受体构象发生改变，通道瞬时打开或关闭，改变了细胞膜的离子透性，使突触后细胞发生兴奋。

（2）G 蛋白偶联受体。G 蛋白偶联受体是细胞表面受体中最大的家族，分布广泛、类型多样，几乎遍布所有细胞。多种激素受体、神经递质受体、视紫红质受体等均属于此类。这类受体与相应的配体结合后，触发受体蛋白的构象改变，后者再进一步调节 **G 蛋白（G protein）**的活性而将配体的信号传递到细胞内。

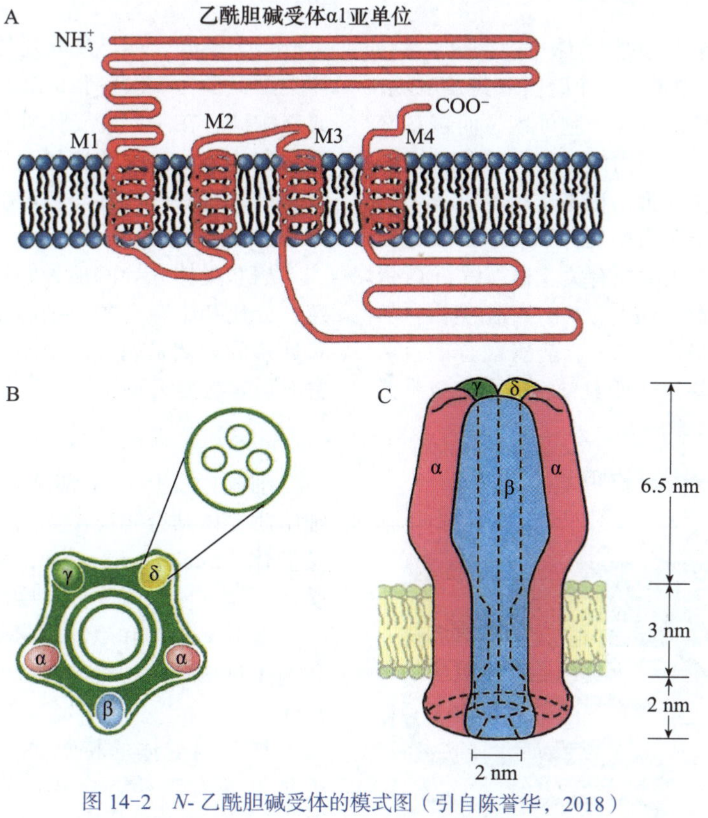

图 14-2　*N*- 乙酰胆碱受体的模式图（引自陈誉华，2018）

A. *N*- 乙酰胆碱受体的 α1 亚单位跨膜示意图；B. *N*- 乙酰胆碱受体顶面观；C. *N*- 乙酰胆碱受体结构模式图

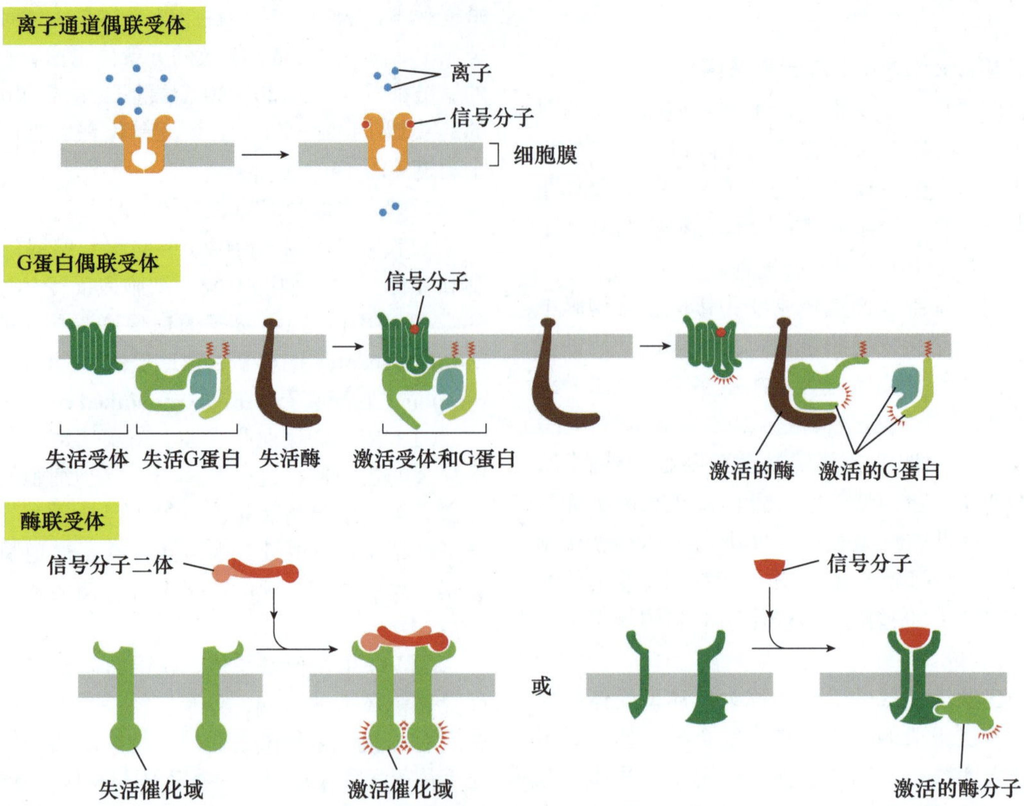

图 14-3　3 类细胞表面受体作用机制示意图（引自 Alberts et al.，2022）
当受体与细胞外信号分子结合时均发生构象变化，把细胞外信号转变为细胞内信号进行传递，在这种信号转变中细胞外信号分子不进入细胞

G 蛋白偶联受体具有共同的结构特征（图 14-4）：①由一条多肽链组成，其中带有 7 个跨膜 α 螺旋区域；②其氨基末端朝向细胞外，有 4 个胞外区，而羧基端则朝向细胞内基质，有 4 个胞内区；③在氨基末端带有一些糖基化位点，而在细胞内羧基末端的第 3 个袢和羧基末端各有一个在蛋白激酶催化下发生磷酸化的位点，这些位点与受体活性调控有关。目前解析 G 蛋白偶联受体三维结构的常规手段是 2007 年由美国科学家 Lefkowitz 和 Kobilka 提出的 T4 溶菌酶融合法，两位科学家因在 G 蛋白偶联受体研究领域的杰出贡献荣获 2012 年诺贝尔化学奖。

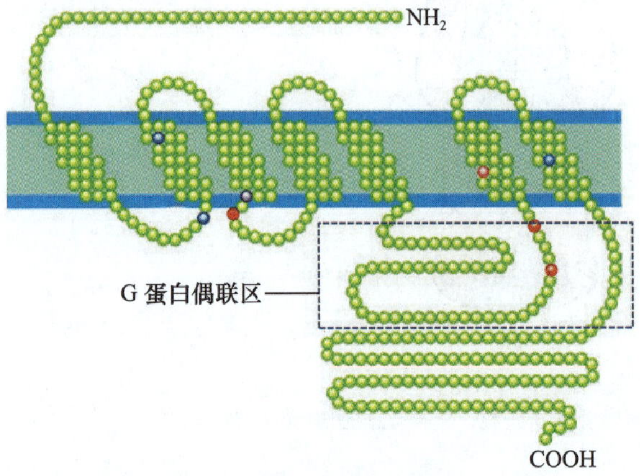

图 14-4　G 蛋白偶联受体的结构模式图

（3）酶联受体。酶联受体是细胞表面上的主要受体类型，多为一次穿膜的蛋白质，自身具有酶的性质或与酶结合在一起。受体外端具有配体结合部位，内端为催化部位。这类受体大多数为蛋白激酶或与蛋白激酶结合在一起，它们被激活后，可使靶细胞中一组专一的蛋白质发生磷酸化。

酶联受体介导的信号转导通常与细胞的生长、繁殖、分化和生存有关。细胞生长、繁殖、分化、存活和迁移的失调是癌症的根本，酶联受体的信号传递异常对引起这类疾病起着重要作用。

（二）细胞内受体

细胞内受体位于细胞质或细胞核基质中，由于细胞质受体结合相应配体后也转位入核，因此统称为**核受体（nuclear receptor，NR）**。例如，糖皮质激素受体、盐皮质激素受体、雄激素受体、雌激素受体等类固醇激素受体和甲状腺素受体。一般将细胞质受体称为Ⅰ型核受体，将细胞核基质中的受体称为Ⅱ型核受体。

细胞内受体的特点是：有相似的高级结构，在受体 C 端有激素结合域，可与激素结合；中央 C 区是 DNA 结合域；N 端是调节区，是受体转录激活区之一。

细胞内受体有活性和非活性两种状态，被激活的受体结合于相应靶基因的 DNA 序列上，起调节作用。

三、受体和信号分子结合的特点

受体的作用有两个方面，即识别外来信号和激发继发效应，这是两个互相衔接的过程。当外界的化学信号与相应的受体结合时，受体被激活，引起受体蛋白构象变化，通过信号传递引起细胞产生生物学效应。受体与配体的结合具有下列几个特性。

（一）受体的特异性及其非绝对性

受体选择性地与特定配体结合，这种选择性依靠分子与分子之间的立体构象互补。受体与信号分子在构象上的相互适应，是受体能够从周围环境中，在同时存在大量其他化学物质分子的情况下，严格选择其所要的结合信号的基本原因。

虽然信号分子与受体结合有特异性，但这种特异性并非绝对严格。某一化学信号可以与一种以上的受体结合，从而使细胞产生不同的效应。例如，肾上腺素既能与 α 受体结合，又能与 β 受体结合，因此，肾上腺素对细胞起什么作用，取决于对哪一种受体起作用。肾上腺素若与平滑肌细胞膜上的 α 受体结合，则引起平滑肌收缩；若与 β 受体结合，则引起平滑肌松弛，说明即使同一化学信号，由于细胞膜上接受它的受体不同，对细胞所引起的调节作用也不同。

（二）可饱和性

一个细胞或一定量组织内受体的数目是有限的，各种细胞中各类受体的浓度相对恒定。曾有人计算过，细胞膜中胰岛素受体的含量，每平方微米平均约 10 个分子，因此，增加配体的浓度可使受体饱和。

（三）高亲和力

受体与配体之间的亲和力极强。体内信息物质的浓度一般都非常低，通常≤10^{-8} mol/L，但却能够与相应配体结合产生显著的生物学效应，可见受体与配体的结合具有高亲和力和低容量的特征。对不同的受体和配体来说，亲和力的大小差别很大。

（四）可逆性

由于受体与配体是以非共价键结合的，当结合引发生物效应后，受体-配体复合物解离，受体可恢复到原来的状态，并再次被利用，而配体则常被立即灭活。

（五）特定的作用模式

受体在细胞内的分布，在种类和数量上均有组织特异性，并表现出特定的作用模式，提示某类受体与相应配体结合后能够引起特定的生理效应。例如，促肾上腺皮质激素（ACTH）只作用于肾上腺皮质细胞，这是因为肾上腺皮质细胞上有 ACTH 的受体，尽管 ACTH 随血液流经全身，但对别的细胞都不起作用，因为其他细胞膜上没有这类受体。

第二节　细胞表面受体介导的信号转导

一、G 蛋白偶联受体信号传递途径

G 蛋白偶联受体是迄今为止发现的最大的受体家族。当受体与配体结合使受体活化后，都要与一组能与 GTP 结合的、称之为 G 蛋白的调节蛋白相互作用，完成胞内信号传递作用。该途径涉及的信号分子和级联反应最多，除细胞膜上的一些蛋白质，如受体、G 蛋白及 G 蛋白效应器外，还涉及细胞内的第二信使、蛋白激酶及效应蛋白，即引起细胞反应的功能蛋白，如酶或转录因子等。

（一）G 蛋白的结构与活性变化

G 蛋白的全称为**鸟嘌呤核苷酸结合蛋白（guanine nucleotide-binding protein）**，是指具有 GTP 酶活性，在细胞信号通路中起信号转换器或分子开关作用的蛋白质，位于细胞膜细胞质面，为可溶性的膜外周蛋白。G 蛋白最早由 M. Rodbell 于 1971 年和 A. G. Gilman 于 1977 年分离纯化，并予以命名，他们也因此获得了 1994 年的诺贝尔生理学或医学奖。

G 蛋白由 α、β 和 γ 3 种蛋白质亚基组成。在 G 蛋白的 3 个亚基中，β 和 γ 亚基以异二聚体存在，α 亚基和 βγ 二聚体分别通过共价结合脂分子锚定于细胞膜上（图 14-5）。

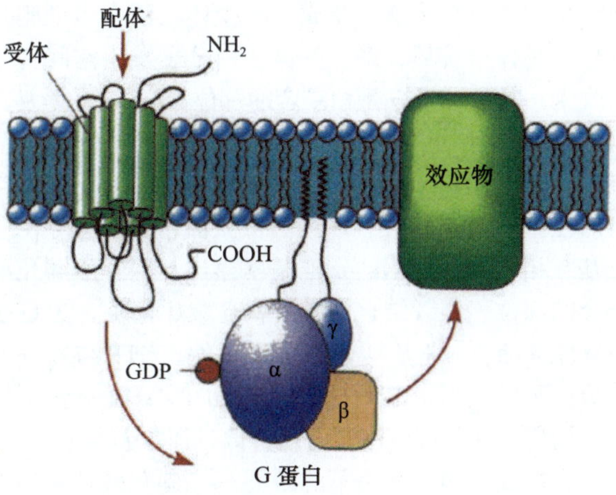

图 14-5　配体、受体、G 蛋白和效应物（引自安威等，2009）

在人体组织中存在多种多样的G蛋白，有些G蛋白的功能和作用方式已经阐明，有些则知之甚少。根据α亚单位的结构和活性，将其分为3类：刺激型G蛋白（stimulatory G protein，Gs）、抑制型G蛋白（inhibitory G protein，Gi）和磷脂酶C型G蛋白（PI-PLC G protein，Gp）。Gs与Gi的区别主要是α亚基不同，而β、γ亚基相同。受体通过Gsα能激活腺苷酸环化酶，而通过Giα则抑制腺苷酸环化酶。G蛋白使受体与腺苷酸环化酶偶联，把细胞外信号转换为细胞内信号（图14-6）。而Gp则主要作用于磷脂酶C，参与对IP_3、DAG的调节。

G蛋白存在自身的一些特点：①静息时由α、β、γ 3个亚基组成三聚体；②α亚基与GDP结合时G蛋白处于非活性状态，而与GTP结合则G蛋白处于活性状态；③可被与配体结合的受体激活，活化后结合的GDP被GTP取代，这时三聚体蛋白分为两部分，即βγ亚基复合体和α亚基GTP复合体；④由于α亚基具有鸟苷酸（GTP或GDP）结合位点、与受体及效应蛋白的作用位点，同时还具有GTP酶的活性，因而其在G蛋白激酶及信号转导中发挥至关重要的作用，通过α亚单位与受体相互作用、与GDP和GTP交替结合而调控G蛋白活性及激活其效应蛋白，使信号转至细胞内。

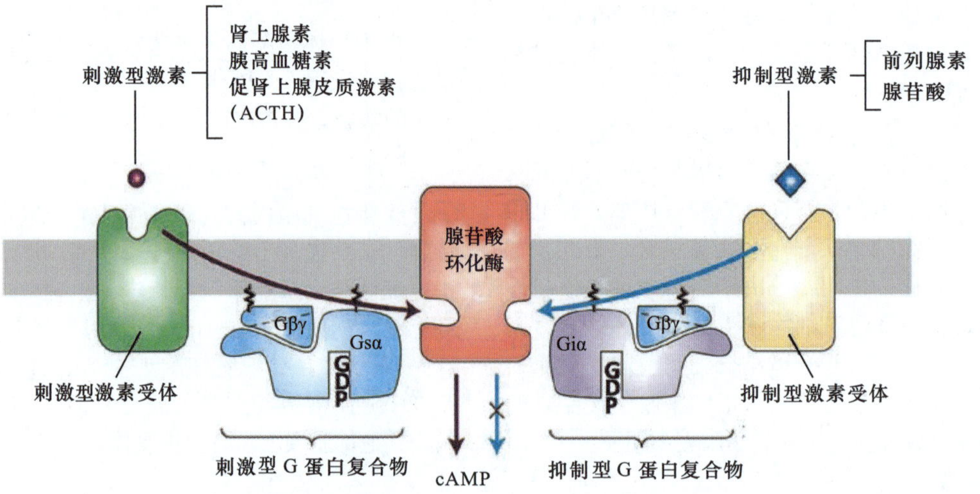

图14-6 刺激型和抑制型G蛋白偶联系统（引自Lodish et al.，2016）

G蛋白活化后进一步作用于细胞膜上的另一类蛋白质，即G蛋白效应器。它们多数是能催化生成第二信使的酶，如生成cAMP的腺苷酸环化酶及生成cGMP的鸟苷酸环化酶等。因此，当G蛋白被激活并作用于下游分子时，通过生成细胞内的第二信使而将信号传至细胞内。

从以上介绍可以看出，在信号转导中G蛋白的活性变化大体可分为3个步骤。①受体激活。当细胞外信号与受体结合后，触发受体蛋白分子发生空间构象的改变，暴露出与G蛋白结合的部位，配体-受体复合物与G蛋白结合，导致G蛋白与GDP的结合力大大减弱。②G蛋白激活。GDP从α亚基上脱离下来，空出的位置结合上GTP，G蛋白被激活，α亚基与β、γ亚基互相分离。激活的α亚基暴露出与腺苷酸环化酶结合的部位，两者结合，激活腺苷酸环化酶。③G蛋白复原失活。α亚基具有GTP酶活性，GTP与α亚基结合几秒钟之后，GTP被水解成GDP，α亚基恢复原来的构象，并与腺苷酸环化酶分离，而重新与β、γ亚基结合恢复到静息状态下的G蛋白，腺苷酸环化酶失活（图14-7）。

β亚基的浓度调节着G蛋白的作用强度，β亚基的浓度越高，越趋向于形成静息状态的G蛋白，因而G蛋白的作用越小；反之，β亚基的浓度越低，越有利于α亚基处于游离状态，因而G蛋白的作用也就越大。此外，一些研究也显示，β和γ亚基形成的复合体也可以调节某些效应蛋白的活性。

二维码14-2 微课

G蛋白偶联受体与G蛋白

（二）细胞内信号传递与第二信使

G蛋白偶联受体激活的级联反应中涉及一种或几种细胞内信号传递小分子。参与G蛋白偶联受体进行信号转导的第二信使有cAMP、cGMP、IP_3、DAG、Ca^{2+}等，其作用是信号转换、信号放大。其中，对cAMP和Ca^{2+}的作用研究得比较多，它们是G蛋白偶联受体信号传递途径中两种主要的胞内第二信使。

1. cAMP信号途径

环磷酸腺苷（cyclic AMP，cAMP）是最重要的细胞内信使，它的产生是由细胞膜中的**刺激型受体（stimulatory receptor，Rs）**、**抑制型受体（inhibitory receptor，Ri）**、Gs、Gi和**腺苷酸环化酶（adenylate**

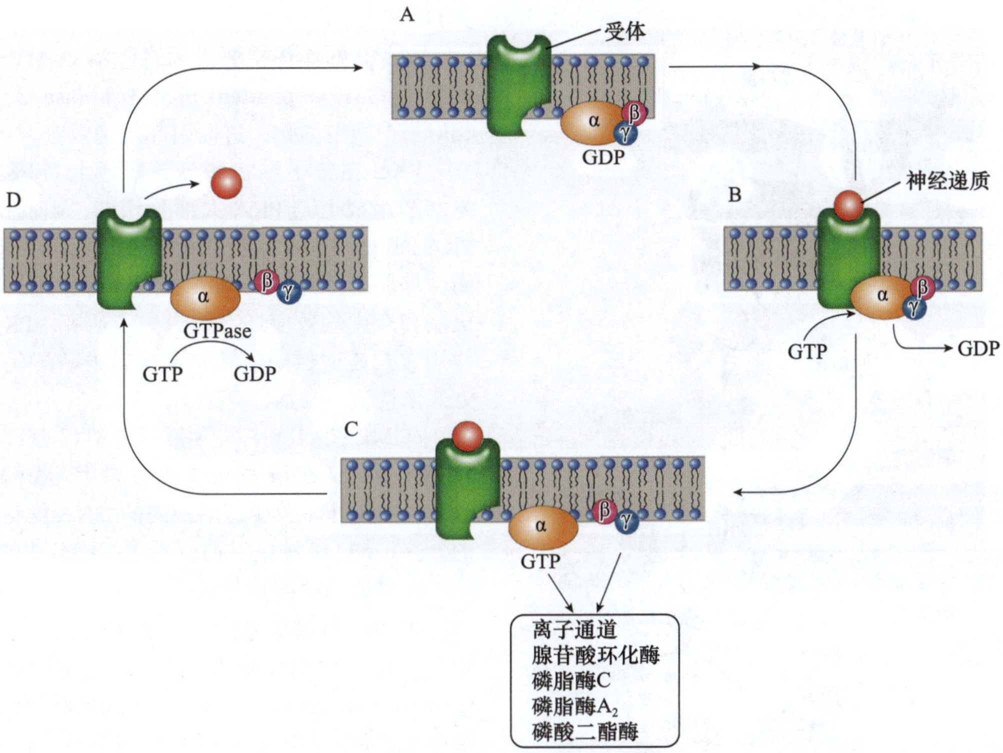

图 14-7　G 蛋白作用过程示意图（引自陈誉华，2018）

cyclase，AC）5 种组分控制的（图 14-6）。cAMP 可被特异的环核苷酸磷酸二酯酶（PDE）迅速水解为 5′-AMP，失去信号功能。

cAMP 信号途径通过其 5 种组分的互相协作进行信号转换，发生促进或抑制作用。

某种激动剂信号与受体（Rs）结合而被激活，导致构象改变，暴露出与 Gsα 结合的部位，使 Gsα 被激活。因构象改变，结合的 GDP 被 GTP 置换，引起 Gsα 与 β、γ 亚基解离，并暴露出与腺苷酸环化酶的结合部位。同时，信号受体复合物也与 Gs 解离。活化 Gsα 与腺苷酸环化酶结合而使环化酶被激活，催化 ATP 转化为 cAMP。cAMP 的浓度增加，则 cAMP 激活**依赖 cAMP 的蛋白质激酶 A（cAMP dependent protein kinase A，PKA）**，激发一系列生物学效应。

与 Gs 的作用相反，抑制剂信号与抑制型受体（Ri）结合后，先引起 Giα 亚基与 β、γ 亚基解离而被活化。Giα-GTP 一方面直接抑制环化酶；另一方面因 Gi 的 α 亚基与 β、γ 亚基解离后，游离状态的 β、γ 亚基在细胞膜上可与 Gsα 结合成为非活性的 Gs 蛋白，从而间接抑制环化酶。后者的抑制作用比前者更强。

cAMP 信号通路的最后效应是通过第二信使（cAMP）激活依赖于 cAMP 的蛋白激酶 A 完成的。cAMP 激活的蛋白激酶 A 催化特定靶蛋白的丝氨酸或苏氨酸磷酸化，使靶蛋白被激活。在不同组织细胞中，依赖 cAMP 的蛋白激酶 A 的靶蛋白大不相同，因而产生不同的作用。蛋白激酶 A 的重要作用是使某些基因调节蛋白磷酸化，进而激活特定的基因转录过程（图 14-8）。cAMP 的作用还涉及对离子通道通透性的调节。

下面介绍两条典型的 cAMP 信号途径引发的不同生物学效应。

（1）cAMP 调节细胞中糖原的分解。糖原是动物体内肝脏和肌细胞中糖的主要存在形式。当胰高血糖素与细胞膜上的胰高血糖素受体结合后，激活 Gs，再通过 Gs 作用于腺苷酸环化酶，提高细胞内 cAMP 水平，蛋白激酶 A 被活化，依次使无活性的磷酸化酶激酶 A 磷酸化而转变为有活性的磷酸化酶激酶 A，该酶使无活性的磷酸化酶磷酸化而转变为有活性的磷酸化酶，使糖原分解。

（2）cAMP-PKA 对真核细胞基因表达的调控。cAMP 是一个重要的基因表达调控物质，其发挥作用与转录因子有关。当配体与 Gs 偶联受体结合后，通过 cAMP 引起蛋白激酶 A 调节亚基与催化亚基解离，催化亚基则由细胞质转入细胞核内，然后催化转录因子 cAMP 反应元件结合蛋白（cAMP-response element binding protein，CREB）N 端转录活性区附近的 Ser133 磷酸化，细胞核内的 CREB 结合蛋白（CREB-binding protein，CBP）特异性识别并结合磷酸化的 CREB，从而使 CREB 活化。激活的 CREB 与 CBP/P300 共同激活 DNA 调控序列中受 cAMP 反应元件（cAMP-response element，CRE）调节的各种靶基因的转录，从而产生生物学效应。

二维码 14-3 微课

cAMP 信号途径

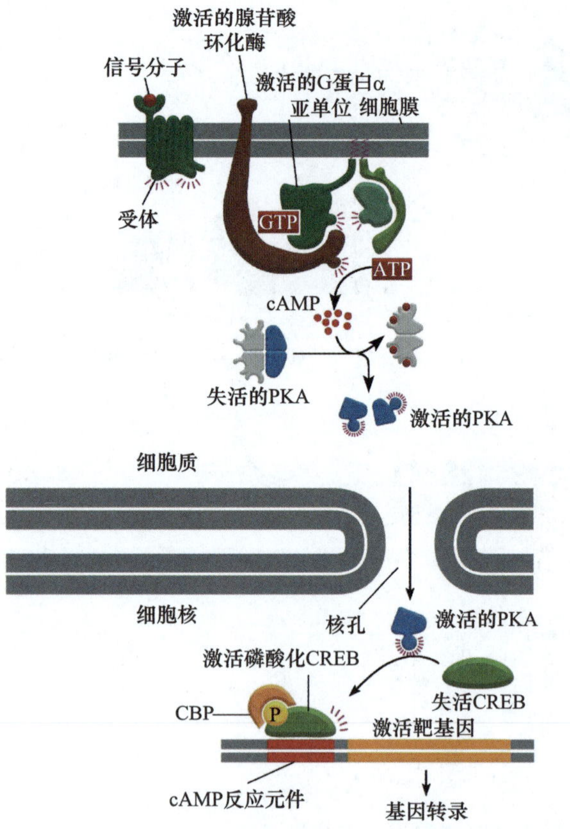

图 14-8　cAMP 通过 PKA 激活特定基因转录的信号传递过程（引自 Alberts et al.，2008）

从上述可以看出，不同的细胞、不同的胞外信号（第一信使）都是通过同一种第二信使 cAMP 引起各自的细胞效应。cAMP 在细胞内是可弥散的，如何保持这种细胞效应的特异性呢？这主要从以下几个方面进行调节：① cAMP 作用底物蛋白激酶 A 本身可以组合成多种不同的亚型，而不同亚型的蛋白激酶 A 对 cAMP 的亲和力不同，作用的底物时序先后也不同，加之不同细胞中蛋白激酶 A 底物蛋白各不相同，导致 cAMP 引起的效应不同；② cAMP 信号的区域化（compartmentation）导致 cAMP 在不同区域的浓度梯度不同，从而产生不同的效应。

2. cGMP 信号途径

环磷酸鸟苷（cyclic GMP，cGMP）是一种广泛存在于动物细胞中的细胞内信使，是通过**鸟苷酸环化酶（guanylate cyclase，GC）**催化水解 GTP 后产生的，cGMP 可被细胞中的磷酸二酯酶水解，因此 GC 和磷酸二酯酶可双重调节细胞中 cGMP 的含量高低。

GC 在细胞中以结合型和可溶型两种形式存在，结合型 GC 主要存在于细胞膜上，在核膜、内质网、高尔基复合体、线粒体等膜性结构中也有分布；可溶型 GC 主要存在于细胞质中。两种类型的 GC 在分布上呈现出组织特异性，结合型 GC 常出现于心血管、小肠、视网膜等处，可溶型 GC 则主要出现在脑、肺脏、肝脏等组织中。同一类型的细胞中，随细胞的生长，两类 GC 的比例可发生变化。

cGMP 的作用主要是通过激活 **cGMP 依赖蛋白激酶 G（cGMP dependent protein kinase G，PKG）**，使相应蛋白质磷酸化，进而引起细胞效应。

PKG 在分子形状和分子质量上与 PKA 类似，在氨基酸组成上与 PKA 大部分相同，因而认为 PKG 与 PKA 同源。PKG 主要通过作用于组蛋白、磷酸化激酶、糖原合成酶、丙酮酸激酶等起作用，相关的作用机制和产生的效应还有待进一步研究。PKG 的另一种作用方式是通过磷酸转移酶使自身磷酸化，通过抑制方式来调节自身活性。

cGMP 在细胞中的含量较低，仅为 cAMP 含量的 1/100～1/10，在浓度与作用效果上与 cAMP 相拮抗，cGMP 浓度升高会加速细胞内的 DNA 复制，促进细胞的分裂；cAMP 浓度升高则促进细胞分化的进行。

3. 磷脂酰肌醇信号途径

磷脂酰肌醇信号途径是通过细胞外信号分子与细胞膜上 G 蛋白偶联受体结合，激活细胞膜上的磷脂酶 C（phospholipase C，PLC），使细胞膜上的 4,5-二磷酸磷脂酰肌醇（PIP_2）水解产生两个第二信使：1,4,5-三磷酸肌醇（IP_3）和二酰基甘油（DAG），使细胞外信号转换为细胞内信号。这两个第二信使分别调节两个不同的通路，IP_3 与内质网上的 IP_3 配体门钙通道结合，开启钙通道，动员内质网（主要的钙库）中的 Ca^{2+} 到细胞质中，细胞质基质中的自由 Ca^{2+} 浓度瞬间升高（可由 10^{-7} mol/L 升至 10^{-5} mol/L），信号 Ca^{2+} 再活化各种依赖钙离子的蛋白质［如钙调蛋白（calmodulin，CaM），也称为钙调素］引起细胞反应。CaM 本身无活性，但当 Ca^{2+} 与其结合后，可引起 CaM 的构象改变，形成有活性的 Ca^{2+}-CaM 复合物。它可激活蛋白激酶或磷酸酶，再磷酸化有关的靶蛋白，引起细胞内的生物学效应，调节细胞代谢活动。这一过程是可逆的，Ca^{2+} 浓度高时与 CaM 结合，浓度低时则解离，失去活性，终止细胞反应。

Ca^{2+} 浓度升高又可使非活性形式分布于细胞溶质中的**蛋白激酶 C（protein kinase C，PKC）**转位到细胞膜内表面，被 DAG 活化。

PKC 为一条多肽链构成的蛋白质，具有 1 个亲水性的催化活性中心和 1 个疏水的与膜结合区。在未受到外界信号刺激的细胞中，它主要分布在细胞质中，呈非活性状态。当细胞表面受体与相应的外界信号结合后，通过 Gp 蛋白作用，PIP_2 水解，细胞膜上的 DAG 瞬间增多，PKC 则紧密结合在细胞膜内表面，受 DAG 的作用使其构象改变而被活化。活化的 PKC 可以使蛋白质的丝氨酸 / 苏氨酸残基磷酸化，细胞产生不同的反应（图 14-9），如细胞分泌、肌肉收缩、血小板颗粒的释放、活化 Na^+/H^+ 交换系统提高细胞质中的 pH、促进细胞增殖和分化等。

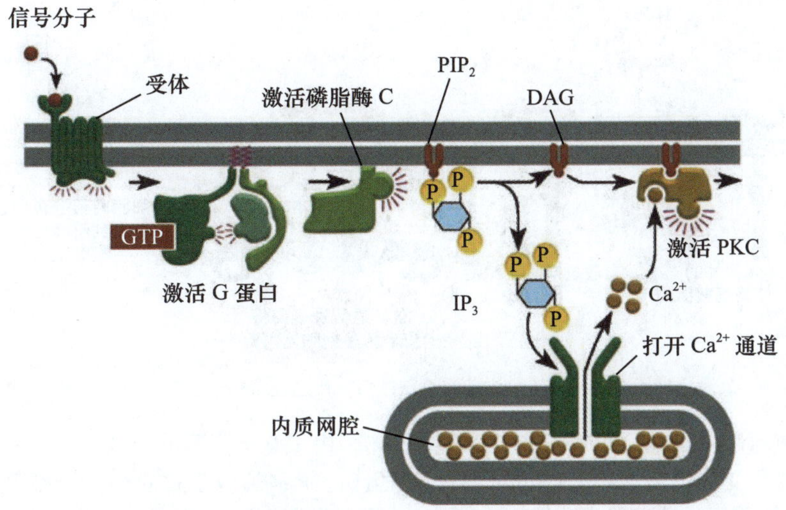

图 14-9　磷脂酰肌醇信号途径（引自 Alberts et al.，2008）

细胞外信号就是通过这样的途径产生 IP_3、DAG 和 Ca^{2+}（也可视为第三信使），引起细胞对外界信号（第一信使）的应答，所以也可称该体系为 IP_3、DAG 和 Ca^{2+} 信号系统。

已知与磷脂酰肌醇信号通路有关的细胞表面受体达 25 种以上。有关的信号分子有神经递质，如毒蕈型乙酰胆碱、α_1-肾上腺素、5-羟色胺等；多肽激素，如后叶加压素、促甲状腺释放因子、血管紧张素Ⅱ等；生长因子，如血小板源性生长因子、T 细胞有丝分裂原等。它们与其相应的细胞表面受体结合，均可激活本信号通路。

IP_3 信号的终止是通过去磷酸化形成 IP_2，或被磷酸化形成 IP_4。Ca^{2+} 由细胞膜上的 Ca^{2+} 泵和 Na^+-Ca^{2+} 交换器将 Ca^{2+} 排出细胞，或由内质网膜上的钙泵回收入内质网。

IP_3 动员细胞内的 Ca^{2+} 和 DAG 活化 PKC，既是各自独立的又是互相协调的。两者之间的协同作用对完成信息跨膜传递、控制细胞对外界信号的反应是十分重要的。

二、酶联受体信号传递途径

酶联受体都是穿膜蛋白，只跨膜一次，胞外区与配体结合，胞内区本身具有酶活性或可直接与一种酶结合成一种复合物。酶联受体大多数在信号传递中起介导物作用，通过与细胞外信号分子结合，调节细胞的生长、增殖、分化等生命活动。其作用方式往往要经过细胞内多步传递，最终改变基因表达。

在人类基因组中，大约有 90 种蛋白质磷酸激酶受体，包括酪氨酸激酶受体、丝氨酸 / 苏氨酸激酶受体、酪氨酸磷酸酯酶受体、鸟氨酸环化酶受体、酪氨酸蛋白激酶偶联受体等类型，其中酪氨酸激酶受体是最大的一类，其细胞质域具有酪氨酸激酶活性。这里重点介绍酪氨酸激酶受体信号途径，其他酶联受体途径略作介绍。

（一）酪氨酸激酶受体信号转导通路

1. 酪氨酸激酶受体的性质和作用

酪氨酸蛋白激酶（protein tyrosine kinase，PTK）是指一类被激活后可催化靶蛋白的酪氨酸残基磷酸化，再通过一系列磷酸化的级联反应对细胞生长、增殖和分化等生命活动起重要调节作用的激酶（图 14-10）。这条通路的特点是不需要通过 G 蛋白，而是通过受体自身的酪氨酸蛋白激酶的激活来完成信号跨膜转导。表皮生长因子（epidermal growth factor，EGF）受体、血小板源性生长因子（platelet-derived growth factor，PDGF）受体、巨噬细胞集落刺激因子（macrophage colony stimulating factor，M-CSF）受体、胰岛素（insulin）受体、类胰岛素生长因子（insulin-like growth factor 1，IGF-1）受体、肝细胞生长因子（hepatocyte growth factor，HGF）受体、神经生长因子（nerve growth factor，NGF）受体和血管内皮生长因子（vascular endothelial growth factor，VEGF）受体等生长因子受体均属于这类信号通路。

信号分子与酪氨酸激酶受体胞外区结合，导致两个受体分子结合成二体。二体尾部激酶域接触，激活激酶，相互磷酸化，每一磷酸化的酪氨酸为一个细胞内信号蛋白提供了一个结合部位，将信号传入细胞内部。酪氨酸激酶受体还可通过激活磷脂酰肌醇-3-激酶，进而催化细胞膜中的肌醇磷脂磷酸化，可为细胞内其他信号传递蛋白提供停靠部位，如蛋白激酶 B（PKB），PKB 能够催化靶蛋白的丝氨酸 / 苏氨酸磷酸化来完成相应的信号传递过程。

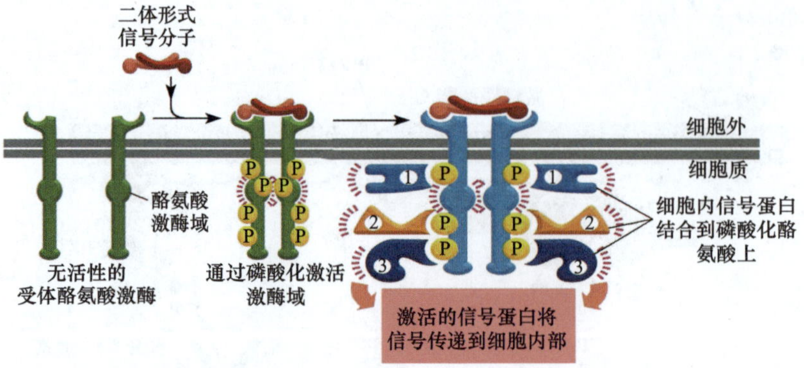

图 14-10 激活的酪氨酸激酶受体刺激装配细胞内信号传递复合物（引自 Albert et al.，2008）

细胞内存在蛋白酪氨酸磷酸酶，可通过催化酪氨酸脱去磷酸基，从而终止受体的激活。有时也可通过内吞的方式将受体转入细胞内被溶酶体消化掉。

2. 酪氨酸激酶受体与 Ras 蛋白

活化的酪氨酸激酶受体是如何将细胞外信号传递到细胞内影响细胞的增殖和分化过程的呢？研究发现，Ras 蛋白在这一途径中起了重要作用。

Ras 蛋白（Ras protein）最初发现于**大鼠肉瘤病毒（Ras sarcoma virus，Ras）**，是基因 *c-ras* 的表达产物，由 190 个氨基酸组成，是一个单亚基的 GTP 结合蛋白。Ras 类似于 G 蛋白的 α 亚基，在 PTK 介导的信号通路中也是一种关键组分，起分子开关的作用（图 14-11）。Ras 与 GTP 结合时被激活，与 GDP 结合则失活。Ras 被激活后能启动一条磷酸化级联反应，将细胞外信号传入细胞核内，激活相关基因。此过程为**丝裂原激活蛋白激酶（mitogen-activated protein kinase，MAPK）**信号通路，普遍存在于真核细胞中。MAPK 是此反应链中的最后一个激酶。

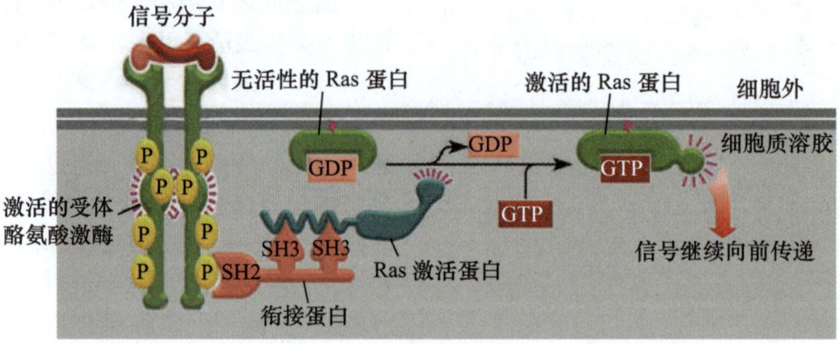

图 14-11 酪氨酸激酶受体激活 Ras（引自 Albert et al.，2008）

衔接蛋白停靠到激活的受体专一酪氨酸上，再连接 Ras 激活蛋白，后者刺激结合 GDP 的 Ras 换成与 GTP 结合。激活的 Ras 刺激信号传递途径进入下一步

PTK-Ras 信号转导通路的基本过程可概括为：生长因子与相应受体结合导致受体二聚体化，并引起胞内结构域自体磷酸化；磷酸化的酪氨酸被细胞内具有连接作用的衔接蛋白通过其 SH2 结构域识别并与之结合的 GDP 释放，结合上 GTP，导致 Ras 蛋白激活。激活后的 Ras 蛋白激活 MAPKKK（MAPKK 的激酶，Raf），MAPKKK 再激活 MAPKK（MAPK 激酶，Mek），MAPKK 激活 MAPK（Erk），最后 MAPK 进入细胞核，使专一的基因调节蛋白的丝氨酸和苏氨酸残基磷酸化而被激活，改变了基因调节蛋白的转录调控能力，引起基因表达模式的改变，进而影响细胞的增殖、分化等生命活动（图 14-12）。

Ras 蛋白失活，细胞会失去对细胞外特定信号的识别和反应能力。Ras 如果一直处于激活状态，会导致细胞增殖失控。研究发现，有 30% 的癌症患者体内 *ras* 基因发生了激活突变。

（二）细胞因子介导的信号转导通路

酶联受体的信号传递方式并不都是通过复杂的级联反应方式进行的。有些激素或细胞因子结合到酶联受体之后，受体可直接激活**信号转导和转录激活因子（signal transducer and activator of transcription，STAT）**，STAT 进入细胞核内刺激专一基因转录。例如，干扰素的作用就是通过这种方式。干扰素与酶联受体结合后，激活细胞膜上的 STAT，进一步刺激相应的基因转录并合成抗病毒感染的蛋白质。

细胞因子的受体没有激酶活性，受体与细胞因子结合后激活细胞质中的 JAK 酪氨酸激酶（Janus kinase），激活的 JAK 激酶激活细胞质中的 STAT，STAT 进入细胞核刺激靶基因转录。激活不同的 STAT 会引起细胞产生不同的效应（图 14-13）。目前，已在人类肿瘤中发现了 STAT 信号的异常持续活化，同时在对基因敲除小鼠模型的研究中，也显示了 JAK-STAT 信号通路对某些疾病（如心血管疾病、糖尿病等）的发生可能起着关键的调控作用。针对 JAK-STAT 信号通路抑制剂的研发是治疗相关疾病的重要手段之一，如 JAK3 的抑制剂托法替尼被用于治疗类风湿性关节炎，JAK1/JAK2 的小分子激酶抑制剂鲁索利替尼被用于骨髓纤维化的治疗。

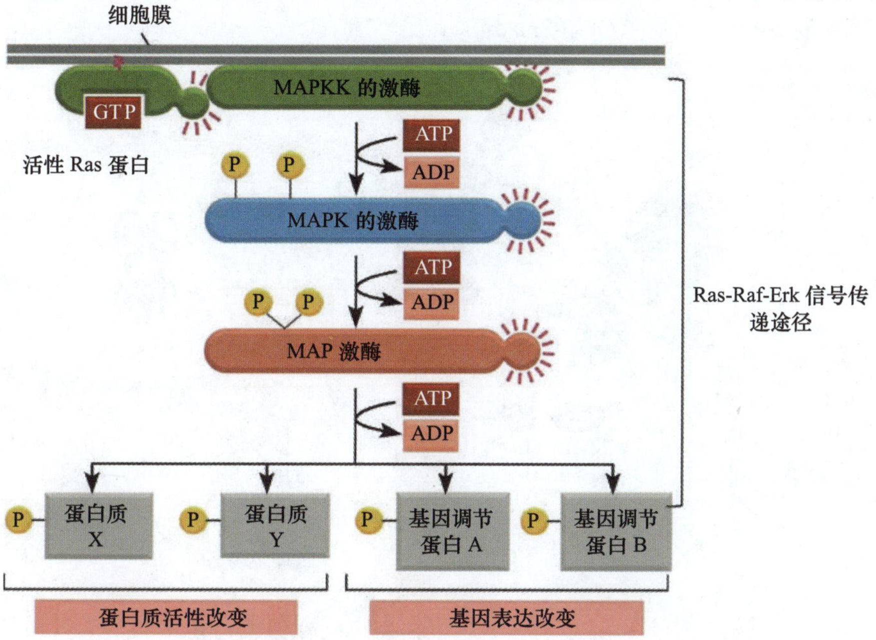

图 14-12　PTK-Ras 信号转导通路（引自 Albert et al.，2008）

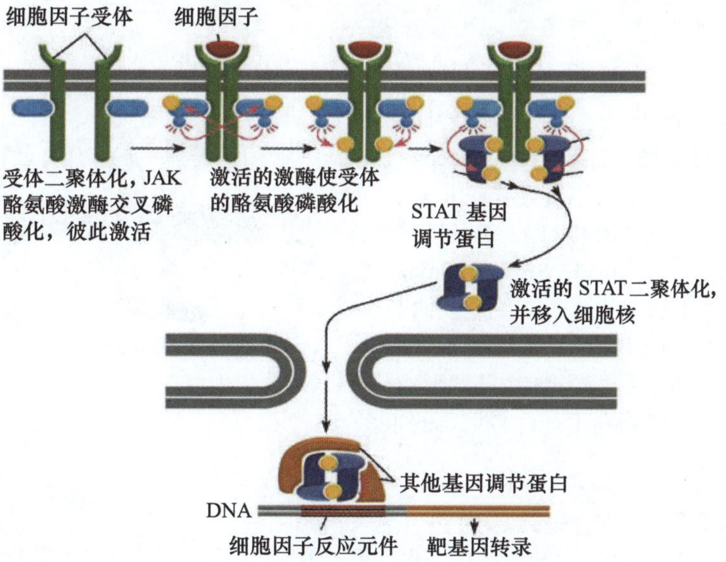

图 14-13　JAK-STAT 信号转导通路（引自 Albert et al.，2022）

（三）丝氨酸/苏氨酸激酶受体信号转导通路

丝氨酸/苏氨酸激酶（serine/threonine kinase）是胞内区段具有丝氨酸/苏氨酸蛋白激酶活性的一类细胞表面受体，它可通过磷酸化底物蛋白上的丝氨酸或苏氨酸残基，将胞外信号传递到胞内。丝氨酸/苏氨酸激酶的主要配体为 TGF-β 超家族成员，包括转化生长因子 β（transforming growth factor beta，TGF-β）、骨形态发生蛋白（bone morphogenetic protein，BMP）等。Smad 蛋白在 TGF-β 超家族介导的下游信号转导中起关键作用。

TGF-β 超家族是一类作用广泛，具有多种功能的生长因子，不同的细胞类型或同一细胞处于不同状态会引致不同的细胞应答。TGF-β不仅会影响细胞增殖、分化，在创伤愈合、胚胎发育、组织分化、免疫调节及神经系统发育中都有重要作用。与TGF-β结合的细胞表面受体有RⅠ、RⅡ和RⅢ三种，其中RⅢ最为丰富，负责结合并富集成熟的TGF-β，RⅠ和RⅡ是二聚体跨膜蛋白，直接参与信号传递，胞质侧结构域具有丝氨酸/苏氨酸蛋白激酶活性。TGF-β-Smad信号转导通路主要通过TGF-β配体与细胞膜上的TGF-β受体结合。TGF-β直接与RⅡ直接结合（有些细胞外TGF-β与RⅢ结合后，RⅢ将TGF-β递交给RⅡ），RⅡ磷酸化RⅠ的丝氨酸/苏氨酸残基，活化的RⅠ磷酸化并激活细胞质中的转录因子Smad，Smad进入细胞核调控一系列基因的表达（图14-14）。

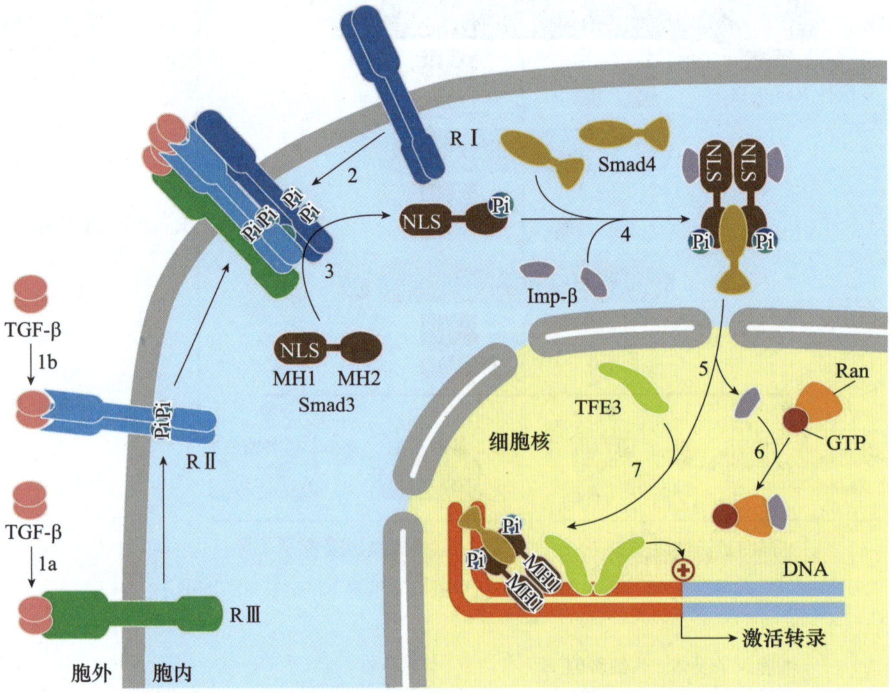

图14-14 TGF-β-Smad信号转导通路（引自丁明孝等，2020）

BMP-Smad信号转导通路主要通过BMP与细胞膜上的丝氨酸/苏氨酸激酶受体（BMP receptor，BMPR）特异性结合，形成受体配体复合物。Ⅱ型受体（BMPR2）活化Ⅰ型受体（BMPR1），BMPR1继续磷酸化Smad蛋白，促使Smad（Smad1、Smad2和Smad8）从细胞膜受体上脱离下来，在细胞质内与Smad4结合后进入细胞核（图14-15）。BMP-Smad信号通路可调节一系列下游基因活性，影响中胚层形成、神经系统分化、骨骼发育、癌症发生等许多重要的生物学过程。

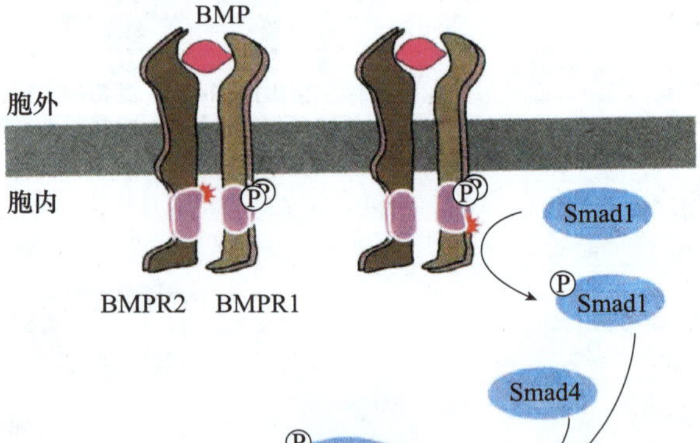

图14-15 BMP-Smad信号转导通路（引自安威等，2021）

三、其他重要的细胞表面受体信号转导通路

配体与细胞表面受体传递的细胞间通信并不局限于酪氨酸激酶受体及其相关激酶信号转导途径，还有非激酶类受体介导的Wnt、Notch、NF-κB和Hedgehog等信号转导通路。这些信号转导通路的特点是完全不使用激酶来传递信号，而是通过引发细胞内多蛋白复合物的解聚或通过抑制物或受体的蛋白切割作用，释放活化的转录因子，转录因子进入细胞核内调控基因表达。

（一）Wnt 信号转导通路

Wnt 是一个富含半胱氨酸的分泌性糖蛋白家族，广泛存在于各种动物多种组织中，参与调控多种发育过程，如细胞极性、细胞迁移、细胞增殖等。Wnt 一词由果蝇无翅基因 *wingless* 和小鼠反转录病毒的整合位点 *int* 基因融合而来，基因结构具有高度保守性。β 连环蛋白（β-catenin）是哺乳类中与果蝇 Arm 蛋白同源的转录调控蛋白，它在细胞质中的稳定及其在细胞核内的累积是 Wnt 信号转导通路中的关键事件，起核心作用。由于 Wnt 信号可以引发转录因子 β-catenin 从胞质蛋白复合物中释放出来，调控基因表达，因此 Wnt 信号转导通路又称 Wnt-β-catenin 信号转导通路。Wnt 信号转导通路十分保守，从低等生物线虫到高等哺乳类生物，组成都具有同源性。

Wnt 信号转导通路的主要成员包括：Wnt 蛋白（配体）、膜受体 Frzzled 家族蛋白（FZ）、低密度脂蛋白受体相关蛋白（LDL-receptor-related protein，LRP），还包括胞质调节蛋白 β-catenin、糖原合成酶激酶 3（glycogen synthase kinase 3，GSK3）、蓬乱蛋白（Dishevelled，Dsh）、APC（adenomatous polyposis coli，人类重要的抑癌基因产物）、支架蛋白（Axin）、T 细胞因子（T cell factor，TCF）等。其中 β-catenin 在 Wnt 信号转导通路中发挥关键作用，它既是转录激活蛋白，也是膜骨架连接蛋白。GSK3 可让 β-catenin 磷酸化，是 Wnt 途径的负调控因子。Axin 是支架蛋白，与 APC、GSK3、β-catenin 形成复合物，促进 β-catenin 磷酸化，从而被蛋白酶体降解。

Wnt 信号转导通路的基本过程可概括为：在缺乏 Wnt 信号时，β-catenin 与 Axin 介导的胞质蛋白复合物结合，利于 β-catenin 被 GSK3 磷酸化，磷酸化的 β-catenin 泛素化后被蛋白酶体识别和降解，转录因子 TCF 与抑制因子结合在核内作为阻遏物抑制靶基因转录。在细胞外存在较高水平的 Wnt 信号时，Wnt 信号与受体 FZ 结合，引发 LRP 被 GSK3 和其他激酶磷酸化，从而使 Axin 与 LRP 结合，致使 Axin/APC/GSK3/β-catenin 复合物解离，避免 β-catenin 被 GSK3 磷酸化而免于降解并在细胞中富集。自由的 β-catenin 转位到核内与转录因子 TCF 结合，激活靶基因转录（图 14-16）。

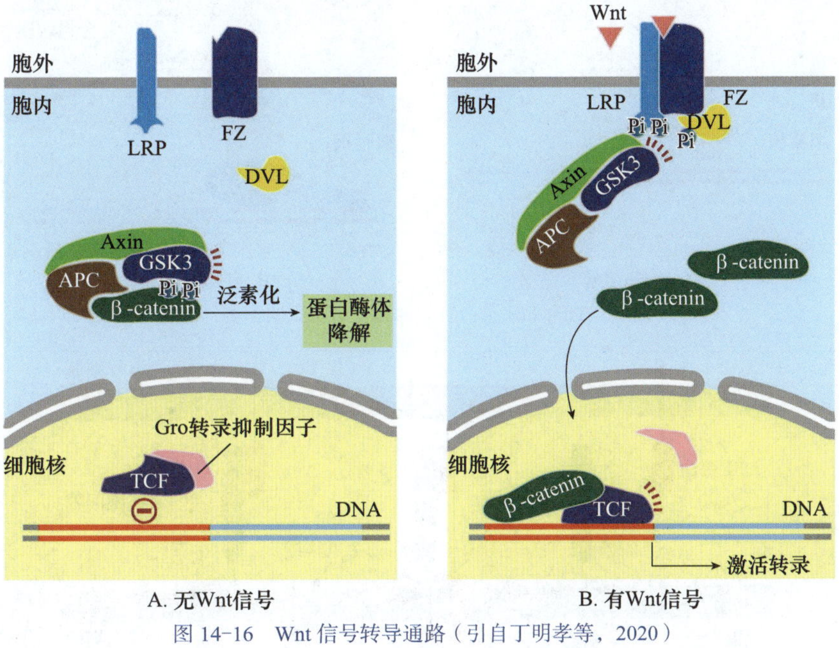

图 14-16　Wnt 信号转导通路（引自丁明孝等，2020）

（二）Hedgehog 信号转导通路

Hedgehog（Hh）是一种分泌蛋白，作用范围很小，只能影响邻近的几十个细胞。Hedgehog 以一种浓度和时间依赖性方式发挥作用，调控细胞命运、增殖与分化等一系列细胞反应，是正常胚胎发育所必需的。

Hedgehog 信号的膜受体有三种：Patched（Ptc）、Smoothened（Smo）和 iHog，它们介导细胞对 Hh 信号的应答反应。Ptc 和 Smo 具有接受和转导 Hh 信号的功能，iHog 作为辅助性受体参与 Ptc 与 Hh 信号的结合。缺乏 Hh 信号时，Ptc 主要存在于细胞膜上，保持 Smo 处于失活状态并使之隔离在细胞内膜泡上。在 Hh 信号存在时，iHog 蛋白辅助 Hh 信号与 Ptc 结合，抑制 Ptc 的活性并诱发其内体被溶酶体消化，Smo 受体蛋白被磷酸化并转位到细胞表面，向下游传递信号（图 14-17）。Hedgehog 信号转导通路涉及多种胞质调节蛋白复合物的装配与解离，进而释放转录因子。这些胞质调节蛋白包括丝氨酸 / 苏氨酸激酶（Fused，Fu）、驱动蛋白相关的马达蛋白 Costal-2（Cos2）、转录因子 Ci（cubitis interruptus，锌指蛋白）、蛋白激酶 A（protein kinase A，PKA）、糖原合成酶激酶 3（GSK3）、酪蛋白激酶 1（casein kinase 1，CK1）。

（三）Notch 信号转导通路

Notch 信号转导途径是一种细胞间接触依赖性的通信方式。Notch 蛋白是由 *Notch* 基因编码的一类高度保守的膜蛋白受体，该基因突变会导致果蝇的翅膀出现缺口（notch）而得名。

Notch 信号转导通路由 Notch 受体（Notch 蛋白）、Notch 配体（DSL 蛋白）和 CSL（DNA 结合蛋白）等组成。Notch 蛋白首先在内质网中合成，转运至高尔基复合体后被 Furin 样转化酶切割为 2 个片段（胞外段和跨膜-胞内段），在没有配体时，2 个片段形成异二聚体存在于细胞膜表面。当相邻细胞的配体结合到 Notch 的胞外区后，Notch 蛋白被膜上的金属蛋白酶肿瘤坏死因子-α 转换酶（TNF-α converting enzyme，TACE）切割释放胞外片段，接着 Notch 蛋白的疏水跨膜区被 γ-分泌酶（γ-secretase）催化切割而释放 Notch 的胞内片段（NICD）。胞内片段是 Notch 的活化形式，进入核内与 DNA 结合蛋白 CSL 等结合形成转录复合物，调控靶基因的表达，进而影响细胞命运和发育过程（图 14-18）。

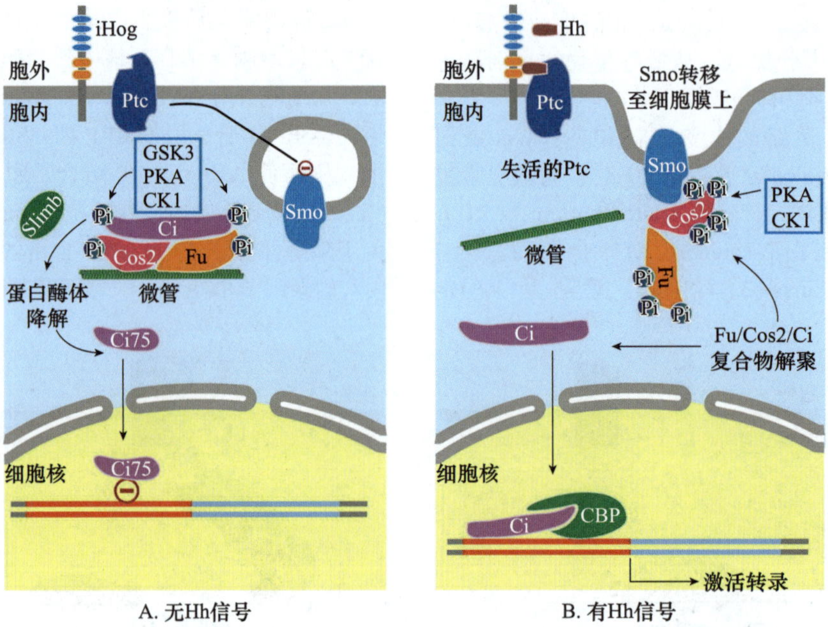

图 14-17　Hedgehog 信号转导通路（引自丁明孝等，2020）

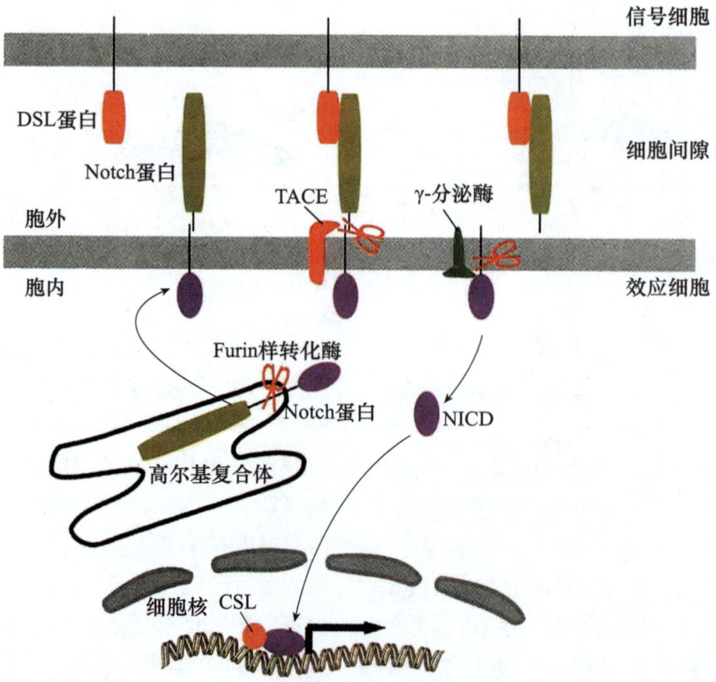

图 14-18　Notch 信号转导通路（引自安威等，2021）

（四）NF-κB 信号转导通路

NF-κB（nuclear factor-kappa B）是一种核转录因子，能特异性结合免疫球蛋白 κ 轻链基因的上游增强子序列并激活基因转录。NF-κB 信号转导通路可调控多种参与炎症反应的细胞因子（如 IL1、IL6、TNF-α 肿瘤坏死因子）、黏附因子和蛋白酶类基因的转录过程，对多种胞外信号刺激产生应答。

肿瘤坏死因子-α（tumor necrosis factor-α，TNF-α）是一种多效的促炎症细胞因子。TNF-α 通过结合 TNFR1 和 TNFR2 两种不同细胞表面受体，激活 NF-κB、caspase 和 JNK 蛋白激酶等分子，进一步诱导相关的下游信号通路。

NF-κB 家族由 P50（NF-κB1）、P52（NF-κB2）、c-REL、REL-A（P65）和 REL-B 组成。NF-κB 蛋白在二聚化后形成有功能的 NF-κB。IκB 蛋白是 NF-κB 的抑制蛋白，在细胞质中与 NF-κB 二聚体结合，掩盖 NLS 序列阻止 NF-κB 入核，使其以非活化形式存在于细胞质中。在没有 TNF-α 刺激时，NF-κB 与 IκB 结合形成 P50-P65-IκB 三聚体，以非活化形式存在于细胞质中。当细胞接受 TNF-α 刺激后，IKK 激酶复合物能磷酸化 IκB 蛋白激酶的丝氨酸残基，使 IκB 从 P50-P65-IκB 三聚体中解离出来，经泛素化修饰后被蛋白酶体降解。被 IκB 抑制的 NF-κB 二聚体释放并暴露出 NLS，NF-κB 进入细胞核内，与相关的 DNA 序列结合使靶基因转录（图 14-19）。

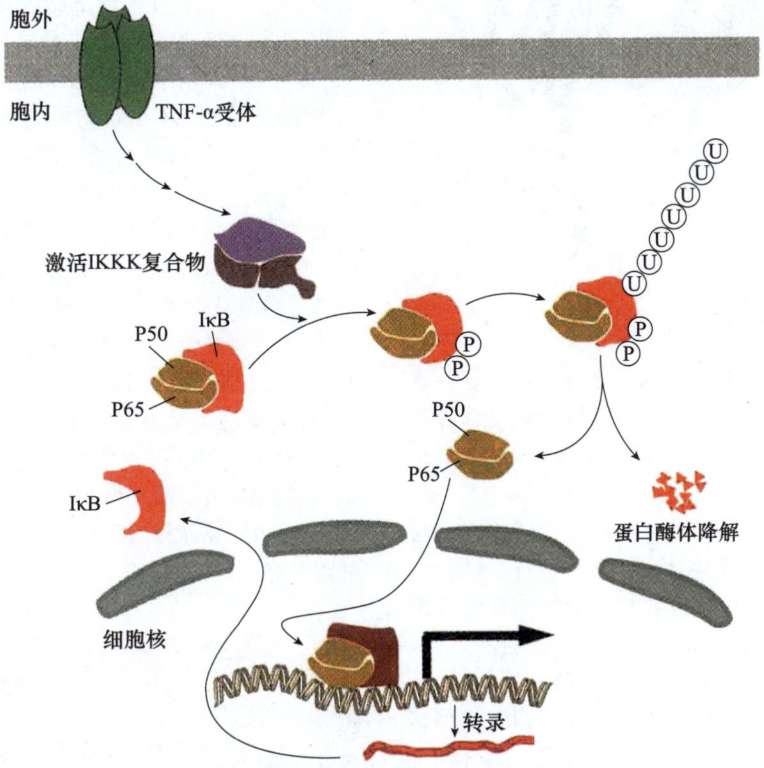

图 14-19　NF-κB 信号转导通路（引自安威等，2021）

第三节　细胞内受体介导的信号转导

由于受体分子在细胞上存在部位的不同，因此其信号跨膜转导的方式也有不同。与细胞内受体相互作用的信号分子是一些亲脂性小分子，可以透过疏水性的细胞膜进入细胞内与受体结合而传递信号。细胞内受体介导的信号转导途径可分为核内受体介导的信号转导途径和胞质内受体介导的信号转导途径。

一、核受体及其对基因表达的调节

细胞内受体存在于细胞质或细胞核基质中，其相应的配体主要是疏水的小信号分子，如类固醇激素、甲状腺素和维甲酸等。细胞内受体一般都包含 3 个功能结构域：C 端的结构域是激素的结合位点、中部结构域是 DNA 或 HSP90 的结合位点、N 端是转录激活结构域（图 14-20）。在细胞内，受体与抑制性蛋白（如 HSP90）结合形成复合物，处于非活化状态。当信号分子与受体结合，将导致抑制性蛋白从复合物上解离下来，使受体暴露它的 DNA 结合位点而被激活。

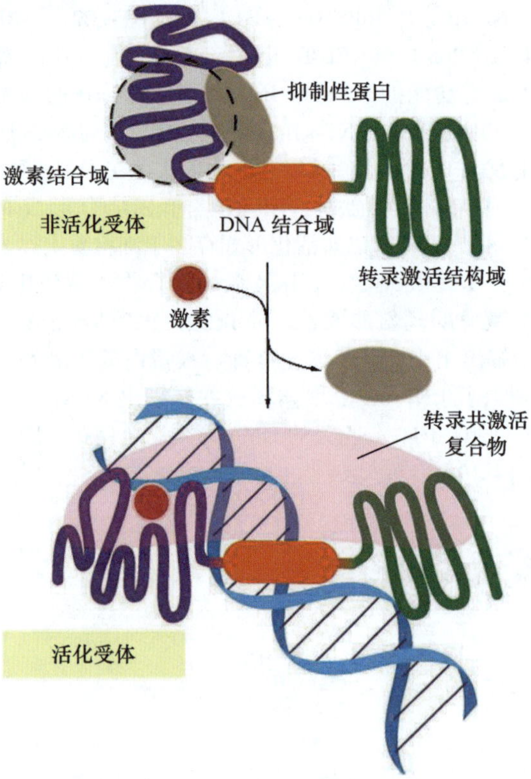

图 14-20　细胞内受体蛋白及其作用模型
（引自翟中和等，2011）

目前根据对这类受体的 cDNA 分析发现，它所含氨基酸残基数为 400～900，中部结构域是高度保守富含 Cys 的区域，由 70～80 个氨基酸残基组成两个锌指结构的重复单位。

类固醇激素、视黄酸、维生素 D 和甲状腺素的受体位于细胞核内，这类受体实际上是一类转录因子。亲脂性信号分子通过核孔与特异性核受体结合形成配体-受体复合物，作用于 DNA 分子，直接调控基因表达，从而影响细胞的物质代谢和生理活动。

细胞核受体通过 3 种基本的作用模式调节基因转录：①核受体受到亲脂性信号分子激活后，结合到靶 DNA 的靶序列调节转录；②核受体被亲脂性信号分子激活后影响其他转录因子，通过其他转录因子与靶 DNA 的靶序列结合调节转录；③核受体受到细胞表面受体或周期蛋白依赖性激酶（CDK）激活与靶 DNA 的靶序列结合调节转录。

核受体介导的信号转导，调控着细胞的生长与分化等生命活动。人类核受体家族成员有数十个，它们与糖尿病、脂肪肝等疾病的发生和发展密切相关。

二、NO 气体信号分子与细胞内信号转导

NO 可激活一类特别的细胞内受体。早在认识 NO 作为气体信号分子之前，科学家们就发现在培养条件下巨噬细胞的杀菌活性依赖于培养基中精氨酸的存在，精氨酸是 **NO 合酶（nitric oxide synthase，NOS）**的底物，提示 NO 是一种重要的生物功能分子。另外，还发现乙酰胆碱（acetylcholine）通过引起平滑肌松弛而舒张血管。R. Furchgott、L. J. Ignarro 和 F. Murad 由于发现 NO 作为心血管系统的细胞内信号分子，获得了 1998 年诺贝尔生理学或医学奖。

NO 是一种具有自由基性质的脂溶性气体分子，可透过细胞膜快速扩散，作用邻近靶细胞发挥作用。血管内皮细胞和神经细胞是 NO 的生成细胞，L-精氨酸在 NOS 的催化下转化形成 NO 和 L-瓜氨酸。NOS 是一种 Ca^{2+}/CaM 敏感酶，Ca^{2+}/CaM 与 NOS 的结合可激活 NOS 的活性，任何使细胞内 Ca^{2+} 浓度升高的因素都可能增强 NOS 的活性，并通过 NO 调节细胞代谢。

体内多种刺激因素，如乙酰胆碱、缓激肽与血管内皮细胞上的受体结合均可引起内皮细胞内 Ca^{2+} 的短暂升高，激活 NOS 合成并释放 NO。NO 这种可溶性气体作为局部介质在许多组织中发挥作用，它发挥作用的主要机制是激活靶细胞内具有 GC 活性的 NO 受体。内源性 NO 由 NOS 催化合成后，扩散到邻近细胞，与鸟苷酸环化酶活性中心的 Fe^{2+} 结合，改变酶的构象，导致酶活性增强和 cGMP 水平增高。cGMP 的作用是通过 cGMP 依赖的蛋白激酶 G（PKG）活化，抑制肌动-肌球蛋白复合物信号通路，导致血管平滑肌舒张（图 14-21）。NO 对血管的影响可以解释为什么临床上硝酸甘油能用于治疗缺血性心脏病，硝酸甘油在体内转化为 NO，从而舒张血管，减轻心脏负荷和增加心肌的需氧量。

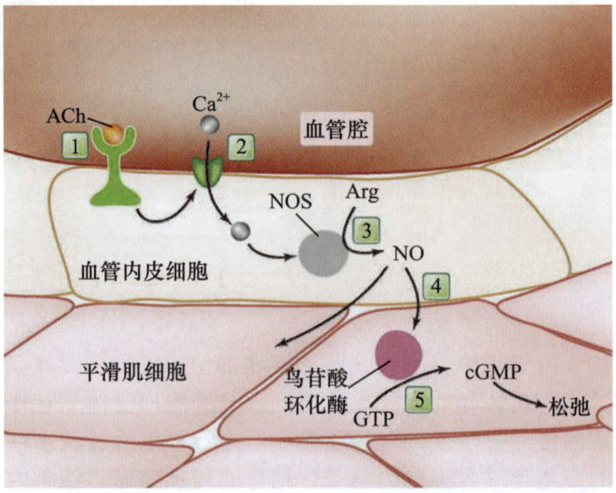

图 14-21　NO 在导致血管平滑肌舒张中的作用
（引自翟中和等，2011）

第四节 信号通路之间的交汇与靶细胞的适应性

一、细胞信号转导系统的主要特点

1. 信号转导分子激活机制具有类同性

蛋白质的磷酸化和去磷酸化是绝大多数信号分子激活具有可逆性的共同机制，如 Fos 的激活需要其丝氨酸和苏氨酸的磷酸化；JAK 的激活需要其酪氨酸的磷酸化，它们在信息传递过程完成后即可发生去磷酸化。

2. 信号转导过程为级联式反应

信号转导过程中的各个反应相互衔接，形成一个级联反应过程。细胞外信号在细胞表面受体到细胞内的信号转导和基因调节过程中，经历多次信号转换后信号得以强化，引发细胞内信号放大的**级联反应**（**cascade**），使少数细胞外的微弱信号分子足以激起一个较显著的反应，即放大效应（amplification）。

如在 cAMP 蛋白激酶途径中，一个信号分子可与多个受体结合，活化的受体则可作用于数个 G 蛋白，每一个 G 蛋白又能调节多个效应酶，由此产生大量的胞内信使，进一步磷酸化其他靶蛋白，使细胞产生明显的效应。

3. 信号转导途径具有通用性与特异性

信号转导途径的通用性是指同一条信号转导途径可在细胞的多种功效中发挥作用。如 cAMP 途径不仅可介导胞外信号对细胞生长和分化产生效应，也可在物质代谢的调节和神经递质的释放等方面起作用，使得信号转导途径呈现出保守和经济的特点，这是生物进化的结果。信号转导需要对细胞功能进行精细调节，因此信号转导途径必须具有特异性，其产生的基础首先是受体的特异性，如生长因子受体的 TPK 活性，能在生长因子刺激细胞增殖的过程中起独特的作用。此外，与信号转导相关的蛋白质，如 G 蛋白家族及各种类型的 PKC、TPK，它们在结构及分布等方面的多样性，以及它们作用发生的时间，对于信号转导途径的特异性形成均具有一定的影响。

4. 胞内信号转导途径相互交叉

由于参与信号转导的分子大多数具有复杂的异构体和同工酶，它们对上游的激活条件要求不同，而对其下游底物分子的识别也有差别，使得各条信号转导途径之间相互交叉，继而相互影响，共同协调机体的生命活动。

5. 信号转导的整合作用

多细胞生物的每个细胞都处于细胞“社会”环境之中，大量的信息以不同组合的方式调节细胞的行为。因此，细胞必须整合（integration）不同的信息，对细胞外信号分子的特异性组合作出程序性反应，甚至作出生死抉择，这样才能维持生命活动的有序性。

二、细胞信号转导体系的复杂性

细胞内存在多种信号通路，各种信号通路并非独立存在、彼此无关，而是存在着多种交互联系，彼此之间相互调节、互相制约，构成了细胞内十分复杂的网络系统。人们把相互平行的各条信号转导通路之间发生的交流称为**串流**（**cross-talk**）。通过信号网络系统，共同完成将细胞外信息传入细胞内，并逐级放大而产生生物效应。

信号通路之间的串流表现在：①一条信号转导途径的成员可激活或抑制另一条信号转导途径。例如，促甲肾上腺素与其受体结合后，不仅可以通过 Ca^{2+}-二酯酰甘油 / 三磷酸肌醇信使体系激活 PKC，而且还可以因 Ca^{2+} 浓度的升高，激活腺苷酸环化酶，促进 cAMP 的生成，进而使 PKA 激活。②不同的信号转导途径可通过同一种效应蛋白或同一基因调控区，彼此协调地发挥作用，从而使细胞对信号进行更精确的相互制约和调控。例如，与细胞增殖和存活密切相关的 *cyclinD1*、*c-Myc*、*survivin* 和 *VEGF* 等基因的表达除受 Wnt 通路调控外，还充当 NF-κB 和 Stat 信号转导通路的靶基因。不同的信号通路之间存在功能互动、互补和代偿的关系，某些情况下，它们通过调控共同的下游靶基因而相互影响，协同作用。此外，细胞中还存在一种受体激活多条信号转导途径，一种信号分子参与多条信号转导途径等情况。因此，细胞信号转导体系具有复杂性和多样性。

细胞信号系统的网络化相互作用是细胞生命活动的重大特征，也是细胞生命活动的基本保障之一。图 14-22 概括了从细胞表面到细胞内的主要信号通路，从 5 条平行信号途径的比较不难发现：磷脂酶 C 既是 G 蛋白偶联受体信号途径的效应酶，又是 RTK 信号途径的效应酶，只是它们所激活的 PLC 是不同的亚型，在两条信号通路中都起中介作用；cAMP 蛋白激酶途径与 Ca^{2+}-二酯酰甘油 / 三磷酸肌醇信使体系均能使细胞内的转录因子 CREB 磷酸化通过活化的 CREB 与 DNA 序列的结合，影响多种基因的转录。尽管 5 条信号通路彼此不同，但在信号转导机制上又具有相似性，最终都是激活蛋白激酶，由蛋白激酶形成的信息网络原则上可调节细胞任何特定的过程。蛋白激酶的网络整合信息调控复杂的细胞行为是不同信号通路之间实现串流的重要方式之一。

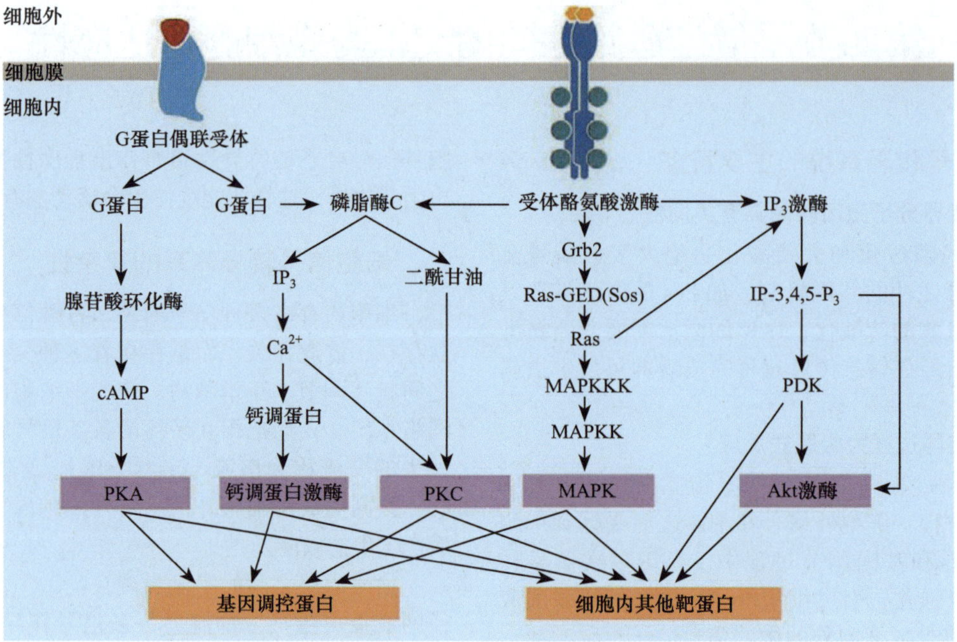

图 14-22 G 蛋白偶联受体、受体酪氨酸激酶介导的信号通路及它们之间的网络关系（引自翟中和等，2020）

其实，细胞信号网络远比我们所了解的情况复杂得多。今后以调节基因表达为主线的信号网络研究将会越来越受到重视，而且对细胞信号转导过程中串流的研究和对信号传递过程非线性内涵的认识，在深入了解多基因表达调控机制、发育机制、病理过程及疾病控制等方面具有重要意义。研究细胞信号转导在疾病发生过程中的重要作用可为药物的筛选和开发提供新的靶位，由此产生了信号转导药物的概念。信号转导分子的激动剂和抑制剂是信号转导药物研究的基础，有各种蛋白激酶的抑制剂已被广泛用作母体药物进行抗肿瘤新药的研究。目前，已有一些信号转导药物用于临床，尤其是用于肿瘤治疗领域。

三、靶细胞的适应性

细胞对外界信号作出适度的反应既涉及信号的有效刺激和启动，又依赖于信号的解除与细胞的反应终止。解除或终止信号的重要方式，是在信号浓度过高或细胞长时间暴露于某一种信号刺激的情况下，细胞会以不同的机制使受体脱敏，这种现象称为**适应**（**adaptation**），属于负反馈调节。

细胞可以通过校正对信号的敏感性来适应刺激强度或刺激时间的变化。靶细胞对信号分子的适应机制有以下几种方式（图 14-23）。

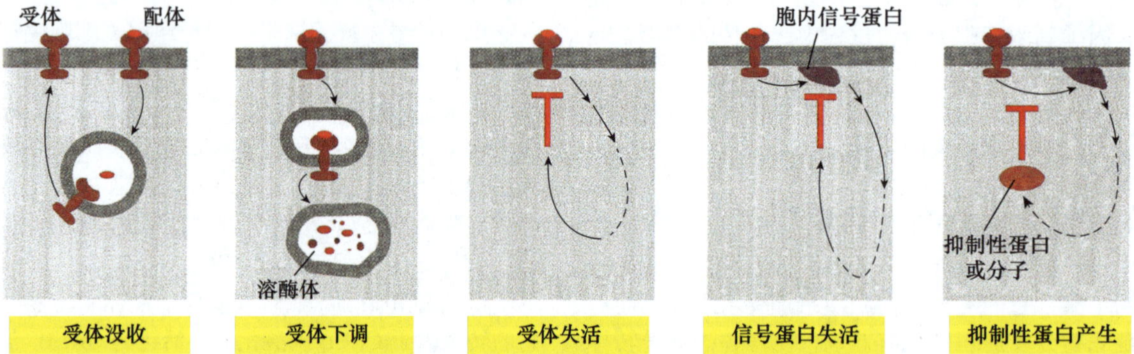

图 14-23 靶细胞对信号分子的适应机制（引自安威等，2021）

1. 受体没收

细胞通过配体依赖性的受体介导的内吞作用减少细胞表面可利用的受体数目，受体和配体存在于早期胞内体中，受体被暂时扣留，随胞内体中 pH 的下降，受体与配体分离，扣留的受体可返回细胞膜被再利用，配体被溶酶体消化。**受体没收**（**receptor sequestration**）是细胞对多种肽类受体或其他激素受体适应的一种基本途径。

2. 受体下调

受体下调（**receptor down-regulation**）是指通过

受体介导的内吞作用，受体-配体复合物转移至细胞内被溶酶体消化降解不能被重新利用。细胞通过表面受体数目减少或配体的清除导致细胞对信号敏感性下调。

3. 受体失活

受体失活（receptor inactivation）是指受体激酶使结合配体的受体磷酸化后，再通过抑制蛋白的结合而抑制受体的活性，这是一种快速使受体脱敏的机制。

4. 信号蛋白失活

信号蛋白失活（inactivation of signaling protein）与细胞受体无关，是由于细胞内信号蛋白发生改变，导致信号级联反应被阻断而不能诱导正常的细胞效应，从而导致细胞对信号反应脱敏。

5. 抑制性蛋白产生

配体与受体结合，在下游反应中产生的抑制性蛋白会形成负反馈调节，降低或阻断信号转导途径。

第五节　信号转导与医学

细胞的信号转导是细胞对外界刺激作出必要反应的途径，在细胞正常代谢与功能中起着重要作用，信号转导异常可导致或促进疾病的发生。信号转导异常通常出现在配体水平、受体水平或受体后信号转导通路中的各个环节。现在研究表明，肿瘤、心血管病、糖尿病等许多疾病的发病都与信号转导异常有关。

一、信号分子异常与疾病

细胞外信号分子异常表现为信号分子过量或不足。例如，胰岛素生成减少，体内产生抗胰岛素抗体或胰岛素拮抗因子等，导致胰岛素相对或绝对不足，引起血糖升高。

二、受体异常与疾病

受体数量、结构或功能的异常改变都可引起疾病，常将此类疾病称为受体病。受体异常包括遗传性受体病、自身免疫性受体病和继发性受体病3类。例如，非胰岛素依赖性糖尿病是一种遗传性受体疾病，因受体基因突变，胰岛素受体数量或功能异常，使细胞对胰岛素的敏感性降低，耐受增强，由胰岛素激发的细胞内信号转导通路受阻，细胞糖代谢障碍，导致糖尿病。又如，重症肌无力（myasthenia gravis）是一种自身免疫性受体疾病，患者的体内产生了抗乙酰胆碱受体的抗体，抗体与乙酰胆碱受体结合，封闭了乙酰胆碱的作用，并促进乙酰胆碱受体分解，使患者体内受体数目明显减少，使通过乙酰胆碱受体进行的信号转导过程发生障碍。

三、G 蛋白异常与疾病

G蛋白的α亚基上含有细菌毒素糖基化修饰位点，细菌毒素能使这些位点糖基化，引起α亚基的GTP酶活性失活或受体结合能力减弱，导致疾病发生。霍乱和百日咳就是由两种细菌毒素分别作用于激活型和抑制型G蛋白所引起的。

霍乱弧菌感染人体后，产生一种霍乱毒素，具有催化作用，当霍乱毒素与肠上皮细胞表面受体结合后，可将NAD^+中的ADP转移到Gs的α亚基上，使G蛋白核糖化，抑制了α亚基的GTP酶活性，不能水解GTP为GDP，使Gs一直处于激活状态，导致靶蛋白AC持续活化，cAMP合成失控，促使Na^+、Cl^-和HCO_3^-不断进入肠腔，细胞内外渗透压失衡，水分大量溢入肠腔，引起严重腹泻和脱水。

百日咳是由百日咳杆菌产生的百日咳毒素引起。该毒素同样使G蛋白的α亚基ADP核糖化，不同于霍乱毒素的是，百日咳毒素使Gi蛋白α亚基核糖化，阻止了Gi蛋白α亚基上的GDP被GTP取代，使其失去对AC的抑制作用，导致感染细胞中cAMP的浓度增加，促使大量体液分泌入肺，引起严重咳嗽。

四、蛋白激酶异常与疾病

蛋白激酶异常与肿瘤的发生相关，在目前已知的50多种癌基因中，大部分是蛋白激酶基因。受体酪氨酸激酶是最早被发现与肿瘤发生相关的激酶之一，通过与生长因子相结合，PTK激活其胞内的激酶结构域，随后激活下游的信号通路级联反应，进而调节细胞的生长、增殖、分化和凋亡等许多重要的生物学过程。这些信号通路一旦发生异常，就会导致细胞癌变。某些肿瘤促进剂，如佛波酯作用于细胞时，由于其分子结构与DAG类似，但却难以降解，因此在细胞内蓄积并取代DAG而与PKC结合，引起PKC长期不可逆地激活，进而刺激细胞持续增殖，最终形成肿瘤。

五、信号转导与药物研发

研究细胞信号转导在疾病发生过程中所起的作用可为药物的筛选和开发提供新的靶点。合理地选择药物定向的靶点，然后采用合理的方法开发这种治疗药物是药物设计的主要思路，其中靶点的选择是这个过程中最起始也是最重要的环节。很多人类疾病是因为蛋白激酶和磷酸酶发生突变、过表达和功能异常并影响到它们的调控子和效应子所致。信号转导网络中最常见的调控手段是激酶和磷酸酶掌控下的磷酸化与去磷酸化，因此这两大类酶系家族也是药物设计的重要靶点。通过寻找选择性的激酶抑制剂来达到疾病治疗的目的，最成功的案例是甲磺酸伊马替尼，它是一种对血小板源性生长因子（PDGF）受体蛋白激酶具有抑制作用的新一代靶向性抗癌药，临床上用于对慢性粒细胞白血病的治疗。

（西南医科大学　田　强　税清林）

复习思考题

1. 细胞膜在信号传递中的作用是什么？细胞膜上哪些分子与细胞信号传递有关？
2. 试述细胞信号通路上的信号分子、受体、第二信使的类型及其特点。
3. 简述G蛋白偶联受体介导的信号通路的组成、特点及主要功能。
4. 简述受体酪氨酸激酶介导的信号通路特点。
5. 如何理解细胞内的信号转导通路彼此间交叉构成复杂的信号网络？

本篇小结

多细胞生物体内的细胞不是孤立的，而是紧密联系、相互作用、相互依存的，它们之间通过细胞通信、细胞黏着、细胞连接以及细胞与胞外基质的相互作用形成彼此依存的关系，共同构成复杂的细胞社会。细胞的社会性主要体现在细胞与细胞之间、细胞与细胞外微环境之间的相互作用、相互依存、相互制约。细胞的形态结构、细胞的各种生命活动、细胞运动、细胞在机体内所处的位置均通过细胞社会的联系以及细胞外信号分子的调节控制。细胞通过细胞社会中的细胞通信、细胞识别、信号转导，共同参与并维持机体的动态平衡。细胞社会联系的破坏会导致细胞病变、死亡。

细胞表面是细胞与外环境物质相互作用并产生各种复杂功能的部位，除对细胞的支持和保护外，与整个细胞的行为、生理活动、信号识别、黏着、物质运输、信息转导、细胞运动、生长、分化、衰老及病理过程都有密切关系。

细胞连接是相邻细胞密切接触的区域特化形成一定的连接结构，能加强细胞间的机械联系，对维持组织结构的完整性、维持和协调细胞功能有重要意义。根据结构和功能的特点可分为封闭连接、锚定连接和通讯连接 3 大类。

细胞识别是细胞之间相互的辨认和鉴别，以及对自己和异己物质分子认识的现象，许多重要的生命活动都与细胞的识别能力有关。

细胞外基质是细胞的分泌物在细胞附近构成的精密结构，通过与细胞膜中的细胞外基质受体结合与细胞建立了相互关系。组成成分主要包括糖胺聚糖和蛋白聚糖、胶原和弹性蛋白及非胶原糖蛋白 3 类。

细胞通信和信号转导是细胞社会性联系的核心。

细胞信号转导是通过细胞表面或细胞内受体感受信号分子的刺激，经细胞内信号转导系统转换，影响细胞的生物学功能的过程。细胞信号转导的相关分子包括细胞外信号分子、受体和细胞内信号转导分子。

信号分子可根据溶解度分为亲水性和亲脂性两种类型。亲水性信号分子（如大多数肽类激素、神经递质、生长因子等）不能直接进入细胞内，仅能与靶细胞的细胞表面受体结合，通过信号转换，把细胞外信号转变为细胞内的第二信使（如 cAMP、cGMP、DAG、IP_3、Ca^{2+} 等），诱发细胞对外界信号作出相应的反应。信号跨膜传递的主要通路有 cAMP 信号途径、cGMP 信号途径、磷脂酰肌醇信号途径和具有酪氨酸激酶活性的受体信号途径。亲脂性信号分子（如甾醇类激素、甲状腺素等）可以透过疏水性的细胞膜进入细胞内与受体结合传递信号。细胞内受体介导的信号途径包括核内受体介导的信号途径和胞质内受体介导的信号途径。

受体能够特异性识别并选择性结合细胞外信号分子，受体分为细胞表面受体和细胞内受体。细胞表面受体主要包括离子通道偶联受体、G 蛋白偶联受体和酶联受体 3 种类型。细胞内受体分为胞质受体和核受体。受体与配体的结合具有下列 5 个特点：①选择性；②可饱和性；③高亲和力；④可逆性；⑤特定的作用模式。

信号转导异常可导致或促进疾病的发生，这种异常出现在配体水平、受体水平或受体后信号转导通路中的各个环节。肿瘤、心血管病、糖尿病等许多疾病的发病都与信号转导异常有关。

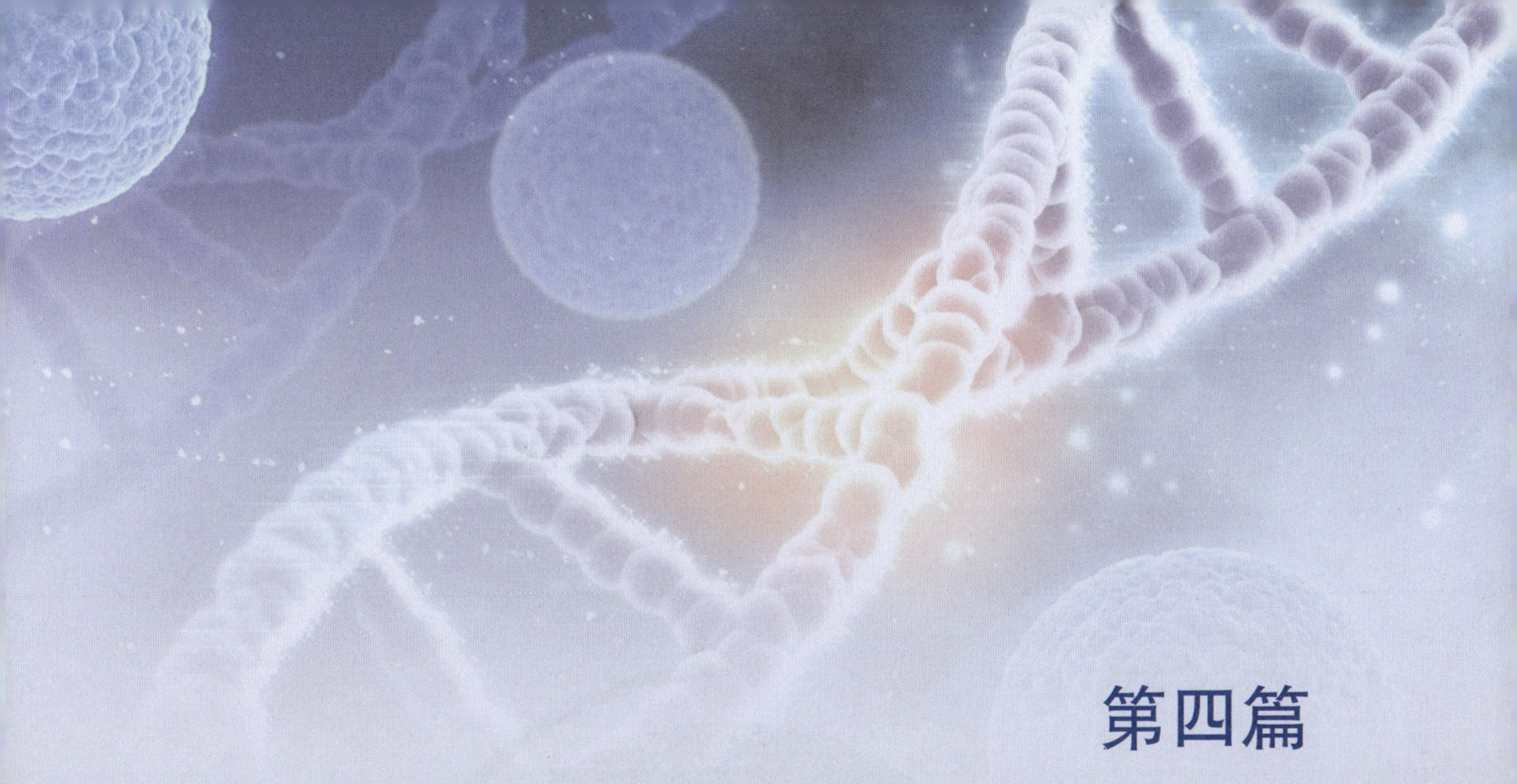

第四篇

细胞的生命活动

任何细胞都要经历生长、发育、分化、衰老和死亡等不同阶段。而细胞增殖是细胞发育的重要阶段。细胞增殖的方式有多种，最主要的增殖方式则是细胞分裂。其中又以有丝分裂最为重要。有丝分裂是一个很复杂的变化过程，最终将保证分裂后产生的两个子细胞与亲代细胞一致。

所有有性生殖的生物均有一次特殊的有丝分裂——减数分裂，在形成配子时进行，这样才能保证子代在遗传上与亲代一致。

细胞在生长发育过程中要经历细胞分化这一重要阶段。通过细胞分化不论是细胞的形态结构，还是生理功能，都将发生专一性的改变，并产生多种多样的细胞。细胞分化从分子层次上意味着细胞内某些特异性蛋白质的合成，这种合成是由细胞内基因调控机制决定的。

细胞的衰老和死亡是细胞发育的必然结局。各种细胞均有其各自的寿命，其寿命长短受多种因素的影响。细胞衰老的原因及其机制极其复杂，尚需进一步探讨。细胞死亡是细胞生命现象的终结，也是不可抗拒的自然规律。

细胞对内源或外源不利环境和有害刺激能产生防御或适应性反应，称为细胞应激反应，以对抗伤害或修复已经遭受的损伤，增加对损伤的耐受性而保护细胞或通过细胞死亡除去损伤后不能修复的细胞，这也是一种细胞生命现象。

第十五章 细胞增殖

细胞增殖（**cell proliferation**）是细胞生命活动的重要特征之一。早在1858年，德国病理学家Virchow就已经指出："细胞只能来源于细胞"，每一个活细胞都是30亿年前一个祖先细胞的后代。生理状态下，机体每时每刻都有大量细胞衰老死亡，要维持细胞数量的动态平衡，必须依赖于细胞增殖补充细胞代谢中的细胞损失。病理状态下，如机体的创伤后愈合、组织再生、病理组织修复和肿瘤发生等也与细胞增殖有密切的关系。自然界中的生命代代繁衍不息，其生长发育、传承和进化无一例外都是在细胞增殖的基础上实现的。从生物进化历史来看，持续不断的细胞周期性扩增，在过度繁殖、生存竞争和自然选择机制的共同作用下，演化形成了丰富多彩的生物界。因此，细胞增殖也是进化的基础。细胞增殖最直观的表现是细胞分裂（cell division），即母细胞一分为二，形成两个子细胞（daughter cell），使细胞数量得以增加。细胞分裂是一个连续的循环过程，不断地周而复始。细胞周期受到诸多因素的严格调控，每一个环节的错误都有可能导致细胞的错误增殖，进而影响细胞的生存。因此，细胞周期一直是一个十分重要的研究领域。

第一节 细胞的分裂

原核生物和真核生物的细胞分裂有极明显的区别。原核细胞的分裂方式简单，细胞周期较短，而真核细胞的分裂复杂。

原核细胞的代表细菌，主要以**二分裂**（**binary division**）这种无性繁殖方式进行增殖：一个细菌细胞壁横向分裂，形成两个子代细胞。细菌没有核膜，只有一个大型的环状DNA分子，细菌细胞分裂时，DNA分子附着在细胞膜上并复制为二，然后细胞膜延长，两个DNA分子彼此分开。同时，细胞中部的细胞膜和细胞壁向内生长，形成隔膜，将细胞质分成两半，形成两个子细胞，这个过程称为细菌的二分裂。

真核细胞的分裂方式分为：**无丝分裂**（**amitosis**）、**有丝分裂**（**mitosis**）和**减数分裂**（**meiosis**）。无丝分裂又称**直接分裂**（**direct division**），有丝分裂和减数分裂属于**间接分裂**（**indirect division**）。

一、无丝分裂

1841年，R. Remak首先在鸡胚的红细胞中观察到无丝分裂现象。无丝分裂是指处于间期的细胞核不经过任何有丝分裂时期，分裂为大小大致相等的两个部分的细胞分裂方式。由于分裂过程没有纺锤丝与染色体的变化，所以称为无丝分裂。又因为这种分裂方式是细胞核和细胞质的直接分裂，所以又称为直接分裂（图15-1）。

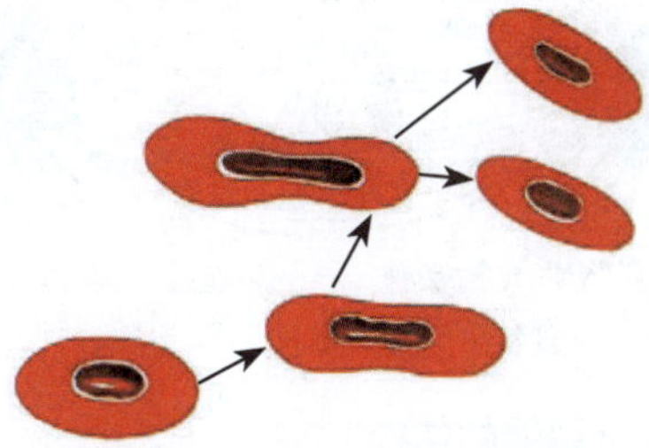

图15-1 蛙红细胞的无丝分裂

无丝分裂过程中，细胞核拉长呈哑铃形，中央部分变细断开，细胞随之分裂成2个。这一过程中，既没有染色体组装，也没有纺锤体形成，细胞分裂过程简单而迅速。因此，分裂后遗传物质不一定平均分配给2个子细胞，这就涉及遗传的稳定性等问题。所以，对无丝分裂的生物学意义历来存在不同的看法。

无丝分裂是低等生物增殖的主要方式，在高等生物中很少见。有人认为，高等生物中出现的无丝分裂是衰老或癌变细胞的一种分裂方式。而更多的学者则认为，无丝分裂是一种正常的细胞分裂方式。例如，我国学者汪德耀在1957年、1961年、1964年的研究表明，无丝分裂不仅在体细胞中存在，而且在生殖细胞中也同样存在，离体培养的细胞中也可发生无丝分裂。同时，在一定条件下，无丝分裂与有丝分裂可以相互转化，汪德耀于1957年在兔的子宫黏膜细胞中就观察到这两种分裂交替进行的现象。

总之，无丝分裂是一种正常的细胞分裂方式。但是由于对无丝分裂的研究较少，对其亚显微结构的变化、生化事件及调控机制等了解不多，尚有待进一步深入研究。

二、有丝分裂

有丝分裂是真核生物体细胞增殖的一种主要方式。一个细胞的有丝分裂过程包括将经复制后的染色体移向细胞两极和细胞质的分裂，这样既保证每个子细胞不仅接受一套数目相等的染色体，而且还接受必需的细胞质成分和细胞器。

为了保证复制好的染色体在有丝分裂中能精确地分配到2个子细胞中去，必须形成专门执行细胞分裂功能的临时性细胞结构，这些结构称为**有丝分裂器**（**mitotic apparatus**）。

（一）有丝分裂器的结构和功能

有丝分裂器包括**中心体**（**central body**）、**纺锤体**（**spindle**）、**星体**（**aster**）和染色体等。但也有人认为，有丝分裂器专指非染色质相，而不包括染色质在内（图15-2）。

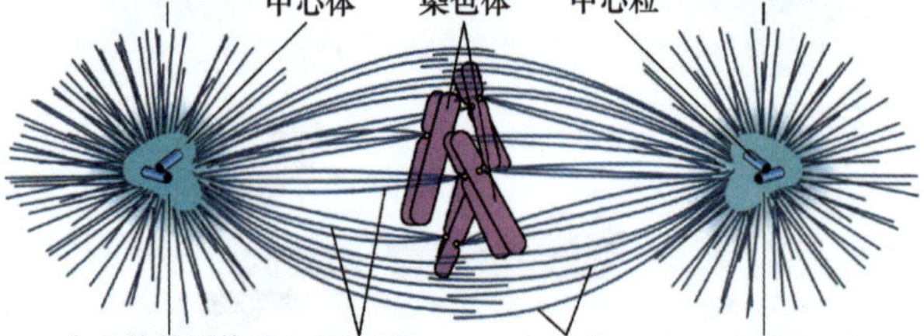

图15-2　有丝分裂器的结构（引自Karp，2013）

1. 有丝分裂器的结构

纺锤体是由大量微管纵向排列组成的中部宽阔、两极缩小形如纺锤的细胞结构。纺锤体微管主要包括：①连接到极和染色体动粒的，称动粒微管；②从一极伸向另一极的极微管，但绝大多数极微管并非直接从一极伸向另一极，而是来自两极的微管在**赤道面**（**equatorial plate**）彼此相搭，侧面结合，形成**横桥**（**cross bridge**）；③两极中心体放射出的星体微管。

星体是指围绕中心粒向外辐射状发射的微管，中心粒周围通常有一小团比较致密的细胞基质，称为**中心球**（**centrosphere**）或中心粒外周组织，星体微管不能穿入其内。

有丝分裂器的形成首先要依赖于中心体的复制，然后分别移向两极。中心体在细胞周期中具有复制—分离—复制周期，这一过程称为**中心体循环**（**centrosome cycle**）。中心体循环开始于G_1期（图15-3），一对亲代中心粒此时彼此分开，到G_2期和S期，子代中心粒从亲代中心粒的中部生长出来，并逐渐长大，但仍在同一个中心体中。至于中心粒的复制机制目前尚不清楚。动物细胞到了有丝分裂期间，两对中心粒连同其组装的星体微管沿核膜彼此远离，每对中心粒移向细胞相对位置时确定了分裂极，然后装配形成有丝分裂器。

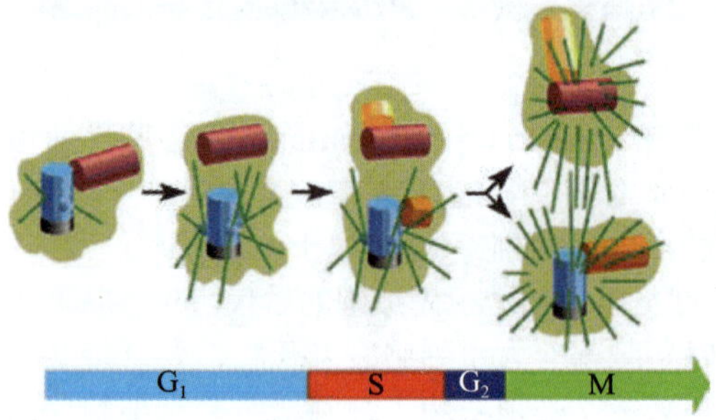

图15-3　中心体复制与细胞分裂的关系
（引自Arberts et al.，2008）

一些药物，如秋水仙碱、长春花碱能阻止微管蛋白的聚合，从而阻止纺锤体的形成以抑制细胞分裂。温度对微管的形成也有影响，曾有人观察到，一正在进行有丝分裂的变形虫，在2℃时冷却5 min，会使纺锤体微管降解，温度升高时又重新形成微管。

有丝分裂的不同阶段，微管的数目和大小可能有变化。微管延长或缩短的分子机制可能是从微管两端沿其全长添加或减去新的微管蛋白，微管在纺锤体和星体中的生长速率为1～11 μm/min。

2. 有丝分裂器的功能

有丝分裂器在维持染色体的平衡、运动、分配中起着重要作用。微管的伸长或缩短产生某种推或拉的机械力量，使其细胞成分移动。在前期，中心粒向两极迁移，可能是由于极微管的延长所产生的推力所致。成纤维细胞的中心粒分开的速率为0.8～2.4 μm/min。当核膜开始崩解时，微管侵入核区。在染色体移动到中期赤道板上以前，微管一端附着到极上，另一端附着到动粒上，以建立极和动粒的联系。如果将一条染色体从赤道板移到一极，可能需要20个ATP分子的能量。

在分离的纺锤体上曾经测出特异性的ATP酶，它集中于极的附近。据推测，染色体的纺锤体微管是从各条染色体着丝粒处外侧的动粒产生的，并向细胞的两极生长，没有着丝粒的染色体片段在后期不能移动。这一事实说明，纺锤体微管在移动染色体时起着重要作用。

（二）有丝分裂过程及其特征

有丝分裂过程是指从**间期**（**interphase**）结束开始到新的间期出现时一个周期的不同时相。这个过程包括了一系列复杂核改组的连续动态变化过程，根据其形态学特征一般人为地划分为前期、前中期、中期、后期、末期 5 个时期（图 15-4）。

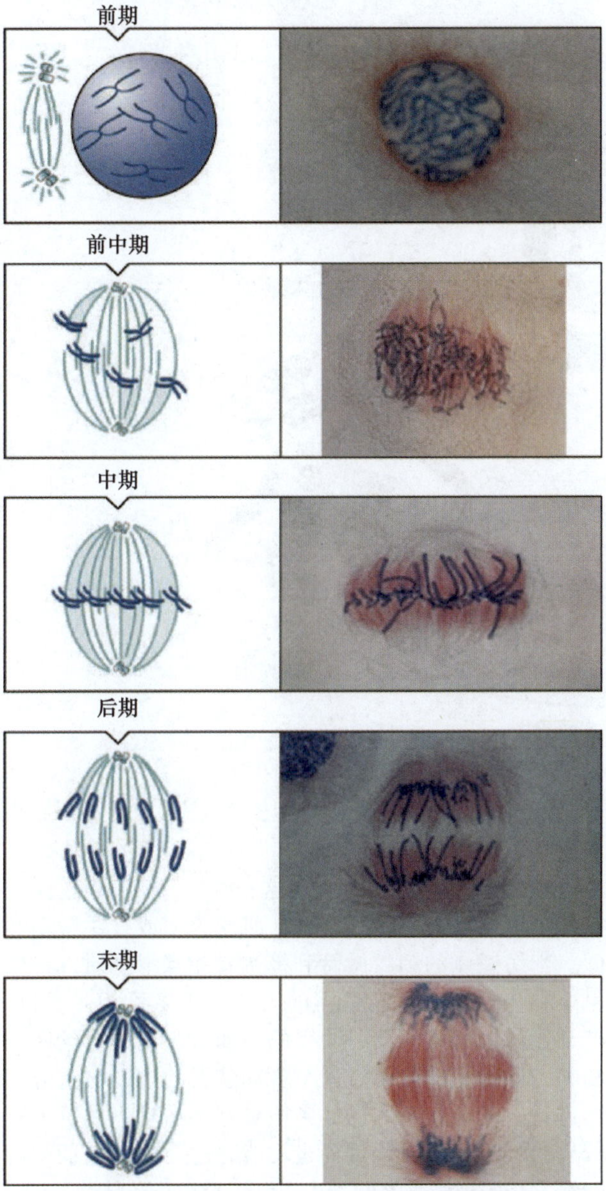

图 15-4 细胞有丝分裂的各期（引自 Karp，2013）

1. 前期

前期（prophase）的主要特征是：染色质凝集、确定分裂极。

染色质在间期是弥散的，前期开始的第一个标志特征是染色质不断浓缩，实质上是染色质螺旋化、折叠和包装成染色体的过程。此时出现线状纤维，有丝分裂因而得名。在前期向前中期的进程中，染色体纤维逐渐缩短变粗，形成具有一定数目和形态结构的染色体。每一条染色体经过间期 DNA 复制，因而含有 2 条姐妹染色单体，它们由着丝粒连接起来，每条单体由 1 条 DNA 分子组成。

前期开始，细胞原先的一对中心粒形成两对中心粒，两对中心粒连同其组装的星体沿核膜外边彼此远离，达到相对位置时决定了细胞分裂极。此时，双极的纺锤体形成。

2. 前中期

前中期（prometaphase）的主要特征是：核仁缩小消失及核膜崩解。

在前期时，染色体均匀地分布在细胞核内，进一步分裂时，它们便趋向核膜，使核中央变空。染色体的这种移动，标志着核膜近于崩解。前期末，核膜破裂，断片和小泡分散于细胞质中，同时核仁缩小消失于细胞质内，此时即宣告前中期结束。

3. 中期

中期（metaphase）的主要特征是：染色体达到最大的凝集，排列在赤道面上。一般小的染色体排列在内侧，大的排列在边缘。

当核膜破裂，细胞就开始进入中期。此时原位于细胞核周围的纺锤体微管逐渐侵入细胞的中心区。一部分纺锤体微管自由端最终结合到动粒上，形成染色体纤丝，这些纤维从每条染色体的两边向相反方向放射出来，与两极的纺锤丝相互作用，染色体由于它们的染色体纤丝与纺锤体其他组分相互作用而振荡摇摆运动。最后，两侧相反方向的力量达到平衡，使染色体排列在中期的赤道面上。

此时，染色体达到最大程度的压缩状态并排列在赤道面上。染色体的着丝粒处于同一平面，动粒丝负责将染色体排列在纺锤体两极的中间，并调整染色体的方位，使它们的长轴垂直于纺锤体轴，这时动粒丝作用于染色体上的力量持平。如果用药物（如秋水仙碱）抑制微管聚合，破坏纺锤体的形成，细胞就被阻断在有丝分裂中期。

4. 后期

后期（anaphase）的主要特征是：染色体随着丝粒分开，染色单体开始向两极移动。

在这时期，似乎为一个特殊信号所触发，每条染色体上成对的着丝粒开始分离，使 2 条染色单体分别以同样的速率慢慢地拉向纺锤体的两极。在此期间动粒丝缩短，纺锤体的中间纤丝伸长，染色体移近极区。在后期结束时，染色体在两极合并成团，在这两组染色体团之间仍然残留有纺锤体部分。

5. 末期

末期（telophase）开始的标志是：两组染色体不再向两极迁移。

当分开的染色单体到达极区时，动粒丝消失，在每一组染色单体周围重新开始形成核膜（图 15-5）。浓缩的染色体又逐渐解开螺旋形成染色质，在前期已消失的核仁又重新出现。

胞质分裂通常在后期末或末期开始。在细胞中央2个子代细胞核之间，肌动蛋白和肌球蛋白在细胞膜聚集形成纤维束，并由这种束状纤维形成**收缩环（contractile ring）**（图15-6）。依靠肌动蛋白在细胞赤道处装配成环状结构，通过肌球蛋白的作用进行环的收缩使环直径逐渐变小，使细胞膜凹陷，围绕着细胞中部，产生与纺锤体垂直的**分裂沟（cleavage furrow）**，分裂沟逐渐深陷，最终将细胞切割开，形成2个完全分开的子细胞。

（三）有丝分裂时染色体移动的机制

目前对这一机制的认识有如下几种假说。

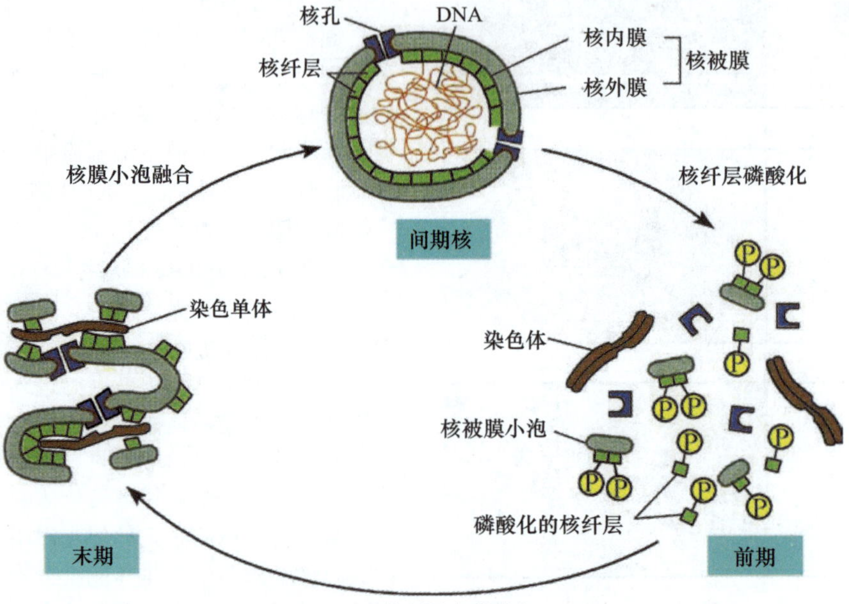

图15-5　有丝分裂过程中核膜崩解与再组装机制的示意图（引自Alberts et al.，2015）

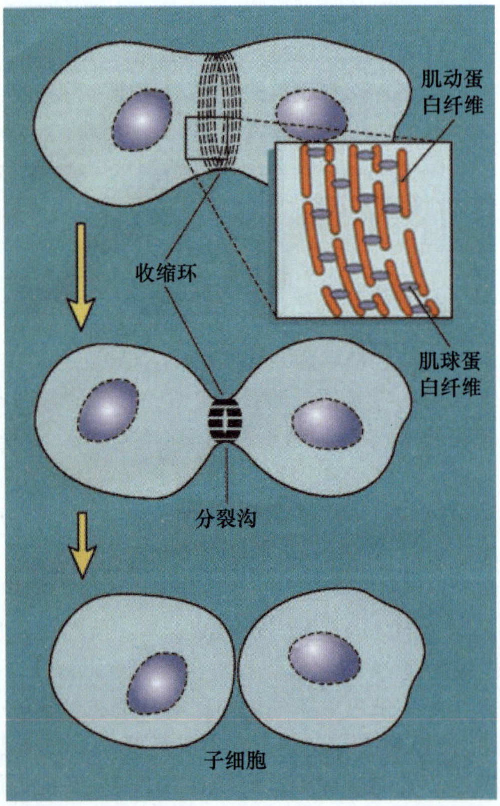

图15-6　胞质分裂中收缩环的形成（引自Karp，2013）

1. 微管滑动假说

1967年，M. Intosh提出这一假说，认为染色体在有丝分裂后期向两极移动，与肌肉收缩或纤毛运动类似。当纺锤体的动粒微管和极微管相互滑动时，将染色体拉向两极，运动所需的力产生于微管相互滑行。电子显微镜观察证明，微管的表面有突出的短丝伸到相邻的微管，即横桥。这个联动装置的拉开与重合相继进行，就可使相邻的2条微管互相滑动。横桥上有较高的ATP酶活性，因而也可能通过分解ATP而得到能量，在两极微管之间产生滑动以拉动染色体。

2. 微管的组装与去组装假说

1976年由Inoui提出的。其根据是细胞内存在一个微管蛋白亚单位库，它与纺锤体微管聚合物之间是一个平衡的混合物。认为染色体的向极运动，是纺锤体的动粒微管在向极的一端发生了微管蛋白亚单位的去组装所致。由于去组装而使动粒微管缩短，把染色体拉向两极；同时，释放出的亚单位或流入库中，或在极部参加极微管的组装而使其延长。

3. 肌动蛋白－微管相互作用假说

1975年Sanger认为，染色体移动机制是肌动蛋白与肌球蛋白相互作用所产生的动力，促使后期染色体自发地运动。用免疫荧光已发现肌动蛋白和肌球蛋白位于纺锤体中。有人认为，微管可作为坚硬的结构靠近肌动蛋白丝，由于横链（cross links）的形成和破损而产生一种可收缩的动力。另外，在分离的纺锤体中还发现有一种与动力蛋白相似的**驱动蛋白（kinesin）**，也可能担负着后期染色体移动的任务。

三、减数分裂

所有能进行有性生殖生物的生活史中，其细胞除进行无数次有丝分裂外，生殖细胞还要进行一次减数分裂。通过减数分裂，染色体数目减少一半，即由 $2n$ 变为 n。受精后，又由 n 恢复为 $2n$。这样可以使染色体数目保持稳定。在减数分裂过程中，非同源染色体随机组合，同源染色体之间还会发生部分交换，结果使生殖细胞的遗传基础多样化，从而使形成的后代变异范围扩大，对外界环境条件的变化适应能力也增强。所以，减数分裂是使有性生殖生物保持染色体数目恒定的一种机制，而且也是使生物遗传基础发生变异的一种机制。

（一）由有丝分裂向减数分裂的转变

每种生物在个体发育中减数分裂发生的时间和部位大致是一定的，即受精卵经过若干次有丝分裂后，在生物体的一定部位和发育的一定时期，细胞由有丝分裂转而进入减数分裂。减数分裂以前的细胞是如何转而进行减数分裂的，这一问题至今还未阐明。但可以推想，这一复杂的转变过程，一定有许多控制机制在发挥作用。

有丝分裂的细胞在进入减数分裂之前要经过一个较长的间期，即**减数分裂间期（premeiotic interphase）**或称为**前减数分裂期（premeiosis）**。这是减数分裂的准备时期，即由有丝分裂向减数分裂的转化时期。

根据一些实验的结果表明，由有丝分裂向减数分裂转变的决定时间发生在前减数分裂期的 G_2 期，这个转变是逐步实现的，它与DNA合成的方式有一定的关系。

前减数分裂期的S期与有丝分裂的S期相比有两个特点：一是时间较长；二是只合成全部染色体DNA的99.7%，而其余的0.3%是在偶线期合成的。

前减数分裂期的 G_2 期，是由有丝分裂周期向减数分裂发展的不可逆的转变时期，而且这种不可逆的转变是在 G_2 期逐步完成的。至于减数分裂的准备，早在 G_2 期以前就开始了。减数分裂细胞有高度的同步性，而有丝分裂是陆续进行的，也就是不同步的。因此，细胞在进入减数分裂以前必然由不同步变为同步的，这种同步化的转变也是减数分裂的准备之一，它发生在 G_2 期以前，有实验显示这发生在S期，也有人认为发生在 G_1 期以前。

（二）减数分裂过程及其特征

减数分裂是由两次分裂组成的，分别称为**减数第一次分裂（first meiotic division）**或**减数分裂Ⅰ（meiosis Ⅰ）**和**减数第二次分裂（second meiotic division）**或**减数分裂Ⅱ（meiosis Ⅱ）**。每次分裂同样包括前期、中期、后期、末期。在这两次分裂之间有一个短暂的间期，此间期不进行DNA合成，即无S期，从而不发生染色体复制。由于细胞和细胞核分裂两次，而染色体只复制一次，所以经过减数分裂染色体数目减少一半，变成单倍体。两次分裂细胞变化最复杂的是减数分裂Ⅰ的前期Ⅰ，这一时期根据其染色体的变化又分为细线期、偶线期、粗线期、双线期及终变期5个时期（图15-7）。

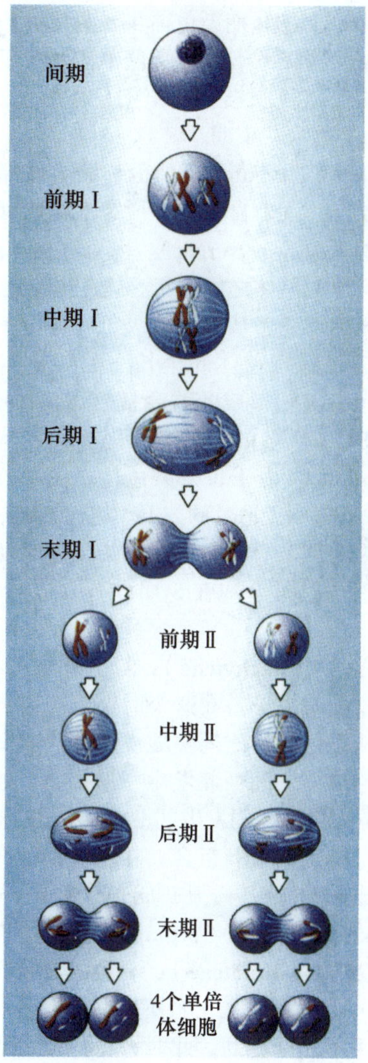

图15-7 减数分裂各期（引自Karp，2013）

1. 减数第一次分裂

（1）前期Ⅰ：第一次减数分裂的前期比较复杂，减数分裂的许多重要事件都发生在这一时期，它又可分为5个不同时期（图15-8）。

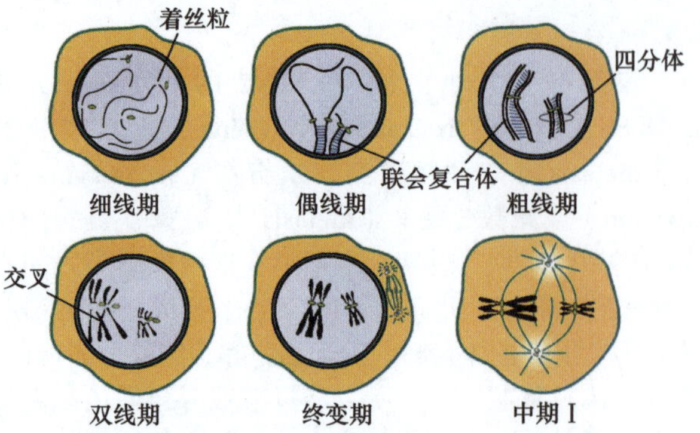

图 15-8 减数分裂前期 I 的各期和中期 I（引自 Karp，2013）

1）**细线期（leptotene）**：间期中处于解旋状态的染色质开始凝集，螺旋成为线状细长的染色体，在细线的局部可见念珠状小圆粒，称为**染色粒（chromomere）**。细线期染色体虽已复制，但染色体仍呈单条细线，辨认不出两条染色单体。由于许多细线染色体的端粒与核膜结合，使染色体装配成花束状，所以细线期又称为花束期。

2）**偶线期（zygotene）**：也称为合线期，此期一条来自父方、一条来自母方，形态大小相同的同源染色体开始两两配对（pairing），称为**联会（synapsis）**。联会只在同源染色体之间进行，配对一般是从靠近核膜的一端开始，或者从染色体纵长的各个不同部位开始，最后扩展到染色体的全长。配对是靠两条同源染色体之间沿长轴形成的**联会复合体（synaptonemal complex，SC）**实现的。配对的同源染色体被称为**二价体（bivalent）**。由于每条染色体是由 2 条姐妹染色单体组成的，所以此时的二价体是由 4 条染色单体组成，又称为四分体（tetrad）。在偶线期发生的另外一个重要事件就是合成在 S 期没有合成的约 0.3% 的 DNA。

3）**粗线期（pachytene）**：染色体继续缩短变粗，同源染色体配对完毕。在这个时期可观察到同源染色体中非姐妹染色单体之间多处发生交换，交换标志着非姐妹染色单体之间彼此发生了遗传物质的交换。结果，在同源染色体之间发生了 DNA 片段的交换，产生了新的等位基因的重新组合。在粗线期也合成一小部分尚未合成的 DNA，称为 P-DNA，编码一些与 DNA **剪切（nicking）**和**修复（repairing）**有关的酶类。

4）**双线期（diplotene）**：联会的 2 条同源染色体开始分离，在交叉点上它们还连在一起，所以 2 条同源染色体并不完全分开，此时四分体较易观察。随着时间的推移，可观察到着丝粒两侧的交叉开始远离着丝粒，并向染色体末端移动，这种移动现象称为交叉端化（terminalization）。交叉端化过程可以一直进行到中期。因为有交叉端化过程，所以交叉的位置并不一定意味是交换的位置。**交叉（chiasma）**是交换的结果，由于交换是在联会时发生的，即同源染色体紧密结合在一起时发生的，无法观察，所以观察到交叉时，同源染色体其实已经完成了交换并开始逐渐分离（图 15-9）。双线期末染色体继续变粗变短，螺旋折叠化程度不断加强。

人和许多动物中，减数分裂在双线期常停留非常长的时间。例如，人的卵母细胞在 5 个月胎儿中已达到双线期，而一直到排卵时都停在此期。排卵年龄一般为 12～50 岁，所以双线期一直停留在这期间。

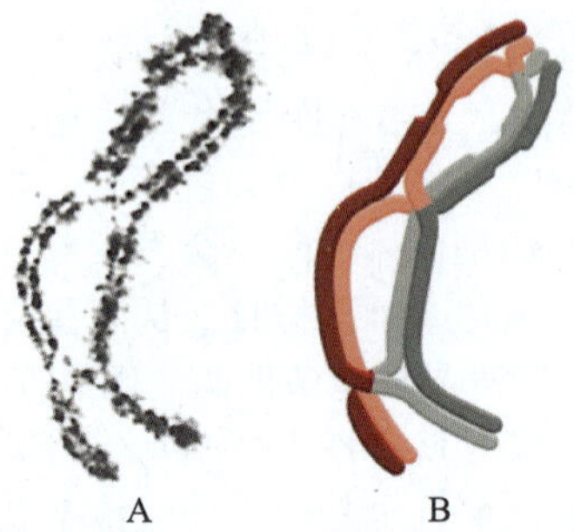

图 15-9 染色体的交叉（引自 Alberts et al.，2008）

A. 光学显微镜照片；B. 显示交叉的模式图

5）**终变期（diakinesis）**：二价体显著缩短变粗，染色体螺旋化达到最高程度，并向核四周移动，在核内较均匀地分散开，同源染色体进一步互相排斥，交叉端化继续进行，由于交叉数目和端化进程的差异，二价体的形态表现出多样性。同时核仁、核膜开始解体。

（2）中期 I：核膜的破裂为前期 I 向中期 I 转化的标志。纺锤体侵入核区，分散于核中的四分体开始向纺锤体中部移动，不同于有丝分裂的是，一个四分体具有 4 个动粒，一侧纺锤体只和同侧的 2 个动粒相连。最后染色体排列在赤道面上，形成赤道板，称为中期 I。

（3）后期 I：二价体中的 2 条同源染色体分别由纺锤体拉着向两极移动，即同源染色体的分离（图 15-10）。而非同源染色体向两极的移动是相互独立的，随机的，因而父方、母方来源的染色体此时会发生随机组合，即**异源染色体（heterologous chromosome）**的自由组合，这种重组有利于有性生殖生物体减数分裂产物的基因组变异。例如，人有 23 对染色体，父母双方理论上有 2^{23} 种不同的组合方式，得到遗传上完全相同的配子概率为 1/8 400 000，再加上基因重组和精子与卵的随机结合，因而除了同卵双生之外，几乎不可能得到遗传上完全相同的后代。

到了后期 I 每一极只得到二价体中的一半，因此经过减数分裂 I，染色体数目已经减半，由 2*n* 减为 *n*。但这时的每条染色体各含 1 个着丝粒及相连的 2 条姐妹染色单体（有丝分裂后期的每条染色体都只有一条染色单体）。如果从 DNA 量来看，它们并没有减半。

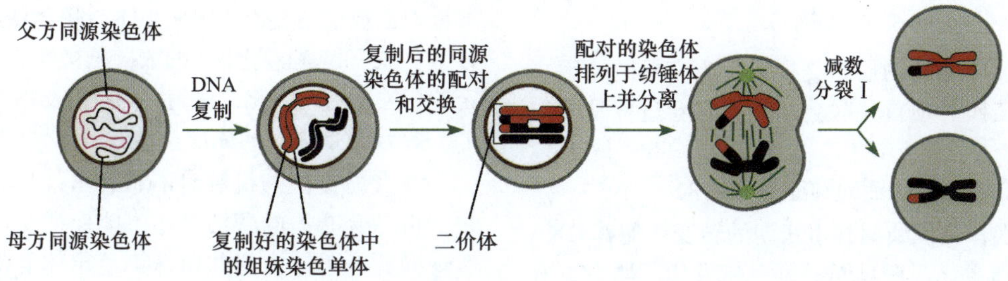

图 15-10 减数分裂Ⅰ（引自 Alberts et al.，2015）

（4）末期Ⅰ：染色体到达两极后开始末期过程，染色体逐渐解螺旋化，变成细丝状。核膜和核仁又重新形成，同时进行胞质分裂，形成 2 个子细胞，子细胞内各含 *n* 条染色体，每一条染色体含有 2 条染色单体和 1 个着丝粒。

2. 减数分裂间期

如上所述，在减数第一次分裂和减数第二次分裂之间的间期很短，并不进行 DNA 合成，因而也不进行染色体复制。实际上，这时每条染色体已是由 2 条染色单体构成了。有些生物中甚至没有这个间期，而由末期Ⅰ直接转为前期Ⅱ。

3. 减数第二次分裂

减数第二次分裂的过程与普通有丝分裂基本相同。前期Ⅱ时间较短，有纺锤体形成。中期Ⅱ染色体排列于赤道面上形成赤道板。然后便发生着丝粒断裂，姐妹染色单体彼此分离（图 15-7），分别向纺锤体的两极移动，即进入了后期Ⅱ。到达两级的染色体解螺旋化，此时进入末期Ⅱ，核膜恢复，核重现，经过胞质分裂，遂完成减数分裂过程。

经过上述的两次减数分裂，由一个母细胞分裂成 4 个子细胞。子细胞的染色体数目只有母细胞的 1/2，成为单倍体的生殖细胞。当精子和卵结合后，受精卵又重新组合成二倍体细胞。由此可见，减数分裂在真核生物的遗传和生命周期中具有非常重要的意义。

（三）同源染色体的联会

同源染色体配对是减数分裂机制中的最主要事件，由于有了联会配对，才可能有同源染色体之间遗传物质的重组和同源染色体的准确分开，有关这一问题的研究受到高度重视。

1. 联会复合体的结构

1956 年，Moses 在动物精母细胞二价体中发现了联会复合体，后来又陆续在动物的卵母细胞及植物减数分裂过程中观察到这种结构，因此，它是动物、植物同源染色体联会时普遍出现的一种结构。

联会复合体位于 2 条同源染色体之间，沿纵轴方向形成。两侧为**侧生成分（lateral element）**，宽约 40 nm，电子密度很高。两侧生成分之间为**中间区（intermediate space）**，宽约 100 nm，在电子显微镜下是明亮区。中间区的中央为**中央成分（central element）**，宽约 30 nm，是比较暗的区域。侧生成分和中央成分之间有横向排列的纤维，大致呈直角相连，称为 L-C 纤维，长 60～70 nm，L-C 纤维之间的距离为 20～30 nm，因而使联会复合体的结构像一架梯子，呈扁平带状（图 15-11）。联会复合体主要由组蛋白、非组蛋白和 RNA 组成，含有微量的 DNA。

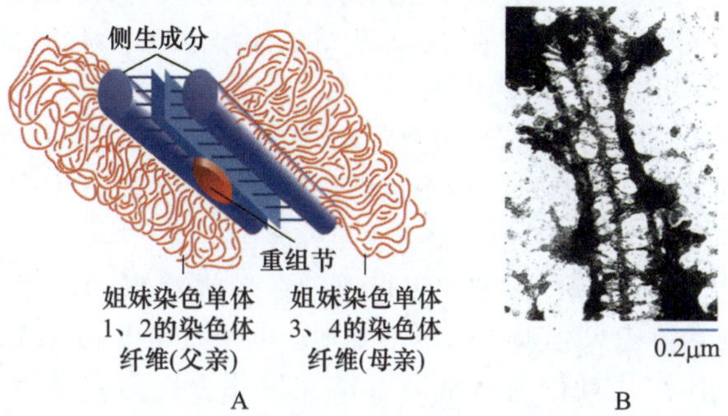

图 15-11 联会复合体（引自 Karp，2013）

A. 模式图；B. 电子显微镜照片

关于联会复合体的形成：首先，在细线期染色体的 2 个染色单体之间出现一种所谓的轴心结构，轴心呈线状沿染色体全长分布，后来发育成联会复合体的侧生成分，染色体的轴心两端都与核膜接触。在早偶线期，互相靠近的同源染色体的 2 个轴心伸出 L-C 纤维，使它们互相联系起来，L-C 纤维在中间区锁合，形成中央成分，从而使 2 个轴心（侧生成分）牢固地连接在一起。这样在同源染色体之间就形成了联会复合体，使它们的配对完成。

联会复合体是同源染色体配对过程中的临时性结构，它的消失开始于早双线期，而通常在双线期末结束。

2. DNA 和蛋白质的合成与联会的关系

前减数分裂的间期只合成了全部染色体 DNA 的 99.7%，大约有 0.3% 的 DNA 是在偶线期合成的，这种 DNA 称为偶线期 DNA。实验证明，Z-DNA 散布在整个染色体上。如果在细线期或偶线期加入 DNA 合成抑制剂，抑制偶线期 DNA 合成，则同源染色体不能配对，联会复合体不能形成。

如果在偶线期阻抑蛋白质的合成，也会使同源染色体的配对受到阻碍，停止联会复合体的形成。

（四）染色体的交叉互换

同源染色体之间的局部交换是产生变异的原因之一，要实现交换必须首先联会，没有联会过程是不能发生交换的。

1. 有关交换的生化活动和亚显微结构

研究发现，由偶线期到粗线期的转变伴随着 DNA 代谢的一系列变化，一旦同源染色体发生了联会，有关交换酶的活性就会升高。

DNA 的切断必须有核酸酶参加。放射性核素实验表明，在粗线期有核苷酸掺入 DNA，在偶线期末到粗线期，检测到与 DNA 断口再结合有关的一系列连接酶活性上升。

在粗线期合成的 DNA 称为粗线期 DNA。它与偶线期 DNA 不同，是由非常短的断片构成的。如果抑制粗线期 DNA 合成，则染色体就会断裂，可见粗线期 DNA 对保持染色体的完整性是很重要的。这种粗线期 DNA 的合成类似于在辐射损伤中出现的修复 DNA。看来粗线期 DNA 在 DNA 断口的连接过程中对断口的修复可能起一定的作用。

据推测，同源染色体的非姐妹染色单体在同一位置上都产生断口的概率很低，只有这样的断口才有可能发生交换，其他大部分将被修复。

Carpenter 于 1975 年报道，在果蝇观察到其联会复合体中央有很多间隔不规则、电子致密度高的球状小体，其直径与联会复合体宽度相近，称为**重组节（recombination nodule）**（图 15-11）。同年，Byers 等在酵母中也观察到类似的球状小体与联会复合体的中央成分结合在一起，这些小体的数量与交换的发生频率有一定的相关关系，因此，认为它们是与交换有关的结构。

2. 联会是交换的先决条件

在考虑交换的机制时不难看出，只有与染色体断裂和再结合有关的酶活性还不能保证交换的进行。要实现同源染色体之间非姐妹染色单体的部分交换，它们还必须在空间上非常靠近，否则交换过程是不可想象的。因此，联会是实现交换的先决条件，关于这一点有如下一些证据。

首先，偶线期抑制蛋白质的合成或偶线期 DNA 的合成，可使联会复合体不能形成。如果联会不能进行，也就无法发生交叉和交换。其次，用秋水仙碱处理细线期或早偶线期的花粉母细胞抑制联会复合体的形成，则交叉和交换也受到阻碍。最后，导致联会缺陷型的突变体不能形成联会复合体，同时也就不能发生交叉和交换。

尽管联会和交换是两个不同过程，但前者为后者创造了同源染色体在空间上互相靠近的条件，从而得以实现交换。

四、有丝分裂和减数分裂的比较

根据前面介绍的有丝分裂和减数分裂的过程发现，有丝分裂中发生的许多事件在减数分裂中也同样发生，它们的共同点都是通过纺锤体与染色体的相互作用进行细胞分裂，但两者之间也存在许多差异（图 15-12）。

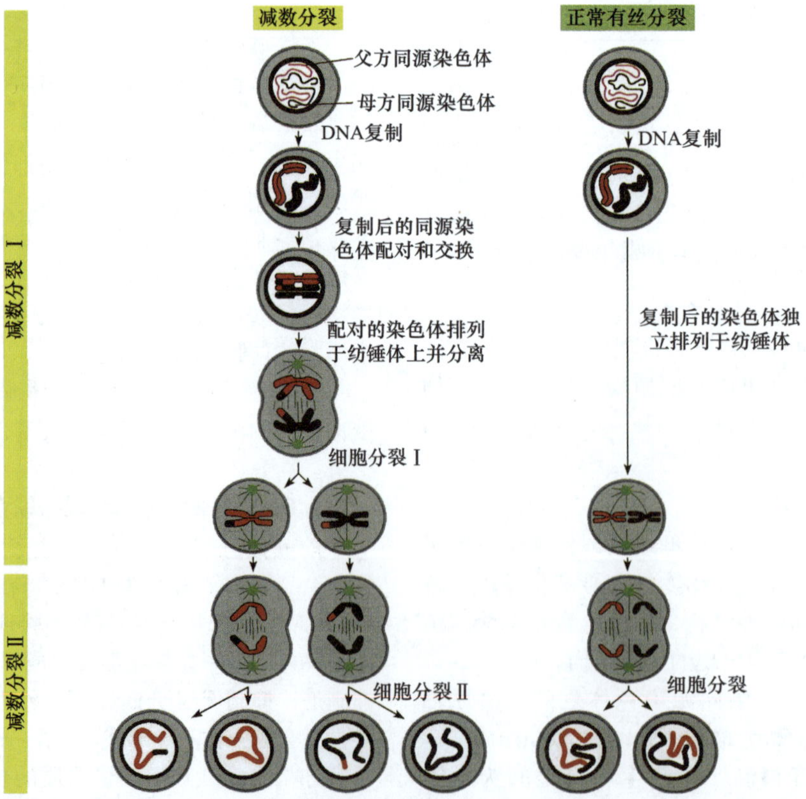

图 15-12　有丝分裂与减数分裂的比较（引自 Alberts et al.，2008）

（1）有丝分裂只有一次均等分裂；而减数分裂包括两次连续的细胞分裂，即一次减数分裂和一次均等分裂。

（2）有丝分裂的结果，1 个亲代细胞形成 2 个子细胞，其染色体数目与亲代完全一样，使遗传物质保持恒定；而减数分裂的结果，1 个细胞形成 4 个具有不同遗传物质、染色体数目减半的子细胞，这是产生遗传多样性的基础之一。

（3）在有丝分裂过程中每条染色体都是独立的，既不产生联会，也不发生交叉互换；而减数分裂过程中，其前期 I 很复杂，有同源染色体的配对，有非姐妹染色单体之间遗传物质的交换。

二维码 15-1 扩展

二分裂与无丝分裂的比较

（4）有丝分裂发生在生物体所有体细胞中；而减数分裂只发生在生物体生殖细胞的成熟过程中。

（5）有丝分裂一般时间短，1～2 h；减数分裂一般时间较长，几十小时至数年。

第二节 细胞周期

一、细胞周期的概念和意义

细胞周期是一个由物质准备到细胞分裂、不断周而复始的连续过程。通常将从一次细胞分裂结束开始，到下一次细胞分裂结束为止所经历的全过程称为一个细胞增殖周期，简称为细胞周期（cell cycle）。细胞周期中最重要的事件是要保证遗传物质的精确复制与分配，是一个十分复杂的过程。

单细胞生物（如细菌、酵母等）的一生就是一个细胞周期，细胞的增殖将直接导致其个体数量的增加。多细胞生物有机体的众多细胞，是由一个受精卵细胞（单细胞）经过多次分裂和复杂分化而来的。因此，细胞增殖是生物个体繁衍的基础，同时生命有机体的生长、发育、成熟和衰亡也都是在此基础上完成的。

生理状态下，机体每时每刻都有大量细胞衰老死亡，要维持细胞数量的动态平衡，必须依赖于细胞增殖补充细胞代谢中的细胞损失。病理状态下，如机体的创伤后愈合、组织再生、病理组织修复和肿瘤发生等也与细胞增殖有密切的关系。

二维码 15-2 扩展

20 世纪的细胞周期

从生物进化历史来看，持续不断的细胞周期性扩增，在过度繁殖、生存竞争和自然选择机制的共同作用下，演化形成了丰富多彩的生物界。因此，细胞周期也是进化的基础。

二、细胞周期分期与细胞周期时间

人们最初根据细胞形态变化，将细胞周期简单划分为**分裂间期（interphase）**和**分裂期（mitotic phase，简称 M 期）**两个相互延续的时期。分裂间期是物质准备和积累阶段，此期细胞在形态结构上无明显变化，但内部却进行着活跃的生化活动。分裂期则是细胞分裂的实施阶段，分为前期、前中期、中期、后期和末期，细胞形态发生显著的变化，光镜下极易被观察和确认。后来的研究发现，分裂期也存在少量的物质准备，参与细胞分裂进程的调控。

1951～1953 年，Howard 和 Pelc 在蚕豆根尖细胞的放射自显影实验中发现，DNA 合成是在分裂间期的某一特定时期进行的，就将这一特定时期称为 DNA 合成期（S 期）。进一步研究证实 S 期在分裂间期的中间，这说明从上一次细胞分裂结束到 S 期 DNA 复制之间有一段时间间隔（gap），被称为 DNA 合成前期（G_1 期）；在 S 期 DNA 复制完成后到细胞分裂之间也有一段时间间隔，被称为 DNA 合成后期（G_2 期）。由此，一个细胞周期被人为划分为 G_1 期、S 期、G_2 期、M 期 4 个连续的时相（图 15-13）。绝大多数真核细胞的细胞周期都有这 4 个时相，称为标准细胞周期。

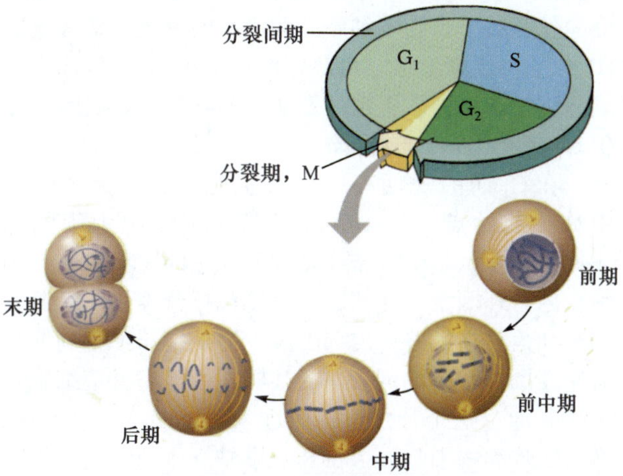

图 15-13 细胞周期的分期

同种细胞的细胞周期时间相似或相同，不同种类细胞的却相差很大。有的细胞每增殖一次仅需要几十分钟（如细菌和两栖类早期胚胎细胞），有的需要十几小时或几十小时（如小肠上皮细胞），有的长达一年（如人类肝细胞）至数年。细胞周期时间的长短主要取决于 G_1 期持续时间，这与 G_1 期细胞中的某些特殊的 mRNA 及蛋白质的积累相关。S 期、G_2 期和 M 期的持续时间相对恒定，尤其是 M 期更为恒定，常常仅持续 30 min 左右。此外，激素、生长因子等环境因素也能影响细胞周期长短，如环境温度高于39℃或低于36℃，细胞周期各时相的时间将随之按比例变化。

三、细胞周期不同时相及其主要事件

细胞周期的进程是围绕着遗传物质的复制和分离而展开的，以下分别对4个不同时相中发生的主要事件进行概述。

（一）G_1期（DNA合成前期）

G_1期的主要事件是进行活跃的RNA和蛋白质合成，细胞迅速生长，体积显著增大，为DNA复制作准备。

G_1期是细胞周期的第一阶段，上一次细胞分裂产生2个子细胞就标志着G_1期的开始。分裂产生的新一代子细胞体积只有母细胞的一半，通常要生长到体积倍增以后才会启动再次分裂相关事件。新生子细胞大量摄取营养物质，细胞膜对物质的转运作用加强，基因转录活跃，RNA和蛋白质合成旺盛，生成细胞生长所需的各种蛋白质、糖类和脂类，细胞体积逐渐增大。S期所需要的DNA复制相关的酶系（如DNA聚合酶）和促使G_1期向S期进行转变的触发蛋白、钙调蛋白和细胞周期蛋白等也均在此期合成。如果此期发生营养物质的严重不足，细胞将停止生长。

G_1期另一个突出的特点是可发生多种蛋白质的磷酸化，如组蛋白、非组蛋白以及某些蛋白激酶的磷酸化。组蛋白H1分子的磷酸化发生在其分子羧基末端部分的丝氨酸上，随着细胞周期进程的发展，磷酸化的H1分子将逐渐增多，由此可促进G_1晚期染色体结构成分重排。另外，常在丝氨酸、苏氨酸或酪氨酸上发生G_1期蛋白激酶的磷酸化。

在G_1期的晚期有一个特定时期，在芽殖酵母中称为**起始点（start）**，在真核生物中称为**限制点（restriction point，R点）**或**检测点（checkpoint）**。细胞在内、外因素（外部因素主要包括营养供给、激素刺激和信号接触等，内部因素主要是指与细胞周期相关基因调控有关的因素）的共同作用下，决定细胞是否顺利通过这个特定时期而进入到S期。实验发现，绝大多数动物细胞如果在R点前缺乏生长因子，将不能越过R点过渡到S期，但如果已经越过了R点，则生长因子的缺乏不再能阻止细胞完成G_1/S期转换。R点也是生长因子和药物等因素影响细胞周期的敏感点。不能越过R点的细胞将离开细胞周期，进入等待、分化或凋亡程序。细胞越过R点后开始为DNA复制做准备，合成一些启动复制的关键成分，并在染色质的DNA复制起点处组装形成**复制前复合体（pre-replication complex）**，吸引DNA解旋酶和聚合酶的到来。当物质积累和细胞体积达到一定程度，通过限制点并开始DNA复制，细胞也就进入到S期。

（二）S期（DNA合成期）

S期的主要事件是DNA复制和染色质组装。DNA复制遵从严格的顺序，通常GC含量较高的DNA序列早复制，AT含量较高的晚复制；常染色质先复制，异染色质后复制，如人类女性细胞中失活的X染色质复制发生于其他染色体复制完成之后。DNA复制伴随着染色质的重新组装，因此，在S期需要同步合成大量的组蛋白和非组蛋白。S期染色质在组装过程中，依照复制前的DNA甲基化和组蛋白乙酰化状态，对新合成的DNA链和组蛋白进行对应的化学修饰，使两套新染色质保持原来染色质的表观遗传修饰特征。组蛋白持续的磷酸化也发生于S期。继G_1期进行丝氨酸磷酸化后，S期H1上另外两个丝氨酸位点也将发生磷酸化。而H2A的磷酸化则贯穿于整个细胞周期。

中心粒的复制完成于S期。首先相互垂直的一对中心粒彼此分离，然后各自在其垂直方向形成1个子中心粒，所形成的两对中心粒将作为微管组织中心，随着细胞周期进程的延续，在纺锤体微管、星体微管等的形成中发挥作用。

DNA复制完成后，组蛋白mRNA在短时间内发生大量降解，细胞即进入到G_2期。

（三）G_2期（DNA合成后期）

G_2期的主要事件是进行复制检查和分裂准备。

为保证基因组复制的准确性和完整性，G_2期对S期完成的DNA合成和染色质组装进行检查。例如，DNA复制过程可能会越过一些不易修复的DNA损伤片段，以使复制叉能够继续前进。遗留的未复制片段需要在G_2期进行后续修复，人们将其称为DNA的期外合成。而在DNA修复完成以前，细胞将抑制M期的启动，否则会导致灾难性的基因组遗传差错。如果复制和修复失败，细胞将不启动分裂，而是走向分化或凋亡。G_2期细胞为分裂做了很多的准备，包括形成纺锤丝的微管蛋白和促使G_2期向M期转化的调控蛋白。已复制的中心粒在G_2期逐渐长大，并开始向细胞两极分离。

通过G_2期后细胞将进入M期，但细胞是否顺利进入M期要受到G_2期检测点的控制，检测点检查DNA是否100%完全复制、细胞是否生长到合适大小、环境因素是否有利于细胞分裂。只有当内、外因素都满足细胞分裂后，细胞才能顺利实现从G_2期到M期的转化。

（四）M期（分裂期）

细胞在M期的主要事件是完成染色体分离和胞质分裂。M期依据细胞形态学变化被人为划分为前期、前中期、中期、后期和末期。此期细胞内相继发生染色体凝集、核膜和核仁破裂、细胞核解体、纺锤体形成、染色单体分离、子细胞核形成和细胞质一分为二等显著变化，最终经过核分裂和胞质分裂，母细胞将复制好的两套遗传物质准确地分配给两个新生的细胞（详见本章第一节）。

M 期虽然是形态变化最为显著的时期，但除非组蛋白外，细胞内蛋白质的合成反而降低，RNA 的合成则完全被抑制，其他代谢周转停止，这可能与分裂所需要的能量和其他基本物质均在间期内合成和储备好了有关。

四、细胞的增殖状况

细胞并不总是处于增殖状态，为此，常常将多细胞生物体内的细胞群体划分为 3 类。①**周期中细胞**（**cycling cell**），这类细胞不断进行增殖。例如，上皮组织的基底层细胞，这些细胞持续不断分裂以补充上皮表层细胞死亡所造成的细胞数量损失。② **G_0 期细胞**。这类细胞暂时脱离细胞增殖，在特定因素的作用下，这类细胞会重新回到细胞周期进行分裂增殖。例如，肝、肾等器官的实质细胞，结缔组织的成纤维细胞等。③**终末分化细胞**（**terminally differentiated cell**）。这类细胞分化程度很高，一旦特化定型后终生不再进行分裂。例如，神经元细胞，其 G_1 期与个体的生命相随，一般不再分裂。此外，横纹肌细胞、血液多型核白细胞和某些生物的有核红细胞也属于此类。近年来，对 G_0 期细胞的形成和重返细胞周期机制的研究越来越受到重视，这对细胞增殖周期的调控以及肿瘤的治疗、药物设计和药物筛选等均有指导意义。

五、细胞周期的研究方法

（一）特殊细胞周期模型

应用特殊细胞周期进行细胞周期的研究，可以大大简化实验室条件，常用的模型包括酵母细胞、早期胚胎细胞和体外培养的哺乳动物细胞等。

酵母细胞周期的调控与标准细胞周期的调控非常相似，但也有其显著特点。例如，酵母基因组简单，全长 1.2×10^7 bp，只有 24 个内含子，基因总数约为 6000 个；周期持续时间较短，约为 90 min；封闭式分裂，即细胞分裂时核膜不解聚，纺锤体位于细胞核内；便于遗传操作等。因此，近几十年以来，利用酵母细胞进行细胞周期调控的研究取得大量突破性的成果。

早期胚胎细胞的细胞周期主要是指受精卵在卵裂过程中的细胞周期。早期胚胎细胞的特点是体积大，便于显微镜下观察，也便于进行细胞注射和核移植等显微操作；分裂快，G_1 期和 G_2 期非常短暂，以至于常被误认为仅含有 S 期和 M 期。常用的早期胚胎细胞有两栖类（如爪蟾）、海洋无脊椎类和昆虫类等，尤其是两栖类最为常用。

哺乳动物的细胞周期虽然很复杂，但研究成果往往可被直接应用于肿瘤学、干细胞研究、组织工程和疾病模型等领域。目前已经建立了上千种人癌细胞系，最常用的是 HeLa 细胞系（宫颈癌）和 Hep-2 细胞系（肝癌）等。

（二）细胞周期同步化

在一般培养条件下，群体中的细胞处于不同的细胞周期时相之中。出于研究需要，借助某种自然或人为实验手段，获得整个群体处于细胞周期同一时相的细胞群，就是**细胞周期同步化**（**synchronization**）。本质上包括用一定的方法获得一定数量的同步化细胞群和使细胞进入同步化生长两层含义。分为**自然同步化**（**natural synchronization**）和**人工同步化**（**artificial synchronization**），前者由于细胞群体受多种条件限制，对结果有很大影响，所以一般都采取后者。

1. 自然同步化

指自然过程中发生的细胞周期同步化。

（1）多核体：黏菌只进行核分裂，不发生胞质分裂，从而形成多核体。数量众多的核处于同一细胞质中，进行同步化分裂，使细胞核达 10^8 个，直径达 5～6 cm。疟原虫也具有类似的情况。

（2）某些动物的受精卵：大多数无脊椎动物的早期胚胎细胞可同步化卵裂数次到十多次，海胆卵可同步受精后最初的 3 次细胞分裂，海参卵可同步到 9 次。

（3）增殖抑制解除后的同步分裂：如真菌的休眠孢子移入适宜环境后，它们一起发芽，同步分裂。

2. 人工同步化

人工同步化是利用细胞培养，用各种理化因素处理获得的同步化生长的细胞。常用的人工同步化方法分为选择同步化和诱导同步化，或两者相结合。选择同步化包括有丝分裂选择法和细胞沉降分离法。诱导同步化常用 DNA 合成阻断法和分裂中期阻断法。

（1）有丝分裂选择法：处于对数增殖期的单层培养细胞分裂活跃，其中大量处于分裂期的细胞会变圆隆起，与培养皿的附着性低，此时轻轻振荡，M 期细胞脱离器壁，悬浮于培养液中，收集培养液离心，即可获得一定数量的分裂期细胞（图 15-14）。将这些分裂期细胞重新培养，细胞即开始分裂，进入细胞周期同步运转，由此可获得同步化细胞。需注意若振荡幅度过大则可能收集到间期细胞。这种方法操作简单，同步化程度高，细胞不受药物处理和伤害，但获得的细胞数量较少，分裂细胞仅占 1%～2%。

（2）细胞沉降分离法：也称离心淘洗法，不同时期的细胞体积不同，而细胞在给定离心场中沉降的速率与其半径的平方成正比，因此可用离心的方法分离细胞。这种方法的优点是简单省时、成本低，可用于任何悬浮培养的细胞，缺点是同步化程度较低。

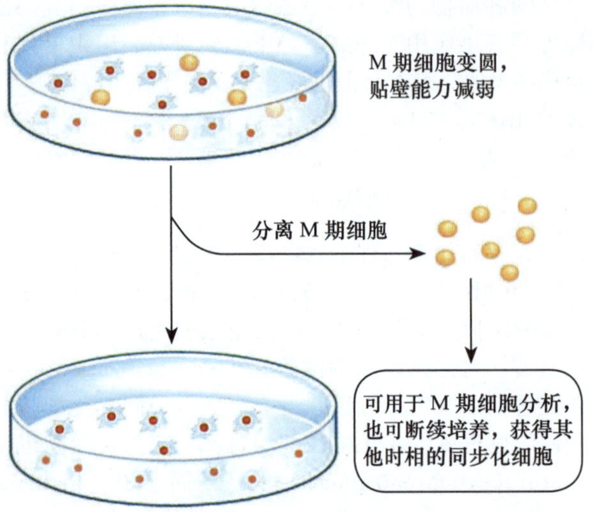

图 15-14　有丝分裂选择法收集 M 期细胞

（3）DNA 合成阻断法：选用低毒或无毒的 DNA 合成抑制剂，可逆地抑制 DNA 合成，而不影响其他时期细胞的运转，最终可将细胞群阻断在 S 期或 G_1/S 交界处。目前 TdR（胸腺嘧啶核苷）双阻断法最为常用，羟基脲、5-氟脱氧尿嘧啶、阿糖胞苷、氨甲蝶呤和高浓度 ADR、GDR 也属于 DNA 合成抑制剂，作用与 TdR 相似。此法优点是同步化程度高，几乎适用于所有体外培养的细胞体系，因而被广泛使用。缺点是产生非均衡生长，个别细胞体积增大。

（4）分裂中期阻断法：利用破坏微管的药物将细胞阻断在分裂中期，常用的药物有秋水仙碱、秋水仙胺和诺考达唑等。优点是无非均衡生长现象；缺点可逆性较差，当阻断时间过长时，许多细胞产生异常分裂。

其他同步化方法还有血清饥饿法、低温法、氨基酸饥饿法、洛伐他汀或含羞草碱诱导，等等。

（三）细胞周期时间测定

细胞周期时间的长短因细胞的类型、状态和环境不同而不同。例如，人体细胞的倍增，短的十几个小时完成（造血干细胞），长的需要几个月（某些上皮细胞），甚至一年（肝细胞）或数年。对同种酵母进行培养，改变培养条件，增殖速率可相差 2 倍以上。就环境温度而言，在一定范围内，温度高则繁殖速率加快，反之则繁殖速率减慢。

细胞周期的研究常常会涉及对细胞周期时间长短的测定，测定方法有脉冲标记 DNA 复制、细胞分裂指数测定法和流式细胞仪测定法 PI 染色法等。若仅需测定细胞周期总时间，那么通过在不同时间对细胞群体进行计数，就能推断出细胞群体的倍增时间，从而得出细胞周期总时间。

第三节　细胞周期调控

人们认识细胞周期的历史几乎与认识细胞的历史一样长。20 世纪 60～90 年代，Hartwell 运用遗传方法筛选酵母细胞周期相关基因，获得大量的细胞周期突变株，并提出细胞周期检查点的概念；Hunt 发现海胆**周期蛋白（cyclin）**的浓度随细胞周期呈明显的周期性变化；Nurse 分离出酵母**周期蛋白依赖性激酶（cyclin-dependent kinase，CDK）**，并发现它的活性受周期蛋白的调控。由于这 3 人对细胞周期调控机制的开创性研究，他们分享了 2001 年诺贝尔生理学或医学奖。随着研究的不断深入，基因组学、蛋白质组学、生物信息学和系统生物学的迅速发展，人们开始对细胞周期的调控网络进行了全基因组水平的测定和分析，并通过建立大规模定量模型等方法来揭示细胞周期的原理。

二维码 15-3 扩展

细胞周期的调控：2001 年诺贝尔奖介绍

一、细胞周期调控的研究历程

细胞周期各阶段事件的启、承、转、接都受到复杂而精细的自动控制，形成明显的细胞周期节律，调控细胞周期运转的物质到底是什么呢？这里需要先来回顾一下细胞周期调控的研究历程。

（一）MPF 的发现及纯化

MPF 即指细胞有丝分裂促进因子（maturation-promoting factor），又称为 M 期促进因子（M-phase-promoting factor）或卵细胞成熟促进因子（mitosis-promoting factor），最早发现于 20 世纪 70 年代初期，并逐步被证明它在细胞周期调控中发挥着重要作用。

19 世纪 70 年代初，P. N. Rao 和 R. T. Johnson 将 HeLa 细胞同步于细胞间期的不同阶段，然后与 M 期细胞混合，在灭活仙台病毒介导下诱导细胞融合，发现与 M 期细胞融合的间期细胞产生了形态各异的**早熟凝集染色体（prematurely condensed chromosome，PCC）**，这种现象称为早熟染色体凝集。不同时期的间期细胞与 M 期细胞融合，产生的 PCC 形态各异，这可能与 DNA 的复制状态有关。G_1 期 PCC 为单线状，DNA 未复制；S 期 PCC 为粉末状，DNA 由多个部位开始复制；G_2 期 PCC 为双线染色体状（图 15-15），DNA 复制已完成。不仅同类 M 期细胞可以诱导 PCC 产生，不同类的 M 期细胞也可以诱导 PCC 产生，如

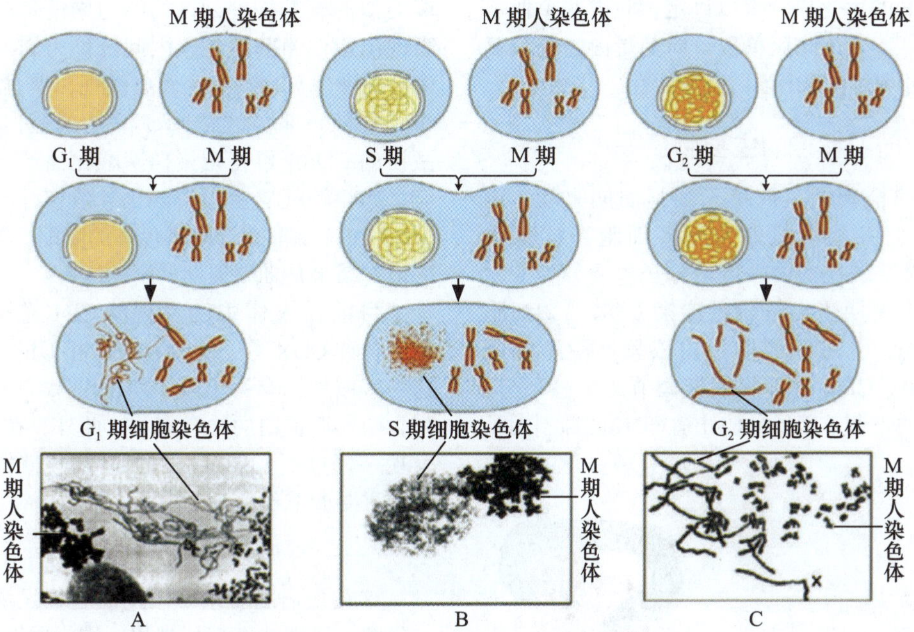

图 15-15 M 期细胞与 G_1 期（A）、S 期（B）、G_2 期（C）细胞融合诱导 PCC（引自 Alberts，2010）

人和蟾蜍的细胞融合时同样有这种效果，这就意味着 M 期细胞可能存在某种诱导染色体凝缩的因子，称为细胞有丝分裂促进因子。

Y. Masui 在 1971 年发现，成熟非洲爪蟾卵的提取物能促进未成熟卵的生发泡破裂，诱导未成熟卵成熟。后来，Sunkara 将不同时期 HeLa 细胞的提取液注射到爪蟾卵母细胞中，发现 G_1 期和 S 期的抽取物不能诱导生发泡破裂，而 G_2 期和 M 期的则具有促进生发泡破裂的功能，他将这种诱导物质称为**有丝分裂因子（mitotic factor，MF）**。后来在酵母和黏菌中也提取出相同性质的物质，这类物质被统称为卵细胞成熟促进因子。

MPF 发现之后，不少学者开始着手对其的纯化工作。到 1988 年，Lohka 等纯化得到了非洲爪蟾微克级的 MPF，经鉴定其主要由 P32 和 P45 两种蛋白质组成，两者结合可使多种蛋白质底物磷酸化，说明 MPF 是一种蛋白激酶。

（二）$P34^{cdc2}$ 激酶的发现及 MPF 生化成分的确定

在一批学者研究 MPF 的同时，另一批学者则以酵母为实验材料从另一个侧面研究细胞周期调控物质。

以 L. Hartwell 为代表的酵母遗传学家以芽殖酵母为实验材料，利用阻断在不同细胞周期阶段的温度敏感突变株（在适宜的温度下和野生型一样）分离得到与细胞分裂有关的基因（cell division cycle gene，CDC），如芽殖酵母的 *cdc28* 基因，在 G_2/M 期转换点发挥重要的功能。*cdc28* 基因突变导致细胞停留在 G_1/S 交界处，它表达一种相对分子质量为 3.4×10^4 的蛋白质，即 $P34^{cdc28}$。进一步的研究发现，$P34^{cdc28}$ 可以使多种蛋白质底物磷酸化，故称其为 $P34^{cdc28}$ 激酶。

同期，P. Nurse 等以裂殖酵母为实验材料，同样发现了许多细胞周期调控基因，如裂殖酵母的 *cdc2*、*cdc25* 基因，这些基因的突变型在限制温度下将无法正常分裂。*cdc2* 基因突变导致细胞停留在 G_2/M 交界处，它也表达一种相对分子质量为 3.4×10^4 的蛋白质，同样可以使多种蛋白质底物磷酸化，故称其为 $P34^{cdc2}$ 激酶。

更进一步研究发现，无论是 $P34^{cdc28}$ 激酶，还是 $P34^{cdc2}$ 激酶，其本身并不具有激酶活性，只有当其与其他蛋白质结合激酶活性才会得以表现。例如，$P34^{cdc2}$ 必须与 $P56^{cdc13}$ 结合后才能具有激酶活性。

酵母细胞的 $P34^{cdc2}$ 和爪蟾的 MPF 都具有蛋白激酶活性，并能促进 G_2/M 期转换，两者之间是否存在某种联系呢？为此，P. Nurse 和 J. Maller 的实验室联合，很快就证明组成 MPF 的 P32 与 $P34^{cdc2}$ 同源。据此进一步提出：组成爪蟾 MPF 的 P45 与 $P56^{cdc13}$ 是否同源呢？

与此同时，以 T. Hunt 为代表的科学家在 1983 年首次发现海胆卵受精后，在其卵裂过程中两种蛋白质的含量随细胞周期剧烈振荡，在每一轮间期开始合成，G_2/M 期达到高峰，M 期结束后突然消失，下一个间期又重新合成，故将其命名为周期蛋白（cyclin）。后来在青蛙、爪蟾、海胆、果蝇和酵母中均发现类似的周期蛋白，周期蛋白为细胞周期进程所必需。接着，P. Nurse 和 J. Maller 的实验室开始合作，很快在 1990 年证明组成爪蟾 MPF 的 P45 是 Cyclin B 的同源物，而序列分析也证实 Cyclin B 与酵母的 $P56^{cdc13}$ 同源。

至此，MPF 的生化成分得以确定，它由两个亚单位形成，即 $P34^{cdc2}$ 为催化亚单位，周期蛋白为调节亚单位，两者共同结合表现出蛋白激酶活性。

二、参与细胞周期调控的主要物质

细胞周期的精确调节依赖于细胞周期驱动、调控和细胞周期监控检测机制。在多细胞真核生物中，参与细胞周期调控的核心蛋白分子主要分为 3 大类，分别是：①周期蛋白依赖性激酶 CDK；②细胞周期蛋白 Cyclin；③细胞周期蛋白依赖性激酶抑制因子 CKI。其中，CDK 是细胞周期调节的中心环节，Cyclin 是 CDK 的正调节因子，CKI 是 CDK 的抑制因子（图 15-16）。

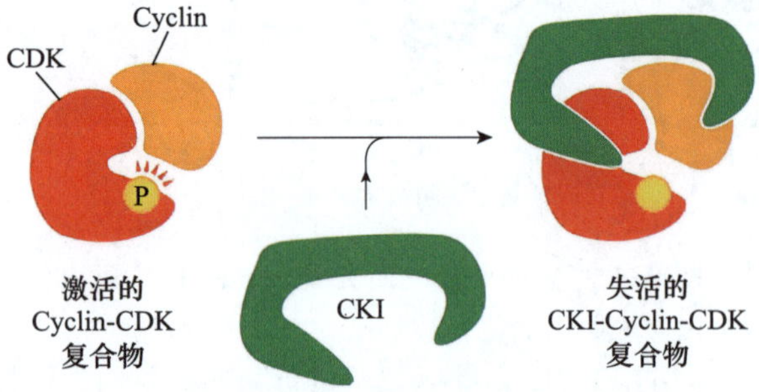

图 15-16　三种细胞周期调控蛋白的作用与关系

（一）CDK

酵母的 *cdc2* 和 *cdc28* 基因分离后，学者们开始对其同类基因进行研究，先后成功分离到十多个相关基因，这些基因在序列上与 *cdc2* 有一定差异，功能上也表现出特殊性。但它们有两个共同的特点，均含有一段类似的氨基酸序列，均能与周期蛋白相结合，进而表现出蛋白激酶活性，因此统称为周期蛋白依赖性激酶。由于 *cdc2* 是第一个被发现，其他基因是通过与 *cdc2* 比较得来，故把 *cdc2* 表达的蛋白命名为 CDK1。激活的 CDK1 可将靶蛋白磷酸化而产生相应的生理效应，如将核纤层蛋白磷酸化导致核纤层解体、核膜消失，将 H1 磷酸化导致染色体的凝缩，等等，这些效应的最终结果是细胞周期的不断运行。

目前在人体中已发现的 CDK 有 CDK1～CDK13 等。各种 CDK 分子均含有一段相似的激酶结构域，在这一区域中，有一小段序列相对保守，即 PSTAIRE 序列，与周期蛋白的结合有关。此外，在 CDK 分子中还发现一些重要位点可以进行磷酸化修饰，将对其活性起到重要调节作用。

（二）细胞周期蛋白

这类蛋白随着细胞周期的进程发生周期性的合成与降解，呈现特殊变化规律，称为**周期蛋白（Cyclin）**，也称为周期素（图 15-17）。发现周期蛋白之后的短短几十年间，人们便从各种生物体中分离了数十种周期蛋白，如酵母中的 Cln1、Cln2、Cln3、Clb1～Clb6，脊椎动物中的 $A_{1\sim2}$、$B_{1\sim3}$、C、$D_{1\sim3}$、$E_{1\sim2}$、F、G、H、$L_{1\sim2}$、$T_{1\sim2}$ 等。不同物种细胞内的周期蛋白互不相同，但它们是一些功能相似的同源蛋白，由一个基因家族编码。在细胞周期中表达的时相，不同周期蛋白也各有不同，Cyclin C、Cyclin D、Cyclin E、Cln1、Cln2 和 Cln3 只在 G_1 期表达，调控 G_1/S 期转换，称为 G_1 期周期蛋白；Cyclin A、Cyclin B、Clb1～Clb4 在 M 期才表达出调节活性，称为 M 期周期蛋白。

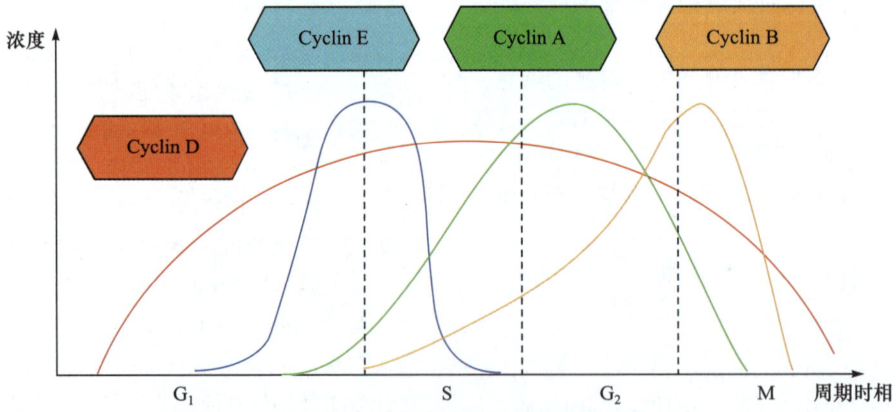

图 15-17　脊椎动物部分细胞周期蛋白

各类周期蛋白分子结构上均含有一段约 100 个氨基酸的保守序列，称为周期蛋白框，介导周期蛋白与 CDK 结合。不同的周期蛋白框识别不同的 CDK，组成不同的 CDK-Cyclin 复合体，表现出不同的活性。M 期周期蛋白的近 N 端含有一段由 9 个氨基酸残基组成的特殊序列，称为**破坏框（destruction box）**，参与泛素依赖性的 Cyclin A 和 Cyclin B 的降解，其后的大约 40 个氨基酸残基为赖氨酸富集区。G_1 期周期蛋白分子中虽不含破坏框，但可通过其 C 端的一段 PEST 序列介导降解（图 15-18）。

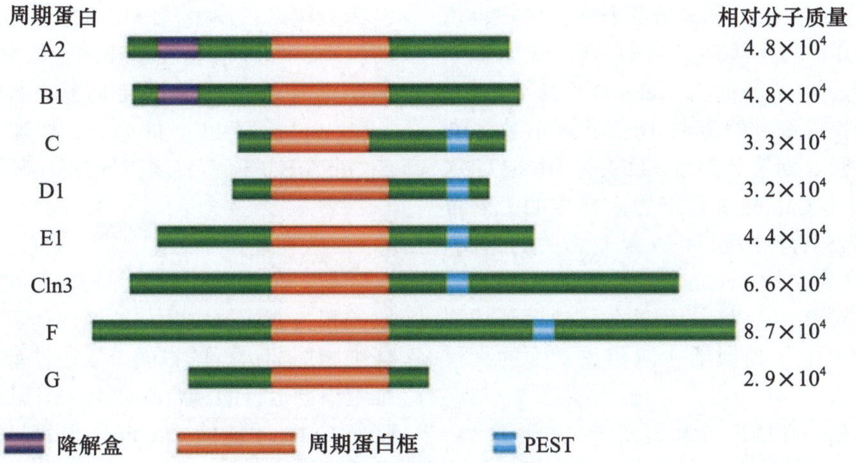

图 15-18 周期蛋白的分子结构特点

（三）CKI

除周期蛋白对 CDK 活性进行调控以外，细胞中还具有细胞周期蛋白依赖性激酶抑制因子（CDK inhibitor，CKI）对细胞周期起着负调控作用。

目前发现的 CKI 分为两大家族：① Ink4 家族（inhibitor of cdk 4），如 $P16^{ink4a}$、$P15^{ink4b}$、$P18^{ink4c}$ 和 $P19^{ink4d}$ 等，$P16^{ink4a}$ 是典型代表，能特异性抑制 Cyclin D1-CDK4、Cyclin D1-CDK6 复合物的调控作用；② Cip/Kip 家族（Cdk inhibition protein / kinase inhibition protein）：包括 $P21^{cip1}$、$P27^{kip1}$ 和 $P57^{kip2}$ 等，能抑制大多数 CDK 的激酶活性，$P21^{cip1}$ 还能与 DNA 聚合酶 δ 的辅助因子（proliferating cell nuclear antigen，PCNA）结合，直接抑制 DNA 的合成。

三、细胞周期运转的调控

CDK 对细胞周期运行起着核心性调控作用，因此将其称为"引擎分子"。不同的周期蛋白与不同种类的 CDK 相结合，形成不同的复合物，存在于不同的细胞周期时间，对细胞周期不同时相进行调节（图 15-19）。

G_1 期向 S 期转化主要受 G_1 周期蛋白依赖性 CDK 所控制。在哺乳动物中，G_1 周期蛋白包括 Cyclin D 和 Cyclin E，与 G_1 周期蛋白相结合的 CDK 主要有 CDK2、CDK4 和 CDK6，形成 Cyclin D-CDK4、Cyclin D-CDK6 和 Cyclin E-CDK2 复合物。

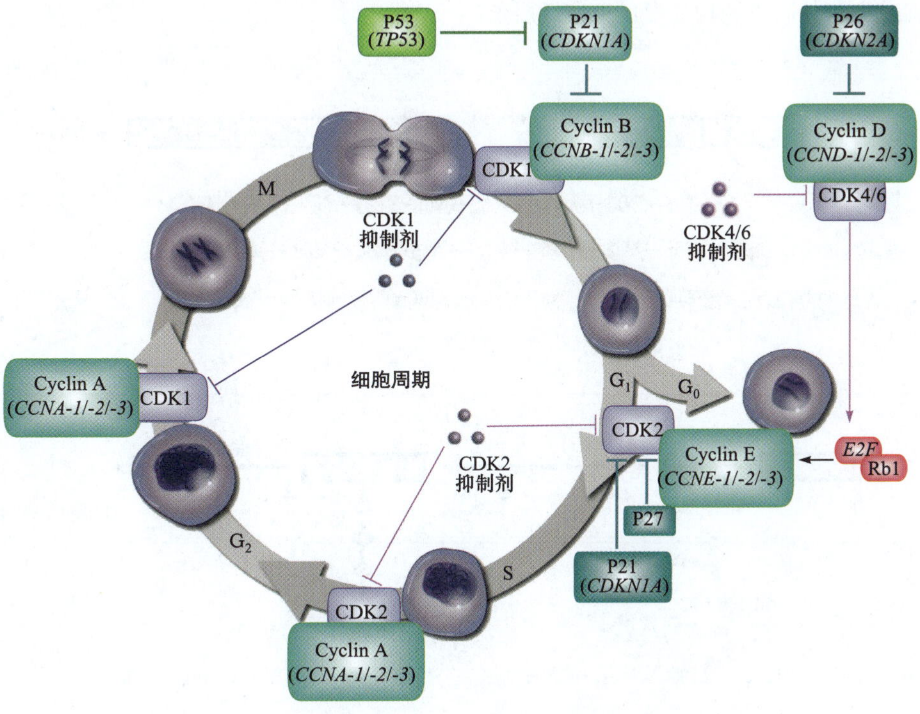

图 15-19 Cyclin-CDK 复合物在细胞周期中的变化

G_0 期细胞受到生长因子等分裂信号的刺激后，可在 Cyclin C-CDK3 的作用下进入 G_1 期，开始积累 Cyclin D。当细胞越过 R 点时，Cyclin D-CDK4/6 进入细胞核，对视网膜母细胞瘤蛋白 Rb 进行磷酸化。Rb 的主要功能是抑制 S 期转录因子 E2F，但 Rb 被 CDK 磷酸化以后丧失与 E2F 的结合能力，释放的 E2F 可以激活一系列 G_1/S 期转换和 DNA 复制相关的基因。E2F 激活表达的产物包括 Cyclin E，而 Cyclin E-CDK2 可以进一步加强对 Rb 和 E2F 的磷酸化，这就形成强烈的正反馈，使 E2F 迅速激活 S 期相关基因的大量表达。

进入 S 期，Cyclin D/E-CDK 复合物发生降解，Cyclin A-CDK2 复合物开始增多，新形成的复合物能够启动 DNA 的复制，在整个 S 期控制着复制体成分和组蛋白等的磷酸化。由于 Cyclin D/E-CDK 复合物的降解是不可逆的，因此 S 期的细胞无法回到 G_1 期。

在 G_2 期，Cyclin A/B-CDK1 缓慢积累，但活性受到抑制，不能进入细胞核。细胞质中微弱的 Cyclin A/B- CDK1 激酶活性可以促进翻译，加速分裂所需蛋白质的合成。

在 M 期，CDK1 即 MPF，或 $P34^{cdc2}$ 激酶，由 $P34^{cdc2}$（或 $P34^{cdc28}$）蛋白和 Cyclin B 结合而成。$P34^{cdc2}$ 蛋白在周期中含量相对稳定，而 Cyclin B 的含量则呈现周期性变化。CDK1 进入细胞核，磷酸化激活 M 期的一系列重要事件：RNA 聚合酶Ⅰ、Ⅱ、Ⅲ磷酸化以后停止转录，有利于前期的染色质凝集和核仁解体；组蛋白 H1 磷酸化，导致核小体聚集；凝集蛋白的磷酸化则进一步促进染色体高级结构的形成；核纤层蛋白磷酸化以后发生核纤层解聚，加之染色体逐渐凝集的拉动，导致核膜破裂和细胞核解体；CDK1 的蛋白激酶活性还引发后期启动复合体（anaphase promoting complex，APC）的激活、姐妹染色单体的分离和 Cyclin A/B 的降解，最终导致分裂的完成。

四、周期性蛋白的降解

新一轮细胞周期事件的启动往往需要清除前一阶段的相关调控蛋白质，这样才能避免阶段性回复，保证细胞周期运行的方向，周期性蛋白的降解也是保证细胞周期运行的重要驱动力。例如，在酵母细胞 G_1 期降解 Cdh1 才能使 Cyclin D 积累起来；在进入 S 期后迅速降解 Cyclin D 和 Cyclin E 可以避免 DNA 重复复制；在 M 期末期降解 Cyclin A 和 Cyclin B 则是完成分裂的必要条件。

蛋白质泛素化降解系统完成了周期性蛋白的降解事件，可谓细胞周期的“清道夫”。**泛素（ubiquitin，Ub）**被称为蛋白质降解标签，是一种高度保守的含 76 个氨基酸残基的蛋白质，可共价结合于底物蛋白质的赖氨酸残基，被泛素修饰标记后的蛋白质能被**蛋白酶体（proteosome）**特异性识别并迅速降解。泛素标记蛋白质需要 3 种酶的参与，先经泛素激活酶 E_1 活化后转移到泛素结合酶 E_2，而实现靶蛋白与泛素连接的关键步骤则由泛素连接酶 E_3 完成。细胞周期相关的泛素连接酶 E_3 主要是 APC（anaphase promoting complex，APC）和 SCF（Skp1/Cul1/F-box protein，SCF），它们在细胞周期的各阶段发挥着重要的作用（图 15-20）。

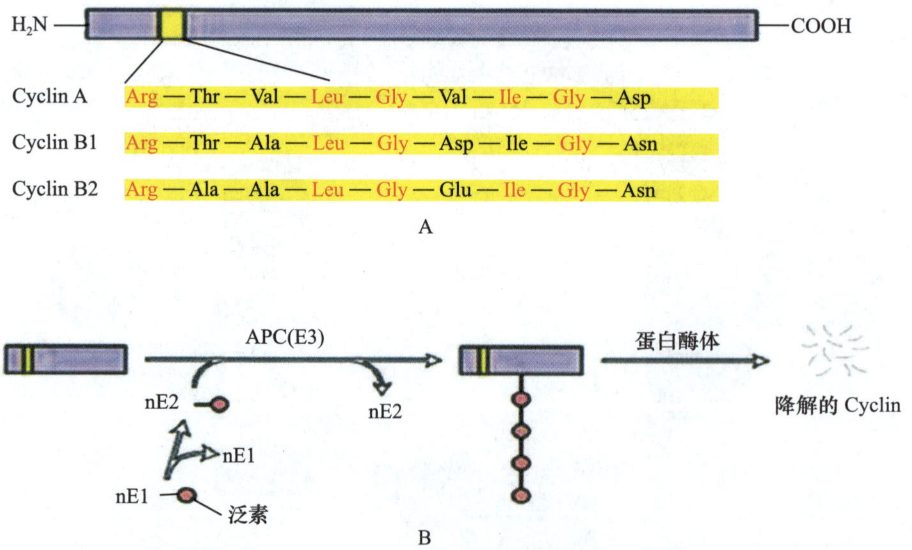

图 15-20　M 期周期蛋白的降解盒（A）和周期蛋白的泛素化降解途径（B）

五、细胞周期检查点

为了保证细胞周期程序的运转，细胞中存在细胞周期检查点，这是一套在细胞周期中保证 DNA 准确复制和染色体均等分配的检查机制。当细胞周期进程中出现异常事件，如 DNA 损伤或 DNA 复制受阻时，这类调节机制就被激活，及时地中断细胞周期的运行。待细胞修复或排除故障后，细胞周期才能恢复运转。检查点主要通过抑制 CDK 活性来控制下一阶段事件的启动，是一种负反馈调节，同时还可激活 DNA 修复、分化、细胞凋亡等应对机制。

二维码 15-4 扩展

细胞周期检测点

根据在细胞周期中存在的时间阶段，可将检查点分为 G_1/S 期检查点、S 期检查点、G_2/M 期检查点、M 期检查点（图 15-21）；根据检查点的调控内容，则分为 DNA 损伤检查点（DNA damage checkpoint）、未复制 DNA 检查点（DNA unreplication checkpoint）、纺锤体组装检查点（spindle assembly checkpoint）和染色体分离检查点（spindle position checkpoint）等。

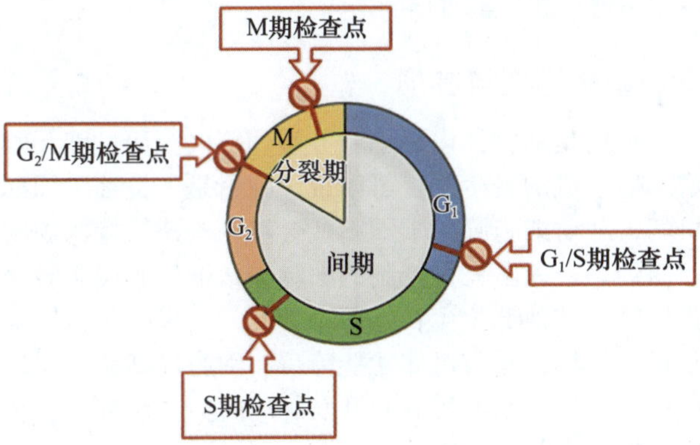

图 15-21　细胞周期检查点

1. G_1/S 期检查点

存在于 G_1 晚期，在酵母中称为 start 点，在哺乳动物中称为限制点（restriction point，简称 R 点），是控制细胞由 G_1 期进入 DNA 合成期的关键。检查的相关事件主要有：DNA 是否损伤？细胞外环境是否适宜？细胞体积是否足够大？细胞生存期中，DNA 经常受到辐射、诱变剂等外界物理、化学因素的损伤，R 点是 DNA 损伤检查点，可以在 DNA 受损时阻止复制启动或中止复制，为 DNA 修复赢得时间，直到修复完成才能越过 R 点（图 15-22）。当 DNA 损伤严重时，还可激活细胞凋亡机制，防止变异细胞的大量增殖。

R 点受到细胞体积、接触抑制、营养条件、发育状况、生长因子、药物、DNA 损伤情况等多方面因素的影响，其中生长因子的存在是细胞越过 R 点的必要条件。动物的生长因子是细胞分泌的一种多肽类物质，通过特异性激活生长因子受体来启动相应的细胞信号转导途径，从而影响细胞周期进程。生长因子种类繁多，大多数为细胞周期的促进因子，如表皮生长因子（EGF）、神经生长因子（NGF）、胰岛素样生长因子（IGF）等；少数为细胞周期的抑制因子，包括抑素和肿瘤坏死因子（TNF）等，以及具有双重调节作用的转化生长因子（TGF）。生长因子通过信号转导途径来激活或抑制细胞周期相关基因的表达和蛋白质的活性改变。若缺乏生长因子的刺激，G_0 期细胞将不能返回 G_1 期，而 G_1 期细胞将不能进入 S 期。因此，动物细胞的增殖离不开生长因子，所以在动物细胞体外培养时必须添加含有生长因子的血清。

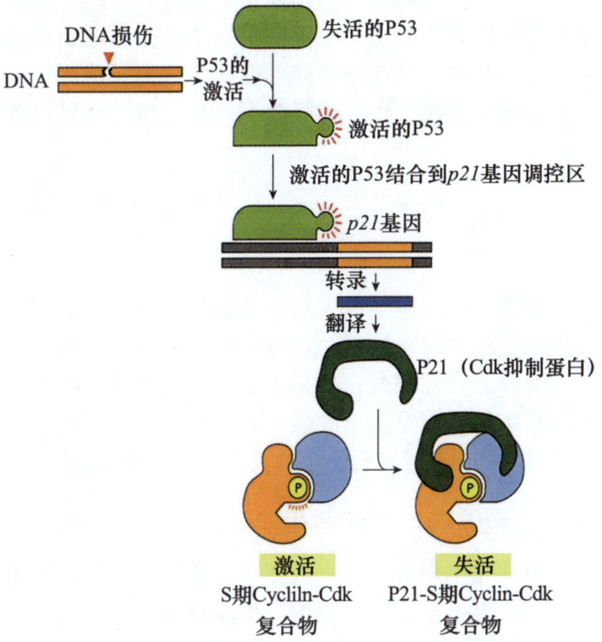

图 15-22　DNA 损伤激活 P53 的表达，进而激活 P21 的表达

2. S 期检查点

DNA 合成的起始和复制过程受到多种细胞周期调控因子的严格控制，是一个多步骤的过程，整个复制过程需要高度协调各种参与复制酶的活性，并进行差错检测和修复，才能保证基因组复制的顺利进行。

DNA 复制结束，细胞周期将会由 S 期自动转换到 G_2 期。然而，为什么复制未完成，细胞就不能开始 S/G_2 期的转换？这说明细胞中存在一系列对 DNA 复制进程进行监控的机制，DNA 复制未完成或复制出现问题，细胞周期都不能走向下一个阶段。在 S 期内部存在一个 DNA 复制检查点，在 S 期发生 DNA 损伤（如 DNA 双链发生断裂）时，检查点被激活，抑制复制起始点的启动，使 DNA 复制速率减慢，S 期延长，同时激活 DNA 修复和复制叉恢复等机制。DNA 复制检查点可检测 DNA 是否复制完整，以及是否被多次复制，这一作用持续于 S 期和 G_2 期，使 CDK1 保持磷酸化抑制状态，不能启动 G_2/M 期的转换。DNA 损伤严重时，DNA 复制检查点还将启动细胞凋亡过程。

3. G_2/M 期检查点

存在于 G_2 期晚期，检查的相关事件主要有：DNA 是否完全复制？DNA 是否还有损伤？细胞外环境是否适宜？这是检查准确 DNA 复制的又一个监控机制。当 G_2 期复制修复彻底完成以后，DNA 复制检查点和损伤检查点自动失效，使激活的磷酸酶 cdc25 对 CDK1 进行脱磷酸化，从而解除 CDK1 的磷酸化抑制，激活的 Cyclin A/B-CDK1 进入细胞核，启动 M 期的一系列事件。

4. M 期检查点

分裂期的中期存在纺锤体组装检查点，是一种进化上高度保守的机制，它保证中期染色体在赤道面上完全排列整齐以前染色单体不会彼此分离，从而确保染色体分配的准确性。核膜破裂以后，纺锤丝随机地捕捉染色体着丝点的动粒，并牵引动粒先后移动到赤道面。排列在赤道面的染色体有两个特征：一是动粒被 20～30 根纺锤丝饱和；二是动粒丝有足够的张力。纺锤体组装检控蛋白位于动粒附近，可以检测染色体的动粒丝饱和度和张力大小。只要有任何染色体未到达赤道面，就会产生等待信号。只有当全部染色体都排列于赤道面上，等待信号才会消失，从而激活后期启动复合体 APC，启动后期的染色单体分离。

分裂期的后期存在染色体分离检查点，负责检查染色体的正常分离，只有正常分离的后期细胞才能通过分离检查点进入分裂末期。

细胞周期检测点的分子机制也是科学家们关注的重点。近来，Polo 样激酶（Polo-like kinases，PLKs）和 Aurora 激酶作为细胞周期检测点的调节因子成为研究热点。

第四节　细胞周期与医学

细胞周期与医学的关系十分密切，如果细胞增殖不足，会出现发育迟缓、贫血、免疫力低下、组织器官萎缩等退行性病变；如果细胞无限制增殖，对个体来说意味着肿瘤发生。肿瘤、衰老和神经退行性疾病等都与细胞周期异常有一定的关系，下面举例说明。

一、细胞周期与组织再生

为补充生理或病理原因死亡的细胞，机体不断通过生理性再生及补偿性再生产生新细胞，这一过程即为组织再生。细胞增殖是组织再生的基础。

生理性再生常见于正常人体的骨髓、皮肤表皮、小肠等组织中，其形成与上述各组织中干细胞的分裂直接相关。如造血干细胞的数量仅占骨髓细胞量的 0.25%，但一个造血干细胞每天分裂后经分化可形成 12 种结构与功能不同的血细胞，其中仅血红细胞量就达 20 万个，粒细胞量则在 1000 个左右。

补偿性再生是指机体一些高度分化，一般不发生增殖的组织如肝、肾、骨骼等，在受到外界损伤后可重新开始分裂的现象。大鼠肝组织在切除了 2/3 后，发生分裂的细胞数明显增加，有丝分裂指数从 0.02% 上升至 36%，增高近 200 倍。与此同时，细胞周期时间由原来的 475 h 减少为 15 h。补偿性再生形成的机制被认为是损伤刺激 G_0 期细胞，使其重新进入细胞周期有关。在补偿性再生中，能促使分化细胞重新分裂、增殖的胞外信号分子主要为一些细胞因子、生长因子等，常见有 EGF、IL-2、bFGF 等。临床上可利用 EGF 促进角膜移植和外科手术后的伤口愈合，成纤维生长因子用于慢性软组织溃疡的治疗。

二、细胞周期与肿瘤

肿瘤是动物体内因细胞分裂调节失控而过度无限增殖后形成的赘生物，可以说，肿瘤是一类细胞周期疾病，肿瘤细胞脱离了细胞社会赖以构建维持的规则的制约，表现出失去控制的细胞异常增殖和侵袭转移到机体的其他部位生长这两个特征，结果破坏组织器官正常结构，导致机体功能障碍。细胞周期研究对认识肿瘤发生、发展机制和开发肿瘤防治方法都有着重要的指导意义。

1. 肿瘤细胞周期的特点

肿瘤的细胞周期也由 $G_1 \rightarrow S \rightarrow G_2 \rightarrow M$ 期构成，其细胞周期时间较正常细胞相近或者更长，主要与 G_1 变长有关。

一个肿瘤细胞群体中包括增殖型细胞、暂不增殖型细胞和不增殖型细胞三类，它们在细胞周期中行为不同。增殖型细胞连续分裂，可直接引起肿瘤的增长，所占的数量比例将决定肿瘤恶性的程度。暂不增殖型细胞指具有潜在分裂能力的 G_0 期细胞，代谢不活跃，不直接影响肿瘤的生长，但可因外界某些环境因素的刺激重新进入细胞周期，进行分裂增殖，是肿瘤复发的根源。不增殖型细胞已经脱离了细胞周期，对肿瘤增长无影响。

肿瘤细胞总量中增殖型细胞所占的比例称为**增殖比率（growth fraction，GF）**，高增殖比率是引起肿瘤快速增长的主要原因之一。白血病、绒癌等增殖比率常在 0.6 以上，为快速增长肿瘤；肺癌、乳腺癌、肝癌等增殖比率在 0.5 以下，大多生长相对缓慢。同一种肿瘤有可能因生长时期不同，其增殖比率也不同，一般早期比晚期更高。肿瘤的生长快慢还与细胞周期的长短、细胞丢失和死亡的速率等相关。

2. 细胞周期调控因子与肿瘤

除高增殖比率外，肿瘤形成的另一重要原因是其细胞可以进行无限制的分裂，肿瘤细胞周期中某些重要调节因子发生异常，正负调节因子间作用失去平衡。

据统计，超过 90% 的人类癌症中可检测到 Cyclin、CDK 和 CKI 的变化，常见 CDK 的过度活化表达和 CKI 的功能缺损，尤以 G_1/S 期 CDK 活性上调最为频繁（图 15-23）。由于 Cyclin、CDK 和 CKI 是肿瘤细胞周期调控中的核心物质，临床可通过抑制 CDK 活性、抑制 Cyclin 与 CDK 的结合、上调 CKI 活性，防止 CKI 降解、促进 Cyclin 降解等多方向进行治疗研究。

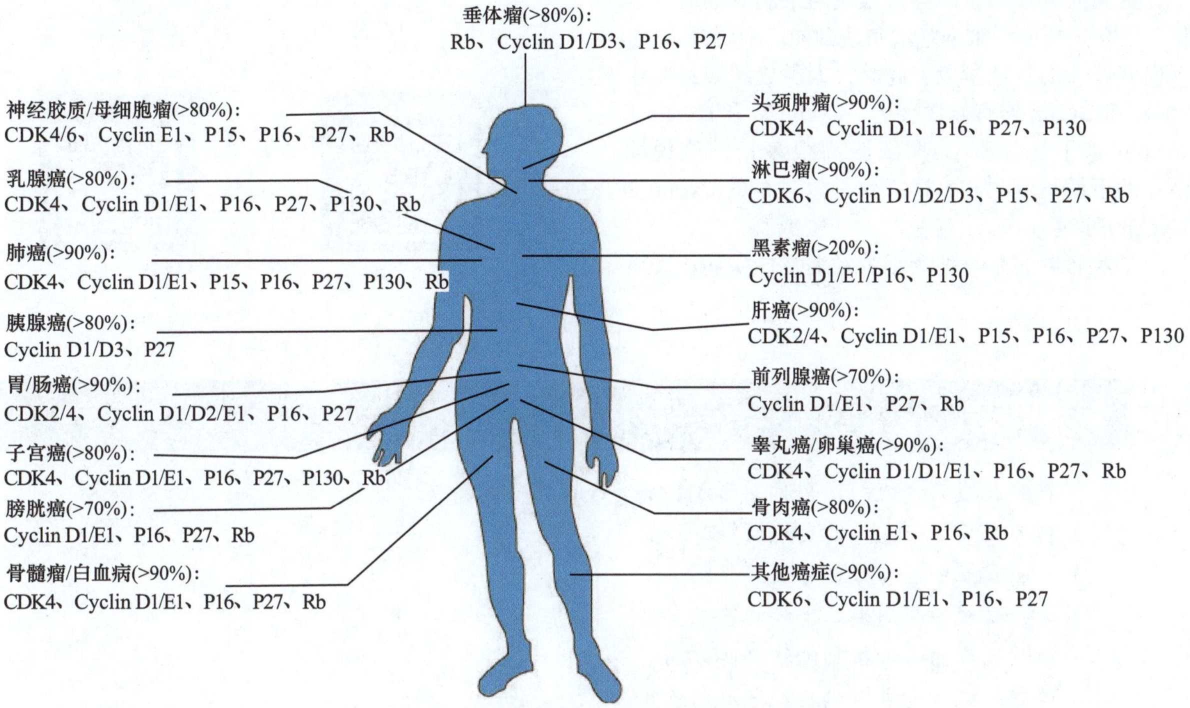

图 15-23　各类肿瘤中细胞周期调控因子的改变

3. 癌基因和抑癌基因

除了 Cyclin、CDK 和 CKI 的异常外，其他细胞周期相关因子的异常也是肿瘤发生的重要原因，尤其是**癌基因（oncogene）**和**抑癌基因（antioncogene）**，它们的表达产物主要作用于生长因子途径和基因表达系统。

癌基因突变能引起正常细胞发生癌变。癌基因包括 *src*、*erb*、*ras*、*sis*、*myc*、*myb*、*fos* 等基因家族，表达产物主要是信号转导通路和基因表达调控的成分，如生长因子、受体、激酶、转录因子等。

抑癌基因是能够抑制细胞恶性增殖的基因，产物主要是细胞周期的负调控因子，如 *p53*、*Rb*、*DCC*、*WT-1*、*NF1/2* 等。其中 *p53* 的作用机制研究最为深入，人类约有 50% 的肿瘤中存在 P53 蛋白失活，主要由基因突变所致。正常 *p53* 基因为野生型，是细胞周期重要的负调节因子，具有广谱的肿瘤抑制、凋亡诱导和细胞生长阻滞的作用。突变型 *p53* 见于肿瘤细胞内，促进正常细胞恶性转化。故可利用免疫组化技术显示突变 *p53* 基因，进行肿瘤诊断和临床预后判断。*p53* 突变型肿瘤的恶性程度往往高于 *p53* 野生型肿瘤。

随着细胞周期检查点机制的不断阐明，人们正在试图通过基因修饰来探讨肿瘤细胞的基因治疗，常见方法包括将抑癌基因导入肿瘤细胞。例如，以腺病毒为载体，将 *p53* 基因局部导入肺癌组织，可使部分肿瘤细胞消退。

4. 肿瘤细胞周期与肿瘤治疗

G_1 期的 R 点是决定癌细胞是否分裂的关键时期，也是放射性治疗、化学治疗和生物治疗的敏感点。基因组不稳定、生长因子途径异常、检查点机制失效等原因都可以使肿瘤细胞轻易越过检查点，处于增殖失控状态。由于癌细胞群的生长具有一定的同步性，所以，寻找癌细胞周期的 R 点进行治疗可以显著提高抗癌疗效，减轻对正常细胞的毒副作用。

化学治疗中不同药物的配合也与细胞周期有关。一些细胞周期特异性药物，如羟基脲、阿糖胞嘧啶和甲基蝶呤等抗代谢药物主要杀伤 S 期细胞；紫杉醇主要作用于 M 期和 G_2 期；秋水仙碱和长春新碱等主要杀伤 M 期细胞；光辉霉素作用于 G_1 期；放线菌素 D

则作用于 G_1 期和 S/G_2 期。为杀灭休眠期的肿瘤细胞，可先用一些生长因子，如血小板源性生长因子来诱导细胞进入细胞周期，然后再应用细胞周期特异性敏感药物。

三、细胞周期与衰老

机体的衰老与细胞周期的变化密切相关。细胞分裂通常都有某些加龄现象，这为解释细胞衰老和分化等现象提供了依据。

细胞周期调控因子的异常表达与细胞衰老有一定关联。正常人类成纤维细胞增殖达到 40～60 代后，就进入周期停滞的衰老阶段。此时，人类成纤维细胞中的 CDK 和 Cyclin 均有异常表达，Cyclin D 和 Cyclin E 的 mRNA 水平比休眠 G_0 期细胞高很多倍，这说明 mRNA 的下调机制失控，这必然导致过量的 Cyclin D 和 Cyclin E 产生。

阿尔茨海默病是一种老年神经退行性疾病。患者的神经元中，CDK 和 Cyclin 有过度表达现象，导致 DNA 复制过度和紊乱，易出现不完整的多套基因组。CDK 活性增强还促使微管蛋白过度磷酸化，引发微管纤维缠结。此外，神经元中的**早老素（presenilin）**过度表达，导致 G_1 期阻断和细胞氧化应激。由于复制异常、微管异常、细胞周期停滞和氧化应激等病变，将神经元引向细胞凋亡，导致脑部的神经元减少和其他诸多病理改变。

（成都医学院　王　兰）

二维码 15-5 习题

练习题

二维码 15-6 思政

课程思政案例

复习思考题

1. 在细胞减数分裂的什么时期形成联会复合体？有何意义？
2. 何为交叉？染色体的交叉互换有什么意义？
3. 比较有丝分裂与减数分裂的异同。
4. 为什么说细胞周期是生命的基础？
5. 细胞周期的运行机制包括哪些方面？
6. 细胞周期检查点有哪些？各有何作用？

第十六章　细胞分化

有性生殖的多细胞有机体是由各种不同类型的细胞组成的，人体有 200 多种不同类型的细胞，如肌肉细胞、神经细胞、表皮细胞、肝细胞、血细胞等。这些不同类型的细胞在形态结构，生理功能上各不相同，但都是由受精卵经增殖和细胞分化衍生而来的。细胞分化是多细胞有机体发育的基础与核心，是发育生物学的中心问题，细胞分化的关键在于特异性蛋白质的合成，而特异性蛋白质合成的实质在于基因选择性表达。

第一节　细胞分化概述

一、细胞分化的概念

细胞分化（cell differentiation）是指同一来源的细胞经过分裂逐渐产生形态结构、生理功能和蛋白质合成等方面具有稳定差异的过程。因此，常常将细胞的形态结构、生理功能和生化特征作为判断细胞分化的 3 项指标。在高等动物受精卵发育过程中，通过细胞增殖使其数量增加，在此基础上细胞逐渐分化，出现形态结构各异、生理功能各不相同的细胞。各种细胞合成各自特有的蛋白质，如肌肉细胞合成肌动蛋白和肌球蛋白、表皮细胞合成角蛋白、红细胞合成血红蛋白等，从而产生不同的生理功能，所以，细胞分化的关键在于特异蛋白质的合成。

在胚胎发育过程中，细胞分化与**形态发生（morphogenesis）**是相互联系在一起的。形态发生是指通过细胞的增殖、分化和行为（如黏附、迁移、凋亡）塑造组织、器官和个体形态的过程。形态发生是在细胞分化的基础上发生的。在出生后仍然存在着细胞分化，所以，细胞分化贯穿于整个生命过程。

二维码 16–1 微课

细胞分化的基本概念及规律

细胞分化是多细胞个体发育的基础，没有细胞分化，就不可能发育成为一个完整的个体。

二、细胞分化的一般规律

（一）细胞分化的稳定性

在动物体内，细胞分化的一个普遍原则是：在正常生理条件下，一个细胞一旦成为一个稳定的类型以后，一般不能逆转到未分化状态，这就是细胞分化的**稳定性（stability）**。已分化的终末细胞在形态结构和功能上保持稳定是个体生命活动的基础。例如，体内的肌细胞、红细胞、神经细胞等各种类型的细胞，不会再转变为其他类型的细胞。细胞分化稳定性的维持是由于在整个生命过程中这些细胞的内、外微环境始终保持着动态平衡和稳定，而这种稳定的环境是长期进化形成的。

（二）细胞分化的可逆性

细胞分化虽然是稳定的，但是在一定条件下，已经分化的细胞可以发生逆转，回复到未分化状态，这种现象称为**去分化（dedifferentiation）**或脱分化。去分化细胞失去了特有的结构和功能变为具有未分化细胞的特性；在动物中，去分化细胞具有胚胎间质细胞的特性；在植物中，去分化细胞成为薄壁细胞，称为**愈伤组织（callus）**。

分化细胞还可能发生**转分化（transdifferentiation）**，即一种类型细胞在某些理化因素作用下转变成为另一种类型细胞的现象。转分化经历去分化和再分化的过程。转分化的特点是细胞发生了形态、表型及功能的改变，即一种细胞失去其特有的细胞表型和特征，转而获得新的表型和功能的另一类型细胞。例如，孕育期女性乳房中的脂肪组织细胞会适应生理的需要转化为泌乳细胞，而当孕育期过后泌乳细胞又会重新转分化为脂肪细胞。

在体外培养条件下，如果改变培养条件，细胞也会发生转分化。例如，肾上腺嗜铬细胞培养在含糖皮质激素中能分泌肾上腺素，如果在培养基中去除糖皮质激素，加入神经生长因子，原有的嗜铬细胞形态发生改变，长出轴突，分泌去甲肾上腺素（图 16-1）。

必须指出的是，无论是动物还是植物，细胞分化的稳定性是普遍存在的，而发生细胞的转分化或去分化是有条件的。

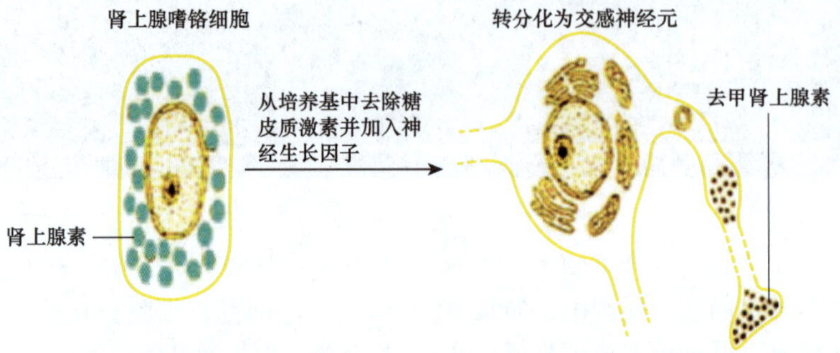

图 16-1　肾上腺嗜铬细胞培养条件变化后，转分化成为交感神经样细胞

（三）细胞分化基因调节的保守性

不同动物之间的同源蛋白，特别是其中的基因调节蛋白，在结构、功能及生化反应上具有一定的相似性，可用实验方法人为地在不同物种的动物之间进行互换。例如，将编码控制小鼠小脑发育的调节蛋白 Engrailed-1 基因敲除，则引起小鼠缺乏小脑，若以果蝇的同源蛋白代替小鼠的 Engrailed-1 蛋白，小鼠的小脑却能正常地发育。说明生物界在细胞分化的基因调节上存在进化上的保守性。

（四）细胞分化有时间上和空间上的分化

一个细胞在不同的发育阶段可以有不同的形态和功能，这是时间上的分化。在多细胞生物中，同一细胞的后代由于所处的位置不同，微环境存在一定的差异，表现出不同的形态和功能，这是空间上的分化。

利用这一特点，可以将干细胞移植到损伤组织，该组织微环境诱导植入的干细胞分化为该部位的细胞，替代损伤细胞，起到修复作用。

（五）细胞分化潜能随个体发育进程逐渐变窄

多细胞生物的个体起源于一个受精卵，通过细胞的有丝分裂，细胞分化，再进一步发育成为组织器官，形成一个有机体。因此，受精卵具有全能性。受精卵经过卵裂，到形成桑葚胚以前的细胞，分化方向尚未决定，每一个细胞都具有发育成为一个完整有机体的潜能，具全能性（称为**全能细胞，totipotent cell**）。从囊胚开始，细胞出现分化。例如，哺乳类囊胚期细胞开始出现分化形成两种类型的细胞，一类是滋养层细胞，另一类是内细胞团（称为**多潜能细胞，pluripotent cell**）。前者将来发育成为胚胎附属结构，而内细胞团将发育成为个体。但是，内细胞团没有滋养层细胞，不可能单独发育成为个体，其全能性降低。发育到原肠胚，细胞增殖，迁移并重新排列发育为 3 个胚层，随着细胞空间位置的改变和微环境的差异，各胚层在分化潜能上开始出现了一定的限制，倾向于发育成本胚层的组织器官。外胚层只能发育成为神经、表皮等；中胚层只能发育成为肌肉、骨等；内胚层只能发育成为消化道及肺的上皮。3 个胚层细胞的分化潜能虽然局限，但仍具有分化成为多种类型细胞的能力，这种细胞称为**多能细胞（multipotent cell）**。经过器官发生，各种组织、细胞的发育命运最终确定，只能分化成为一种或两种细胞类型，这种细胞称为**单能细胞（unipotent cell）**，最后形成在形态上特化、功能上**专一化（specialization）**的终末分化细胞。胚胎发育过程中细胞的分化潜能由最初受精卵的“全能”细胞逐渐局限为“多能”细胞，再趋向于稳定的“单能”细胞，最终成为没有分化潜能的终末分化细胞。因此，胚胎发育过程是一个细胞分化潜能逐渐受到限制或降低的过程。这种分化能力逐渐降低的趋向，是细胞分化过程中的一个普遍规律。

在成体中，除了生殖腺的细胞及各组织的干细胞以外，都是终末分化细胞，这些细胞不仅丧失了继续分化的能力，而且也失去了再分裂的能力，最终衰老死亡。在机体中有许多组织，如皮肤、血液和肠上皮细胞，寿命都很短，需要不断更新。成体产生新的分化细胞有两种方式：①通过已存在的分化细胞经分裂产生完全类同的新细胞，如血管中新的内皮细胞就是通过这种方式产生的；②由未分化的干细胞产生。存在于各组织器官中未分化的成体干细胞不是执行已分化细胞的功能，而是产生具有功能的细胞，替代损伤死亡的细胞，起损伤修复的作用。

（六）终末分化细胞的细胞核具有全能性

在终末分化细胞中，除马蛔虫外，都保留有全套基因组，并在特殊条件下表现出全能性——细胞核全能性。J. B. Gurdon 等成功地将非洲爪蟾肠上皮细胞核

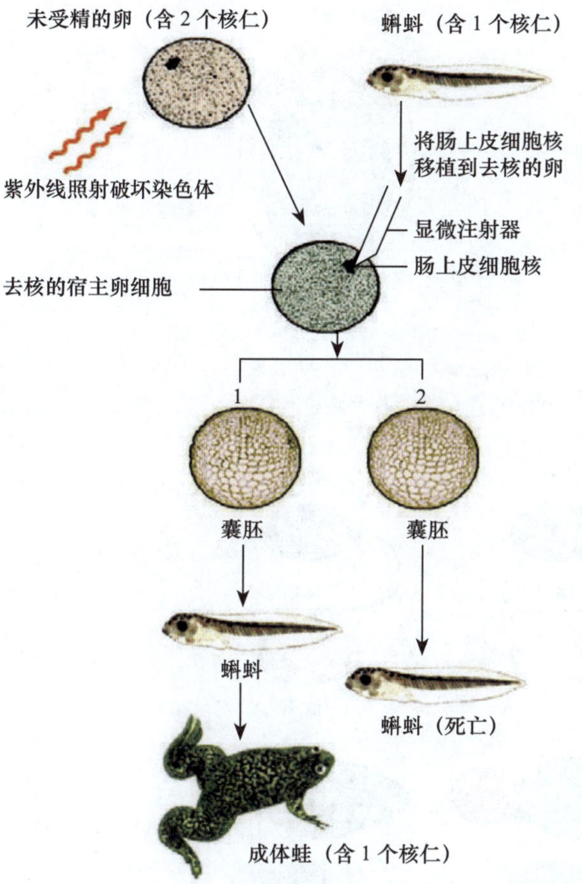

图 16-2　修正自 1958 年 John Gurdon 和 Machineer 的爪蟾细胞核移植实验

移植入去核的爪蟾细胞中，获得蝌蚪（图 16-2）。1962 年，Gurdon 在英国《胚胎学与实验形态学杂志》上以“细胞的特化机能可以逆转”为题报告了这一实验，由于对细胞核重新编程方面的突出贡献，他和山中伸弥分享了 2012 年的诺贝尔生理学或医学奖。我国著名科学家童第周在 1978 年也曾将**黑斑侧褶蛙（*Rana nigromaculata*）**的红细胞核移入去核的黑斑侧褶蛙卵，发育成正常蝌蚪。这些例子证明了已分化的细胞核仍保持着受精卵细胞核的全部遗传信息，而卵细胞质则可能对细胞的决定和分化起着关键的作用。1996 年 7 月，英国科学家 Jan Wilmut 等利用体细胞克隆技术培育出世界上第一只克隆动物——“多莉”羊。

二维码 16-2 扩展

细胞核重编程

三、细胞分化的生物学意义

细胞分化是个体发育的基础，受精卵通过卵裂产生多个细胞，经过胚胎发育过程，细胞分化产生各种不同类型的细胞，衍生为具有特定形态、结构和功能的组织和器官，最终形成新的个体；细胞分化使多细胞生物体中的细胞趋于专门化，有利于提高各种生理功能的效率。在胚后发育中，通过干细胞分化产生各种特定类型的细胞，以补充组织器官衰老死亡或损伤的细胞，保持机体细胞数量和组织器官的稳定性。细胞分化是个体发育的基础和核心。

二维码 16-3 微课

细胞决定与细胞分化

第二节　细胞决定与细胞分化

一、细胞决定的概念

细胞决定（cell determination）是指在细胞发生可识别的形态变化之前就受到一定的限制而确定了细胞的分化方向，这时细胞内已经发生了改变，确定了未来的发育命运。也就是说，在能够识别一个细胞的分化之前，就有了一个预先保证细胞如何变化的时期，细胞在这种决定状态下，只能沿特定类型细胞分化。例如，将两栖类神经胚时期的神经板移植到另一个胚胎的腹部，移植块仍可发育为神经组织，这是因为在神经胚时期，神经细胞的发育已经决定只能向神经细胞方向分化。

二、细胞决定是早期发育事件

在胚胎发育早期细胞的分化方向就决定了。如图 16-3 所示，爪蟾囊胚期，斑马鱼原肠胚早期、晚期，小鼠原肠胚晚期各部分细胞将来的发育命运已经确定。细胞决定的时间在不同物种、同一个体不同组织不完全相同。

细胞决定发生于发育的什么时期呢？可以通过**胚胎移植实验（grafting experiment）**来确定。如果将两栖类原肠胚早期预定发育为表皮（供体 A）的一部分细胞移植到另一个胚胎（受体）预定发育为脑组织的区域，供体表皮细胞在受体胚胎中将发育成脑组织，但是，如果用原肠胚晚期胚胎同样组织（供体 B）移植则只能发育成表皮。这表明，两栖类早期原肠胚到晚期原肠胚之间的某个时期开始了细胞决定，一旦决定以后，细胞会按照预先决定的命运进行分化（图 16-4）。

三、细胞决定的特性

1. 细胞决定的稳定性

一般情况下，细胞决定以后分化方向不会改变，在体内一个细胞一旦分化为一个稳定的类型以后，一般不能逆转到未分化状态，这是细胞决定的稳定性。细胞决定的稳定性保证了细胞分化的稳定性。

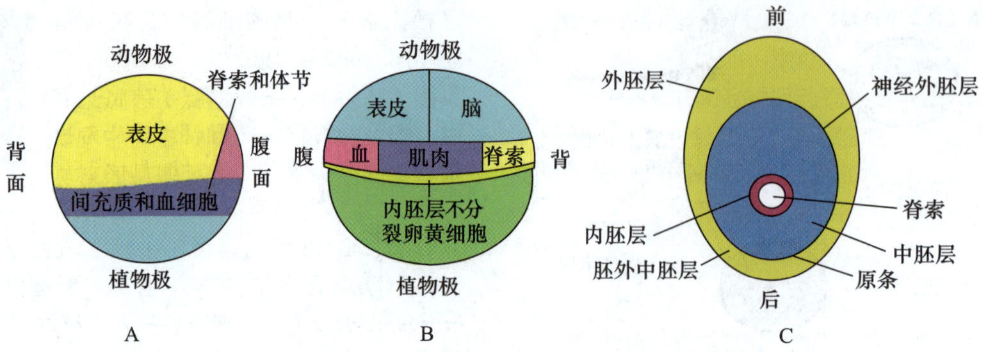

图 16-3 胚胎发育早期命运决定图

A. 爪蟾晚期囊胚命运图；B. 斑马鱼早原肠胚命运图；C. 鼠晚原肠胚命运图

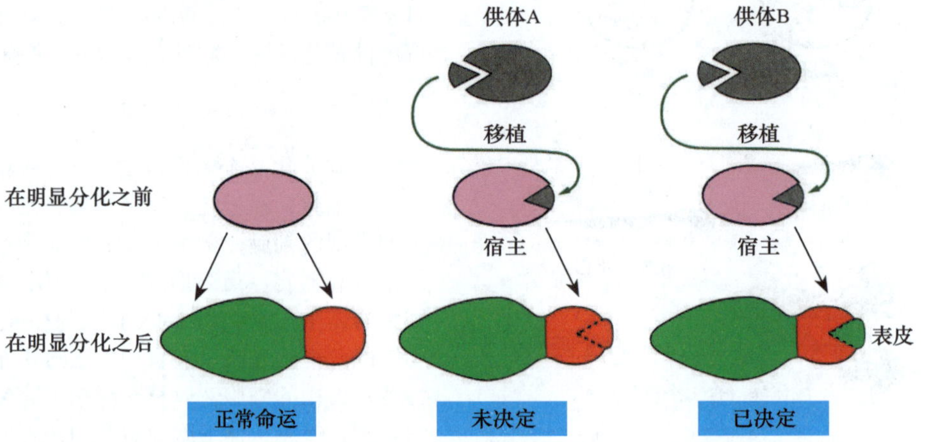

图 16-4 证明细胞决定实验示意图（引自陈誉华，2018）

2. 细胞决定的可遗传性

细胞决定的稳定性是可遗传的，被严格的程序所调控。这种稳定性和遗传性不受增殖代数的影响。例如，果蝇的成虫盘是幼虫体内处于未分化状态的细胞团，变态后该团细胞分化发育产生相应的腿、翅、触角等成体的不同结构。如果将成虫盘移植到成体果蝇腹腔中，可一直保持未分化状态，甚至经多次腹腔移植，增殖 1800 代后再移植到幼虫体内，在幼虫变态时，被移植的成虫盘细胞仍然发育成相应的成体结构，当初移植到成体果蝇腹腔中的是翅成虫盘，则仍然发育成翅，说明成虫盘细胞的决定很稳定并可遗传，这种稳定性和遗传性不受增殖代数的影响而发生改变（图 16-5）。

细胞决定实质上是细胞在接受某种指令或信号分子作用后，导致特定基因激活或抑制，在基因组中表现出稳定的印记。某种指令或信号分子的作用是短暂的，但是，细胞将这种短暂的作用记录并储存于基因组中从而产生长期稳定的记忆。因此，细胞决定与细胞记忆密切相关。原始细胞也正是具备细胞记忆才能保证细胞决定的稳定性和遗传性。

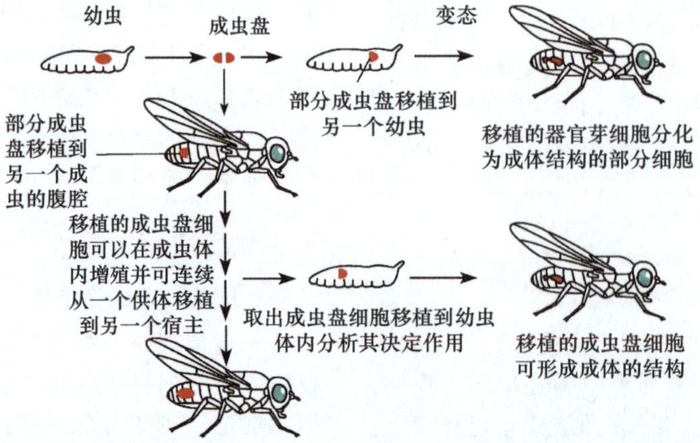

图 16-5 果蝇成虫盘移植实验，增殖 1800 代的成虫盘细胞仍然保持最初决定的分化方向

第三节　细胞分化与基因表达

细胞分化使同一来源的细胞产生形态结构、生化特性、生理功能上的差异，通过细胞分化，具有相同遗传组成的细胞选择性地表达不同的基因，产生不同的结构蛋白、执行不同的功能，所以细胞分化的实质是基因的差别表达。

在细胞内与分化有关的基因按其功能分为两类：一类为**管家基因**（**house keeping gene**），这是维持细胞基本活动所必需的基因；另一类为**奢侈基因**（**luxury gene**），也称为**组织特异性基因**（**tissue specific gene**），这类基因编码细胞特异蛋白质，它对细胞的生存无直接影响，但对细胞分化、决定细胞特异性方面起着重要作用。在胚胎发育过程中，细胞基因组中不同基因严格按照时空顺序相继活化，这一现象称为基因的**差别表达**（**differential expression**）或顺序表达（**sequential expression**）。

一、组织特异性基因在时空上差异表达

动物胚胎发育从受精卵开始的整个过程中，按照组织特异性和发育阶段专一性的特点，基因选择性地表达，表现出**时空特异性**（**temporal specificity**）。关于时序表达研究较为深入的是人红细胞的血红蛋白基因的表达。血红蛋白由两条α珠蛋白链和两条β珠蛋白链组成，编码α珠蛋白链和β珠蛋白链的基因分别位于16号染色体和11号染色体上（图16-6）。

人类β珠蛋白基因家族包括ε、γ^G、γ^A、δ、β 5个基因；α珠蛋白基因有ζ、α。每一个家族的不同成员在发育的不同时期表达，合成不同的血红蛋白。

β珠蛋白基因家族的ε基因、α珠蛋白基因家族的ζ基因在早期胚胎卵黄囊的血岛中表达，几乎同时或随后α基因开始表达，构成早期胚胎型血红蛋白$\zeta_2\varepsilon_2$、$\alpha_2\varepsilon_2$；发育到第2个月，ζ基因和ε基因关闭，α基因和γ基因在肝脏中表达，形成胎儿型血红蛋白$\alpha_2\gamma_2$；随后，造血转移到骨髓，β基因和δ基因开始表达，到妊娠末期γ基因活性逐渐下降，成年型β基因活性渐次上升，到出生后这一转变加快，胎儿型血红蛋白$\alpha_2\gamma_2$被成体型$\alpha_2\beta_2$替代（图16-6，图16-7）。成体主要是α基因和β基因表达，$\alpha_2\beta_2$型血红蛋白占97%、$\alpha_2\delta_2$约占2%、$\alpha_2\gamma_2$仅占1%。胎儿型与成体型血红蛋白在生理功能上有所不同，前者与氧的亲和力强。

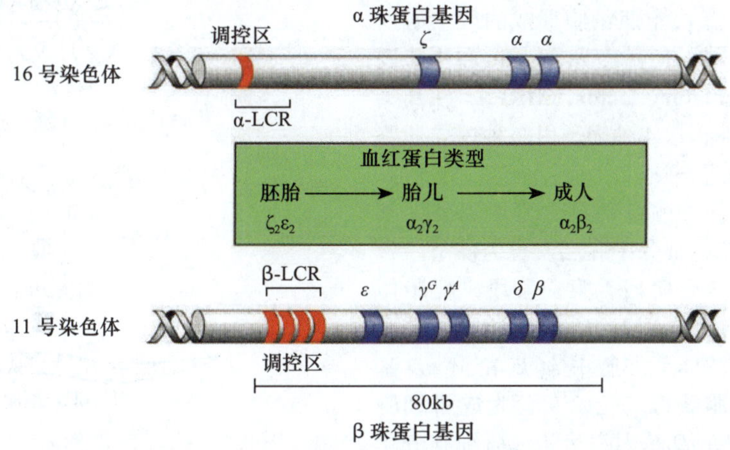

图16-6　人珠蛋白基因家族在染色体上的排列及血红蛋白类型示意图（引自陈誉华，2018）

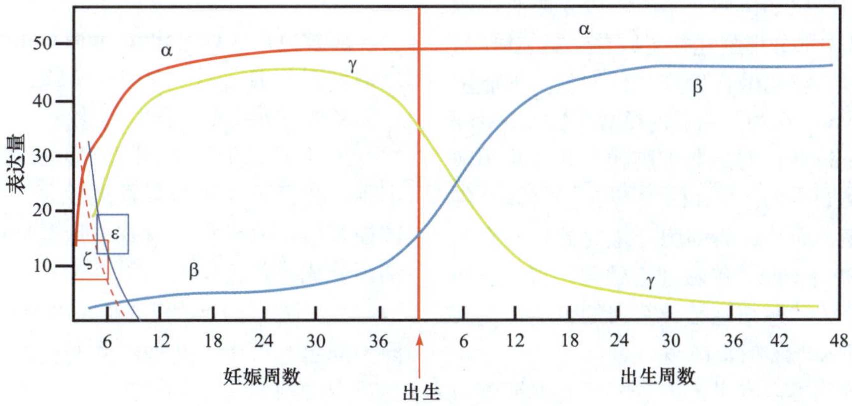

图16-7　人类珠蛋白肽链的发育演变

在发育不同阶段有不同的珠蛋白基因表达，这与珠蛋白基因上游的**基因座控制区（locus control region，LCR）**有关（图 16-8）。LCR 最初通过 **DNA 酶Ⅰ（DNase Ⅰ）**消化实验鉴定，只有红细胞前体细胞中的 LCR 对 DNA 酶Ⅰ敏感，这意味着该区域的染色体没有被紧密包裹，转录因子易于接近 DNA。随后发现，LCR 可使任何与它连接的 β 珠蛋白基因高表达。

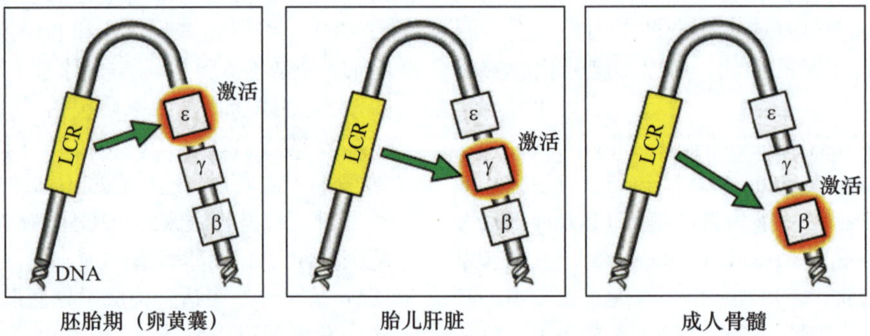

图 16-8　LCR 调节人珠蛋白基因家族表达图（引自陈誉华，2018）

二、细胞分化过程中基因表达的精细调节

（一）发育阶段关键特异性基因的表达

细胞决定从本质上来讲是发育阶段特异性基因表达的结果，下面以成肌细胞向肌细胞方向分化为例说明细胞决定与发育阶段特异基因的表达。

在脊椎动物中，**MyoD（myoblast determination，MyoD）**家族转录因子是决定肌细胞形成的最上游因子，该家族成员有 MyoD、Myf5、myogenin 和**生肌调节因子（myogenic regulatory factor，MRF）**。在高等脊椎动物胚胎发育时期，这 4 种因子由多种诱导通路激活并以特定的时空顺序表达。

哺乳类骨骼肌组织除颅面部及食管肌肉外，都由轴旁中胚层发育而来，轴旁中胚层发育为体节。骨骼肌细胞的分化经历 3 个阶段。第一阶段，胚胎体节中的多能干细胞接收其周围组织发出的特异性诱导信号 Shh 和 Wnts，激活体节细胞中 *Myf5* 和 *MyoD* 基因，使体节中部分细胞获得决定，发育为**成肌细胞（myoblast）**。*Myf5* 和 *MyoD* 基因表达是成肌细胞分化的标志，这两个基因作用相似，可以相互代偿，如果同时存在，则起功能叠加作用。第二阶段，成肌细胞保持增殖能力，其中部分细胞迁移至肢芽。第三阶段，成肌细胞停止分裂，彼此融合形成多核细胞。细胞融合后，在 MyoD、Myf5 两种蛋白质的诱导下，*myogenin* 开始表达，Myogenin 蛋白对成肌细胞融合并分化为成熟的骨骼肌细胞是必需的。MyoD、Myf5 控制体节细胞分化为成肌细胞，而从成肌细胞分化为成熟的骨骼肌细胞则依赖于 Myogenin。伴随细胞融合，与骨骼肌发育及其与功能有关的肌细胞特异基因的表达，使其分化为成熟的骨骼肌细胞（图 16-9）。

从骨骼肌的分化可以看出，体节中多能干细胞由于 *MyoD* 基因的表达而使细胞处于决定状态，启动向骨骼肌细胞方向分化。在个体发育过程中，由一个关键基因的表达引发了一连串下游基因的表达，从而导致特定谱系细胞的发育。具有这种起主导基因作用的基因称为细胞**分化主导基因（differentiation master control gene）**。

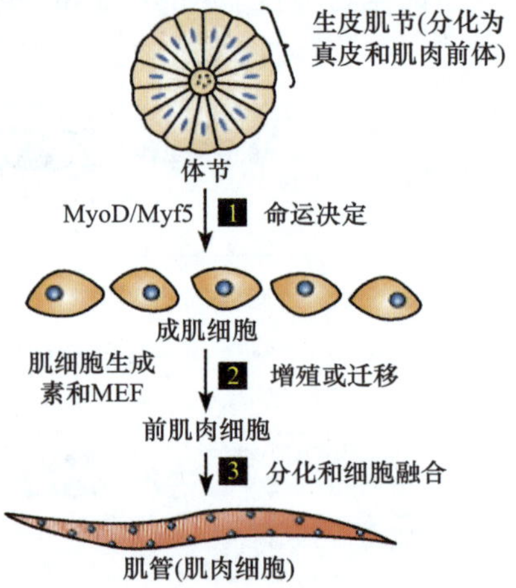

图 16-9　骨骼肌发育程序图（引自 Lodish et al.，2013）

（二）组合调控调节特异性蛋白基因表达

组合调控（combinational control）是指少量调控蛋白通过组合，共同协调，决定某一特异基因表达，启动多种特异类型的细胞分化。

人体有 200 多种不同类型的细胞，如果每一类型细胞分化需要一种特异性调控蛋白，则需要 200 多种调控蛋白。但事实上只有少量类型调控蛋白启动这些细胞分化，其机制就是组合调控，这也体现生物体的节约性。图 16-10 示意 3 种调节基因表达的调节蛋白，因不同组合可引发 8 种不同类型的分化细胞。如果调控蛋白的数量是 n，则启动分化的细胞类型是 2^n。在启动细胞分化的各类调控蛋白组合中，往往存在 1～2

种起决定作用的调控蛋白，编码这种蛋白的基因称为主导基因。借助于组合调节，在个体发育中，通过特定的调节蛋白组合引发其他调节蛋白的级联反应，启动细胞分化，产生不同类型的细胞，诱发整个器官的形成，通过形态建成，完成复杂有机体的发育。

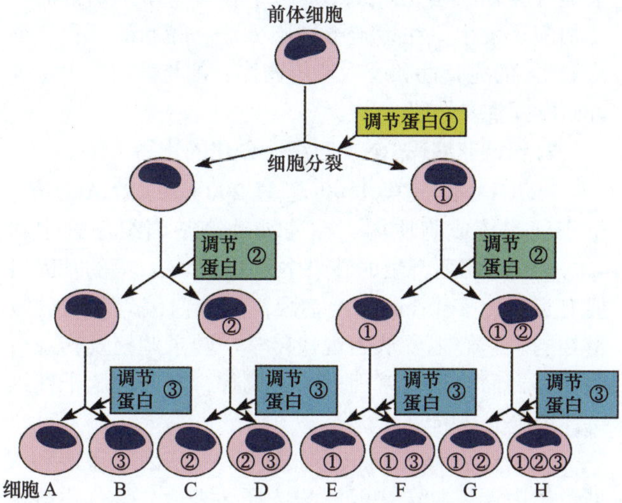

图 16-10　细胞分化过程的调节蛋白组合调控机制

例如，在眼的发育过程中有一种关键性的调节蛋白（在果蝇中称为 EY，在哺乳类中称为 Pax-6）能决定眼的发育，如果将 *EY* 基因导入将要发育成腿的果蝇细胞中，在腿部表达 *EY* 基因的细胞便发育成果蝇眼（图 16-11），提示 EY 蛋白与一些基因调控区的结合位点结合后，通过组合调控直接启动了眼发育相应基因的表达。

（三）表观遗传影响基因表达调控细胞分化

表观遗传学（epigenetics）是指在基因的 DNA 序列没有发生改变的情况下，基因功能发生了可遗传的变化。DNA 甲基化、组蛋白修饰、染色质重塑、基因组印记，以及非编码 RNA 等表观遗传学修饰能调控相关基因的表达，影响细胞分化。

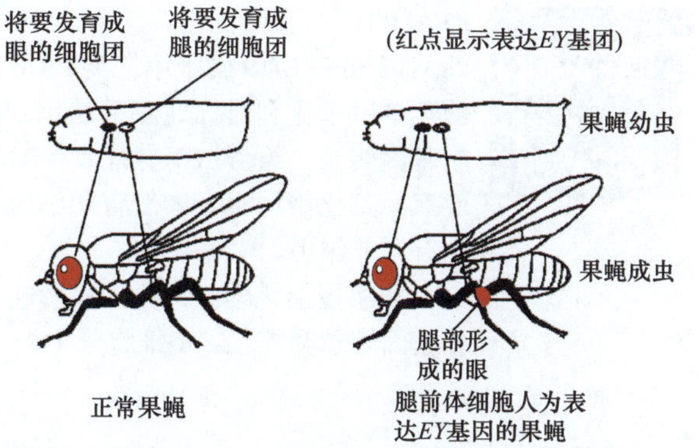

图 16-11　果蝇 *EY* 基因（与眼的发育有关的基因）在发育成腿的果蝇细胞中表达，导致腿部细胞发育成眼

在个体发育和分化过程中，细胞有选择性地进行基因沉默或基因表达，在 DNA 水平，主要是细胞核内染色质重塑，使一些特定基因组区域的转录活性呈现相应的有序变化。表观遗传导致染色质重塑受多重因素调控，其中最直接的影响因子是核小体本身的修饰，包括 DNA 甲基化、组蛋白甲基化、乙酰化、泛素化、磷酸化及非编码 RNA 等表观遗传因素影响基因表达。

1. DNA 甲基化调控细胞分化基因的表达

DNA 的修饰都会引起染色质结构和基因转录活性的变化。DNA 甲基化是使基因沉默的主要形式。DNA 分子中的胞嘧啶在甲基转移酶作用下可转变为 5-甲基胞嘧啶，称为**甲基化（methylation）**。DNA 甲基化能引起染色质结构、DNA 构象、DNA 稳定性及 DNA 与蛋白质相互作用方式的改变，从而控制基因表达。例如，卵黄囊时期红细胞中 ε 珠蛋白基因的启动子未甲基化，而 γ 珠蛋白基因的启动子则甲基化，因此 ε 珠蛋白基因开放，γ 珠蛋白基因则关闭。至胎儿期，在胎儿肝脏与合成胎儿血红蛋白有关的基因如 γ 珠蛋白基因没有甲基化，但在成体肝脏，相应的基因甲基化（图 16-12），这说明 DNA 甲基化修饰是调控基因表达沉默，确定细胞分化的重要方式。

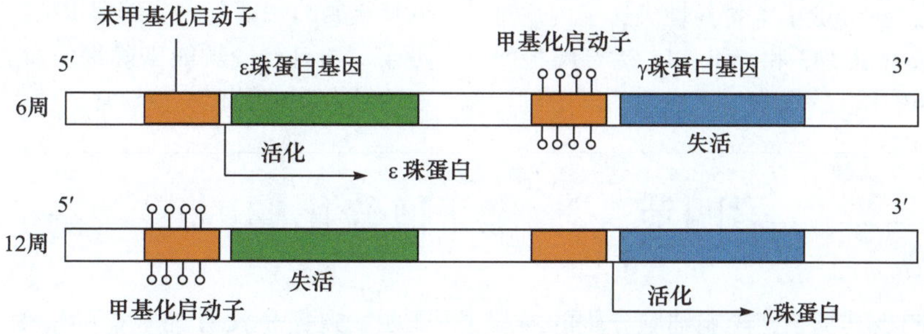

图 16-12　胚胎发育不同时期不同珠蛋白基因甲基化控制其表达（引自陈誉华，2018）

二维码 16-4 扩展

学术辩论—表观遗传修饰与转录因子在细胞命运决定中的作用

2. 组蛋白与非组蛋白的化学修饰影响基因表达，控制细胞分化

组蛋白修饰（histone modification）是指组蛋白在相关酶作用下发生甲基化、乙酰化、磷酸化、腺苷酸化、泛素化、ADP 核糖基化等修饰的过程。

组蛋白不同氨基酸上各种修饰对生物个体发育和细胞分化的调控规律是表观遗传学研究的重要内容。目前发现组蛋白精氨酸主要有单甲基化、对称性双甲基化和非对称性双甲基化三种修饰形式，由**蛋白质精氨酸甲基转移酶（protein arginine methyltransferase,**

二维码 16-5 扩展

BACH1 调控干细胞向血管分化过程中的作用

PRMT）家族负责催化。其中 PRMT5、PRMT7 和 PRMT9 属于第二类 PRMT，催化单甲基化和对称性双甲基化，抑制基因转录。组蛋白精氨酸发生对称性双甲基化修饰对个体发育和细胞分化有调节作用。

非组蛋白化学修饰后同样影响特异基因转录调控，影响细胞分化。

（四）非编码 RNA 对细胞分化的作用

非编码 RNA（non-coding RNA，ncRNA）指不翻译成多肽的功能性 RNA。其分为组成性非编码 RNA 和调节性非编码 RNA。前者包括 rRNA，tRNA 和 scRNA（胞质小 RNA），与蛋白质的合成有关。后者分为**短链非编码 RNA（small ncRNAs，sncRNA）**和**长链非编码 RNA（long ncRNAs，lncRNA）**。非编码 RNA 在表观遗传修饰中扮演重要角色，在基因组水平和染色体水平对基因表达进行调控，决定细胞分化命运。其中常见的具调控作用的非编码 RNA 包括**小干扰 RNA（small interfering RNA，siRNA）**、**微小 RNA（microRNA，miRNA）**、**piRNA（piwi-interacting RNA）**以及长链非编码 RNA。

1. 短链非编码 RNA 与细胞分化及个体发育

sncRNA 是长度为 20～30 nt 的非编码 RNA，包括 miRNA，siRNA 及 piRNA。短链非编码 RNA 广泛存在于哺乳动物，具有高度的保守性，通过与靶基因 mRNA 互补结合而抑制蛋白质合成或促使靶基因 mRNA 降解，参与细胞分化与发育的基因表达调控。miRNA 主要通过调控细胞的增殖、分化与凋亡而参与整个机体的发育过程，是动物发育过程中的重要调控因子，而且与很多人类疾病相关。通过基因敲除方法所进行的研究表明，miRNA 参与了胚胎早期发育、神经发育、肌肉发育和淋巴细胞发育等动物发育的各个方面。如发现 miR-1 能促进肌细胞分化，抑制细胞增殖，控制心室壁的厚薄；miR-126 特异性表达于内皮细胞，调控血管形成；miR-143 和 miR-145 参与调控平滑肌细胞的分化；miR-150 特异表达于成熟的淋巴细胞中，影响淋巴细胞的发育和应答反应；miR-223 特异性表达于骨髓，对祖细胞的增殖和粒细胞的分化及活化进行负调控等。siRNA 能够与多种核酸酶，包括核酸内切酶、核酸外切酶、解旋酶等形成 **RNA 诱导沉默复合体（RNA-induced silencing complex, RISC）**，调控果蝇背腹轴的建立。piRNA 除了在转录水平调控哺乳动物配子发生，在生殖干细胞分化、胚胎的发育、维持 DNA 的完整性和表观遗传调控、参与性别的决定等方面发挥重要作用。

2. 长链非编码 RNA 对细胞分化的作用

lncRNA 是一类长度超过 200 nt 的 RNA 分子，位于细胞核或胞质内。在哺乳动物基因组序列中约 4%～9% 的序列产生的转录本是 lncRNA，人的基因组拥有近 2 万多个 lncRNA 基因，和蛋白编码基因的数量相当。它们主要从表观遗传学、转录调控及转录后调控等方面实现对基因表达的调控，参与细胞干性维持，细胞分化的调节。

在个体发育中 lncRNA 通过调控基因组印迹和 X 染色体失活、决定基因座的选择性表达、染色质结构域中组蛋白甲基化修饰等多种形式，能精细调控同一靶基因的转录表达，决定细胞分化。例如，lncRNA 在 *Hox* 基因座的选择性表达中发挥重要调控作用，它们决定这些基因座染色质结构域中组蛋白甲基化修饰是否会发生、染色质结构是否允许 RNA 聚合酶转录等。其中一种从 *Hox-C* 基因座转录的 Hox 转录物反义 RNA（HOTAIR），能通过募集染色体重建蛋白复合体 PRC2，诱导 *Hox-D* 基因座产生抑制性的染色质结构，在 *Hox-D* 基因座上长达 40 kb 的范围内抑制基因的转录。目前认为在这种调控机制中，lncRNA 的作用之一是特异性识别所调控的染色质区段。

非编码 RNA 可以作为灵活的调控因子动态传递基因组 DNA 上承载的精细信息，各种非编码 RNA 并不是孤立地发挥功能，而是细胞调控网络中不可缺少的极其重要的一部分，非编码 RNA 与其他调控因子相互协作，各自行使功能来确保发育正常地进行，它们的表达异常都会引起发育异常。

第四节　影响细胞分化的因素

细胞分化的机制极其复杂，影响细胞分化的因素很多，概括起来细胞的分化命运取决于细胞的内部因素和外部环境。

一、细胞内因素

（一）细胞核与细胞分化

在细胞分化过程中，细胞核起着重要作用。实验证明，在完全没有细胞核的情况下，卵裂不会发生，也观察不到细胞分化现象，并且在早期细胞便死亡了。分化细胞之所以能合成特异蛋白质，就是由于细胞核内的基因有选择性地表达。

在早期的研究中，一些生物在发育过程中基因组发生量的变化，表现出特定基因选择性扩增。例如，爪蟾的卵母细胞中，rDNA 基因大量扩增以形成大量核糖体，供卵裂和胚胎发育所用；果蝇的卵巢滋养细胞、唾腺细胞在发育过程中，染色体多次复制而细胞核不分裂，形成**多线体（polyteny）**和**多倍体（polyploid）**。与此相反，有的细胞在分化过程中则发生遗传物质的丢失。典型的例子是马蛔虫在个体发育过程中，只有生殖细胞得到了整套染色体，而体细胞中只有染色体组的一部分，其余的都丢失了。哺乳动物（除骆驼外）的红细胞以及皮肤、羽毛、毛发的角细胞则丢失了完整的细胞核。在脊椎动物和人的B淋巴细胞分化发育过程中，由于编码抗体的基因发生重排，从而产生多种多样的抗体分子。哺乳动物能产生10^6～10^8种抗体，这并不意味着细胞内具有相应数量的基因，主要是因基因的重新组合所致。细胞内的基因精密选择性表达使细胞有序地分化。

在第三节中讲述的调节基因的表达控制细胞分化都属于影响细胞分化的内在因素。

（二）细胞质与细胞分化

细胞质对细胞核基因的选择性表达起了重要的调控作用。许多实验证明，在细胞分化过程中，细胞核中基因的表达潜力受核所在的细胞质环境的控制。细胞质中的一些成分控制着细胞核基因的开、关。

1. 细胞质中的细胞分化决定子与细胞分化

卵细胞质中的物质分布是不均一的，有的物质在其中有一定的区域分布，这些特殊物质称为**决定子（determinant）**。它们在卵细胞或受精卵中的特殊定位，称为**细胞质定域（cytoplasm localization）**。决定子实质是细胞中的蛋白质、mRNA，它们在细胞中分布不均匀，定位于特定的空间位置。动物卵细胞中储存有2万～5万种不同的mRNA，对胚胎的早期发育有很大影响，在一定程度上决定了细胞的早期分化。

动物生殖细胞的决定在胚胎发育早期便发生了。例如，果蝇卵的卵裂像其他昆虫一样，只有核分裂而胞质不分裂，结果在卵细胞质中含有数千个细胞核，这时的胚胎称为**合胞体胚盘（syncytial blastoderm）**。在胚盘后端的细胞质区域称为**极质（polar plasm）**，极质中含有一些特殊颗粒，称为**极粒（polar granule）**，即生殖细胞决定子。在极质区形成的细胞称为**极细胞（pole cell）**，体积比其他细胞大，它们就是原始生殖细胞的原基，在以后的发育过程中，极细胞迁移至生殖腺，发育成卵细胞和精细胞，而极粒是最终影响生殖细胞分化的物质。如果用紫外线照射卵细胞后部，破坏极粒，则发育成的果蝇不育；如果将未照射的极粒注射入照射后的卵细胞后部，该卵子又会发育成可育的果蝇。这一实验说明，细胞质中的极粒诱导、调节生殖细胞分化基因的表达，最终分化成为生殖细胞。

2. 细胞不对称分裂

在胚胎发育过程中，细胞质成分是不均质的，细胞质中的某些成分有其特定分布区域，当细胞进行有丝分裂时，细胞质成分被不均等地分配到子细胞中，导致细胞分裂不对称，这种分裂方式称为**不对称细胞分裂（asymmetric cell division）**。不同的细胞质成分调控细胞核基因的表达，决定细胞的分化，产生不同类型的细胞。例如，在果蝇感觉器官发育过程中，细胞命运决定子之一numb蛋白在果蝇感觉性母细胞细胞质中呈不对称性分布，在第一次细胞分裂时只有一个细胞得到numb蛋白，这个得到numb蛋白的细胞第二次分裂时产生神经元及鞘层细胞，不含numb蛋白的细胞则分化为支持细胞（图16-13）。

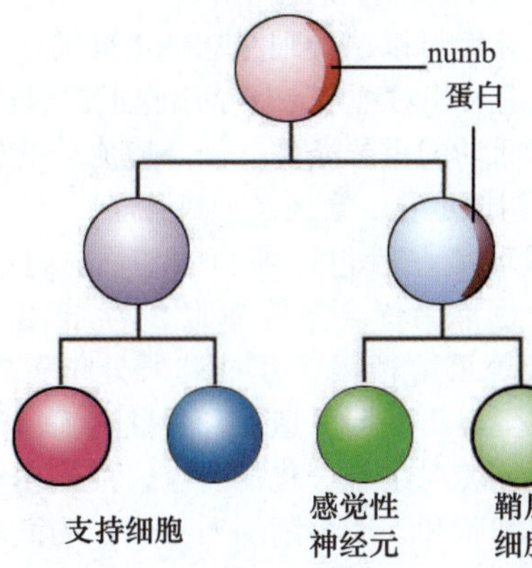

图16-13 果蝇感觉性神经母细胞的不对称分裂影响细胞分化示意图（引自陈誉华，2018）

二、细胞外因素

细胞分化除了受细胞内细胞核与细胞质之间相互作用的制约外，还受到细胞外因素的影响，它包括胚胎发育过程中细胞群之间的相互影响、细胞所处的微环境及机体外环境对细胞分化的影响。

（一）环境因素

环境中的物理、化学和生物因素均可对细胞的分化、发育产生重要的影响。例如，豚鼠的孕期为68天，如果在妊娠18～28天给母鼠增高温度3～4℃/h，胎鼠脑重减轻10%。人类孕妇高热也会影响胎儿中枢神经系统的发育。妊娠期间感染风疹病毒、麻疹病毒、疱疹病毒等易引发胎儿发育畸形而导致先天性听力障碍和心脏畸形。

（二）细胞微环境对细胞分化的影响

细胞的生存、迁移、增殖、分化、衰老及死亡等生物学行为都受到细胞内在因素及其周围邻近外在信号的调节。细胞生存的周围邻近外环境称为**细胞微环境（cell microenvironment）**或**小生境（niche）**。细胞与微环境中的成分之间相互作用在胚胎发育过程中决定细胞不同的命运，而在成熟个体则维持组织的动态平衡，并协调各个细胞对刺激的反应。niche 的概念最早是在 1978 年由 Schofield 针对造血干细胞的特殊微环境而提出的，随后在消化道、神经系统、性腺、表皮和心脏等组织中发现了类似的 niche 结构。

干细胞通过与 niche 内其他细胞和细胞因子等的相互作用，进行自我更新和定向分化，从而保护干细胞不受各种信号的干扰，同时又防止干细胞的过度增殖导致恶性癌变。

niche 具有精确的空间结构，并提供足够的增殖和抗凋亡信号，帮助排除促分化因子，以维持干细胞的干性和自我更新的能力及分化潜能。与干细胞密切接触的其他细胞或基膜是 niche 中控制干细胞行为信号的重要来源。

不同微环境可以诱导细胞选择不同的命运。微环境的动态平衡及相对稳定是保持细胞正常增殖、分化、代谢和功能活动的重要条件，微环境成分的异常变化可能会导致组织退化、衰老及形成肿瘤。

细胞微环境一般包括细胞外基质、直接接触的相邻细胞（也称为壁龛支持细胞）、生长因子、细胞因子、激素等可溶性因子及细胞所处位置的间质组织。造血发生经历了胎肝造血和骨髓造血阶段。为了研究造血微环境对细胞分化的影响，卢光琇等分别用人胎肝基质细胞和人胎骨髓基质细胞作为微环境中的支持细胞，加入细胞因子 BMP-4 和 VEGF 模拟造血微环境，诱导人胚胎干细胞向中胚层分化，然后添加了 SCF、FL 和 TPO 使中胚层细胞进一步分化成为造血干细胞并具有自我更新能力。该实验充分证明了人胎肝基质细胞、人胎骨髓基质细胞及细胞因子能分别诱导人胚胎干细胞经历成血管细胞阶段向造血干细胞分化。实验结果显示，诱导人胚胎干细胞获得造血干细胞的比例为 0.7%～1.4%，接近成体正常骨髓内造血干细胞 1% 的水平。这说明微环境对细胞的分化起着重要的作用。细胞微环境对细胞分化的影响主要体现在以下几个方面。

1. 微环境中直接接触的相邻支持细胞影响分化

在微环境中，周围相邻细胞构成了一个精细的空间结构，提供细胞生存、进行生命活动的场所。细胞与周围相邻细胞密切接触，这些细胞分泌信号分子，调节细胞的增殖、分化，共同维持小生境中细胞数量的恒定以及保持微环境的动态平衡。

2. 细胞外基质能引起特定细胞的增殖和分化

细胞外基质与细胞表面的整合素相互作用，激活黏着斑激酶（FAK），启动相应的信号途径，引起细胞的增殖、分化。不同的细胞外基质诱导分化的细胞类型不相同。例如，干细胞在Ⅳ型胶原和层粘连蛋白上分化为上皮细胞；在Ⅰ型胶原和纤连蛋白上则分化为成纤维细胞；在Ⅱ型胶原及软骨粘连蛋白上则分化为软骨细胞。

在发育与创伤组织中，透明质酸合成旺盛，能促进细胞的增殖和迁移，阻止细胞的分化，一旦细胞增殖数达到一定数量，透明质酸被水解，取而代之的是硫酸皮肤素、硫酸软骨素等其他形式的糖胺聚糖。

3. 微环境中可溶性信号分子的作用

微环境中存在着多种可溶性的生长因子、细胞因子，这些因子大部分是由支持细胞分泌的。细胞因子在传递细胞与胞外基质之间、细胞与细胞之间的信号中起着重要的作用，调节细胞的增殖、确定细胞的分化。不同的微环境有不同的可溶性信号分子，主要有 Wnt、BMP、Hedgehog、Notch、Ang-1 和 Upd 等。

例如，线虫受精卵，在早期胚胎发育中细胞进行不对称分裂，使细胞之间出现了差异。图 16-14 显示的是线虫四细胞期，4 个细胞已经出现差异。P2 细胞分泌 Delta 信号分子（配体），通过相邻细胞 ABp 表面的 Notch 受体作用于 ABp 细胞，使之与 ABa 细胞产生差异，从而影响以后线虫背-腹部细胞发生不同的分化。此外，P2 细胞还表达另一种信号分子——Wnt 蛋白，通过相邻的 EMs 细胞表面受体——**卷曲蛋白（frizzled）**作用于 EMs 细胞，调节其有丝分裂纺锤体位置的方向，分裂后产生的 E 细胞和 MS 细胞之间产生了差异，以后分别发育为消化道和肌肉以及躯体其他部分的器官组织。

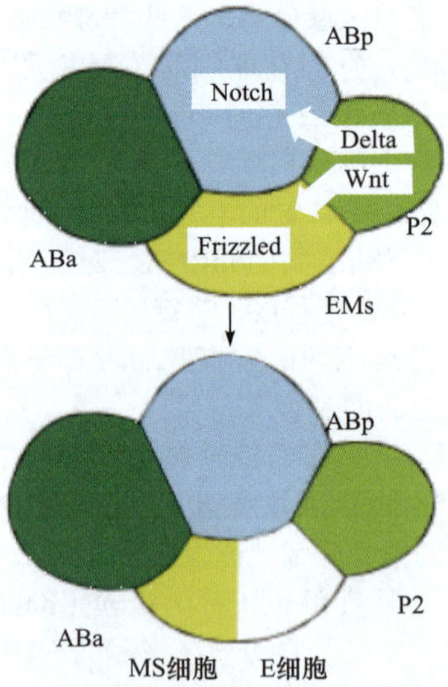

图 16-14 线虫早期胚胎通过不同信号通路调节，决定细胞的分化

信号作用与其浓度有关系，如图 16-15 所示信号浓度梯度诱导细胞分化。**刺猬信号（hedgehog，Hh）**可控制鸡神经管腹部 4 种细胞的分化发育，这些细胞沿胚胎背腹轴，由腹部至背部分布在不同位置上。从腹部至背部分别为底板细胞、运动神经元、V2 中间神经元和 V1 中间神经元，这些细胞的分化与 Hh 浓度有关。在发育过程中，Hh 最初在脊索中高表达，并诱导底板细胞也表达，在那里形成一个信号中心，离信号

中心位置越远，信号浓度越低，从而形成浓度梯度。有人用不同浓度的Hh处理鸡胚神经管，没有Hh时，各种细胞类型不会形成；而最高浓度时，形成底板细胞，浓度稍低，形成运动神经元，当Hh浓度降低到1/2，形成V2中间神经元，若再降低1/2，仅有V1中间神经元形成。故神经管腹部上述类型细胞的分化是受*Shh*基因控制的，该基因表达过程中产生浓度梯度，诱导产生不同类型的细胞。

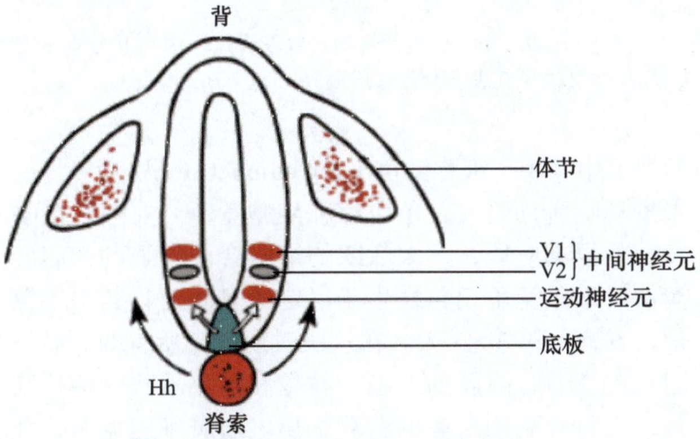

图16-15 脊髓腹部Hh不同浓度诱导不同类型神经元的分化

4. 微环境中激素对细胞分化的影响

激素对细胞分化的影响可看成是远距离细胞之间的相互作用。例如，昆虫的保幼激素和脱皮激素，前者的功能是保持幼虫特征，促进成虫器官原基的发育；后者的功能是促进脱皮和成虫形态的出现。当两者保持一定的比例时，幼虫蜕皮而长大，当保幼激素含量减少或不合成时，幼虫化蛹，变为成虫，成虫期又开始合成保幼激素，促进性腺的发育。

两栖类的幼体——蝌蚪发育为成体的蛙，要经过变态发育阶段。其尾鳍和尾部被吸收，前后肢形成，这些变态与甲状腺分泌的**甲状腺素**（**thyroxine，T4**）和**三碘甲状腺氨酸**（**triiodothyronine，T3**）有关。幼体发育到一定时期，T3、T4分泌增加，便引起变态，尾部退化。在退化时，首先是尾部横纹肌细胞中的蛋白质合成减少，溶酶体酶增加，溶酶体释放这些酶使细胞死亡，随之被巨噬细胞清除，激素作用于基因使其开放，合成特异蛋白质而调节细胞分化。微环境中邻近细胞分泌的细胞因子，通过信号转导而对细胞的分化发挥近距离的调节作用。

（三）细胞之间的相互作用

多细胞生物的细胞分化是在细胞之间的相互影响下进行的，因此，细胞之间的相互作用对细胞分化有较大影响。原肠胚以后，3个胚层的发育方向虽然已经确定，但是各胚层细胞的进一步分化有赖于细胞群之间的相互作用。

1. 诱导

在胚胎发育过程中，一部分细胞对邻近细胞产生影响并决定其分化方向称为诱导，这种诱导在胚胎时期特别明显，因此称为**胚胎诱导**（**embryonic induction**）。起诱导作用的细胞或组织称为诱导细胞或诱导组织。被诱导而发生分化的细胞或组织称为反应细胞或反应组织。胚胎诱导现象最初是由德国胚胎学家汉斯·斯佩曼（Hans Spemann）在**胚胎移植**（**embryonic graft**）实验过程中发现的，并发现胚胎发育中的组织者（胚胎发育中起中心作用的胚胎区域）效应而获得了1935年的诺贝尔奖。

诱导分化现象在动物胚胎发育过程中普遍存在，特别是在胚胎发育的原肠胚期，3个胚层已形成，中胚层首先独立分化，并对邻近胚层有很强的诱导分化作用，它促进内胚层、外胚层各自朝着相应的组织器官分化。

诱导的特点：①诱导具有层次性，分为初级诱导、次级诱导和三级诱导等。例如，脊索中胚层诱导其表面覆盖的外胚层发育为神经板，这一过程称为初级诱导；神经板进一步发育成神经管，其前端膨大形成原脑，原脑两侧突出的**视杯**（**eye cup**）诱导其上方的外胚层表皮细胞内陷，形成晶状体，此为次级诱导；晶状体诱导其表面的外胚层表皮细胞凋亡，留下一层坚韧而透明的角膜，这为三级诱导（图16-16）。不同胚层细胞之间相互作用，导致不同组织细胞分化。②诱导有区域特异性和遗传特异性。皮肤主要由表皮和真皮这两种组织构成，表皮来源于外胚层的上皮组织，真皮来源于中胚层的间充质组织。虽然来源相同，但不同部位的皮肤衍生物不一样，有的部位有羽毛、鳞片、毛发等衍生物，这是表皮细胞合成的特异性蛋白质形成的，而这些衍生物的形成受其深层真皮（间充质组织）的控制。同样是表皮，因位置不同、表达的基因不同而出现区域特异性，如在爪的部位有鳞片而翼有羽毛。

尽管间充质细胞可以指导表皮细胞的基因表达，但表皮细胞的应答受其基因组的影响，表现出遗传特异性。最明显的例子之一是Spemann等的蝾螈和蛙的移植实验（图16-17）。蝾螈和蛙幼体的口腔结构是不同的。蝾螈幼体在其口腔下方有一个棒状的平衡器，而蛙的幼体——蝌蚪则形成一个黏液腺和吸盘；蝌蚪有一个不带牙齿的鳞状上颌，而蝾螈的上颌上有牙齿。Spemann将一个蛙原肠胚的腹部外胚层组织移植到将来发育成口腔的蝾螈原肠胚区域，同样也把蝾螈的腹部外胚层组织移植到将来发育成口腔的蛙原肠胚区域。移植实验发育成的幼体形成了不同的口腔，蝾螈有类似蛙的口腔，蛙蝌蚪有蝾螈的牙齿和平衡器。这说明，中胚层细胞指导外胚层形成口腔，但是形成什么样的口腔，由移植细胞基因决定，表现出遗传特异性。

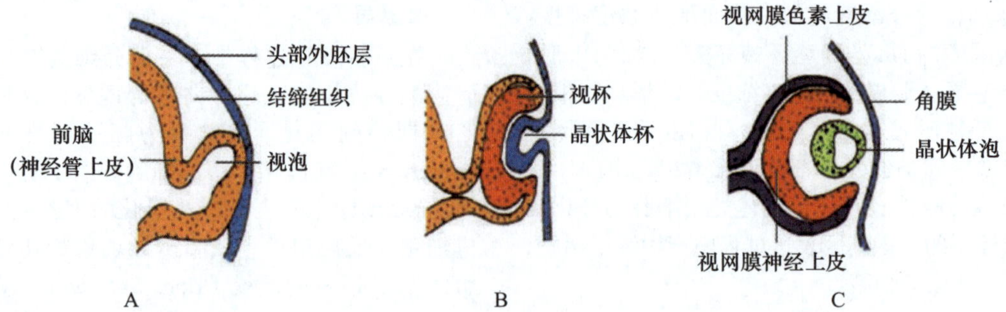

图 16-16　蝾螈眼晶状体的诱导

A. 神经胚的俯视图，深色点表示未来晶状体起源的区域和第一个诱导信号到达的地方；B、C 表示视泡，在发育过程中向上面外胚层发出信号诱导形成晶状体（B 中深色部分），晶状体又诱导其表面分化形成角膜

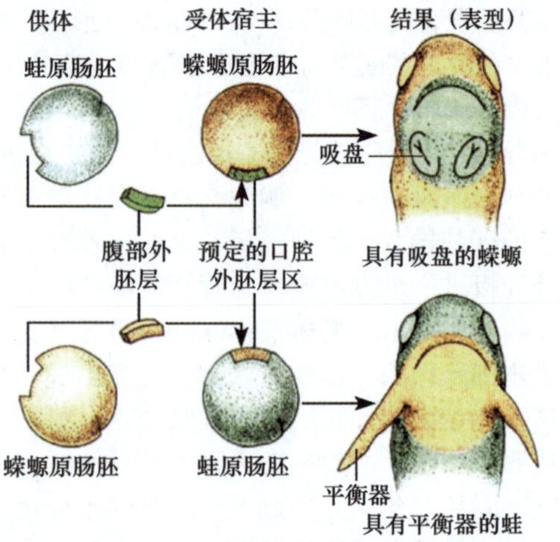

图 16-17　预定的口腔外胚层在蛙和蝾螈之间的移植

2. 细胞抑制

细胞抑制（cell inhibition）是指在胚胎发育中，已分化的细胞抑制邻近细胞进行相同分化而产生的负反馈调节作用。例如，把发育中的蛙胚置于含成体蛙心组织碎片的培养液中，胚胎不能产生正常的心脏。同样，用含成体蛙脑组织碎片的培养液培养蛙胚，也不能产生正常的脑。这说明，已分化的细胞可产生某种物质，抑制邻近细胞向相同方向分化，这种物质称为抑素。正是由于有诱导分化和抑制分化，才使胚胎发育有序地进行，使发育的器官之间相互区别，避免重复。

3. 细胞竞争

1975 年，Gines Morata 和 Pedro Ripoll 在果蝇的翅膀形成中发现了**细胞竞争（cell competition）**现象。后来发现哺乳动物发育中也存在细胞竞争。在哺乳动物发育的早期阶段，不太活跃的细胞会被较强的细胞所淘汰。细胞竞争现象发生于确定的时间窗，其中小鼠是在发育的第 3～7 天。在这段时期内，所有的胚胎细胞彼此竞争，战胜的细胞会吞噬和消化战败的濒死细胞，回收并利用所有的营养物质。通过细胞竞争，理论上发育生物体选择出了更有能力的细胞，支持个体整个生命过程的重要功能。这对于像人类一样的长寿生物体尤其具有重要意义，因为它们的组织必须终生维持功能。

现有研究证实，那些 myc 蛋白表达水平较高的胚胎细胞将获得竞争优势。myc 是细胞代谢能力的一个重要调控因子。通过控制细胞内的 myc 蛋白水平，可改变细胞竞争的结局。当细胞竞争被阻止时，战败的细胞也可以促使生成新生个体。但相比于在正常情况下形成的生物体，这种生物体的能力是不足的。

4. 细胞识别与黏合

受精、胚泡植入、形态发生、器官形成都与细胞识别和黏合息息相关。例如，有人将蝾螈原肠胚 3 个胚层的游离细胞置于体外混合培养，结果各胚层细胞又自我挑选（sorting out），相互黏着，依然形成外胚层在外、内胚层在内、中胚层介于二者之间的胚胎。这说明同类细胞具有相互识别和黏合的能力。一旦细胞之间识别并黏合，其细胞膜各部分就紧密结合成细胞之间传递信号的通道。

第五节　细胞分化与医学

细胞正常分化可以构建组织、器官和机体，但是如果细胞分化异常，常常导致出生缺陷，胚胎期细胞分化调控异常可导致畸胎、脱分化会发生肿瘤、转分化可导致组织纤维化而使器官功能减退或衰竭。

一、肿瘤与细胞分化

（一）肿瘤细胞的分化异常

肿瘤细胞和胚胎细胞具有许多相似的生物学特征，它们都呈现未分化或低分化的特点。光学显微镜下的形态结构显示细胞核大、核仁数目多、核膜和核仁轮廓清楚。电子显微镜下观察，细胞质中含有大量游离核糖体，内膜系统不发达，微丝减少，排列不规则；细胞表面微绒毛增多变细，细胞之间的连接减少。体外培养发现，癌细胞失去了正常细胞具有的最高分裂次数的限制，可以无限增殖；细胞的接触抑制消失，凝集性增强，贴壁性下降，成为“永生化”的细胞。这些是细胞分化程度低的特征。从分化的观点认为，肿瘤细胞是异常分化细胞，表现为去分化或转分化，所以分化障碍是肿瘤细胞重要的生物学特征。

细胞处于正常的微环境中会正常分化发育，如果微环境发生改变，细胞受异常微环境的诱导而发生脱分化形成肿瘤，为此近年来提出了针对肿瘤微环境进行治疗的策略。

（二）肿瘤细胞可被诱导分化

肿瘤细胞可以在高浓度的分化信号诱导下增殖减慢、逐渐由低分化向高分化方向发展，最终诱导成为正常的终末分化细胞。1960 年 Pierce 等最早发现小鼠睾丸畸胎瘤细胞可自发地分化成良性或正常细胞。Collins 等于 1978 年及 Huberman 等于 1979 年相继发现，人早幼粒白血病细胞可被二甲基亚砜及促癌剂，如**佛波酯（phorbol ester）**诱导分化。经研究证实，许多细胞因子（如肿瘤坏死因子、干扰素）、小剂量的化疗药物等都具有诱导分化的效果，而研究和应用最多、也是最成功的是维甲酸和砷剂能诱发白血病细胞向正常成熟细胞方向分化，目前用维甲酸治疗急性早幼粒细胞白血病已成为诱导分化疗法的典范。

二、细胞转分化与组织损伤修复及疾病

（一）上皮细胞转分化与组织器官纤维化

研究发现，许多慢性疾病直接导致脏器组织的纤维化，组织纤维化的特征性改变表现为器官组织内的细胞外基质过度增生与异常沉积，实质细胞减少，持续进展可致器官结构破坏和功能减退乃至衰竭，严重威胁人类健康和生命。发生纤维化的原因有多种，最关键的原因是炎症、免疫、毒素、缺血等引发的损伤，诱导上皮细胞经过**上皮细胞-间充质细胞转化（epithelial-mesenchymal transition，EMT）**为成纤维细胞和肌纤维母细胞，这些细胞具有很强的分泌细胞外基质及胶原蛋白的能力，导致组织器官纤维化。

例如，肾脏纤维化的病理特征为肾单位结构毁损，肾脏固有细胞消失，细胞外基质成分堆积。药物中毒、高血压、糖尿病、持续感冒、感染等致病因素都会造成肾小球毛细血管内皮细胞损伤，内皮受损后，一方面，引起血小板聚集、促凝血物质释放、局部微血栓形成；另一方面，炎症细胞浸润、黏附，释放炎症介质（包括生长因子、趋化因子、肿瘤坏死因子等）。而炎症介质诱导肾脏固有细胞（如系膜上皮细胞、肾小球上皮细胞、足细胞和肾小管上皮细胞等）转分化为肌成纤维细胞。这一时期虽然肾脏的结构和功能已经发生了变化，但受损细胞仍能行使部分原有的功能。这一阶段可以通过治疗使受损的细胞向正常细胞逆转，恢复原来的功能，因此，这个阶段称为纤维化形成与进展的可逆阶段。而转化形成的肌成纤维细胞不断增殖、分泌不易被降解的Ⅰ型、Ⅲ型胶原蛋白，使细胞外基质异常积聚与沉积，最终导致肾小球硬化，肾小管、肾间质、肾血管纤维化，并形成持久瘢痕。在这一阶段，有效功能性肾单位数量逐渐消失，肾功能进行性衰竭。所以肾脏实质细胞转分化为肌成纤维细胞是纤维化并导致肾衰竭的关键。类似的机制，其他脏器纤维化也主要是细胞发生转分化形成间质细胞的结果。

（二）血管内皮细胞的转分化与动脉粥样硬化

动脉粥样硬化的发生虽然有多种原因，但是血管内皮细胞向间质细胞的转化是重要原因之一。间质细胞是一种分化程度较低的细胞，可转分化为平滑肌细胞，虽然这种转分化对血管的再生重塑起着重要作用，但过度持续的转分化可导致动脉硬化斑块的形成。动脉壁脂肪硬化斑块形成又促使平滑肌细胞向巨噬细胞转分化，进一步加重局部炎症损害。此外，平滑肌细胞可向软骨细胞转分化，使血管壁钙化，从而导致动脉粥样硬化。

三、细胞分化与再生

再生（regeneration）是指生物的器官损伤后，剩余的部分长出与原来形态功能相同的结构的现象。机体通过形成新的组织或器官来替代受伤或被切割的组织或器官，进而修复整个机体。在生物界中，普遍存在着再生现象，如壁虎的尾、蝾螈的肢、螃蟹的足在失去后又可重新形成；海参可以形成全部内脏，水螅、蚯蚓、涡虫等低等动物的每一段都可以形成一个完整的个体。

机体有生理性再生和病理性再生，生理性再生是指机体在生理条件下由组织干细胞完成组织或细胞的更新。例如，表皮的表层角化细胞经常脱落，而表皮的基底细胞不断地增生、分化，予以补充；消化道黏膜上皮 1～2 天就更新一次；子宫内膜周期性脱落，由基底部细胞增殖而得到恢复；人体内每秒钟约有 600 万个新生的红细胞替代相同数量死亡的红细胞，这些都属于生理性再生。创伤修复再生属于病理性再生。

各种生物的再生潜能是不同的，再生能力与它们系统发育的等级有着严格的对应关系。一般来说，低等动物组织的再生能力比高等动物强；分化低的组织的再生能力比分化高的组织强；容易遭受损伤的组织以

及在生理条件下经常更新的组织，有较强的再生能力。

再生形式有 3 种类型：第一种是成体组织通过去分化形成未分化的细胞团，然后重新分化，这种再生也称为**微变态再生**（**epimorphosis regeneration**），如两栖动物断肢再生属于这种类型；第二种是**变性再生**（**morphallaxis regeneration**），这种再生是通过已存在的组织细胞的重组分化，即组织中的多能未分化的细胞再分化或转分化而再生，如水螅的再生；第三种是**补偿性再生**（**compensatory regeneration**），是因损伤而引起的再生，哺乳动物肝脏的再生就属于这种再生形式。

目前研究最深入的是蝾螈肢体再生。蝾螈能在其肢体任何节段截断后，通过完全再生的方式，完成准确位置关系的结构和功能再生。重建蝾螈的附肢再生过程可以分为伤口愈合、去分化和再发育 3 个阶段。当蝾螈附肢（前肢或后肢）被切除后，创口周边的表皮细胞向创口表面迁移，并在 24h 内快速迁移覆盖创面，形成单细胞层表皮，再通过细胞增殖形成顶端**外胚层帽**（**apical ectodermal cap**），其特性和功能类似于正常发育的肢芽顶端**外胚层嵴**（**apical ectodermal ridge**）。在随后的几天里，顶端外胚层帽下软骨细胞、肌细胞、神经髓鞘细胞等发生去分化而成为间质细胞，它们构成**再生胚基**（**regeneration blastema**）。再生胚基间质细胞通过增殖、分化、断肢末端逐渐伸长重构新的断肢组织，并且准确调节完成血管神经的再支配，最终发育形成一个具有完整构造及功能的新肢体（图 16-18）。

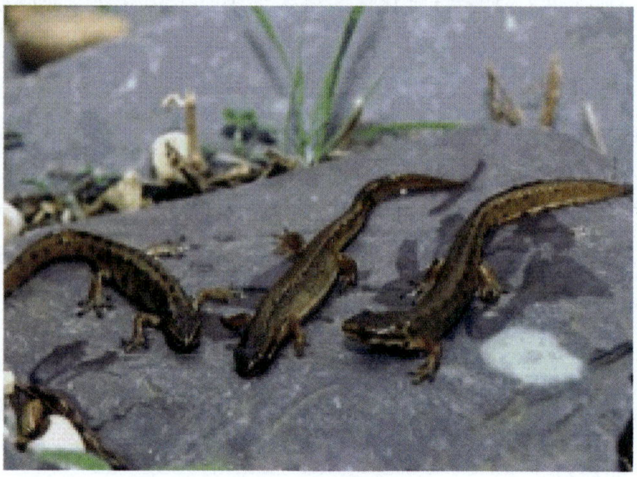

A

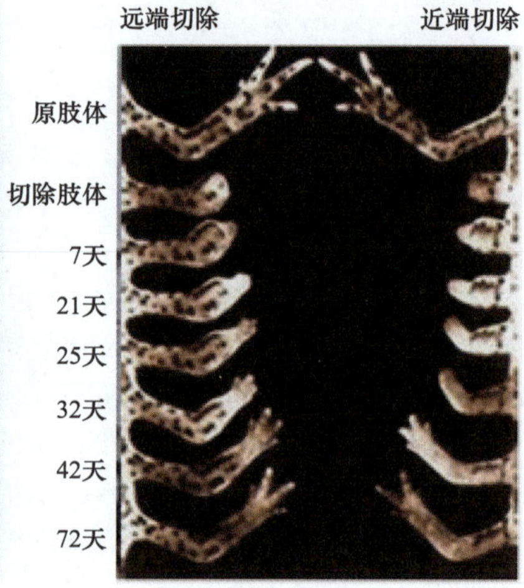

B

图 16-18　蝾螈（A）的断肢再生（B）

在这一过程中有一个非常有趣的记忆现象，德国德累斯顿大学再生医学治疗中心和 Max Planck 研究所细胞生物与遗传学研究中心的 Elly Tanaka 等首先将 *GFP* 基因转到墨西哥蝾螈能再生的细胞内，然后将另一没有 GFP 标记的蝾螈进行截肢术，将带有 *GFP* 基因的细胞移植到蝾螈断肢上，通过荧光追踪蝾螈再生的过程发现，蝾螈断肢创口周围的皮肤、肌肉、骨骼等各种细胞会聚集到一起，从成体细胞去分化为分化程度低的间质细胞，进而形成具有再生能力的芽基细胞群。尽管这些芽基细胞看起来形态类似，但是它们各自记住了其来源，从肌肉细胞来源的仍再生为肌肉细胞，从神经鞘细胞来源的仍再生为神经鞘细胞。

（西南医科大学　周　勇　曾永秋）

复习思考题

1. 何谓细胞分化？为什么说细胞分化是基因选择性表达的结果？
2. 细胞分化与细胞决定有何规律？
3. 组织特异性基因的表达是如何调控的？
4. 举例解释细胞分化中发育潜能演变规律。
5. 既然动物特化细胞的细胞核仍具有全能性，如何理解其细胞发育潜能变窄小？
6. 细胞质通过什么途径影响细胞分化的？
7. 通过与国产大语言模型（如 DeepSeek、KIMI、文心一言、豆包、讯飞星火等）交流互动，探讨细胞分化在个体发育中的基础与核心作用。

第十七章 细胞衰老与细胞死亡

生、老、病、死是生命的自然规律，与其他生物体一样，人体自诞生起就要经历生长、发育、成熟、衰老、疾病，直至死亡的生物学过程，这是不可抗拒的客观规律。生命是物质的，是由细胞作为基本单位组织起来的，因此衰老过程发生在生物的整体水平、细胞水平及分子水平等不同层次。细胞水平的衰老和死亡也是细胞生命活动的必然规律，是重要的生命现象。事实上，机体中细胞的衰老、死亡现象从胚胎时期就开始了。因此，细胞的衰老和死亡并不意味整体的衰老与死亡，但它最终将是整体衰老和死亡的基础。

渴望长寿是人类一个古老的愿望，正因如此，细胞衰老和死亡机制的研究以及如何延缓衰老已成为当前生命科学领域的一个重要课题。近年来，随着社会科学、生命科学、心理科学的发展，对衰老及其相关问题的研究已形成一门新型独立的学科——**老年学**（**gerontology**），而在临床上，以老年病为主要对象的学科称为**老年医学**（**geriatric medicine 或 geriatrics**）。

第一节 细胞衰老

一、细胞衰老的概念

总体来说，衰老是生物体在结构和功能上的退化。但要给衰老下一个确切的定义则非常困难，因为很难对结构或功能上的退化进行真正的量化。由此推论，所谓**细胞衰老**（**cellular aging，cell senescence**）也就是细胞在结构和功能上的衰变、退化。细胞衰老可能仅仅是机体组织正常的新陈代谢，如红细胞的衰老；但也可能是组织器官衰老的基础，如神经细胞的**变性**（**degeneration**）、衰老，并最终导致脑的衰老。

细胞衰老的发生与生物体的寿命密切相关。人和动物有一定的寿命，人的自然寿命约 120 岁。1961 年，Hayflick 和 Moorhead 报道，体外培养的人二倍体细胞随着传代表现出明显的衰老、退化和死亡的过程。若以 1 ∶ 2 的比率将在体外培养的细胞连续进行传代（群体倍增）则平均只能传代 40～60 次，此后细胞就逐渐衰老并死亡。Hayflick 等的发现很快就得到许多研究者的证实。他们的工作表明，细胞（至少是培养的细胞）不是永生的，而是有一定的寿命；它们的增殖能力不是无限的，而是有一定的界限，称为 **Hayflick 界限**（**Hayflick limitation**）。培养细胞寿命的长短不取决于其培养的天数，而是取决于培养细胞的平均代数或群体倍增次数，即细胞寿命 = 群体细胞传代次数。Hayflick 等还发现，从胎儿肺组织得到的成纤维细胞可在体外条件下传代 50 次，而从成人肺组织得到的成纤维细胞只能传代 20 次，可见体外培养的二倍体细胞的增殖能力与供体年龄有关，这些培养细胞反映它们在体内的衰老状况。Hayflick 还比较了取自寿命长度不同生物的胚成纤维细胞在体外培养条件下的传代数和寿命，发现物种寿命与培养细胞寿命之间存在着正相关。例如，Galapagos 龟的平均最高寿命最长，高达 175 岁，其培养细胞的传代数也最多，为 90～125 次；小鼠平均最高寿命为 3.5 年，其培养细胞的传代次数也少，仅 14～28 代。

当然，构成同一个体不同组织的细胞其增殖能力、衰老速率也不尽相同。根据细胞的增殖能力、分化程度和生存时间，可将人体的组织细胞分为 4 类。①不断更新组织的细胞。它们是执行某种功能的特化细胞，经过一定时间后衰老、死亡，再由新细胞分化成熟补充以保持细胞数量恒定，如上皮细胞、血细胞。②稳定组织的细胞。这些是分化程度较高的组织细胞，功能专一，正常情况下没有明显的衰老现象，细胞分裂少见，但在某些细胞受到破坏丧失时，其余细胞也能进行分裂，以补充失去的细胞，如肝、肾细胞。③恒久组织的细胞。它们属于高度分化的细胞，个体一生中基本没有细胞更替，破坏或丧失后不能由这类细胞分裂来补充，如神经细胞、骨骼肌细胞和心肌细胞，但是可以由干细胞增殖、分化，替代损伤、死亡的细胞。④可耗尽组织的细胞。例如，人类的卵巢实质细胞，在一生中逐渐消耗，而不能得到补充，最后消耗殆尽。

二、细胞衰老的特征

衰老细胞脱离细胞周期并不可逆地丧失了增殖能力，细胞生理、生化也发生了复杂变化。例如，细胞呼吸率减慢、酶活性降低，最终反映出形态结构的改变，表现出对环境变化适应能力的降低和维持细胞内环境稳定的能力减弱，出现功能紊乱。总体来看，有以下几类特征。

（一）细胞水分减少，体积缩小

细胞内生活物质伴随细胞衰老而逐渐减少，细胞脱水导致细胞收缩、体积变小，原生质浓缩，黏稠度增加，细胞失去了正常形态。

（二）膜体系的变化

在细胞衰老过程中，细胞膜体系及细胞表面发生一系列变化。胆固醇与磷脂之比随年龄增长而增大，膜由液晶相变为凝胶相或固相，黏度增加，膜的流动性减小，导致膜受体及信号转导功能障碍。细胞膜选择透性降低，在机械刺激或压迫下出现裂隙、渗漏，引起细胞外钙离子大量进入细胞质基质，并与钙调蛋白结合产生一系列生物化学反应，导致磷脂降低，细胞膜崩解。

（三）细胞器的改变

1. 细胞核的变化

核膜内陷（**invagination**）是衰老细胞核最明显的变化，在培养细胞和体细胞中均可以观察到，此外，还出现染色质凝聚、固缩、碎裂、溶解，核仁形态不规则。

2. 线粒体的老化

线粒体的老化是细胞衰老的重要原因之一。细胞中线粒体的数量随年龄增长而减少，而其体积则随年龄增长而增大。例如，在衰老小鼠神经肌肉连接的前突触末梢中可以观察到线粒体数量随年龄增长而减少，有人称它为决定细胞衰老的生物钟。

（1）线粒体数目及大小的改变。衰老细胞内线粒体平均体积及总体积改变。例如，对18～19月龄的老年大鼠与3～4月龄年轻大鼠肾的线粒体在电子显微镜下进行观察，发现老年大鼠的近曲小管上皮细胞内线粒体明显肥大、肿胀，并出现巨大的线粒体，而数量显著减少，细胞线粒体总体积下降。

（2）线粒体结构的改变。18～19月龄的老年大鼠与3～4月龄年轻大鼠肾的线粒体相比，其线粒体嵴排列紊乱，表现出菱形嵴、纵形嵴和嵴溶解等现象，在其他的衰老细胞（如心脏、肝脏、大脑等）中也发现了类似的现象。

（3）线粒体膜的改变。衰老细胞线粒体内膜表现出通透性增强，对无机离子（主要是钾离子）渗透能力降低，改变了分子的静电作用，导致大分子凝聚，功能出现障碍。水分丢失导致衰老细胞线粒体内代谢产物的弥散受到限制，引起衰老细胞线粒体内膜形态发生变化，ADP/ATP转换活动显著降低。

3. 内质网的变化

用碱性染料染色后，在光学显微镜下观察小鼠、人的大脑及小脑的某些神经元，发现神经元中尼氏体（Nissl body）的含量随年龄增长而下降，而神经元的尼氏体由神经元的内质网和核糖体组成，衰老细胞中糙面内质网的总量减少。

4. 溶酶体的变化

细胞衰老还表现为多种溶酶体酶活性降低，对各种外来物不能及时消化分解，使之蓄积于细胞内，形成衰老色斑——老年斑。此外，老化的溶酶体可消化分解自身细胞的某些物质，导致细胞死亡。

（四）细胞骨架的改变

随着细胞衰老的进程，G肌动蛋白含量下降、微丝数量减少，结构和成分发生改变，核骨架改变，使微丝对膜蛋白的运动作用失衡，对受体介导的信号转导系统发生改变，影响细胞表面大分子物质的表达和核内转录。

（五）细胞内生化改变

随着细胞的衰老，细胞内一系列化学组成及生化反应也发生变化。首先，氨基酸与蛋白质合成速率下降，细胞内酶的含量及活性降低。老年人的白发增加，就是头发基部黑色素细胞酪氨酸酶活性下降的结果。其次，衰老神经细胞中**硫胺素焦磷酸酶（thiamine pyrophosphatase）**的活性减弱，导致高尔基复合体的分泌功能、囊泡运输功能下降。

（六）细胞外基质改变

细胞外基质大分子交联增加，如结缔组织含丰富的胶原蛋白和弹性蛋白，胶原分子之间产生的交联链随年龄增长而增加，使胶原纤维吸水性下降，上皮下的基底膜交联增加，引起基膜增厚，随着年龄的增长，晶状体纤维可溶性蛋白减少，不溶性蛋白的种类及其分子质量增加。

（七）活跃的分泌能力

衰老细胞会产生和释放大量炎性细胞因子、趋化因子、生长因子和其他生物活性分子，即**炎症性分泌表型（senescence-associated secretory phenotype，SASP）**。SASP是由于衰老细胞内部的代谢和功能发生改变而引起的，释放的各种分子会引起炎性反应，影响周围细胞和组织的功能。

（八）致密体的生成

致密体（**dense body**）是衰老细胞中常见的一种结构，绝大多数动物细胞在衰老时都会有致密体的积累。除了致密体外，这种细胞成分还有许多不同的名称，如**脂褐质**（**lipofuscin**）、**老年色素**（**age pigment**）、**血褐素**（**hemofuscin**）、**脂色素**（**lipochrome**）、**黄色素**（**yellow pigment**）、**透明蜡体**（**hyaloceroid**）及**残余体**（**residual body**）等。致密体由溶酶体或线粒体转化而来，多数致密体具有单层膜且有阳性的磷酸酶反应，这与溶酶体是一致的；少数致密体是由线粒体转化而来的。

三、细胞衰老机制

从古至今，人们对衰老的机制提出了很多假说和理论，达300余种，如**遗传程序学说**（**genetic program theory**）、**线粒体DNA损伤学说**（**mitochondral DNA damage theory**）、**自由基学说**（**free radical theory**）、**错误成灾学说**（**error catastrophe theory**）、端粒缩短学说、神经内分泌免疫学说等。其实衰老是一个复杂的生命现象，是多种因素（包括环境因素和体内因素）共同作用的综合反应，而以上提出的理论多是从不同角度反映了衰老这一复杂过程的某一个侧面或层次，因此目前仍然未形成较为一致的论点。也可以将细胞衰老看成是抑制细胞增殖、防止细胞癌变的一种自我保护措施。

（一）衰老的遗传学说

该学说认为衰老是遗传控制的主动过程。细胞核基因组内存在遗传控制的“生物钟”。一切生理功能的启动和关闭，生物体的生长、发育、分化、衰老和死亡都是按照一定程序进行及控制的。大量研究资料证明，物种的平均寿命和**最高寿限**（**maximun life-span**）是相当恒定的，子女的寿命与双亲的寿命有关。成人**早衰综合征**（**Werner's syndrome**）（图17-1）是因为*WRN*基因突变所致，而**儿童早衰综合征**（**Hutchinson-Gilford syndrome，HGPS**）（图17-2）是因为核纤层蛋白A（Lamin A，*LMNA*）基因突变，产生了异常的核纤层蛋白A，使核膜不稳定，影响DNA的复制和表达，使细胞结构及功能逐渐退化。

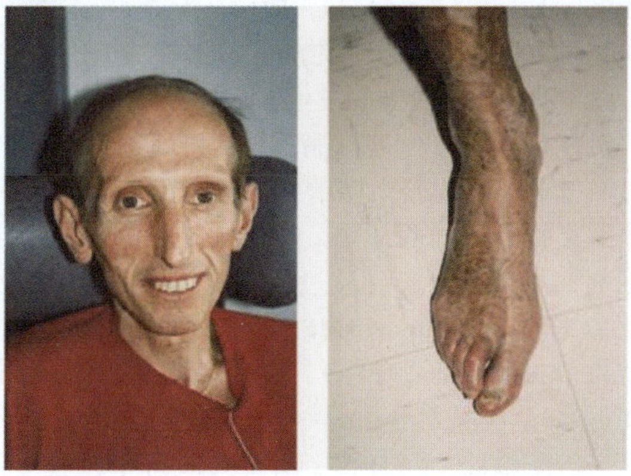

图17-1　一个37岁的成人早衰综合征患者

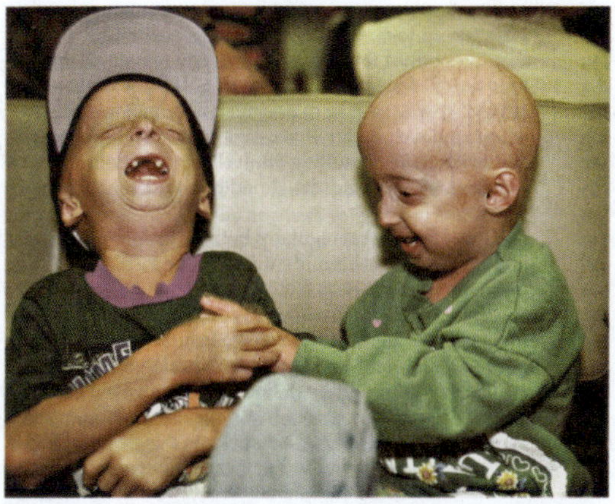

图17-2　儿童型早衰不足8岁就表现出衰老特征（引自陈誉华，2018）

寿命受基因控制，因而可能存在所谓的“**衰老相关基因**”（**senescence-associated gene，SAG**）和“**抗衰老相关基因**”（**anti- senescence -associated gene**）。

1. 衰老相关基因

对线虫（*Caenorhabditis elegans*）（平均寿命仅20天，适于寿限研究）所做研究表明，其*age-1*单基因突变可提高平均寿命65%，提高寿限110%；*age-1*突变型*C. elegans*的抗氧化酶活力、应变能力以及耐受H_2O_2、农药、紫外线及高温的能力都强于野生型*C. elegans*。研究还发现*C.elegans*的寿限与*clk*基因及*daf*基因家族的*daf-2*基因相关。

*daf*基因为*C. elegans*形成休眠状态幼虫所必需，是编码与蠕虫发育相关传递途径中某些蛋白质分子的基因。*clk*基因为1996年发现的基因家族。此类基因可能通过影响染色体的结构及功能而起作用，它们与生物钟有关，故又称为生物钟基因。*clk*突变株*C. elegans*的发育晚于野生株，细胞周期及代谢率减慢，紫外线耐受能力增加。*clk*基因可影响神经、肌肉等非增殖细胞的寿命。据报道，*daf-2*与*clk-1*双突变的*C. elegans*的寿命为野生型的5倍多，在25℃环境中寿命由8.5 d增至49 d。

近年来发现，$p16^{ink4a}$、*p53*、*p21*、*Rb*基因及β淀粉样蛋白基因等与衰老有关，称为“衰老相关基因”。

$p16^{ink4a}$基因编码的蛋白质是作用于细胞周期关键酶之一的CDK4抑制因子，首先由Kamb等于1994年发现。该基因全长8.5 kb，包括3个外显子，编码分子质量为16 kDa的蛋白质，称为P16蛋白，它的缺失与大部分肿瘤有关，$p16^{ink4a}$基因被认为是肿瘤抑制基因。但近年来的研究表明$p16^{ink4a}$还与细胞衰老有着紧密联系。我国童坦君院士领导的研究团队发现，$p16^{ink4a}$在人类细胞衰老过程中的表达持续增高，甚至较年轻细胞高 10～20 倍。将该基因导入成纤维细胞后，细胞衰老加快；而抑制 *p16^ink4a^* 表达，可使细胞增殖能力和 DNA 损伤修复能力增强，端粒缩短速率减慢，衰老表征延迟出现。Norman Sharpless 及其同事建立了 $p16^{ink4a}$ 敲除小鼠模型，也证明该基因参与细胞周期调控，并以一种年龄依赖性（age-dependent）方式表达。所以 $p16^{ink4a}$ 基因是细胞衰老的主控基因，是抑制肿瘤发生的主要基因之一。

$p16^{ink4a}$ 基因起始信号 ATG 上游 −491～485 bp 处存在一个由 6 个核苷酸序列 GAAGGT 构成的负调控元件，命名为 ITSE。年轻细胞内存在 24 kb 的负转录因子，能与 ITSE 结合，抑制 $p16^{ink4a}$ 基因表达。衰老细胞中缺乏此负转录因子，故 $p16^{ink4a}$ 基因高表达。如果用缺失突变方法使该负转录元件不表达，则 $p16^{ink4a}$ 表达增强，细胞发生衰老。

$p16^{ink4a}$ 基因表达与 *Rb* 密切相关。当 *Rb* 基因功能下调则 $p16^{ink4a}$ 基因表达呈高水平。在细胞内 *Rb*、$p16^{ink4a}$、Cyclin D 和 CDK 等因子共同组成负反馈调节系统。当 CDK 被激活时，Rb 磷酸化而失活，$p16^{ink4a}$ 基因的表达代偿性增加，Cyclin D 的活性下降；而 $p16^{ink4a}$ 基因的激活与 Cyclin D 的表达下调又抑制了 CDK 的活性，阻止细胞从 G_1 期至 S 期的进程，从而对细胞的有丝分裂进行负反馈调节，使干细胞增殖能力及癌细胞增殖能力均降低，细胞衰老，寿命缩短。

目前认为细胞老化相关信号途径主要有两条：Pl6-Rb 途径和 P53-P21-Rb 途径。通过这些抑癌基因的作用介导细胞老化，逃逸肿瘤发生。因此，衰老实际上是一种机体防止肿瘤发生的保护性机制。

2. 抗衰老相关基因

基因组中存在一些与抗衰老相关的基因，统称为“抗衰老相关基因”。抗氧化酶类基因、延长因子-1α（EF-1α）、凋亡抑制基因等都与“长寿”有关。如果将参与蛋白质生物合成的 *EF-1α* 基因转入果蝇生殖细胞，可使子代果蝇比其他果蝇寿命延长 40%，说明 EF-1α 可能具有长寿作用。“长寿”常常与机体代谢能力及应激能力的增强有关。

胡火珍教授在研究中发现了一种调节 H_2O_2 浓度的基因 ***prx2*（peroxiredoxin 2）**，它与细胞寿命有关，在年轻的**间充质干细胞（mesenchymal stem cell，MSC）**中高表达而在老龄鼠中低表达。由于 *prx2* 表达降低，不能清除 H_2O_2，保护细胞免受氧化的能力下降，导致细胞膜脂质过氧化、DNA 损伤，蛋白质交联，使 MSC 衰老。

细胞通过衰老相关基因和抗衰老相关基因的表达影响细胞的寿命。但是人与动物不同，人的寿命除了受内外因素、外部环境的影响外，还受社会因素、精神压力等因素的影响，因此基因不能完全决定人类的衰老或长寿。从理论上推测人类寿命可以达 120～150 岁（一般是成熟期长度的 5～7 倍），但实际寿命却比这短得多。

（二）衰老的损伤积累学说

随着时间的推移，各种细胞成分在受到内外环境的损伤作用后，修复能力逐步下降，使“差错”积累，导致细胞衰老。根据对导致“差错”的主要因子和主导因子的认识不同，有不同的学说。

1. 代谢废物积累学说

细胞代谢产物积累至一定量后会危害细胞，引起衰老，哺乳动物脂褐质的沉积就是一个典型的例子。例如，阿尔茨海默病（AD）就是由 β-淀粉样蛋白（β-AP）沉积引起的，因此 β-AP 可作为 AD 的鉴定指标。

2. 自由基学说

自由基（free radical）是指瞬时形成的含不配对电子、原子团，特殊状态的分子或离子。机体在活动过程中，如细胞呼吸作用、线粒体内的氧化过程中，会产生超氧阴离子自由基（$O_2^{\cdot-}$）、羟离子自由基（$^{\cdot}OH$）、过氧化氢（H_2O_2）、氢自由基（$^{\cdot}H$）、脂质自由基（$^{\cdot}L$）、脂质过氧化自由基（$LOO^{\cdot}$）、有机自由基（$R^{\cdot}$）、有机过氧化自由基（$ROO^{\cdot}$）等。

人体内自由基的产生有两个方面：一是环境中的高温、辐射、光解、化学物质等引起的外源性自由基；二是体内各种代谢反应产生的内源性自由基。内源性自由基是人体自由基的主要来源，其产生的主要途径有：①由线粒体呼吸链电子泄漏产生；②由经过氧化物酶体的多功能氧化酶等催化底物羟化产生。此外，机体血红蛋白、肌红蛋白中还可通过非酶促反应产生自由基。

任何事物都有两面性，自由基是有氧代谢的副产物，适量的自由基在人体生命活动中发挥着重要的作用，许多生理过程，如线粒体和微粒体的氧化还原反应、白细胞对病原体及肿瘤细胞的杀伤作用等均需超氧阴离子参与。但是过量的自由基因为含有未配对电子，具有高度反应活性，引发链式自由基反应，引起 DNA、蛋白质和脂类，特别是**多不饱和脂肪酸（polyunsaturated fatty acid，PU-FA）**等大分子物质变性和交联，损伤 DNA、生物膜、重要的结构蛋白和功能蛋白，从而引起衰老的发生。

机体内存在自由基清除系统，可以最大限度地防御自由基的损伤。自由基清除系统包括酶类抗氧化剂和非酶类抗氧化剂两部分。酶类抗氧化剂是内源性抗氧化剂，主要有谷胱甘肽过氧化物酶（GSH-Px）、**超氧化物歧化酶（superoxide dismutase，SOD）**、**过氧化物酶（peroxidase，PRO）**及**过氧化氢酶（catalase，CAT）**。非酶类抗氧化剂是一些低分子质量的化合物，主要有谷胱甘肽（GSH）、维生素 C、维生素 E、半胱氨酸、辅酶 Q（CoQ）、丁羟基甲苯（BHT）、硒化物、巯基乙醇等。此外，细胞内部形成的自然隔离也能使自由基局限在特定部位。如果体内清除自由基的酶类或抗氧化物质的活力减退、含量减少，细胞将发生衰老。

衰老的自由基学说是 Harman 于 1956 年提出的。此学说的核心内容是：衰老起因于代谢过程中不断产生的自由基，损坏细胞膜结构，增加 DNA 突变，造成功能蛋白合成误差；促进核酸和蛋白质的分子内和分子间逐步发生化学交联，使细胞不能发挥正常的功能，最终死亡；维持体内适当水平的抗氧化剂和自由基清除剂水平可以延缓衰老，延长寿命。

3. 线粒体 DNA 突变学说

在线粒体氧化磷酸化生成 ATP 的过程中，有 1%～4% 氧转化为氧自由基，也称为**活性氧（reactive oxygen species，ROS）**，因此线粒体是自由基浓度最高的细胞器。mtDNA 裸露于基质，缺乏结合蛋白的保护，最易受自由基伤害，复制错误频率高，而催化 mtDNA 复制的 DNA 聚合酶 γ 不具有校正功能，线粒体内缺乏有效的修复酶，故 mtDNA 最容易发生突变。mtDNA 突变使呼吸链功能受损，进一步引起自由基堆积，如此反复循环，导致衰老。研究证明，衰老个体细胞中 mtDNA 缺失表现明显，并随着年龄的增长而增加；研究还发现，mtDNA 缺失与衰老及伴随的老年衰退性疾病有密切关系。人类的脑、心脏、骨骼肌的**氧负荷（oxidative stress）**最大，是最容易衰老的组织。

（三）端粒学说

端粒是真核细胞染色体末端的一种特殊结构。人类端粒由 6 个碱基串联重复序列（TTAGGG）和结合蛋白组成，具有维持染色体结构完整性，稳定染色体，防止染色体 DNA 降解、末端融合，保护染色体结构，调节正常细胞生长的功能。在具有增殖能力的细胞中，端粒 DNA 在细胞分裂过程中不能被 DNA 聚合酶完全复制，每分裂一次，此序列缩短一次，当端粒长度缩短到一定程度，会使细胞停止分裂，细胞逐渐衰老、死亡。因而将端粒的长度作为细胞的**有丝分裂钟（mitosis clock）**来对待。

Weight 等做了一个有趣的实验，他们将人的端粒反转录酶亚基（*hTRT*）基因通过转染，引入正常的人二倍体细胞（人视网膜色素上皮细胞）中，发现表达端粒酶的转染细胞，其端粒长度明显增加，分裂旺盛，作为细胞衰老指标的 β-半乳糖苷酶活性则明显降低，与对照细胞形成极鲜明的反差。同时，表达端粒酶细胞的寿命比正常细胞的至少长 20 代，且其核型正常。这一研究提供的证据说明端粒长度确实与衰老有着密切的关系。

端粒酶是一种反转录酶，由 RNA 和蛋白质组成，能以自身 RNA 为模板，合成端粒重复序列，加到新合成的 DNA 链末端。在人体内端粒酶出现在大多数的胚胎组织、生殖细胞、炎性细胞、更新组织的增殖细胞及肿瘤细胞中。

衰老的端粒学说由 Olovnikov 提出，认为细胞在每次分裂过程中都会由于 DNA 聚合酶功能障碍而不能完全复制端粒的染色体，因此，端粒 DNA 序列逐渐丢失，最终造成细胞衰老、死亡。

2009 年，诺贝尔生理学或医学奖被授予美国加利福尼亚旧金山大学的 E. Blackburn、美国约翰·霍普金斯医学院的 C. Greider、美国哈佛医学院的 J. Szostak，以表彰他们发现了端粒和端粒酶保护染色体的机制。他们的研究成果使揭示人类衰老和癌症等疾病的机制又向前迈出了一步。

（四）神经内分泌免疫调节学说

这一学说首先是用来解释机体衰老的，表面上它与细胞衰老机制无关，但实际上，所谓的神经内分泌免疫调节的最终靶点是细胞，因此它也是细胞衰老的机制之一，但是这个学说是把细胞置于整体之中加以讨论的。有机体的细胞活动和生存主要取决于神经内分泌、免疫系统及细胞的信号转导系统所提供的细胞内环境自稳和整合机制。该理论提出，机体中各种不同细胞内基因的启动与关闭是受神经系统内分泌系统调节的。大脑是控制机体衰老的“生物钟”，它是神经、内分泌两大系统的主宰者，以神经系统和内分泌系统网络通过电子、化学物质作为信息，调控人体所有细胞和器官的生命力及衰退。例如，垂体与下丘脑互相联系，分泌各种激素调节着机体生长、发育、衰老的过程；下丘脑的衰老是导致神经分泌器官衰老的中心环节。由于下丘脑-垂体-内分泌系统功能的衰退，使机体表现出内分泌机能的下降，如生殖与性功能的衰退、免疫功能下降等表型。

四、细胞衰老的干预

细胞衰老既是机体防止肿瘤发生的保护性机制，也是机体衰老过程中的重要组成部分。细胞的功能和代谢状态直接影响机体的衰老进程。大量细胞的衰老会导致组织器官功能的逐渐下降，而衰老细胞引发的机体慢性炎症反应和氧化应激又会加速细胞的衰老和机体免疫功能下降和组织修复能力减弱等，进而导致机体的衰老。

基于细胞衰老和机体衰老的关系，研究人员正在探索各种干预策略来延缓细胞衰老，进而延缓机体衰老。目前的干预策略主要包括衰老细胞裂解、基于免疫的衰老细胞清除、SASP 中和、干细胞疗法和细胞代谢途径调节等。

第二节 细胞死亡

细胞生命活动的终结称为细胞死亡（cell death），细胞死亡如同细胞的生长、增殖、分化一样是细胞的基本生命现象。引起细胞死亡的因素很多，包括内因和外因两类。内因主要是由于发育过程或衰老所致的自然死亡，而外因则是指外界物理、化学、生物等各种因子的作用超过了细胞所能承受的限度或阈值引起的细胞死亡。根据细胞死亡的模式不同，最初细胞的死亡形式被分为细胞坏死、细胞凋亡和自噬性细胞死亡 3 种类型。过去一直强调细胞凋亡是由遗传（基因）决定（或参与）的程序化过程，所以也称之为**程序性细胞死亡（programmed cell death，PCD）**。然而越来越深入的研究显示，上述 3 种死亡方式均有基因所编码的蛋白质信号通路的参与，所以程序性也许是所有细胞死亡形式所必需的。

一、细胞坏死

细胞坏死（necrosis）是极端的物理、化学或其他严重的病理性因素诱发的细胞死亡，是病理性细胞死亡。坏死细胞的膜通透性增高，致使细胞肿胀，细胞器变形或肿大，早期细胞核无明显形态学变化，最后细胞破裂。坏死的细胞裂解释放出内含物，引起炎症反应；在愈合过程中常伴随组织器官的纤维化，形成瘢痕。长期以来学术界一直认为细胞坏死是被动的过程。但近年来的研究认为一些蛋白质参与细胞坏死过程的信号调控。例如，研究表明**受体作用蛋白激酶-3（receptor interacting protein kinase-3，RIP3）**可能是决定 TNF-α 诱导的细胞坏死的关键蛋白。在某些细胞中，RIP3 表达量高的细胞则走向坏死路径；RIP3 表达量低的细胞则走向凋亡路径，这些研究显示细胞坏死也是程序性的。

细胞坏死是机体对外界病理性刺激做出的重要反应，细胞通过自身的死亡并通过炎症反应来消除病理性刺激对机体的影响，但也可能因此诱发相关疾病的发生。

二、细胞凋亡

二维码 17-1 微课

细胞凋亡

细胞凋亡（apoptosis）是借用古希腊语，意指细胞像秋天树叶凋落一样的死亡方式。1972 年 Kerr 最先提出这一概念，认为细胞凋亡是一个主动的、由基因决定的、自主结束生命的过程。线虫（*C. elegans*）是研究个体发育和细胞凋亡的理想材料，其生命周期短，细胞数量少。线虫的成体若是雌雄同体有 959 个体细胞、约 2000 个生殖细胞；如果是雄虫，有 1031 个体细胞、约 1000 个生殖细胞，神经系统由 302 个细胞组成，它们来自于 407 个前体细胞，而这些前体细胞中有 105 个发生了细胞程序性死亡。用体细胞突变的方法发现在 *C. elegans* 细胞凋亡中有 14 个基因起作用，其中 *Ced-3*、*Ced-4* 和 *Ced-9* 在细胞凋亡的实施阶段起作用，*Ced-3* 和 *Ced-4* 诱发凋亡，*Ced-9* 抑制 *Ced-3*、*Ced-4*，使凋亡不能发生。2002 年，英国的 S. Brenner、美国的 H. R. Horvitz 和英国的 J. E. Sulston 因利用 *C. elegans* 研究器官发育的遗传调控和细胞程序性死亡方面的开创性突出贡献获 2002 年度诺贝尔生理学或医学奖。

（一）细胞凋亡的特点

1. 细胞凋亡的生物学意义

细胞凋亡是生物界普遍存在的一种生物学现象，是在生物进化过程中形成的、由基因控制的、自主的、有序的细胞死亡方式，对于机体维持其自身稳定具有重要的生物学意义。

细胞凋亡几乎参与和影响所有胚胎的发育，不但参与清除胚胎发育过程中错位、迷途、多余的细胞，而且在动物组织器官形成及变态过程中起着重要作用。早期神经细胞的数量远远超过靶细胞，但在神经系统发育及成熟过程中，大约一半的神经细胞发生了凋亡，只有与靶细胞建立起良好接触联系，并充分接受了靶细胞分泌的**存活因子（survival factor）**的神经细胞才保留下来（图 17-3）。两栖动物中，由蝌蚪发育为蛙时，蝌蚪尾巴的自然消失就是细胞自然凋亡的过程。一些动物指（趾）的形成过程也是肢端的某些细胞自然凋亡而且被吞噬消化的结果。

细胞凋亡是机体清除衰老和损伤细胞、抵御外界因素干扰、维持机体环境稳定的重要因素。研究表明，在细胞 DNA 受到不可逆的损伤时，机体可能通过细胞凋亡来清除损伤细胞，若此时细胞凋亡受阻，则可能诱发癌症等疾病。此外，细胞凋亡还参与了许多年龄相关疾病的发病过程，如**帕金森病（Parkinson's disease）**、**阿尔茨海默病（Alzheimer's disease）**等。免疫系统是机体防御系统的重要组成部分，淋巴细胞在发育分化、成熟过程中的**阳性选择（positive selection）**和**阴性选择（negative selection）**涉及复杂的细胞凋亡过程。在接受抗原刺激而发生的免疫反应中，参与反应的淋巴细胞和靶细胞在一定条件下均可发生凋亡，这是一种清除受病毒感染的细胞和肿瘤细胞的机制。

二维码 17-2 扩展

胸腺细胞凋亡与自身免疫病

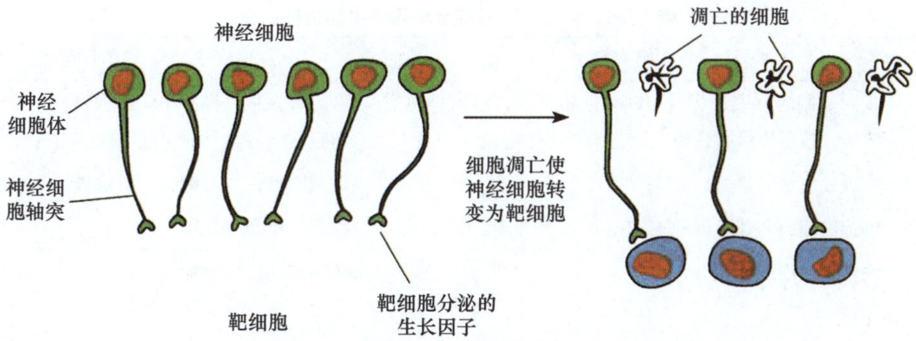

图 17-3　神经发育过程中的细胞凋亡（引自 Lodish，2016）

2. 凋亡细胞的主要变化

（1）形态变化。电子显微镜下细胞凋亡的形态学变化是多阶段的，表现为：①细胞表面微绒毛、细胞突起和细胞表面皱褶消失，形成光滑的轮廓，从周围活细胞中分离出来；②细胞内脱水，细胞质浓缩，细胞体积缩小，核糖体、线粒体聚集，结构更加紧密；③染色质逐渐凝聚成新月状附于核膜周边，嗜碱性增强，细胞核固缩呈均一的致密物，进而断裂为大小不一的片段；④细胞膜不断出芽、脱落，细胞变成数个大小不等的由膜包裹的**凋亡小体（apoptotic body）**，凋亡小体内可含细胞质、细胞器和核碎片，有的不含核碎片；⑤凋亡小体被具有吞噬功能的细胞，如巨噬细胞、上皮细胞等吞噬、降解。凋亡发生过程中，细胞膜保持完整，细胞内容物不释放出来，所以不引起炎症反应（图 17-4）。

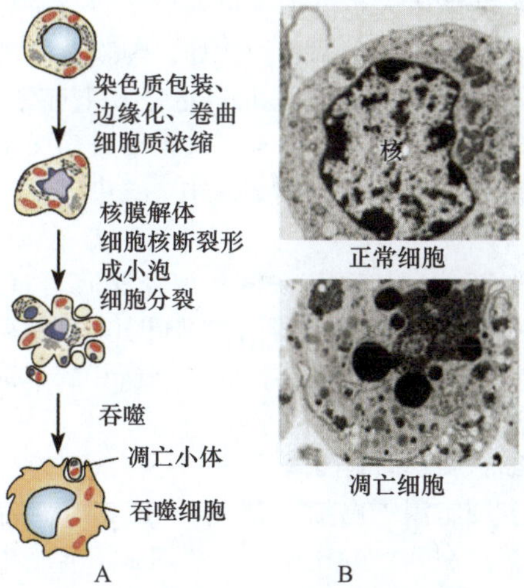

图 17-4　细胞凋亡过程及形态特征

A. 细胞凋亡结构变化示意；B. 细胞凋亡电子显微镜照片

（2）生化变化。细胞凋亡的生化特征主要表现为内切核酸酶活化，从而导致染色质 DNA 在核小体连接部位断裂，形成 180～200 bp 整数倍的核酸片段，在琼脂糖凝胶电泳或进行氯化铯溴化乙锭超速离心时呈现特异的梯状图谱（图 17-5），而坏死细胞呈弥漫的连续图谱。

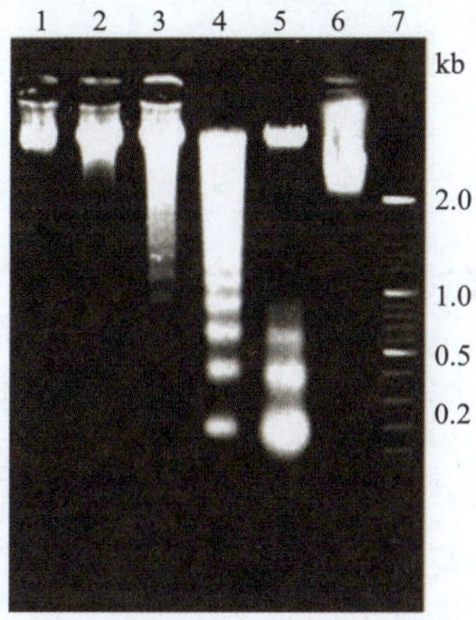

图 17-5　凋亡细胞的 DNA 梯带

3. 细胞凋亡和细胞坏死的区别

细胞凋亡与细胞坏死是多细胞生物的两种不同死亡形式（图 17-6）。它们在形态、代谢、分子机制、结局和意义等方面都有本质的区别（表 17-1）。但细胞凋亡在一定情况下可转化为坏死。

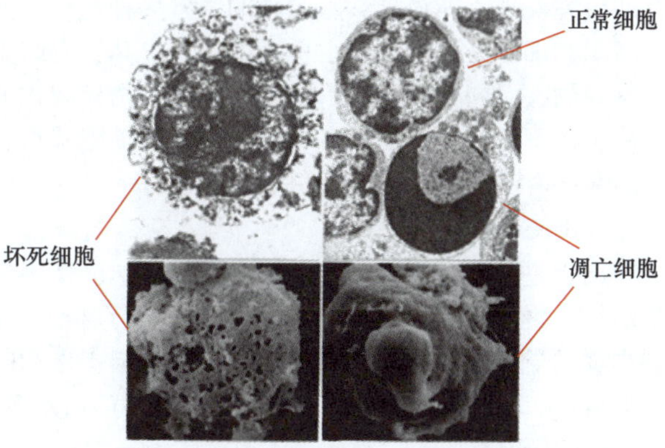

图 17-6　细胞坏死与细胞凋亡的形态特征及比较

表 17-1 细胞凋亡与细胞坏死的主要特征比较

特征	细胞凋亡	细胞坏死
概念	基因控制的自主过程；表现为细胞缩小，核内染色质浓缩，核质边缘化，膜发泡，凋亡小体形成	可能有自主过程参与；细胞膜丧失完整性和化学梯度，细胞质内容物外泄引起细胞溶解死亡
诱因	生理或病理因素	病理因素，如毒素、严重缺氧、缺血和 ATP 缺乏
形态学	细胞皱缩，与邻近细胞连接丧失	肿胀，形态不规则
细胞膜	完整，鼓泡，形成凋亡小体	溶解或通透性增加
细胞器	完整	受损
细胞核	固缩，染色质边缘化	染色质不规则转移
线粒体	肿胀，通透性增加，Cyt c 释放	肿胀，破裂，ATP 耗尽
生化特征	核小体 DNA 断裂成约 180bp 的片段	随机断裂成大小不等的片段
能量需求	依赖 ATP	不依赖 ATP
组织分布	单个或成群细胞	成片细胞
组织反应	非炎症	炎症
结局	吞噬细胞吞噬部分膜性结构	细胞内容物溶解释放
对个体的影响	生长、发育、生存的必需	引起炎症

4. 细胞凋亡发生过程的形态学阶段

从形态学角度，细胞凋亡的发生过程可分为以下几个阶段。①凋亡诱导期。凋亡诱导因素作用于细胞后，通过复杂信号转导途径将信号传入细胞内，由细胞决定生存或死亡。②执行期。决定死亡的细胞将按预定程序启动凋亡，激活凋亡所需的各种酶类及降解相关物质，形成凋亡小体。③消亡期。凋亡的细胞被邻近的、具有吞噬能力的细胞所吞噬并降解。从细胞凋亡开始到凋亡小体的出现仅数分钟，而整个细胞凋亡过程可能延续 4～9 h。

（二）影响细胞凋亡的因素

细胞凋亡是一个复杂的过程，受机体内、外多种因素的影响，其具体的分子机制尚不完全清楚。据现有的研究发现，能诱导细胞凋亡的因素多种多样。同一组织和细胞受到不同凋亡诱因的作用，其反应结果不尽相同，而同一因素对不同组织和细胞诱导凋亡的结果也各不相同。目前，多数研究者认为细胞凋亡相关因素分诱导性因素和抑制性因素两大类。

1. 细胞凋亡诱导因素

凋亡是一个程序化的过程，该程序虽然已经预设于活细胞之中，正常情况下它并不“随意”启动，只有当细胞受到来自细胞内、外的凋亡诱导因素作用时才会启动。因此，凋亡诱导因素是凋亡程序的启动者。常见的诱导因素如下。

（1）激素和生长因子。失衡生理水平的激素和生长因子是细胞正常生长不可缺少的因素，一旦缺乏，细胞会发生凋亡；相反，某些激素或生长因子过多也可导致细胞凋亡。例如，强烈应激引起大量糖皮质激素分泌，后者诱导淋巴细胞凋亡，致使淋巴细胞数量减少。

（2）理化因素。射线、高温、强酸、强碱、乙醇、抗癌药物等均可导致细胞凋亡。例如，电离辐射可产生大量氧自由基，使细胞处于氧化应激状态，DNA 和大分子物质受损，引起细胞凋亡。

（3）免疫因素。在生长、分化以及执行防御、自稳、监视功能中，免疫细胞可释放某些分子导致免疫细胞本身或靶细胞的凋亡。例如，细胞毒 T 淋巴细胞（CTL）可分泌**颗粒酶（granzyme）**，引起靶细胞凋亡。

（4）微生物因素。细菌、病毒等致病微生物及其毒素可诱导细胞凋亡。例如，HIV 感染时，可致大量 $CD4^{+}$T 淋巴细胞凋亡。

（5）其他。缺血与缺氧、神经递质（如谷氨酸、多巴胺）、失去基质附着等因素都可引起细胞凋亡。在肿瘤治疗中，单克隆抗体、反义寡核苷酸、抗癌药物等均可诱导肿瘤细胞凋亡。

2. 细胞凋亡抑制因素

（1）细胞因子白细胞介素-2（IL-2）、神经生长因子等具有抑制凋亡的作用，当从细胞培养基中去除这些因子时，依赖它们的细胞会发生凋亡；反之，如果在培养基中加入所需要的细胞因子，则可促进细胞内存活基因的表达，抑制细胞凋亡。

（2）某些激素，如 ACTH、睾酮、雌激素等对防止靶细胞凋亡及维持其正常存活起着重要作用。例如，当腺垂体被摘除或功能低下时，肾上腺皮质细胞失去 ACTH 刺激，可发生细胞凋亡，引起肾上腺皮质萎缩。如果给予生理维持剂量的 ACTH，即可抑制肾上腺皮质细胞的凋亡。睾酮对前列腺细胞、雌激素对子宫平滑肌细胞也有类似的作用。

（3）其他某些二价金属阳离子（如 Zn^{2+}）、药物（如苯巴比妥）、病毒（如 EB 病毒）、中性氨基酸等均具有抑制细胞凋亡的作用。

（三）细胞凋亡的分子机制

二维码 17-3 微课

细胞凋亡机制

大量的研究资料表明，细胞凋亡与某些基因的调控作用密切相关，这些基因称为凋亡相关基因。这些基因中研究较多的有 *Caspase* 家族、*Bcl-2*、*Fas/APO-1*、*p53*、*Apa f-1* 等。

1. 细胞凋亡相关的基因和蛋白质

（1）*Caspase* 基因家族。该基因家族编码的是一组存在于细胞质中，在细胞凋亡过程中起着关键作用的酶。它能够特异切割靶蛋白天冬氨酸残基后的肽键，因此称为**天冬氨酸特异性的半胱氨酸蛋白水解酶（cysteine aspartate-specific protease，Caspase）**。Caspase 选择性地切割靶蛋白，使这些靶蛋白活化或失活。

Caspase 具有以下特点：①酶活性依赖于半胱氨酸残基的亲和性；②总是在天冬氨酸之后切断底物；③都是由两个大亚基和两个小亚基构成的异四聚体，大、小亚基由同一个基因编码，前体被切割后产生两个活性亚基。

Caspase 的发现始于对秀丽隐杆线虫细胞凋亡的研究。哺乳动物中存在的白细胞介素-1β-转化酶（ICE）是细胞凋亡蛋白酶，与线虫的 Ced-3 同源。现在发现的哺乳动物细胞的 Caspase 家族共有 15 个成员（表 17-2）。

表 17-2　哺乳动物细胞 Caspase 家族成员及其在细胞凋亡过程中的功能

名称及其别名	在细胞凋亡中的功能
Caspase-1（ICE）	白细胞介素 -1 前体的切割，参与死亡受体介导的细胞凋亡
Caspase -2（Nedd-2/ICH）	起始 Caspase 或执行 Caspase
Caspase-3（ apopain/cpp32/Yama）	执行 Caspase
Caspase-4（Tx/ICH2/ICErcl- Ⅱ）	炎症因子前体的切割
Caspase-5（ICErcl- Ⅲ /TY）	炎症因子前体的切割
Caspase-6（ Mch2）	执行 Caspase
Caspase-7（ICE-LAP3/Mch3/CMH-1）	执行 Caspase
Caspase-8（FLICE/MACH/Mch5）	死亡受体途径的起始 Caspase
Caspase-9（ICE-LAP6/Mch6）	起始 Caspase
Caspase -10（Mch4/FLICE2）	死亡受体途径的起始 Caspase
Caspase-11（ICH3）	白细胞介素 -1 前体的切割
Caspase-12	内质网凋亡途径的起始 Caspase
Caspase-13	未知
Caspase-14	未知
Caspase-15	未知

在已经发现的这些 Caspase 中，Caspase-1、Caspase-4、Caspase-5 和 Caspase-11 主要负责白细胞介素前体的活化，不直接参与凋亡信号的转导。其余的 Caspase 根据在细胞凋亡过程中发挥的功能不同，分为两类：一类是**凋亡起始者（apoptotic initiator）**，包括 Caspase-2、Caspase-8、Caspase-9、Caspase-10 和 Caspase-12；另一类是**细胞凋亡执行者（apoptotic executioner）**，包括 Caspase-3、Caspase-6、Caspase-7。起始者对执行者前体进行切割，使执行者活化。

Caspase 通过切割底物而发挥作用。例如，Caspase 激活的 **DNA 酶 CAD（Caspase activated DNase）**一般与其抑制因子 ICAD（inhibitor of CAD）结合在一起，处于失活状态。细胞启动凋亡程序后，活化的执行 Caspase 降解 ICAD，使 CAD 释放并在核小体之间切割 DNA，形成间隔 180～200 bp 的 DNA 片段。执行 Caspase 切割核纤层蛋白、核纤层解聚等，使细胞呈现出凋亡的形态学和分子生物学特征。

（2）凋亡酶激活因子 1。**凋亡酶激活因子 1（apoptotic protease activating factor-1，Apaf-1）**在线粒体参与的细胞凋亡通路中具有重要作用。*Apaf-1* 基因敲除小鼠的脑中神经细胞过多，脑发育畸形。Apaf-1 具有激活 Caspase-3 的作用，而这一过程又需要细胞色素 c（Cyt c）和 Caspase-9（Apaf-3）参与。Apaf-1/Cyt c 复合体与 ATP/dATP 结合后，Apaf-1 可以通过其 CARD 结构域召集 Caspase-9，形成凋亡体（apoptosome）。

（3）*Bcl-2* 基因。*Bcl-2* 是编码细胞凋亡过程中的一类调节因子基因。现在已经发现至少 19 个同源物，编码的调节因子在线粒体参与的凋亡通路中起调控作用，能控制线粒体中 Cyt c 等凋亡因子的释放。

Bcl-2 家族成员都含有 1～4 个 Bcl-2 同源结构域，即 BH1、BH2、BH3、BH4 结构域，并且通常有一个 C 端疏水尾状结构，即**跨膜结构域（transmembrane region, TM）**。其中 BH4 是抗凋亡蛋白所特有的结构域，BH3 是与促进凋亡有关的结构域。根据功能和结构可将 *Bcl-2* 基因家族分为两类（图 17-7），一类是抗凋亡（anti-apoptotic）的，如 *Bcl-2*、*Bcl-xl*、*Bcl-w*、*Ced-9*、*Al*、*BHRF-1*、*Mcl-1*；另一类是促凋亡（pro-apoptotic）的，如 *Bax*、*Bcl-xs*、*Bak*、*Bad*、*Bid*、*Bim*。

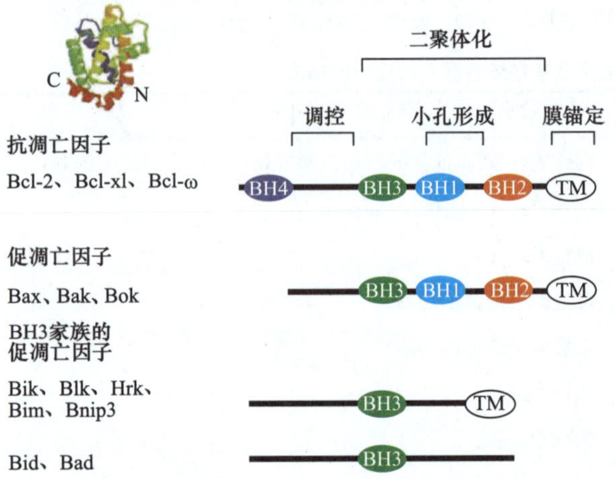

图 17-7　Bcl-2 家族（引自 Lodish，2016）

这些蛋白质家族成员之间可以形成异二聚体或同二聚体，它们之间的比例影响细胞调控系统，从而最终决定细胞是否凋亡。Bcl-2 家族中的促凋亡蛋白时常在细胞质中“巡逻”，充当细胞损伤或应激的感应器。在细胞应激时，促凋亡蛋白（如 Bad）发生去磷酸化（图 17-8），非磷酸化的 Bad 向线粒体膜移位，与膜结合的 Bcl-xl 形成异二聚体，拮抗后者的抗凋亡效应，在线粒体外膜形成跨膜通道或开启线粒体的**通透性转变孔（permeability transition pore，PT 孔）**，促使线粒体内的 Cyt c 释放，引发细胞凋亡。

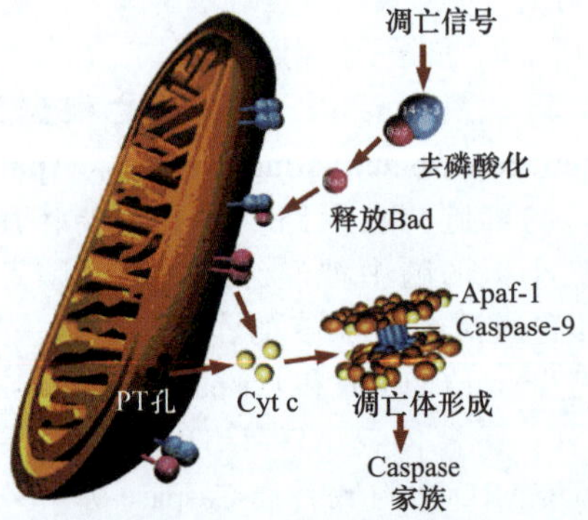

图 17-8　Bcl-2 相关蛋白 Bad 促凋亡作用

（4）Fas/APO-1。Fas 和 APO-1 分别是从人的 T 淋巴细胞瘤 KT3 细胞株及人的 B 细胞淋巴瘤 SKW6.4 株分离出的 2 个 cDNA 克隆。序列分析证明两者完全一致，在第五届人类白细胞抗原分型国际会议上正式命名 Fas/APO-1 为 CD95。Fas 蛋白属于**肿瘤坏死因子受体（tumor necrosis factor receptor，TNFR）**及**神经生长因子受体（nerve growth factor receptor）**家族。*Fas* 基因的编码产物为分子质量为 45 kDa 的跨膜蛋白，分布于胸腺细胞，激活的 T 淋巴细胞、B 淋巴细胞、巨噬细胞，肝脏、脾脏、肺脏、心脏、脑、肠、睾丸和卵巢细胞等中。Fas 蛋白与 Fas 配体结合后，引起 Caspase-8、Caspase-10 自身被激活，它们启动 Caspase 的级联反应，最终导致细胞凋亡。

2. 细胞凋亡的信号通路

细胞外的凋亡诱导因子作用于靶细胞，通过细胞内不同的信号转导通路，最终激活细胞死亡程序，导致细胞凋亡。由 Caspase 依赖的细胞凋亡信号转导通路主要有两条：一是死亡受体信号转导通路；二是线粒体通路。此外，还可通过内质网导致细胞凋亡。但是每一条通路并非孤立，而是相互联系、互相“串话”，形成网络。

（1）死亡受体介导的细胞凋亡由存在于细胞膜上的**死亡受体（death receptor，DR）**介导，将外源性凋亡信号传递到细胞内，引发细胞凋亡。

死亡受体介导的细胞凋亡中的“死亡受体”属于**肿瘤坏死因子（tumor necrosis factor，TNF）**受体超家族成员，包括 TNF、Fas 和**肿瘤坏死因子相关凋亡诱导配体（TNF related apoptosis inducing ligand，TRAIL）**。它们都含有与 TNF 受体同源的富含半胱氨酸的胞外区，其细胞质部分还含有一个与细胞凋亡直接相关的结构域，称为**死亡结构域（death domain，DD）**。Fas 具有 3 个富含半胱氨酸的胞外区和一个 DD（图 17-9）的胞内区。Fas 配体（Fas ligand，FasL）与 Fas 结合后，导致受体的**三聚化（trimerization）**，使细胞内的 DD 区构象改变，然后使受体的细胞质部分与**接头蛋白 Fas-相关死亡结构域（Fas-associated death domain，FADD）**的 DD 区结合，FADD 的 N 端**死亡效应结构域（death effector domain）**便与 Caspase-8（或 Caspase-10）前体蛋白结合，形成**死亡诱导信号复合物（death-inducing signaling complex，DISC）**，引起 Caspase-8、Caspase-10 通过自身剪切激活，启动 Caspase 的级联反应，使 Caspase-3、Caspase-6、Caspase-7 激活，降解细胞内结构蛋白和功能蛋白，导致细胞快速凋亡。

Caspase-8 同时也激活 Bcl-2 家族的促凋亡因子 Bid（binding interface database）。正常状态下，Bid 以非活性方式存在于细胞质内，当被 Caspase-8 激活后，形成一种**截短的 Bid（truncated Bid，tBid）**，后者转

移到线粒体，破坏线粒体膜的稳定性，导致 Cyt c 释放入细胞质，激活 Caspase-9，进一步加强了 Caspase 级联反应（图 17-9）。

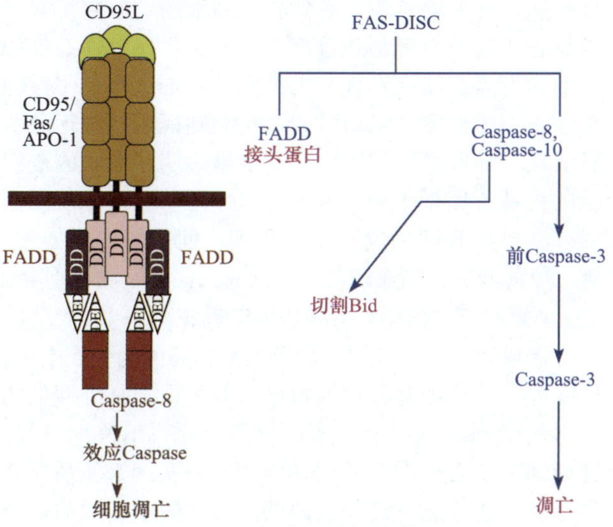

图 17-9　FAS 介导的细胞凋亡

（2）线粒体细胞凋亡途径。线粒体是细胞的能量转换中心，也是细胞凋亡的调控中心。细胞受到一些凋亡刺激因素，如射线、化学治疗药物等刺激后，使线粒体膜的通透性转换孔打开或发生变化，进而促使线粒体释放凋亡启动因子（Cty c、AIF、Apaf-1）。Cyt c 能与 Apaf-1、Caspase-9 前体、ATP/dATP 形成凋亡复合体，然后召集并激活 Caspase-3，进而引发 Caspase 级联反应，对凋亡信号进行放大，导致细胞凋亡。

线粒体在 Cyt c 致细胞凋亡过程中还释放大量自由基、**核酸酶 G（endonuclease G）**和**蛋白 Smac（second mitochondria-derived activator of caspase）**、**凋亡诱导因子（apoptosis inducing factor，AIF）**，Smac 能通过 N 端的几个氨基酸与**细胞凋亡蛋白抑制物（inhibitor of apoptosis protein，IAP）**的 BIR（baculovirus IAP repeats domain）结构域结合，从而解除 IAP 对 Caspase 的抑制；AIF 释放后则直接进入细胞核引起核固缩和染色质断裂；核酸酶 G 可以使 DNA 片段化（图 17-10、图 17-11）。

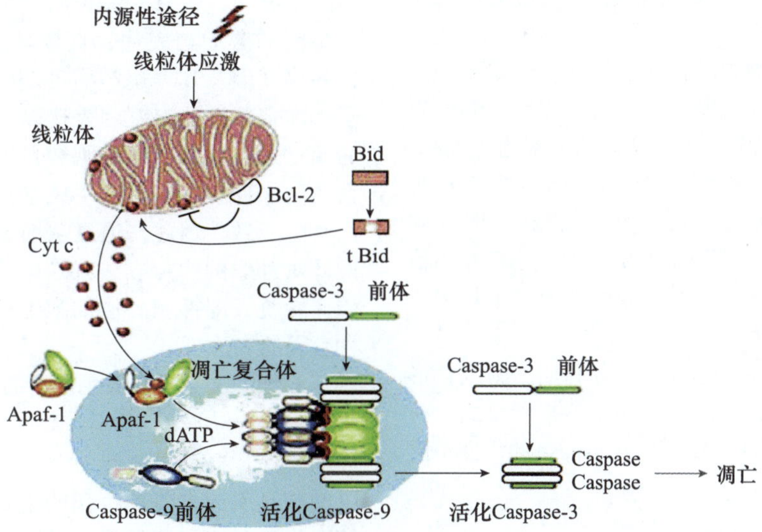

图 17-10　线粒体凋亡通路（引自 Alberts et al.，2008）

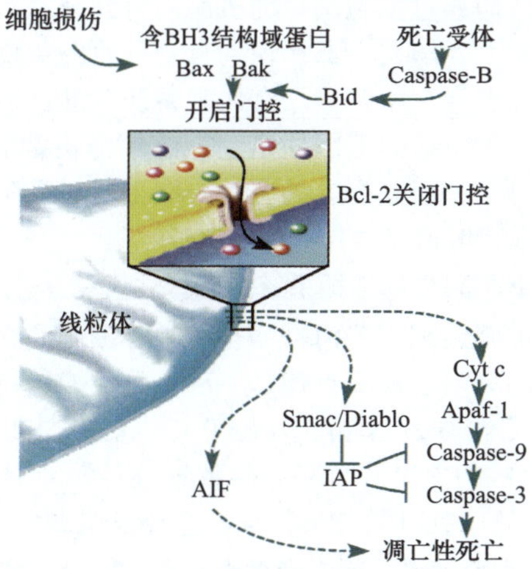

图 17-11　线粒体参与的细胞凋亡通路

（3）内质网在细胞凋亡调控中的作用。内质网在凋亡信号的接收和放大中起着重要作用。内质网是细胞内蛋白质合成和加工的主要场所。蛋白质成熟和折叠的异常导致内质网损伤。未折叠的蛋白质与内质网内伴侣蛋白 BiP/Grp78 结合，干扰了 BiP/Grp78 与 Ire1-α 的结合，从而导致 Ire1-α 与 TRAF-2 的结合。TRAF-2 能吸附并激活内质网特异的蛋白酶 Caspase-12，从而激活细胞凋亡过程。

在细胞应激状态下内质网应激：一方面，通过直接激活 Caspase-12，参与细胞凋亡；另一方面，内质网钙的释放可直接诱导线粒体的膜孔开放，从而导致线粒体凋亡物质的释放。线粒体释放的 Cyt c 能直接与内质网上的 InsP3 受体结合，诱导钙大量释放并作用于线粒体，引发线粒体凋亡物质的释放。所以，内质网和线粒体在凋亡调控中存在直接的相互对话和相互作用。内质网通过其钙库在凋亡信号接收和放大中起着关键作用，而线粒体在接收凋亡信号后通过释放大量的凋亡物质来启动和实施细胞凋亡。

3. 细胞凋亡的调控

多细胞生物是高度有序的生命体，细胞凋亡过程受到严格的信号控制。细胞中存在的 Caspase 酶原系统，决定细胞的生死。但 Caspase 酶原自身的活化以及与 Caspase 酶原活化相关的信号分子在细胞中受到严格控制，以保证在必需的情况下才启动凋亡程序。

（1）内源因素对细胞凋亡的调控。细胞中具有抑制 Caspase 活性的抑制因子，属于一个庞大的蛋白质家族。它们能通过 BIR 结构域与 Caspase 结合，抑制其活性，如 XIAP；同时，细胞内存在凋亡激活因子。例如，当凋亡启动后，Smac/Diablo 和 Omi/HtrA2 与 Cyt c 一起从线粒体中释放，这两种蛋白质具有 IAP 结合基序（IAP binding motif，IBM），能与 IAP 结合，释放被 IAP 封闭的 Caspase，沿 Caspase 依赖的细胞凋亡途径进行。

（2）外源因素对细胞凋亡的调控。机体需要外界信号刺激才能生长，细胞增殖、存活同样也依赖外界信号。如果丧失存活信号，细胞会启动内部凋亡程序，导致细胞凋亡。例如，前面提到的神经系统发育过程中过剩神经元的凋亡，是因为这些细胞缺乏靶细胞（外源性）分泌的神经生长因子。细胞内广泛存在类似的对其他细胞分泌的存活因子，如丝裂原和生长因子的依赖，抑制细胞凋亡。

生物体为防御外来入侵者，可以利用细胞凋亡形式清除被病毒感染的细胞，防止病毒传播；反之，病毒也演化出相应的对抗机制，抑制 Caspase 的活性，阻止宿主细胞凋亡。

（四）细胞凋亡与疾病

过去认为细胞凋亡是个体发育过程中维持机体自稳的一种机制，是生长、发育、维持机体细胞数量恒定的必要方式，具有一定的生物学意义。随着研究的深入，人们进一步认识到，细胞凋亡与疾病的发生有一定的关系，具有重要的临床意义。

在健康的机体中，细胞的生生死死总是处于一个良性的动态平衡中，如果这种平衡被破坏，人就会患病。如果该死亡的细胞没有死亡，就可能导致细胞恶性增长，形成癌症。如果不该死亡的细胞过多地死亡，如受艾滋病病毒的攻击，不该死亡的淋巴细胞大批死亡，就会破坏人体的免疫能力，导致艾滋病发作。

细胞凋亡之所以成为人们研究的一个热点，在很大程度上取决于细胞凋亡与临床的密切关系。这种关系不仅表现在凋亡及其机制的研究，阐明了免疫疾病的发病机制，而且由此可以探索疾病新疗法。

1. 细胞凋亡过度，导致心血管疾病

当细胞凋亡规律失常时，就可能发生先天性心血管疾病。有证据表明，导致心律失常的右心室发育不良性心肌病与心肌细胞过度凋亡有关；在急性心梗的早期和再灌注期，发现有大量的凋亡细胞；扩张性心肌病、心律失常、主动脉瘤等疾病则证明凋亡现象明显活跃，导致组织细胞失常；实验表明，血管内皮细胞凋亡具有促凝作用，能促发和加重动脉粥样硬化病变；高血压病则因凋亡血管重塑，使血管变得僵硬，压力负荷增加，高血压恶化的同时又促使心功能不全。

2 细胞凋亡受阻，导致肿瘤的发生

一般认为，恶性转化的肿瘤细胞是因为失控生长、过度增殖，从细胞凋亡的角度来看则认为是肿瘤的凋亡机制受到抑制不能正常进行细胞死亡清除的结果。肿瘤细胞中有一系列的癌基因和原癌基因被激活，并呈过度表达状态。这些基因的激活和肿瘤的发生、发展之间有着极为密切的关系。癌基因中一大类属于生长因子家族，也有一大类属于生长因子受体家族，这些基因的激活与表达，直接刺激了肿瘤细胞的生长。这些癌基因及其表达产物也是细胞凋亡的重要调节因子，许多种类的癌基因表达以后，即阻断了肿瘤细胞的凋亡过程，使肿瘤细胞数目增加。因此，从细胞凋亡角度来理解肿瘤的发生机制，是由于肿瘤细胞的凋亡受阻所致。因此，通过从细胞凋亡的角度和机制来设计对肿瘤的治疗方法就是重建肿瘤细胞的凋亡信号传递系统，即抑制肿瘤细胞生存基因的表达、激活死亡基因的表达。

3. 细胞凋亡与自身免疫病的研究

自身免疫疾病包括一大类难治的、免疫紊乱而造成的疾病，自身反应性 T 淋巴细胞及产生抗体的 B 淋巴细胞是引起自身免疫病的主要免疫病理机制。正常情况下，免疫细胞的活化是一个极为复杂的过程。在自身抗原的刺激作用下，识别自身抗原的免疫细胞被活化，从而通过细胞凋亡的机制而得到清除。但如果这一机制发生障碍，那么识别自身抗原的免疫活性细胞的清除就会产生障碍。有人观察到在淋巴增生突变小鼠中编码 Fas 的基因异常，不能翻译正常的 Fas 跨膜蛋白分子，由其介导的凋亡机制也同时受阻，便造成淋巴细胞增殖性的自身免疫疾患。

4. 细胞凋亡与神经系统的退行性病变

目前知道阿尔茨海默病是因神经细胞凋亡的加速而产生的。阿尔茨海默病是一种不可逆的退行性神经疾病，淀粉样前体蛋白（APP）早老蛋白-1（PS1）、早老蛋白-2（PS2）的突变导致家族性阿尔茨海默病（FAD）。研究证明，PS 参与了神经细胞凋亡的调控，PS1、PS2 的过表达能增强细胞对凋亡信号的敏感性。

三、自噬性细胞死亡

细胞自噬（autophagy）现象于19世纪50年代首次被发现，并于1963年被de Duve等正式命名。自噬是真核细胞内普遍存在的一种通过包绕隔离受损的或功能退化的细胞器（如线粒体）及某些蛋白质和大分子物质，与溶酶体融合并水解膜内成分的现象。在营养缺乏的情况下，细胞获得营养物质；在细胞受到损伤（或衰老）时，细胞通过自噬可清除受损或衰老的细胞器；在细胞受到微生物感染或毒素侵入时，细胞通过自噬可清除这些微生物或毒素。因此，对于细胞来说，自噬是保护细胞的一个有效机制。然而，在一些细胞的死亡进程中，并未观察到细胞凋亡或坏死的特征，而显示出细胞自噬的特征，说明自噬与细胞死亡有一定的关系，这种细胞死亡也被称为自噬性细胞死亡。然而，是自噬诱发了细胞死亡（以及自噬通过哪些通路诱发细胞死亡）还是细胞死亡伴随着自噬还有待进一步研究。

（一）细胞自噬的形态特点及分类

相对于主要降解短半衰期蛋白质的泛素-蛋白酶体系统，细胞自噬参与了绝大多数长半衰期蛋白质的降解。在形态上，即将发生自噬的细胞细胞质中出现大量游离的膜性结构，称为**前自噬体（preautophagosome）**。前自噬体逐渐发展，成为由双层膜结构形成的空泡，其中包裹着退变的细胞器和部分细胞质，这种双层膜被称为**自噬体（autophagosome）**。自噬体双层膜的起源尚不清楚，有人认为其来源于糙面内质网，也有观点认为其来源于晚期高尔基复合体及其膜囊泡体，也有可能是重新合成的。自噬体的外膜与溶酶体膜融合，内膜及其包裹的物质进入溶酶体腔，被溶酶体中的酶水解。此过程使进入溶酶体中的物质分解为其组成成分，并可被细胞再利用，这种吞噬了细胞内成分的溶酶体被称为**自噬溶酶体（autophagolysosome）**。这一整个过程可人为地分为感应诱导、靶物识别、选择、自噬体形成和溶酶体融合降解5个阶段。在细胞自噬过程中，除可溶性胞质蛋白之外，线粒体、过氧化物酶体、高尔基复合体和内质网的某些部分都可被溶酶体所降解。

根据细胞内底物运送到溶酶体腔方式的不同将细胞自噬分为3种主要方式（图17-12）。①**巨自噬（macroautophagy）**通过形成双层膜包绕错误折叠和聚集的蛋白质病原体、非必需氨基酸等并与溶酶体融合降解，是真核细胞内最普遍的自噬方式，营养缺失、感染、氧化应激、毒性刺激等许多应激都能诱导巨自噬的发生，一般所说的自噬都是指巨自噬。②**微自噬（microautophagy）**不同于巨自噬，其中没有自噬膜的形成过程，它的典型特点是通过溶酶体膜直接内陷或外凸包绕细胞质及内容物进入溶酶体进行降解。现在开始用专有词汇描述对某个细胞器的自噬。例如，对线粒体自噬，不管是巨自噬或微自噬，统一用**线粒体自噬（mitochondrial autophagy 或 mitophagy）**来表示。③**分子伴侣介导的自噬（chaperone-mediated autophagy，CMA）**是一种高度选择的自噬方式，它有两个核心成员：热休克蛋白HSC70和**溶酶体膜相关蛋白2A（lysosomal-associated membrane protein 2A，LAMP-2A）**。热休克蛋白HSC70是一种分子伴侣蛋白。CMA只降解肽链中含有KFERQ（Lys-Phe-Glu-Arg-Gln）五肽片段的蛋白质。首先热休克蛋白HSC70特异地识别并结合含有KFERQ五肽片段的蛋白质并通过与LAMP2A的相互作用而将目的蛋白转运入溶酶体内降解。

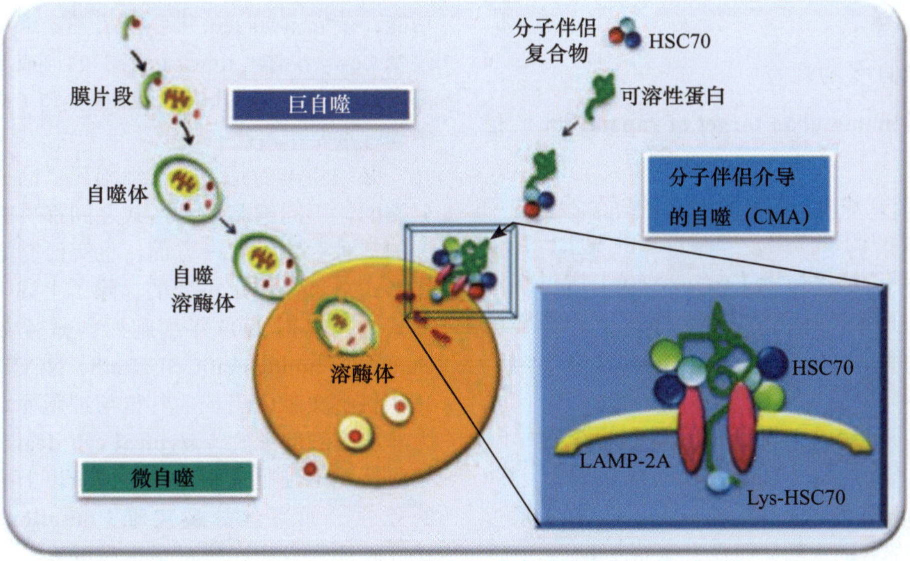

图17-12　三种细胞自噬方式

（二）参与细胞自噬的分子

早期人们在酵母中发现的与细胞自噬相关的基因，称为 ***ATG*（autophagy-related gene）**，哺乳动物自噬相关基因则被命名为 *Atg*，在哺乳动物细胞自噬的自噬泡形成过程中，由 *Atg3*、*Atg5*、*Atg7*、*Atg10*、*Atg12* 和 *LC3*（相应于酵母的 *Atg8*）所编码的蛋白质是参与自噬体形成的两个泛素样蛋白系统的组成成分。其中 Atg12 结合过程与前自噬泡的形成相关，而 LC3 修饰过程对自噬泡的形成必不可少（图 17-13）。第一条泛素样蛋白系统是 Atg12 首先由 E1 样酶 Atg7 活化，之后转运至 E2 样酶 Atg10，最后与 Atg5 结合，形成自噬体前体；第二条泛素样蛋白系统是 LC3 前体形成后，加工成细胞质可溶性 LC3-Ⅰ，并暴露出其羧基末端的甘氨酸残基。LC3-Ⅰ被 Atg7 活化，转运至第二种 E2 样酶 Atg3，并被修饰成膜结合形式 LC3-Ⅱ，参与自噬泡形成。LC3-Ⅱ定位于前自噬体和自噬体膜，成为检测自噬发生的分子标记之一。一旦自噬体与溶酶体融合，自噬体内的 LC3-Ⅱ即被溶酶体中的水解酶降解。上述两条泛素样加工修饰过程可以互相调节、互相影响。

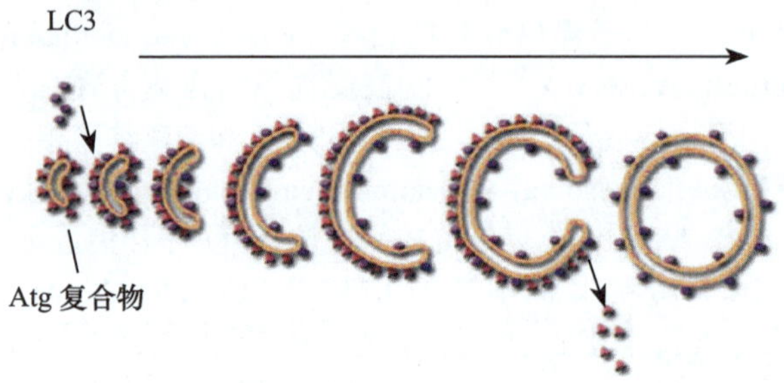

图 17-13　细胞自噬过程中自噬泡的双层膜形成过程

除了上述蛋白质外，还陆续发现了其他一些参与细胞自噬的蛋白质，如Ⅲ型磷脂酰肌醇三磷酸激酶（Class Ⅲ PI3K）等。

（三）细胞自噬的调控

1. mTOR（mammalian target of rapamycin）信号途径

TOR 激酶是氨基酸、ATP 和激素的感受器，对细胞生长具有重要的调节作用，抑制自噬的发生，是自噬的负调控分子。**纳巴霉素（rapamycin）**通过抑制 mTOR 的活性，抑制核糖体蛋白 S6（p70S6）的活性，诱导自噬发生作用。

2. Gαi3 蛋白

结合 GTP 的 G 蛋白亚基 Gαi3 是自噬的抑制因子，而结合 GDP 的 Gαi3 蛋白则是自噬的活化因子。**Gα 作用蛋白（G alpha interacting protein，GAIP）**通过 Gαi3 蛋白加速 GTP 的水解，促进自噬的发生。

3. 其他

信号转导通路中的许多因素影响着细胞自噬的发生，但尚待进一步探讨。

（四）细胞自噬与疾病

细胞自噬在清除细胞内衰老的细胞质成分、去除毒素和微生物感染、提供细胞营养，从而保护细胞中具有重要的意义；另外，自噬介导了细胞死亡，对于机体来说，自噬性细胞死亡是有利还是不利很难界定，但在疾病的发生、发展中会起到一定的作用。

1. 细胞自噬与恶性肿瘤

细胞自噬是将细胞内受损、变性或衰老的蛋白质及细胞器运输到溶酶体进行消化降解的过程。正常生理情况下，细胞自噬有利于细胞保持自稳状态；在发生应激时，细胞自噬防止有毒或致癌的损伤蛋白质和细胞器的累积，抑制细胞癌变；然而肿瘤一旦形成，细胞自噬为癌细胞提供更丰富的营养，促进肿瘤生长。因此，在肿瘤发生、发展的过程中，细胞自噬的作用具有两面性。此外，自噬还可保护某些肿瘤细胞免受放疗、化疗损伤。这种保护作用的机制可能是通过自噬清除受损的大分子或线粒体等细胞器，从而保护肿瘤细胞免受放疗、化疗损伤，维持恶性细胞的持续增殖。

2. 自噬与帕金森病

研究表明，帕金森病（Parkinson's disease,PD）患者的脑内黑质纹状体区 CMA 相关蛋白 LAMP-2A 和 HSC70 表达量明显下降，而阿尔茨海默病患者及对照组样本中的 LAMP-2A 和 HSC70 表达量则没有明显变化。**α-突触核蛋白（α-synuclein）**因（95VKKDQ 99）肽段能与 HSC70 稳定结合，推测其通过 CMA 而被降解；而突变的 α-synuclein 蛋白则能与溶酶体表面受体高亲和结合而不进入溶酶体膜内降解，从而影响 CMA 功能，使 α-synuclein 堆积形成帕金森病的特征性病理改变 Lewy 小体（Lewy body）的形成。帕金森病患者黑质纹状体区域自噬泡增加也支持 CMA 在帕金森病中起着重要作用这一假设。

必须指出的是，上述细胞死亡的三种形式是人为分类的，不同细胞死亡形式之间都可能存在信号调控上的某种联系。另一方面，也有研究显示细胞死亡的在形式上不是固定不变的，除了上述“典型”的死亡形式外，根据 2009 年细胞死亡命名委员会（Nomenclature Committee on Cell Death，NCCD）的建议，将一些科学文献中出现的其他与细胞死亡有关的形式归为**非典型细胞死亡（atypical cell death）**，主要是指在某些情况下细胞采用一些不同于以上提到的方式发生的死亡。如**有丝分裂灾难（mitotic catastrophe）**是指细胞死亡发生在异常或失败的有丝分裂期间或之后不久，常常伴随细胞有丝分裂检查点的异常或纺锤体结构等的损伤。**失巢凋亡（anoikis）**是由于细胞与细胞外基质或邻近细胞脱离接触而诱发的细胞程序性死亡，与经典的细胞凋亡一致，能通过线粒体途径或者细胞表面死亡受体途径诱导发生。**兴奋性中毒（excitotoxicity）**是指谷氨酸酯及其类似物质等神经递质的过度刺激，使神经细胞受损及死亡的病理过程。**副凋亡（paraptosis）**是一种形态结构和生化改变均不同于凋亡的程序性细胞死亡，典型特征是线粒体和内质网肿胀引起的胞质空泡化，但不具凋亡的其他特征性形态改变，不依赖于Caspase的活化和抑制。**细胞焦亡（pyroptosis）**是因一种微生物感染等引起程序性细胞死亡，最初见于被鼠伤寒沙门氏菌感染的巨噬细胞，依赖于**半胱氨酸天冬氨酸特异性蛋白酶（cysteinyl aspartate specific protease 1, caspase 1）**，并伴有促炎症因子的大量释放。pyronecrosis是一种由福氏志贺菌感染的巨噬细胞的坏死性细胞死亡，Nalp3及ASC参与其中。与细胞焦亡不同的是，pyronecrosis不依赖于Caspase 1。**细胞侵入性死亡（entosis）**是指一个细胞主动侵入、杀死并消化另一个细胞的死亡方式，是一种侵入性死亡的过程。在该过程中，细胞通过钙黏着蛋白介导的细胞间连接作用，经内化过程侵入邻近的宿主细胞空泡内，被溶胞体酶系降解而导致死亡。**铁死亡（ferroptosis）**是由于细胞内铁离子过载，导致脂质过氧化和细胞膜破裂，最终引起细胞死亡。而NCCD在2018年也提出随着细胞死亡领域研究的不断深入以及协调多种细胞死亡途径新机制的揭示，也可以基于细胞死亡的分子机制进行分类，有助于更好地理解和描述细胞死亡的不同类型和机制。

二维码 17-4 扩展

细胞死亡的分子机制

因此，细胞采取何种死亡方式（或转换死亡方式）可能与环境因子强度、作用的时间、作用的方式以及细胞对环境因子如何应答有关。

（复旦大学 杨 玲 左 伋）

复习思考题

1. 细胞衰老有哪些特征？
2. 什么是Hayflick界限？
3. 细胞凋亡的概念、形态特征及其与坏死的区别是什么？
4. 细胞凋亡有何生物学意义和医学意义？
5. 细胞凋亡的基本途径是什么？
6. 细胞自噬有哪些类型？与疾病的发生有何关系？

第十八章 细胞应激

当机体处于不利生存环境，或受到各种有害的刺激如强光、过高过低温度、射线、机械作用、毒物、药物、生物因素、创伤、手术、失血、感染、中毒、缺氧、饥饿等，会出现反应，这种反应称为**应激反应**（**stress response**）。应激反应是生命的基本特征之一，是长期进化形成的，应激导致选择性压力，有利于生物进化。应激反应表现在基因、细胞、组织和机体等多个层次，多个水平。细胞作为生命体的最基本结构功能单元，维持细胞的内在稳态对于其发挥正常生理功能至关重要。细胞通过复杂而精密的应激反应信号网络维持自身稳态，以保证机体的正常功能。

二维码 18–1 扩展

应激性与适应性

第一节 细胞应激概述

一、细胞应激的基本概念

细胞应激（**cellular stress**）是指细胞对内源或外源不利环境或有害刺激，产生一系列防御性或适应性反应，以增强细胞抗损伤能力和在不利条件下的生存能力，这种反应称为细胞应激。该反应与细胞的生存、功能和行为乃至组织与机体的健康息息相关。

能够引起细胞产生应激反应的刺激因子称为**应激原**（**stressor**）。应激原种类繁多，包括细胞外环境应激原，如温度和机械压力等物理性应激原，药物和毒物等化学应激原，以及病毒和细菌等生物应激原；还包括细胞内应激原，如氧气、蛋白质或各种营养物质的缺乏、内环境失衡、蛋白质错误折叠、氧化损伤、渗透压变化和酸碱失衡等。应激原的刺激需要一定的强度才能发生细胞应激反应。

二、细胞应激反应特点

（一）细胞应激反应高度保守

原核生物（如细菌）到简单真核生物（如酵母），再到高等植物、动物和人类都存在细胞应激反应，是一种细胞基本生命活动。

（二）细胞应激反应过程高度有序

当细胞受到应激原刺激，由细胞膜、细胞外基质或胞质内“感受器”感知这一刺激，然后做出以下应答：

（1）激活细胞信号并通过信号转导通路，包括丝裂原活化蛋白激酶（MAPKs）信号通路，多种磷脂酶信号通路，DNA 损伤激活的蛋白激酶信号通路等，以细胞内快速反应和慢反应做出响应。其中快速反应通常涉及细胞内信号的即时传递，如细胞膜电位的变化和离子通道的激活；而慢反应将这一信息传导至细胞核，激活或促进转录因子的表达，如 AP-1、NF-κB、P53、低氧诱导因子等，或提高其转录活性，改变原有基因的表达模式。

（2）诱导多种对细胞具有保护作用的应激蛋白质的合成，主动保护细胞、修复损伤。

（3）如果应激作用过于强烈，无法修复，则启动程序性细胞死亡信号途径，导致细胞凋亡或自噬性死亡。

这一系列有序的过程是长期进化形成的。细胞应激反应是细胞处于逆境时维持其正常结构和功能及正常生存的必要保证。

三、细胞应激引发的生物学效应

应激原刺激细胞，无论是单细胞生物还是多细胞生物的细胞都将出现一系列适应性代偿反应，包括与损伤因素有关的特异性应激反应以及机体启动的快速防御性非特异性应激反应。不同的应激原，可诱导不同的基因表达，合成不同的反应蛋白，从而产生相应的生物效应。

（一）特异性应激反应

不同的应激原刺激机体，细胞针对应激原合成与之相应的特异性的蛋白质，对细胞产生相应的保护作用，称为细胞特异性应激反应。例如，当细胞受到氧自由基威胁时，其抗氧化酶（如超氧化物歧化酶、过氧化氢酶等）的表达增加，使自由基迅速降低；当暴露于低氧环境时，细胞中的**低氧诱导因子 1（hypoxia-inducible factor，HIF-1）**及其所调控的靶基因的表达增加；当遭遇重金属毒害时，细胞中**金属硫蛋白（metallothionein）**表达增多。

（二）非特异性应激反应

在发生特异性应激反应的同时，细胞也可出现与刺激因素不直接相关的非特异性应激反应，如热休克反应、冷休克反应、分泌**急性期反应蛋白（acute phase protein，APP）**。

感染、炎症或组织损伤等应激原刺激，将诱发细胞快速地启动防御性非特异反应，使血浆中一些蛋白质的浓度迅速升高，这些蛋白质称为急性期反应蛋白，这种反应称为急性期反应。通过细胞非特异性防御反应而维持细胞自稳状态，提高细胞对应激原刺激的耐受性。

（三）对细胞增殖的影响

在应激原的作用下，细胞会引发一系列代偿性反应，由于应激原不同，有的促进细胞增殖，有的是抑制细胞增殖。例如热应激可使血管内皮细胞通过 P53、P21 通路抑制细胞增殖。慢性炎症情况下，炎症介质可促进细胞增殖。

如果应激原导致 DNA 损伤，则通过 P53 通路抑制细胞增殖，使细胞停滞在 G_1 期，修复损伤的 DNA。

（四）诱导细胞凋亡和自噬

应激原刺激过强或持久，细胞无法恢复到正常生理状态，则启动细胞死亡程序而导致细胞凋亡。

应激原可以引发细胞氧化应激，对细胞存活具有双重作用，在诱导凋亡的同时还诱导保护性自噬，阻断自噬则会增加细胞的凋亡。例如，移植**间充质干细胞（mesenchymal stem cell，MSC）**的过程中，如果增强细胞保护性自噬将有望提高移植 MSC 在糖尿病高氧化应激微环境中的存活率，提高疗效。

二维码 18-2 微课

细胞应激概述

应激原也引发内质网应激，激活未折叠蛋白反应、内质网超负荷反应和 Caspase-12 介导的凋亡等信号途径，既能诱导**糖调节蛋白 78（glucose-regulated protein 78, GRP78）**、GRP94 等分子伴侣表达而产生保护效应，亦能独立地诱导细胞凋亡。内质网应激直接影响应激细胞的转归，如适应、损伤或凋亡。

第二节　常见的细胞应激反应类型

常见的细胞应激反应包括热应激、内质网应激、氧化应激、低氧应激和基因毒应激。

一、热休克反应

生物体在热应激状态下所表现的以基因表达变化为特征的防御性反应，称为**热休克反应（heat shock response，HSR）**。这种反应也可以由其他应激原（如射线、重金属、缺氧等）触发。热休克反应具有非特异性和防御性应激反应的特征。热应激时新合成增多的一组蛋白质主要是**热休克蛋白（heat shock protein，HSP）**。

热休克蛋白是 Ritossa 于 1962 年在研究果蝇暴露于热环境时发现的，其唾液腺多巨染色体某些部位**膨突（puff）**，提示这些区域的基因被激活。1974 年 Tissieres 证实受热果蝇新合成了 6 种蛋白质。随后的许多研究表明，除了热休克以外，射线、重金属、能量代谢抑制剂、氨基酸类似物、乙醇、自由基、细胞因子、缺血、缺氧、寒冷、感染、创伤等都可刺激细胞诱导热休克蛋白基因表达。因此热休克蛋白也是一种**应激蛋白（stress protein）**。

（一）热休克蛋白的结构

热休克蛋白广泛存在于从低等到高等的生物体内，结构保守。例如，人类 HSP90 的氨基酸序列与酵母有 60% 的同源性，与果蝇有 78% 的同源性。真核细胞的 HSP70 与大肠杆菌类似物相比有 50% 的同源性。

HSP 具有 N 端的高度保守的 ATP 酶区和 C 端的底物识别序列，后者易于结合蛋白质的疏水结构域。现在发现热休克蛋白是一个大家族，大多数热休克蛋白是细胞的结构蛋白，当受应激原刺激时细胞内合成增加。

（二）热休克蛋白的分类

根据分子质量的大小，热休克蛋白可以分为 HSP10、HSP60、HSP70、HSP90、HSP110、小分子 HSP、泛素等多种类型。

（三）热休克蛋白的功能

热休克蛋白在细胞内含量非常高，据估计占细胞总蛋白质含量的 5%。其功能涉及细胞的结构维持、更新、修复、免疫等。但其基本功能是帮助蛋白质的正确**折叠（folding）**、**转移（translocation）**、**解聚（disaggregation）**、**复性（renaturation）**和**降解（degradation）**，发挥保护细胞的作用。

1. 发挥分子伴侣的作用

细胞内新生蛋白质要形成正确的空间结构才具有功能，蛋白质正确折叠形成的空间结构是由各种**分子伴侣（molecular chaperone）**帮助完成的。在正常情况下，一些热休克蛋白，如 HSP90β、HSP70、GRP78、HSP60 等在细胞内存在一定的基础表达量或**组成型表达（constitutive expression）**量，参与细胞的生理活动。

机体在受到热刺激或暴露于其他形式的环境压力时，许多细胞内蛋白质会发生部分或全部变性，其疏水性基团暴露，此时热休克蛋白可识别暴露于变性蛋白表面的疏水性区域，协助它们进行重新折叠而发挥分子伴侣作用，或者将无法恢复的蛋白质转移给蛋白酶体，使之降解，从而避免细胞进一步受到伤害，发挥保护细胞的作用。

2. 提高细胞的耐受能力

如果预先给细胞以非致死性的热刺激，可以加强其对第二次热刺激的抵抗力，提高细胞在致死性热刺激下的存活率，这种现象称为细胞热耐受。许多研究发现，热休克蛋白的生成量与热耐受程度呈正相关。如 HSP70 的高水平表达有利于提升果蝇翅膀细胞对高温的耐受。

3. 增强免疫功能，参与炎症反应

当应激时，HSP 从受损细胞中释放出来，这种 HSP 作为“危险信号”（danger signal），能被单核细胞、巨噬细胞、树突状细胞、血管内皮细胞受体所识别，使细胞合成和释放出各种促炎因子，如 NO、TNF-α、IL-1、IL-6、IL-10 等，增强细胞的免疫功能，并参与炎症反应。

（四）热休克蛋白的表达调控

1. 热休克蛋白的诱导与调节

在正常生理条件下，热休克蛋白与**热休克转录因子（heat shock transcription factor，HSF）**结合，使热休克蛋白量保持恒定。当应激原刺激细胞时，常常导致蛋白质变性，热休克蛋白便释放出热休克转录因子并与受损蛋白质结合。游离的热休克转录因子进入细胞核并聚合成三聚体，该三聚体与热休克基因上游的启动子序列结合，从而启动热休克蛋白基因的表达，使细胞中热休克蛋白增多。如热休克蛋白 HSP70、HSP90 和 HSP27、HSBP1、IL-6、IL-10、细胞泵如多药耐药 1 蛋白（ABCB1）等含量增加（图 18-1）。

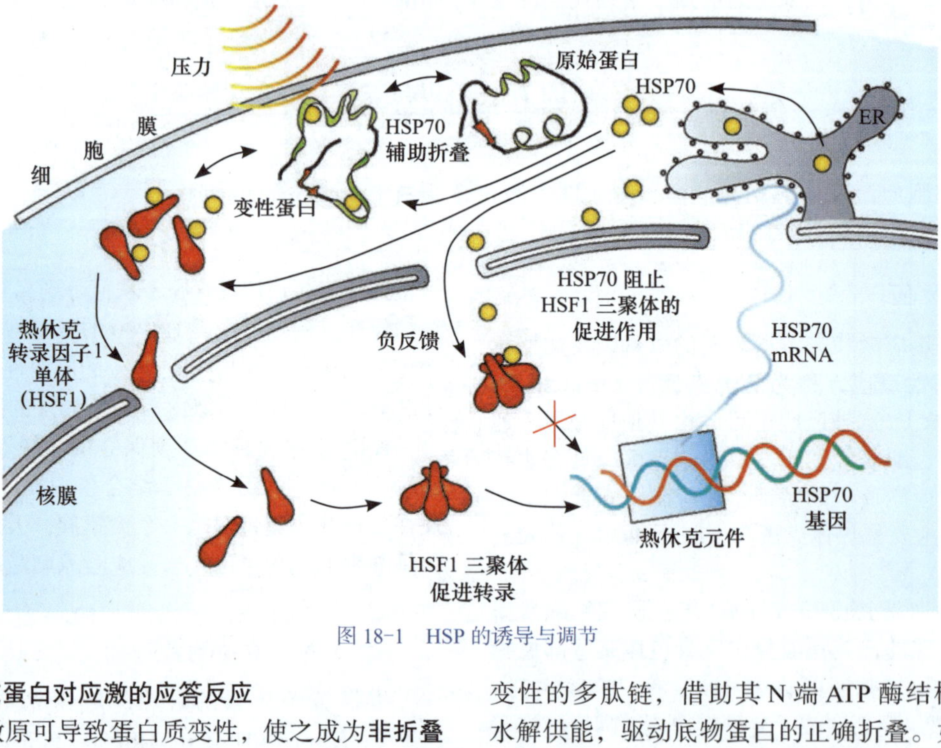

图 18-1　HSP 的诱导与调节

2. 热休克蛋白对应激的应答反应

多种应激原可导致蛋白质变性，使之成为**非折叠（unfolded）**或**错误折叠（misfolded）**的多肽链，其疏水区域重新暴露，因而较易形成蛋白质聚集物，对细胞造成严重损伤。热休克蛋白作为细胞内诱导表达的分子伴侣，通过特异性识别新合成未折叠或错误折叠 / 变性的多肽链，借助其 N 端 ATP 酶结构域催化 ATP 水解供能，驱动底物蛋白的正确折叠。如果蛋白质损伤过于严重，无法恢复，热休克蛋白家族的泛素将与未折叠多肽共价结合，再经蛋白酶体降解，恢复细胞的正常功能（图 18-2）。

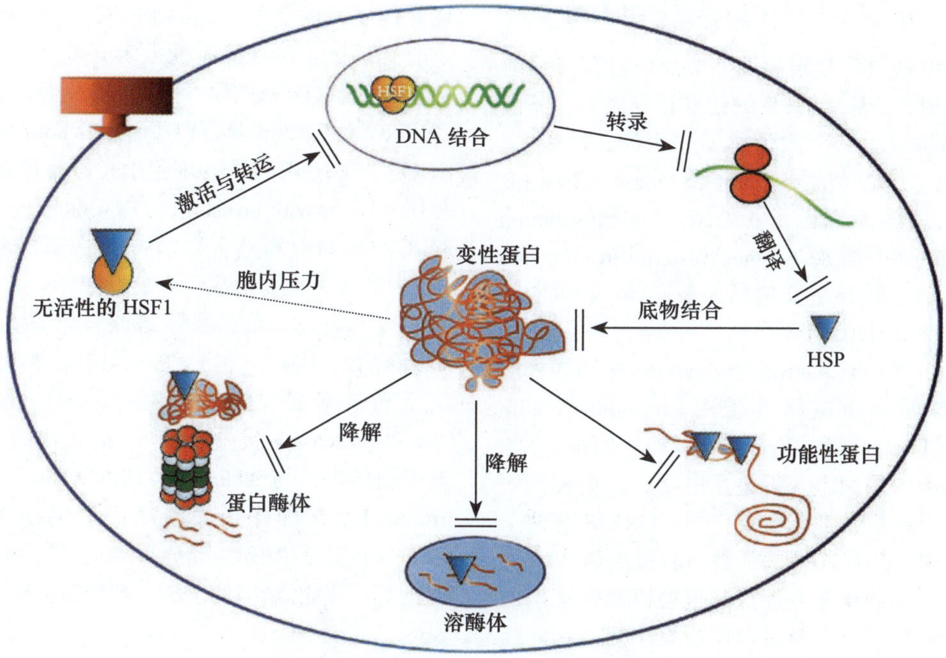

图 18-2　热休克蛋白对应激的应答反应

二、内质网应激

内质网应激

内质网是真核细胞中合成蛋白质和脂质，以及储存钙离子的重要场所。新生的蛋白质在分子伴侣的协助下进行折叠，只有正确折叠的蛋白质可以被转运到高尔基复合体。未折叠或错误折叠的蛋白质仍留在内质网，通过**内质网相关降解（endoplasmic reticulum associated degradation，ERAD）**系统移位至细胞质基质并被蛋白酶体降解。内质网对应激原特别敏感，各种应激原，如缺氧、氧化应激、脂质过度负荷、病毒感染、药物和毒素等均可扰乱内质网稳态，导致内质网内未折叠蛋白质、错误折叠蛋白质积聚，细胞内钙稳态失衡等病理状态。为了减轻内质网应激，细胞启动一系列自身保护机制，激活相应的信号通路，引发一系列反应，称为**内质网应激反应（endoplasmic reticulum stress response，ERSR）**，主要包括未折叠蛋白反应、固醇调节级联反应和内质网超负荷反应。其中，未折叠或错误折叠蛋白质在内质网腔内蓄积以及 Ca^{2+} 失衡引发的**未折叠蛋白质反应（unfolded protein response，UPR）**是内质网应激反应中的主要类型，因此，未折叠蛋白质反应代表了内质网应激反应。

（一）内质网应激反应具有维持细胞存活或凋亡的双向作用

当应激原刺激细胞，破坏了内质网稳态，内质网应激反应相应的信号通路被迅速激活，以恢复内质网稳态，维持细胞存活。同时，通过内质网应激反应将内质网中蛋白质折叠状况的信息传递至细胞的其他部位，如细胞核和线粒体等，引发相应的反应。所以内质网应激反应常早于基因转录水平上的细胞核反应和代谢水平上的线粒体反应。而这些反应能否恢复和维持内质网稳态，取决于应激原刺激的强度和持续的时间。如果刺激过强或持续过久，这些反应不足以恢复和维持内质网稳态，则启动细胞死亡程序而导致细胞凋亡（图 18-3）。

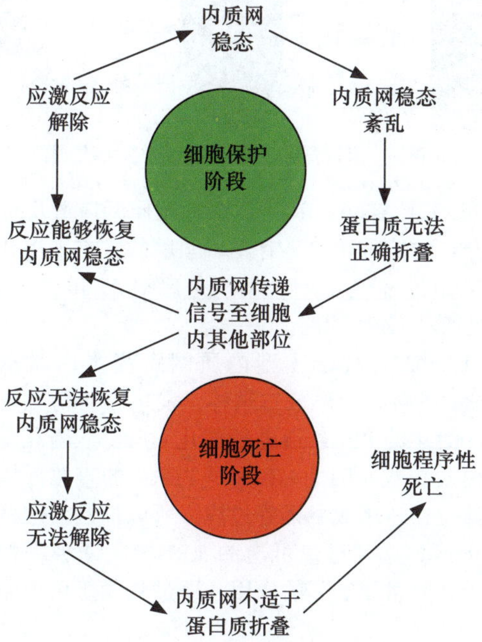

图 18-3　内质网应激的双向作用

（二）未折叠蛋白反应的感受和信号转导

内质网应激通过信号转导而完成反应过程。目前已知的哺乳动物 3 条感受 UPR 的信号转导通路，其上游信号是内质网膜上起应激传感器作用的 3 种蛋白：蛋白激酶 R 样内质网激酶（protein kinase R-like ER kinase, PERK）、活化转录因子 6（activating transcription factor 6，ATF6）和肌醇酶 1（inositol-requiring enzyme 1，IRE1）。其信号转导主要包括 3 条通路：PERK 通路、ATF6 通路和 IRE1 通路。

糖调节蛋白 78（glucose regulated protein 78，GRP78）又称为免疫球蛋白重链结合蛋白（immunoglobulin heavy chain binding protein, Bip），其作为内质网稳态的感受器，在监测内质网中未折叠蛋白质的聚集和内质网应激的激活过程中发挥着重要作用。GRP78 有两个结构域：大结构域具有 ATP 酶活性，通过水解 ATP 的耗能过程防止蛋白质聚集并促进其折叠以获得正确的空间构象；小结构域具有与蛋白质折叠中间产物的疏水区域的结合位点。在内质网稳态的情况下，GRP78 分别与 PERK、ATF6、IRE1 等暴露于内质网腔中的结构域结合而处于非活性状态。而当内质网稳态被打乱，大量错误折叠、未折叠蛋白质聚集，与未折叠蛋白质具有很高的亲和力的 GRP78 蛋白与 PERK、ATF6、IRE1 解离，转而与未折叠蛋白质结合，从而启动了内质网应激的 3 条信号通路，使细胞恢复稳态或凋亡（图 18-4）。

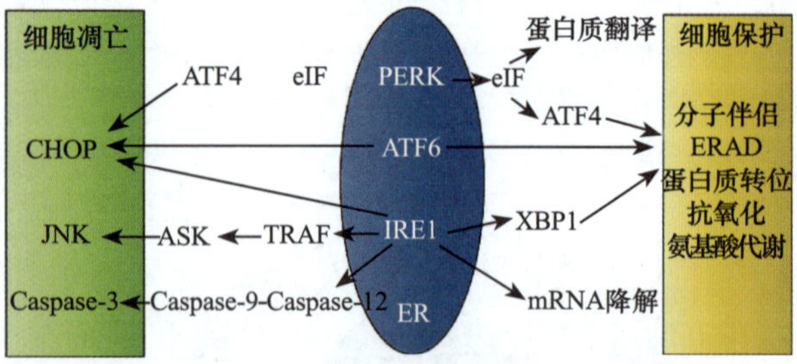

图 18-4　未折叠蛋白反应的三条主要信号通路

PERK、ATF6、IRE1 这 3 种内质网应激反应感受蛋白介导的信号转导是有先后顺序的。首先活化的是 PERK/ eIF2α 信号途径，其次是启动 ATF6 信号途径，再次是启动 IRE1 通路。

（1）PERK 属于 Ⅰ 型内质网跨膜蛋白激酶，与 GRP78/Bip 解离后形成二聚体，发生自身磷酸化而被激活。活化的 PERK 通过磷酸化 eIF2α 下调几乎所有的蛋白质合成。因为 eIF2α 是 PERK 的直接底物，无须核移位、转录或翻译等过程，所以抑制效应的产生非常迅速。这种迅速可逆的 mRNA 翻译水平的调节类似于“紧急制动”的作用，通过减少蛋白质合成以减轻内质网的负担。同时 PERK 会选择性增加某些 5′ 端非翻译区（包含抑制性上游开放阅读框）mRNA 的翻译，如 ATF4 mRNA 可诱导多种蛋白质的表达，如 GRP78、C/EBP 同源蛋白（C/EBP homologous protein，CHOP），CHOP 可诱导细胞生长停滞及 DNA 损伤诱导基因 34（growth arrest and DNA damage-inducible gene 34, GADD34）表达，后者与蛋白磷酸酶 1 去磷酸化 eIF2α 有关，从而形成一个负反馈环。

（2）启动 ATF6 信号通路，增加内质网内蛋白质折叠处理能力。当 ATF6 与 Bip 解离后，ATF6 移位至高尔基复合体，被 S1P（site-1-protease）和 S2P（site-2-protease）蛋白酶剪切，释放出的 N 端片段转移至细胞核内，与 ATF4 和剪切的 XBP1（X-box-binding protein-1）共同作用，启动内质网应激靶基因（如 *GRP78/Bip*、*GRP94*、*calreticulin* 等）和催化蛋白质折叠的二硫化异构酶 *PDI*、*ERP57*、*ERP72* 等基因的表达。

（3）启动 IRE1 通路，提升转录水平。在正常状态下，其作用底物 XBP1 mRNA 的表达量非常低，在受到内质网应激刺激后，ATF6 诱导 XBP1 mRNA 表达增加。表达的 XBP1 蛋白移位至细胞核内，与**核因子 Y（nuclear factor，NF2Y）**形成异源二聚体，增强其自身和内质网相关降解过程靶基因的表达。

（三）固醇调节级联反应

内质网膜含有**固醇调节元件结合蛋白（sterol regulatory element binding protein，SREBP）**和 **SREBP 裂解激活蛋白（SREBP cleavage-activating protein，SCAP）**。内质网应激时，内质网膜表面合成的胆固醇耗竭，激活了 SREBP，其与 SCAP 形成复合物，进而被酶解成为转录因子进入细胞核，与靶基因的固醇调节元件结合，增强靶基因转录。

（四）内质网应激引起的细胞凋亡与细胞自噬

如果应激原刺激过强或持续过久，则启动细胞死亡程序。糙面内质网可同时引起细胞凋亡与自噬的发生，凋亡或自噬取决于应激原作用的强度和时间。一般细胞死亡的调节是凋亡与自噬之间的平衡，当凋亡效应因子缺陷或突变时，自噬的水平会增加。糙面内质网对细胞凋亡与自噬的调控网络见图 18-5。

内质网应激的意义在于：①减少蛋白质合成，减轻未折叠蛋白质的聚积；②诱导分子伴侣和折叠酶表达，增强蛋白质折叠的能力；③促进错误折叠蛋白质的降解；④若通过上述反应仍不能维持内质网稳态，将触发受损细胞凋亡或死亡。

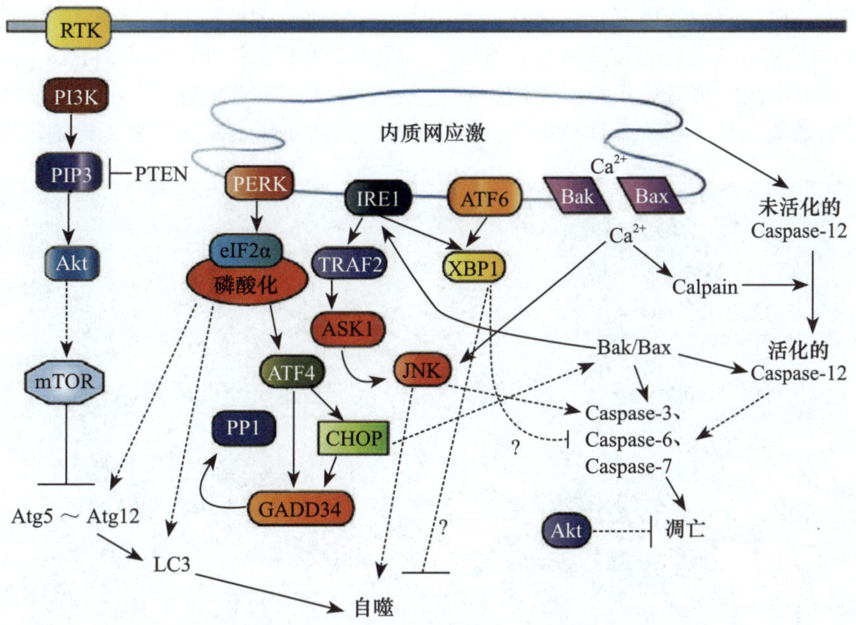

图 18-5　内质网应激介导的凋亡与自噬通路

三、氧化应激

氧化应激（oxidative stress）是指细胞因**活性氧（reactive oxygen species，ROS）**产生过多或抗氧化能力降低而被激活的防御性机制。氧化应激也是人体一种最基本的保护机制。

ROS 是细胞正常代谢的产物，一定阈值范围内的 ROS 可以发挥重要的第二信使功能，参与细胞内重要信号通路精细调控，调节细胞的增殖、分化、细胞代谢等生命活动过程。正常情况下细胞内活性氧的产生和清除处于动态平衡状态，因此对机体并无有害影响。而多种内源性或外源性应激原刺激可打破这种平衡，致使活性氧大量生成而超过抗氧化系统的清除能力，细胞就会形成氧化应激状态，引起 DNA 氧化损伤和蛋白质的表达异常，产生细胞毒效应并最终对细胞造成不可逆损害，导致衰老、癌症、心血管疾病、糖尿病及类风湿性关节炎等多种疾病。

引起机体氧化应激的因素有以下几种：①氧自由基突然剧增；②抗氧化体系的还原作用锐减；③机体细胞内自由基“分隔”体系被破坏；④ NO 大量产生，而抗氧化体系失常，使 NO 更易与超氧阴离子反应生成具有强氧化作用的 $ONOO^-$。

（一）细胞内活性氧生成的部位

细胞内活性氧主要依赖线粒体、内质网、细胞膜及细胞质基质的氧化酶生成。

1. 线粒体呼吸链是产生 ROS 的主要场所

有氧呼吸的细胞，线粒体是细胞内最大的 ROS 产地。在细胞内还原环境下，有不到 0.1% 的 O_2 在呼吸链酶复合体处被漏出的电子还原成为 ROS。但是由于线粒体内有高浓度的**超氧化物歧化酶（superoxide dismutase，SOD）**以及生成的 $O_2^{\cdot -}$扩散出膜的能力差，只有少量形成的 H_2O_2 扩散入细胞质，细胞质 ROS 水平被控制在一个低而稳定的水平。

2. 内质网中的细胞色素 P450 和 b_5 家族是产生 ROS 的重要家族

内质网膜中有丰富的细胞色素 P450，占微粒体膜蛋白的 10%，是跨膜蛋白。细胞色素 P450 是内质网膜上混合功能氧化酶系统的末端氧化酶，主要催化机体内源和外源性物质在体内的氧化反应。内质网中的细胞色素 P450 和 b_5 家族通过氧化不饱和脂肪酸和外源性物质生成 $O_2^{\cdot -}/H_2O_2$。ROS 能通过改变非受体型酪氨酸激酶活性等途径影响内质网蛋白质折叠和分泌等功能。内质网细胞色素 P450 1A1 生成的 ROS 参与细胞凋亡的信号转导过程。

3. 细胞膜上 NADPH 氧化酶复合体是产生 ROS 的重要复合体

结合在细胞膜上的 NADPH 氧化酶复合体是生成 ROS 的另一个重要部位。NADPH 氧化酶复合体是由膜亚基 $Gp91^{phox}$（NOX2）和 $P22^{phox}$ 组成的细胞色素 b_{558} 复合体，进一步与细胞质亚基 $P47^{phox}$、$P67^{phox}$、$P40^{phox}$ 和小分子 GTPase 结合蛋白 Rac 等组成的酶复合体，其催化亚基 $Gp91^{phox}$ 及其同源物 Nox1、Nox2、Nox3、Nox4、Nox5 和 Duox 亚族被称为 NOX 家族，该家族蛋白质分布于几乎所有的组织器官和细胞。

除了以上部位产生 ROS 以外，细胞质基质中的氧化酶、脱氢酶以及双氢加氧酶等均可在特定环境条件下产生 ROS。在各种应激原的刺激下，细胞产生大量的 ROS，但是细胞内存在强大的还原系统，大多数

ROS 产生后被立即清除以保持细胞内氧化还原状态的平衡（图 18-6），同时启动一系列的适应机制保护细胞免于受损伤。如果通过细胞内抗氧化系统不能使细胞恢复正常，则促使细胞凋亡甚至导致病理性损伤。氧化应激通过多种信号途径例如线粒体、死亡受体、内质网应激等途径介导细胞凋亡，也可能通过激活丝裂原活化蛋白激酶通路、活化核转录因子 κB 并诱导其表达、激活 Caspases 等途径诱导细胞凋亡。

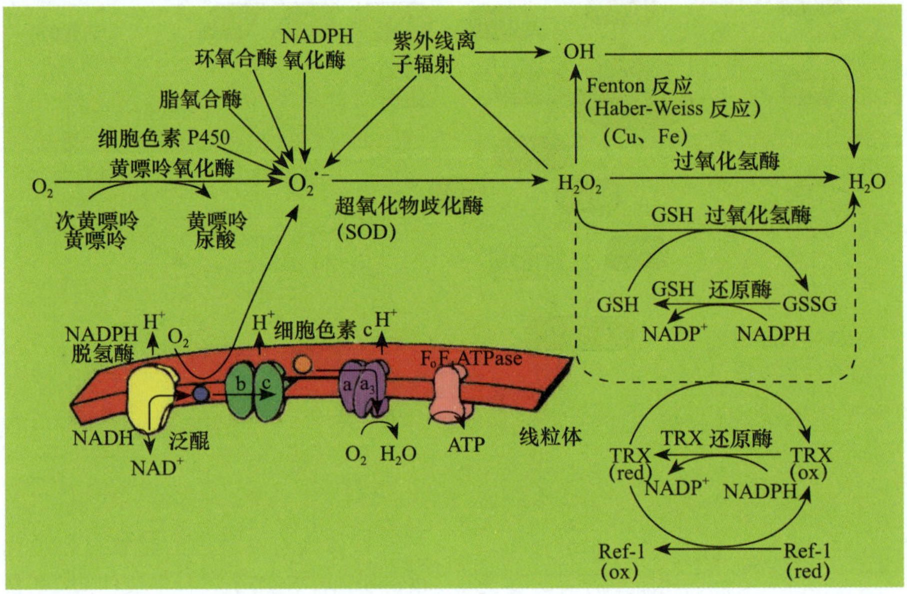

图 18-6　ROS 的生成与消解（引自景亚武等，2003）

（二）ROS 与细胞信号转导通路

ROS 通过改变细胞内氧化还原状态完成其信号分子的功能，以参与调控细胞的增殖、分化和死亡。

细胞中具有多种信号转导系统，如**丝裂原激活的蛋白激酶（mitogen-activated protein kinases, MAPK）**、Smad 及 JAK/STAT 等，其中 MAPK 信号通路与细胞的增殖、分化、凋亡的发生密切相关，是重要的氧化还原敏感的信号通路。在细胞外应激原的作用下，丝裂原激活的蛋白激酶（MAPK）被活化，引发级联反应，导致转录因子如 NF-κB 活化，调节相关基因的转录，进而参与细胞生长、发育、细胞分裂及细胞之间的协调一致、功能同步等多种生理过程，并在细胞恶性转化等病理过程中起着重要作用。

MAPK 是一个大家族，在这家族中最具特征的亚家族成员是**细胞外反应激酶（extracellular reactive protein kinase, ERK）**和两个应激反应的 MAPK 亚家族，即 **JNK（c-jun N- terminus kinase）**和 P38 MAPK，后者简称 P38。NF-κB 是控制细胞生死信号最重要的氧化还原敏感的转录因子，而细胞内氧化还原水平又是决定 NF-κB 的激活及发挥其转录功能的重要因素。如果 ROS 轻度增加，NF-κB 被激活，抗细胞凋亡；如果 ROS 过度增高，阻止 NF-κB 的激活，促细胞凋亡（图 18-7）。

四、基因毒应激

基因毒应激（genotoxic stress）是指生物体暴露于各种有害的物理、化学和生物环境因素下，基因组 DNA 发生损伤进而诱导细胞死亡的反应。

正常情况下，细胞可通过激活 DNA 损伤反应（DNA damage response, DDR）通路做出反应，这使得特定的 DNA 损伤得以修复。在细胞周期的不同阶段，大致有 5 条主要的 DNA 损伤修复途径：碱基切除修复（base excision repair, BER）、核苷酸切除修复（nucleotide excision repair, NER）、错配修复（mismatch repair, MMR）、同源重组（homologous recombination, HR）和非同源末端接合（non-homologous end joining, NHEJ）。一些特定的 DNA 损伤也可通过直接化学逆转和链间交联（interstrand crosslink, ICL）的方式来进行修复。这些修复过程是维持细胞内遗传物种稳定性的关键。

此外，某些类型的 DNA 损伤是能被细胞所耐受容忍。例如，在高等真核生物中，一个由五个跨损伤合成（translesion synthesis, TLS）聚合酶形成的聚合酶复合物（REV1、POLζ、POLη、POLx 和 POL），能够在 DNA 损伤未被修复的状态下进行复制延伸，维持基因组稳定性，但这也不可避免地会引发 DNA 突变。在此情况下，当受损的 DNA 持续存在时，程序性细胞死亡或凋亡被激活，以清除具有广泛基因组不稳定性的细胞。

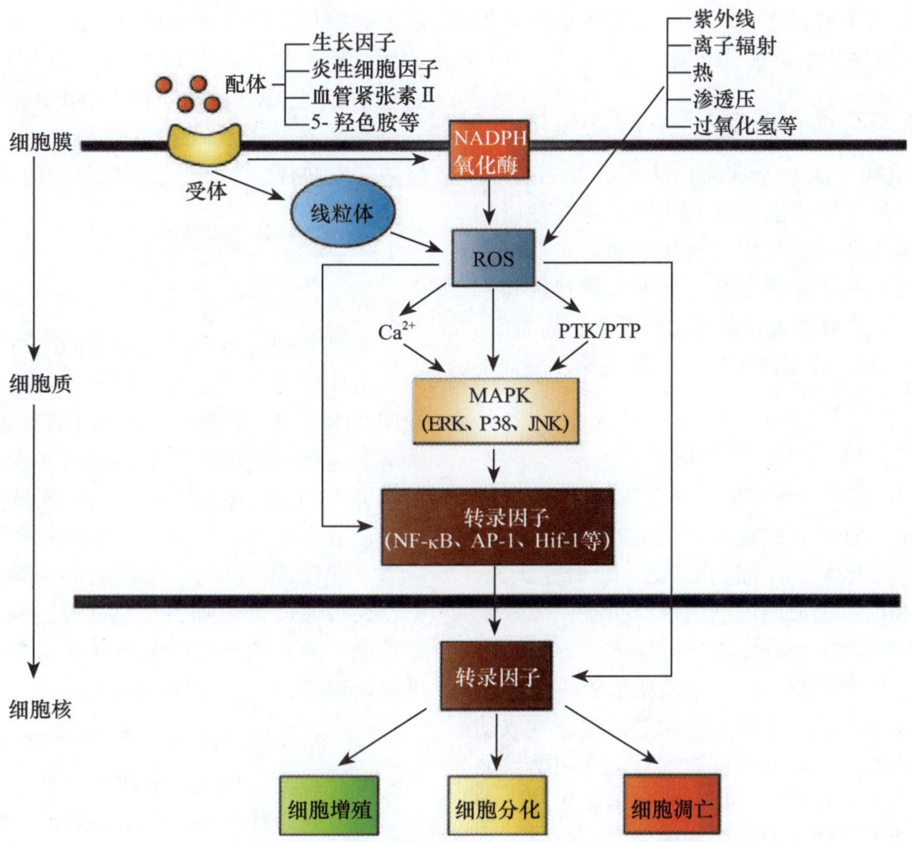

图 18-7　氧化应激中 ROS 作为信使分子调控细胞的增殖分化和凋亡

第三节　细胞应激与医学

各种应激原，包括绝大多数病原体都能损伤细胞，从而激活细胞应激。在应激原和细胞的相互作用中，有两种情况会导致疾病的发生，一是细胞应激不足以恢复细胞内部的稳态；二是应激原利用了细胞应激过程，使细胞朝疾病方向发展。因此，大多数疾病包括心血管疾病、神经退行性疾病、肿瘤及代谢性疾病、衰老等都与细胞应激有关（图 18-8）。

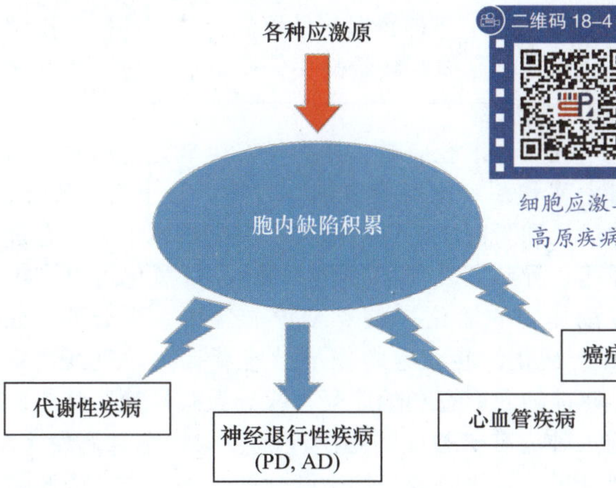

图 18-8　细胞应激与疾病关系

二维码 18-4 扩展

细胞应激与高原疾病

一、细胞应激与肿瘤

细胞不可避免地暴露于来自于外界以及细胞内有氧代谢所产生的活性氧（ROS）环境。高水平 ROS 使细胞内包括 DNA 在内的生物大分子造成氧化损伤，破坏其结构，影响基因组的稳定性，成为肿瘤发生的重要推动力。而正常细胞发生癌变后，肿瘤细胞内 ROS 水平增高而导致氧化应激，氧化应激是肿瘤细胞的显著特征，并贯穿肿瘤发生发展的全过程。

临床治疗肿瘤常规方案是放疗和化疗。放疗及很多化疗药物均可通过促进 ROS 过度累积，产生强烈的氧化应激反应，起到杀伤肿瘤细胞的效果。例如，卡铂（CBP）是通过诱导产生高水平 ROS，产生氧化应激，激活膜死亡受体 Fas（APO-1）通路，并最终促使细胞凋亡。但是，肿瘤细胞一旦启动抑制 ROS 过度积累的机制，则会引起耐药。肿瘤干细胞或耐药肿瘤细胞常常维持较低水平的 ROS。抗氧化因子 iASPP（inhibitor of apoptosis stimulating protein of P53）具有抑制活性氧的重要功能，其主要通过调控抗氧化核心因子 Nrf2 而实现的，这是一种抗肿瘤耐药的新途径。因此，临床肿瘤治疗需要考虑不同肿瘤细胞氧化应激状态，结合抗氧化调控新策略以增强对肿瘤细胞的杀伤效果并减缓对机体正常细胞的毒害。

二、细胞应激与心血管疾病

心脑血管疾病（cardiovascular disease，CVD）是一种严重威胁人类，特别是50岁以上中老年人健康的常见病，其中高血压、脑卒中、冠状动脉粥样硬化性心脏病（简称冠心病）是当今社会危害人类健康和生命的最主要疾病。研究发现，动脉粥样硬化、高血压、心房颤动、心肌缺血-再灌注损伤、心肌病等心血管疾病与细胞应激关系密切。

（一）细胞应激与动脉粥样硬化

细胞应激状态下，细胞代谢发生紊乱，产生较多同型半胱氨酸，这是含硫氨基酸代谢的中间代谢产物，是动脉粥样硬化发生的危险因素之一。研究认为，同型半胱氨酸扰乱了内质网内的蛋白质折叠，导致未折叠蛋白质反应的激活，发生内质网应激，导致内皮细胞功能紊乱，巨噬细胞、血管平滑肌细胞等发生凋亡，使构成心血管系统的细胞发生功能紊乱，导致动脉粥样硬化。此外，氧化应激可通过氧化作用诱导血管基因表达，从而促进局部炎症反应和细胞增殖，多方面参与了动脉粥样硬化的发生和进展。由肝脏分泌的低密度脂蛋白LDL通过其受体LDLR介导进入细胞，LDLR受细胞内胆固醇含量的负反馈调节。在正常情况下LDL进入细胞后，与溶酶体结合，在溶酶体酶的作用下，LDL中的蛋白质降解为氨基酸，而胆固醇酯水解为游离胆固醇和脂肪酸。但是当细胞内胆固醇的含量饱和时，便会反馈性调节，使细胞表面LDLR的数量减少，转运功能下调。在氧化应激条件下，ROS使LDL表面的不饱和脂肪酸双链氧化并发生断裂，载脂蛋白ApoB与其交联形成共轭双烯，从而使LDL表面结构发生改变。氧化修饰后的LDL不再被LDLR识别，而被巨噬细胞表面的SR-A受体识别。细胞内胆固醇合成不发生负反馈调节而保持合成状态，而且ox-LDL还刺激内皮细胞多种炎性因子和黏附分子的表达，诱导单核细胞黏附和迁移进入动脉内膜并转化为巨噬细胞；诱导内皮细胞和平滑肌细胞增殖、移行；促进血小板黏附、聚集、血栓形成；抑制一氧化氮（NO）释放，促进血管收缩；加剧动脉粥样硬化的炎症反应等，从而启动和加速动脉粥样硬化的发展。

（二）细胞应激与心肌缺血及心力衰竭

内质网应激、氧化应激导致动脉粥样硬化、急性心梗、心肌缺血。心肌细胞含有丰富的肌浆网，肌浆网内维持适当的钙离子水平是心肌完成正常的兴奋收缩偶联功能所必需的。如果因细胞应激引发的缺血-再灌注损伤会导致钙平衡紊乱，包括细胞外钙内流失控、肌浆网储存钙释出增多，最终造成细胞钙超载引发心肌细胞损伤。持续的内质网应激，将促进心肌细胞加速死亡而引发心力衰竭。未折叠蛋白反应（UPR）可通过增加PERK-EIF2α-ATF4-CHOP信号通路，促进心肌肥厚和心力衰竭。这提示，针对内质网应激可能开发减弱或逆转心力衰竭中心肌重塑的治疗方法。

三、细胞应激型糖尿病

（一）内质网应激与2型糖尿病

胰岛β细胞具有高度发达的内质网，在生理状态下，机体可通过光面内质网的PERK（RNA激活蛋白激酶的内质网类似激酶）-eIF2（真核细胞翻译起始子）磷酸化途径影响胰岛β细胞中胰岛素的合成，调节胰岛素分泌功能。但是，光面内质网被过度激活可能导致胰岛β细胞功能受损，甚至细胞凋亡。光面内质网应激不仅使调节胰岛β细胞功能衰竭及胰岛β细胞凋亡，还可通过JNK通路活化使细胞胰岛素受体信号通路抑制，导致胰岛素信号转导通路受损，产生胰岛素抵抗，最终引发2型糖尿病。

（二）氧化应激与2型糖尿病

氧化应激会增加细胞膜的通透性，使肾细胞内的谷胱甘肽过氧化物酶、超氧化物歧化酶和过氧化氢酶等抗氧化酶发生糖基化或氧化，肾组织抗氧化能力降低，细胞内关键酶和转运蛋白Na^+-K^+-ATP酶失活等。

在严重急性应激状态下，如高热、急性心肌梗死、脑出血或脑血栓形成、大手术、创伤（如骨折）、重度烧伤等，胰岛素拮抗激素，如肾上腺皮质激素、儿茶酚胺、胰高血糖素和生性激素等分泌增加，甚至比平时增加10倍以上，引起的暂时性糖尿，称为应激性糖尿病。

四、细胞应激与神经精神疾病

抑郁障碍（depressive disorder）、阿尔茨海默病（Alzheimer's disease，AD）、帕金森病（Parkinson's disease，PD）和肌萎缩侧索硬化（amyotrophiclateral sclerosis，ALS）等神经退行性疾病，共同特征为正常的神经元功能受损和数量缺失，严重危害患者的身体健康和生活质量。

研究发现细胞应激，特别是发生氧化应激时，超氧自由基和一氧化氮导致细胞内的大分子遭到破坏，对神经元和蛋白质（包括轴突和少突胶质细胞）有毒害作用，导致其功能的损伤而DNA过氧化可以产生修复酶作用的活化，如多ADP-核糖酸、聚合酶（如PARP）活化，使细胞内能量迅速衰竭，导致细胞死亡，使神经元形态和功能受损，导致脑梗死、脑出血后脑水肿。有实验证明细胞应激参与帕金森病发生、发展过程，氧化应激是帕金森病的早期特点。因此帕金森病可以采取抗氧化治疗。

五、细胞应激与孕妇及子代健康

妊娠是女性的一种特殊生理过程，其间机体各组织器官会发生一系列变化，以适应胎儿的生长和分娩的需要。随着孕期的进展，母体的血液系统、呼吸系统、内分泌系统等都发生着适应性改变。

血液系统呈现出血容量、血细胞和血浆蛋白的增减的变化。然而，有时血容量的增加速度超过了血液成分的增加速度，这可能导致部分孕妇出现稀释性生理性贫血和低蛋白血症的情况。妊娠期间，因耗氧量增加，孕妇的胸壁会随孕期的发生而增大，同时，胸壁顺应性和气道阻力降低、为子宫-胎盘循环提供所需的额外耗氧量，从而保证了母体、胎儿正常发育的需求。在妊娠早期，血液中胰岛素水平通常是正常或偏低的，但随着孕期中期的到来，胰岛素分泌增加，同时末梢组织对胰岛素的敏感性下降。虽然胰岛素无法穿过胎盘进入胎儿体内，但它可以促使母体的餐后胰岛素高峰提前出现，引发糖耐量异常，导致血糖维持在较高水平，并增加脂肪储备。

此外，研究发现女性的肝脏体积会随孕期进展增大，停止哺乳后再减小。这种肝脏呈现“增大-减小”的模式，被发现是机体通过 Cyp7a1 合成途径增加初级胆汁酸的生成，导致肝细胞增殖，从而使肝脏增大。胆汁酸主要促进肠道内脂肪的吸收，以保障孕期和哺乳期机体对热量摄取增加的需求。

当母体细胞应激不足以恢复细胞和机体的平衡，将导致多种阶段性病理改变，甚至引发疾病，如妊娠高血压、妊娠高血糖、妊娠期糖尿病、妊娠期肝内胆汁淤积症等。来自实验动物和人类的研究数据表明，孕期应激不仅影响母体健康，还对子代的神经认知发育具有重要影响，母体孕期遭受应激可影响子代的生长发育以及情感和认知水平，增加儿童期及成年期的肥胖、Ⅱ型糖尿病、特定精神障碍（如孤独症谱系障碍、注意力缺陷、抑郁症等）疾病的发病率。

（四川大学 陈 静 胡火珍）

复习思考题

1. 什么是细胞应激？细胞应激的基本规律是什么？
2. 细胞应激常见的类型有哪些？分别叙述内质网应激、氧化应激的分子机制。
3. 用细胞应激阐述动脉硬化的发生机制。

本篇小结

细胞增殖是细胞发育的一个重要阶段。细胞增殖一般以细胞分裂的方式进行，真核细胞的增殖方式有无丝分裂、有丝分裂和减数分裂。有丝分裂是一个极其复杂的过程。在分裂过程中，细胞的形态，结构及其功能均发生复杂的变化。

减数分裂是一种特殊的有丝分裂方式，一般发生在生殖细胞形成过程。

细胞周期是指细胞从一次分裂结束后开始生长到下一次分裂终了所经历的过程。细胞周期分为 G_1、S、G_2 及 M 4 个时期。G_1 期是 DNA 合成前期，细胞体积增大，产生大量 rRNA、mRNA、tRNA、核糖体，合成大量的蛋白质。到 G_1 期晚期，大量合成与 DNA 复制有关的酶。S 期是 DNA 合成期。也是细胞周期的一个关键时期。G_2 期为细胞分裂准备物质条件时期，而整个 M 期是精确地将在间期复制好了的染色体和倍增的细胞质内的物质平均分配给 2 个子细胞，是分裂后的细胞保持遗传上的一致性的时期。

细胞增殖周期是多阶段、多因子参与的精确有序的调节过程 . 主要包括 3 个方面，即细胞的生长、DNA 复制和细胞分裂。要完成这 3 部分的任务，细胞内进行了一系列依次发生的生化反应和结构、功能的变化。这种变化是基因与环境相互作用，导致不同的基因严格按照时间顺序及细胞所处的空间位置活化和基因表达的结果。目前的研究，主要分为 3 个方面：生长因子与其受体，信号转导调控，以及细胞周期相关基因及其产物、周期蛋白和周期蛋白激酶对细胞增殖周期的调节。

细胞分化是细胞之间产生稳定差异的过程，是基因选择性表达的结果。单细胞生物仅有时间上的分化，多细胞生物的细胞不但有时间上的分化，还有空间上的分化。

细胞分化是稳定的又是可逆的，细胞决定早于细胞分化。细胞决定是指细胞还没有发生可辨认的形态、结构和生化方面的分化特征之前，细胞的发育方向便已经确定，并向决定的方向分化，所以细胞决定确定细胞分化方向。

影响细胞分化的因素包括细胞内及细胞外的因素。而细胞内影响基因表达的因素主要表现在 3 个层次上，即转录层次、转录后加工层次及翻译层次。在成体组织中存在着各种干细胞。干细胞的特点是具有增殖、自我更新的能力和多分化潜能。

细胞癌变属于细胞的异常分化，往往将其作为去分化的细胞。但也有人认为，癌细胞是在已分化的基础上，更进一步地分化，即所谓恶性分化。

任何细胞都要经历生长、发育、衰老和死亡过程，细胞衰老时，细胞的形态结构、代谢和功能均发生明显的衰退，探讨细胞衰老的规律，并不是要使细胞免于衰老，而是在了解其规律的基础上，通过人们的努力，设法延缓细胞衰老，避免过早衰亡。细胞死亡分为坏死和程序性细胞死亡，也称为细胞凋亡。细胞凋亡和坏死是多细胞生物细胞完全不同的两种死亡形式，前者是生理或病理条件下受基因控制的细胞自主有序的自然死亡过程，而后者则是病理性细胞死亡。它们在形态、代谢、分子机制、结局和意义等方面都有本质的区别。

细胞应激是指细胞对内源或外源不利环境或有害刺激，产生一系列防御性或适应性反应，以增强细胞抗损伤能力和在不利条件下的生存能力，这种反应称为细胞应激。这是一种以对抗伤害或修复已经遭受的损伤、增加对损伤的耐受性，保护细胞或通过细胞死亡除去损伤后不能修复的细胞的一种保护机制，是一种防御性或适应性反应。该反应与细胞的生存、功能和行为乃至组织与机体的健康息息相关。细胞应激反应高度保守，包括一系列高度有序的过程。常见的细胞应激反应类型包括内质网应激、氧化应激、基因毒应激及非特异性应激反应的热休克反应等类型。在应激原与细胞的相互作用中，如果细胞应激不足以恢复细胞内部的平衡或应激原利用了细胞应激过程，都会使细胞的特性朝疾病方向发展。因此，任何疾病，包括心血管疾病、神经退行性疾病、肿瘤及代谢性疾病、衰老等都与细胞应激有关。

（四川大学　胡火珍；中国医学科学院输血研究所　张勇刚）

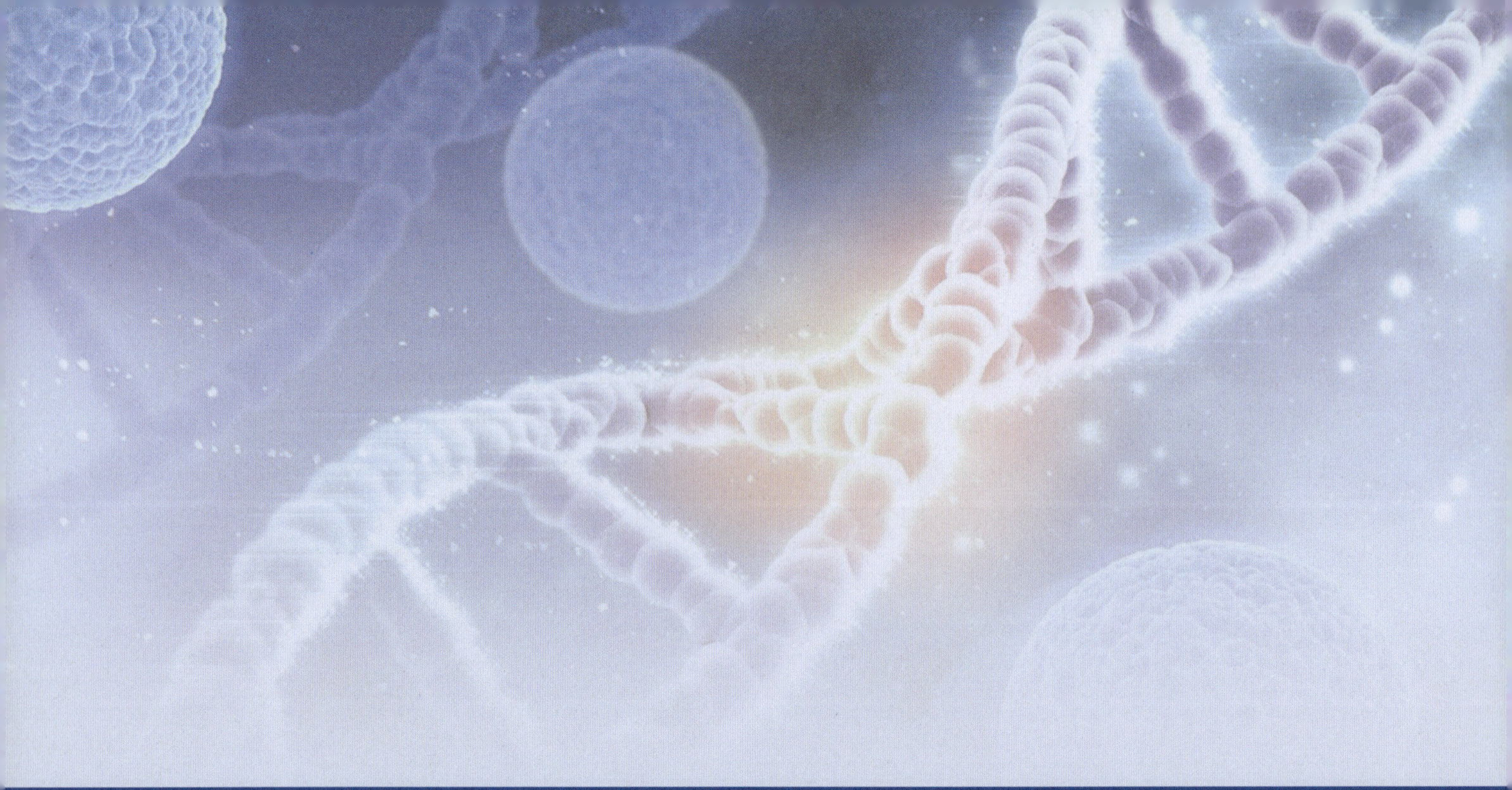

在发育过程中，很多组织保留了一些具有自我更新能力、多向分化潜能的细胞亚群，这些细胞即是干细胞。干细胞的主要特性是具有无限或较长期地进行自我更新和多向分化的潜能，这些特性使它们不仅成为很多生物医学基础领域的重要研究工具，而且可通过移植来治疗各种难治性疾病，并有可能在实验室内生产各种组织器官。干细胞研究进展不仅给生命科学领域带来了极大振奋，而且也引起了全社会的广泛关注。目前干细胞的研究涉及生命科学及生物医药几乎所有领域，在细胞治疗、基因治疗、组织器官移植、新基因发现、基因功能分析、发育、新药开发、药效、药物毒性评价等领域产生重要的影响。

细胞工程是指应用细胞生物学和分子生物学等方法，根据人们的意愿对细胞的遗传表型进行定向改造，以获得细胞产品、药品或医用生物材料的综合技术体系。细胞工程属于生物工程的范畴。通常人们根据操作对象的不同及操作技术的差异将生物工程分为基因工程、酶工程、发酵工程、蛋白质工程和细胞工程 5 类。基因工程是 20 世纪 70 年代以后兴起的一门新技术，其主要原理是应用人工方法对生物的遗传物质（通常是 DNA）进行体外切割、拼接和重组，然后将重组了的 DNA 导入某种宿主细胞或个体，从而改变它们的遗传品性；还可使遗传物质在新的宿主细胞或个体中大量表达，以获得基因产物（多肽或蛋白质），基因工程也被称为 DNA 重组技术。酶工程是利用酶的催化作用进行物质转化的

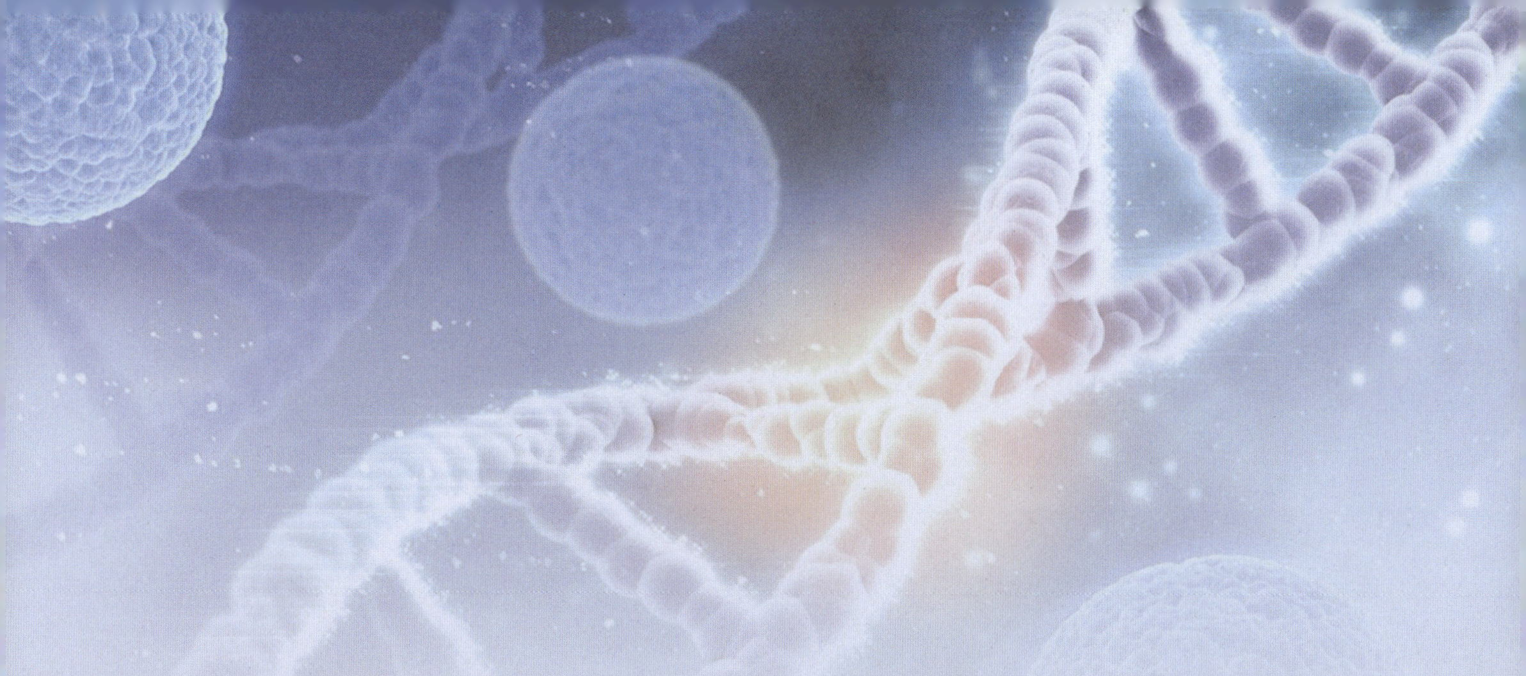

第五篇

干细胞与细胞工程

技术，是将酶学理论与化工技术结合而形成的新技术，也就是利用酶或微生物细胞、动物细胞、植物细胞（细胞器）的特定功能，借助工程学手段提供产品的一门学科。它包括酶的固定化技术、细胞的固定化技术、酶的修饰改造技术及酶反应器的设计等技术。发酵工程是利用微生物生长速率快、生长条件简单及代谢过程特殊等特点，在合适条件下，通过现代化工程技术手段，通过微生物生产人类所需的产品，也称为微生物工程。蛋白质工程是指在基因工程的基础上，结合蛋白质结晶学、计算机辅助设计和蛋白质化学等多学科的基础知识，通过对基因的人工定向改造等手段，从而达到对蛋白质进行修饰、改造、拼接，以产生能满足人类需要的新型蛋白质。不难看出，上述 5 类工程并不是互相独立的，而呈彼此之间互有交叉、互有包容的关系。

根据研究对象的不同，又可将细胞工程分为微生物细胞工程、植物细胞工程和动物细胞工程三大类。随着细胞生物学、分子生物学、细胞遗传学研究的日益深入及其相关技术的长足发展，细胞工程尤其是动物细胞工程的发展最为迅速，在医学研究和实践中的应用日益广泛，生产了大量的医疗产品，发展形成了许多新的疾病治疗方法，对提高人类的生活质量和健康水平发挥着越来越重要的作用。本篇重点介绍干细胞及其应用和动物细胞工程。

第十九章　干细胞及其应用

第二十章　细胞工程所涉及主要技术

第二十一章　细胞工程的应用

第十九章　干细胞及其应用

各种脊椎动物的发育过程十分相似，都要经历受精卵的形成、卵裂、胚层出现、组织器官形成及胚后发育这样一个连续的过程。从细胞水平来看，个体的发育可简单地认为是从全能细胞→多能细胞→专能细胞→成熟分化细胞的发展过程，各种细胞在发育过程中精确地出现于特定的空间位置，并分化为各种类型细胞，形成组织、器官，同时在发育过程中，很多组织保留了一些具有自我更新能力、分化潜能各异的细胞亚群，这些细胞即是干细胞。目前，干细胞已成为生物医学领域的重要研究工具，并用于修复特定的组织或器官，治疗多种疾病，为生命科学和医学领域展现了新的前景。目前干细胞的研究涉及生命科学及生物医药的诸多领域，在细胞治疗、基因治疗、组织器官移植、新基因发现及基因功能分析、新药开发、药效和药物毒性评价等方面得到了广泛应用。

二维码 19-1 微课

干细胞及其应用

第一节　概　　述

一、干细胞的定义

干细胞（stem cell）是指具有**自我更新（self-renewal）**、复制能力，并在一定条件下产生至少一种高度分化子代细胞的细胞。在个体发育的不同阶段及成体的不同组织中均存在着干细胞。根据其分化潜能及产生分化细胞能力的不同，干细胞可以分为全能（totipotent）干细胞、多能（pluripotent）干细胞、多潜能（multipotent）干细胞和单能（unipotent）干细胞。全能干细胞是指受精卵到卵裂期 32 细胞前的所有细胞，是具有无限分化潜能，能分化成任何组织和器官的干细胞。可分化成人体的各种细胞，从而组成各种组织和器官，最终发育成为一个完整的生物体（如受精卵）。多能干细胞具有分化成各种细胞类型和组织的潜能（如胚胎干细胞 ESC、诱导多能干细胞 iPSC）。多潜能干细胞是指具有增殖与分化成多种组织类型的细胞（如间充质干细胞 MSC），而单能干细胞的分化潜能要窄许多，只能向一个或几个密切相关的细胞类型分化（如造血干细胞、肝脏干细胞、肺干细胞、肌肉干细胞等）。根据干细胞存在的阶段和组织来源，可将干细胞分为胚胎干细胞和成体干细胞。胚胎干细胞是存在于早期胚胎组织中，具有高度自我更新能力、增殖能力和分化潜能的干细胞，保持了所有细胞的初始状态。成体干细胞是指存在于各组织器官的未分化细胞，在体内具有终身自我更新能力和分化潜能。

从干细胞到分化细胞的发育过程中，干细胞可形成**过渡放大细胞（transit amplify cell）**。干细胞经过非对称分裂进入分化程序后，先经过一个短暂的增殖期，产生过渡放大细胞，再由过渡放大细胞分裂产生分化细胞。由于干细胞自身增殖缓慢，而过渡放大细胞增殖较快，可以通过较少干细胞产生较多的分化细胞，同时保护干细胞。过渡放大细胞没有自我更新能力（表 19-1）。

表 19-1　干细胞、过渡放大细胞和终末分化细胞的区别

属性	干细胞	过渡放大细胞	终末分化细胞
增殖能力	无限	有限	无
增殖率	缓慢	短期快速	无
自我更新能力	有	无	无

续表

属性	干细胞	过渡放大细胞	终末分化细胞
产生分化细胞能力	有	有限	无
参与受损伤组织再生能力	终身	短暂	无

二、干细胞的生物学特征

（一）干细胞的形态和生化特征

（1）形态特征。干细胞通常呈圆形或椭圆形，体积较小，核质比例较大。根据其形态学特征和存在的位置可以辨认有些干细胞。但是，很多干细胞的存在部位仍未确定，且没有与分化细胞截然不同的形态学特征。

（2）生化特征。干细胞都具有较高的端粒酶活性，这与其增殖能力密切相关。不同的干细胞可能具有不同的生化标志，如角蛋白15（CK15）是毛囊中表皮干细胞的标志分子、神经干细胞重要标志分子为巢蛋白（nestin）。干细胞的生化标志对确定干细胞位置，以及寻找或分离干细胞有重要意义。

（二）干细胞的增殖特征

（1）缓慢性。一般情况下，干细胞处于休眠或缓慢增殖状态，当其接受刺激而进行分化时，首先要经过一个短暂的增殖期，产生过渡放大细胞。缓慢增殖有利于干细胞对特定的外界信号作出反应，以决定进行增殖还是进入特定的分化程序；缓慢增殖还可以使干细胞有更多的时间发现和校正复制错误，减少体细胞的自发突变。

（2）自稳性。**自稳性（self-maintenance）**是指干细胞可以在生物个体生命区间中自我更新，并维持其自身数目恒定，这是干细胞的基本特征之一。当干细胞分裂时，如果2个子代细胞都是干细胞或都是分化细胞，称为**对称分裂（symmetry division）**；如果产生1个子代干细胞和1个子代终末分化细胞，则称为**不对称分裂（asymmetry division）**（图19-1）。

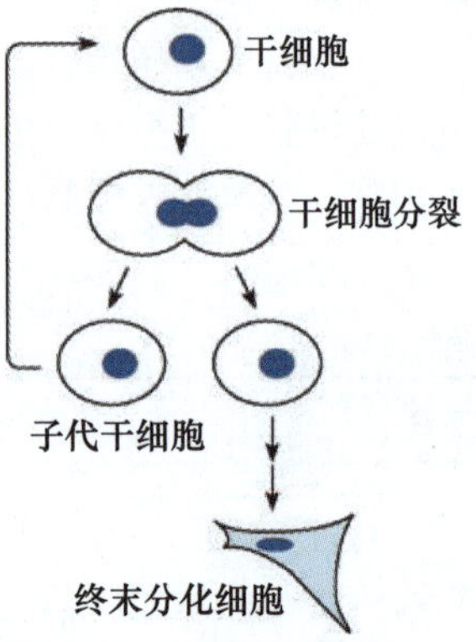

图19-1　干细胞不对称分裂

哺乳动物的干细胞以对称分裂和不对称分裂两种形式进行分裂，但主要是不对称分裂，并通过两种分裂方式的协调，保证干细胞数目相对恒定，同时适应组织再生的需要。当组织处于稳定状态时，干细胞分裂后产生的细胞有多种可能，既可以是子代干细胞，也可以是定向祖细胞，不严格执行不对称分裂的规定，但从群体水平来看，仍然保持着严格的不对称分裂，这种分裂现象称为**群体不对称分裂（populational asymmetry division）**。群体不对称分裂可使机体对干细胞的调控更具灵活性，以适应机体各种生理变化的需要。

（三）干细胞的分化特征

（1）分化潜能。干细胞具有向多种特化细胞分化的能力，但不同的干细胞分化潜能有差异。例如，胚胎干细胞可以分化为任何一种组织类型的细胞；成体干细胞则只能分化成其相应或相近的组织细胞。胚胎干细胞分化为成体干细胞是一个连续的过程，即胚胎发育过程，在此过程中的各种细胞都是处于不同分化等级的干细胞，分化方向趋于增多，分化潜能也趋于变“窄”。

（2）转分化和去分化。在正常情况下，干细胞分化发生在干细胞所属组织的主体细胞类群内。在适当条件下，一种组织类型的干细胞也可分化为另一种组织类型的细胞，甚至跨胚层分化，称为干细胞的**转分化（transdifferentiation）**。而一种干细胞向其前体细胞的逆向转化被称为干细胞的**去分化（dedifferentiation）**。

三、干细胞增殖和分化的调控

干细胞如何建立并维持自我更新能力和多向分化潜能，一直是研究者探索的重点，目前的研究发现主要是以下几个方面的机制。

（一）转录因子网络

所有生物体都依靠转录机制表达特定基因来应对环境或发育信号的改变，以此执行生命周期中的关键生物功能。因此，转录构成了一个调节生物过程的关键步骤，转录因子因具备调控基因转录的功能，被认为是决定细胞命运的主开关。干细胞多向分化潜能的维持主要是由多种转录因子之间的相互作用网络，以及转录因子及其靶基因表达的蛋白质与DNA之间相互作用共同决定的，转录因子网络的稳定和变动决定了干细胞是增殖还是分化。

Oct4、Nanog、Sox2在转录因子网络中发挥了核心作用，维持细胞的自我更新能力和阻止细胞分化。例如，Oct4处于一定的表达水平时，可维持细胞进行自我更新；如果表达上调，则诱导细胞形成原始内胚层和中胚层细胞。Nanog作用于一条独立的保持干细胞多能性的信号转导通路，支持胚胎干细胞的自我更新能力，当Nanog表达上调的时候，细胞自我更新能力加强。Sox2对早期胚胎发育和分化抑制都十分重要。常见的转录因子c-Myc对阻止细胞谱系特异性分化也是非常重要的，在胚胎干细胞中，c-Myc可以与3000多个靶基因启动因子结合，使染色质上维持干细胞特性的基因处于开放状态，并抑制细胞分化基因的表达。

（二）细胞微环境

微环境提供了支持干细胞存活和增殖的复杂环境，干细胞的增殖或自我更新受微环境中各种因子的有效调控。干细胞在机体组织中的居所称为**干细胞巢**（**stem cell niche**）（图19-2）。在干细胞巢中，所有控制干细胞增殖与分化的外部信号构成了干细胞生存的微环境，是控制干细胞命运的外在因素的总和，包括细胞因子、细胞间相互作用、细胞外基质。

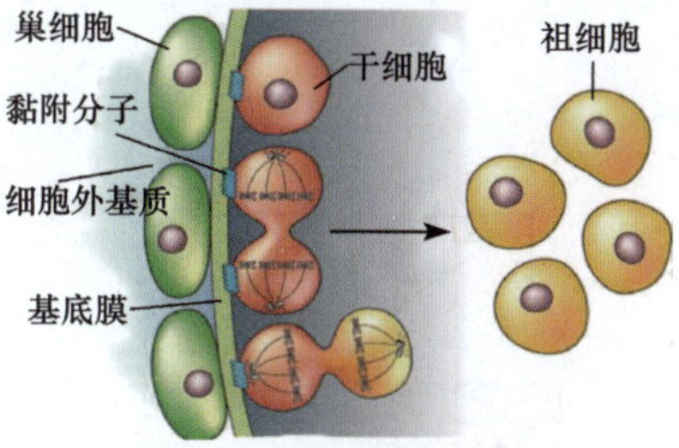

图19-2　干细胞巢示意图

（1）细胞因子。许多细胞因子是通过对增殖的调控来实现对分化的促进或下调作用的，细胞因子介导的信号转导形成了功能重叠、协同或相互拮抗的网状体系。有的信号是在进化上高度保守的，有的则表现出系特异性或非系特异性。细胞因子又可分为早期增殖调控因子、中期增殖调控因子和晚期增殖调控因子。早期发现的细胞因子包括干细胞因子（SCF）、白细胞介素、转化生长因子（TGF）、表皮生长因子（EGF）、成纤维细胞生长因子（FGF）、肝细胞生长因子（HGF）及白血病抑制因子（LIF）等。后续的研究发现，Notch蛋白家族、Wnt蛋白家族、Shh蛋白家族的成员对干细胞的增殖与分化具有重要的调节作用。不同细胞因子的作用不同，而且细胞因子的不同组合也会导致不同的增殖、分化结果。

（2）细胞间相互作用。微环境内细胞与细胞之间的相互作用对干细胞命运的调控具重要意义。与干细胞相关的细胞间相互作用包括干细胞与干细胞之间、干细胞与其分裂后产生的子细胞之间、干细胞与周围细胞之间复杂的相互作用和相互影响。

（3）细胞外基质。细胞外基质对维持干细胞的增殖分化至关重要，基质具有将干细胞置于组织中正确位置的作用，否则干细胞会脱离生存环境而分化或凋亡。例如，整合素与其配体的相互作用为干细胞的非分化增殖提供了适当的微环境，当β_1整合素丧失功能时，上皮干细胞逃脱了微环境的制约，分化成角质细胞。细胞外基质有传递信号分子的作用，当微环境发生改变时，细胞外某些信号通过整合素传递给干细胞，触发跨膜信号转导，调控基因表达，这不仅可以改变干细胞的分裂方式，而且可激活干细胞的多分化潜能。细胞外基质还具有调节干细胞微环境中局部分泌因子浓度的作用。

第二节　各类干细胞及其特性

一、胚胎干细胞

胚胎干细胞是从着床前的**内细胞团**（**inner cell mass，ICM**）或**原始生殖细胞**（**primordial germ cell，PGC**）获得的具有多潜能性，可以发育成为各种细胞，同时又可保持不分化状态持续生长的一类克隆细胞系。1981年Evens和Kaufman首次分离得到小鼠的胚胎干细胞。随后，人们又获得了猪、牛、绵羊、仓鼠、鸡、斑马鱼、恒河猴等脊椎动物的胚胎干细胞。1998年，Thomson和Gearhart分别获得了人胚胎干细胞，它既具有其他哺乳动物胚胎干细胞的特征，又具有其本身的特殊性。

（一）生物学特征

胚胎干细胞为圆形细胞，细胞较小，核大，核质比例高，有一个或多个核仁。细胞核中多为常染色质，细胞质结构简单，散布着大量核糖体和线粒体。

胚胎干细胞增殖迅速，在体外抑制分化培养时呈集落状生长，形似鸟巢，细胞紧密堆积，以致难以看清细胞的轮廓，集落边界清晰，有折光性，立体感强。小鼠胚胎干细胞集落更接近，呈紧密牢固结合、多层密集立体生长细胞界限的集落，而人胚胎干细胞集落相对松散，呈扁平状，集落内细胞界限隐约可见（图19-3）。

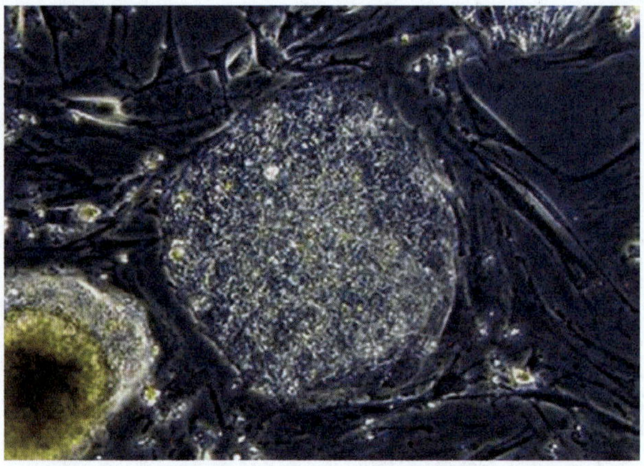

图 19-3　培养的人胚胎干细胞克隆底部是饲养层细胞

人胚胎干细胞源于早期胚胎细胞，它表达早期胚胎细胞的表面抗原——**胚胎阶段特异性抗原（stage-specific embryonic antigen，SSEA）**等，SSEA 常作为胚胎干细胞鉴定的一个标志。另外，人胚胎干细胞中还有碱性磷酸酶和端粒酶的表达，碱性磷酸酶常作为鉴定胚胎干细胞分化与否的标志之一，端粒酶的表达则表明其复制的寿命长于体细胞复制的寿命。

胚胎干细胞具有多潜能性，可分化为内、中、外 3 个胚层。体内研究发现，若将胚胎干细胞注射到同源动物皮下，会形成复杂的混合组织瘤，瘤组织包括胃上皮（内胚层）；骨和软骨组织、平滑肌和横纹肌（中胚层）；神经表皮、神经节和复层鳞状上皮（外胚层）。这证明了胚胎干细胞具有分化形成外、中、内 3 个胚层的潜能（图 19-4）。

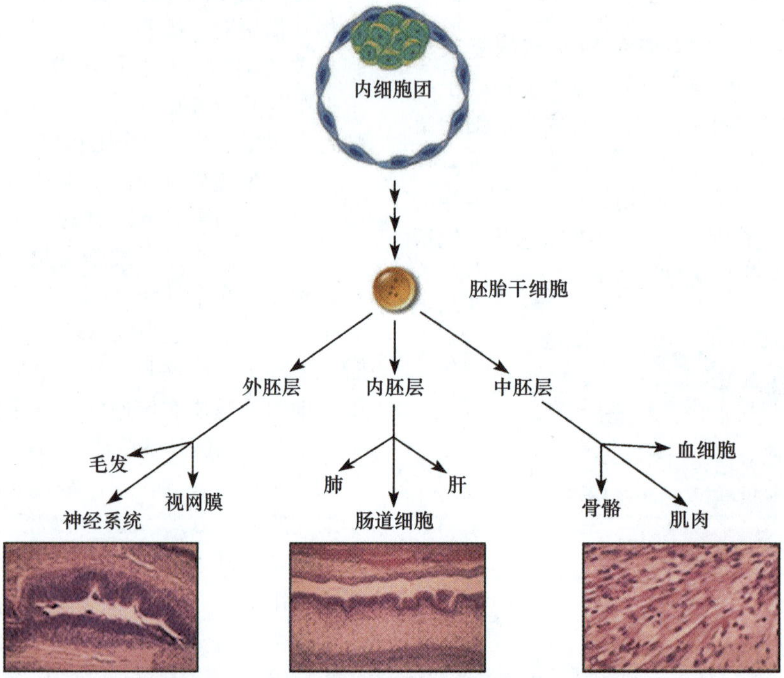

图 19-4　胚胎干细胞分化潜能

（二）胚胎干细胞定向诱导分化

胚胎干细胞诱导分化的研究，需要明确决定细胞分化的基因表达时空关系和外界刺激因子，这对定向诱导分化获取功能性细胞或器官有重要意义。

1. 细胞因子诱导法

细胞因子诱导法的研究最为广泛和深入，获得的研究成果也最多。一般采用分阶段的办法，即先得到类胚体，再在类胚体的基础上进一步诱导其分化为不同的细胞。各阶段应添加的细胞因子不同，具体表现为细胞因子种类、浓度或组合的不同。目前利用此法已得到多种目的细胞，如造血细胞、心肌细胞、神经细胞等，但利用此法获得的目的细胞纯度不高。

2. 标记基因筛选法

标记基因筛选法是指利用基因工程技术将带有选择性标记的基因转入胚胎干细胞，并用与选择性标记基因相适应的方法筛选出目的细胞。例如，将带有一种心肌细胞启动子的新霉素抗性基因转入胚胎干细胞，在含新霉素培养体系中，分化的心肌细胞存活，而非心肌细胞被破坏，得到近似单一的心肌细胞群。利用此法可获得高纯度的目的细胞。

二、成体干细胞

在成体组织或器官中，许多细胞仍具有自我更新及分化产生不同组织细胞的能力，如血液细胞和皮肤细胞。因此人们一直推测，在成体中存在一些能起新旧更替作用的成体干细胞。近年来，已成功鉴定或分离了多种成体组织的干细胞，如造血干细胞、间充质干细胞、神经干细胞、皮肤干细胞、肠干细胞、肝干细胞、生殖干细胞等。本书选取研究得较为深入的造血干细胞、骨髓间充质干细胞和神经干细胞进行介绍。

（一）造血干细胞

造血干细胞（hematopoietic stem cell，HSC），存在于骨髓、外周血、脐带血中，是体内各种血细胞的祖细胞，可分化产生红细胞、白细胞及血小板。造血干细胞在所有骨髓细胞中所占的比例其实很小，10 000～15 000 个骨髓细胞中才有 1 个 HSC。迄今为止，造血干细胞主要分选标志为 $CD34^+$ 和 $CD38^-$ 等。

造血干细胞在临床上用于白血病移植治疗已很成熟。其关键是移植前必须进行**人白细胞抗原（human leukocyte antigen，HLA）**配型。HLA 是人体细胞表面的组织相容性抗原，只有两个个体 HLA 配型相同，才能进行 HSC 移植，否则会发生移植物抗宿主反应或移植排斥反应，严重者可危及生命。造血干细胞除可用于治疗急性和慢性白血病之外，还可用于治疗重型再生障碍性贫血、地中海贫血、多发性骨髓瘤、恶性淋巴瘤等疾病。

（二）骨髓基质干细胞

骨髓基质干细胞（bone marrow stromal stem cell，bMSC）也称为骨髓间充质干细胞，主要存在于骨髓中，但比例很低，平均 10 万个骨髓有核细胞中仅含 1 个或 2 个。随着年龄的增加，干细胞数量逐渐减少。在发育不同时期的造血器官、卵黄囊、主动脉-生殖嵴-中肾区、胎肝、脾脏等也有间充质干细胞的存在。脐血、成体外周血、骨滑膜组织、真皮组织中也有间充质干细胞。

骨髓间充质干细胞主要有下列生理功能。①支持、调节造血的功能。骨髓间充质干细胞具有与其他骨髓细胞一起构成结缔组织骨架、分泌细胞因子及细胞外基质蛋白、调节造血细胞的增殖及归巢的功能。②调节免疫。骨髓间充质干细胞不仅参与调节髓系细胞的生长，也参与淋巴系细胞的发育，构成早期淋巴细胞生长的微环境，对早期 T 淋巴细胞的选择性黏附、生存及增殖均具有重要作用。③补充衰老死亡的间充质细胞，使其保持数量的恒定。

光学显微镜下刚贴壁生长的骨髓间充质干细胞呈现成纤维细胞外观，有突起伸出，部分细胞呈三角形或多角形，生长形成均匀的集落，15～20 天细胞基本融合，呈漩涡状排列，细胞之间的界限不清晰（图 19-5）。

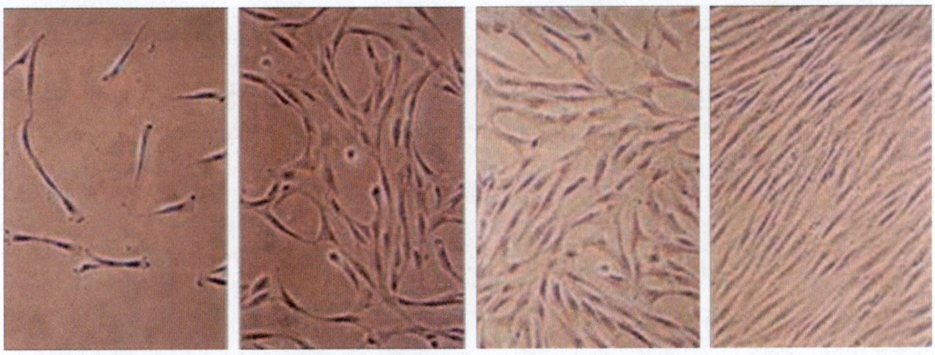

图 19-5　体外培养的骨髓间充质干细胞

骨髓间充质干细胞具有广泛的分化潜能。骨髓间充质干细胞由于所定居的组织不同，微环境中的细胞因子、生长因子等各种调控物质不同，可向不同的谱系分化，不仅可分化为成骨细胞、脂肪细胞、软骨细胞和肌细胞等，还可以跨胚层分化。由于骨髓基质干细胞取材方便、容易在体外培养、具有多向分化潜能等优点，已成为细胞治疗及基因治疗研究的热点。

（三）神经干细胞

近年来的一些研究证明，神经系统中存在部分原始细胞仍具有自我更新和增殖能力，而且在特定因素影响或诱导下，可向神经元和神经胶质细胞分化，这些细胞被称为**神经干细胞（neural stem cell，NSC）**。1992 年 Reynolds 和 Weiss 首先在成体小鼠的脑旁侧室膜下的神经组织中分离出神经干细胞，Svendsen 等则从人胎儿皮质中分离出神经干细胞。神经干细胞被定义为具有分化为神经元、星形胶质细胞和少突胶质细胞的能力，能自我更新并足以提供大量脑组织细胞的细胞。

体内神经干细胞的形态尚不明确，有研究表明，中枢神经系统不同区域的神经干细胞可能有着细胞形态的多样性和不同的生物学特征。体外培养状态下的哺乳动物神经干细胞往往呈球状。胚胎期哺乳动物的大部分脑区都分布有神经干细胞。成体神经干细胞主要存在于海马齿状回和室管膜下层。

神经干细胞具有干细胞的特性，包括增殖能力、多分化潜能和特殊标记蛋白（包括巢蛋白等）。神经干细胞的分裂方式既有不对称分裂，也有对称分裂，分裂增殖过程中子代细胞仍维持干细胞样属性。神经干细胞在体外分化为3种主要神经系细胞——神经元、星形胶质细胞和少突胶质细胞，发育中的神经细胞只有迁移到特定的部位，才能分化为具有特殊功能的神经元。随着对神经干细胞的克隆，发现神经干细胞在体外特定诱导条件下可跨胚层分化，分化为骨骼肌细胞、造血样细胞、类胰岛样组织细胞等。

三、诱导性多能干细胞

由于人胚胎干细胞主要来源于流产的胎儿或体外受精制造的胚胎，围绕该研究的伦理道德问题也随之出现，因此研究人员努力开发不经过胚胎而获得多能干细胞的方法。干细胞重编程技术是通过影响染色质的表观遗传修饰，调控基因的沉默与表达，使成体细胞逆分化，赋予其胚胎干细胞特性。

2006年，日本京都大学的科学家Yamanaka选择了已经证实与“干性”相关的24种基因作为候选因素，寻找能够诱导体细胞转化为其他类型细胞的关键因子。研究结果发现，其中的4种基因：*Oct3/4*、*Sox2*、*c-Myc*和*Klf4*通过一种反转录病毒载体，导入小鼠皮肤成纤维细胞中，可以使来自胚胎小鼠或成年小鼠的成纤维细胞拥有胚胎干细胞特性。他们将经由这种方法获得的胚胎干细胞命名为**诱导性多潜能干细胞（induced pluripotent stem cell, iPS）**。2007年，Thomson选用4个因子*Oct3/4*、*Sox2*、*Nanog*和*Lin28*，导入胎儿和幼儿成纤维细胞后也得到了类似胚胎干细胞的多能干细胞。随后，更多研究进一步完善了此项技术，人类的iPS细胞系的建立也获得了成功。iPS细胞是否像真正的胚胎干细胞一样具有多能性，需要通过显微注射iPS细胞进入胚泡，产生嵌合体小鼠，验证iPS细胞具有发育为3个胚层细胞的能力，并能参与生殖系统的发育，才能最终确定其具有胚胎干细胞特性。由于iPS技术在人类健康领域所展示的巨大应用前景和科学意义，Yamanaka获得2012年的诺贝尔生理学或医学奖。

iPS细胞诱导生成的实质是去分化过程，即基因组重编程，包括以下主要步骤：①携带有*Oct4*、*Sox2*、*Klf4*和*c-Myc*基因的重组病毒进入体细胞，并插入宿主的基因组；②这些基因在病毒所带有的启动子的驱动下转录，在细胞质中翻译成这4种蛋白质；③4种蛋白质又进入细胞核启动其所能启动的第一批基因；④这些初始反应基因的产物通过组蛋白修饰系统和DNA甲基化系统参与表观遗传学机制来重塑染色质。在这个过程中，对于多能性至关重要的基因必须被转录因子打开，并通过染色质重塑来保持这种打开状态。相反，负责分化的基因则必须被转录机制关闭，并通过表观遗传学机制保持沉默（图19-6）。

iPS细胞与胚胎干细胞相比，两者具有类似的增殖和分化潜能，但iPS细胞可克服胚胎干细胞的伦理限制，并实现自体细胞移植。目前，iPS细胞定向分化后主要用于药物筛选、毒性评价、细胞治疗、疾病分子机制、发育学研究等。

二维码 19-2 扩展

细胞重编程的解释模型

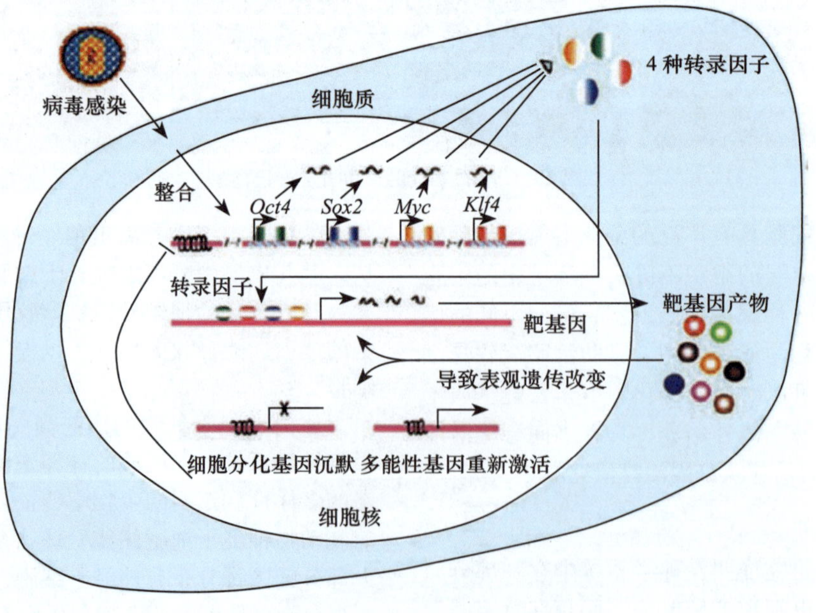

图19-6　诱导iPS生成的步骤与机制

第三节　干细胞与医学

随着对干细胞研究的逐渐深入，干细胞正展现出巨大的应用潜力，尤其与组织工程和基因工程技术的结合，展示良好的前景。

一、基因功能研究

根据胚胎干细胞的多潜能性，20 世纪 90 年代建立了基因打靶技术。将外源基因导入胚胎干细胞染色体上的某一特定部位，或使某一基因发生定点突变，实现外源基因的定点整合，进一步通过聚合法或显微注射法，把胚胎干细胞移入同品系动物胚泡内，胚胎干细胞与胚胎内细胞团融合，共同发育并产生完整个体，而胚胎干细胞与宿主细胞各自表达自己的基因型，这是基因打靶技术的基础。目前可建立**基因敲除**（**gene knock-out**）和**基因敲入**（**gene knock-in**）模型小鼠，此技术已经在实验动物模型的建立、基因功能分析、疾病的发生机制、多基因遗传病的研究等方面深入展开。

二、发育机制的研究

在哺乳动物中，由于在胚胎发生重要时期的细胞数量很少，且细胞之间的关系极为复杂，分析单个信号的作用十分困难。胚胎干细胞体外培养定向诱导分化体系的建立，为细胞及细胞外分化调节因子提供一个相对单纯的反应环境，大大方便了人们对细胞分化及胚胎发育的分子机制的研究，可从最根本上揭示人及动物发育过程中的决定基因，从而可分离鉴定新的前体细胞和有重要医学价值的基因。

三、药物检测系统

药理研究除了依靠动物模型实验，也经常使用培养的人体细胞。但这些细胞一般都在体外长期保存，有些特性与体内细胞不同。因此，如人胚胎干细胞和 iPS 细胞能诱导分化成药物筛选所需要的特殊细胞类型，如人的神经细胞、心肌细胞、肝细胞等，而这些人源细胞比较难获取，利用它们可能更好地模拟待测药物对体内细胞、组织的反应，由此就可以提供更安全、更经济的药物筛选模型。

四、细胞替代疗法

（一）干细胞在细胞疗法的应用

胚胎干细胞具有发育分化成构成机体的所有类型组织细胞的潜能，理论上细胞损伤或病变引起的疾病，都可以通过移植由胚胎干细胞定向分化而来的特异组织细胞或器官来治疗。目前用小鼠胚胎干细胞已经成功地修复了鼠功能缺损的心脏，而且几乎没有排异反应。同时在治疗神经系统、骨骼、胰岛等损伤和病变，胚胎干细胞都显示了较大的潜力和应用前景。

神经干细胞目前已应用于中枢神经系统的再生：一是将神经干细胞直接用于移植，移植的神经干细胞可在宿主体内存活、迁移及分化形成具有局部特异性细胞的能力；二是作为基因治疗的载体，转入神经生长因子、某些代谢酶等的基因，使其在脑内表达，可用于治疗病变比较弥散的神经变性疾病或以中枢神经系统为主要病损部位的遗传性代谢疾病，如遗传性黏多糖病Ⅶ型等。

间充质干细胞的来源广泛，容易在体外扩增，不表达主要组织相容性复合体-Ⅱ（major histocompatibility complex-Ⅱ，MHC-Ⅱ）类分子，能够被受体很好地耐受，具有多向分化潜能，是细胞治疗的理想种子细胞。同时间充质干细胞易于外源基因的表达，且所携带的外源基因的表达具有明显的组织特异性，因此间充质干细胞有可能成为一种新型的基因治疗的靶细胞，因此，骨髓间充质干细胞是迄今为止研究最为深入并得到广泛应用的成体干细胞，也是研究干细胞可塑性最好的模型。

（二）干细胞治疗的问题与展望

在细胞替代疗法中，干细胞必须稳定地具有以下特征：① 广泛地增殖并且生成足够数量的组织；② 可控分化成期望的细胞类型；③ 能适当地延长患者的生命或改善生理功能；④ 尽量减少对患者的损伤；⑤ 尽可能降低免疫排异反应。目前科学家们尝试各种不同的研究方案，解决上述问题。

五、干细胞与再生医学

再生医学（**regenerative medicine**）是指利用生物学和工程学的理论及方法创造丢失或功能损害的组织和器官，使其具备正常组织和器官的结构和功能。

再生医学标志着医学将步入重建、再生、“制造”、替代组织器官的新时代，也为人类面临的大多数医学难题带来了新的希望，如心血管疾病、自身免疫性疾病、糖尿病、恶性肿瘤、阿尔茨海默病、帕金森病、先天性遗传缺陷等疾病和各种组织器官损伤的治疗。再生医学的内涵已不断扩大，包括组织再生、器官修复、器官再造和替代等。国际再生医学基金会（IFRM）已明确把组织工程定为再生医学的分支学科。随着组织工程概念的扩展，凡是能引导组织再生的各种方法和技术均被列入组织工程范畴内，因此在一般情况下，组织工程和再生医学并没有严格区分。

要进行组织修复或再生离不开种子细胞、支架材料和细胞因子。种子细胞可以是组织来源的体细胞，也可以是干细胞。自体组织细胞是种子细胞的首选。但由于自体组织细胞存在着数量上的局限性及长期传代后细胞功能老化的问题。从烧伤患者非受伤区穿刺获取胶角质细胞培养后，用于移植治疗烧伤、制作人造皮肤已获成功。但某些组织来源细胞（如软骨细胞）的有限以及体外培养的困难限制了相关应用。同种异体细胞又有免疫排斥问题。因此，干细胞成为种子细胞的理想来源。成体干细胞相对于胚胎干细胞作为种子细胞更具有可行性。例如，表皮干细胞已用于皮肤组织修复与人造皮肤；骨髓间充质干细胞已经被用于骨的修复与体外再造。下面就以人造皮肤为例介绍人工组织或器官制备的基本流程。

人造皮肤是组织工程中发展最早、最为成熟的领域，经美国 FDA 批准上市的第一个组织工程产品就是人造皮肤。与传统的治疗方法相比，由活细胞和生物可吸收材料组成的人造皮肤具有以下优点：细胞背景明确，产品质量可控，可有效防止异源皮肤移植导致的免疫排斥；来源充足，可克服自体移植物来源匮乏的缺点；储存运输方便，可低温冷冻保存，使用简便；能为自体细胞修复伤口提供良好的生长环境。在对烧伤的治疗中可减少对供体组织的需求；减少伤口结疤和收缩现象；对大面积急性伤口可实现快速覆盖；可作为传递外界生长因子的载体。

品质优良的种子细胞以及细胞支架材料是人造皮肤的两个基本要素。一般以胶原凝胶为支架材料，在胶原的下层接种新生儿的包皮成纤维细胞，在胶原的上层接种新生儿包皮的表皮细胞。大致步骤如下：酶法消化收集真皮成纤维细胞，接种在聚羟基乙酸（PGA）上，加入培养液培养，构建成纤维细胞-PGA 复合物。接种表皮角质形成细胞在前面构建的复合物上，更换为表皮角质形成细胞培养基，培养 5 天左右。将复合物放在可渗透膜上，进行气-液界面培养，促进表皮角质形成细胞的进一步分化。再培养 1 周，形成含真皮和表皮两层结构的人造皮肤。气-液界面培养 2 周的人造皮肤表层抗广谱细胞角蛋白染色及抗外皮蛋白染色均呈阳性，表明皮肤成熟。

六、肿瘤干细胞

肿瘤的发生目前存在不同的理论，最被广泛接受的是突变理论，认为细胞分子遗传改变多步骤过程导致细胞癌变，而原癌基因激活和抑癌基因失活的不断积累是主要发病机制，但是最新肿瘤干细胞研究进展使我们对肿瘤发生、发展有了新的认识。

（一）肿瘤干细胞和肿瘤干细胞学说

1997 年 John Dick 等在研究人急性髓性细胞白血病（acute myeloid leukemia，AML）时发现，人急性髓性细胞白血病中只有 0.2% 表型为 $CD34^+$ $CD38^-$的细胞能在 NOD/ DCID 鼠体内形成白血病移植瘤的细胞亚群。Bonnet 分离并纯化了 $CD34^+$ $CD38^-$的急性髓性细胞白血病细胞，并且证明了这类细胞的自我更新能力。随后在多种实体瘤中发现了同类细胞，因此把这类细胞命名为**肿瘤干细胞（cancer stem cell，CSC）**，这些存在于肿瘤组织中的具有干细胞性质的肿瘤细胞群体，具有自我更新的能力，是形成不同分化程度肿瘤细胞、肿瘤不断扩大和转移的源泉。随后，研究者陆续从多发性骨髓瘤、黑色瘤、肺癌、乳腺癌、结直肠癌、前列腺癌、胰腺癌等恶性肿瘤中发现肿瘤干细胞。

研究者在大量研究结果的基础上提出了肿瘤干细胞学说：肿瘤组织中存在极少量（大约 0.1%～1%）在肿瘤中充当干细胞角色的肿瘤细胞，具有无限增殖的潜能，在启动肿瘤形成和生长中起着决定性作用，而其余的大多数细胞，经过短暂的分化，最终死亡（图 19-7）。很多肿瘤组织中存在 3 种细胞：一是为数不多的具多分化潜能并起关键作用的特殊细胞，即“肿瘤干细胞”；二是快速分裂、扩增的前体细胞；三是分化成熟、走向凋亡的细胞。

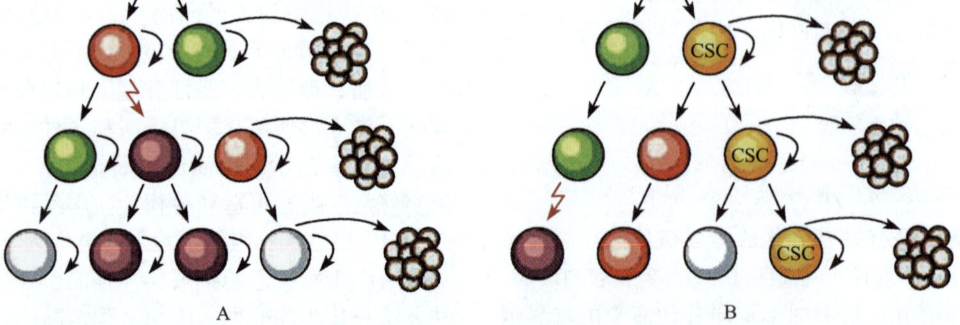

图 19-7　肿瘤干细胞假说

A. 传统理论认为多数肿瘤细胞可以无限增殖，形成肿瘤；B. 肿瘤干细胞假说认为只有肿瘤干细胞才具有无限增殖能力，形成肿瘤

（二）肿瘤干细胞的来源

1. 干细胞起源假说

该假说认为干细胞积累多次突变或表观遗传学发生改变，从而演变为肿瘤干细胞。诱导正常干细胞演变为肿瘤干细胞的因素可能包括细胞内基因突变及染色体变异、细胞微环境影响（如感染、损伤、某些促生长因子或致癌化学物质等）及严格调控正常干细胞生长分化的信号通路发生失控等。

2. 分化祖细胞和成熟体细胞起源假说

研究事实显示，在特定条件下，已分化祖细胞及发生逆向分化的成熟体细胞可能演变为肿瘤干细胞。促使正常干细胞恶性转化的诸多因素也可能是导致分化祖细胞和成熟体细胞转化为肿瘤干细胞的因素。

如果致癌因子作用于未分化的干细胞，干细胞就成为肿瘤性干细胞而形成恶性肿瘤；如果致癌因子作用于近于终末期分化而仍能合成 DNA 的细胞则形成良性肿瘤；如果致癌因子击中的是中间状态的细胞会出现中等程度分化而介于这两种极端之间的肿瘤（图 19-8）。此外，正常干细胞不对称分裂受阻也可能将正常干细胞转变为肿瘤干细胞，从而促进肿瘤生长。

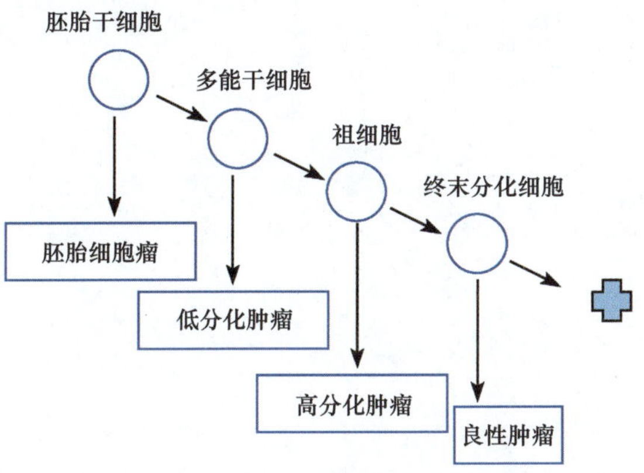

图 19-8　不同分化状态肿瘤细胞的来源

（三）肿瘤干细胞研究的意义和临床应用

传统治疗的对象是将肿瘤看作一个整体，但大多数肿瘤细胞并无肿瘤源性，其生长依赖于少量肿瘤干细胞，而目前的治疗并未有效地攻击这些肿瘤干细胞。许多化学治疗药物和放射治疗都是以分裂细胞为靶向，但干细胞大多处于休眠状态，这使得肿瘤干细胞对放化疗不敏感，耐药性强。正是由于肿瘤干细胞的存在，导致肿瘤患者术后复发和侵袭转移。因此需要将治疗的重心转向肿瘤干细胞。

1. 肿瘤干细胞的研究意义

（1）有助于阐明肿瘤发生、发展的机制。肿瘤发生的干细胞学说提示干细胞可作为研究肿瘤发生、发展机制的重要工具。

（2）有助于抗肿瘤药物的研发。例如，Notch 和 Wnt 信号途径在某些肿瘤组织中也起着关键调节作用。这些信号途径有助于选择抗肿瘤药物的靶点，为抗肿瘤药物研究开辟新的领域。

（3）有助于肿瘤治疗。只要有效地杀灭肿瘤干细胞就可以达到治愈肿瘤、防止复发的目的，这改变了传统的杀灭大多数肿瘤细胞的观点，有助于减少治疗中的不良反应并提高疗效。

2. 针对肿瘤干细胞的靶向治疗

（1）细胞表面抗原靶向治疗。对于白血病而言，靶向抗原可选择 CD123 分子，其表达于造血干细胞。大多数急性白血病母细胞表面表达 IL-3R。白喉毒素-IL-3 融合蛋白（DT388IL3）对白血病母细胞和白血病干细胞群有毒性作用，而对正常前体细胞无毒性。在化学治疗前或化学治疗中同时应用 ABCG2 抑制剂或抗 ABCG2 抗体，可增加白血病干细胞对化学治疗药物的敏感性。

（2）诱导针对肿瘤干细胞的特殊免疫反应。从患者体内分离纯化肿瘤干细胞，并进行致死性辐射后，回输给患者以激活其抗宿主 CSC 的特异性免疫反应，是针对白血病干细胞的靶向治疗方法之一。Bonnet 等报道了用 $CD8^+$ 细胞毒性 T 淋巴细胞（CTL）克隆特异性针对次要组织相容性抗原，抑制人 AML 细胞在 NOD/SCID 小鼠体内的植入，并证实了该抑制作用由 CTL 直接针对白血病干细胞（leukemia stem cell, LSC）进行介导。

（3）针对肿瘤干细胞信号通路的靶向治疗。肿瘤干细胞具有很强的自我更新和分化能力，Notch、Wnt、Shh 3 条信号通路起着关键作用，因此也成为药物研究的主要靶点。目前一些抑制这 3 条信号通路的药物正在研究中。例如，抑制 Wnt 信号通路的抗体、小分子化合物。抑制 Shh 的药物研究进展较为迅速，已有 Ronikinin、环巴胺、HPI1 等多种靶向干细胞的治疗药物进入临床研究；Vismodegib 已被美国食品和药物管理局（FDA）批准上市，治疗晚期基底细胞癌。Notch 信号通路药物主要在抑制 γ-分泌酶方面，已进入临床Ⅲ期。

二维码 19-3 扩展

肿瘤干细胞的临床相关性

（四川大学　邓洪新）

复习思考题

1. 如何理解干细胞的生物学特征?
2. 简述各种类型干细胞的共同特征和独特性。
3. 你对以干细胞移植为基础的细胞替代和组织修复疗法有什么看法?
4. 作为一名现代医生，你对肿瘤干细胞研究进展对肿瘤治疗的意义有何理解?

第二十章　细胞工程所涉及主要技术

细胞工程（cell engineering）也称细胞技术，是一门综合性学科，涉及生物学、生物工程、医学等多个领域，旨在通过对细胞的遗传、代谢和功能进行工程化改造和调控，以实现特定的目的。细胞工程是现代生物技术的基本组成部分之一，根据操作对象不同，细胞工程可分为微生物细胞工程、植物细胞工程和动物细胞工程。

细胞工程的主要任务是设计、构建和控制细胞的特定功能，从而应用于基因治疗、细胞治疗、组织再生、药物筛选、生物传感器等领域。细胞工程技术包括基因工程、代谢工程、细胞信号传导工程、细胞器工程等，为疾病治疗、组织工程、生物能源和环境保护等问题提供了新的解决思路和技术手段。通过细胞工程的创新和发展，可以实现对细胞的精准操控，推动生命科学领域的进步和应用。本章仅介绍动物细胞工程中常用的大规模细胞培养、细胞核移植和基因组修饰等基本技术。

二维码 20-1 微课

细胞融合技术

第一节　大规模细胞培养

大规模细胞培养（large-scale cell culture）技术是采用生物反应器或生物发酵罐等大型容器，通过控制培养条件和提供适当的营养物质，对大量细胞进行培养和生长的过程。此技术始见于20世纪50年代，如今已成为生物制药领域最重要的技术之一，它的应用大大减少了用于疾病预防、治疗和诊断的实验动物，为生产疫苗、细胞因子、蛋白质药物、生物产品乃至人造组织等产品提供了强有力的工具。目前可大规模培养的动物细胞有鸡胚、猪肾、猴肾、地鼠肾等多种组织的原代细胞及人二倍体细胞、CHO细胞、BHK-21细胞、Vero细胞等细胞系，并已成功生产了包括狂犬病疫苗、口蹄疫疫苗、甲肝疫苗、乙肝疫苗、红细胞生成素、单克隆抗体等产品。动物细胞大规模培养的基本原理与实验室中的研究性细胞培养是相同的，但由于所培养的细胞群体庞大，故其在培养原则、设备和技术体系等方面都具有一些特殊性。

一、大规模细胞培养的基本原则

（一）增加培养容积

为了实现细胞的大规模培养，首要考虑的是培养容积。一般而言，培养容积越大，细胞产量就越高。对于具有悬浮生长特性的细胞来说，扩大培养容积是提高细胞产量最为关键的因素。

（二）增大细胞的附着面积

绝大多数哺乳动物细胞具有贴壁生长的特性，因此增大附着面积是大规模培养的关键。目前采用的方法是在细胞培养容器中添加细胞附着生长的支持物，常用的主要有：**微载体（microcarrier）**、**中空纤维（hollow fiber）**和**微囊（microcapsule）**等。

1. 微载体

为高分子物质所制成的微小实心颗粒，直径在100～300 μm（图20-1A）。制备微载体的材料有很多种，如交联葡萄糖、胶原、Cytodex、左旋糖苷、明胶、玻璃、聚乳糖、壳聚糖等。目前大多采用交联葡萄糖，它对细胞无毒，适合细胞附着生长，而且具有一定的透明度，可在显微镜下观察。

微载体大规模细胞培养系统集单层培养和悬浮培养的特点于一身，适用于放大生产。在培养过程中，微载体为细胞提供所需的附着表面；同时，通过培养系统的温和搅拌，附着有细胞的微载体颗粒可以均匀悬浮于培养液中，保持均匀悬浮培养，为细胞提供充足的生长和增殖空间。目前微载体是大规模培养中最有价值的一类细胞支持物。

2. 中空纤维

为半透膜性高分子物质拉制成的两端开口的中空纤维，直径约为 200 μm（图 20-1B）。制备中空纤维的材料有很多种，如羟甲基纤维素纤维、海藻酸盐纤维、胶原纤维、甲壳素纤维等。由于具有半透膜性，中空纤维可允许小分子物质自由通过，同时对大分子物质产生阻挡作用。在培养过程中，通常将成束的中空纤维放置于培养容器中，细胞附着于纤维管外表面，培养液从纤维管内部流过。该系统有利于分泌型蛋白的纯化，但不易扩大培养。

3. 微囊

为一种由半透性膜包围的囊，直径一般约为 200 μm，细胞附着在囊的内壁上生长（图 20-1C）。目前，微囊尚不能通过商业渠道获得，需要研究人员自行制备。制备方法大致为：将培养的细胞悬浮在藻酸钠或壳聚糖及聚赖氨酸等高分子物质溶液中，经特殊方法使含有细胞的溶液转变为固态微球体。然后通过化学方法处理，使微球体的外围形成一层半透膜，并使微球体内部液化。通过这一过程，细胞被包裹在微囊内，随后可附着在微囊的内壁上生长，各种营养物质和细胞表达产物可通过扩散方式出入微囊。利用微囊进行细胞培养的优点在于：细胞密度高（10^8 个/mL），单位体积产物浓度高，分离纯化相对简单。

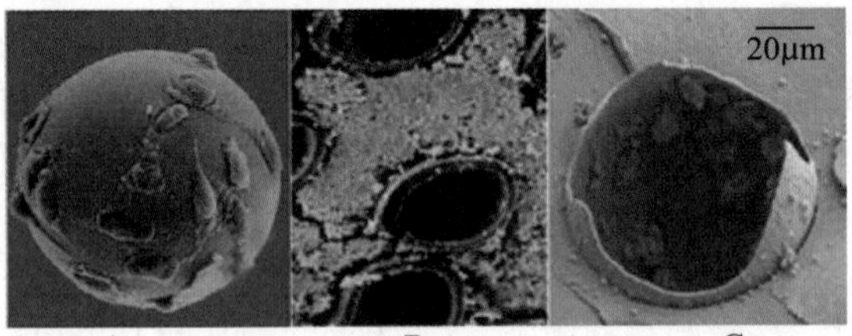

图 20-1　细胞附着的支持物

A. 微载体（可见细胞附着于表面，引自 http://www.bibitec.de/images/carrier2.jpg）；B. 中空纤维（引自 http://www.nature.com/nmeth/journal/v2/n5/full/nmeth0505-385.html）；C. 微囊（可见细胞附着于内表面，引自 www.sciencenews.org/20010217/fob2.asp）

（三）抑制细胞凋亡

在大规模细胞培养的后期阶段，抑制细胞凋亡并维持细胞高活力至关重要。研究表明，细胞凋亡是导致大规模动物细胞培养中细胞死亡的主要原因，通常发生在营养成分耗尽和有毒代谢产物增多的情况下。目前的研究发现，采用**细胞静止（cell rest）**技术，使细胞长时间停留在 G_1 期，可以有效减少营养成分的消耗和代谢毒物的产生，从而提高培养细胞表达目的蛋白的产量。举例来说，通过引入 *p21* 基因或 *p27* 基因到细胞中，可以延长细胞周期的 G_1 期，保持细胞活力正常，有效抑制细胞凋亡的发生。

（四）无血清培养

在一般的细胞培养基中通常添加动物血清（如胎牛血清），其复杂成分增加了目标蛋白质纯化的难度。因此，在大规模细胞培养中，特别是为了生产特定蛋白质（如疫苗、单克隆抗体或生物活性蛋白等）时，最好选择无血清培养基。无血清培养基通过延长细胞的 G_1 期或迫使细胞进入 G_0 期，使得培养细胞能够长时间保持高密度状态，从而长期高效地表达目标产物。此外，无血清培养基能在一定程度上降低细胞的死亡率，有助于维持目标蛋白表达的稳定性。由于无血清培养基相较于传统培养基具有一些特殊优势（详见表 20-1），采用无血清培养基已成为细胞培养技术发展的必然趋势。

表 20-1　血清培养基与无血清培养基的比较

比较项目	血清培养基	无血清培养基
质量稳定性	存在批次差异	有明确的质量标准，避免了批次差异
培养基成分	影响细胞生长的因子多、复杂程度高、不明确因素多	成分明确，可针对不同的细胞株进行成分优化，以达到最佳培养效果
与产品纯化的关系	血清中蛋白含量＞45 g/L，成分复杂； 易被病毒或支原体污染，不利于下游纯化工作，产业化成本高	下游产品易纯化，产品回收率高； 不存在血源性污染问题，易于产业化
适用性	适用细胞谱系较宽	适用细胞谱系窄； 对于某种特定细胞的培养，通常需要摸索培养条件； 黏度小，细胞在培养过程中易受机械损伤

无血清培养基由三部分组成：① 基础培养基，通常按照一定比例添加氨基酸、维生素、葡萄糖和无机盐等成分。这些成分对细胞的生长和代谢至关重要，常见的基础培养基包括 RPMI1640、MEM、DMEM、Ham's F12 和 DMEM-F12 等。② 生长因子和激素等添加物质。这些添加物种类繁多，主要作用是替代传统培养基中的血清。由于不同细胞系对营养成分的需求各不相同，所以添加的因子也会因细胞系的不同而有所变化。常见的添加物包括胰岛素、表皮生长因子、成纤维细胞生长因子和生长激素等。③ 基质，常用的基质包括纤连蛋白、血清铺展因子、胎球蛋白、胶原和多聚赖氨酸等。

二、大规模细胞培养系统

目前，存在许多大规模细胞培养的技术体系和设备类型，主要源自以下四种基本技术体系的发展：

（一）悬浮培养系统

传统的**悬浮培养系统（suspension culture system）**是将细胞生长在高度和直径比从 1:1 到 3:1 的不锈钢发酵罐中，并通过搅拌器进行温和搅拌，使细胞均匀悬浮于培养液中，不断地分裂增殖。在培养过程中，需要调节发酵罐中 O_2 和 CO_2 的浓度，以及培养液的 pH 值。这种系统的细胞产量最高，但仅适用于可在培养液中悬浮生长的细胞。然而，因为搅拌器的运动和产生的气泡可能导致细胞或组织的机械损伤，因此在实际应用中存在局限性。

在 20 世纪 90 年代初，美国宇航局约翰逊航天中心开发了一种名为“旋转细胞培养系统”（rotary cell culture system，RCCS）的悬浮培养装置。通过反应器的持续旋转，RCCS 模拟微重力环境，使得在普通实验室内可以实现体外细胞的三维悬浮培养。RCCS 的培养容器通过电机沿水平轴旋转，细胞和组织也随之旋转，不与容器内壁接触，减少相互碰撞的力度，有效降低了细胞在培养过程中的机械损伤，同时保持了类似于活体内三维空间的生长特性。例如，在该装置中培养的卵巢肿瘤细胞可形成直径约 0.4 cm 的类似于患者体内肿瘤组织的细胞团。

实际上，RCCS 也适用于贴壁生长细胞的培养，但需要向培养物中添加微载体以提供细胞生长的支持。RCCS 在生物医药领域有着广泛的应用前景，如通过该系统培养的软骨密度较高，可用于治疗关节损伤；同时，还可用于肝脏、皮肤和淋巴结等组织的再生。有研究人员将活体取样的肿瘤组织与患者自身的白细胞或淋巴细胞混合培养在 RCCS 中，激发其对肿瘤组织的识别和攻击，然后筛选出对肿瘤组织细胞具有杀伤力的细胞，并直接注入病变部位，有望实现对肿瘤的治疗效果。

（二）气体驱动培养系统

气体驱动培养系统（airlift culture system）是一种通过将经过过滤的混合气体注入培养容器底部的喷射装置来实现的培养技术。气体的流通造成了培养容器内部液体的循环流动，使得中心气流管侧的液体密度低于外部区域的液体，从而防止细胞沉积并促进细胞悬浮生长，最终将剩余气体从培养物表面排放出来。该系统最初被广泛用于微生物细胞的大规模培养，后来也成功应用于动物细胞的大规模培养。

气体驱动培养技术的主要优势在于其简化的设计，无须额外的搅拌装置。气体的注入不仅提供了培养物循环所需的动力，还能为培养物提供氧气。适合在传统搅拌悬浮培养系统中生长的各种细胞类型，如用于单克隆抗体制备的杂交瘤细胞、BHK21 细胞、人类原始淋巴细胞、CHO 细胞以及植物细胞等，均可以在气体驱动培养系统中实现生长和繁殖。

（三）微载体培养系统

微载体培养系统（microcarrier culture system）是一种将微载体与搅拌悬浮培养相结合的培养体系。在这种系统中，细胞生长在微载体表面，通过搅拌器的作用，附着有细胞的微载体颗粒得以均匀悬浮于培养液中，促进细胞在微载体上的生长和扩增。这种体系特别适合那些具有贴壁生长特性的细胞进行大规模培养。

然而，微载体培养系统也存在一些挑战。例如，附着有细胞的微载体颗粒可能会相互聚集，甚至形成团块，从而减少细胞生长的可附着表面，影响细胞的增殖。通过使用蛋白水解酶处理培养物，或选择适当的搅拌力，如采用较大叶轮的低速搅拌器（转速不超过 50 r/min），可以在一定程度上减少聚集现象的发生。

实际上，微载体培养技术相当复杂，通常只有在不适合采用常规悬浮培养方法的情况下才会考虑采用。

（四）灌流培养系统

灌流培养系统（perfusion culture system）能自动地将细胞培养容器中“旧”的培养液排除，并同时以相同的速率将新的培养液补入（图 20-2）。其特点在于：①可使细胞始终处于较好的营养状态和生存环境；②可从排除的“旧”培养基中连续收集细胞所分泌的产物；③在连续灌注培养过程中，可根据特殊要求，通过改变培养液组成实现对于细胞状态的人为调控。所以，该系统比较适合于收集某种特定的分泌蛋白质的大规模细胞培养。例如，一个 5 L 的发酵罐处于连续工作状态时，每天可以生产 0.375 g 鼠 IgM，比上述 3 种传统培养系统的产量提高了 5.4 倍。该系统除在蛋白质制品（如单克隆抗体、疫苗或药用蛋白）的制备中具有特殊优势外，在基于细胞的组织工程材料的制备中也比较适用。当然，该系统也有一些缺点，如设备复杂、需要持续提供大量培养基，细胞状态不稳定，容易被污染等。

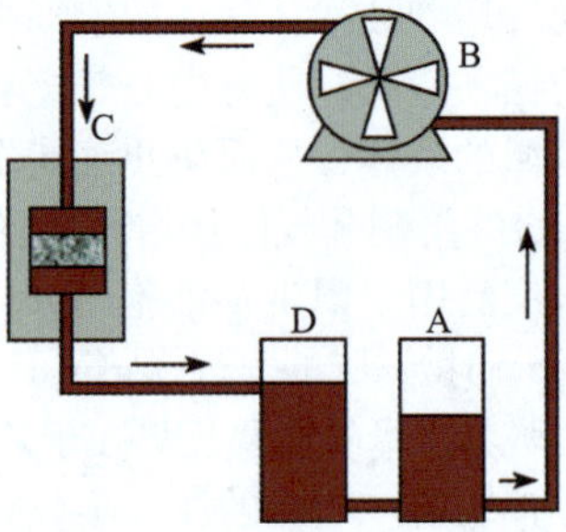

图 20-2　灌流培养系统示意图
A. 新鲜培养液；B. 循环泵；C. 培养容器；D. “旧”培养液

三、大规模培养中优化细胞生长的环节

在大规模细胞培养系统中，细胞的生长与增殖遵循基本的细胞生物学规律，包括经历停滞期、对数增长期和平台期。生长因子耗竭和毒性成分堆积可能导致细胞停止生长甚至死亡，同时外分泌或自分泌激素信号也对细胞的作用起着重要作用。为了优化大规模培养中细胞的生长状态，以下几个环节需要特别注意。

（一）量化评估大规模培养细胞的营养需求

目前已有许多关于体外细胞营养需求的实验研究，研究表明细胞大小在不同培养系统、不同细胞周期和增殖阶段会发生变化。例如，悬浮细胞的平均直径约为 11 μm，但在不同环境下可能会有显著变化。细胞直径从 9.5 μm 增长到 12 μm 可能意味着细胞质量变化了 2 倍以上。因此，在培养过程中量化评估营养需求时，不仅要考虑细胞群的密度，还应考虑细胞的质量。

（二）探索大规模培养细胞合适的生存环境

优化大规模细胞培养的生存环境通常需要先在实验室进行研究。实验室环境可以同时检测分析多个变量，并且成本相对较低。通常，研究可以从小规模培养皿（如 96 孔板）开始，逐渐扩大实验规模，最终在 1 升发酵罐中进一步测试和完善。然而，实验室得出的参数并不一定适用于工厂化的大规模生产。例如，实验室中得到的静态悬浮培养技术参数在大规模搅拌悬浮培养中并不一定能提高细胞产量，有时甚至会明显降低。这表明影响大规模培养条件下细胞生长的因素除了营养条件外，还与生存环境密切相关。

（三）鉴定细胞的健康状况

细胞的健康状况对于确定大规模细胞培养的营养条件和环境至关重要。通过使用适当的荧光染色剂或显微镜技术直接观察，可以获取有关细胞密度、生存能力、有丝分裂指数、一般形态以及碎片数量的信息。此外，还可以利用一些易于检测的生化指标来辅助评估。其中，测定培养基中葡萄糖和乳酸盐的浓度，以及乳酸脱氢酶（LDH）的活性是最常用的方法之一。葡萄糖和乳酸盐的浓度可以反映培养液的质量状况，而 LDH 的活性则可用于评估细胞的受损程度或破坏情况。

第二节　细胞核移植

细胞核移植（nuclear transfer）是一种利用显微注射装置的技术，通过将一个细胞的核植入已经去核的细胞中，实现细胞重组的过程。目前，细胞核移植一般指将一个二倍体的细胞核植入到另一个已经去核的细胞中，如受精卵或处于 MⅡ期的卵母细胞。这一技术的目的是获得重组细胞，并在一定的体外环境中促使其生长和发育，最终获得新个体（图 20-3）。细胞核移植是一个综合的技术体系。

一、核移植的技术路线

在过去几十年中，核移植技术一直在不断发展。由于不同物种的生长发育具有各自的特殊性，因此在不同实验室或对于不同物种，核移植的技术路线存在较大差异。以哺乳动物核移植的基本技术路线为例，可以说明核移植的基本方法和该领域的前沿状态。

（一）选择受体细胞

早期的核移植技术多采用受精卵细胞作为受体细胞，但后来发现，MⅡ期卵母细胞更适合作为受体细胞。受精卵和 MⅡ期卵母细胞的细胞质具有重编程（reprogramming）能力，能够使供核细胞（如胚胎细胞或成年体细胞）的核从不同分化程度恢复到全能性状态，从而使得重构卵能够正常发育并获得完全源于供核细胞的遗传背景的个体。

（二）选择供核细胞

早期的核移植技术主要使用胚胎细胞作为供核细胞，但现在发现，未分化的原始生殖细胞、胚胎干细胞、胎儿体细胞、成体细胞，甚至高度分化的神经元、淋巴细胞等都可以作为供核细胞，从而获得相应的克隆个体。然而，供核细胞的分化程度越高，获得克隆个体的效率一般越低。

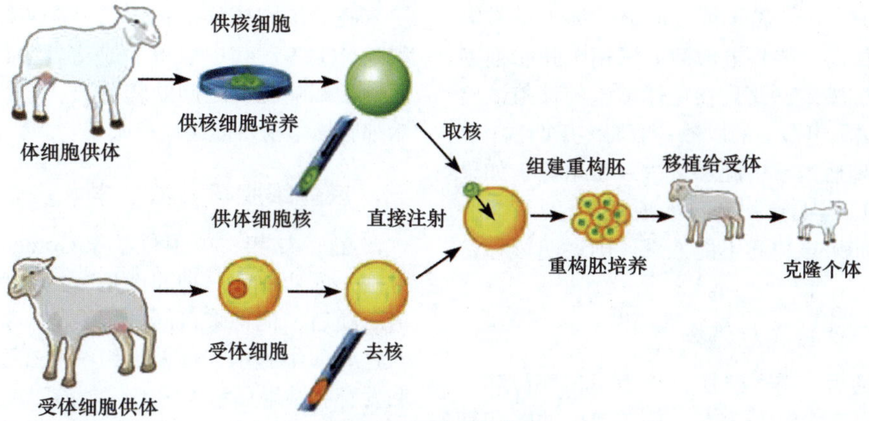

图 20-3　核移植的技术流程

（三）受体细胞去核

在核移植的实际操作中，受体细胞的核必须完全去除，这是保证核移植成功的关键。目前常用的去核方法有以下几种。

1. 紫外线照射去核

通过一定剂量的紫外线照射卵母细胞，破坏其中的 DNA 从而去除核。这种方法早期用于两栖类克隆，但由于对细胞造成较大伤害，目前已不再使用。

2. 盲吸法去核

这是目前大多数核移植中常用的去核方法。它是根据 MⅡ期卵母细胞中第一极体细胞核的对位关系，在特定时间段内，通过去核针直接将第一极体及其附近约 1/4 的胞质抽除，从而实现去核目的。这种方法可以避免紫外线照射对卵母细胞的不利影响，但后续研究发现，兔子的纺锤体位置不一定在第一极体下方，可能位于对面，导致盲吸法的效率降低。

3. 蔗糖高渗处理去核法

使用 0.3～0.9 mol/L 的高渗蔗糖溶液处理卵母细胞一段时间，然后通过去核针去除卵母细胞中透亮和微凸的部分（约 30% 的胞质）。这种方法去核成功率高达 90%，并已成功获得了克隆个体。

4. 切割去核法

沿着第一极体与卵母细胞相交处将卵母细胞平分，将无第一极体附着的半卵作为核移植受体细胞。这种方法的前提是卵母细胞必须与第一极体黏着在一起，无透明带，卵母细胞需要经过链霉蛋白植物凝集素（PHA）预处理。这种方法的去核率高，甚至可达 90%，并且不受荧光染料和紫外线照射的影响，可以在体视显微镜下完成操作。

5. 透明带打孔去核法

考虑到小鼠的质膜系统较脆弱，常规的盲吸法去核后，卵母细胞的存活率往往较低，因此可以预先使用显微针在透明带上打孔，然后经过细胞松弛素处理后去核，可以大大提高去核后卵母细胞的存活率。

6. 超速离心法

通过超速离心可以将卵母细胞的胞核与胞质分离。尽管只有个别实验室能够成功应用这种方法，但它还不具备推广应用的价值。

（四）重构胚的组建

组建**重构胚**（**reconstructed embryo**）的方法有两种：一种是通过显微操作，直接将供核细胞移植到去核受体细胞的透明带下。然后，通过细胞融合的方法（如电融合或仙台病毒介导），使供核细胞与受体细胞融合，实现细胞核与细胞质的重组。融合后的细胞实际上是一个单细胞的胚胎，因此被称为重构胚。已经在家畜等大动物上成功实施了许多次。然而，由于重构胚胞质中含有供核细胞的胞质，导致克隆动物组织细胞中的线粒体多样性。目前还不清楚这是否会引发其他生物学方面的后果，需要进一步观察和研究。另一种方法是使用显微针反复抽吸，将供体细胞核分离出来，然后直接将供体细胞核注入已去核的受体细胞，从而直接构成重组胚。这种方法主要用于克隆小鼠。

（五）重构胚的激活

在正常的受精过程中，会发生一系列精子激活卵母细胞的事件。因此，在成功组建重构胚之后，也需要模拟体内的自然受精过程，对重构胚进行激活。激活通常采用化学激活和电激活两种方法。

1. 化学激活

首先使用离子霉素处理，短暂诱导 Ca^{2+} 峰，然后使用 6-DMAP 进行处理，抑制蛋白激酶活性 5 h，降低细胞中成熟促进因子（MPF）的活性。在这个过程中，需要注意根据供核细胞和受体细胞的细胞周期同步化的要求，保持重构胚的二倍体核型，并考虑是否添加细胞松弛素以抑制或促进第二极体的排出。

2. 电激活

在组建重构的操作中，可以采用电融合方法同时实现电激活。在实践中，通常在实现电融合时也会实现电激活。但此时，Ca^{2+} 离子浓度应显著高于正常电融合时的浓度。目前主要将电激活方法用于胚胎细胞作供核的核移植试验中，并且在兔体细胞核移植试验中也采用了此方法。电激活的次数一般要多于两次。

经过激活处理后，重构胚经过进一步培养，如果能够进行卵裂，则表明重构胚已经成功激活。否则，表明激活失败。如果重构胚不能发育，则说明核移植失败。

（六）重构胚的培养与移植

在重构胚激活后，需要经过一定时间的体外培养，或者放入中间受体动物（如家兔、山羊等）的输卵管内进行培养数天。待获得发育的重构胚（囊胚或桑椹胚）后，才能将其移植至受体的子宫内，等待妊娠和分娩，从而获得克隆个体。

二、胚胎细胞核移植技术

这项技术的应用已经有半个多世纪的历史。1938年，德国科学家 Spemann 首次提出并进行了两栖类动物细胞核移植实验。1952年，Briggs 和 King 完成了青蛙的细胞核移植，但细胞核后来没有发育。1963年，中国科学家童第周首次报道将鱼类的囊胚细胞核移入去核未受精卵内，成功获得了正常的胚胎和幼鱼。1981年，Illmensee 和 Hoppe 率先将细胞核移植的方法应用于哺乳动物克隆研究中，他们将小鼠胚胎内细胞团细胞直接注射到去除原核的受精卵内，成功获得了幼鼠。两年后，Solter 和 McGrath 对实验方法进行了改进，以2细胞期、4细胞期、8细胞期的小鼠胚胎细胞和内细胞团细胞作为供核细胞，获得了克隆后代。他们的工作为哺乳动物的核移植奠定了基础。1984年，Willadsen 成功地利用未分化的胚胎细胞作为供核细胞，克隆出了世界上第一只绵羊。1995年，英国 Roslin 研究所的 Wilmut 等使用已分化的胚胎细胞作为供核细胞，成功克隆出了两只绵羊，分别命名为 Megan 和 Morag。

二维码 20-2 扩展

中国克隆之父：童第周

以上的研究结果表明，发育至桑椹胚期的细胞核，在进行核移植后仍然能够展现出全能性的发育能力。此外，相比受精卵，成熟卵母细胞更适合作为细胞核移植的受体细胞。这是因为受精卵已经被激活，其重编程能力较差。而MⅡ期的卵母细胞周期较长，含有较高的去分化必需因子——MPF 活性，这对供体细胞核的重新编程更为有利。因此，越来越多的实验使用MⅡ期成熟卵母细胞作为受体细胞。

胚胎细胞核移植技术已经在两栖类、鱼类、昆虫和哺乳类等动物中取得了成功。然而，在进化上介于两栖类和哺乳类之间的爬行类、鸟类等卵生动物的胚胎细胞核移植目前还没有报道。

三、成体细胞核移植技术

在1962年，英国科学家 Gorden 使用紫外线照射方法，成功地使一种非洲爪蟾的未受精卵细胞的核失活。随后，他将来自同种爪蟾的小肠上皮细胞的核植入这些卵细胞中，促使重组细胞在适宜的环境中生长和发育。结果显示大约1%的重组卵最终发育成为成熟的爪蟾。这一实验标志着**体细胞核移植技术（somatic cell nuclear transfer, SCNT）**在两栖动物中取得了成功。随后的重要里程碑是1997年2月23日，英国罗斯林研究所宣布，Wilmut 等科学家使用一只6岁绵羊的乳腺细胞成功地克隆出了克隆羊“多莉”（Dolly）。同年7月，Wilmut 等又利用同样的方法成功克隆了另一只克隆羊“波莉”（Polly），供核细胞为培养的皮肤成纤维细胞（带有人类基因组）。体细胞核移植的成功是20世纪生物学领域的一项重大突破，尤其从理论上证明了即使是高度分化的成体动物细胞核，在成熟卵母细胞中仍能被重新编程，展现出全能性。

Wilmut 等早期关于胚胎细胞核移植的研究结果表明，MⅡ期卵母细胞质含有大量成熟促进因子（MPF），这些因子可诱导供体核发生一系列形态学变化，包括核膜破裂和早熟凝集染色体等。当供体核处于S期时，受体细胞质中高水平的 MPF 会显著增加染色体异常的概率。然而，当供体核处于 G_1 期时，虽然也会出现早熟凝集染色体，但不会对染色体造成损害。基于这些发现，他们提出了协调供体核和去核卵母细胞的两种途径：一是选择处于 G_0 或 G_1 期的细胞作为供核细胞；二是选择 MPF 水平较低的卵母细胞作为受体细胞。

获得 G_0 或 G_1 期供核细胞的方法主要有两种。①血清饥饿法：克隆羊“多莉”就是通过血清饥饿法得到 G_0 期细胞作为供核细胞的。②直接采取法：直接从 G_0 或 G_1 期细胞比例较高的组织中采取细胞作为供核细胞。例如，刚排出的卵母细胞周围的卵丘细胞中，90%以上处于 G_0 或 G_1 期。1999年，美国 Wakayama 等科学家利用卵丘细胞作为核供体，直接进行核移植而不经过培养，成功获得了50多只克隆小鼠。这一成功有力地支持了 Wilmut 等关于受体细胞与供核细胞周期状态相关性的研究结论。

二维码 20-3 扩展

大熊猫异种克隆能成功吗？

第三节　基因转移技术

基因转移技术（transgenic technology），又称转基因技术、基因导入技术，是一种将目的基因导入动植物或微生物基因组中，通过外源基因的表达，引起生物体性状的可遗传修饰，实现细胞表型定向改造的基本技术。目前采用的基因转移技术通常分为物理法、化学法和生物法三大类。

二维码 20-4 扩展

遗传饰变生物

一、物理法

在动物转基因技术中常用的物理法包括电穿孔法、显微注射法和 DNA 直接注射法等。

（一）电穿孔法

电穿孔（electroporation）法转移基因的原理是：利用高压脉冲电场提高细胞膜的通透性，在细胞膜上形成纳米级微孔，使外源 DNA 转移到细胞中。基本操作程序为：将受体细胞悬浮于含有待转化 DNA 的溶液中，在盛有上述悬浮液的电击池两端施加短暂的脉冲电场，使细胞膜产生细小的空洞并增加其通透性，此时外源 DNA 片段便能不经胞饮作用直接进入细胞质。该方法简单而广泛运用于培养细胞的基因转移，基因转移效率高，但需要特殊设备。

（二）显微注射法

显微注射（microinjection）法主要用于制备转基因动物。基本操作程序是（以转基因小鼠为例）：通过激素疗法使雌鼠超排卵，并与雄鼠交配，然后取出受精卵；通过显微注射的方式将纯化的 DNA 溶液迅速注入受精卵中变大的雄原核内；将注射后的受精卵移植到假孕母鼠输卵管中，完成后续胚胎发育过程，产下转基因小鼠。该方法转入的基因随机整合在染色体 DNA 上，有时会导致转基因动物基因组的重排、易位、缺失或点突变，但这种方法应用范围广，目的基因的长度可达数百 kb。

（三）DNA 直接注射法

是指将外源 DNA 通过肌内注射微弹轰击等方法直接导入受体体内以期获得基因表达的方法。20 世纪 90 年代初，人们发现给小鼠肌内注射外源性重组质粒后，质粒被摄取并能在体内稳定表达所编码蛋白长达两个月到一年不等，这为**基因治疗（gene therapy）**开辟了一条新的途径。基因治疗是向靶细胞或组织中引入外源 DNA 或 RNA 片段，以纠正或补偿基因的缺陷，关闭或抑制异常表达的基因，从而达到治疗目的方法。另一方面，若注射的 DNA 所编码的蛋白为外源蛋白，该基因的体内表达产物就能诱导机体产生免疫应答，因而可以用来制备**核酸疫苗（nucleic acid vaccine）**。核酸疫苗也叫基因疫苗、核酸免疫，是指将含有编码抗原蛋白基因序列的外源基因（DNA 或 RNA），经肌内注射或微弹轰击等方法导入体内，通过宿主细胞表达抗原蛋白，并由其诱导宿主产生对抗该抗原蛋白的免疫应答，以预防和治疗疾病的一种免疫方式（图 20-4）。核酸疫苗的出现，开拓了疫苗学的新纪元，被称为第三次疫苗革命。

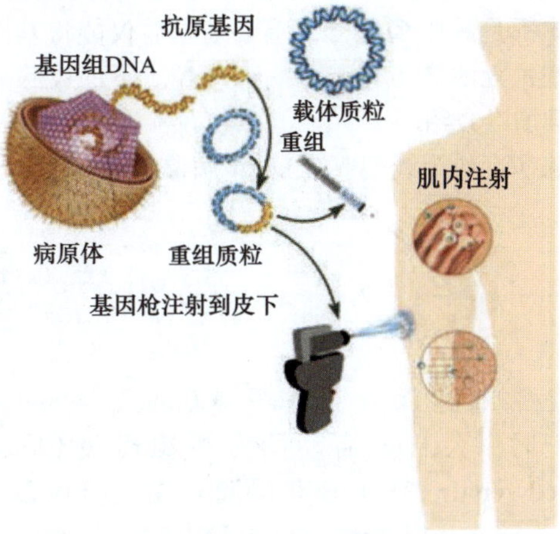

图 20-4　核酸疫苗示意图

二、化学法

（一）脂质体包埋法

将待转化的 DNA 溶液与天然或人工合成的磷脂混合，后者在表面活性剂存在的条件下形成包埋水相 DNA 的**脂质体（liposome）**结构。当这种脂质体悬浮液加入到细胞培养皿中后，便会与受体细胞膜发生融合，DNA 片段随即进入细胞。该方法基因转移效率很高，最高时 100% 离体细胞可以瞬时表达外源基因。

（二）磷酸钙共沉淀转化法

受二价金属离子能促进细菌细胞吸收外源 DNA 的启发，人们发展了简便有效的磷酸钙共沉淀转化方法。此法将待转化的 DNA 溶解在磷酸缓冲液中，然后加入 $CaCl_2$ 溶液混匀，此时 DNA 与磷酸钙共沉淀形成大颗粒；将此颗粒悬浮液滴入细胞培养皿中，DNA 颗粒便可通过胞饮作用进入受体细胞。此方法成本低、操作简便，但效率也较低。

（三）DEAE- 葡聚糖转化法

最早的动物细胞转化方法是将外源 DNA 片段与

DEAE-葡聚糖等高分子碳水化合物混合，此时DNA链上带负电荷的磷酸骨架便吸附在DEAE的正电荷基团上，形成含DNA的大颗粒。后者黏附于受体细胞表面，可通过胞饮作用进入细胞内。但此方法转化率极低。

三、生物法

通过病毒感染的方式将外源基因导入细胞内是一种常用的基因转导方法。根据受体细胞类型的不同，可选择使用具有不同宿主范围和不同感染途径的病毒基因组作为转化载体。目前常用的病毒载体包括：DNA病毒载体（腺病毒载体、腺相关病毒载体、牛痘病毒载体）和逆转录病毒载体等。用作基因转导的病毒载体都是缺陷型病毒，感染细胞后仅能将基因组转入细胞，无法产生包装的病毒颗粒。下面以腺病毒载体为例加以介绍。

腺病毒科为线型双链DNA病毒，无包膜，呈二十面体，共有93个成员。腺病毒基因组全长36 kb，其包装上限为原基因组的105%，即37.8 kb。腺病毒作为转化载体的特点是：基因组重排率低，安全性好，不整合人染色体，不导致肿瘤发生；宿主范围广，对受体细胞是否处于分裂周期要求不严格；外源基因在载体上容易高效表达。

二维码 20-5 扩展

辉瑞 AAV 基因疗法

病毒载体也具有一些缺点，如所有的病毒载体都会诱导产生一定程度的免疫反应、存在一定的安全隐患、转导能力有限，以及不适合于大规模生产等。

利用物理和化学法转化动物细胞的主要优点是转基因体系不含任何病毒基因组片段，这对于基因治疗尤为安全。但转基因进入细胞后，往往多拷贝随机整合在染色体上，导致受体细胞基因灭活或转化基因不表达。因此，在实际工作中，可根据受体细胞的种类、目的等因素选择适当的方法。

第四节　基因编辑及细胞修饰

正常细胞DNA双链断裂（double strand breaks, DSB）时，会自发启动**同源重组修复（homology directed repair, HR）**和**非同源末端连接修复（non-homologous end joining repair, NHEJ）**。细胞内产生DNA双链断裂后会优先通过非同源末端连接的方式进行修复，非同源末端连接修复可发生在细胞周期的任意阶段，为非精确修复。当存在姐妹染色单体或与损伤DNA位点两侧同源的外源DNA片段时，细胞会通过同源重组的方式进行修复，所以正常细胞中，同源重组只发生在细胞周期的S和G_2期，为高保真修复。由于受非同源末端连接修复方式的竞争以及细胞中模板序列数量的限制，同源重组修复概率远低于非同源末端连接修复。基因编辑技术就是应用细胞特异性的DNA断裂、DNA损伤修复机制来实现的。

一、基因编辑

基因编辑（gene editing）又称基因组编辑（genome editing），是对生物体基因组进行精确定点修饰的一项新技术工具，可在基因组特异位点上实现特定DNA片段敲除、特异突变引入和定点DNA片段插入，分析由此产生的突变表型，探索相关基因元件的功能，以达到精确应用的目的。

近年来，基因编辑技术得到了快速发展，其中以**锌指蛋白核酸酶（zinc-finger nuclease, ZFN）**、**转录激活因子样效应物核酸酶（transcription activator-like effector nuclease，TALEN）**、**规律成簇间隔短回文重复序列/Cas（clustered regularly interspaced palindromic repeat/Cas, CRISPR/Cas）**系统的应用最为广泛。

（一）锌指蛋白核酸酶技术

锌指蛋白核酸酶是一种具有调控基因表达功能的转录因子，通过人工改造为限制性内切酶，由识别结构域和切割结构域组成。锌指蛋白核酸酶的识别结构域能够完成对DNA特异性序列准确识别和结合，切割结构域在相应位点进一步造成DNA双链发生断裂，随后细胞启动相关的修复机制。

1. ZFN的DNA识别结构域

ZFN的DNA识别结构域是由一系列的**锌指蛋白（zinc-finger protein, ZFP）**串联构成的，称为**锌指列阵（zinc finger array, ZFA）**。锌指蛋白是1983年在非洲爪蟾中发现的一类具有手指状结构域的转录因子，对基因调控起重要作用。锌指蛋白在真核生物中广泛存在，其共有序列为$(F/Y)\text{-}X\text{-}C\text{-}X_{2\sim5}\text{-}C\text{-}X_3\text{-}(F/Y)\text{-}X_5\text{-}\psi\text{-}X_2\text{-}H\text{-}X_{3\sim5}\text{-}H$，其中X为任意氨基酸，ψ是疏水性残基。锌指蛋白核酸酶DNA识别结构域一般由约30个氨基酸组成，它能形成α-β-β二级结构，每个锌指蛋白含有单个锌离子，这个锌离子位于双链反平行的β折叠和α螺旋之间，并且与β折叠一端中的两个半胱氨酸残基和α螺旋羧基端部分的两个组氨酸残基形成四配位化合物。空间结构上，锌指结构从N端到C端由一个α螺旋和两个反向的β平行组成。目前应用最为广泛的是锌指蛋白Cys_2His_2锌指（图20-5），为设计序列特异性的ZFN提供了最好的骨架。

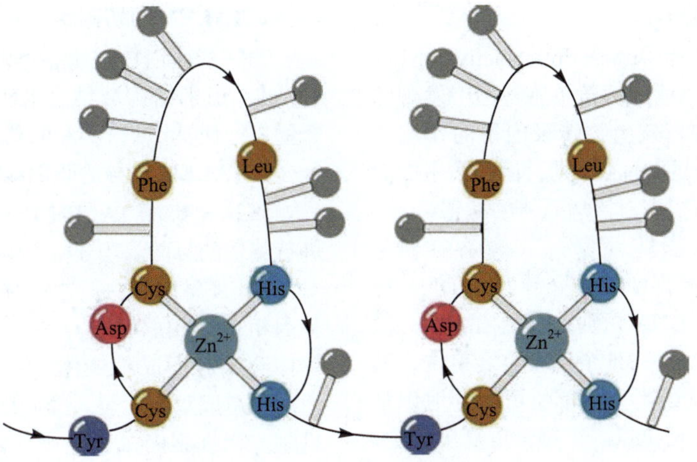

图 20-5　Cys_2His_2 锌指蛋白结构

2. ZFN 的切割结构域

锌指蛋白核酸酶 DNA 切割结构域来自 Fok Ⅰ核酸内切酶羧基端 96 个氨基酸残基组成的 DNA 剪切域。Fok Ⅰ是来自海床黄杆菌的一种限制性内切酶，分子质量为 65.4 kDa, 含有 587 个氨基酸。Fok Ⅰ核酸内切酶辨识双链 DNA 上非回文的 5 个核苷酸、并结合于 5′-GGATG-3′，5′-CATCC-3′ 限制位置时，会把结合位置下游的 9～13 个核苷酸切除，并留下一个 4 bp 的 5′ 凸出。Fok Ⅰ在二聚体状态时才有酶切活性，每个 Fok Ⅰ单体通过接头与一个锌指蛋白结构域相连构成一个 ZFN，识别特定的位点。当两个识别位点相距恰当的距离时（6～8 bp），两个单体 ZFN 相互作用产生酶切功能，实现 DNA 的定点剪切。

3. ZFN 的工作原理

ZFN 由特异识别并结合 DNA 的 ZFP 结构域和非特异性核酸内切酶 Fok Ⅰ构成。每个 ZFP 可以特异识别 DNA 序列上一个三联碱基，ZFP α 螺旋上的-1～+6 位氨基酸决定了识别特异性，仅改变这些位点的氨基酸，便可以识别所有的 GNN、大部分 ANN 以及部分 CNN 和少量 TNN 三联体（图 20-6）。因此，可根据特定的 DNA 序列，设计不同的锌指蛋白按一定顺序串联，便可以实现对靶 DNA 序列的特异识别。

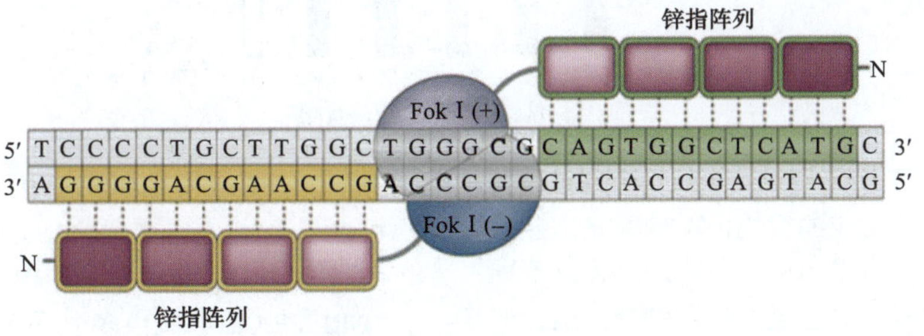

图 20-6　锌指核酸酶结构图

当一对 ZFN 单体分别结合到 DNA 的两条链上间隔 6～8 个碱基的核苷酸位点后，两个 Fok Ⅰ可形成二聚体，从而激活限制性内切核酸酶 Fok Ⅰ的剪切活性，对 DNA 双链进行切割，使 DNA 双链在该位点产生双链断裂。DNA 双链断裂后，细胞内的自我修复机制被激活。

ZFN 作为最早出现的基因编辑技术，在基因治疗领域有很多独特的优势，它的优点是人工合成平台较成熟，目前，人工设计和合成特异性锌指蛋白结构域的平台主要有两个：一是由锌指联盟开发的共享资源库，利用大肠杆菌杂交系统对 ZFN 进行筛选，可以免费获得；另一个是 Sangamo Bioscience 公司的专利技术，基于两个锌指结构的基础上生产出更多锌指，效率较高。但 ZFN 技术仍然存在有待解决的问题：一是人工设计必须依赖 DNA 上下游序列；二是 ZFN 的脱靶问题，已有大量的文献表明 ZFN 有可能产生非特异性切割，即脱靶率高；三是有一定的细胞毒性，从而造成细胞死亡。

（二）转录激活因子样效应物核酸酶技术

转录激活因子样效应物核酸酶技术是紧随 ZFN 技术出现的另一种基因编辑工具，也是一种人工改造的限制性内切酶，由转录激活因子样效应物 TALE 的 DNA 结合域与限制性内切酶（Fok Ⅰ）的 DNA 切割域融合而成。根据靶序列设计出相对应的 TALE 序列，对特异 DNA 碱基进行识别，再附加一个核酸内切酶就形成了完整的 TALEN。

1. 转录激活因子样效应物

转录激活因子样效应物（transcription activator-like effector，TALE）是在植物病原菌黄单胞杆菌中发现的一种蛋白。TALE 蛋白和真核生物转录因子的作用相似，它可以通过识别特异的 DNA 序列，调控宿主内源性基因的表达，从而提高宿主对该病原体的易感性。

TALE 的 N 端含有一段转运信号，C 端存在核定位信号和转录激活结合域，中部为介导其与 DNA 特异识别与结合的结构域。DNA 识别结合结构域是一段长串联重复序列，包含 1.5～33.5 个连续重复单位，其中每个重复单位以及末尾的半重复单位可特异地识别并结合一个特定的核苷酸靶位点。在每个重复单位中，第 12 和 13 的氨基酸残基是实现靶向识别特异 DNA 序列的关键位点，被称作重复可变双残基（repeat variable di-residue, RVD），不同的 RVD 可以特异地识别 A、T、C、G 4 种碱基中的一种或多种。通常转录激活样效应物核酸酶的构建由 8～31 个 RVD 拼接，可特异识别 8～31 bp 的双链 DNA 序列。

2. TALEN 的切割结构域

与锌指蛋白核酸酶相类似，TALEN 的构建需要通过 DNA 识别结构域结合 DNA 后与 Fok Ⅰ形成二元复合物，行使其切割 DNA 的功能。

3. TALEN 介导的基因编辑原理

将构建好的 TALEN 转入细胞后可实现对基因组进行编辑的目的。当 TALEN 质粒进入细胞后会表达一对 TALEN 融合蛋白，这一对融合蛋白会特异性地识别基因组中的相邻靶位点并与之结合，此时两个 Fok Ⅰ单体会结合形成二聚体，对该位点的 DNA 双链进行切割，造成双链断裂。随后细胞会启动 DNA 损伤修复机制。当细胞内没有外源载体时，细胞将主要采用非同源末端连接修复机制，该修复过程中可能会造成切口处 DNA 碱基的插入、缺失或突变，当碱基发生一定数目的缺失或插入时则可能导致编码区的移码，从而使得氨基酸编码的改变，达到基因敲除的目的；当细胞内有外源 DNA 存在时，细胞则可能采用同源重组修复，实现对基因组的精确编辑（图 20-7）。

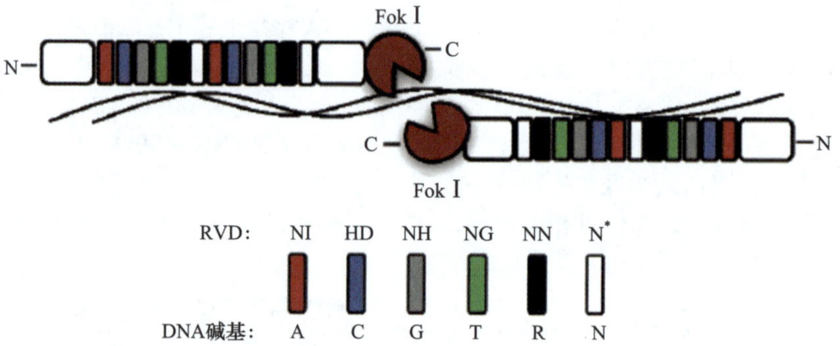

图 20-7　TALEN 结构示意图

与锌指蛋白核酸酶比较，TALEN 的克隆过程比较容易，人工构建只需将对应的模块依次按顺序连接起来，不同的 TALEs 蛋白的 DNA 结合域是由数目不同的保守的重复单元组成，对靶点的识别特异性高，但由于每一个碱基需要一个识别模块，因此工作量相对较大，成本较高。

（三）CRISPR/Cas 系统技术

CRISPR/Cas 系统是在细菌和古菌中发现的第一个获得性免疫系统，该系统能够特异性识别并结合噬菌体 DNA，通过转录产物 crRNA（CRISPR RNA）介导 Cas 蛋白识别并抵御外源性 DNA。基于 CRISPR/Cas 系统的作用原理，研究人员通过体外人工合成指导 RNA（guideRNA，gRNA）与 Cas9 蛋白的复合物，成功实现对特定基因片段的精确剪切，由此开创了一种通过构建 RNA 序列介导 Cas 蛋白识别并剪辑靶基因的新型基因编辑技术。由于该技术的靶向精确、脱靶率低、细胞毒性低、廉价简便，已被广泛应用于人类细胞、斑马鱼和小鼠以及细菌的基因组精确修饰，是一种具有广阔应用前景的基因编辑工具。

二维码 20-6 扩展

CRISPR / Cas9 系统基因编辑技术

1. CRISPR/Cas 系统的结构

CRISPR/Cas 系统由多个重复序列（repeat）与非重复间隔序列（spacer）构成的 R-S 结构及编码 Cas 的基因操纵子组成。其中 R-S 结构能够特异性识别外源性 DNA，并由类似于启动子的 CRISPR 前导序列起始转录生成 crRNA 前体。*Cas* 基因家族负责编码具有多种功能的 CRISPR 相关蛋白质，并通过 tracrRNA（trans-activating crRNA）将 crRNA 前体修饰为成熟的 crRNA 并与 crRNA 协同作用，共同构筑细菌的免疫屏障。

完整的 CRISPR 序列由一个前导序列、交替出现的多个重复序列和间隔序列串联组成。*Cas* 基因一般位于 CRISPR 位点下游，但是有时也会分散分布在基因组中，Cas 蛋白是实现 CRISPR 功能的重要执行者，是一个较大的多态性家族蛋白。

2. CRISPR/Cas 系统的分类

根据 CRISPR/Cas 系统的作用机制可以分为Ⅰ型、Ⅱ型和Ⅲ型 3 种类型。目前使用最为广泛的是Ⅱ型 CRISPR 系统。

Ⅰ型 CRISPR/Cas 系统是三种类型中 Cas 蛋白最多和最复杂的系统，其特征性的 Cas 蛋白是具有解旋酶和核酸酶功能的 Cas3 蛋白。Ⅱ型 CRISPR/Cas 系统的主要特征是包含一个标志性的 Cas9 蛋白，参与 crRNA 的成熟以及降解入侵的噬菌体 DNA 或是外源质粒。Ⅲ型 CRISPR/Cas 系统包含特征性的 Cas10 蛋白，依据靶标分为Ⅲ-A 型与Ⅲ-B 型。激烈热球菌的 CRISPR/Cas 系统属于Ⅲ-A 型，它的靶标是 mRNA；表皮葡萄球菌 CRISPR/Cas 系统属于Ⅲ-B 型，它的靶标是 DNA。三种类型的 CRISPR/Cas 系统的分布有所不同。Ⅰ型 CRISPR/Cas 系统在细菌和古菌中都有发现；Ⅱ型 CRISPR/Cas 系统仅存在于细菌中；Ⅲ型 CRISPR/Cas 系统大多存在于古菌中，只有少数的细菌是Ⅲ型。

3. Ⅱ型 CRISPR/Cas 系统介导的基因编辑原理

目前广泛使用的 CRISPR/Cas 基因组编辑系统基本上都是Ⅱ型 CRISPR 系统。最为经典的Ⅱ型 CRISPR 系统中，包含 4 个基因组成的基因簇，分别是 *cas9*、*cas1*、*cas2*、*csn2*。另外还有两条 tracrRNA 及多个间隔序列和重复序列相互间隔的 CRISPR 序列。Ⅱ型 CRISPR 系统对双链 DNA 进行定点切割的过程分为以下几步（图 20-8）。

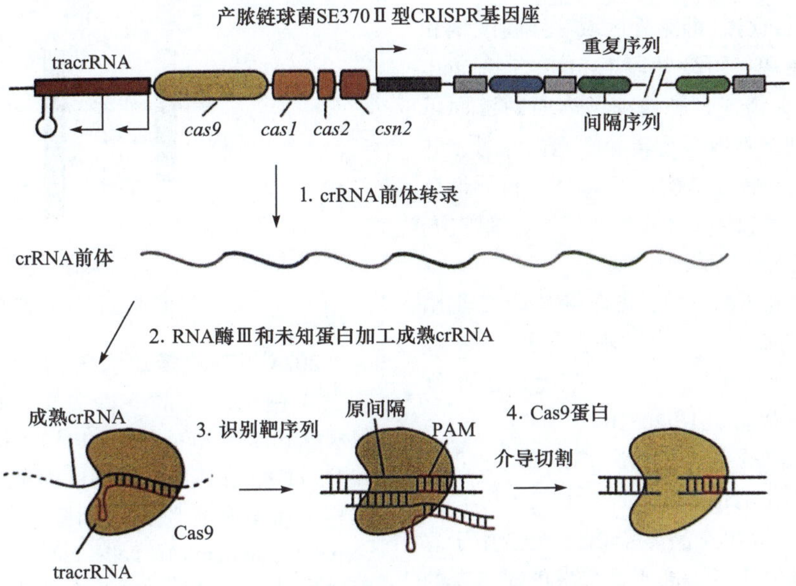

图 20-8　Ⅱ型 CRISPR/Cas 系统介导的双链断裂

（1）CRISPR 系统转录出 pre-crRNA 及 tracrRNA。

（2）tracrRNA 根据碱基互补配对原则与 pre-crRNA 形成二聚体。内源 RNase Ⅲ切割 pre-crRNA/tracrRNAs 复合体，切除 5′末端的间隔序列，形成成熟的 crRNA，并与 tracrRNA 形成被称为向导 RNA（single guide RNA, sgRNA）的 crRNA-tracrRNA 二聚体。

（3）成熟的 crRNA-tracrRNA 二聚体指导 Cas9 蛋白对外源基因中的靶序列进行识别。识别过程是通过 crRNA 上的间隔序列与外源 DNA 上的原间隔序列的互补配对，以及原间隔序列延伸保守碱基（protospacer adjacent motifs）PAM 区的辅助配对而实现的。

（4）Cas9 蛋白中的 DNA 剪切结构域在外源基因固定的位置切开 DNA 双链。

与基因定点改造技术 ZFN 及 TALEN 相比，CRISPR/Cas 系统具有显著优点：靶向精确，脱靶率较低；其核酸剪切由 Cas9 完成，可对 20 bp 左右大小的序列进行剪切，简便快捷；人工构建 gRNA 时可进行寡核苷酸合成和分子克隆，廉价方便（图 20-9）。

目前 CRISPR/Cas9 系统是靶向基因组编辑最高效的反向遗传学工具，在遗传育种研究、动物基因组遗传修饰、人类疾病模型构建、抗病毒策略研究和功能基因组学研究等多个领域取得了重要进展。目前已经有多个研究小组就优化 CRISPR/Cas9 系统进行了有益的实践，如双切口酶系统、dCas9-FokⅠ系统等，都能不同程度地降低 CRISPR/Cas9 系统的脱靶效应，相信 CRISPR/Cas9 介导的基因编辑技术具有极大的应用潜力和发展前景。

二、细胞修饰

随着基因编辑技术在各个领域的应用，科学家开始尝试利用基因编辑及相关技术对细胞进行改造，即**细胞修饰（cell modification）**。其中嵌合抗原受体 T 细胞（chimeric antigen receptor T cells，CAR-T）即利用转基因技术对免疫细胞进行改造，是成功应用于临床

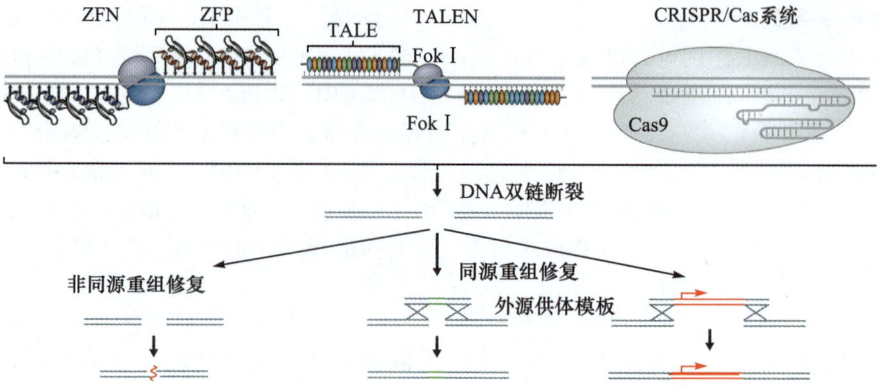

图 20-9　三种基因编辑技术示意图（引自 Yin et al.，2014）

的典型案例。

CAR-T 细胞的概念最早于 1989 年提出，CAR-T 细胞结构主要包括三部分，即胞外区域、穿膜区域和胞内区域。胞外区由单链可变片段（single-chain antibody fragment，scFv）组成，肿瘤细胞表面的抗原可被特异地结合及识别。胞内区可转导细胞内信号，并同时耦联胞外区的细胞转导结构。当 scFv 与特异性抗原结合后，即通过 TCRζ 传导 TCR 样的信号至细胞内。跨膜区起到连接细胞内外区域的作用。

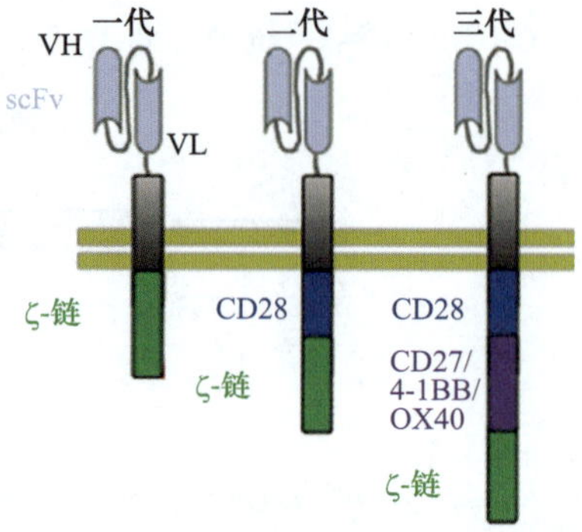

图 20-10　CAR-T 细胞的结构

根据胞内共刺激分子的不同，可以将 CAR-T 细胞分类为一代 CAR-T 细胞（不包括共刺激分子）、二代 CAR-T 细胞（包括一个共刺激分子）和三代 CAR-T 细胞（包括两个共刺激分子）（图 20-10）。

2017 年，美国 FDA 先后批准了诺华公司的 CAR-T 活细胞药物（tisagenlecleucel，CTL-019）和 Kite Pharma 公司的 CAR-T 产品 Yescarta，分别用于急性淋巴细胞白血病和特定类型非霍奇金淋巴瘤患者的基因治疗。

目前 CAR-T 细胞已从实验室走向了临床试验，在治疗 B 细胞恶性肿瘤中取得了显著疗效，但在探索 CAR-T 细胞治疗恶性肿瘤的临床研究中，仍面临不少困难与挑战。

2024 年瑞典隆德大学的研究团队发表在 *Science* 的一篇文章，通过腺病毒载体递送转录因子 PU.1、IRF8 和 BATF3，在体内直接将肿瘤细胞重编程为 1 型常规树突状细胞（type 1 conventional dendritic cells, cDC1），从而触发针对自身的高效和个性化免疫反应，为肿瘤免疫细胞治疗提供了全新的思路和方法。

二维码 20-7 扩展

基于体内 DCs 重编程的肿瘤免疫治疗策略

（第一～二节　成都中医药大学　孟亚鹏　何冬梅
第三～四节　川北医学院　刘　康　宋桂芹）

复习思考题

1. 大规模细胞培养的基本原则有哪些？
2. 哺乳动物体细胞核移植技术的基本流程是怎样的？
3. 请比较三种基因编辑技术的异同？
4. 试述Ⅱ型 CRISPR/Cas 系统介导的基因编辑原理。

第二十一章 细胞工程的应用

细胞工程在医学实践中有着极为广泛的应用，研究人员通过细胞工程技术生产了大量的医药产品和医学材料，建立了一些新的疾病治疗方法，并且目前仍有广阔的领域有待开拓和深入研究。随着细胞工程研究的深入，人们对疾病的认识将不断加深，将会获得更多更有效的医疗产品，人类的健康水平必将会得到提高。本章对细胞工程当前的主要应用领域加以介绍。

第一节 医用蛋白质的生产

对细胞进行代谢工程改造，利用细胞体外培养技术，直接用细胞就可以生产各种医用蛋白质，如单克隆抗体、疫苗、细胞因子等。这种方法具有很多优点，如不受自然环境影响、借助工程技术大规模生产、产量高、易分离纯化，等等。目前，细胞工程在生产医用蛋白质方面已取得非常大的经济社会效益，并且还有巨大的发展潜力。

一、单克隆抗体

单克隆抗体（monoclonal antibody）是指由单一B细胞克隆产生的高度均一、仅针对某一特定抗原表位的抗体。1975年Kohler和Milstein建立用杂交瘤技术制备单克隆抗体的方法，并因此而获得1984年诺贝尔生理学或医学奖。其制备原理为：脾细胞（B淋巴细胞）被抗原免疫后能分泌特异性抗体，但不能在体外大量增殖，而骨髓瘤细胞可以在体外无限增殖；将这两种细胞融合后，得到杂交瘤细胞（hybridoma），杂交瘤细胞既具有骨髓瘤细胞无限繁殖的特性，又具有脾细胞分泌特异性抗体的能力；经筛选、单细胞克隆化培养，得到单细胞来源的杂交瘤细胞群，就能制备大量针对某一抗原的高特异性的抗体——单克隆抗体。

二维码 21-1 扩展

杂交瘤细胞筛选原理

单克隆抗体（简称：单抗）具备专一性、均质性、灵敏性以及无限量制备的可能性等诸多优点，因而被广泛应用于生命科学的各个领域。其用途有以下几方面。①医学诊断试剂：单抗的诸多优点非常便于质量控制、利于标准化和规范化，因而常用于医学诊断，检测病原体、肿瘤抗原、机体微量成分测定和细胞分型。②科研检测试剂：免疫荧光技术、ELISA、Western blotting等生命科学研究常用技术都使用单抗对特定蛋白进行定性定量分析。③靶向药物的载体：将药物与单抗直接或间接交联，利用单抗引导药物只针对特异靶细胞或特定成分起作用。④治疗药物：人源化单克隆抗体制备技术出现使得抗体免疫源性大大降低，从而促进了单抗作为药物用于人类疾病的治疗，在治疗肿瘤、自身免疫疾病、器官移植等方面都有很好的应用前景。有报道称，2021年全球抗体药物市场规模突破2000亿美元。

二维码 21-2 微课

单克隆抗体的制备

二、复杂人体蛋白

将外源基因转入微生物或动植物细胞中制成转基因细胞生物反应器，就可以利用细胞表达外源基因产物来生产基因工程药物或疫苗。现已建立有原核细胞表达系统、酵母蛋白表达系统、昆虫细胞蛋白表达系统、植物细胞蛋白表达系统、哺乳动物细胞蛋白表达系统等多种类型表达系统，用于制备转基因细胞生物反应器。1982年，美国Lily公司首次利用大肠杆菌生产出第一种基因工程药物——重组胰岛素。

对于多数复杂人体蛋白，由于存在复杂的翻译后修饰和折叠过程（如：形成二硫键和糖基化）以及免疫原性等特点，一般需要使用哺乳动物细胞表达系统，常用的宿主细胞系有中国仓鼠卵巢细胞（Chinese hamster ovary cell，CHO细胞）、非洲绿猴肾细胞（Vero细胞）等。1987年，第一种由重组哺乳动物细胞规模化生产的医用蛋白是叫做“组织纤维蛋白酶原激活剂”

（tPA）的溶血栓药物，该药物可用于中风、心肌梗死等血栓疾病的溶栓治疗。另外还有凝血因子Ⅷ（用于治疗血友病A）和人促红细胞生成素（用于治疗因肿瘤化疗或肾脏疾病所致的红细胞减少症）。促红细胞生成素是最成功的生物制品之一，其年销售额居所有基因工程产品之首。

二维码 21-3 微课
蛋白表达系统

二维码 21-4 思政
新冠疫苗研发生产中的中国贡献

第二节　基因工程动物的制备

基因工程动物（genetically engineered animal）是通过遗传工程的手段对动物基因组的结构或组成进行人为的修饰或改造，并通过相应的动物育种技术，获得能在世代间得以稳定传递和表现特定性状的工程化动物。利用这一技术，人们可以在动物基因组中引入特定的外源基因，制备转基因动物，用于"正面"研究基因的功能、生产生物制品等。例如，可以在动物基因组中引入病毒基因组以模拟病毒性疾病的发病过程；可以通过引入具有重要药用价值的蛋白编码基因，通过动物生产该药物蛋白；可以将所引入的DNA片段作为环境诱变剂作用的靶DNA，通过对它回收后的结构分析，研究诱变剂造成DNA损伤和诱发基因突变的规律，等等。当然，也可以在动物基因组的特定位点，利用同源重组的原理，通过ES细胞引入人为设计的基因突变，制备特定基因失活的基因敲除动物，用于"反面"研究基因功能或制备因基因结构异常所致的人类遗传性疾病的动物模型等；也可以通过对基因结构进行修饰，在动物发生、发育的全过程研究体内基因的功能及其结构与功能的关系。

一、疾病动物模型的制备

几乎所有的人类疾病（除外伤外）都有一定的遗传背景，在一定程度上都可以看作是遗传病。应用基因工程技术制备各种基因敲除/敲入的疾病动物模型，在RNA、蛋白质、形态学和生理学等不同水平能直接观察所研究的基因在活体内的活动情况以及其表达产物所引起的表型效应，已经成为疾病机制、新药筛选和治疗方法等方面研究的常规手段。同时动物疾病模型是一个四维体系，所研究的问题都是在活体动物中进行的，类似于人体内的各种背景因素仍然存在，因此，通过疾病动物模型所得出的研究结论通常具有很高的真实性。

ZFN、TALEN及CRISPR/Cas9是近年来最为常用的三大基因编辑技术。它们都基于同一原理，即通过特定的DNA结合域识别并结合特异性靶DNA序列，引导DNA内切酶在靶序列附近进行切割，造成DNA双链断裂，进而激活体内的DNA修复系统——非同源末端连接和/或同源重组修复，实现对基因组改造的目的，如基因敲除、定点突变和基因插入等。CRISPR/Cas9具有操作简便、编辑效率高、可同时产生多个突变等特点，与其他两种技术相比更具优势。

目前常用于制备人类疾病模型的动物主要是小鼠和大鼠。最早出现的基因工程小鼠是1982年由美国华盛顿大学Palmiter等报告的"超级小鼠"。这种小鼠由于被导入了大鼠生长激素基因，其个体过度生长。在此之后，基因工程鼠得到了广泛的应用。

二维码 21-5 扩展
精原干细胞介导建立基因编辑动物模型

二、动物生物反应器

大型转基因动物（如羊、牛、马等）可以作为生产药用蛋白质的反应器，是目前基因工程药物研究的新领域。以哺乳动物作为生产药用蛋白质的反应器的最大优点是目的蛋白质的产量高，活性好、成本低、排除了HIV感染的可能性（因为牛、羊和马等动物本身不能感染HIV）。

（一）乳腺生物反应器

乳腺分泌的乳汁不进入体内循环，不会影响到转基因动物本身的生理代谢反应。哺乳动物乳腺生物反应器好比在动物身上建"药厂"。其做法是：将编码目的蛋白的DNA与乳腺特异性启动子重组，制备相应的转基因动物，在所得到的动物中，选择目的蛋白在乳汁中高表达、并具有产业化价值的个体，然后将其个体繁殖保种，这样就可以从动物的乳汁中源源不断获得目的蛋白。这种目的蛋白质在乳汁中高表达的转基因动物就称为**乳腺生物反应器（mammary gland bioreactor）**。

乳腺生物反应器制备基因工程药物的优越性表现在产量高、易提纯、表达产物经过充分修饰和加工，具有稳定的生物活性、作为生物反应器的转基因动物又可无限繁殖，故具有成本低、药物开发周期短、经济效益高、可极大地降低成本和投资风险等优点。2006年，美国GTC生物治疗公司生产的来源于山羊乳腺生物反应器的重组蛋白 ATryn 成为世界上首个获得欧洲药品评价局（EMEA）批准生产的重组蛋白药物，并于 2009 年通过了美国 FDA 的验证标准而广泛使用。ATryn 的主要成分为人抗凝血因子Ⅲ，具有抑制血液中凝血酶活性、预防和治疗急慢性血栓血塞形成的作用，对治疗抗凝血酶缺失症有显著效果。2010 年，Pharming 公司用转基因兔生产的 Ruconest 是第二种获得 EMEA 批准的药物蛋白，用于治疗遗传性血管性水肿。国内有众多研究机构对乳腺生物反应器进行探索，已成功制备兔、猪、绵羊、山羊和牛乳腺生物反应器，并表达 20 多种重组蛋白，有良好的应用前景。

（二）其他生物反应器

除用乳腺生物反应器外，家蚕生物反应器也备受关注。众所周知，家蚕是食桑叶吐丝的经济昆虫，这种昆虫有独特的生物学特性。家蚕合成蛋白质效率很高，1 天内就可以合成几毫克的特种蛋白，比人肝细胞分泌蛋白速度快 50 倍。从重组 DNA 试验的安全性考虑，家蚕也是很好的宿主，因为它已被驯化只有在室内才能生长发育、繁衍继代，而且家蚕的生理学、遗传学、生物化学知识已有大量的积累。用家蚕作生物反应器表达外源基因产物具有成本低廉、表达量高、产品后加工完全等优点。

此外还有鸡蛋生物反应器、血液和膀胱生物反应器等，这些生物反应器各有优点，但距离大规模生产应用都还有很多技术难关。

三、人类移植用器官的获得

器官移植术已成为治疗各种器官功能衰竭等疾病的有效方法。然而供体器官来源短缺，极大地制约了器官移植技术的应用。近年来，基因工程动物的发展给移植用器官的获得提供了新的途径。通过对动物的基因进行遗传修饰而建立转基因动物或基因敲除动物，使异种动物器官的细胞上表达新的分子或阻止特定分子表达，使之可用于人类器官移植。

由于猪具有易于繁殖、器官体积与生理指标等与人类相似性、安全性好等诸多优点，所以猪被认为是最理想的异种器官供体来源。猪器官异种移植还存在多重障碍，主要集中在免疫排斥反应、凝血障碍、病原体的跨种传播等方面。建立不同类型转基因猪或基因敲除猪有望克服这些障碍。来源于基因改造猪的器官（如心脏、肾脏等）移植给非人灵长类的存活时间已经从数分钟增加至数月甚至数年。美国于 2022～2024 年先后成功进行了两例活体人类猪心脏移植手术和一例猪肾脏移植手术，移植用猪器官都经过多个基因改造，以降低免疫排斥反应和提高移植器官免疫耐受。虽然这三名患者都在术后两个月左右死亡，但手术的成功无疑给人们展现了人类移植用动物器官的美好愿景。

四、改良动物品质

转基因技术同样可以用于动物育种，改良动物品质。与传统的动物育种相比，转基因动物育种可以大大缩短育种所需时间，已成为动物分子育种学的重要研究内容之一。目前，转基因育种已被成功用于提高动物生长速度、改良动物肉质、提高乳汁品质、增强抗病性能、提升环保特性等方面。2015 年，美国 FDA 批准全球首例转基因食品动物——美国 AquaBounty Technologies 公司的转基因三文鱼上市，该三文鱼被转入生长激素基因，使其具备生长快、个体大、饲料需求少的特点。

然而转基因技术在改良动物品质的同时，也带来人们对转基因食品安全性的担忧，如对食用者的毒性和过敏性、对生态链的破坏作用、外源基因的扩散，等等。由于转基因食品出现时间还不长，人们对其安全性的认识并不充分，因而现阶段世界各国对转基因食品有比较严格的限制，相关产业主要集中在转基因农作物方面，转基因动物食品产业则发展缓慢。

第三节 组织工程

组织工程 (tissue engineering) 是应用细胞生物学、工程学和材料学的原理和方法，根据正常或病理状况下哺乳动物组织的结构和生理机能，在体外或体内研究开发能够修复、维持或改善损伤组织的人工生物替代物的学科。组织工程的核心是建立由细胞和生物材料构成的三维空间复合体，这与传统的二维结构（如细胞培养）有着本质的区别，其最大优点是可形成具有生命力的活体组织，对损伤组织进行形态、结构和功能的重建并达到永久性替代；用最少的组织细胞通过在体外培养扩增后，进行大块组织缺损的修复；可按组织器官缺损情况任意塑形，达到完美的形态修复。自 20 世纪 80 年代 Langer 和 Vacanti 首次提出“组织工程”概念以来，组织工程已在皮肤、膀胱、软骨、骨、肌腱、血管、角膜等领域取得了很大的进展，部分产品已用于临床。

一、组织工程的基本原理

近几十年来，由于细胞大规模培养技术的日臻成熟，以及各种具有生物相容性和可降解的材料（如常用的聚交酯）的开发和利用，应用活细胞和生物相容性材料来制造人造生物组织或器官已经成为可能。

组织工程研究的主要内容包括：种子细胞、生物支架材料、构建组织和器官的方法和技术、组织工程的临床应用等四个方面，其中种子细胞、支架材料和组织构建是组织工程的三大要素。种子细胞是组织修复或再生的细胞材料，可以是干细胞，也可以是分化细胞。理想的种子细胞应该具备来源广泛、易于分离培养、遗传稳定的特点。支架材料是指替代细胞外基质使用的天然或合成的生物医学材料。理想的支架材料应具备良好的生物相容性、良好的生物降解性、合适的三维结构和适度的生物力学强度。组织构建则要求组织工程器官在移植后能替代或修复受损器官，并与周围组织的血管和神经重建。常用的组织构建技术有三维细胞培养技术和构建组织工程生物反应器技术。

组织工程基本设计原理是：分离自体或异体组织的细胞，经体外扩增达到一定的数量后，将这些细胞种植在预先构建好的聚合物骨架上，这种骨架提供了细胞三维生长的支架，使细胞在适宜的生长条件下沿聚合物骨架迁移、铺展、生长和分化，最终发育形成具有特定形态及功能的工程组织（图 21-1）。这一技术的关键是对细胞进行体外扩增，并正常生长和分化。技术流程包含三个关键步骤：①大规模扩增从体内分离获取的少量细胞；②在聚合物骨架上种植这些细胞，通过对骨架的内部结构与表面性能的优化设计，在“细胞-材料”及“细胞-细胞”的相互作用下，诱导细胞进行分化；③采用灌注培养系统，保持稳定的培养环境，长期维持工程组织正常的生长分化状态。采用这些方法已成功地在体外培养了人工软骨、皮肤等多种组织。

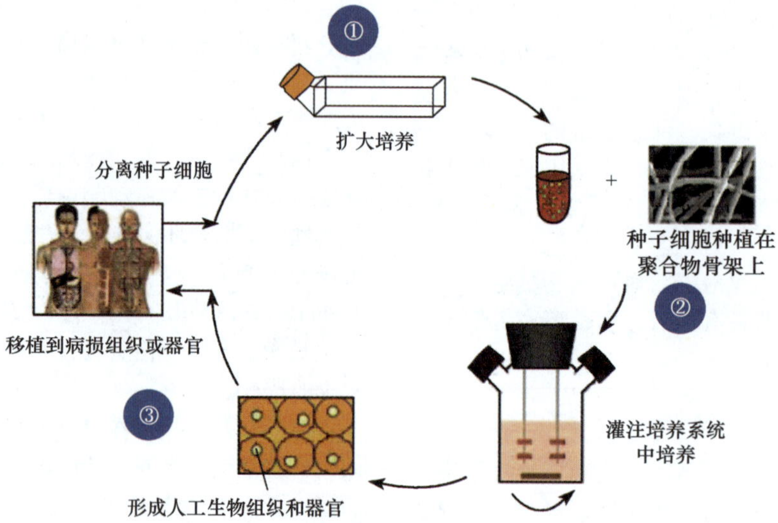

图 21-1　组织工程的基本设计原理

二、皮肤组织工程

皮肤组织工程是组织工程学中发展最早、最成熟的领域，第一种经 FDA 批准上市的组织工程产品就是组织工程皮肤。按照结构的不同，人工皮肤分为三大类：表皮替代物、真皮替代物和复合皮替代物。表皮替代物由生长在可降解基质或聚合物膜片上的表皮细胞组成。真皮替代物是含有细胞或不含细胞的基质结构，用来诱导成纤维细胞的迁移、增殖和分泌细胞外基质。而复合皮替代物包含以上两种成分，既有表皮又有真皮结构。

常用的种子细胞类型有：角质细胞、成纤维细胞、血管内皮细胞、表皮干细胞、毛囊干细胞、间充质干细胞、脂肪干细胞等。其中，毛囊干细胞被认为是毛发和表皮形成的共同起源，位于毛囊外根鞘的隆突区，具有多分化潜能，可分化成血管、神经元、神经胶质细胞、角质化细胞、平滑肌细胞和黑色素细胞等多种类型的细胞。这使毛囊干细胞有望用于构建接近正常皮肤形态功能的组织工程皮肤。间充质干细胞是近年来组织工程皮肤新兴的种子细胞，具有来源广泛，易分离获得，免疫原性低等优点。

常用的天然支架材料包括胶原、壳聚糖、透明质酸、明胶、海藻酸盐等。常用的合成支架材料有聚羟基乙酸和聚乳酸、聚乙二醇对苯二甲酸酯、聚对苯二甲酸丁二醇酯、聚氧乙烯等。由于聚乳酸和聚羟基乙酸分解产物是乳酸和羟基乙酸，而乳酸和羟基乙酸都是三羧酸循环中间代谢物，吸收和代谢机理明确，因而聚乳酸和聚羟基乙酸具有可靠的生物安全性而作为第一批可降解吸收材料被美国 FDA 批准用于临床，是迄今研究最广泛、应用最多的可降解生物材料。

尽管目前已经有多种较为成熟的组织工程皮肤产

品应用于临床，但它们大多数只是在结构上与人体皮肤类似，仅实现了创面的覆盖或真皮的简单重建，缺乏皮肤的附属结构（如毛囊、汗腺和皮脂腺）、血管、神经等结构，所以并不具备完整的皮肤功能，特别是组织工程皮肤缺乏血管，致使移植早期皮肤难以获得足够营养，从而限制了组织工程皮肤在较大、较深范围的皮肤缺损方面的应用。

三、膀胱组织工程

临床上许多病理疾病都会造成膀胱功能障碍，如脊髓损伤、创伤、先天性畸形、恶性肿瘤等，需要膀胱重建才能更好地发挥其储尿排尿功能，一般通过移植胃肠组织，但这种手术会导致严重的并发症，组织工程学的兴起成功地为膀胱修补和替代开辟了新途径。

2006 年，美国学者 Atala 的研究组报道了将组织工程膀胱成功应用于人体的研究（图 21-2）。他们对 7 例因脊髓脊膜膨出而有高压、低张神经原性膀胱的年轻患者取膀胱活检，分别提取膀胱上皮细胞和肌细胞进行培养，然后将其分别种植在可生物降解的支架材料上（BAMG 或 PGA），孵育 3～4 d 后进行膀胱重建手术。术后平均随访近 4 年，其中 2 例患者膀胱功能状态较前有所改善，形态学上组织工程膀胱无法与原膀胱区分，并且未发现明显的代谢并发症，无尿路结石形成，肾功能正常。该临床研究报道的效果令人振奋，被众多学者誉为膀胱重建手术的“里程碑”。

然而经过多年的研究，组织工程膀胱并不能达到与天然膀胱一样的结构和功能，它仍有以下问题有待解决：①种子细胞最常用的是取自患者病变膀胱的上皮细胞和平滑肌细胞，因此尚不适应于膀胱肿瘤及间质性膀胱炎的患者；②虽然动物实验中组织工程膀胱有神经长入，但本研究中组织工程膀胱并未获得神经支配；③组织工程全膀胱替代有更为广阔的应用空间，但新膀胱与输尿管、尿道的血管神经的再接合面临挑战；④ 成本高昂，尚难推广。

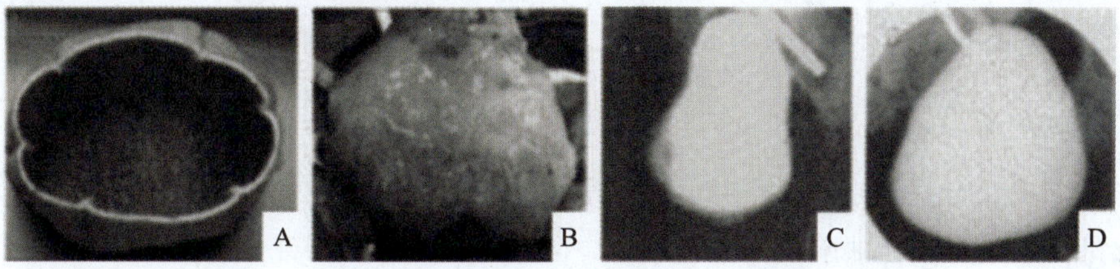

图 21-2　人自体组织工程膀胱（引自 Atala et al.，2006）

A. 种植了种子细胞的生物支架；B. 人工组织工程膀胱；C. 移植后的组织工程膀胱；D. 移植后 10 月的组织工程膀胱

第四节　细胞治疗

细胞治疗（cell therapy）是指将体外培养的、具有正常功能的细胞植入患者体内（或直接植入病变部位），以代偿或修复病变细胞所丧失的功能。也可采用基因工程技术，将所培养的细胞在体外进行遗传修饰后，再将其用于疾病的治疗。细胞治疗所需的原始细胞可以是成体细胞，也可以是干细胞。就目前来看，应用干细胞治疗疾病有着广阔的前景。本节重点讨论基于干细胞的细胞治疗。

干细胞是一种具有多分化潜能和自我复制能力的细胞，它们可以不断自我更新，并在特定条件下分化成多种功能细胞，形成多种组织和器官。如果能将干细胞分离并使它们向特定的方向分化，就可以用健康的组织细胞取代患者体内损坏了的组织细胞，达到治疗疾病的目的。随着人们对干细胞研究的不断深入，用它治疗疾病的设想已逐渐进入临床。在胚胎干细胞治疗方面，2006 年生命科学领域传出了两项引人注目的成就：美国科学家利用胚胎干细胞所衍生的运动神经细胞让瘫痪的小鼠恢复了行走能力；英国科学家从胚胎干细胞中培育出精子，并使之与卵细胞结合，生育出幼鼠。这两项成果将胚胎干细胞用于细胞治疗从理论向实际应用推进了一大步。在成体干细胞治疗方面，除目前已广泛应用于临床的造血干细胞治疗外，其他成体干细胞治疗也在快速发展。2005 年 10 月，FDA 正式批准 STEMCELL 公司，利用人类神经干细胞对患有神经元蜡样脂褐质沉着症（又称为贝敦氏症）的婴儿进行治疗。2006 年，STEMCELL 公司的研究人员公布，经过实验，患病小鼠模型的生存时间得到了延长。同年，加拿大多伦多大学等机构的研究人员将取自成年小鼠大脑的干细胞（神经前体细胞）移植给脊椎受损的大鼠，结果使大鼠恢复了部分行走能力。截至 2024 年 2 月，全球在 Clinicaltrial 网站上登记的各种干细胞治疗方案已经超过 7000 项，其中大约一半是造血干细胞治疗，其次就是间充质干细胞治疗，各种间充质干细胞临床治疗方案大约 1300 项。此外，最近十多年，全球共批准了 20 种干细胞治疗药物上市，其中间充质干细胞治疗药物13种，用于治疗肛瘘、心肌梗死、骨与软骨损伤、神经退行性疾病、角膜损伤、GVHD等难治性的重大疾病。截至2024年2月底，我国还没有干细胞药物上市，但从2018年我国干细胞药物新政出台以来，我国共95项干细胞药物向国家药监局（NMPA）申报注册临床研究，其中74项获临床默许，西比曼生物的人脂肪间充质干细胞治疗膝关节产品进入Ⅲ期临床。

目前，干细胞治疗的基本策略有两种：一种是直接利用干细胞或分化后的细胞修复或替代病损细胞；另一种是通过干细胞技术与基因工程技术联合应用，制备工程化的细胞进行疾病治疗（图21-3）。

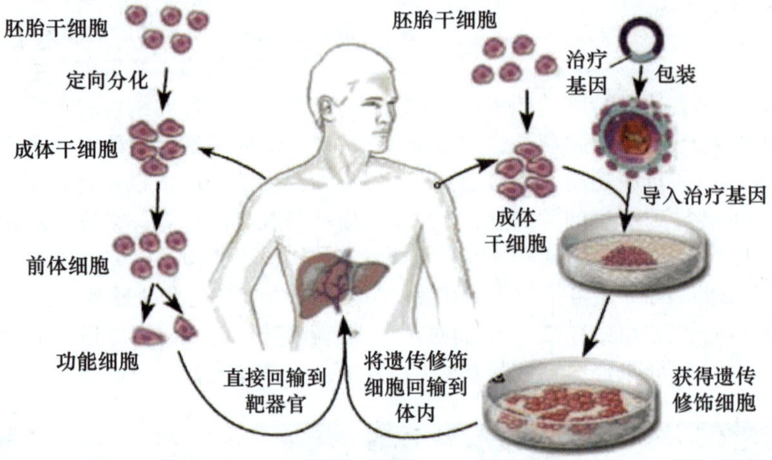

图21-3　细胞治疗示意图

一、干细胞替代治疗

许多疾病都是由于细胞功能缺陷或异常造成的。通过植入功能正常的细胞，恢复其丧失的功能可以从根本上对疾病进行治疗。干细胞研究所取得的进步，尤其是人胚胎干细胞的成功建系，有望能在体外大量地收获胚胎干细胞以及由其分化而来的成体干细胞和功能细胞，对细胞替代治疗的发展起了极大的推动作用。

目前，临床上常用的干细胞有造血干细胞、间充质干细胞，等等。

（一）造血干细胞替代治疗

造血干细胞（hematopoietic stem cell，HSC）是目前研究最深入、发现最早及应用最广泛的干细胞，能分化产生所有血细胞和免疫细胞，主要存在于骨髓、脐带血、胎盘组织及经动员的外周血。特别是围产期造血干细胞具备临床应用的巨大优势，比如：资源丰富、细胞原始、活性高、病毒感染风险低、细胞纯净、移植物抗宿主病的危险性低、人类白细胞抗原配型要求低，等等。

造血干细胞移植广泛用于血液系统疾病的治疗，如再生障碍性贫血、重症免疫缺陷病、急性放射病、地中海贫血、急性白血病、多发性骨髓瘤，淋巴瘤等。同时在一些非血液疾病，造血干细胞移植也得到广泛应用，如银屑病、重症肌无力、糖尿病、多发性硬化症等。此外，造血干细胞也可以作为基因治疗的靶细胞，由于它具有很强的自我增殖能力，可使靶基因在体内长期稳定表达，从而治疗多种遗传疾病。

（二）间充质干细胞治疗

间充质干细胞（mesenchymal stem cell，MSC）是来源于中胚层的一类多能干细胞，能分化为细胞之间的间质组织而得名，它具有来源丰富、扩增容易、高度自我增殖与多向分化、免疫原性低、损伤趋化与归巢、免疫调节以及参与损伤修复等多种功能，是目前临床研究及临床应用最为广泛的干细胞来源。间充质干细胞应用于临床治疗有很大的优势。首先来源广泛，骨髓、脂肪、脐带、胎盘、脐带血、肌肉、肺、肝、滑膜、牙髓、牙周等组织器官中均可以提取分离出间充质干细胞。其次，间充质干细胞有很强的旁分泌功能，能够分泌多种免疫调节因子、促血管生成因子、促神经生长因子等，从而治疗多种难治性疾病。此外，间充质干细胞有多分化潜能，在适宜条件或微环境下，能分化为成骨细胞、软骨细胞、脂肪细胞、肌细胞、表皮细胞、肝细胞、神经细胞、内皮细胞等多种细胞。另外，间充质干细胞还有免疫原性低的特点，它低水平表达主要组织相容性抗原复合物（MHC）Ⅰ类分子，不表达MHC Ⅱ类分子，动物实验显示异体移植后不会引发免疫排斥反应，甚至还能诱导非特异性免疫耐受。此外，间充质干细胞有自动向受损组织、肿瘤部位迁移的归巢效应，还能与淋巴细胞相互作用发挥产生免疫抑制和抗炎作用。研究显示间充质干细胞在肺部疾病、心血管病、神经系统疾病、自身免疫疾病等都表现出一定的功效。因此，间充质干细胞有着巨大的临床应用前景。

二、基因修饰的干细胞治疗

正常的基因结构和功能是维持人体正常结构和生理状态的直接因素，疾病的发生不仅与基因结构的变异有关，而且与其功能异常有关。例如，将正常的有功能的基因转移到患者体内发挥功能，就可纠正患者体内所缺乏的蛋白质水平或赋予机体新的抗病功能。干细胞和一些永生化的细胞可以作为基因转移的载体。主要方法是，采用基因工程手段，对体外培养细胞进行遗传修饰，并筛选出可以稳定高表达外源基因的细胞系，将细胞在体外扩增，再将扩增细胞植入患者体内，或者直接植入病变部位，从而达到治疗的目的。为了避免免疫排斥，所用的细胞必须是同体细胞，即用于遗传修饰的细胞必须来源于患者本身。

2001 年，Martinez-Serrano 利用温度敏感性 HiB5 永生化细胞，建立了高效神经生长因子分泌细胞系，该细胞系含有神经生长因子基因的多个拷贝。这种细胞在移植到被完全切断穹隆的鼠纹状体及中隔后，仍能持续分泌神经生长因子，并使 90% 的胆碱能神经元得到恢复。同时，移植细胞能很好地在脑组织中存活，并在结构上已经整合于宿主的脑组织中。实验还发现，所移植的工程化细胞还能分化为神经胶质细胞，并能在其移植点周围 1～1.5 mm 迁移，但未发现其植入细胞的过度生长或产生肿瘤的现象。虽然这是一个动物实验，但它显示了基于工程化细胞的基因治疗在临床上应用的可能性。

神经干细胞作为外源基因的载体还可应用于颅内肿瘤的基因治疗。目前神经胶质瘤的基因治疗已受到病毒载体的限制，临床试验性治疗中常需要在肿瘤周围进行多点注射，而神经干细胞植入大脑后可发生迁移，能够弥补病毒载体的不足，所以神经干细胞可能成为颅内肿瘤治疗的更理想载体。

除神经干细胞外，骨髓间充质干细胞是另一个较为理想的候选细胞。有证据表明，骨髓间充质干细胞具有大范围的跨系分化能力，再加上其来源和分离培养都比较容易，这就在一定程度上降低了工程化细胞来源的个体限制性。当然，这还有待于骨髓间充质干细胞生物学研究的进展。

目前，虽然基于干细胞治疗的研究和应用进展很快，但还存在很多难题。例如，干细胞的来源问题；如何将干细胞定向分化成患者所需的功能细胞；如何克服免疫排斥；如何诱导干细胞形成一个具有一定解剖结构的脏器；还有伦理道德上的问题，等等。

二维码 21-6 微课

细胞治疗

第五节　人工细胞

细胞由于内在的复杂性和脆弱性，在体外很容易失活或死亡，所以探索细胞的复杂生物学过程和生命起源极具挑战性。为了克服这些问题，研究人员构建了多种仿生天然细胞的人工细胞。人工细胞具有类似生物细胞的结构，并表现出生物细胞的一些关键特征和功能。在人工仿生系统研究方面，人工细胞具有更容易控制和更稳定的特点，被用于研究细胞特性和模拟细胞功能，或将应用于替代活细胞。

一、人工细胞的概念

人工细胞不同于细胞工程的产物。**人工细胞（artificial cell）**是指由研究人员使用天然材料或合成材料来设计和制备的类似于生物细胞的结构。在理想情况下，人工细胞应该具有与活细胞相似的结构和性质，具有 3 种主要成分来执行生命的基本功能：①一种稳定的半透膜，包裹细胞成分，保护它们免受外界环境的破坏，同时允许选择性的物质和能量交换；②携带遗传信息，控制细胞动态并赋予细胞进化能力的生物大分子（DNA 或 RNA）；③为细胞提供能量，保证自我维持、自我更新和自我处理信息的一系列代谢途径的能量供应。按其内部特性划分，人工细胞可分为经典人工细胞和非经典人工细胞两大类。经典的人工细胞在结构上与天然细胞相似，并表现出活细胞的一些关键特征，如物质和能量代谢、自我生长、繁殖甚至进化。非经典人工细胞是模拟了天然细胞的一种或多种特征的工程化材料，如某些细胞功能、表面特征，甚至形态；这种人工细胞没有结构方面的约束限制。

二、人工细胞的发展历程

1957 年，加拿大麦吉尔大学的 Chang 首次提出了人造细胞的概念，他成功地用细胞膜成分中的脂质制造了囊泡，这是人工细胞研究的里程碑。从那时起，单层或多层脂质囊泡经常被用于封装人工细胞成分。到了 20 世纪 70 年代，研究人员将酶、蛋白质和激素引入可生物降解的囊泡中。1977 年，Sandermann 等人将 α-D-半乳糖苷酶重组到由大肠杆菌纯化得到的脂质体中，在其中的蛋白质功能保持完整。2018 年，Lee 等人以三磷酸腺苷（ATP）合酶、两种脂质和光转换蛋白为组件，重组出了囊泡膜，并将光合细胞器包裹在囊泡中，以形成一个细胞系统。2010 年，美国克莱格·文特尔研究所的研究团队首次人工合成了完整的支原体基因组。支原体是已知最小的生物体，适用于做基因组研究。2020 年，Yang 和 Liu 等分别实现了不同人工细胞群落之间和人工细胞与天然人细胞的交流。2021 年，Pelletier 等制备了能够正常生长和分裂的人工细胞。

三、人工细胞的构建途径

人工细胞可通过自上而下和自下而上两种途径构筑（图 21-4）。自上而下的途径起始于一个生物体，主要是通过去除活细胞中非必需的基因和细胞器，或者用合成的基因组完全替换原有的基因组，直到获得能够存活的最小单位，此方法旨在简化细胞，从而有利于研究和调节复杂的生命过程。自下而上的方法是从零开始构建细胞，即通过化学方法组装有机生物分子或无机材料，以构建出具有某些模拟细胞功能的微囊泡。这两种方法有很大不同，但它们相辅相成。研究人员已经使用这些方法设计和制造了各种人工细胞，涵盖了从简单的原始细胞到复杂的工程化生物细胞。

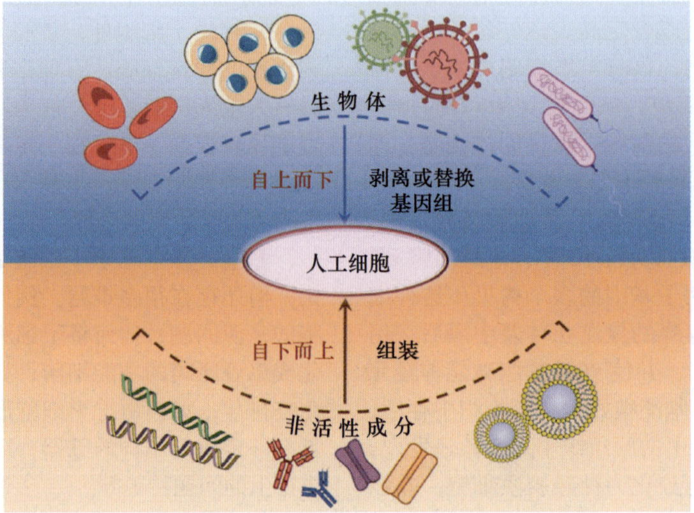

图 21-4　人工细胞的构筑途径（引自 Xu Q et al., 2023）

四、人工细胞在生物医学领域的应用

人工细胞的应用情况涵盖了多个领域，包括药物递送、生物治疗、生物传感器、生物反应器等。

人工细胞作为药物载体（微胶囊），可以封装和递送药物、蛋白质、激素、酶等，实现靶向释放。这种应用利用了人工细胞膜与天然细胞膜相似的结构特性，使其能够逃避免疫系统的识别，延长在体内的循环时间，提高药物的生物利用度。

人工细胞通过模拟天然细胞的功能，为疾病治疗提供了新的策略。例如，模拟抗原提呈细胞的人工细胞可用于激活 T 细胞，促进抗肿瘤免疫反应；利用人工红细胞递送氧气和药物，增强肿瘤部位的治疗效果；人工细胞还可用于实现组织再生和修复。

人工细胞作为生物传感器，能够检测环境中的小分子、机械力、光等刺激，并将这些刺激转化为可检测的信号输出。这种应用利用了人工细胞封装的细胞自由表达系统和膜上特定的蛋白质通道，实现对特定分子的高度敏感和选择性检测。

人工细胞作为生物反应器，能够在体外模拟天然细胞内的生物化学反应，如 DNA/RNA 复制、蛋白质合成等。这种应用通过封装特定的酶和基因表达系统，实现了对生物合成过程的精确控制，为药物生产、生物材料合成等提供了新途径。

整体而言，人工细胞凭借其独特的功能和结构特性，在生物医药领域展现出广阔的应用前景。随着制备技术的不断发展和应用研究的深入，人工细胞将在更多领域发挥重要作用。

总之，目前，人工细胞的开发还处于初创阶段，研究进展仅限于开发具有区室化、生长分裂、信息处理和能量转换等功能的人工细胞。受热力学限制，还没有研究出新陈代谢和能量耗散是以哪种形式来实现真正的生命行为；没有解决多细胞系统自下而上合成的挑战，甚至包括组织和整个生物体等更高阶的装配。未来的人工细胞应该是一个能不断修正错误，随着时间推移而自我完善的细胞系统。干细胞技术、微流控技术、系统生物学和基因技术等生物技术领域的进步，将进一步推动人工细胞乃至超人工细胞的发展。

第六节　类器官技术

类器官（organoid）是一种由具备可更新能力的细胞在特定体外条件下自我组织形成的3D多细胞结构，可一定程度模拟体内对应器官或组织在健康或疾病状态下的生物学特性。类器官可通过多种细胞来源构筑（assembly），包括多能干细胞（pluripotent stem cell）、成体干细胞（adult stem cell）及胚胎干细胞（ESC）。类器官技术的早期起源可追溯至1906年哈里森（Harrison）提出的悬滴培养方法，揭示了3D细胞培养的重要性。20世纪80年代，类器官研究开始围绕简单的神经发育展开。2006年，山中伸弥（Shinya Yamanaka）通过人成体细胞重编程为人诱导多能干细胞（hiPSC），进一步推动了类器官技术的广泛应用。

近十余年的研究表明，类器官不仅能模拟体内器官的生物学过程，还在疾病模型构建、药物研发和再生医学等领域展现了广阔前景。这种由细胞自组织形成的微型“器官”为基础科学研究提供了高效平台，同时为临床转化研究注入了新的动力。

一、类器官的构筑

（一）类器官细胞来源

类器官的构筑可利用成体干细胞、肿瘤细胞、诱导多能干细胞（iPSC）和胚胎干细胞（ESC），不同来源适用于不同研究目标（图21-5）。

1. 成体干细胞

成体干细胞来自特定组织（如肝脏、皮肤），能直接分化为相应细胞类型。其优点是易获取且致瘤风险低，但分化潜力和增殖能力较低。肝脏类器官研究常用胆管含肝干细胞来源的成体干细胞。

2. iPSC与ESC

iPSC和ESC具备**多能性（pluripotency）**，可分化为几乎所有体细胞，是类器官构筑的重要来源。例如，京都大学CiRA研究中心通过非整合方法生成了安全的临床级iPSC，在再生医学中有重要应用。iPSC来源的心脏类器官能生成近似心脏的血管网络与心室结构。

3. 肿瘤细胞

肿瘤细胞来源的类器官可模拟真实肿瘤环境，用于癌症研究和药物测试，帮助探索治疗靶点及高通量药物筛选。研究已成功培养多种癌症类器官，包括膀胱癌、结直肠癌和肺癌等。

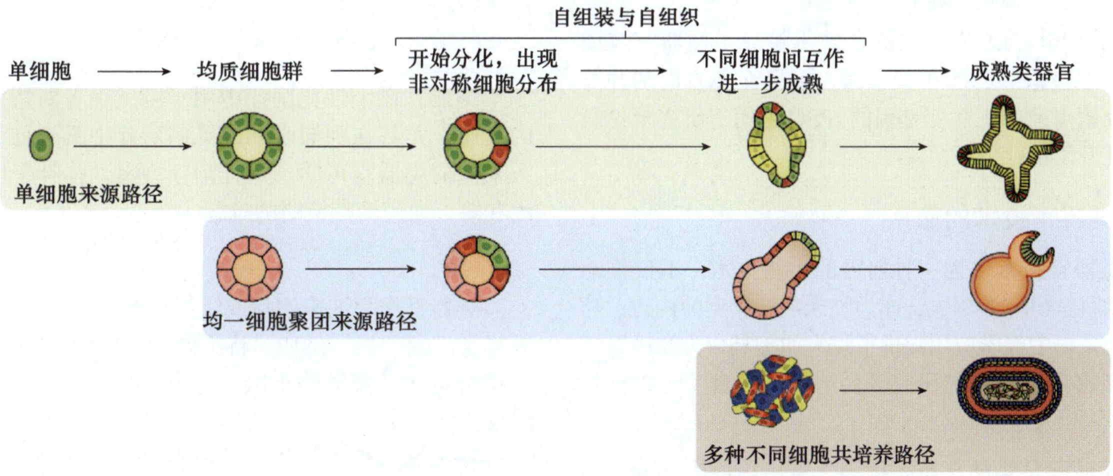

图21-5　类器官培养的路径（引自Rossi et al., 2018）

（二）类器官的构筑策略

类器官构筑策略是类器官构筑的核心指导框架。其包含基于基础研究的发育学、生物学逻辑理论，亦匹配适宜的生物工程技术，最终获得不同特性的类器官成品。

1. 多类型细胞诱导类器官

此策略利用人器官内包含的多种类型细胞进行诱导自组装以实现类器官结构。例如，在心脏类器官的构筑中，需要心肌细胞（心脏肌肉细胞）、内皮细胞（血管内层细胞）以及平滑肌细胞等多种细胞类型的组合。通过调控如表皮生长因子（EGF）和成纤维细胞生长因子（FGF）等生长因子，诱导这些细胞协同组装形成类似人心脏的复杂结构。

2. 模拟胚胎发育

利用细胞的自组织能力，通过提供模拟早期人胚胎环境的培养条件来诱导特定的发育路径。这一策略在构筑人脑类器官的设计中较为常见。通过体外培养环境诱导多能干细胞模拟神经胚胎发育的分化路径，获得类似人脑器官特性的3D结构。

（三）类器官构筑的核心技术路线

类器官的构筑可由多种技术路线实现。

1. 成体干细胞自组装技术

该技术利用同源器官来源干细胞和支持细胞的自我组织能力，在体外通过适当的生化与物理条件，促进细胞自组装形成器官结构。例如，肠成体干细胞与支持细胞混合置于胶原蛋白基质中，通过表皮生长因子（EGF）和转化生长因子β（TGF-β）诱导，形成多种细胞类型和功能的肠道组织。

2. 胚体多胚层诱导技术

该技术模仿胚胎发育过程，以多潜能干细胞为材料，在体外形成胚体结构并诱导生成三胚层。通过制定胚层偏向（germ-bias）诱导方案，引导细胞命运至目标谱系。例如，脑类器官构建中，通过偏向外胚层分化，获得神经分化倾向。

3. 组织工程技术交叉

结合3D打印和生物材料技术，精确放置细胞并提供生物相容性（biocompatible）支架。例如，肝脏类器官通过3D打印制作微流体支架模拟血管网络。支架材料如明胶、藻酸盐和GelMA，既提供物理支撑，又通过化学改造实现生物降解和行为调控。

4. 基因编辑技术融合

CRISPR/Cas9等基因编辑技术扩展了类器官应用场景。通过敲除肿瘤相关基因，可研究肿瘤机制并筛选治疗靶点。修正病变基因的iPSC可用于研究罕见病机制并开发治疗方案。

二、类器官技术的应用

类器官技术作为一种前沿的生物技术，不仅推动了基础科学研究的深入，亦为临床疾病模型的构建、药物筛选及再生医学应用提供了强大的工具，为今后医学的发展提供了较佳的研究平台与转化平台（图21-6）。

（一）基础研究

类器官作为体外研究模型，可模拟器官发育、稳态及再生过程，超越传统2D细胞培养模式，更贴近体内器官环境。例如，iPSC来源的视杯类器官（optic cup organoid）可自发完成形态发生（morphogenesis），无须外胚层其他组织的信号。

类器官提供了比动物模型更简便的方案，适配性更强，且成像操作更简单、条件限制较少。通过类器官，研究者可弥补胚胎和胎儿组织可用性的限制，研究胚胎发育的新可能性。

（二）疾病模型

类器官技术可在器官水平复现疾病表型，是研究遗传疾病、病原体相互作用和癌症的理想工具。例如，幽门螺杆菌（*Helicobacter pylori*）注射至人胃类器官中，可复现典型胃部症状，这在物种特异性较高的胃病研究中尤为重要。

在罕见病研究中，患者来源的类器官可模拟疾病，如用于研究米勒-迪克尔综合征（Miller-Dieker syndrome, MDS）发病机制及细胞行为。

肿瘤类器官在研究肿瘤发病机制和药物筛选中应用广泛。例如，通过基因编辑将肺类器官移植至小鼠肺部，成功构建原位肿瘤模型，用于研究小细胞肺癌（small cell lung cancer）的原位发生与转移机制。

（三）药物发现

类器官为药物筛选提供了高通量体外系统。例如，iPSC来源的皮质神经元类器官用于筛选寨卡病毒药物，筛选出的药物已在小鼠模型中验证。

类器官生物银行（Organoid Biobanks）可储存患者或实验室设计的模型，为疾病研究提供资源。例如，囊性纤维化（cystic fibrosis, CF）生物库涵盖大部分CFTR基因突变。

肿瘤类器官应用于癌症药物筛选，通过PDXO（patient-derived xenograft organoids）伴随诊断方法测试药物疗效，揭示患者个体差异，为精准医疗提供依据。

（四）个性化医疗

类器官在个性化医疗中用于测试患者对特定药物的反应，尤其在肿瘤学和罕见病治疗中具有前景。病人来源的类器官可筛选最佳治疗方案，弥补个体差异大和缺乏通用治疗策略的难题。

（五）再生医学

类器官作为细胞治疗或组织移植材料的潜在来源，展现了广阔前景。例如，将小鼠iPSC来源的视杯类器官移植至视网膜缺陷小鼠，可再生视网膜层，恢复光线反应能力。

在细胞治疗中，类器官可提供免疫细胞（如T细胞）和修复细胞（如间充质干细胞）。王金勇团队开发的系统在27天内从iPSC中生产大量自然杀伤细胞（NK cell），这些细胞通过直接细胞毒性、凋亡及抗体依赖细胞毒性清除肿瘤细胞。

类器官技术凭借其3D结构和组织特性，在基础研究、疾病模型、药物筛选和再生医学中展现了巨大潜力，成为新医学研究的重要工具。

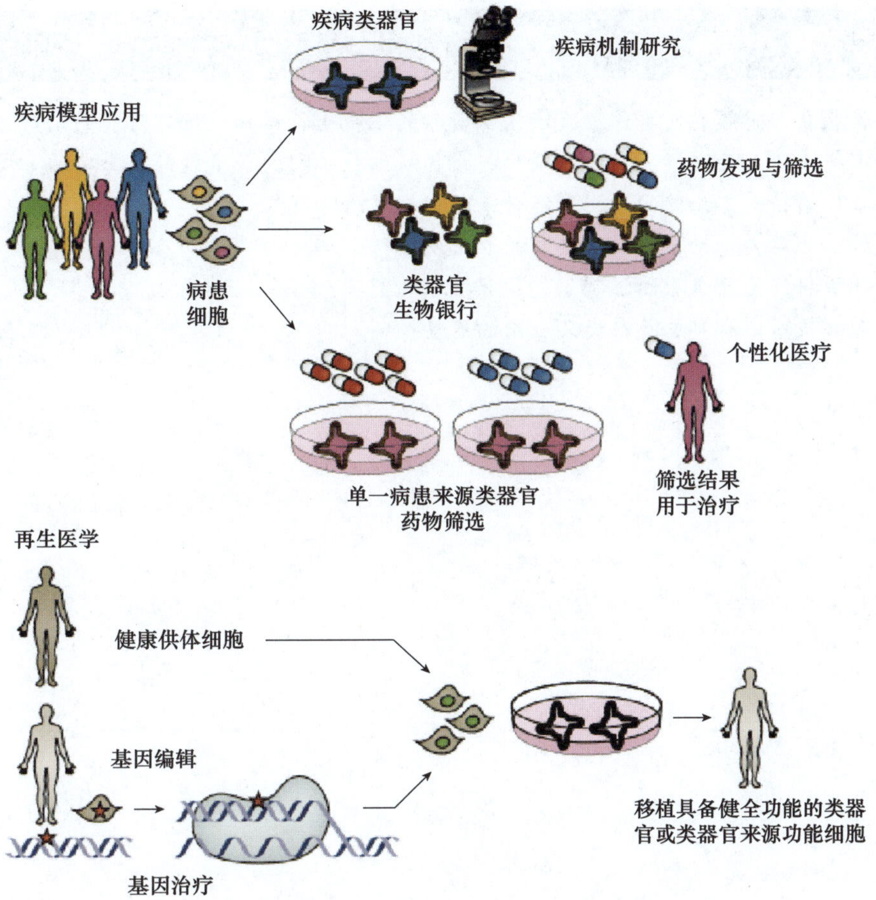

图 21-6　类器官的疾病相关应用（引自 Rossi et al., 2018）

三、伦理与安全挑战

类器官技术在医学研究和临床应用中展现巨大潜力，但带来伦理与安全问题。胚胎干细胞（ESC）的获取需破坏早期胚胎，引发了关于胚胎生命权利及伦理原则的广泛争议。

使用患者细胞构建类器官需确保知情同意并保护隐私，明确细胞用途并遵循法律要求。类器官可减少动物实验依赖，但完全替代动物模型仍具挑战，需平衡两者使用以减少动物痛苦。脑类器官中检测到的脑电波虽符合发育模拟，但其是否涉及意识和认知需严格监管。

类器官安全性涉及移植的生物相容性及疾病传播风险。例如，胰腺类器官研究中需筛选健康材料以最小化病毒风险。临床应用中，类器官的质量控制和生产规范至关重要。基因编辑技术的脱靶效应可能引发基因突变及未知风险，尤其在类器官移植和细胞输注中需要特别关注。

类器官技术需通过科学家、伦理学家及监管部门的合作，确保安全性及伦理合规性。

四、类器官技术挑战与展望

类器官技术在疾病研究、药物筛选和再生医学中取得进展，但仍具提升空间。类器官可作为细胞治疗的重要来源，通过体外培养生成功能细胞用于修复组织。这需依赖基础发育学研究，明确功能细胞发育路径并设计培养方案，从而推动基础与转化研究的融合。

异质性（heterogeneity）是类器官技术的主要问题。优化培养条件如力学特性、温度及 pH 值等可提高结构和功能一致性，改善技术均一性和研究可重复性。此外，建立质量评估体系至关重要。

未来需关注类器官结构和功能的接近体内特性。新技术如空间转录组学可解析类器官的空间结构与功能定义。跨学科合作将推动类器官构筑，包括生物材料支持、图像分析工具及疾病模型验证。

类器官技术将推动再生医学、精准医疗和个性化医疗的发展，成为基础研究和临床应用的核心工具。

（第一～三节　海南医科大学　孙元田
第四节　四川大学　邓洪新
第五节　川北医学院　刘　康
第六节　中国医学科学院输血研究所　张勇刚）

复习思考题

1. 脊髓损伤严重威胁人类健康，请用你所学的细胞生物学知识预测可能的治疗方案。
2. 现有一个生产乙型肝炎疫苗的项目，请你从细胞工程的角度设计几套实施方案。
3. 你如何看待人工细胞的应用可能带来的安全风险?
4. 是什么驱动力推动了类器官技术的长足发展?
5. 查阅资料，是什么原因限制了类器官技术的突破?
6. 类器官技术还有哪些潜在交叉应用的前景?

本篇小结

细胞工程是采用细胞生物学、发育生物学、遗传学及分子生物学等学科的理论与方法，在细胞水平上，按照人们的需要和设计对细胞的遗传性状进行人为地修饰，以获得具有产业化价值或其他利用价值的细胞或细胞相关产品的综合技术体系。

大规模细胞培养技术是在人工条件下高密度大规模地在生物反应器中培养细胞用于生产生物产品的技术。它的基本原理与实验室中的研究性细胞培养是相同，但具有一些特殊性，如需增加培养容积；增大细胞的附着面积；抑制细胞凋亡；无血清培养等。其技术体系和设备类型很多，但都是由悬浮培养系统、气体驱动培养系统、灌流培养系统和微载体培养系统 4 种基本的技术体系发展而来。

核移植是指利用显微注射装置，将一个细胞的核植入于另一个已经去核的细胞中，以得到重组细胞的技术。哺乳动物核移植的基本技术路线包括：选择受体细胞、选择供核细胞、受体细胞去核、重构胚的组建、重构胚的激活、重构胚的培养与移植等。

基因移转目前已被有效使用的方法分为物理法、化学法和生物法三大类。利用物理和化学法转化动物细胞的主要优点是转基因体系不含任何病毒基因组片段，这对于基因治疗尤为安全。通过病毒感染的方式将外源基因导入动物细胞内是一种常用的基因转导方法。

基因编辑又称基因组编辑，是对生物体基因组进行精确定点修饰的一项新技术工具，可在基因组特异位点上实现特定 DNA 片段敲除、特异突变引入和定点 DNA 片段插入，分析由此产生的突变表型，探索相关基因元件的功能，以达到精确应用的目的。

目前基因编辑技术以锌指蛋白核酸酶、转录激活因子样效应物核酸酶、规律成簇间隔短回文重复序列系统的应用最为广泛。

随着基因编辑技术在各个领域的应用，科学家开始尝试利用基因编辑及相关技术对细胞进行改造，即细胞修饰。其中嵌合抗原受体 T（CAR-T）细胞即利用转基因技术对免疫细胞进行改造，是成功应用于临床的典型案例。

细胞工程在医学实践中有着极为广泛的应用，通过细胞工程技术可生产医药产品如单克隆抗体、复杂人体蛋白等和医学材料如基因工程动物、人工生物替代物等，建立一些新的疗法如干细胞治疗。

基因工程动物是通过遗传工程的手段对动物基因组的结构或组成进行人为的修饰或改造，并通过相应的动物育种技术，最终获得修饰改造后的基因组在世代间得以传递和表现的工程化动物。利用这一技术，“正面”研究基因的功能、制备疾病的动物模型、作为生产药用蛋白质的反应器以及获得人类移植用器官等。也可以在动物基因组特定位点引入设计的基因突变，制备基因敲除动物，“反面”研究基因功能或制备遗传性疾病的动物模型等；通过对基因结构进行修饰，在动物发生、发育的全过程研究体内基因的功能。

组织工程是应用细胞生物学、工程学和材料学的原理和方法，根据正常或病理状况下哺乳动物组织的结构和生理机能，在体外或体内研究开发能够修复、维持或改善损伤组织的人工生物替代物的学科。其研究的主要内容包括：种子细胞、生物支架材料、构建组织和器官的方法和技术，以及组织工程的临床应用等四个方面。

细胞治疗是将体外培养的、具有正常功能细胞植入患者体内，以代偿病变细胞所丧失的功能。也可采用基因工程技术，将所培养的细胞在体外进行遗传修饰后，再将其用于疾病的治疗。细胞治疗所需的原始细胞可以是成体细胞，也可以是干细胞。将干细胞分离并使它们向特定的方向分化，用健康的组织细胞取代体内损坏了的组织细胞，达到治疗疾病的目的。

类器官技术作为前沿生物医学工具，凭借与真实器官结构和功能高度相似的三维模型，为研究人体生物过程和疾病机制提供了独特平台。

在疾病模型研究中，iPSC 来源的类器官具备高自由度基因编辑能力和供体基因组特性，可用于致病基因沉默、目标基因追踪及治疗性基因筛选，尤其适用于罕见病研究。患者来源的类器官生物银行为罕见病机制探索和药物筛选奠定了基础。肿瘤研究中，类器官技术支持原位肿瘤发病机制研究及个性化医疗应用。

在药物筛选和毒性测试方面，类器官作为高通量体外筛选模型，提高了药物开发效率，降低试错成本。在再生医学领域，类器官可作为潜在细胞供给的生物反应器，通过模拟体内环境，提升细胞产出效率，超越传统生物反应器。

尽管面临伦理、安全及技术挑战，类器官技术将在基础研究和临床应用中发挥重要作用，推动新一代医学的发展，开创生命科学新篇章。

第二十二章 医学细胞生物学研究发展趋势及前沿领域

本世纪是生命科学的世纪，生命科学成为自然科学的带头学科。细胞生物学是现代生命科学的四大前沿学科之一，发展迅速，研究范围广泛，进展最为活跃。细胞生物学的理论和生物技术是当今生物医药研究的公共基础，也是现代医学科学发展的重要支柱之一。

医学是以人体为对象，主要研究人体生、老、病、死的机制，研究疾病的发生、发展及转归，从而对疾病进行有效的诊断、治疗和预防，以达到保障人类健康的目的。细胞是生物体结构和功能的基本单位，一切生命现象的奥秘都要从细胞中寻求答案。20 世纪 50 年代以来，诺贝尔生理学或医学奖大都授予了细胞生物学家。恶性肿瘤、心血管疾病（高血压、冠心病）、神经退行性疾病（早老性痴呆、侧束性肌萎缩、帕金森病）、自身免疫病（红斑狼疮、肾炎），以及代谢性疾病（糖尿病）等目前的难治之症都涉及细胞生长、分化与凋亡的调控失衡。对于细胞生长、分化与凋亡的调控机制的揭示将深刻地改变人们对疾病发生和生命现象本质的认识，使疾病研究提高到一个崭新的水平。

医学细胞生物学在推进医学进展中具有重要的作用，新的研究结果和临床应用层出不穷，因此在本章节中对细胞生物学研究发展的几个重要领域及其对医学产生的重大影响予以介绍。

第一节　细胞的分子水平：基因组、转录组与蛋白质组

人类基因组（genome）首先有两层意义：一是代表我们全人类整体上生生不息，又各有差异的所有遗传信息；二是存在于我们每个人体所有细胞中的 DNA 分子，它们都近乎相同。1953 年，人类发现了 DNA 双螺旋结构；50 年后的 2003 年，美、英、日、法、德和中国科学家经过 13 年努力共同绘制完成了人类基因组序列图，在人类揭示生命奥秘、认识自我的漫漫长路上又迈出重要一步。

同时，人类基因组存储的信息需要通过转录生成 RNA，才能进一步翻译为蛋白质，将生命信息传递下去。在早期研究中，RNA 一度是基因信息向表型转化的“中间桥梁”，然而实际上人类基因组中通过 DNA 转录生成的全部 RNA 中，绝大多数是不能够编码蛋白质的非编码 RNA（non-coding RNA，ncRNA），因此在早期 ncRNA 被认为是不具备生物功能价值的“转录噪声”（transcriptional noise）。近十年高通量测序技术的改进和对 ncRNA 功能研究的深入，ncRNA 被证实不仅在细胞增殖、分化和代谢中具有重要的调节作用，同时还参与了众多疾病和肿瘤的病理过程。除去 rRNA 和 tRNA 之外，目前已经发现具有生物功能的 ncRNA 还包括微 RNA（miRNA）、长链非编码 RNA（lncRNA）、环状 RNA（circRNA）、小干扰 RNA（siRNA）、细胞核小分子 RNA（snRNA）、核仁小分子 RNA（snoRNA）、细胞质小 RNA（scRNA）和核酶（ribozyme）等。针对 ncRNA 的转录、加工、转运、降解和功能机制等方面的研究，是了解 RNA 与真核基因表达调控的关键。以 lncRNA 为例，2002 年日本学者 Okazaki 在对小鼠 cDNA 文库测序时，第一次发现并鉴定了一类较长的转录产物，并将其命名为 lncRNA。现在大量研究证明，ncRNA 与 mRNA 虽然在一级结构上存在类似之处，但在高级结构、加工、定位、降解和发挥功能的机制方面都存在极大的区别。目前研究认为 ncRNA 通过参与染色体修饰与重塑、调控启动子对靶基因转录调节、作为 miRNA 海绵（miRNA sponges）或竞争性内源 RNA（competitive endogenous RNA，ceRNA）调控靶基因翻译，或者结合蛋白质调节蛋白质活性及定位等多种方式参与细胞的增殖、分化和代谢过程。越来越多的研究在提示，ncRNA 世界的复杂度远远超出人们原有的认知和预期，该领域中还存在大量重要的基础性科学问题亟待解答。例如，各类细胞中 ncRNA 的种类与数量；ncRNA 产生、修饰与定位的机制；ncRNA 的表达调控、ncRNA 的功能

及与疾病的关系、RNA-蛋白质相互作用和调控机制等问题。因此，对细胞中全部RNA分子的结构与功能进行系统的研究，从整体水平阐明RNA的生物学意义的“转录组学（transcriptomics）”将以全新的角度与方式来诠释各种生物基因组，从而更全面地在基因表达调控水平揭示决定细胞命运（分化、增殖与凋亡），以及个体的生殖、发育和遗传等相关的分子机制，最终将促进阐明各种复杂生命现象，并为重大疾病的诊断、防治及药物靶点研究等提供全新的思路与技术。

仅仅明确了核酸的序列和功能还不足以对复杂的生命现象进行全面的解释，蛋白质才是生命活动的具体执行者，扮演着构筑生命大厦的“砖块”角色，一切重要的生命活动（如生长、运动、呼吸、消化、免疫、代谢和生殖以及神经活动等）都离不开蛋白质，其中蕴藏着开发疾病诊断方法和新药的“钥匙”。然而即使完全掌握了核酸（DNA和RNA）的秘密，也没有办法从基因组和转录组水平上破解蛋白质本身合成后加工（如蛋白质化学修饰和剪切等）对蛋白质分子立体结构和功能作用的影响，更无法破解蛋白质与蛋白质相互作用以及和其他生物分子的相互作用的机制。因此以研究一种细胞、组织或完整生物体所拥有的全套蛋白质为特征的蛋白质组学自然就成为功能基因组学中的“中流砥柱”，构成了功能基因组学研究的战略制高点。人类疾病如白血病、恶性肿瘤、糖尿病、神经退行性疾病、心脑血管、高血压及其并发症等的发生和发展最终都涉及有关蛋白质及其复合物的结构、功能和相互作用网络。人体内蛋白质分子结构和功能的异常是疾病的发生和发展的主要原因，只有对相关蛋白质分子的精细三维结构及其折叠原理进行深入的研究才能理解疾病发生的分子机理，寻求有效的诊断与治疗方法，让药物开发取得实质性突破，使得生命科学研究能实现其最终目标。

第二节　细胞信号转导：多学科的数学模型

信号转导在细胞水平上涉及信号从细胞外到细胞内的运动，最终结果是引起细胞活动和基因表达的改变。疾病状态时的细胞信号转导异常可涉及受体、胞内信号转导分子及转录因子等多个环节。对某些疾病，可因细胞信号转导系统的某个环节原发性损伤引起疾病的发生；而细胞信号转导系统的改变亦可以继发于某种疾病或病理过程，其功能紊乱又促进了疾病的进一步发展。到目前为止，研究者发现细胞内存在着多种信号转导方式和途径，各种方式和途径间又有多个层次的交叉调控，是一个十分复杂的网络系统。

伴随着研究深入，细胞的信号转导并非传统想象中的一维的、直线的、单一的模式，而是非常复杂的。它不仅是直线的，而且是曲线的、网络的，甚至混沌的，同时还包括很强的定位和定量特性。由于机体内蛋白质相互作用的复杂性，一个信号不可能是单一传导，同时还会有许多其他蛋白质信号去增强它或者抑制它，构成了一个信号反馈网络，从而保证了信号传导的精确性。如果将信号转导比作为一个大型机器，它在每一级传导过程中，都会有相应的检测机制，通过正负反馈调节使信号定量和定位地传导下去。信号传导的每一级都会形成一个小的反馈环，而整个信号又会形成一个大的反馈环，通过不断地调控和震荡，使信号精确传导下去。系统生物学跳出经典信号转导的垂直型研究方法，把横向水平型研究和垂直型研究整合起来，成为一种“三维”的研究，同时结合信息科学、数学、计算机科学等各种学科，构建数学模型将这些复杂的生物学过程抽象为数值描述，从而能够预测细胞在特定刺激下的反应。细胞信号转导数学模型在多个领域具有广泛的应用价值。在药物研究方面，模型可以帮助设计和开发新的药物，预测药物的效力、细胞毒性和耐药性。在诊断和治疗方面，模型有助于理解疾病的发生机制，为医生提供有效的诊断和治疗方案。在生物技术领域，模型则可以帮助改进生物发酵过程，提高生物工艺的效率，以及生产新的生物医药制品。

第三节　细胞衰老和细胞死亡：人类永生的障碍

在整个人类历史进程中，衰老现象总会激起人们的好奇和联想。现在普遍认为，细胞衰老促进了机体衰老。细胞衰老（cell aging）是指细胞在执行生命活动过程中，随着时间的推移，细胞增殖与分化能力和生理功能逐渐发生衰退的变化过程。目前研究者认为，细胞衰老的最初目的是让免疫系统及时阻止受损细胞增殖，并促发受损的细胞死亡。因此，细胞衰老可能是一种良性代偿反应，有助于将受损细胞和潜在致癌细胞清除出组织。然而，这一细胞检查点机制的实现，需要高效的细胞更新系统，涉及衰老细胞的清除和干细胞的动员，以恢复细胞数量。在老年生物体中，上述细胞更新系统会变得效率低下，或者干细胞的再生能力减弱，最终导致衰老细胞的累积，进而加剧机体损伤并促进衰老。除了 $P16^{INK4a}$/Rb 和 $P19^{ARF}$/P53 通路，研究者也开始重视衰老细胞分泌蛋白质组的改变，其分泌蛋白质组中促炎性细胞因子和基质金属蛋白酶十分丰富，可称之为“细胞衰老相关分泌表型”，而这种促炎性分泌蛋白质组也可以促进衰老。

细胞死亡是生命现象不可逆停止及生命的结束，正常的组织中经常发生细胞死亡，是维持组织机能和形态所必需的过程。细胞死亡形式也是十分丰富的，包括了坏死、细胞凋亡、坏死性凋亡、细胞焦亡、铜死亡、铁死亡、细胞胀亡、自噬、失巢凋亡、副凋亡和双硫死亡等。由于篇幅有限，下面就介绍自噬的经典的理论和研究进展。

细胞自噬是在 1966 年被发现的细胞受损现象，但其详细机制一直未有定论。20 世纪 90 年代研究者大隅良典开创性地发现了细胞自噬的分子机制和生理功能，为阐明细胞受损的详细机制铺平了道路，吸引了大量细胞生物学专家的目光。这一突破性研究，不仅让他摘得 2016 年诺贝尔生理学或医学奖，更为人类防治癌症、帕金森病、心血管病等疾病，甚至延缓衰老打开了一扇新的大门。细胞自噬是细胞成分降解和循环利用的基本过程，是细胞清除受损和有害物质，维持自身稳态的关键机制。细胞在营养不足或能量水平下降时，会触发自噬以回收重要的营养物和能源，帮助维持机体健康；当细胞应激时，如氧化应激、DNA 损伤等，也可启动自噬清除受损的蛋白质和细胞器，防止它们累积并引起细胞死亡。最新的研究发现，在许多疾病中，如自身免疫疾病、感染性疾病和炎症性疾病，自噬与免疫系统的关联变得尤为重要。一方面，自噬可以直接参与自然免疫反应。自噬能够帮助清除入侵的微生物，比如病毒、细菌和寄生虫。通过将这些病原体包裹入自噬囊泡并运送到溶酶体中进行降解。另一方面，自噬可以调节免疫细胞功能。如自噬可以帮助 T 细胞清除内部的损坏细胞器以维护能量平衡，确保 T 细胞的有效功能；自噬可通过影响抗原呈递和促炎因子的产生，调节巨噬细胞和树突状细胞的功能，进而影响免疫应答。正因为自噬和免疫系统关系密切，调节自噬不仅可能影响肿瘤细胞生存，也可以调节肿瘤免疫环境，包括 T 细胞的功能和巨噬细胞的极化状态。自噬可以帮助肿瘤细胞逃避免疫监视和抵抗死亡，但同时也可以促使肿瘤细胞暴露更多抗原，从而被免疫系统识别。因此，自噬调节剂的开发是当前研究的热点。例如，使用自噬激活剂来增强癌症或感染性疾病中的抗原呈递，或使用自噬抑制剂来治疗自身免疫病。对细胞自噬与免疫系统之间互作的深入理解将开辟新的研究和治疗领域。随着我们对这一领域了解的不断深入，可以预期未来在精准医学和个性化治疗方案中，自噬和免疫调节的联合调控将发挥越来越重要的作用。

第四节　干细胞研究：人类再生医学的新希望

干细胞是 21 世纪生命科学领域的一个热点，随着基础研究和应用研究的进一步深化，这项技术将会在相当大的程度上引发医学领域的重大变革。干细胞研究受到科学家的如此青睐，是基于干细胞研究对人类生命健康的重大意义。有机构预测，在未来 20 年内，干细胞医疗的全球市场规模将每年以数千亿美元计。干细胞研究具有不可估量的医学价值，将促进科学家们重新认识细胞生长、分化、生物发育等基本生命规律。根据最新数据显示，全球目前已有 884 例间充质干细胞治疗的临床研究，处在Ⅲ期的临床试验共 50 项，其中已完成 16 项，主要完成疾病种类包括克罗恩病、移植物抗宿主病、心梗、类风湿性关节炎和软骨损伤等。

2006 年，日本京都大学教授山中伸弥（Shinya Yamanaka）等人在 *Cell* 杂志上报道通过转染四种转录因子（*Oct4*，*Sox2*，*Klf4* 和 *C-Myc*）将小鼠成纤维细胞重编程为诱导多能性干细胞（induced pluripotent stem cell，iPS cell）。iPS 细胞在生物和医学领域具有广阔的应用前景，有望成为实施再生医学和细胞治疗的重要细胞来源。通过插入回拨细胞发育时钟的基因，深入了解疾病和研究细胞如何决定其命运。2007 年 iPS 细胞被 *Science* 杂志评为 2008 年世界十大科技进展之首。2017 年 5 月，哈佛大学的研究团队将人类 iPS 细胞在细胞芯片上分化成了成熟的肾小球足细胞，实现了第一个体外人类肾小球模型的工程化。2018 年 2 月，斯坦福大学研究团队在 *Cell Stem Cell* 杂志上发表新的研究结果，利用 iPS 细胞制成“疫苗”，成功使实验鼠免疫系统学会识别癌细胞。

癌症干细胞（cancer stem cell，CSC），又称癌干细胞、肿瘤干细胞，是指具有干细胞性质的癌细胞。通常这类细胞被认为有形成肿瘤，发展成癌症的潜力，特别是随着癌症转移出去后，成为产生新型癌症的来源。肿瘤干细胞的存在已在多种肿瘤类型与细胞系中得到证实，并鉴定出相应的分选方法，但研究者们还无法确定癌症干细胞产生的机理。干细胞突变、细胞融合、病毒侵入及端粒酶异常等都有可能是肿瘤干细胞产生的原因。目前主流观点认为肿瘤干细胞来源于正常组织干细胞，正常干细胞由于基因突变导致自我更新和分化的调节失控，转化为肿瘤干细胞。因为肿瘤干细胞和正常干细胞一样具有很多相似的特征和表面标志。也有人认为肿瘤干细胞由正常的体细胞突变获得自我更新能力而来。还有人认为肿瘤是干细胞和其他细胞融合的结果，这个假说能够解释肿瘤普遍存在的非整倍体和促融合蛋白的现象。癌症干细胞理论的出现，对癌症治疗产生深远影响，如果固体肿瘤的生长是由癌症干细胞带动的，那么明确针对癌症干细胞的疗法或许疗效更为持久，甚至能治愈转移瘤。2010 年 4 月 8 日，中国香港学者在 *Nature* 杂志上发表文章，证实通过老鼠胚胎干细胞和基因研究，首次发现控制一种名为 ESET 的蛋白，便可将致癌干细胞歼灭而不影响正常细胞，启发了根治癌症的新思路。当然，针对癌症干细胞的基础研究还没有完全完成，依然有很多问题在限制癌症干细胞理论由实验室进入临床应用。例如，如何鉴定肿瘤干细胞标志物是限制其临床应用的重要方向，找到针对多种肿瘤干细胞的标志物及其与正常干细胞基因表达的差异和分子机制，并选择与肿瘤干细胞自我更新相关的信号传导通路予以特异性阻断，才能针对肿瘤干细胞的特性设计综合性的治疗方案，为彻底治愈癌症带来新的希望。

第五节　细胞工程：改造细胞的手术室

细胞工程利用细胞生物学、发育生物学、遗传学和分子生物学的理论与方法，按照人们的需要和设计，在细胞水平上进行遗传操作，重组细胞的结构和内含物，以改变生物的结构和功能，即通过细胞融合、核质移植、染色体或基因移植，以及组织和细胞培养等方法，快速繁殖和培养出人们所需要的新物种的生物工程技术。以获得具有重大经济和理论价值的特定生物产品造福于人类。这项技术不仅可以把不同种类或者不同来源的植物细胞或者动物细胞进行融合，还可以把动物细胞与植物细胞融合在一起。这对创造新的动、植物和微生物品种具有前所未有的重大意义。例如，各种细胞因子、生长因子在人和动物体内含量极微，无法用传统方法提取，临床上没有更好的替代品，但极具市场和商业前景。碱性成纤维生长因子（BFGF）在治疗外伤、溃疡、褥疮、神经损伤、偏瘫、脑瘫、老年痴呆、中风、神经性耳聋有显著的疗效和良好前景。若用生化方法提取，从 400 头牛中仅能得到 100 mg BFGF，而现在采用基因工程的方法，从一升菌液中提取 BFGF 的量相当于从 40 万头牛中提取的量。胰岛素在自然状态下提取 100 g，需要 1000 kg 猪的胰腺，而基因工程的方法提取 100 g 只需 500 L 菌液。干扰素在自然界提取 200 mg 需 450 mL 人血，采用基因工程的方法几乎不受限制地生产。细胞工程的研究热点方向有以下几点。

细胞融合（cell fusion）又称细胞杂交（cell hybridization）。它是指用人工方法使 2 种或 2 种以上的体细胞合并形成一个细胞，不经过有性生殖过程而得到杂种细胞的方法，在自然情况下，体内或体外培养细胞间所发生的融合，称为自然融合。而在体外用人工方法（使用融合诱导因子）促使相同或不同的细胞间发生融合，称为人工诱导融合。1975 年 Milstein 和 köhler 将小鼠骨髓瘤细胞与羊红细胞免疫过的小鼠淋巴细胞融合形成杂种细胞能分泌抗羊红细胞抗体，用于制备单克隆抗体。由于这一创新性工作，他们获得了 1984 年诺贝尔生理学或医学奖。细胞融合的应用范围已扩大至生物学的各个分支学科，特别是在绘制人类基因图谱方面取得了显著成绩。在基础理论研究上，动物细胞融合技术对研究细胞分化、基因定位、肿瘤发生机制等方面都有重要意义。在实际应用方面，动物细胞融合技术在药物定向释放系统、细胞治疗以及抗肿瘤免疫等方面起到重要的作用。

克隆动物的产生是动物体细胞核移植到卵细胞或受精卵的细胞质中，得到重构胚胎，再使其在适当的母体子宫内生长、发育为一个新个体的过程。已分化成熟的体细胞仍保留全套的遗传物质，在一定条件下，可以表达遗传信息。1996 年 7 月 5 日，英国罗斯林研究所的实验室里诞生了小羊“多莉”，意味着人类可以利用动物的一个组织细胞，像翻录磁带或复印文件一样，大量产出相同的生命体，这无疑是基因工程研究领域的一大突破。2018 年 1 月 24 日，中国科学院神经科学研究所成功培育出世界首个体细胞克隆猴。体细胞克隆猴的成功，将推动我国率先发展出基于灵长类疾病动物模型的全新医药研发产业链，促进针对阿尔茨海默病、孤独症等脑疾病，以及免疫缺陷、肿瘤、代谢性疾病的新药研发进程。

细胞作为分隔的“微型反应器”，其内部的细胞器进行分区化的反应，是维持细胞生命活动的基础和关键。利用细胞器生物学特性进行分区化的反应，有望克服目前细胞代谢工程工业化的障碍，如产生不需要的副反应、有毒中间体的积累、中间体排出细胞外以及扩散距离长等问题。然而，目前直接利用天然细胞器会受到内源性途径的影响，其应用受到很大的限制。因此，科学家们开始将目光投向人工“细胞器”。早在 20 世纪初，就有科学家开始了人工合成细胞器，但因技术限制，该想法并没有实现。但伴随着技术发展，人工细胞器的研究开始逐步实现。2020 年，中国科学院仿照天然酶的活性中心和辅因子的协同作用，设计了一种能够模拟过氧化物酶体内多种天然酶活性的纳米酶，并基于此纳米酶构建了一种可在生理条件下工作的人工过氧化物酶体，并将其用于改善高尿酸血症和缺血性中风的治疗。2021 年，*Nature Catalysis* 杂志上的一项研究报道了基于细胞外分泌体和催化酶制造的人工线粒体。这种人工线粒体能够通过胞吞作用进入活的人类乳腺细胞，并连续工作数小时，提供 ATP。此外，它还能进入受损组织或缺氧环境中，为细胞提供必要的 ATP，从而减少缺氧带来的损伤。2022 年，来自中国和法国的研究人员在 *Cell* 杂志上首次报道了在细菌中人工合成了细胞器。他们设计的核酸分子能够自组装成液态的亚细胞结构，并募集指定的蛋白，进而形成各种具有预设功能的合成细胞器。构建合成细胞器的技术能够提供一个在空间尺度上改造工程菌的工具，有助于在生物合成与制造方面提高产量、降低损耗。2022 年，浙江大学研究团队成功将来自菠菜叶绿体的类囊体通过特殊处理制成了纳米类囊体单元。这些单元能够通过膜融合进入小鼠软骨细胞，并在光照后增加原位软骨细胞内的 ATP 和 NADPH 水平，从而有效改善退变软骨细胞的合成代谢。此外，它们还能系统地纠正能量失衡，恢复细胞代谢，进而改善软骨稳态，防止骨关节炎的病理进展。可以期待，随着人工“细胞器”的研究和应用的不断深入，它们将能够为人类疾病治疗提供新的途径。

第六节　基因编辑及细胞治疗：精准医疗的新方向

科学界对于人类的探索逐渐从组织器官水平、细胞水平，逐渐深入到基因水平，基因编辑是在基因测序和基因组功能的基础上，对生命现象从观察性研究到操纵性研究的进一步深入。基因编辑技术起步于人类基因组计划，并衍生发展出了众多基因编辑技术，但真正引发学界高度关注并广泛应用是源于 2010 年后更为廉价、高效的 CRISPR/Cas9 基因编辑技术的出现。CRISPR/Cas9 系统是细菌特有的免疫系统，为了清除病毒的外来入侵基因，细菌进化出了 CRISPR 系统，通过自身蛋白 Cas9 将病毒基因从自己的染色体上切除。CRISPR 是生物科学领域的游戏规则改变者，这种突破性的技术影响极其深远，该技术已经在人胚胎细胞基因编辑、干细胞基因编辑、免疫细胞（T 细胞）基因编辑、RNA 检测、癌基因筛选、遗传筛查、药物靶点筛选和模式动物研究等领域中广泛应用，极大程度推进相应领域的变革性发展。例如，美国过敏与感染疾病研究所（NIAID）通过 CRISPR-Cas9 基因编辑技术，在体外靶向和修复了 X 连锁慢性肉芽肿病患者造血干细胞中的缺陷基因（*CYBB*），然后将编辑后的造血干细胞移植至体内，证实这些修饰过的造血干细胞能够产生功能正常的白细胞。同时，基因编辑技术本身也不断地发展和完善。近几年的研究成果主要包括如下 4 个方面：一是研发了用于 RNA 编辑的 CRISPR 编辑工具；二是开发了新一代更加高效精确的基因编辑工具 CRISPR/Cpf1；三是基于 CRISPR/Cas9 技术研发了单条染色体敲除技术；四是改进和提升 CRISPR/Cas9 精度和效率。目前，作为生命科学核心基础性技术，基因编辑技术已经初步成熟，并快速得到学术界、政府和产业界的广泛关注。虽然基因编辑技术有较多的技术不可控、安全风险及伦理问题，但基因编辑技术带来的基因水平操纵和研究的时代已经来临，或许将从根本上为遗传性疾病、肿瘤等一系列重大疾病的治疗提供新的工具和路径。

细胞治疗是指利用某些具有特定功能的细胞的特性，采用生物工程方法获取和 / 或通过体外扩增、特殊培养等处理后，使这些细胞具有增强免疫、杀死病原体和肿瘤细胞、促进组织器官再生和机体康复等治疗功效，从而达到治疗疾病的目的。细胞治疗在治疗癌症、血液病、心血管病、糖尿病、老年痴呆症等方面显示出越来越高的应用价值。一般来讲，细胞治疗包括肿瘤细胞免疫治疗和干细胞治疗两大类。

（一）肿瘤细胞免疫治疗

肿瘤细胞免疫治疗是一种新兴的肿瘤治疗模式，它从患者体内采集免疫细胞，然后进行体外培养和扩增，再回输到患者体内，来激发以及增强机体的自身免疫功能以治疗肿瘤。肿瘤细胞免疫治疗是继手术、放疗和化疗之后的第四种肿瘤治疗方法，在 2013 年被 *Science* 杂志评为年度十大科技突破之首。肿瘤细胞免疫治疗主要包括四大类：过继细胞免疫治疗、肿瘤疫苗、非特异性免疫刺激以及免疫检验点单克隆抗体。2018 年诺贝尔生理学或医学奖颁给了美国免疫学家詹姆斯 · 艾利森（James Allison）和日本生物学家本庶佑（Tasuku Honjo），以表彰他们在“发现负性免疫调节治疗癌症的疗法”所做出的贡献。艾利森发现 CTLA-4 和本庶佑发现 PD-1 这两个 T 细胞共抑制分子的作用原理，通过抑制 CTLA-4 和 PD-1，重新激活 T 细胞识别肿瘤细胞的能力，并杀死肿瘤细胞。而 2018 年中国国家药品监督管理局也正式批准了中国第一个 PD-1 抑制剂药物——欧狄沃（纳武利尤单抗注射液），中国的肿瘤免疫治疗时代正式开启。

（二）干细胞治疗

由于干细胞具有“万能细胞”的多向分化特性，在临床医学研究与治疗领域，干细胞治疗是通过干细胞移植来替代、修复患者损伤的细胞，从而达到恢复细胞组织功能、治疗疾病的目的。除了广泛应用于血液病（如白血病）的治疗，帮助患者正常的造血及免疫功能得以重建之外，同时在再生医学领域中，干细胞治疗也发挥着重要作用。美国Salk研究所的科学家通过将皮肤细胞重编程为干细胞样状态，可用于修复皮肤损伤，抵抗衰老的影响；同济大学干细胞临床项目也发现干细胞在肺炎患者病患部位中可以再生，形成新的肺泡和支气管结构，可以替代和修复肺损伤患者的肺组织。相关数据显示，全球6000多项在研干细胞临床试验正在进行，这些试验涉及上百种疾病，包括中风、老年痴呆症、骨关节炎、硬化、间质性肺病、系统性红斑狼疮以及卵巢早衰，等等。随着技术的不断发展，干细胞治疗必将引发一场医疗变革，一系列传统手段难以治疗的疑难杂症终将逐步得到救助。

综上所述，细胞生物学的种种进展，都让我们有理由相信，随着细胞生物学和生物技术的发展，细胞的结构和功能将会逐步解密并且促进医学领域的发展。纵观以上研究结果和进展，疾病的诊断和治疗都会逐步向“精准医疗”发展，或许不久的将来，疾病治疗不再完全依靠于患者的临床症状检测数据和医生的经验评估来确定治疗方案和药物使用，患者的个人基因组信息将为治疗方案提供基础，针对基因实施细胞治疗，用分子靶向药物、抗体药物和抗体偶联药物等的治疗方式，能够更精确更高效地治疗疾病，减少患者痛苦。

二维码 22-1 习题

练习题

（重庆医科大学　陈俊霞　孙　艳）

主要参考文献

艾伯茨 B，约翰逊 A，拉夫 M，等 . 2023. 细胞生物学精要 . 5 版 . 张传茂，辛广伟，傅静雁，等译 . 北京：科学出版社

安利国，杨桂文 . 2016. 细胞工程 . 3 版 . 北京：科学出版社

安威，周天华 . 2021. 医学细胞生物学 .4 版 . 北京：人民卫生出版社

蔡绍京，霍正浩 .2019. 医学细胞生物学 .3 版 . 北京：科学出版社

陈大元 . 2002. 克隆大熊猫取得阶段性成果 . 中国科学院院刊，(2)：120-121

陈浩明，薛京伦 . 2005. 医学分子遗传学 . 3 版 . 北京：科学出版社

陈良燕 . 2002. 国内外转基因微生物研究与环境释放现状综述 . 中国国家生物安全框架实施国际合作项目研讨会：100-111

陈鹏 . 2009. 内质网应激反应与心血管系统疾病 . 心血管病学进展，30（2）：315

陈誉华 . 2018. 医学细胞生物学 . 6 版 . 北京：人民卫生出版社

陈竺 . 2010. 医学遗传学 . 2 版 . 北京：人民卫生出版社

陈竺，孙关林，陈赛娟，等 . 2002. 全反式维 A 酸诱导分化治疗急性早幼粒细胞白血病的机制研究 . 上海第二医科大学学报，22：S1-S4

丁明孝，王喜忠，张传茂，等 .2020. 细胞生物学 .5 版 . 北京：高等教育出版社

鄂征 . 2004. 组织培养技术及其在医学研究中应用 . 北京：中国协和医科大学出版社

谷舒怡，季晖，李萍，等 . 2010. 氧化应激诱导动脉粥样硬化的机制及相关治疗药物 . 药物进展，34（3）：110-117

郭芳睿，秦俊红，李彦霖 . 2017. 细胞无血清培养现状概述 . 生物技术通报，28（6）：865-870

韩贻仁 . 2012. 分子细胞生物学 . 4 版 . 北京：科学出版社

贺福初 . 2002. 蛋白质科学 . 北京：军事医学科学出版社

胡火珍 . 2005. 干细胞生物学 . 成都：四川大学出版社

胡火珍，税清林 . 2019. 医学细胞生物学 .8 版 . 北京：科学出版社

胡以平 .2019. 医学细胞生物学 .4 版 . 北京：高等教育出版社

景亚武，易静，高飞，等 . 2003. 活性氧从毒性分子到信号分子——活性氧与细胞的增殖、分化和凋亡及其信号转导途径 . 细胞生物学杂志，25（4）：197-202

李洁云，毛力，陈万涛 . 2012. 旋转式细胞培养系统的应用进展 . 口腔生物医学，3（2）：84-86

李凯，沈钧康，卢光明 . 2016. 基因编辑 . 北京：人民卫生出版社

李逵 . 2017. 动物基因组编辑 . 北京：科学出版社

李志勇 . 2008. 细胞工程学，北京：高等教育出版社

梁素华 . 2011. 医学生物学与细胞生物学实验 . 2 版 . 北京：科学出版社

刘春蕾，何昆仑，王莉莉 . 2011. 基于内质网应激途径的细胞保护策略的研究进展 . 中国药理学通报，27（4）：17-20

刘关羽，何卫阳，朱鑫，等 . 2015. 氧化应激诱导自噬对骨髓间充质干细胞增殖与凋亡的影响，中国病理生理杂志，31（12）：2176-2182

刘友平 . 2014. 实验室安全与管理 . 北京：中国医药科技出版社

刘志国 . 2003. 基因克隆的分子基础与工程原理 . 北京：化学工业出版社

罗深秋 . 2011. 医学细胞生物学 . 北京：科学出版社

马立人 . 2000. 生物芯片 . 北京：化学工业出版社

摩尔根 . 2010. 细胞周期调控原理 . 李朝军译 . 北京：科学出版社

庞希宁，付小兵 . 2014. 干细胞生物学 . 北京：人民卫生出版社

裴雪涛 . 2003. 干细胞生物学 . 北京：科学出版社

钱海丰，裘娟萍 . 2017. 生命科学概论 . 3 版 . 北京：科学出版社

施巧婷，辛晓玲，魏成斌，等 . 2005. 哺乳动物异种克隆的研究进展 . 中国农学通报，1（7）：4-6

斯佩克特 D L, 戈德曼 R D, 莱因万德 L A. 2001. 细胞实验指南 . 黄培堂 , 等译 . 北京：科学出版社
汤雪明 . 2004. 医学分子细胞生物学 . 北京 : 科学出版社
滕旭，齐永芬，唐朝枢 . 2009. 内质网应激与心脏疾病 . 生理科学进展 , 40（2）: 106-110
童第周 . 1978. 细胞质对细胞核的活动和遗传性状表现的作用 . 遗传学报 , 5（1）: 1-4
王伯 . 2002. 组织病理技术 . 北京 : 人民卫生出版社
王建枝，殷莲华，吴立玲 , 等 . 2013. 病理生理学 . 8 版 . 北京 : 人民卫生出版社
王金山 . 2003. 细胞应激效应及其分子机制的初步研究 . 中国协和医科大学 , 北京协和医学院 , 清华大学医学部 , 中国医学科学院博士论文
王培林 . 2010. 医学细胞生物学 . 北京 : 人民卫生出版社
王廷华 . 2005. 基因克隆理论与技术 . 北京 : 科学出版社
吴庆余 . 2006. 基础生命科学 . 2 版 . 北京 : 高等教育出版社
薛社普 .2019. 医学细胞生物学 . 北京 : 中国协和医科大学出版社
杨恬 . 2010. 细胞生物学. 2 版 . 北京：人民卫生出版社
杨晓 . 2003. 基因打靶技术 . 北京 : 科学出版社
曾溢滔 . 2000. 遗传病基因诊断与基因治疗 . 上海：上海科技出版社
张春斌 . 2009. 医学细胞生物学 . 北京 : 人民卫生出版社
章静波 . 2006. 细胞生物学实验技术 . 北京：化学工业出版社
郑平 . 2006. 生物技术概论 . 4 版 . 北京：科学出版社
左伋 , 郭锋 . 2015. 医学细胞生物学 . 5 版 . 上海：复旦大学出版社
左伋 , 刘艳平 . 2015. 细胞生物学 . 3 版 . 北京 : 人民卫生出版社
Alberts B, Hopkin K, Johnson A, et al. 2010. Essential Cell Biology. 3rd ed. New York: Garland Pub Inc
Alberts B, Johnson A, Lewis J, et al. 2008. Molecular Biology of the Cell. 5th ed. New York: Garland Pub Inc
Alberts B, Johnson A, Lewis J, et al. 2015. Molecular Biology of the Cell. 6th ed. New York: Garland Pub Inc
Alberts B, Heald R, Johnson A, et al. 2022. Molecular Biology of the Cell. 7th ed. New York: Garland Pub Inc
Al-Jipouri A, Eritja À, Bozic M. 2023. Unraveling the multifaceted roles of extracellular vesicles: insights into biology, pharmacology, and pharmaceutical applications for drug delivery. Int J Mol Sci, 25(1): 485
Amunts A, Brown A, Toots J, et al. 2015. The structure of the human mitochondrial ribosome. Science, 348（6230）: 95-98
Anger A M, Armache J P, Berninghausen O, et al. 2013. Structures of the human and drosophila 80S ribosome. Nature, 497(7447): 80-85
Atala A, Bauer S B, Soker S, et al. 2006. Tissue-engineered autologous bladders for patients needing cystoplasty. Lancet, 367(9518): 1241-1246
Bellance N, Lestienne P, Rossignol R. 2009. Mitochondria: from bioenergetics to the metabolic regulation of carcinogenesis. Frontiers in Bioscience,14: 4015-4034
Bieri P, Greber B J, Ban N. 2018. High-resolution structures of mitochondrial ribosomes and their functional implications. Current Opinion in Structural Biology, 49: 44-53
Chi Y H, Chen Z J, Jeang K T. 2009. The nuclear envelopathies and human diseases. J Biomed Sci, 16(1): 96
Cho U H, Hetzer M W. 2020. Nuclear periphery takes center stage: the role of nuclear pore complexes in cell identity and aging. Neuron, 106(6): 899-911
Chu X, Hou M, Li Y, et al. 2024. Extracellular vesicles in endometriosis: role and potential. Front Endocrinol (Lausanne), 15:1365327
Chung S Y. 2006. Bladder tissue-engineering: a new practical solution. Lancet, 367(9518): 1215-1216
Cooper G M. 2019. The Cell: A Molecular Approach. 8th ed. Oxford: Oxford University Press
Coudreuse D, Nurse P. 2010. Driving the cell cycle with a minimal CDK control network. Nature, 468(7327): 1074-1079
Cui Y, Qi Y, Ding Y D P, et al. 2024. miRNA dosage control in development and human disease. Trends in Cell Biology, 34(1):31-47
Davidson P M, Cadot B. 2021. Actin on and around the nucleus. Trends Cell Biol, 31(3): 211-223
Donald V, Judith G V, Charlotte W P. 2006. Fundamentals of Biochemistry: Life at the Molecular Level. 2nd ed. New York: John Wiley & Sons
Ecker J R, Bickmore W A, Barroso I, et al. 2012. Genomics: ENCODE explained. Nature, 489: 52-55
Edidin M. 2003. Lipids on the frontier: a century of cell-membrane bilayers. Nature Reviews, Molecular Cell Biology, 4(5): 414-418
Englmeier R, Pfeffer S, Förster F. 2017. Structure of the human mitochondrial ribosome studied *in situ* by cryoelectron tomography. Structure, 25(10): 1574-1581
Ferus M, Pietrucci F, Saitta A M, et al. 2017. Formation of nucleobases in a Miller-Urey reducing atmosphere. Proc Natl Acad Sci USA, 114(17): 4306-4311
Fu L, Weiskopf E N, Akkermans O, et al. 2024. HIV-1 capsids enter the FG phase of nuclear pores like a trans-

port receptor. Nature, 626: 843-851

Ge W, Zhao K, Wang X, et al. 2017. iASPP is an antioxidative factor and drives cancer growth and drug resistance by competing with Nrf2 for Keap1 binding. Cancer Cell, 32(5): 561

Gelsinger D, Diruggiero J. 2018. The non-coding regulatory RNA revolution in archaea. Review article Genes(Basel), 9(3): 141-154

Goodman S R. 2008. Medical Cell Biology. 3rd ed. Salt Lake: Academic Press

Greber B J, Bieri P, Leibundgut M, et al. 2015. The complete structure of the 55S mammalian mitochondrial ribosome. Science, 348(6232): 303-308

Greber B J, Boehringer D, Leitner A, et al. 2014. Architecture of the large subunit of the mammalian mitochondrial ribosome. Nature, 505(7484): 515-519

Gregory C A, Prockop D J, Spees J L. 2005. Non-hematopoietic bone marrow stem cells: Molecular control of expansion and differentiation. Expercinental Cell Research, 306(2): 330-335

Hanke T. 2006. On DNA vaccines and prolonged expression of immunogens. Eur J Immunol, 36(4): 806-809

He Y, Guo J, Yu Y, et al. 2023. BACH1 regulates the differentiation of vascular smooth muscle cells from human embryonic stem cells via CARM1-mediated methylation of H3R17. Cell Reports, 42(12):113468

Hudait A, Voth G A. 2024. HIV-1 capsid shape, orientation, and entropic elasticity regulate translocation into the nuclear pore complex. Proc Natl Acad Sci U S A, 121(4): e2313737121

Jinek M, Chylinski K, Fonfara I, et al. 2012. A Programmable Dual-RNA-Guided DNA Endonuclease in Adaptive Bacterial Immunity. Science, 337(6096)：816-821

Karp G, Iwasa J, Marshall W. 2016. Karp's Cell and Molecular Biology.8th ed. New York: Jhon Wiley and Sons Inc

Khatter H, Myasnikov A G, Natchiar S K, et al. 2015. Structure of the human 80S ribosome. Nature, 520(7549): 640-645

Kragl M, Knapp D, Nacu E, et al. 2009. Cells keep a memory of their tissue origin during axolotl limb regeneration. Nature, 460: 60-65

Lanza R. 2005. Essentials of Stem Cell Biology. New York: Academic Press

Le Maitre C L, Hoyland J A, Freemont A J. 2007. Interleukin-1 receptor antagonist delivered directly and by gene therapy inhibits matrix degradation in the intact degenerate human intervertebral disc: an *in situ* zymographic and gene therapy study. Arthritis Res Ther, 9(4): R83

Li H, Huo Y, He X. et al. 2022. A male germ-cell-specific ribosome controls male fertility. Nature, 612(7941): 725-731

Li Z, Guo Q, Zheng L, et al. 2017. Cryo-EM structures of the 80S ribosomes from human parasites *Trichomonas vaginalis* and *Toxoplasma gondii*. Cell Research, 27(10): 1275-1288

Li Z, Li L. 2006. Understanding hematopoietic stem-cell microenvironments. Trends Biochem Sci, 31(10): 589-595

Liang J, Cao R X, Wang X J, et al. 2017. Mitochondrial PKM2 regulates oxidative stress-induced apoptosis by stabilizing Bcl2. Cell Res, 27(3): 329-351

Liu B, Han Y, Qian S B. 2013. Cotranslational response to proteotoxic stress by elongation pausing of ribosomes. Molecular Cell, 49: 453-463

Lodish H, Berk A, Kaiser C A, et al. 2013. Molecular Cell Biology. 7th ed. New York: W. H. Freeman and Company

Lodish H, Berk A, Zipursky S L, et al. 2016.Molecular Cell Biology. 8th ed. New York: W. H. Freeman and Company

Marshalc D R. 2008. Stem Cell Biology. New York: Cold Spring Harbor Laboratory Press

Mather B. 2012. Encode: the human encyclopaedia. Nature, 489: 46-48

Mattick J S, Amaral P P, Carninci P, et al. 2023. Long non-coding RNAs: definitions, functions, challenges and recommendations. Nature Reviews Molecular Cell Biology, 24(6):430-447

Mazza G, Rombouts K, Rennie Hall A, et al. 2015. Decellularized human liver as a natural 3D-scaffold for liver bioengineering and transplantation. Sci Rep, 5: 13079

Mensah M A, Sczakiel H L, Reiter A M V, et al. 2023. Aberrant phase separation and nucleolar dysfunction in rare genetic diseases. Nature, 614(7948): 564-571

Myasnikov A G, Natchiar S K, Nebout M, et al. 2016. Structure-function insights reveal the human ribosome as a cancer target for antibiotics. Nature Communications, 7: 1-8

Naren P, Samim K S, Tryphena K P, et al.2023.Microtubule acetylation dyshomeostasis in Parkinson's disease, Translational Neurodegeneration, https://doi.org/10.1186/s40035-023-00354-0

Naslavsky N, Caplan S. 2018. The enigmatic endosome - sorting the ins and outs of endocytic trafficking. J Cell Sci, 131(13):jcs216499

Natchiar S K, Myasnikov A G, Kratzat H, et al. 2017. Visualization of chemical modifications in the human 80S ribosome structure. Nature, 551(7681): 472-477

Neverisky D L, Abbott G W. 2015. Ion channel-transporter interactions. Crit Rev Biochem Mol Biol, 51(4): 257-267

Osorio F, Tavernier S J, Hoffmann E, et al. 2014. The unfolded-protein-response sensor IRE-1 α regulates the function of CD8 α^+ dendritic cells, Nature Immunology, 15(3): 248-257

Palsson B, Hubbell J A, Plonsey R, et al. 2003. Tissue engineering. In: Principles and Applications in Engineering. London: CRC Press

Pang Z P, Yang N, Vierbuchen T, et al. 2011. Induction of human neuronal cells by defined transcription factors. Nature, 476(7359): 158-159

Patil M, Pabla N, Dong Z. 2013. Checkpoint kinase 1 in DNA damage response and cell cycle regulation. Cellular & Molecular Life Sciences, 70(21): 4009-4021

Pelletier J, Thomas G, Volarevi S. 2017. Ribosome biogenesis in cancer: New players and therapeutic avenues. Nature Reviews Cancer, 18(1): 51-63

Rossi G, Manfrin A, Lutolf M P. 2018. Progress and potential in organoid research. Nature Reviews Genetics, 19(11): 671-687

Saini A S, Shenoy G N, Rath S, et al. 2014. Inducible nitric oxide synthase is a major intermediate in signaling pathways for the survival of plasma cells. Nature Immunology, 16(2): 275-282

Saltzman W M. 2004. Tissue Engineering: Principles for the Design of Replacement Organs and Tissues. Oxford: Oxford University Press

Scaffidi P, Misteli T. 2006. Lamin A-dependent nuclear defects in human aging. Science, 312(5776): 1059-1063

Snieckute G, Ryder L, Vind A C, et al. 2023. ROS-induced ribosome impairment underlies ZAKα-mediated metabolic decline in obesity and aging. Science, 382(6675): 15

Sorkin A. 2004. Cargo recognition during clathrin mediated endocytosis: a team effort. Curr Opin Cell Biol, 16(4): 392-399

Stein K C, Morales-Polanco F, van der Lienden J, et al. 2022. Ageing exacerbates ribosome pausing to disrupt cotranslational proteostasis. Nature, 601(7894): 637-642.

Steitz T A, Moore P B. 2017. Perspectives on the ribosome. Philosophical Transactions of the Royal Society B: Biological Sciences, 372(1716): 1-3

Stiebel K H, Eyal S, Steiner I. 2013. The role of aquaporin-1 in idiopathic and drug-induced intracranial hypertension. Med Hypotheses, 81(6): 1059-1062

Stocum D L. 2005. Stem cells in CNS and cardiac regeneration. Adv Biochem Eng Biotechnol, 93: 135-159

Wei A, Williams L A, Bhargav D, et al. 2009. BMP13 prevents the effects of annular injury in an ovine model. Int J Biol Sci, 5(5): 388-396

Wernig M, Meissner A, Foreman R, et al. 2007. *In vitro* reprogramming of fibroblasts into a pluripotent ES-cell-like state. Nature, (448): 318-324

Wilson J, Hunt T. 2015. Molecular Biology of the Cell. 6th ed. New York: Garland Science

Wolff J A, Budker V. 2005. The mechanism of naked DNA uptake and expression. Adv Genet, 54:3-20

Wolpert L. 2007. Principles of Development. Oxford: Oxford University Press

Wu J, Platero L A, Sakurai M, et al. 2017. Interspecies chimerism with mammalian pluripotent stem cells. Cell, 168(3): 473-486

Yin H, Kanasty R L, Eltoukhy A A, et al. 2014. Non-viral vectors for gene-based therapy. Nature Review Genetics, 15541-15555

Yu P, Han Y, Meng L, et al.2024.Exosomes derived from pulmonary metastatic sites enhance osteosarcoma lung metastasis by transferring the miR-194/215 cluster targeting MARCKS. Acta Pharmaceutica Sinica B ,14(5): 18

Zi X Y, Yao Y C, HU Y P, et al. 2006. Long-term persistence of hepatitis B surface antigen and antibody induced by DNA-mediated immunization results in liver and kidney lesions in mice. Eur J Immunol, 36(4): 875-886

推荐读物

艾伯茨 B，约翰逊 A，拉夫 M，等 . 2023. 细胞生物学精要 . 5 版 . 张传茂，辛广伟，傅静雁，等译 . 北京：科学出版社
安利国，杨桂文 . 2016. 细胞工程 . 3 版 . 北京：科学出版社
安威，周天华 . 2021. 医学细胞生物学 .4 版 . 北京：人民卫生出版社
蔡绍京，霍正浩 .2019. 医学细胞生物学 .3 版 . 北京：科学出版社
陈誉华，陈志南 . 2018. 医学细胞生物学 .6 版 . 北京：人民卫生出版社
丁明孝，王喜忠，张传茂，等 .2020. 细胞生物学 .5 版 . 北京：高等教育出版社
韩贻仁 . 2012. 分子细胞生物学 . 4 版 . 北京：科学出版社
胡火珍，税清林 . 2019. 医学细胞生物学 . 8 版. 北京：科学出版社
胡以平 .2019. 医学细胞生物学 .4 版 . 北京：高等教育出版社
李志勇 . 2008. 细胞工程学 . 北京：高等教育出版社
梁素华 . 2011. 医学生物学与细胞生物学实验 . 2 版 . 北京：科学出版社
罗深秋 . 2011. 医学细胞生物学 . 北京：科学出版社
摩尔根 . 2010. 细胞周期调控原理 . 李朝军译 . 北京：科学出版社
庞希宁，付小兵 . 2014. 干细胞生物学 . 北京：人民卫生出版社
钱海丰，裘娟萍 . 2017. 生命科学概论 . 3 版 . 北京：科学出版社
汤雪明. 2004. 医学分子细胞生物学. 北京：科学出版社
王培林 . 2010. 医学细胞生物学 . 北京：人民卫生出版社
薛社普 .2019. 医学细胞生物学 . 北京：中国协和医科大学出版社
杨恬. 2010. 细胞生物学. 2 版 . 北京：人民卫生出版社
张春斌 . 2009. 医学细胞生物学 . 北京：人民卫生出版社
左伋，郭锋 . 2015. 医学细胞生物学 . 5 版 . 上海：复旦大学出版社
Alberts B, Hopkin K, Johnson A, et al. 2019. Essential Cell Biology. 5rd ed. New York: Garland Pub Inc
Alberts B, Heald R, Johnson A, et al. 2022. Molecular Biology of the Cell. 7th ed. New York: Garland Pub Inc
Cooper G M. 2019. The Cell: A Molecular Approach. 8th ed. Oxford: Oxford University Press
Karp G, Iwasa J, Marshall W. 2020. KARP's Cell and Molecular Biology. 9th ed. New York: John Wiley and Sons Inc
Lodish H, Berk A, Zipursky S L, et al. 2016. Molecular Cell Biology. 8th ed. New York: W H Freeman and Company
Nelson D L, Cox M M. 2021. Lehninger's Principles of Biochemistry. 8th ed. New York: W H Freeman and Company
Wilson J, Hunt T. 2015. Molecular Biology of the Cell: The problem book. 6th ed. New York: Garland Science

细胞生物学部分相关网站

分子生物学实验方法大全　http://biousa.hypermart.net/

美国国家生物技术信息中心　http://www.ncbi.nlm.nih.gov/

生物谷　http://www.bioon.com/

生物医学年报（Annual Reviews in the Biomedical Sciences）https://www.annualreviews.org/journal/bioeng

万方数据库　http://www.wanfangdata.com.cn/

维普网　http://www.cqvip.com/

细胞 / 分子生物学在线　http://www.cellbio.com/recommend.html

细胞　http://www.cell.com/

细胞生物学在线　www.cella.cn

中国细胞生物学学报　www.cjcb.org

中国细胞生物学学会　http://www.cscb.org.cn/

自然　https://www.nature.com/nature/

Biochemistry & Molecular Biology　http://www.kumc.edu/biochemistry/

Current Opinion in Cell Biology（细胞生物学方面的所有进展综述）https://www.sciencedirect.com/journal/current-opinion-in-cell-biology

ELSEVIER 数据库　http://www.sciencedirect.com/

Genes and disease　http://www.ncbi.nlm.nih.gov/disease/

Journal of Cell Biology [细胞生物学期刊（英文）]　http://jcb.rupress.org/

Nobelprize.org（诺贝尔奖官方网站）https://www.nobelprize.org/

英文名词和专业词汇的中英文对照表

英文名词和专业词汇的
中英文对照表

《医学细胞生物学》教学课件申请单

凡使用本书作为授课教材的高校主讲教师，可获赠教学课件一份。欢迎通过以下两种方式之一与我们联系。

1. 关注微信公众号“科学 EDU”申请教学课件

扫码关注→“样书课件”→“科学教育平台”

2. 填写以下表格，扫描或拍照后发送至联系人邮箱

姓名：	职称：	职务：
手机：	邮箱：	学校及院系：
本门课程名称：	本门课程选课人数：	
您对本书的评价及修改建议：		

联系人：刘畅 编辑　　电话：010-64000815　　邮箱：liuchang@mail.sciencep.com